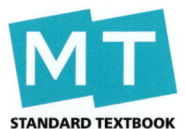

STANDARD TEXTBOOK

標準臨床検査学

シリーズ監修

矢冨　裕
東京大学大学院教授・臨床病態検査医学

横田浩充
慶應義塾大学病院・臨床検査技術室室長

免疫検査学

編集

折笠道昭
新潟大学名誉教授

執筆（執筆順）

折笠道昭
新潟大学名誉教授

長瀬文彦
名古屋大学名誉教授

内川　誠
日本赤十字社関東甲信越ブロック血液センター・検査部長

医学書院

標準臨床検査学
免疫検査学

発　　　行	2013年 2 月15日　第 1 版第 1 刷©
	2021年11月 1 日　第 1 版第 7 刷

シリーズ監修　矢冨　裕・横田浩充
　　　　　　　　やとみ　ゆたか　よこた　ひろみつ

編　　　集　折笠道昭
　　　　　　おりかさみちあき

発　行　者　株式会社　医学書院
　　　　　　代表取締役　金原　俊
　　　　　　〒113-8719　東京都文京区本郷 1-28-23
　　　　　　電話　03-3817-5600（社内案内）

印刷・製本　三美印刷

本書の複製権・翻訳権・上映権・譲渡権・貸与権・公衆送信権（送信可能化権を含む）は株式会社医学書院が保有します．

ISBN978-4-260-01648-3

本書を無断で複製する行為（複写，スキャン，デジタルデータ化など）は，「私的使用のための複製」など著作権法上の限られた例外を除き禁じられています．大学，病院，診療所，企業などにおいて，業務上使用する目的（診療，研究活動を含む）で上記の行為を行うことは，その使用範囲が内部的であっても，私的使用には該当せず，違法です．また私的使用に該当する場合であっても，代行業者等の第三者に依頼して上記の行為を行うことは違法となります．

JCOPY〈出版者著作権管理機構　委託出版物〉
本書の無断複製は著作権法上での例外を除き禁じられています．複製される場合は，そのつど事前に，出版者著作権管理機構（電話 03-5244-5088，FAX 03-5244-5089，info@jcopy.or.jp）の許諾を得てください．

＊「標準臨床検査学」は株式会社医学書院の登録商標です．

刊行のことば

「標準臨床検査学」シリーズは，「臨床検査技師講座」(1972年発刊)，「新臨床検査技師講座」(1983年発刊)，さらには「臨床検査技術学」(1997年発刊)という医学書院の臨床検査技師のための教科書の歴史を踏まえ，新しい時代に即した形で刷新したものである．

臨床検査は患者の診断，治療効果の判定になくてはならないものであり，医療の根幹をなす．この臨床検査は20世紀の後半以降，医学研究，生命科学研究の爆発的進歩と歩調を合わせる形で，大きく進歩した．そして臨床検査の項目・件数が大きく増加し，内容も高度かつ専門的になるにつれ，病院には，臨床検査の専門部署である検査部門が誕生し，臨床検査技師が誕生した．臨床検査の中央化と真の専門家による実践というこの体制が，わが国の医療の発展に大きく貢献したこと，そして，今後も同じであることは明らかである．

このような発展めざましい臨床検査の担い手となることを目指す方々のための教科書となることを目指し，新たなシリーズを企画した．発刊にあたっては，(1)臨床検査の実践において必要な概念，理論，技術を俯瞰できる，(2)今後の臨床検査技師に必要とされる知識，検査技術の基礎となる医学知識などを過不足なく盛り込む，(3)最新の国家試験出題基準の内容をすべて網羅することを念頭に置いた．しかしながら国家試験合格のみを最終目的とはせず，実際の臨床現場において医療チームの重要な一員として活躍できるような臨床検査技師，研究マインドが持てるような臨床検査技師になっていただけることを願って，より体系だった深い内容となることも目指している．また，若い方々が興味を持って学習を継続できるように，レイアウトや記載方法も工夫した．

本書で学んだ臨床検査技師が，臨床検査の現場で活躍されることを願うものである．

2012年春

矢冨　裕
横田浩充

序

　臨床検査技術学シリーズの「免疫検査学　第3版」が出版されてから10年の歳月が経過した．この間，免疫学は日進月歩の発展を遂げ，免疫検査学の分野も高度な理論と技術が展開されてきた．今回，標準臨床検査学シリーズで新たに「免疫検査学」として発刊するにあたり，平成23年度の臨床検査技師国家試験出題基準に準拠し，新たな理論と検査技術の解説を加えた．

　総論では免疫応答などの前シリーズの内容の充実を図るとともに全自動化が進む発光免疫測定法などの解説を加えた．各論では近年急速に発展してきた自然免疫の理論を多く盛り込み，自然免疫と獲得免疫のもつ意味が理解できるようにした．また，各論の他章でも免疫機構と疾患の関係および病態把握に応用される免疫検査についてできるだけ詳細に解説した．輸血と移植検査では新たな執筆者に担当していただき内容の一層の充実を図るとともに，多くの口絵を掲載して理解しやすくした．実習では実際に検査業務を行ううえで必要な消毒・滅菌法・検体の取り扱いなどを詳細に記載し，臨床検査技師の実践的なマニュアル書として利用できる内容を加えた．また，モノクローナル抗体作製法などの技術の実際を解説することでより専門性も深めた．一方，抗原抗体反応の基本的理論や注意点などが理解できるようにCF試験・HI試験などはあえて残した．

　現在，抗体を用いた免疫検査は全自動化が進み，pgレベルの物質を検出することができるようになった．しかしながら，全自動化も抗原抗体反応の基礎理論を基盤に行われるものであり，検査の注意点は古典的方法と基本的に同じである．例えば，検体の多くを占める血清には抗原抗体反応に影響を及ぼす物質が多く存在し，非特異的な反応の結果を生み出すことがある．免疫検査の強みは"特異性"であり，特異性が否定されると免疫検査は意味をもたない．臨床検査技師には得られた結果を正確に判定する力が要求される．その力は基礎理論の把握と実践的技術の修得により養われるであろう．本書はそれが達成できるような内容を掲載したものと自負する．学生諸君が本書を活用することで免疫検査学の基本理論と実践的検査技術を修得されることを期待したい．

　本書の発行にあたり，終始適切な助言と批判を下された臨床検査技術学シリーズ「免疫検査学」編集者の小島健一先生(新潟大学医療技術短期大学部名誉教授)ならびに通読のうえ，適切な批判と校正をいただいた天谷信忠先生(新潟大学医学部保健学科非常勤講師)に心から深謝します．

　2013年2月

折笠道昭

目次

カラー図譜 ……………………………………… xvii

I 総論

第1章 免疫の概念と歴史 ……… 折笠道昭 1

A 免疫の概念 ………………………………… 1
　1 自然免疫 …………………………………… 2
　2 獲得免疫 …………………………………… 2
　3 免疫応答に関与する主な細胞 …………… 2
　4 自己と非自己 ……………………………… 2
　5 液性免疫と細胞性免疫 …………………… 3
　6 免疫反応による傷害作用 ………………… 3
B 免疫学の歩み ……………………………… 4
　1 痘瘡ワクチン(種痘) ……………………… 4
　2 病原体の発見とワクチン開発 …………… 4
　3 血清学と免疫化学 ………………………… 4
　4 免疫生物学 ………………………………… 6
　5 分子免疫学 ………………………………… 7

第2章 抗原および抗原抗体反応

……………………………… 折笠道昭 9

A 抗原とは …………………………………… 10
B 免疫原性 …………………………………… 10
C 抗原の種類 ………………………………… 10
　1 完全抗原と不完全抗原 …………………… 10
　2 自己抗原,同種抗原,異種抗原,異好抗原
　　 ……………………………………………… 10
　3 T細胞依存性抗原とT細胞非依存性抗原 … 11
D 免疫原性を高める補助物質 ……………… 11
E 抗原抗体反応と特異性 …………………… 12
F 抗原と抗体との結合力 …………………… 12
G 抗体の親和性と結合性 …………………… 13
　1 親和性 ……………………………………… 13
　2 抗体の結合活性 …………………………… 13
H 交差反応性 ………………………………… 14

第3章 抗体─免疫グロブリン

……………………………… 長瀬文彦 15

A 免疫グロブリンの基本構造 ……………… 16
B Igの構造の変異 …………………………… 17
　1 抗体の特異性と関連する構造上の変異 … 17
　2 抗体の特異性と無関係な構造上の変異 … 18
C Igの立体構造と機能 ……………………… 18
　1 抗体の立体構造 …………………………… 18
　2 抗体の機能 ………………………………… 19
D Igの各クラスの特徴 ……………………… 20
　1 IgG ………………………………………… 20
　2 IgA ………………………………………… 20
　3 IgM ………………………………………… 21
　4 IgD ………………………………………… 21
　5 IgE ………………………………………… 21
E Igのサブクラス …………………………… 22
　1 IgG サブクラス …………………………… 22
　2 IgA サブクラス …………………………… 22
F Igの保有する抗原性 ……………………… 22
　1 アイソタイプ(isotype) …………………… 22
　2 アロタイプ(allotype) …………………… 22
　3 イディオタイプ(idiotype) ……………… 22
G 抗体の多様性はどのようにして作られるか
　 ………………………………………………… 23
　1 抗体の遺伝子の再編成 …………………… 23
　2 抗体遺伝子の発現過程 …………………… 24
　3 抗体の多様性が生ずる機構 ……………… 24
H Igクラスのスイッチの機序 ……………… 24
I 免疫グロブリン遺伝子スーパーファミリー
　 ………………………………………………… 25
J 細胞融合法によるモノクローナル抗体 … 25

第4章 補体 ………………… 長瀬文彦 29

A 補体系の特徴 ……………………………… 29
　1 補体とは …………………………………… 29

  2 補体系の作用 ………………………… 30
  3 補体成分と補体系 …………………… 30
  4 用語の取り決め ……………………… 31
 B 補体系の活性化経路 ……………………… 31
  1 古典経路(classical pathway) ……… 31
  2 別経路(alternative pathway) ……… 32
  3 レクチン経路(mannose-binding
   lectin complement pathway) ……… 34
  4 C5〜C9の反応
   (細胞膜破壊, 各経路に共通) ……… 34
 C 補体系の調節機構 ………………………… 35
 D 補体の生物学的作用 ……………………… 35
  1 細胞溶解作用と傷害作用 …………… 35
  2 補体フラグメントの生物活性 ……… 35
  3 補体フラグメントと補体レセプター(CR)
   との反応 ……………………………… 36
 E 補体成分の測定 …………………………… 36
  1 検体取り扱いの注意 ………………… 36
  2 補体活性測定の原理 ………………… 36
  3 抗補体性(anticomplementary) …… 37
  4 補体の試験管内低温活性化 ………… 37
  5 補体異常 ……………………………… 37

第5章 試験管内抗原抗体反応
 ………………………………… 折笠道昭 39

 A 沈降反応 …………………………………… 40
  1 沈降反応に関与する抗原と抗体 …… 40
  2 沈降反応の機序 ……………………… 40
  3 沈降反応の種類 ……………………… 41
 B 凝集反応 …………………………………… 43
  1 凝集反応に関与する抗原 …………… 43
  2 凝集反応に関与する抗体 …………… 43
  3 凝集反応の種類 ……………………… 45
 C 溶解反応 …………………………………… 47
  1 溶解反応に関与する抗原 …………… 47
  2 溶解反応に関与する抗体 …………… 47
  3 溶解反応の機序 ……………………… 47
  4 血清補体価の測定 …………………… 47
  5 補体結合(CF)試験 ………………… 47
  6 特殊な溶解反応 ……………………… 48
 D 中和反応 …………………………………… 48

  1 毒素 …………………………………… 49
  2 中和反応に関与する抗体 …………… 49
  3 トキソイド …………………………… 49
  4 中和反応の種類 ……………………… 49
  5 抗毒素療法 …………………………… 49
 E 標識抗体法による免疫組織化学 ………… 49
  1 蛍光抗体法 …………………………… 49
  2 酵素抗体法 …………………………… 52
 F 標識抗体(抗原)による免疫測定法 …… 52
  1 酵素免疫測定法 ……………………… 52
  2 蛍光酵素免疫測定法 ………………… 54
  3 蛍光偏光イムノアッセイ …………… 55
  4 発光免疫測定法 ……………………… 55
  5 放射免疫測定法 ……………………… 57
  6 イムノクロマト法(IC) …………… 57
  7 ELISPOT法 ………………………… 58
  8 ウエスタン・ブロット法 …………… 58
 G 抗原抗体反応の物理的検出 ……………… 59
  1 免疫比濁法 …………………………… 59
  2 比ろう法 ……………………………… 59
  3 フローサイトメトリ ………………… 59
 H 抗原抗体反応に及ぼす因子 ……………… 60
  1 温度 …………………………………… 60
  2 pH …………………………………… 60
  3 血清に含まれる物質 ………………… 60
 I 各検査法の検出感度とデータの解釈 …… 60
 J 免疫学に関連した遺伝子操作法 ………… 61
  1 ポリメラーゼチェイン反応 ………… 61
  2 サザン・ブロット法 ………………… 61
  3 ノーザン・ブロット法 ……………… 61

第6章 T細胞の抗原認識と
主要組織適合遺伝子複合体
 ………………………………… 長瀬文彦 63

 A T細胞と主要組織適合遺伝子複合体 …… 64
 B T細胞の抗原レセプター ………………… 64
 C MHC分子(H-2, HLA抗原) …………… 65
 D MHC分子による抗原提示 ……………… 65
  1 MHCクラスI分子と機能 …………… 65
  2 MHCクラスII分子と機能 ………… 67
  3 HLAの発現とAPC ………………… 67

- 4 MHC クラス I，II 分子と抗原の
  プロセッシング ……………………… 68
- E MHC の特徴 ……………………………… 69
  - 1 MHC（HLA 抗原）の遺伝形式 …………… 69
  - 2 MHC（HLA 抗原）の多型性 ……………… 69
  - 3 MHC（HLA 抗原）の交差性 ……………… 70
  - 4 MHC（HLA 抗原）の連鎖不平衡 ………… 70
  - 5 MHC クラス Ib ……………………………… 70
  - 6 スーパー抗原 ……………………………… 70
- F MHC 遺伝子 ……………………………… 70
  - 1 MHC クラス I 遺伝子 ……………………… 70
  - 2 MHC クラス II 遺伝子 ……………………… 71
- G HLA と疾患および人類遺伝 …………… 71
  - 1 HLA と免疫応答 …………………………… 71
  - 2 HLA と疾患 ………………………………… 72
  - 3 HLA の人種差 ……………………………… 73
  - 4 HLA と人類遺伝 …………………………… 73
  - 5 HLA と親子鑑定，個人識別 ……………… 73
- H HLA 抗原の検査方法 …………………… 73
  - 1 リンパ球細胞傷害試験 …………………… 73
  - 2 リンパ球混合培養試験 …………………… 74
  - 3 PLT 試験 …………………………………… 74
  - 4 HLA-DNA タイピング ……………………… 75

第7章 免疫関与細胞
―免疫の細胞的基礎
……………………… 長瀬文彦　79

- A 免疫系細胞の起源 ……………………… 80
- B 第一次リンパ器官 ……………………… 81
  - 1 胸腺 ………………………………………… 81
  - 2 骨髄とファブリキウス嚢 ………………… 82
- C 第二次リンパ器官 ……………………… 82
  - 1 リンパ節 …………………………………… 82
  - 2 リンパ球の再循環 ………………………… 82
  - 3 リンパ組織と抗原 ………………………… 83
  - 4 脾臓 ………………………………………… 84
  - 5 腸管関連リンパ組織 ……………………… 85
- D T 細胞（T リンパ球） …………………… 85
  - 1 T 細胞のサブセット ……………………… 85
  - 2 T 細胞の抗原レセプター，マーカー …… 86
  - 3 T 細胞の分化 ……………………………… 86
- E B 細胞（B リンパ球） …………………… 91
  - 1 B 細胞のマーカー・レセプター ………… 91
  - 2 B 細胞の分化と Ig 遺伝子の
    再編成・クラススイッチ ………………… 92
  - 3 形質細胞 …………………………………… 92
  - 4 リンパ球の分布 …………………………… 92
- F NK 細胞 …………………………………… 93
- G 単核食細胞系 …………………………… 95
  - 1 マクロファージの特徴 …………………… 95
  - 2 マクロファージの食作用と抗原提示 …… 96
  - 3 食細胞の殺菌能 …………………………… 97
  - 4 樹状細胞 …………………………………… 98
- H 炎症細胞 ………………………………… 98
  - 1 好中球 ……………………………………… 98
  - 2 好酸球 ……………………………………… 99
  - 3 好塩基球と肥満細胞 ……………………… 99

第8章 サイトカイン
……………………… 折笠道昭　101

- A サイトカインとは ……………………… 102
- B 免疫調節サイトカイン ………………… 102
  - 1 インターロイキン（IL） …………………… 102
  - 2 コロニー刺激因子（CSF） ………………… 104
- C 炎症性サイトカイン …………………… 105
  - 1 インターフェロン（IFN） ………………… 105
  - 2 腫瘍壊死因子（TNF） ……………………… 106
- D その他のサイトカイン ………………… 106
  - 1 トランスフォーミング増殖因子 β
    （TGF-β） …………………………………… 106
  - 2 ケモカイン ………………………………… 106
- E サイトカインレセプター ……………… 107
  - 1 I 型サイトカインレセプターファミリー
    ……………………………………………… 107
  - 2 II 型サイトカインレセプターファミリー
    （IFN レセプターファミリー） …………… 108
  - 3 III 型サイトカインレセプターファミリー
    （TNF レセプターファミリー） …………… 108
  - 4 その他のサイトカインレセプター ……… 108
  - 5 ケモカインのレセプター ………………… 108
- F サイトカインおよびケモカインの
  検査・測定法 …………………………… 109

第9章 免疫応答とその調節（細胞間相互作用）……長瀬文彦 111

- A ヘルパーT細胞の活性化……112
  1. T細胞の再循環と活性化……112
  2. APCの遊走と活性化……113
  3. 細胞接着と補助刺激シグナル……113
  4. ヘルパーT細胞のシグナル伝達……116
  5. サイトカインによるCD4⁺T細胞サブセットの誘導……117
  6. Th1-Th2細胞による免疫応答バランスの制御……119
  7. 記憶T細胞……120
- B 抗体産生応答……120
  1. T細胞補助によるB細胞の活性化……120
  2. 胚中心におけるB細胞のクローン性増殖と分化……122
  3. T細胞非依存性B細胞応答……123
  4. 抗体のエフェクター活性……123
- C 細胞性免疫応答……124
  1. 遅延型過敏反応……124
  2. 細胞傷害性T(Tc)細胞反応（cytotoxic T cell reaction）……126
  3. 細胞性免疫に関する検査法……127
- D 免疫応答の制御……129
  1. レギュラトリーT細胞による免疫抑制……129
  2. イディオタイプ・抗イディオタイプネットワーク……129

第10章 免疫寛容……長瀬文彦 131

- A 免疫寛容の誘導……132
  1. 新生仔期の移植免疫による寛容誘導……132
  2. 蛋白抗原に対する免疫寛容の誘導……132
  3. T細胞とB細胞の免疫寛容に対する感受性……133
  4. 経口トレランス……133
  5. 抗体による免疫寛容の誘導……133
- B 免疫寛容の機序……134
  1. クローンの消滅による免疫寛容……134
  2. アナジーによる免疫寛容……135
  3. レギュラトリーT細胞による免疫寛容……135
  4. B細胞の免疫寛容……137

II 各論

第11章 アレルギー……折笠道昭 139

- A アレルギーの分類……140
  1. I型アレルギー……140
  2. II型アレルギー……143
  3. III型アレルギー……144
  4. IV型アレルギー……145
  5. Shwartzman反応……145
- B アレルギーの検査……146
  1. I型アレルギーの検査……146
  2. II，III型アレルギーの検査……146
  3. IV型アレルギーの検査……146

第12章 感染免疫……折笠道昭 147

- A 自然免疫……149
  1. 皮膚および粘膜……149
  2. 自然抵抗因子……150
- B 獲得免疫応答の始動……152
  1. 外来性抗原に対するTh細胞の免疫応答……153
  2. 内在性抗原に対するTc細胞の免疫応答……153
  3. クロスプレゼンテーション……153
- C 各感染症に対する免疫応答の特徴……153
  1. 細菌感染症……153
  2. 真菌感染症……154
  3. ウイルス感染症……154
  4. 寄生虫感染……155
- D 能動免疫および受動免疫……156
  1. 能動免疫……156
  2. 受動免疫……157
- E 感染症の免疫学的検査……158
  1. 特異抗体の測定……158
  2. 病原体および関連抗原の検出……158
  3. 細胞性免疫の測定……158
- F 主な感染症……158
  1. 梅毒……158
  2. 結核……163
  3. A群レンサ球菌感染症……163

4　サルモネラ感染症 ……………………… 165
　5　風疹 ……………………………………… 165
　6　インフルエンザ ………………………… 166
　7　EBV 感染症 ……………………………… 166
　8　ウイルス肝炎 …………………………… 167
　9　HIV 感染症 ……………………………… 172
　10　マイコプラズマ肺炎 …………………… 174
　11　リケッチア感染症 ……………………… 175
　12　クラミジア感染症 ……………………… 175
　13　トキソプラズマ症 ……………………… 176

第13章　免疫不全症 …………… 長瀬文彦　177

A　免疫不全症の臨床症状─感染の特徴 …… 178
　1　液性免疫の不全 ………………………… 178
　2　細胞性免疫の不全 ……………………… 178
B　免疫不全症の分類 ………………………… 179
　1　原発性と続発性 ………………………… 179
　2　遺伝との関係 …………………………… 180
C　T 細胞の免疫不全 ………………………… 180
　1　重症複合免疫不全症（severe combined immunodeficiency ; SCID） …………… 180
　2　核酸の代謝異常による不全症 ………… 180
　3　MHC の欠損症 ………………………… 180
　4　DiGeorge（ディジョージ）症候群 …… 181
　5　毛細血管拡張性運動失調症（ataxia telangiectasis） ……………… 181
　6　Wiskott-Aldrich（ウィスコット・アルドリッヒ）症候群（WAS） ………… 181
　7　X 連鎖リンパ増殖症候群（XLP） …… 181
D　B 細胞の不全 ……………………………… 182
　1　X 連鎖無 γ-グロブリン血症（X-linked agammaglobulinemia ; XLA）（Bruton 型） ……………………………… 182
　2　IgM 増加を伴う γ-グロブリン欠損症 … 182
　3　乳児一過性低 γ-グロブリン血症 ……… 182
　4　選択的 IgA 欠損症 ……………………… 182
　5　分類不能型免疫不全症（common variable immunodeficiency ; CVID）… 182
E　貪食機能異常症 …………………………… 182
　1　慢性肉芽腫症（CGD） ………………… 182
　2　Chédiak-Higashi（チェディアック・東）症候群 ……………………………… 183
　3　白血球粘着不全症（LAD） …………… 183
F　補体欠損症 ………………………………… 183
G　後天性免疫不全症候群（AIDS） ………… 184
H　免疫不全症の検査と治療 ………………… 185
　1　免疫不全症の検査 ……………………… 185
　2　免疫不全症の治療 ……………………… 185

第14章　自己免疫疾患 ………… 折笠道昭　187

A　自己免疫疾患の種類 ……………………… 188
B　自己免疫疾患の成因機序 ………………… 188
　1　自己反応性 T 細胞の寛容破綻 ………… 188
　2　リンパ球機能の不均衡 ………………… 189
　3　抗原の修飾および交差反応 …………… 189
　4　ウイルス感染による MHC クラスⅡ分子の発現 ………………………………… 190
　5　自己反応性 B 細胞の活性化 …………… 190
　6　IL-6 の大量産生 ………………………… 190
　7　Fas 分子の機能低下 …………………… 190
　8　TLR による認識 ………………………… 190
　9　イディオタイプネットワークの異常 … 190
C　自己免疫疾患の傷害機序 ………………… 190
　1　自己抗体による細胞傷害 ……………… 190
　2　自己抗原抗体複合体沈着 ……………… 190
　3　感作 T 細胞による傷害 ………………… 191
　4　ホルモンレセプター傷害 ……………… 191
D　個々の自己免疫疾患の特徴 ……………… 191
　1　細胞傷害性抗体による自己免疫疾患 … 191
　2　抗レセプター抗体による自己免疫疾患 … 193
　3　全身性自己免疫疾患 …………………… 193
　4　自己抗体の検出 ………………………… 196
　5　その他の自己免疫疾患の免疫学的検査 … 198

第15章　免疫グロブリン異常症
　……………………………………… 折笠道昭　199

A　単クローン性 γ-グロブリン血症（M 蛋白血症） …………………………… 199
　1　M 蛋白の種類 …………………………… 200
　2　主な疾患 ………………………………… 200
　3　M 蛋白血症の血清検査 ………………… 201
B　M 蛋白の臨床検査に及ぼす影響 ………… 202

第16章 加齢と免疫機構　……長瀬文彦　203

- A 免疫組織の変化と末梢リンパ球の変動 …… 203
  - 1 胸腺，脾臓およびリンパ節 …… 203
  - 2 末梢血リンパ球 …… 203
- B 免疫機能の変化 …… 204
  - 1 細胞性免疫 …… 204
  - 2 液性免疫 …… 204
- C 加齢による免疫機能低下の機序 …… 204
  - 1 胸腺のT細胞再生能の低下 …… 204
  - 2 記憶T細胞の増加 …… 205
  - 3 リンパ球のシグナル伝達機能の変化 …… 206
- D 神経・内分泌系による免疫系の調節 …… 206
- E 酸化ストレス・代謝・免疫・寿命 …… 207

第17章 腫瘍免疫　……長瀬文彦　209

- A 腫瘍抗原 …… 210
- B 腫瘍に対する免疫監視機構 …… 210
- C 腫瘍の免疫回避機構 …… 212
  - 1 腫瘍細胞の低い免疫原性 …… 212
  - 2 腫瘍細胞による免疫抑制 …… 212
- D 腫瘍免疫療法 …… 213
  - 1 特異免疫療法 …… 213
  - 2 非特異免疫療法 …… 214
- E 腫瘍の検査 …… 214

III 輸血と移植免疫

第18章 輸血の概要　……内川　誠　219

- はじめに …… 220
- A わが国の血液事業 …… 220
- B 献血者選択と血液スクリーニング …… 221
  - 1 献血者の選択と問診 …… 221
  - 2 血液スクリーニング …… 222
- C 血液製剤の調製と保存 …… 224
  - 1 輸血用血液製剤の調製 …… 224
  - 2 輸血用血液製剤の種類 …… 225
  - 3 血漿分画製剤 …… 228
- D 血液製剤の適正使用
  （「血液製剤の使用指針」） …… 228
- E MSBOSとT＆S …… 230
  - 1 T＆S …… 230
  - 2 MSBOS …… 230
- F 術中輸血と大量輸血 …… 230
- G 自己血輸血 …… 231
- H 生物学的製剤基準とGMP …… 231
- I 保険医療としての輸血 …… 233

第19章 赤血球血液型と抗体

……内川　誠　235

- はじめに …… 237
- A 血液型の基礎 …… 237
- B ABO血液型 …… 238
  - 1 ABO血液型の抗原，抗体，遺伝型 …… 239
  - 2 ABO血液型の臨床的意義 …… 239
  - 3 ABO血液型の遺伝頻度 …… 240
  - 4 成長に伴う変化 …… 240
  - 5 ABO糖鎖抗原の構造 …… 241
  - 6 ABO糖鎖抗原の生合成とABO遺伝子 …… 241
  - 7 H抗原 …… 242
  - 8 分泌型と非分泌型 …… 243
  - 9 H抗原の欠損型 …… 243
  - 10 亜型 …… 244
  - 11 血液型の変化 …… 245
  - 12 血液型キメラ …… 245
- C その他の糖鎖抗原からなる血液型 …… 245
  - 1 Lewis血液型 …… 245
  - 2 I血液型 …… 247
  - 3 P関連血液型 …… 247
- D Rh血液型 …… 248
  - 1 Rh血液型の表記
    （ハプロタイプ，表現型，遺伝型） …… 248
  - 2 RH遺伝子とRh蛋白 …… 249
  - 3 D抗原 …… 249
  - 4 Dバリアント …… 250
  - 5 C, c, E, e抗原 …… 253
  - 6 Rh血液型の臨床的意義 …… 253
  - 7 D－－，Rh$_{null}$ …… 253
- E その他の血液型 …… 253
  - 1 Duffy血液型 …… 253
  - 2 Kidd血液型 …… 254

	3 Diego(ディエゴ)血液型 ………… 255
	4 MNS 血液型 ……………………… 255
	5 Xg 血液型 ………………………… 256
	6 Kell 血液型 ……………………… 257
	7 Lutheran 血液型 ………………… 257
F	高頻度抗原および低頻度抗原 ……… 257
G	不規則性抗体スクリーニング （抗体スクリーニング） …………… 258
H	交差適合試験 ……………………… 259

第20章 白血球と血小板の血液型
………………… 内川　誠　261

A	HLA ………………………………… 262
	1 MHC と HLA …………………… 262
B	顆粒球抗原 ………………………… 268
C	血小板抗原 ………………………… 269
	1 血小板特異抗原の命名と分類 …… 269
	2 抗 HPA 抗体の臨床的意義 ……… 269
	3 血小板抗原の検査法 …………… 271

第21章 輸血の副作用 ……… 内川　誠　273

	はじめに …………………………… 273
A	溶血性副作用 ……………………… 274
	1 急性溶血性副作用 ……………… 274
	2 遅発性溶血性副作用 …………… 274
B	発熱性非溶血性輸血副作用 ………… 275
C	アレルギー反応 …………………… 275
D	輸血関連急性肺障害 ……………… 275
E	輸血関連循環過負荷 ……………… 275
F	輸血による細菌感染症 …………… 276
G	輸血後 GVHD ……………………… 276
H	ウイルスおよび寄生虫感染症 ……… 276
I	その他の副作用 …………………… 278
	1 高カリウム血症 ………………… 278
	2 輸血後紫斑病 …………………… 278
	3 輸血関連ヘモジデローシス （輸血後鉄過剰症） ……………… 278
	4 その他 …………………………… 278

第22章 移植の概要 ………… 内川　誠　279

	はじめに …………………………… 279

A	移植の分類 ………………………… 279
B	移植免疫 …………………………… 280
	1 拒絶反応と組織適合抗原 ……… 280

第23章 臓器移植 …………… 内川　誠　283

	はじめに …………………………… 283
A	ドナー・レシピエントの適合性 …… 283
	1 ABO 血液型 ……………………… 283
	2 HLA 型 …………………………… 283
B	腎臓移植 …………………………… 283
C	心臓移植 …………………………… 284
D	肝臓移植 …………………………… 284
E	その他の臓器移植 ………………… 284

第24章 造血幹細胞移植 …… 内川　誠　285

	はじめに …………………………… 285
A	造血幹細胞移植の種類 …………… 286
	1 骨髄移植 ………………………… 286
	2 末梢血幹細胞移植 ……………… 286
	3 臍帯血移植 ……………………… 286
B	造血幹細胞移植の成績と組織適合性 … 287
C	造血幹細胞移植と ABO 血液型 …… 287

IV 実習編

第25章 免疫検査学実習の
基礎知識と技術 ……… 折笠道昭　289

A	実習に要する一般的な器具 ………… 290
	1 免疫検査学実習用器具 …………… 290
B	ガラス器具の洗浄 ………………… 291
	1 一般的方法 ……………………… 291
	2 個々の器具の洗浄 ……………… 291
C	滅菌・消毒法 ……………………… 292
	1 高圧蒸気滅菌 …………………… 292
	2 乾熱滅菌 ………………………… 292
	3 消毒薬 …………………………… 292
D	ピペットの使用法 ………………… 293
	1 メスピペット …………………… 293
	2 毛細管ピペット ………………… 294
	3 ドロッパーとダイリュータ …… 294

- E 血清・血漿の分離と保存 … 296
  - 1 血清・血漿の分離 … 296
  - 2 血清の非動化 … 296
  - 3 血清・検体の保存 … 297
- F 赤血球浮遊液の作製 … 297
  - 1 器具・試薬 … 297
  - 2 赤血球の採り方 … 297
  - 3 赤血球の洗浄 … 298
  - 4 浮遊液の作製 … 298
  - 5 主な赤血球浮遊液 … 298
- G 赤血球の保存 … 299
  - 1 抗凝固剤を添加した血液 … 299
  - 2 赤血球保存液 … 299
  - 3 赤血球の凍結保存 … 299
- H メスピペットによる血清の希釈 … 299
- I 動物の免疫による抗血清の作製 … 300
  - 1 免疫抗原の作製 … 300
  - 2 動物への免疫 … 301
- J 免疫動物の採血 … 302
- K モノクローナル抗体の作製法 … 302
  - 1 培養 … 304
  - 2 マウスの免疫 … 304
  - 3 細胞融合 … 304
  - 4 クローニングとハイブリドーマの樹立 … 306
  - 5 ハイブリドーマの凍結保存 … 306
- L 感染予防対策 … 306
  - 1 一般的な注意 … 306
  - 2 検体に関する注意 … 307
- M 検査の記録，結果の判定 … 307

第26章 沈降反応 …… 折笠道昭 309
  - 1 Oudin（ウーダン）法（試験管内単純拡散法） … 309
  - 2 Ouchterlony（オクテルロニー）法（平板内二重拡散法） … 310
  - 3 免疫電気泳動法 … 310

第27章 凝集反応および凝集抑制反応 …… 折笠道昭 317
- A 赤血球凝集反応 … 317
  - 1 寒冷凝集反応 … 318
- B 細菌凝集反応 … 319
  - 1 Weil-Felix 反応 … 319
- C 間接凝集反応 … 321
  - 1 RA テスト … 321
  - 2 抗 CL 抗体検出間接凝集反応 … 322
  - 3 受身赤血球凝集反応および逆受身赤血球凝集反応 … 325
  - 4 ゼラチン粒子凝集法による抗体検査 … 326
- D 凝集抑制反応 … 328
  - 1 赤血球凝集抑制反応によるウイルス抗体価の測定 … 328

第28章 溶解反応による検査法 …… 折笠道昭 331
- A CH50 法による血清補体価の測定 … 331
- B CH50 法を用いた補体結合反応（試験） … 335
- C Ham 試験 … 340
- D Donath-Landsteiner 抗体の検査 … 341

第29章 中和反応 …… 長瀬文彦 343
- A 抗ストレプトリジン O（ASLO）価 … 343
  - 1 Rantz-Randall 法（試験管法） … 343
- B ASLO，AHD，ASK およびその他の抗体と溶血性レンサ球菌感染 … 345

第30章 標識抗体法 …… 折笠道昭 347
- A 蛍光抗体法 … 347
  - 1 抗核抗体検査法 … 348
  - 2 膜蛍光抗体法 … 349
  - 3 蛍光抗体法二重染色法 … 350
  - 4 フローサイトメトリ … 350
  - 5 FTA-ABS テスト（梅毒トレポネーマ蛍光抗体吸収試験） … 352
- B 酵素免疫測定法 … 354
  - 1 サンドイッチ酵素免疫測定法による HCV コア蛋白の測定 … 354

第31章 免疫担当細胞の機能検査 …… 長瀬文彦 357
- A 抗体産生細胞の検出 … 357
- B リンパ球の培養

（マイトジェンに対する増殖応答）……… 358

第32章 輸血・免疫血液学的検査
……………………………………内川　誠　361

はじめに …………………………………… 362
A　ABO 血液型の検査 …………………… 362
B　Rh 血液型 D 抗原の検査 ……………… 365
C　抗グロブリン試験 ……………………… 368
　1　直接抗グロブリン試験 ……………… 370
　2　間接抗グロブリン試験 ……………… 370
D　不規則性抗体スクリーニング・同定 …… 375
　1　不規則性抗体スクリーニング ……… 376
　2　不規則性抗体の同定検査 …………… 382
E　交差適合試験 …………………………… 384
F　母児血液型不適合（新生児溶血性疾患）の
　　検査 …………………………………… 387

第33章 移植の検査 ……………内川　誠　393
A　HLA 血清学的タイピング …………… 393
　1　蛍光二重染色によるリンパ球細胞傷害試験
　　……………………………………… 393
　2　エオジン染色によるリンパ球細胞傷害試験
　　……………………………………… 395
B　HLA-DNA タイピング ………………… 397
　1　蛍光ビーズ法による HLA タイピング …… 397

用語解説 …………………………………… 399
主な略語一覧 ……………………………… 413
参考図書 …………………………………… 419
索引 ………………………………………… 421

※本文中に 📖 マークを記した箇所の説明は，『用語解説』（p.399）に記載されています．

カラー図譜

口絵 1　間接蛍光抗体法（IIF）による抗核抗体染色（HEp-2 細胞核材料を用いた基本染色パターン）

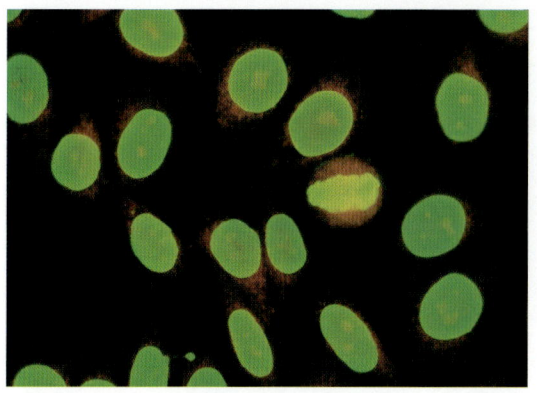

周辺型（peripheral）
核が均一に染色されるが，特に核膜周縁部に強い蛍光が観察される．DNA に対する抗核抗体の示す染色像であり，全身性エリテマトーデス（SLE）の診断価値が高い．

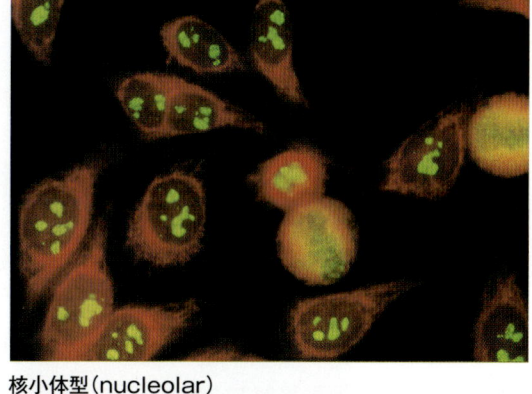

核小体型（nucleolar）
RNA polymerase I，7-2RNP などに対する抗核抗体の示す染色像で，核小体が染色される．進行性全身性硬化症（全身性強皮症）にみられる．

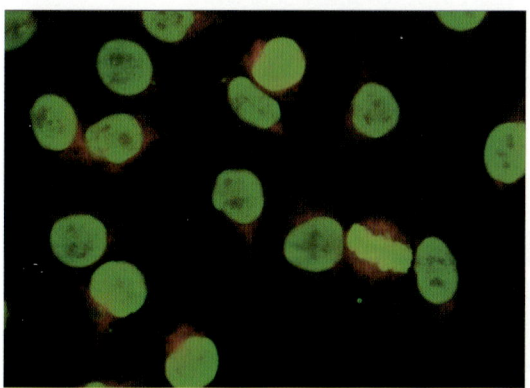

均質型（homogeneous）
核全体が一様に染色される．DNA や DNA-ヒストン複合体などのクロマチン関連抗原に対する抗核抗体の示す染色像で SLE および薬剤誘発ループスにみられる．

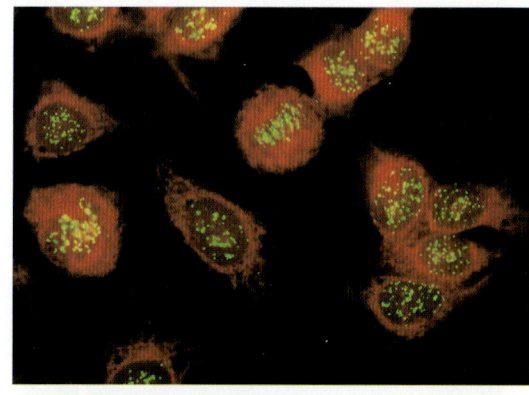

セントロメア型（centromere）
セントロメア領域に対する抗核抗体の示す染色像で，微細な 40～80 の散在斑点として染色される．セントロメア型は discrete speckled パターンともよばれる．CREST 症候群に診断価値が高い．

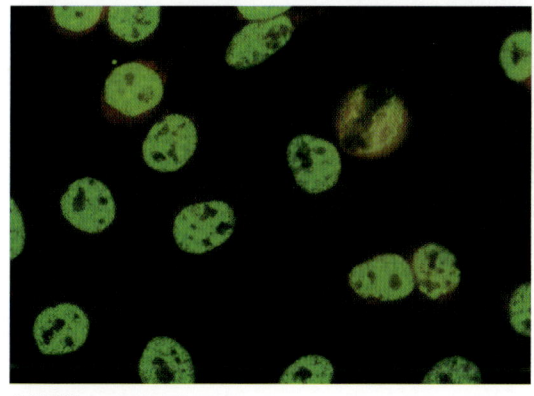

斑紋型（speckled）
リボ核蛋白（RNP）や核蛋白抗原に対する抗核抗体の示す染色像で，核が微細な斑点状に染色される．抗 ENA 抗体に多くみられる．SLE のほか混合結合組織病，進行性全身性硬化症（全身性強皮症），Sjögren（シェーグレン）症候群にもみられる．

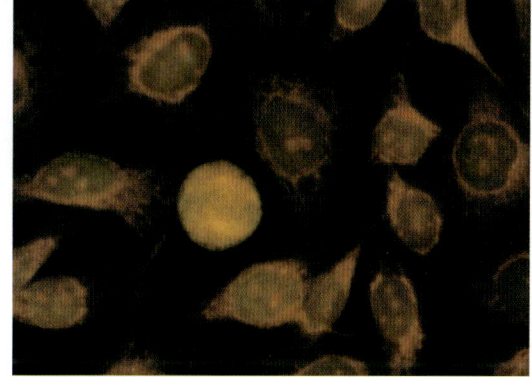

健常者血清による対照像
核に蛍光を認めない．

（資料提供：MBL 株式会社　医学生物学研究所）

口絵2　細胞周期関連抗原を認識する抗PCNA抗体の染色像〔間接蛍光抗体法(IIF)〕

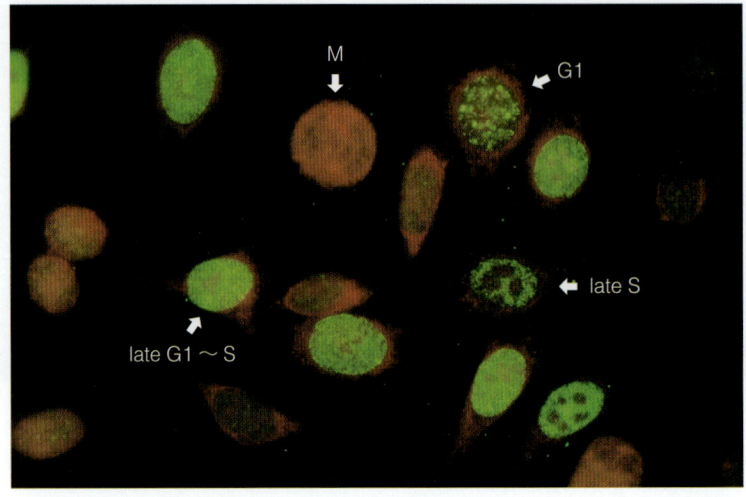

DNA polymerase δ 補助蛋白に対する自己抗体であり，G1期後半(late G1)でまばらな顆粒状，S期には核全体が密に，S期後半(late S)にはざらついた染色に変わり核小体が染色されなくなる．分裂期クロマチンは染色されない．SLEにみられる．
（資料提供：MBL株式会社　医学生物学研究所）

口絵3　抗ミトコンドリア抗体の染色像〔間接蛍光抗体法(IIF)〕

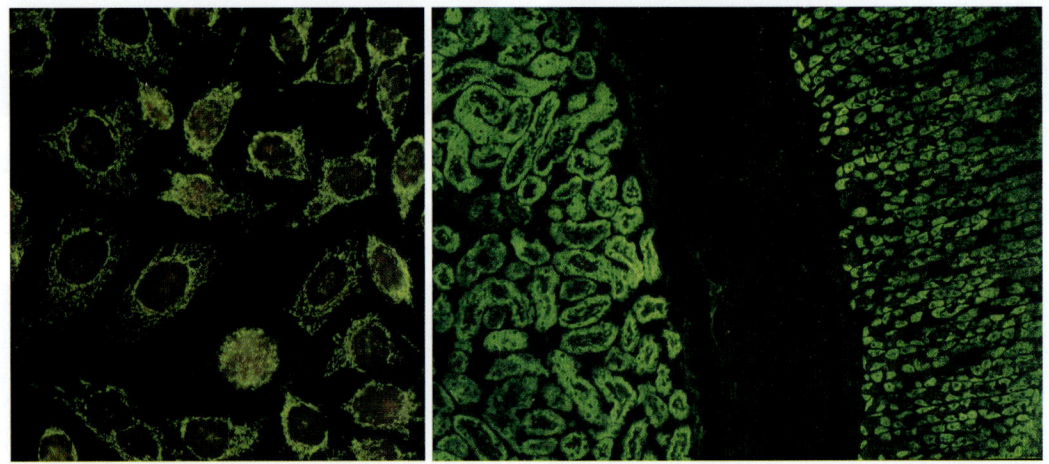

HEp-2細胞の染色像　　　　　　　ラットの腎(左)と胃切片(右)の染色像

ミトコンドリアなどの細胞小器官に対する自己抗体が見いだされている．抗ミトコンドリア抗体の検出は原発性胆汁性肝硬変に診断価値が高い．抗原はミトコンドリアM2(ピルビン酸脱水素酵素複合体)である．
（資料提供：MBL株式会社　医学生物学研究所）

口絵 4　クリシディア法による抗 dsDNA 抗体の検出

住血鞭毛虫類のクリシディア・ルシリエのキネトプラストには dsDNA のみが存在し，ssDNA が存在しない．クリシディアを基質とした間接蛍光抗体法（IIF）により抗 dsDNA 抗体のみを検出する．

（資料提供：MBL 株式会社　医学生物学研究所）

口絵 5　PA による抗 HIV 抗体検出

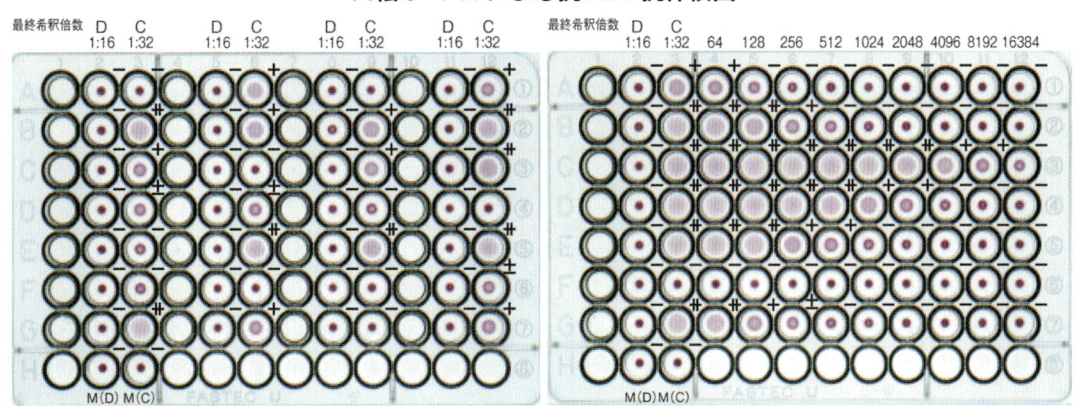

抗 HIV 抗体検出（定性法）　　　　　　抗 HIV 抗体検出（定量法）

D：対照ゼラチン粒子
C：gp41，gp36，p24 感作粒子
M：希釈液

（資料提供：富士レビオ株式会社）

xx　カラー図譜

口絵6　HCV コア抗原検出 ELISA

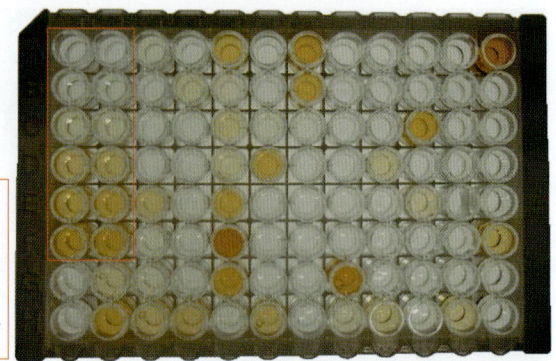

Standards
A1, 2＝0 fmol/L
B1, 2＝44.4 fmol/L
C1, 2＝133 fmol/L
D1, 2＝400 fmol/L
E1, 2＝1,200 fmol/L
F1, 2＝3,600 fmol/L

（資料提供：オーソ・クリニカル・ダイアグノスティックス株式会社）

口絵7　PK7300 による血液型検査と不規則抗体スクリーニング

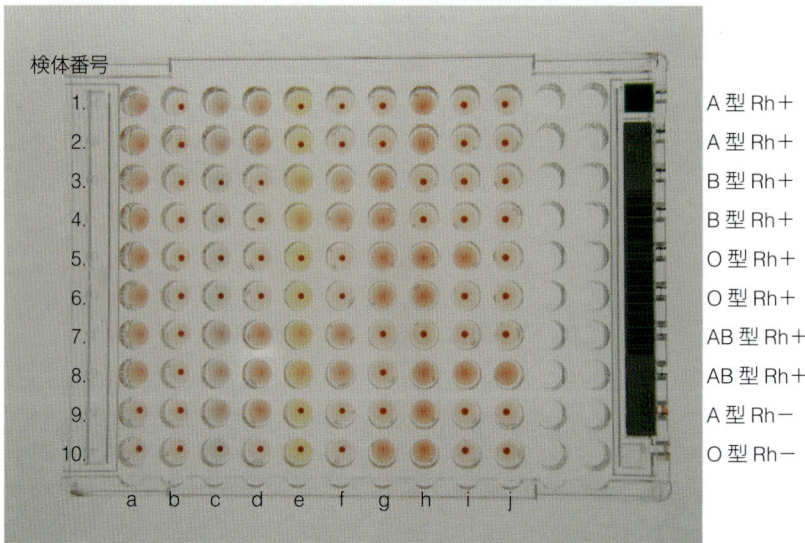

a：抗 D 試薬，b：PBS 対照，c と d：抗 A 試薬，e と f：抗 B 試薬，g：A 型赤血球浮遊液，h：B 型赤血球浮遊液，i：ブロメリン法（検体5と8，陽性），j：食塩液法（検体8，陽性）

口絵 8　ABO 血液型判定　カラム法

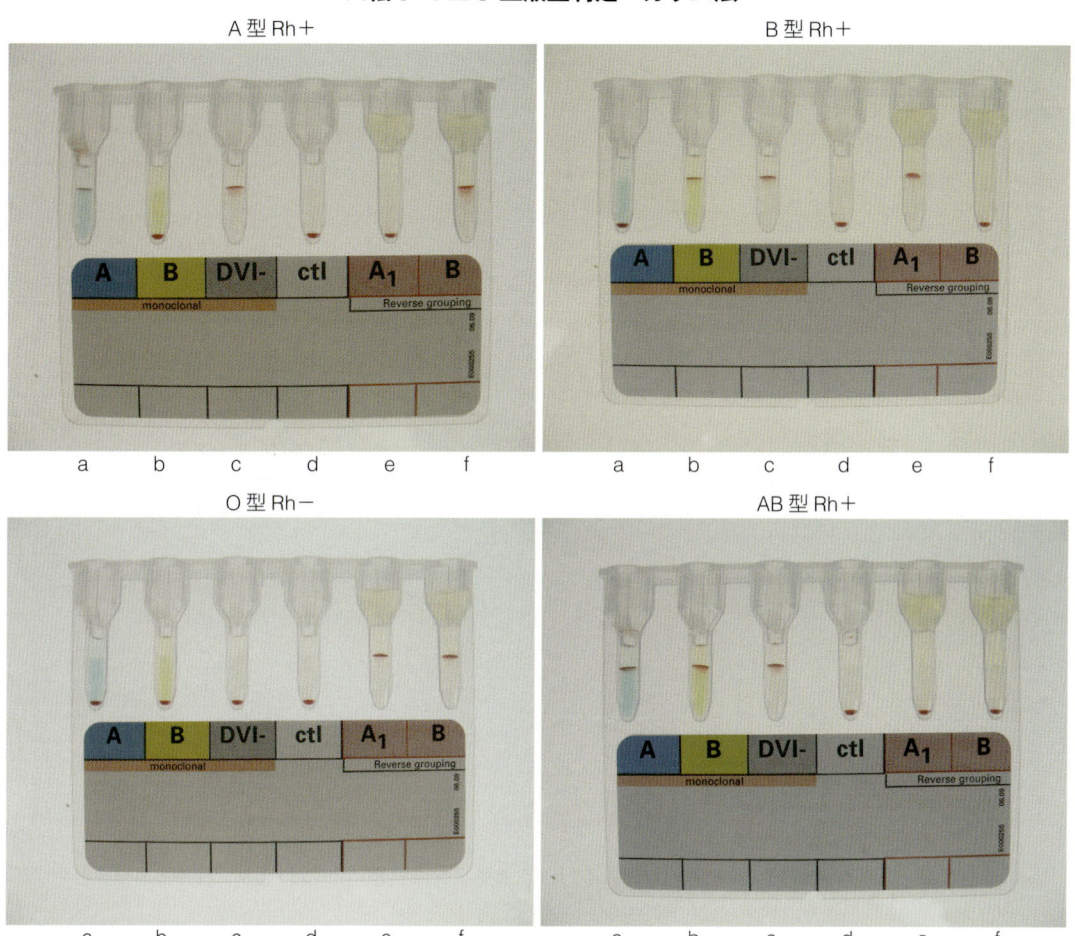

a：抗 A 抗体, b：抗 B 抗体, c：抗 D 抗体, d：赤血球コントロール, e：A 型赤血球浮遊液, f：B 型赤血球浮遊液

xxii　カラー図譜

口絵 9　ABO 血液型判定　試験管法

A 型 Rh＋　　　　　　　　　　　　　　　　B 型 Rh＋

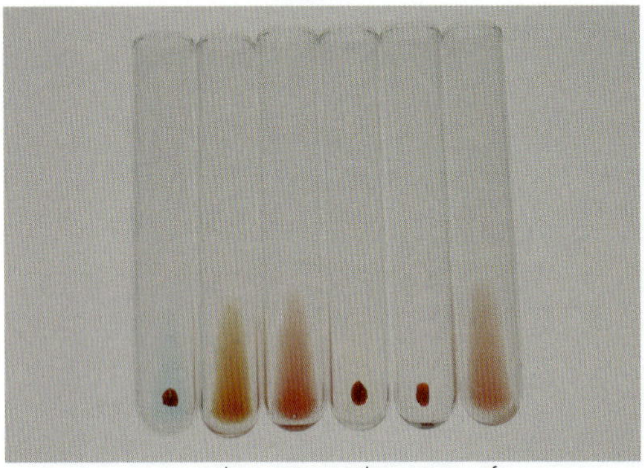

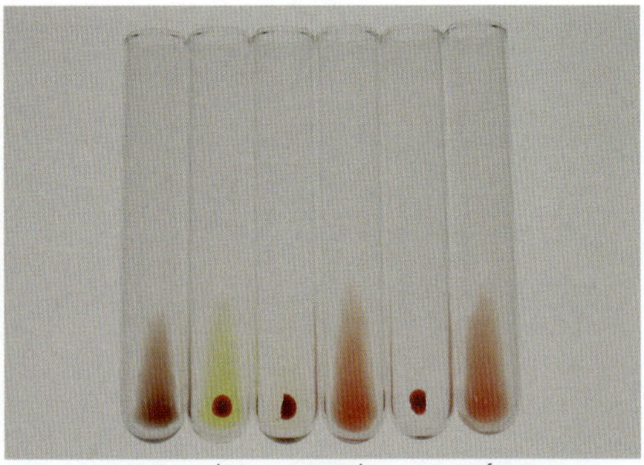

a　b　c　d　e　f　　　　　　　　　　　　a　b　c　d　e　f

O 型 Rh－　　　　　　　　　　　　　　　　AB 型 Rh＋

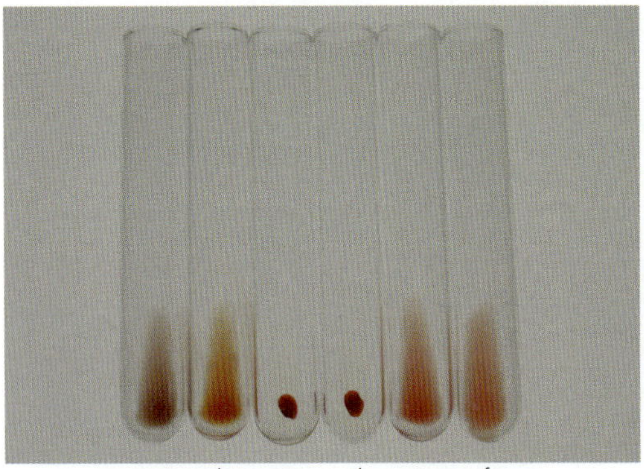

a　b　c　d　e　f　　　　　　　　　　　　a　b　c　d　e　f

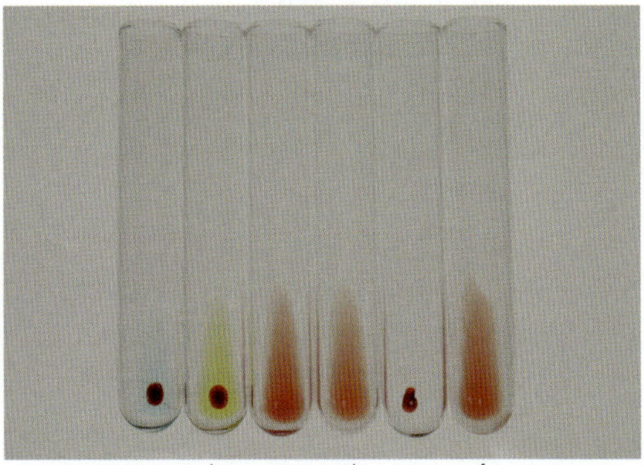

a：抗 A 試薬，b：抗 B 試薬，c：A 型赤血球浮遊液，d：B 型赤血球浮遊液，e：抗 D 試薬，f：Rh コントロール

口絵 10　凝集反応の分類（凝集の強さ）

0　　　1＋　　　2＋　　　3＋　　　4＋

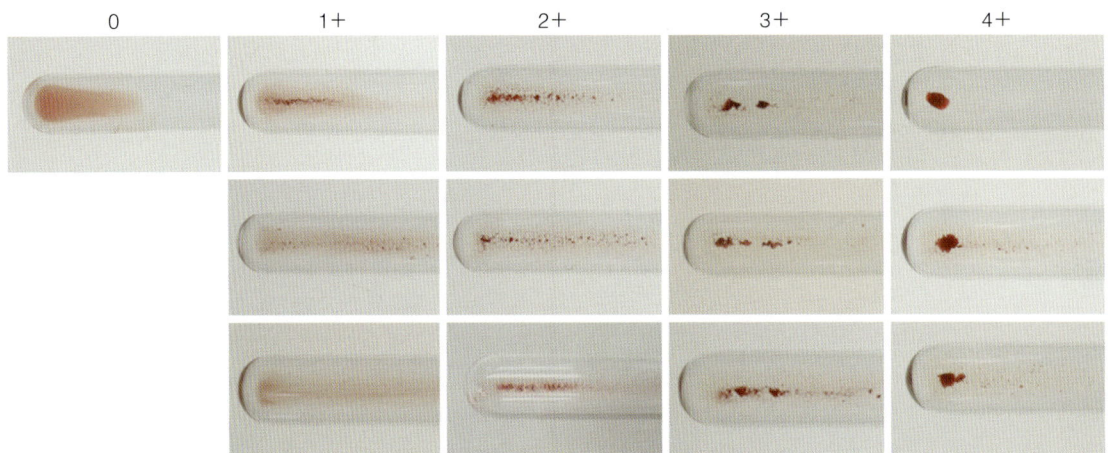

口絵 11　部分凝集

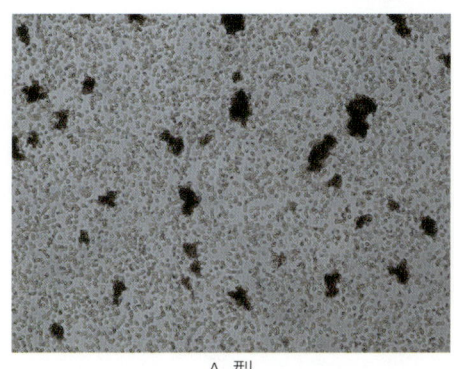

A₃型

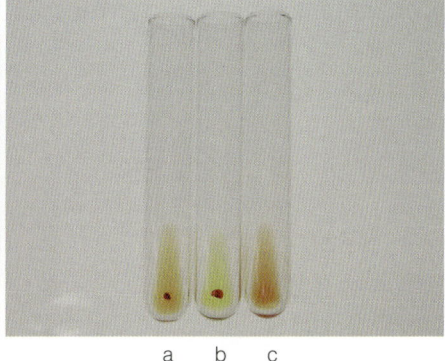

a　b　c

a：B型とO型のキメラ，b：B型，c：O型

口絵 12　連鎖形成

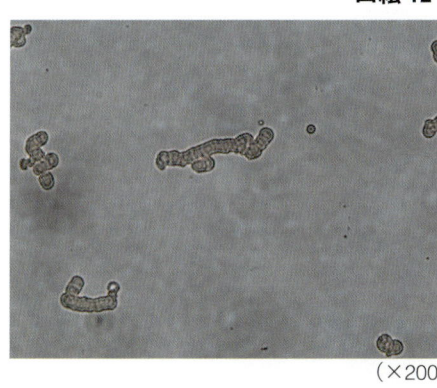

(×200)

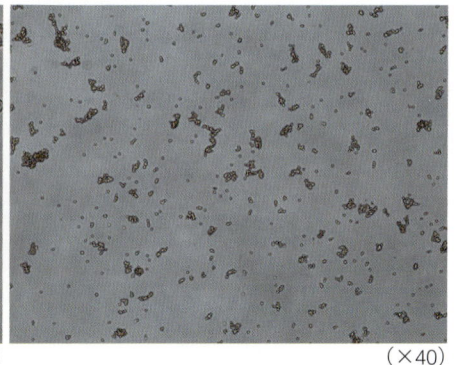

(×40)

赤血球が平らな面同士で付着し，顕微鏡で観察するとコインを重ねたように見える．血清蛋白濃度の異常や高分子血漿増量剤の投与などが原因で起こる．

口絵 13　蛍光二重染色によるリンパ球細胞傷害試験

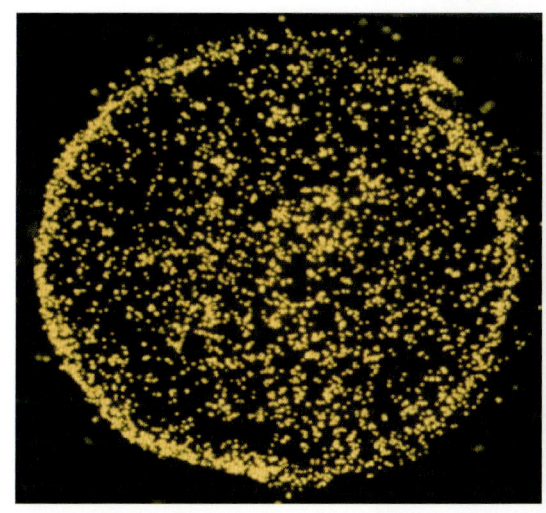

陰性：生細胞はCFDAによる蛍光緑色発色

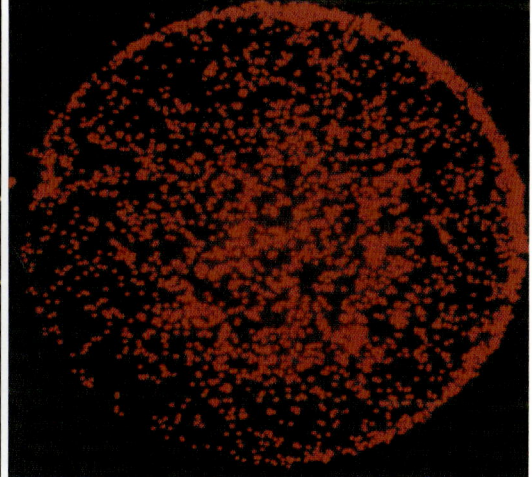

陽性：死細胞はPIによる蛍光赤色発色

口絵14　輸血用血液製剤：各ABO型の赤血球濃厚液

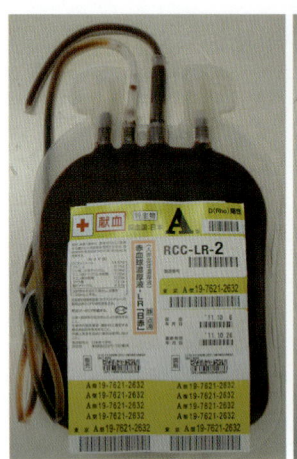 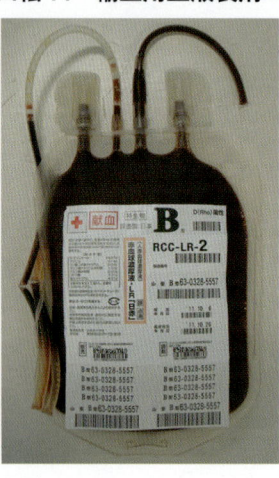 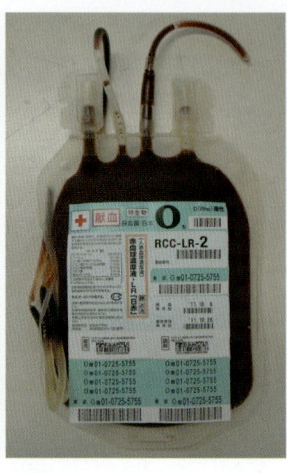 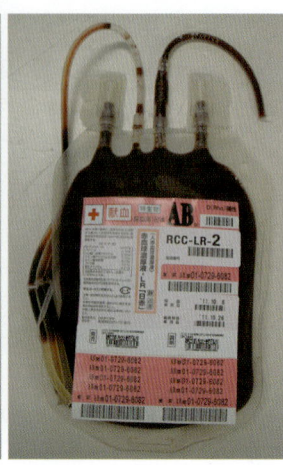

A型　　　　　　　B型　　　　　　　O型　　　　　　　AB型

口絵15　輸血用血液製剤：新鮮凍結血漿と血小板濃厚液

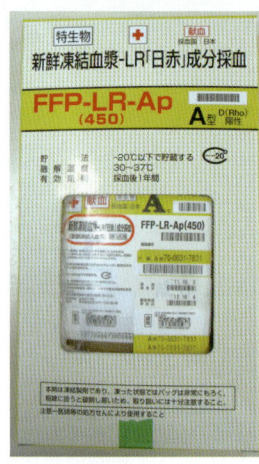 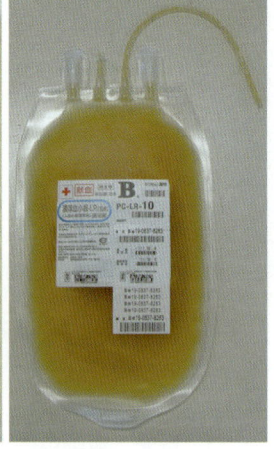

新鮮凍結血漿　　　　血小板濃厚液

口絵16　輸血用血液製剤：セグメント

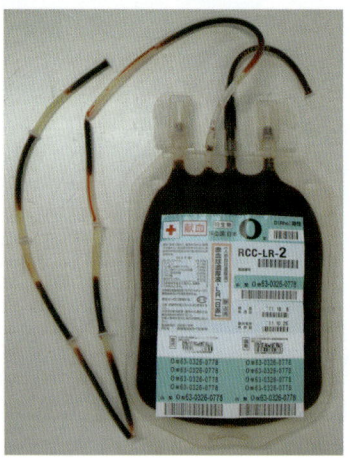

赤血球濃厚液と交差適合試験用セグメント

I. 総論

第1章 免疫の概念と歴史

学習のポイント

❶ 免疫反応は生体の防御反応であり，自然免疫と獲得免疫に大別される．自然免疫は多くの物質に対して作用するが，獲得免疫は特定の物質を識別して作用する．これを"特異性"と表現する．
❷ 免疫機構が認識する物質を抗原とよび，特異性を示す部位を特に抗原決定基という．
❸ 免疫を担う中心的細胞はT細胞，B細胞，NK細胞などのリンパ球とよばれる細胞群であるが，マクロファージなどの炎症細胞も関与する．
❹ 抗原決定基に特異的に結合する液性因子を抗体とよび，それはB細胞から産生される．また，T細胞も細胞表面のレセプターで抗原決定基と結合する．
❺ 免疫学の歴史は痘瘡のワクチンより始まり，血清学，抗体の構造，試験管内抗原抗体反応，免疫関与細胞，分子免疫学へと発展してきた．

本章を理解するためのキーワード

❶ **自然免疫**
自然免疫には物理的・化学的因子によるものや食細胞による微生物の取り込みがある．

❷ **獲得免疫**
獲得免疫はリンパ球などの抗原決定基を認識する細胞により行われる．

❸ **免疫担当細胞**
免疫担当細胞の主役はリンパ球である．リンパ球のうち，胸腺を経て分化・成熟するリンパ球はT細胞とよばれ，骨髄で分化・成熟するリンパ球はB細胞とよばれる．単球・マクロファージなどの炎症細胞も免疫担当細胞に含める．

❹ **リンパ球クローン**
リンパ球はそれぞれ1種類の抗原決定基と結合するレセプターをもつ個々のクローンで構成される．それらはあらかじめ用意されている．

❺ **液性免疫と細胞性免疫**
免疫機構には抗体が作用する液性免疫と細胞が作用する細胞性免疫がある．免疫機構はそれらのバランスをとり，抗原の排除に最も適した方法を選択する．

❻ **免疫反応による傷害作用**
アレルギーや自己免疫疾患などでは免疫応答が生体に不利益に作用することがある．

A 免疫の概念

「免疫」とは生体が異物に対してとる防御反応である．異物とは多くの場合，細菌やウイルスなどの微生物であるが，生体は花粉や動物の毛などに対しても反応する．また，免疫機構は食物，化学

物質，薬剤なども異物として認識することがある．ここでは微生物に対する免疫反応を中心として，その基礎的概念を解説する．

免疫機構は大きく分けて自然免疫と獲得免疫に分類される．自然免疫は微生物の侵入に際して初期にみられる応答であり，多くの微生物に作用する．また，それらは獲得免疫始動への準備を行う．獲得免疫は微生物のもつ個々の特徴を認識して効率よくそれらの排除を行う．

1. 自然免疫

生体は微生物の侵入に対して，物理的および化学的に防衛する機構を備えている．健康な皮膚は物理的にバリアーを形成し，さらに汗腺・皮脂腺から殺菌物質を分泌して化学的に微生物の侵入を防いでいる．咳やくしゃみなども粘膜への異物の吸着を阻止する物理的防御手段の1つである．これらの機構は特定の異物に対して選択的に行われるのではないことから，自然免疫(natural immunity)という．自然免疫には食細胞(phagocyte)の作用も含まれる．食細胞は微生物がもつ共通構造を認識してそれらを細胞内へ取り込む．

2. 獲得免疫

生体は自然免疫を突破して侵入する微生物に対してさらに高度な防御反応を示す．それは特定の微生物に対して特異的に機能する免疫機構であり，その反応にはリンパ球とよばれる細胞が大きく関与する．ある種のリンパ球は個々の微生物の特定の構造を認識し，それに結合する抗体(antibody；Ab)とよばれる液性因子を産生する．抗体が結合する分子を抗原(antigen；Ag)とよび，抗体が結合する抗原の特定部位を抗原決定基(antigenic determinant)という．この選択的な抗原と抗体との結合に対して"特異的(specific)"結合という表現が用いられ，鍵(抗原)と鍵穴(抗体)の関係にたとえられる．抗体は微生物の抗原決定基に結合してそれらを効率よく排除することができる．しかしながら，抗体は細胞外で増殖する微生物の排除には有効であるが，細胞内に寄生する微生物の排除はできない．リンパ球にはいくつかの種類があり，ある種のリンパ球は抗体の特異性を示す構造と似た抗原の受容体〔抗原レセプター(antigen receptor)〕を細胞表面にもち，感染細胞が提示する抗原分子を認識し，細胞内の微生物を排除することができる．これら抗原に対して生体が行う一連の特異的な免疫反応を獲得免疫(acquired immunity)という．

3. 免疫応答に関与する主な細胞

免疫に関与する細胞の主役はリンパ球であり，特にそれらを免疫担当細胞という．リンパ球はその分化・成熟過程または機能により分類される．胸腺(thymus)を経て分化・成熟するリンパ球はT細胞とよばれる．さらにT細胞はいくつかの亜型(サブセット)に分類される．免疫応答の中心的役割をもち，他のリンパ球やその反応に関与するヘルパーT(Th)細胞，感染細胞を壊し微生物を排除する細胞傷害性T(Tc)細胞，過剰な免疫応答を抑制するレギュラトリーT細胞などである．抗体を産生するリンパ球はB細胞とよばれ，骨髄で分化・成熟する．また，NK細胞とよばれるリンパ球はウイルス感染細胞や腫瘍細胞の排除に重要な役割を果たす．免疫応答にはリンパ球以外にも多くの細胞が関与する．特に単球・マクロファージとよばれる細胞群は重要であり，それらは微生物を捕食し，抗原情報をT細胞へ伝達する抗原提示(antigen presentation)機能をもつ．

4. 自己と非自己

免疫は非自己(non-self)を排除して自己(self)を維持する機構である．生体は自己と非自己をどのようにして識別するのであろうか．これは免疫学の基盤ともいえる課題である．リンパ球は個々の抗原をそれぞれ識別して結合する抗原レセプターを膜表面に備えており，1個のリンパ球は1種類の抗原レセプターをもつ．また，生体には無数の抗原にそれぞれ対応したレセプターをもつリ

ンパ球のクローン📖があらかじめ用意されている．これはJerne(イエルヌ)とBurnet(バーネット)が提唱したクローン選択説(1958)に基づく理論であり，現在も支持されている．そのクローン数は理論上 1×10^9 個の抗原決定基に対応すると考えられており，それにより免疫機構のもつ多様性(diversity)と特異性が説明される．一方，それらのクローンのなかには自己を認識するクローンも含まれるはずである．彼らはそれらのクローンは成熟の過程で除かれると考えた(禁止クローン)．現代の免疫学では自己認識性クローンの存在は知られているが，それらが自己に対して反応しないのは，なんらかの機構で寛容(tolerance)の状態になるように仕組まれているからと考えられている．

5. 液性免疫と細胞性免疫

　免疫機構を大別すると，液性免疫と細胞性免疫とに分けることができる．これは異物排除に当たる免疫効果因子(immune effectors)の視点からの分類である．主に抗体が効果的に働く機構を液性免疫，細胞が主体であるものを細胞性免疫という．しかしながら，両者がおのおの独立して機能するのではなく，実際には両者が協力あるいは制御し合いながら効率よく異物の排除に当たることが多い．また，サイトカイン(cytokine)とよばれる液性因子がそれらの制御に深く関与する．

a. 液性免疫

　B細胞の成熟した細胞を形質細胞(plasma cell)とよび，それらは抗体を産生する．抗体はグロブリンに属する蛋白であり，免疫グロブリンとよばれる．抗原がB細胞の膜表面にあるレセプターsurface immunoglobulin (sIg)に結合すると，B細胞はいくつかの段階を経て形質細胞とよばれる細胞に分化し，抗体を細胞外に分泌する．sIgはB細胞レセプター(B cell receptor; BCR)ともよばれる抗原レセプターであり，分泌される抗体と同じ構造・特異性をもつ分子である．免疫グロブリンにはIgG, IgM, IgA, IgD, IgEの5種類が存在し，それぞれ特徴的な構造と機能をもつ．抗体は細胞外に寄生する微生物に効果的に作用する．

　液性免疫に関与する重要な因子として抗体のほかに補体がある．これは一連の酵素群と制御因子より構成され，抗原と結合した抗体あるいは他の因子により活性化され，標的細胞の溶解や食細胞の作用の亢進を促す．

b. 細胞性免疫

　細胞性免疫は抗原の排除に当たり，細胞自体が効果因子として作用する．この免疫機構は細胞内に寄生する細菌やウイルスの排除に有効である．T細胞の膜表面にも抗原と特異的に結合するレセプターがある．これをT細胞レセプター(T cell receptor; TCR)という．BCRが単独で抗原と結合するのに対して，TCRと抗原の結合には主要組織適合遺伝子複合体(major histocompatibility complex; MHC)という分子の拘束が加わる．また，TCRは細胞外へ分泌されない．Th細胞のTCRは抗原提示細胞からの抗原情報とMHC分子を認識し，Tc細胞のTCRはウイルス感染細胞の膜表面に提示された抗原情報とMHC分子を認識する．

　マクロファージの貪食作用(phagocytosis)と細胞内での殺菌も細胞性免疫に分類されることが多い．

6. 免疫反応による傷害作用

　免疫反応は本来自己を守るための防御反応であるが，反応の結果として局所や時には生体そのものに傷害を与えることがある．アレルギーや自己免疫疾患がこれに当たる．アレルギーには抗体の作用によるものと細胞によるものとがある．抗体による場合，反応が速やかに起こるため，即時型過敏症反応(immediate-type hypersensitivity)という．細胞によるものは反応が遅く起こるので遅延型過敏症(delayed-type hypersensitivity)という．これにはT細胞とマクロファージが関与する．これらは免疫機構のバランスの不均衡やリンパ球による自己と非自己の識別の破綻により起こると考えられている．

B 免疫学の歩み(表1)

1. 痘瘡ワクチン(種痘)

　一度ある伝染病に罹患して治癒した人は，その伝染病に抵抗性を獲得するという事実は古くから知られていた．18世紀に英国の駐在トルコ大使Montagu(モンタギュ)が痘瘡の予防法としてトルコで行われていた痘瘡患者の膿疱液を接種する方法を英国に持ち帰った．しかしながら，この方法ではしばしば発病し，致命的な結果となった．その後，Jenner(ジェンナー)は乳搾りの少女に感染してできた牛痘の膿を少年に接種し，その少年が痘瘡(人痘)に曝されても発病しなかったことを観察した(1796)．牛痘接種が人痘の感染予防に効果を示したのである．その後，Jennerは同様の23の症例をもとに結果を論文としてまとめた(1798)．今日のワクチン(vaccine)という語は，イタリア語で雌ウシを意味するvaccaに由来する．約200年後の1980年，世界保健機構(WHO)より痘瘡根絶宣言がなされた．これは免疫学が痘瘡ウイルスに勝利したことを意味する．まさにJennerの偉業である．

2. 病原体の発見とワクチン開発

　Jennerの種痘の試みから約60年後，Pasteur(パスツール)により生物の自然発生説が否定され，病原微生物の存在がより明らかにされた．微生物学者であると同時に免疫学者でもあったPasteurは，長期間放置した培養ニワトリコレラ菌を動物に接種しても発病しないことを観察した．さらにその動物は新たに培養したコレラ菌の接種にも抵抗性であった．Pasteurは放置した菌の毒性が減弱したため，Jennerの種痘に似た現象が起きたと考え，このような予防的処置をワクチン接種(vaccination)と名づけた．その後，Pasteurは炭疽菌を高温処理して，あるいは狂犬病ウイルスをウサギに継代して弱毒化し，それぞれのワクチンを作製した．一方，同時期にドイツのKoch(コッホ，1843～1910)により炭疽菌と結核菌が発見され，次々と病原微生物が同定された．微生物学の急速な発展は，とりも直さず黎明期にあった免疫学の学問体系に大きく寄与したことはいうまでもない．

3. 血清学と免疫化学

　1890年，受動免疫による免疫の獲得法がBehring(ベーリング)と北里により行われた．破傷風毒素に対する抗毒素(抗体)移入による血清療法である．これは抗体の概念をいっそう明確なものにした．また，Ehrlich(エールリッヒ)により，抗体は微生物以外のある種の毒素に対しても産生され，また，それは"特異性"をもっていることが示された(1891)．以後，抗体による細菌の溶菌反応(Pfeiffer，1894)，凝集反応(Widal，1896)，沈降反応(Kraus，1897)など，試験管内での抗原抗体反応の解析が盛んに行われるようになり，抗体の性質が次々に明らかにされた．また，Bordet(ボルデ)(1898)は正常新鮮血清にある易熱性物質を発見し，それは抗体の補助をすると考えた．その後，この物質は補体(complement)と命名された．Bordetは後に補体結合反応を考案し，さらにそれはWassermann(ワッセルマン)により梅毒の検査に応用されることになる．

　一方このころ，ウィーンの若い病理学者Landsteiner(ランドシュタイナー)は，研究室のスタッフの血液を赤血球と血清に分け，血球と血清との凝集反応の結果より，ABO式の血液型を発見した(1900)．その後，LandsteinerはMN，P，Rhの血液型を発見し，今日の輸血学の基盤を築いた．また，その後Coombs(クームス)らにより確立された抗グロブリン試験は，赤血球血液型の検査に大きく貢献することになる(1945)．

　1920年以降，定量沈降反応(Heidelberger，1929)や抗原抗体反応の格子説(Marrack，1934)などの実験や理論が次々と確立された．また，Tiselius(チゼリウス)は蛋白の電気泳動装置を考案し，抗体がγ-グロブリン分画にあることを見いだした(1937)．その後，IgG，IgM，IgA，

表1 免疫学の歩み

予防接種，血清療法

1713(年)	Timoni, E.	人痘接種法(variolation)
1721	Montagu	人痘苗をヨーロッパに普及
1798	Jenner, E.	種痘法(vaccination)
1880	Pasteur, L.	トリコレラ菌の弱毒化ワクチン
1881	Pasteur, L.	炭疽病予防
1885	Pasteur, L.	狂犬病予防
1886	Salmon, P.E. & Smith, T.	トリコレラ菌の加熱死菌ワクチン
1891	Behring, E.V. & 北里柴三郎	ジフテリア・破傷風の抗毒素血清療法
1923	Ramon, G.	トキソイド免疫
1957	Isaacs, A.	インターフェロン

血清学

1890	Behring, E.V. & 北里柴三郎	抗毒素発見，抗体の概念
1894	Pfeiffer, P. & Issaeff, B.	溶菌素
1896	Gruber, M. & Durham, H., Widal, F	凝集素，凝集反応
1897	Kraus, R.	沈降素，沈降反応
1898	Bordet, J.	免疫溶血，補体発見
1900	Ehrlich, P.	側鎖説
1900	Landsteiner, K.	ABO血液型発見
1900	Bordet, J. & Gengou, O.	補体結合反応
1903	Wright, A.	オプソニン
1940	Landsteiner, K. & Wiener, A.	Rh抗原
1942	Coons, R.A.	蛍光抗体法
1945	Coombs, R.R.A. 他	抗グロブリン試験
1947	Oudin, J., Ouchterlony, O. 他	ゲル内沈降反応
1953	Grabar, P.	免疫電気泳動法
1958	Dausset, J.	白血球型抗原(HLA)
1959	Berson, S.A. & Yalow, R.S.	ラジオイムノアッセイ

免疫化学

1917	Landsteiner, K.	特異性と化学構造，ハプテン
1929	Heidelberger, M.	定量沈降反応
1930	Haurowitz, F.	抗体産生の鋳型説
1934	Marrack, J.	抗原抗体反応——格子説
1937	Tiselius, A.	電気泳動法
1938	Kabat, E. & Tiselius, A.	γ-グロブリンに抗体活性証明
1959	Porter, R.R.	免疫グロブリンの構造(パパイン分解)
1961	Edelman, G.M.	免疫グロブリンの構造(還元)
1963	Oudin, J. & Kunkel, H.	イディオタイプ
1966	Ishizaka, K.	IgEの発見

免疫生物学

1883	Metchnikoff, E.	食菌現象，免疫の細胞説
1891	Koch, R.	Koch現象，遅延型過敏症反応
1902	Richet, C.	アナフィラキシー
1903	Arthus, M.	局所過敏症(アルチュス反応)
1906	Pirquet, C.V.	アレルギーという術語提唱
1921	Prausnitz, C. & Küstner, H.	レアギンの検出，P-K反応
1942	Chase, M. & Landsteiner, K.	リンパ球によるツ反の受身移入
1948	Snell, G.	H-2，組織適合性抗原
1956	Witebsky, E.	自己免疫疾患研究
1958	Burnet, M. & Jerne, N.	クローン選択説
1958	Medawar, P.	免疫寛容現象
1959	Gowans, J.	リンパ球の機能
1961	Miller, J.F.A.P.	胸腺の免疫学的意義
1963	Benacerraf, B. & MacDevitt, H.	免疫応答遺伝子

(つづく)

1963	Jerne, N.	溶血斑形成細胞（抗体産生細胞）
1966	Claman, H.N.	T-B細胞協力
1970	Gershon, R.K. & 多田富雄	サプレッサーT細胞
1974	Jerne, N.	イディオタイプネットワーク説
1974	Doherty, P. & Zinkernagel, R.	傷害性T細胞のH-2拘束
1975	Köhler, G. & Milstein, C.	ハイブリドーマによる単クローン抗体産生
細胞工学		
1976	利根川進	Ig遺伝子の再構成による抗体の多様性
1983	Davis, M.	T細胞抗原認識レセプター支配遺伝子発見

〔Bach, J.F.(Ed.): Immunology, Wiley Med., 1982 および山村雄一，他（編）：免疫学入門，岩波書店，1986 より一部改変〕

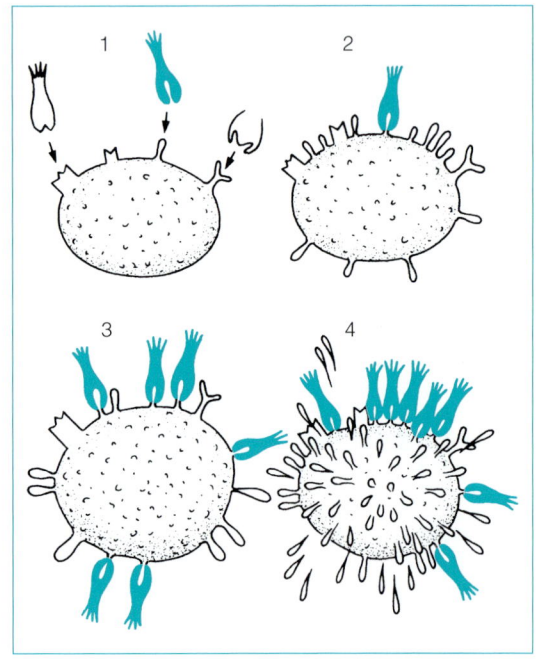

図1　Ehrlichの抗体産生に関する側鎖説のシェーマ
抗原（青）は対応する側鎖（レセプター）と結合する．その結果，レセプターの過剰再生が起こり細胞表面から解き放たれる．

IgD, IgEなどの抗体クラスの発見，IgGのパパイン分解によるFabとFc部分の同定（Porter, 1959），還元剤によるH鎖とL鎖の分離（Edelman, 1961）など抗体の構造が次々と解明され，血清学は免疫化学へと進展した．

抗体の産生機構については，1900年Ehrlichが側鎖説（side-chain theory）を提唱した．図1に示すように細胞1個から多種の側鎖（レセプター）が出て抗原と結合する．これが細胞から離脱して，さらに細胞は側鎖を再生する．再生が繰り返されると，過剰に再生された側鎖は血中に遊離する．これが抗体であるとした．この説は現在のB細胞膜表面のBCRに類似しているが，細胞膜表面のBCRは1種類である点が側鎖説と異なる．1930年代には細胞が特異性の異なる抗体をつくる機序を説明する説として，鋳型説が登場した．抗体が抗原に相補的になるようその立体構造を変化させるという説である（直接鋳型説）．これは，蛋白合成の理論と矛盾することなどから否定された．DNAを介してそれを行う間接鋳型説も提示されたが，免疫寛容などの現象が説明しにくく，この説は受け入れられず，クローン選択説の登場を待つことになる．

4. 免疫生物学

抗体万能説に対して，白血球が免疫の主役であると主張したのはMetchnikoff（メチニコフ）である．地中海でヒトデ幼生の細胞を観察していたが，バラのトゲを入れると細胞がトゲの周りに集まってそれを食べてしまった．これが食細胞説（1883）の根拠である．Metchnikoffはパスツール研究所に移った後，食細胞重視を主張して抗体優位派と対立した．しかし，のちに白血球の食作用は抗体の作用により促進されることが判明し，両者を結びつけることとなった．また，Wright（ライト）は血清中の白血球の食作用促進物質（抗体）をオプソニン（opsonin）と名づけた（1903）．

1890年代に入るとアレルギー反応に関する研究が盛んに行われた．1902年にはRichet（リシェ）によりイソギンチャクの毒素の再注射によるイヌのアナフィラキシー（anaphylaxis）反応が

表2 免疫学領域のノーベル賞受賞者

年	受賞者	受賞対象
1901	Behring, E.V.	ジフテリア・破傷風の抗毒素による血清療法
1905	Koch, R.	結核に関する研究・発見(結核菌,ツベルクリン,病原性同定のための4原則,Koch現象など)
1908	Metchnikoff, E.	食細胞の免疫における役割から細胞性免疫を提唱
	Ehrlich, P.	側鎖説に基づき免疫の特異性,自己寛容,クローン選択説の前駆的な説を首唱
1913	Richet, C.	死菌・弱毒菌により免疫と逆に,アナフィラキシーが誘導されることを発見
1919	Bordet, J.	免疫溶血における易熱性因子(補体)の役割発見
1930	Landsteiner, K.	ABO式血液型を血清学的に同定,輸血の安全に貢献
1951	Theiler, M.	黄熱ワクチンの開発
1957	Bovet, D.	アレルギー治療における抗ヒスタミン薬の研究発展に貢献
1960	Burnet, M.	抗体産生のクローン選択説,免疫寛容の理論
	Medawar, P.	Burnet理論を実験的に解決,移植片拒否の実験的証拠の発見
1972	Edelmann, G. & Porter, R.R.	免疫グロブリンの構造の発見
1977	Yalow, R.S.	ペプチドホルモンのラジオイムノアッセイ
1980	Benacerraf, B., Dausset, J. & Snell, G.	主要組織適合性抗原の発見,H-2,HLA分子の免疫応答調節の発見
1984	Jerne, N.	免疫ネットワークによる調節理論
	Köhler, G. & Milstein, C.	モノクローナル抗体の産生
1987	利根川進	免疫グロブリン多様性が遺伝子の組み換えで生じる1遺伝子・1蛋白説を打破
1996	Doherty, P. & Zinkernagel, R.	免疫応答における遺伝的拘束(MHC拘束)の発見

報告された.Arthus(アルチュス)は,ウマの血清をウサギに注射をしても1回目には何も起こらないが,再注射により局所に炎症が起こることを見いだした(Arthus反応)(1903).以前より,ウマで作製したジフテリアや破傷風に対する抗血清の繰り返しの注射により"血清病"が起こることが知られていたが,Pirquet(ピルケ)はこのように抗原の再注射により生体が第1回目と異なる反応を呈する状態をアレルギー(allergy)と名づけた(1906).また,Prausnitz(プラウスニッツ)とKüstner(キュストナー)は,魚蛋白に対する過敏症を血清の注射により伝達できることを観察した(1921).

1940年代に入るとマウスの近交系が確立され,マウスのMHC(H-2抗原系)が発見された(Snell, 1948).さらに,ヒトのMHC(HLA抗原系)も発見され(Dausset, 1958),免疫応答におけるMHC分子の役割が次第に明らかにされた.今日の移植免疫学の発展はMHCの発見に基づいている.また,このころ抗グロブリン試験により,後天性溶血性貧血患者の赤血球と反応する自己抗体が検出され,自己免疫疾患の概念が広く受け入れられるに至った.さらに,外来抗原があたかも自己であるかのように免疫系に受け入れられる,免疫寛容の概念も生まれた.

1960年代には胸腺由来のリンパ球の存在が明らかにされ(Miller, 1961),その後T-B細胞協力による免疫応答(Claman, 1966)などのリンパ球の多彩な機能が解析され,1970年代から今日に至るまで免疫生物学が飛躍的に進歩した.

5. 分子免疫学

1975年Köhler(ケーラー)とMilstein(ミルスティン)らによるモノクローナル抗体の作製は,免疫学に革命的な進歩をもたらした.これにより,抗原解析などの実験免疫学や免疫応答に関連した細胞膜上の抗原の分類(CD分類)や臨床での免疫検査法が飛躍的に発展した.その後,遺伝子レベルでの解析が盛んに行われ,免疫グロブリン,サイトカインなどの重要な遺伝子が次々とクローニングされ,今日では遺伝子の組み換えによる産物の実用化も行われるに至っている.

免疫学領域でのノーベル賞受賞者を表2に示す.

第2章 抗原および抗原抗体反応

学習のポイント

❶ 抗原とは生体に免疫応答を起こさせる物質である．
❷ 抗原が生体に対して免疫応答を促す能力を免疫原性という．
❸ 抗原は機能や性状から分類される．
❹ 単独で免疫応答を起こすことができる抗原を完全抗原，単独ではできない抗原を不完全抗原（ハプテン）という．
❺ 自己の核成分，細胞成分が抗原として作用するものを自己抗原という．同種抗原は同種間で抗原として認識される物質であり，血液型や主要組織適合遺伝子複合体（MHC）がある．異種抗原は異種動物間によって認識される抗原である．また，異種間でみられる共通抗原は異好抗原とよばれる．代表的異好抗原に Paul-Bunnell（ポール・バンネル）抗原，Forssman（フォルスマン）抗原がある．
❻ 抗体産生過程でT細胞の協力が必要な抗原をT細胞依存性（TD）抗原といい，B細胞単独で抗体を産生することができる抗原をT細胞非依存性（TI）抗原という．TI抗原には肺炎レンサ球菌多糖体，デキストリン，リポ多糖体（LPS）などがある．
❼ 免疫原性を高める補助物質はアジュバントとよばれる．代表的なアジュバントに Freund（フロインド）のアジュバント，LPS，百日咳死菌などがある．
❽ 抗原決定基（エピトープ）は抗体が反応する抗原の特定部位である．その結合は相補的であり，"特異的"結合と表現される．
❾ 抗原と抗体の結合には静電結合，水素結合，疎水結合，van der Waals（ファン・デル・ワールス）結合が関与する．
❿ 抗体と単一抗原決定基との結合力は親和性（affinity）で表され，多価抗原と抗血清との結合力は結合活性（avidity）で表す．

本章を理解するためのキーワード

❶ ハプテン
単独で免疫応答を起こすことができない抗原であり，カルジオリピン，ステロイド核をもつホルモン，ジニトロフェニル，トリニトロフェニルなどがある．ハプテンはキャリアとよばれる免疫原性の強い物質と結合させることで抗原として認識される．

❷ Freund（フロインド）のアジュバント
鉱物油に界面活性剤を加えたもので，実験動物に抗原を接種するときに用いる．

❸ Paul-Bunnell（ポール・バンネル）（P-B）抗原
Epstein-Barr ウイルス（EBV）とヒツジの赤血球にみられる異好抗原であり，P-B 抗原に対する抗体を P-B 抗体という．

❹ Paul-Bunnell 反応
P-B 抗体をヒツジ赤血球（SRBC）との凝集反応で検出する反応であり，EBV 感染の血清診断に用いる．

❺ Forssman（フォルスマン）抗原
モルモット，ヒツジ赤血球，ヒトA型赤血球な

どに存在する異好抗原であり，ウサギ，ウシ，ブタには存在しない．この抗原に対する抗体をForssman抗体という．

❻ Hanganutziu-Deicher(ハンガナチウ・ダイヘル)抗体
異種抗毒素血清を用いた治療後の血清中にみられる異好抗体であり，ヒツジ赤血球を凝集する．

❼ Davidsohn(ダビッドソン)の吸収試験
P-B反応でP-B抗体とForssman抗体，Hanganutziu-Deicher抗体とを区別するために行う試験．

❽ 多価抗原
抗原決定基を複数もつ抗原．

❾ 複合抗原
異なる抗原決定基を複数もつ抗原．

❿ 交差反応
抗体が本来反応する抗原とは別の抗原と反応すること．

A 抗原とは

　抗原(antigen；Ag)とは生体が非自己として認識し免疫応答を起こす物質である．通常，細菌，ウイルスなどの感染因子が抗原として認識されるが，無生物である蛋白，糖，脂質なども条件によっては抗原として認識される．また，自己を構成する物質もなんらかの条件が加われば抗原として認識されることがある．

B 免疫原性

　抗原が生体に対して免疫応答を促す能力を**免疫原性**(immunogenicity)という．免疫原性は，抗原側では分子量や形状などが関与し，生体側では投与量，投与経路，胎生期あるいは新生児期での接触の有無などが関与する．

C 抗原の種類

　抗原はその性状や機能などから分類される．

1. 完全抗原と不完全抗原

　単独で生体に免疫応答を起こすことのできる物質を完全抗原(complete antigen)という．これに対して単独では免疫応答を起こすことができない物質を不完全抗原(incomplete antigen)といい，通常ハプテン(hapten)とよばれる．ハプテンは単独では免疫原性のない抗原であるが，免疫原性の強い蛋白抗原などと結合させることで，抗原として認識される．不完全抗原と結合させる抗原をキャリア(carrier)といい，生体はハプテンとキャリアに対してそれぞれ独立して免疫応答する．また，ハプテンに対して産生された抗体は試験管内で抗原抗体反応を起こすことができる．代表的なハプテンにはカルジオリピン，ステロイド核をもつホルモン，ジニトロフェニル(dinitrophenyl；DNP)，トリニトロフェニル(trinitrophenyl；TNP)などがある．また，ハプテンを動物に免疫する際にキャリアとして用いる分子にはウシアルブミン(BSA)や卵白アルブミン(OVA)などの蛋白がある．

2. 自己抗原，同種抗原，異種抗原，異好抗原

a. 自己抗原
　生体の組織，細胞の構成成分が，なんらかの機序により自己に対して抗原として働くことがあり，これを自己抗原(autoantigen)という．代表的な自己抗原にはDNA，RNAなどの核構成成分やIgGがある．核抗原に対する抗核抗体やIgGに対するリウマトイド因子は自己抗体として自己免疫疾患で検出される．

b. 同種抗原
　同種間でも遺伝的に異なる産物は互いに抗原と

表1 Davidsohnの吸収試験

吸収抗原	Paul-Bunnell抗体	Forssman抗体[1)]	Hanganutziu-Deicher抗体	健常者
モルモット腎	−[2)]	＋	＋	＋
ウシ赤血球	＋	−	＋	−

＋：完全吸収，−：不完全吸収
[1)]：健常者にも低力価で存在.
[2)]：外国の例であり，日本では完全吸収が多い.

して認識される．これを同種抗原（alloantigen）（アロ抗原）とよぶ．赤血球のABO血液型や主要組織適合遺伝子複合体（major histocompatibility complex；MHC）がある．

c. 異種抗原

異種動物間によって認識される抗原を異種抗原（xenogeneic antigen）という．微生物もヒトにとっては異種抗原である．

d. 異好抗原

異種抗原の一種に異好抗原（heterophile antigen）がある．ある抗原により産生された抗体がまったく別の生物由来の抗原と反応する．この抗原を異好抗原といい，それに対する抗体を異好抗体という．これらは交差反応の結果と考えられている．

Paul-Bunnell（ポール・バンネル）抗原とは，Epstein-Barr（エプスタイン・バー）ウイルス（EBV）とヒツジの赤血球（SRBC）にみられる異好抗原であり，EBV感染による伝染性単核症の患者血清中にはEBVと生物学的に無関係なSRBCを凝集する抗体が産生される．この抗体をPaul-Bunnell（P-B）抗体とよぶ．この性質を利用して伝染性単核症の血清診断を行う．これをPaul-Bunnell（P-B）反応という．

Forssman（フォルスマン）抗原はモルモット，ヤギ，ウマ，イヌ，ネコ，ニワトリの肝，腎，脳，副腎，睾丸などの臓器，ヒツジ赤血球，ヒトA型赤血球などに存在する．抗原分子はそれらに共通な多糖体と考えられている．しかしながら，この抗原はウサギ，ウシ，ブタには存在しない．モルモット臓器の抽出液をウサギに免疫すると補体の存在下でSRBCを溶血させる抗体が産生される．この抗体をForssman抗体という．Forssman抗体は健常者の血清中にも存在するが，低力価である．

ウマ由来の抗毒素血清を用いた治療で血清病（serum sickness）が起こることがある．患者血清にはSRBCを凝集するHanganutziu-Deicher（ハンガナチウ・ダイヘル）抗体とよばれる異好抗体がみられることがある．

P-B抗体を検出する際にForssman抗体やHanganutziu-Deicher抗体と区別するため，被検血清にモルモット腎煮沸乳剤またはウシ赤血球煮沸浮遊液を加えて対応抗体の吸収を行うDavidsohn（ダビッドソン）の吸収試験が行われる（表1）．

3. T細胞依存性抗原とT細胞非依存性抗原

抗体産生過程でT細胞の協力が必要な抗原をT細胞依存性抗原〔T-cell dependent（TD）antigen〕という．一般に蛋白抗原はTD抗原である．これに対して肺炎レンサ球菌多糖体やデキストリンなどの多糖体，グラム陰性桿菌のリポ多糖体（lipopolysaccharide；LPS）などは1分子上に同一抗原決定基が繰り返し配列していることから，T細胞を介せずB細胞単独で抗体を産生することができる．このような抗原をT細胞非依存性抗原〔T-cell independent（TI）antigen〕という．これは抗体産生機序からの抗原の分類である．

D 免疫原性を高める補助物質

免疫原性を高める補助物質にアジュバント（ad-

G 抗体の親和性と結合性

1. 親和性

抗体と抗原との結合の強さは親和性(affinity)で表され，平衡定数(親和定数)K値で示される．K値は抗体と1価抗原決定基をもつハプテンとの反応で次の式から求められる．

$$Ab + Hp \rightleftarrows Ab \cdot Hp$$

$$K = \frac{[AbHp]}{[Ab][Hp]}$$

Ab：抗体濃度
Hp：ハプテンの濃度
AbHp：結合した抗体とハプテンの濃度
K：平衡定数(親和定数)

実際のK値の測定には抗体を透析膜に入れ，外液にハプテンを入れる．抗体は透析膜を通過できないが，ハプテンは透析膜を通過する．したがって，透析膜内液でハプテンと抗体が反応する．反応が平衡点に達した時点で外液と内液の未反応のハプテン濃度を測定すればAbHpの濃度が求められる．いくつかのハプテン濃度でこの操作を行い抗体の50％がハプテンと結合すると，AbHp＝Ab，K＝1/Hpとなる．つまり平衡状態における遊離Hpの濃度の逆数が平衡定数である．

抗体の親和性は，抗体分子により異なり，抗原決定基との接触面積，適合度，荷電，疎水性などにより決定される(図1)．また，抗原決定基は3次元の電子雲をもつので，親和性は抗体が抗原に近づく方向によっても異なる．しかしながら，抗体の結合部位近くにはグリシン残基が多く存在し，構造上柔軟であることから，抗体分子は抗原決定基の形に適応してある程度の変形ができる．

2. 抗体の結合活性

抗体の親和性とは単一抗原決定基との反応力で

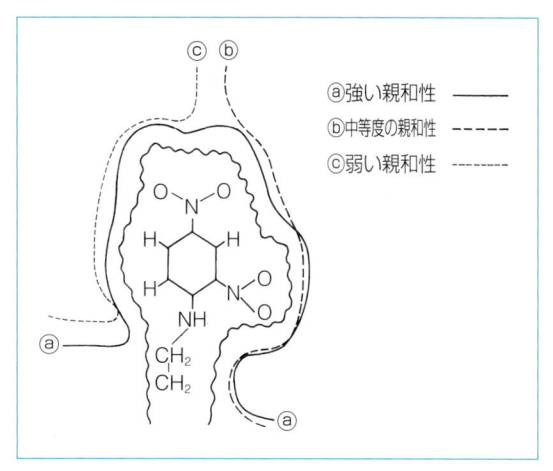

図1　親和性の異なる抗体と抗原の反応
ジニトロフェニル基に対し，ⓐは最も強い親和性を有し，ⓑ，ⓒの順に弱くなる．

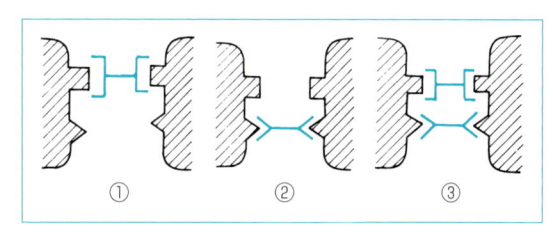

図2　多価抗原の抗体による結合(bonus effect)
③は，①と②との結合力の和よりずっと強い結合を示す．

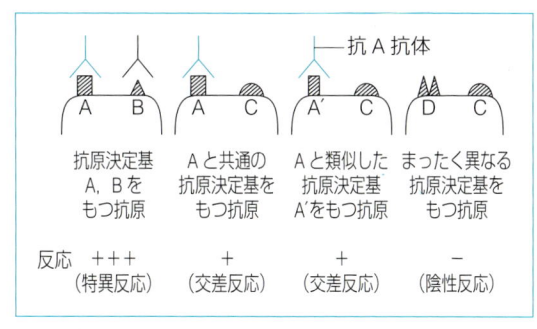

図3　抗原決定基から見た交差反応

ある．これに対して，複数の抗原抗体反応が同時に起こる場合，結合力はそれぞれの反応の総和であり，結合活性(avidity)として表される．

$$nAb + mAg \rightleftarrows nAbmAg$$

1抗原分子には多数の抗原決定基があり，抗血清は多種の抗体の集まりである．抗原が多価抗原

や複合抗原の場合，2つの抗原抗体による結合は個々の抗体による結合力の総和以上に強くなる（bonus effect，図2）．

H 交差反応性

免疫に用いた抗原と共通または類似の抗原決定基をもつ抗原に抗体が反応することを交差反応（cross reaction）という．抗原決定基AとBをもつ抗原を動物に免疫した場合，抗A抗体，抗B抗体が産生され，それらはそれぞれ抗原決定基AとBに結合する．まったく別の抗原にAと同じ抗原決定基がある場合やAと類似の抗原決定基A′がある抗原にも抗A抗体が結合する（図3）．

第3章 抗体―免疫グロブリン

学習のポイント

❶ 抗体は異物を排除して生体を防御する蛋白分子である．
❷ 抗体はH鎖(heavy chain)とL鎖(light chain)によって構成される．両鎖が結合し，さらにH鎖間で結合した4本のポリペプチド鎖が基本構造となる．各鎖は約110個のアミノ酸からなるドメイン構造によって構成され，H鎖は4〜5個のドメイン，L鎖は2個のドメインからなる．H鎖とL鎖はアミノ酸変異の多い1個のドメインとアミノ酸変異の少ない他のドメインによって構成される定常部からなる．
❸ 抗体は可変部で抗原に結合し，定常部で補体や細胞表面上のFcレセプターに結合して機能を発揮する．
❹ 抗体はH鎖のアミノ酸の特徴により，機能の異なる5個のクラス(IgG, IgM, IgA, IgE, IgD)に分類され，さらにIgGには4個のサブクラス，IgAには2個のサブクラスがある．
❺ 生殖細胞においてκ鎖とλ鎖のV領域(可変部)には少数のV遺伝子とJ遺伝子，H鎖のV領域(可変部)には少数のV遺伝子とD遺伝子，J遺伝子が離れて配列している．B細胞ではこれらの遺伝子からそれぞれ1個ずつ選択されてV-JとV-D-Jの遺伝子に再編成され，少数の遺伝子から多様なV遺伝子が形成される．
❻ H鎖遺伝子のVDJ遺伝子の下流には各クラスのH鎖定常部の遺伝子がμ鎖，δ鎖，γ鎖，ε鎖，α鎖の順に配列している．各クラスのH鎖定常部遺伝子の上流に隣接するスイッチ(S)領域のDNAが互いに結合することにより，H鎖遺伝子の組み換えが起きる．
❼ 抗体遺伝子と類似した遺伝子構造を示す分子が多数存在し，免疫グロブリン遺伝子スーパーファミリーを形成する．これらの分子は免疫においてさまざまの重要な働きをする．

本章を理解するためのキーワード

❶ 抗体
抗体は基本構造として2本のH鎖と2本のL鎖からなり，それぞれ抗原を結合する部分(可変部)と抗原を処理する部分(定常部)からなる．

❷ ドメイン構造
ドメイン構造は110個ほどのアミノ酸からなる基本構造であり，抗体はドメイン構造の繰り返しによって構成される．

❸ 抗体のクラス
H鎖はγ鎖，α鎖，μ鎖，δ鎖，ε鎖からなる．抗体のクラス(IgG, IgA, IgM, IgD, IgE)はこれらのH鎖によって決まり，それぞれの機能が異なる．

❹ 超可変部
抗体の可変部には超可変部(相補性決定領域)とよばれるアミノ酸変異の著しい部位が3か所あり，これらは抗原結合部位を形成する．

❺ Fcレセプター結合部位
抗体は定常部のFc部分で細胞表面に存在するFcレセプターを発現する細胞に結合する．

❻ 補体結合部位
補体は自然免疫を担う分子の集団であるが，抗体の補体結合部位と結合することで活性化される．

❼ 抗体遺伝子の再編成
抗体の可変部はV遺伝子とJ遺伝子またはV遺伝子，D遺伝子，J遺伝子の再編成により多様な遺伝子が形成される．

❽ クラススイッチ
抗原に反応して最初IgM抗体が産生されるが，その後同一のH鎖定常部の遺伝子が他のクラスをコードする定常部の遺伝子と組み換えることにより，異なったクラスの抗体を産生するようになる．

A 免疫グロブリンの基本構造

　抗原と特異的に結合する蛋白分子を抗体とよぶ．Tiselius（チゼリウス）らは血清蛋白を初めて電気泳動で分画し，図1のような像を得た．血清蛋白に対する十分量の抗体を含む免疫血清（過免疫血清）を血清蛋白と反応させて抗体を吸収したのちに電気泳動にかけると，γ-グロブリン分画だけが選択的に減少することから，同分画が抗体であることを見いだした．その後，γ-グロブリン分子は不均一であるが，なんらかの抗体活性を示すことから，これを免疫グロブリン（immunoglobulin：Ig）とよぶようになった．Igは構造から5つのクラス，IgG，IgM，IgA，IgD，IgEに分けられる．

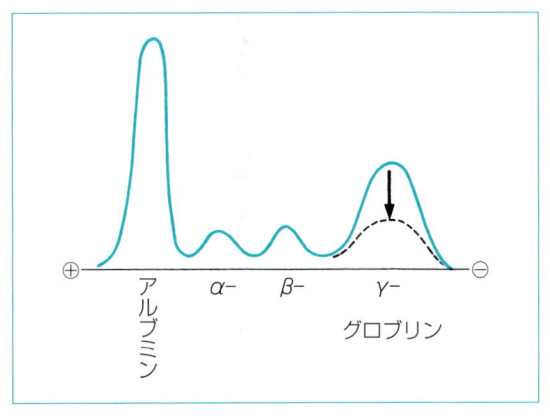

図1　抗体の含まれる分画
過免疫血清におけるγ-グロブリンの増加と抗原で吸収後の減少（点線部）（チゼリウスら，1934）

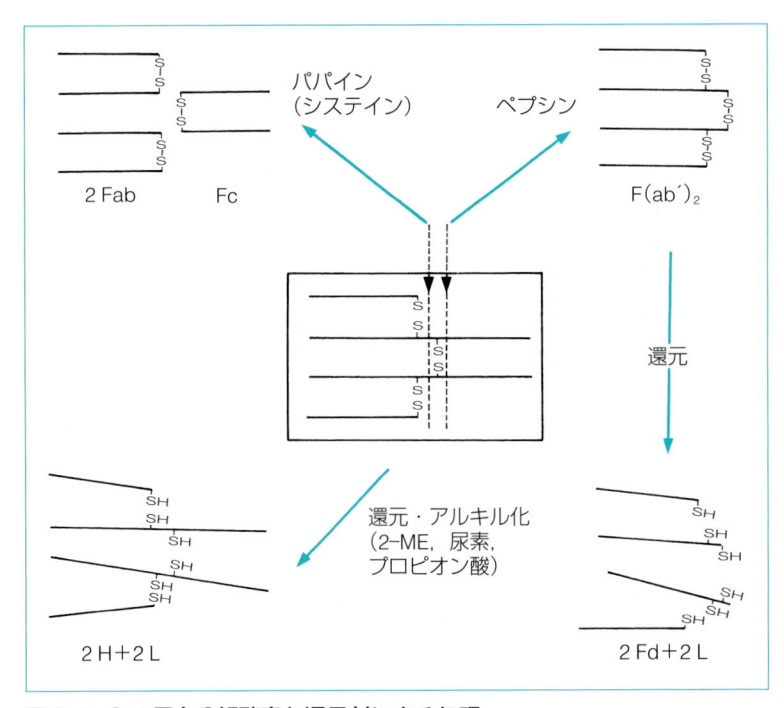

図2　IgGの蛋白分解酵素と還元剤による処理

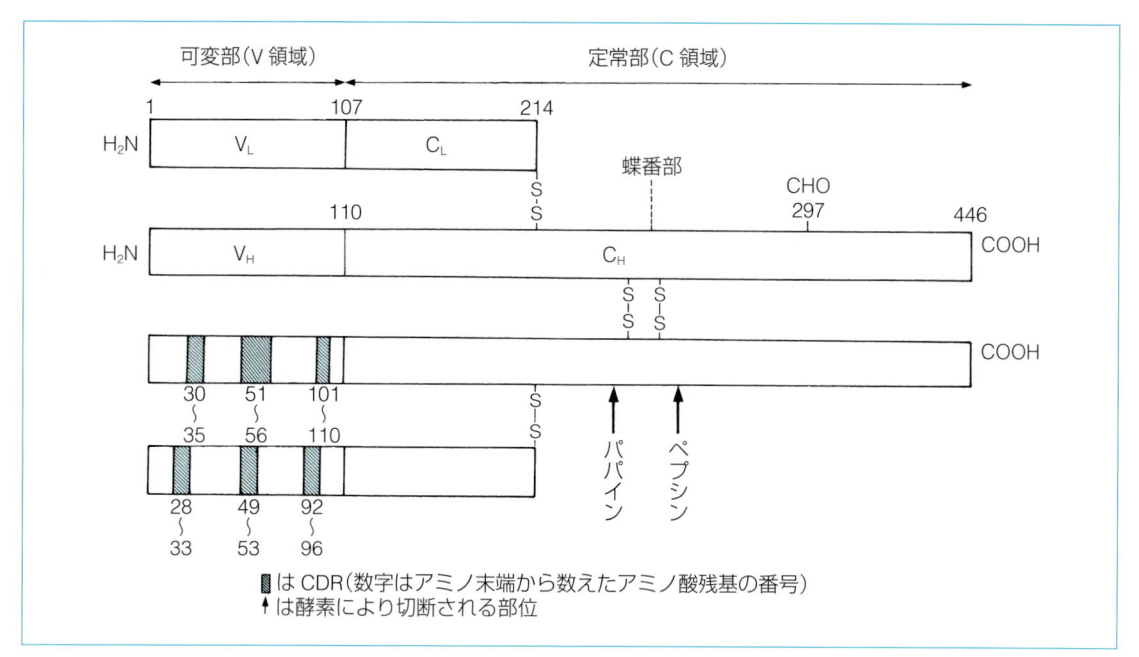

図3 IgGの基本構造の1例(ヒトIgG1κ)

　抗体の基本構造は，蛋白分解酵素のパパインやペプシン，還元剤2-メルカプトエタノール(2-ME)(S-S結合の切断)による抗体の解裂の解析やアミノ酸の配列決定などによって明らかとなった(**図2**)．IgG抗体の基本構造を**図3**に示す．IgGはH鎖(heavy chain，分子量50〜70 kD)とL鎖(light chain，分子量25 kD)の4鎖構造を基本とし，2本ずつのH鎖とL鎖とが鎖間S-S結合によりつながれている．IgGを還元剤2-MEで分解するとS-S結合が切れて，ゲル濾過によりH鎖とL鎖の2つの分画が得られる(**図2**)．

　蛋白分解酵素に感受性のある部分は蝶番のようにY状に折れ曲がり，プロリン残基が多い(**図3**)．パパインは抗体をS-S結合部よりN末端寄りで切断する．この処理により得られた抗原結合部を含むフラグメントをFab(fragment antigen-binding)，残りのフラグメントをFc(fragment crystallizable)とよぶ．ペプシンはC末端寄りで切断してFcを消化し，F(ab')₂(Fab prime two)とよばれるフラグメントを生成する(**図2, 3**)．

B Igの構造の変異

　正常ヒト血清を電気泳動にかけるとヒトIgGはslow γ_1からα_2までの広い領域に泳動される．ところが，モノクローナルな細胞が増殖してつくったIgは構造がまったく均一であり，電気泳動上の易動度も一定である．このような蛋白をM蛋白といい，Igの構造の研究に役立った．

1. 抗体の特異性と関連する構造上の変異

a. 可変部と定常部

　分離精製した骨髄腫蛋白(たとえばIgG)のアミノ酸配列を調べると，H鎖もL鎖もN末端列はかなり変化に富むのに対し，その他の部位は比較的不変である(**図3**)．前者を可変部(variable region；V領域)，後者を定常部(constant region；C領域)という．可変部のなかには特異性の異なる抗体分子間で共通な基本構造(framework)がある．

b. 超可変部

可変部のペプチドの一定部分ではアミノ酸残基が著しく変異に富み，ここを超可変部 (hypervariable region) あるいは相補性決定領域 (complementary determining region ; CDR) という．L 鎖と H 鎖の可変部にはそれぞれ 3 つの CDR (CDR1～CDR3) が存在する (図 4)．これらの部位が折れ曲がって作り出す表面の形と性質の特異性が抗原決定基と相補的な抗体の特異性を示す部分である．

2. 抗体の特異性と無関係な構造上の変異

抗体の特異性と無関係な定常部はアミノ酸配列が比較的共通な部分であるが，一部にかなりの変異がみられる．アミノ酸残基の変異は抗体を用いて識別できる．

a. L 鎖

骨髄腫患者の尿中にしばしばみられる Bence Jones（ベンス・ジョーンズ）蛋白は単クローン性の L 鎖の 2 量体であり，L 鎖の構造研究に都合のよい材料である．これを精製してウサギを免疫してつくった抗血清により，L 鎖を κ（カッパー）鎖と λ（ラムダ）鎖とに 2 大別できる．正常血清は両者を含有しているが，1 分子の Ig は κ か λ のどちらかを有し，$H_2\kappa_2$ または $H_2\lambda_2$ の形をとる．κ と λ は機能的に差異がなく，Ig のタイプを表す．

b. H 鎖

正常および骨髄腫蛋白に対する抗体を用いて 5 種の Ig クラス，IgG, IgA, IgM, IgD, IgE が見いだされたが，それぞれの H 鎖を γ, α, μ, δ, ε 鎖という．H 鎖は蝶番部 (hinge region) で切断すると Fd と Fc に分けられる．L 鎖と H 鎖は S-S 結合で連なる．

c. J 鎖

IgM 5 量体および IgA 2 量体は J 鎖 (joining chain, 分子量 15 kD) によって Fc 部分で相互

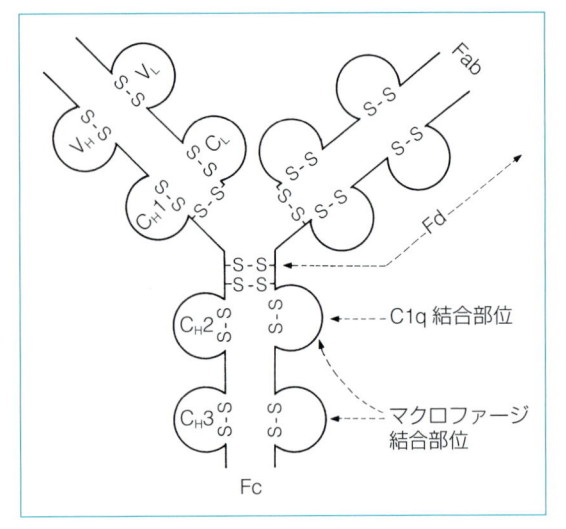

図 4　IgG1 のドメイン

に結合している．

C　Ig の立体構造と機能

1. 抗体の立体構造

H 鎖と L 鎖との間の鎖間 S-S 結合のほかに，鎖内にも S-S 結合があり (図 4)，各ペプチドはループを作り，球状に包み込まれている．可変部，定常部ともアミノ酸残基約 110 個ずつの区域に区切られ，それぞれがほぼ類似の高次構造をもつドメイン (domain) を形成している．Schiffler（シフラー）ら (1973) の X 線結晶解析から得られた L 鎖のドメインの構造を図 5 に示す．反対方向に平行して走る 3 本 (斜線部分) と 4 本 (白い部分) のペプチド鎖が β 構造をとって 2 つの面をつくり，この 2 つの面は S-S 結合で結ばれている．3 つの CDR の配列は可変部の一端に表れており，密接な空間配置によって L 鎖の抗原結合部位を形成する．

X 線結晶解析の結果に基づいた IgG の立体構造のモデルを図 6 に示す．L 鎖，H 鎖の各ドメインは立体的に互いに交差しながら全体としては Y 字型の構造をとっている．L 鎖と H 鎖の可変部の 6 つの CDR は末端に集まって 1 つの抗原結

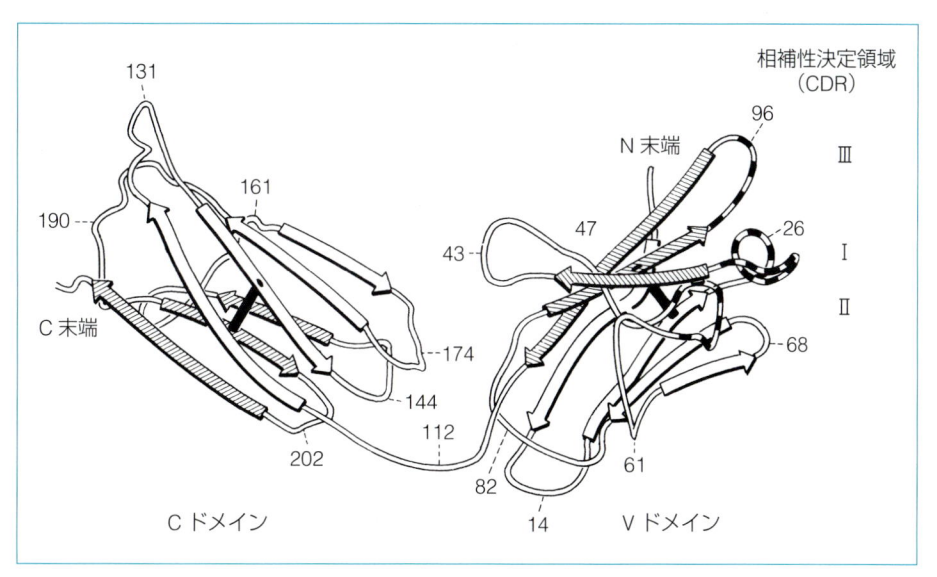

図5 L鎖のドメイン構造
(Schiffler, M. et.al. : Biochemistry 12 : 4620, 1973)

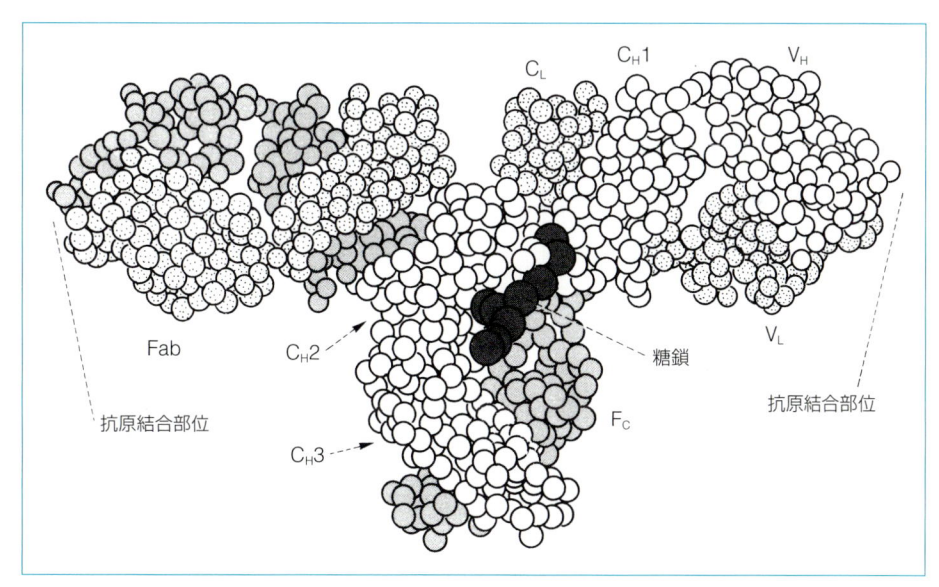

図6 IgGの立体構造モデル
(Silverton, E.W. et al. : Proc. Natl. Acad. Sci. USA 74 : 5140, 1977)

合部位をつくる．

2. 抗体の機能

　抗体の機能は2つに分けられる．可変部(V_LとV_H)は抗原に結合し，定常部は生物学的な働きをする．抗原と抗体の結合のみによって示される抗体活性は毒素やウイルスの中和反応などにみられるが，多彩な抗体活性の一部にすぎない．抗原と結合した抗体の生物活性はC_H2に存在するC1q結合部位とC_H2とC_H3に存在するFcレセプターに付着する部位を通して発揮される．

　抗体の活性は抗原結合部位とFc部分の協同によって発揮される．

D Ig の各クラスの特徴

ヒトの各 Ig クラスおよびサブクラスの物理学的, 生物学的性質を表1に示す.

1. IgG

血清中に最も多く存在する Ig で, 4種のサブクラスからなる. γ鎖では, γ_3 のみが 60 kD と重く他の γ_1, γ_2, γ_4 は 52 kD である. IgG は次のような特徴を有する.

①第二次免疫応答の際に最も多く産生される.
②胎盤通過性がある. 新生児の IgG 産生能はきわめて不十分なので, 生後数週の感染防御に母親由来の IgG が重要な役割を果たす.
③血管外組織への拡散が最も速い.
④細菌抗原と結合すると補体を活性化し, 走化性因子を介して好中球を活性化する一方, 好中球の Fc レセプターに結合し, 細菌に付着してその貪食を促進する.
⑤IgG の結合した標的細胞は NK 細胞の Fcγ レセプターにより認識されて傷害される.
⑥血小板の Fc レセプターと結合すると, 血小板凝集をきたし, 血管作用性アミン(vasoactive amines)を放出させる.
⑦血中濃度が最も高いので, これが産生できないと, 感染しやすくなる.
⑧ウイルスの中和反応として重要である.

2. IgA

血清中の IgA は主に 7S 単量体(モノマー)として存在するが, 分泌型 IgA は J 鎖というシステインの多いペプチドにより, 2量体を形成している(図7). 粘膜面より分泌される IgA は唾液, 涙, 鼻汁, 汗, 初乳, 肺や胃腸管の分泌液中にみられ, 粘膜防衛の重要な役割を果たす(微生物と反応して微生物が粘膜上皮に付着して組織内に侵入するのを妨げる). 初乳は IgA を多く含み, 新生児の感染予防に役立つ. 分泌型 IgA は J 鎖とともに, 分泌成分(secretory component; SC)と結合して複合体を形成し, 蛋白分解酵素に対して安定である. IgA は局所で抗体産生細胞によりつくられ, 細胞内ですぐ J 鎖と結合して 2量体(分子量約 390 kD, 11S)になる. J 鎖を結合した 2量体の IgA が粘膜組織の上皮細胞に発現するポリ Ig レセプターに結合すると, 輸送小胞が

表1 免疫グロブリンの性状

	IgG1	IgG2	IgG3	IgG4	IgA1 IgA2	IgM	IgD	IgE
分子量 (×10 kD)	15	15	17	15	16, 40[4]	90	18	20
沈降定数 (Sw20)	7	7	7	7	7, 11[4]	19	7	8
電気泳動易動度	γ_2	γ_1	γ_2	γ_1	β_2	β_2	β_2	β_2
H 鎖	γ_1	γ_2	γ_3	γ_4	α_1, α_2	μ	δ	ε
炭化水素含量(%)	3	3	3	3	8	12	13	12
血清濃度 (mg/mL)[1]	8	3	1	0.5	2	1	0.03	3×10^{-5}
血清中の含有率(%)[1]	50	20	6	3	14	7		
半減期	23	23	8	23	6	5	3	2
胎盤通過性	++	+	+++	+	―	―	―	―
体外分泌	―	―	―	―	+++	―	―	―
補体結合性[2]	++	+/―	+++	―	―	+++	―	―
マクロファージ結合	+++	+/―	+++	+	―	―	―	―
PCA 活性[3]	++	―	++	++	―	―	―	―
レアギン活性	―	―	―	―	―	―	―	+++
プロテイン A との反応	++	++	―	++	―	―	―	―

[1]: 正常成人のおおよその値, 環境に左右される.
[2]: 補体活性化の古典経路
[3]: モルモットの passive cutaneous anaphylaxis
[4]: 2量体

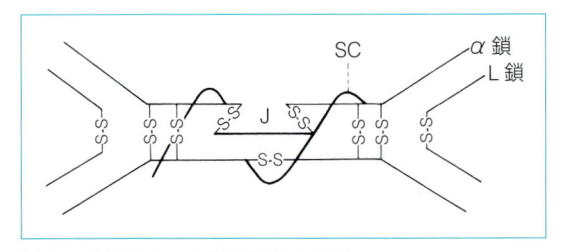

図7 分泌型 IgA2(2量体)の構造
2分子の IgA が J 鎖により Fc 部分で結合. さらに SC (secretory component; 分泌成分)がコイル状に結合する.

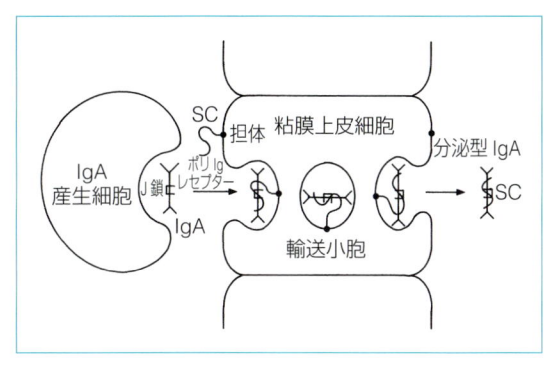

図8　IgAの分泌機構

形成され，IgAは輸送小胞の膜に結合したまま細胞を横切る（図8）．そこでポリIgレセプターが切断されてできるペプチド鎖が分子量60〜70kDのSCであり，IgAはSCを結合したまま細胞外へ分泌される．凝集IgAは好中球に結合し，補体別経路を活性化する．

3. IgM

最も大きいIgである（900 kD，19S）．通常5量体を形成し，J鎖により2分子間が連結する（図9）．C_HドメインがIgGより1つ多い．電子顕微鏡のネガティブ染色法で，遊離の分子は星状，細胞膜抗原と結合したものはカニ状を呈する．結合価は2×5＝10価である．抗原と反応すると，補体の古典的経路を能率よく活性化する．IgMは結合価が大きいので，凝集，溶解の効率がよい．IgMは胎生期にすでに産生され始め，出生後9か月でほぼ成人の値に達する．抗原感作後最も早く出現し，のちに他のIgクラスへとスイッチする．系統発生でも，IgMはIgGより先に出現した抗体である．主に血液中にみられ，菌血症のときに重要な役割を演じる．抗A，抗B抗体のような同種赤血球凝集素，細菌に対する自然抗体は通常IgMである．腸チフス菌のO抗原に対する抗体や寒冷凝集素，伝染性単核症にみられるポール・バンネル抗体，関節リウマチにみられるリウマトイド因子の多くがIgMに属する．

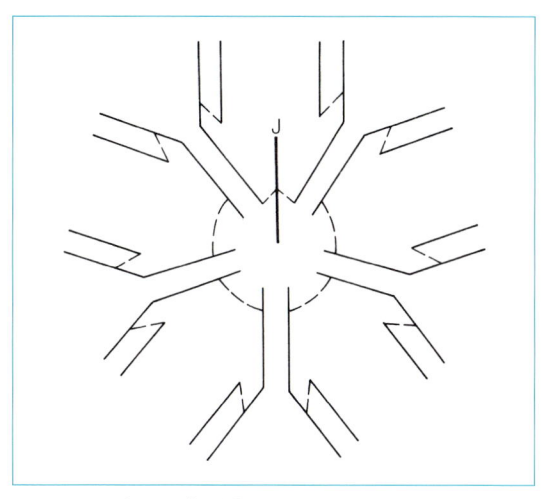

図9　IgM（5量体）の構造

4. IgD

IgDはB細胞の抗原レセプターである．B細胞が成熟B細胞に分化した段階でIgMとともに細胞表面に発現し，B細胞の分化・成熟に働く．蛋白分解酵素の作用に敏感で，血中の半減期が短い（2.8日）．血清中に0.03 mg/mLしか存在しない．

5. IgE

石坂公成により初めて，アレルギー患者のプール血清中にごく微量に存在する第5番目のIgとして発表された．まもなくIgE骨髄腫が発見され，その存在が公認された．血漿中の濃度は最も低く，IgE産生細胞もごくわずかである．IgE骨髄腫がきわめて稀なのも，正常IgEが微量なことと符合している．IgEは産生分泌されると，すぐ肥満細胞または好塩基性細胞の表面にFcレセプターを介して結合する．抗原と接触すると，抗体同士が連結されて，肥満細胞が脱顆粒を起こし，血管作用性アミンを放出する（第11章アレルギー参照→p.139）．アトピー，アレルギー患者やある種の寄生虫感染では血中IgEレベルが高くなる．IgEは56℃，30分間の加温でH鎖のカルボキシル基の変化により変性をきたす．

E Ig のサブクラス

1. IgG サブクラス

IgG 骨髄腫蛋白の H 鎖は，抗原性の差からそれぞれ γ_1，γ_2，γ_3，γ_4 に分けられる．それぞれ正常血清中の濃度は 8，3，1，0.5 mg/mL 程度である．お互いにかなり共通の部分があるが，アミノ酸配列の一部の差，鎖間 S-S 結合に若干の差がある．生物活性の差もみられる(表1)．たとえば，デキストランや A 群溶血性レンサ球菌に対する抗体はほとんど IgG2 である．赤血球に対する同種抗体，自己抗体は IgG1 か IgG3 が多い．

2. IgA サブクラス

IgA のサブクラスは，IgA1 と IgA2 からなり，後者は遺伝マーカー，A2m(1) と A2m(2) の有無でさらに分けられる．A2m(1) をもつ IgA2 は H 鎖と L 鎖の間の S-S 結合がない(図7)．

F Ig の保有する抗原性

1. アイソタイプ(isotype)

同種動物における個々の免疫グロブリン分子が共有する抗原決定基で，他種の動物にとっては抗体産生を誘導する抗原となる．アイソタイプは H 鎖と L 鎖の定常部にあり，ヒトの Ig には γ，μ，α，δ，ε の 5 つのクラスと γ_1，γ_2，γ_3，γ_4，α_1，α_2 のサブクラスがある．L 鎖には κ，λ の 2 タイプを決定するアイソタイプがある．

2. アロタイプ(allotype)

免疫グロブリンにも血液型のように個体間で異なる遺伝型があり，対立遺伝子の支配を受ける．これをアロタイプという．IgG H 鎖の Gm マーカー，IgA H 鎖の Am マーカー，および κ 鎖の

表2 ヒト免疫グロブリンのアロタイプマーカー

WHO	旧名	WHO	旧名
G1m(1)	a	Gm(7)	γ
G1m(2)	x	Gm(8)	e
G1m(3)または(4)	*f,b^W または b^2	Gm(9)	p
G1m(17)	z	Gm(12)	bγ
		Gm(18)	Ro^2
G2m(23)	n	Gm(19)	Ro^3
		Gm(20)	z(S.F.)
G3m(5)	*b, b^1		
G3m(6)	*c^3, like	A2m(1)	A2m(1)
G3m(10)	b^5	A2m(2)	A2m(2)
G3m(11)	b^0		
G3m(13)	b^3	Km(1)	Inv(1)
G3m(14)	b^4	Km(2)	Inv(2)
G3m(15)	s	Km(3)	Inv(3)
G3m(16)	t		
G3m(21)	g		
G3m(24)	c^5		
G3m(26)	u		
G3m(27)	v		

* 同じ抗原決定基を示す．

Km マーカー(旧名 InV)がある(表2)．命名は，たとえば，IgG1 のアロタイプは G1m の次に(番号)を付けることに統一された．IgG2 は G2m，IgG3 は G3m，IgA2 は A2m とよばれる．

3. イディオタイプ(idiotype)

抗体の特異性を規定するのは免疫グロブリンの超可変部である．言い換えると超可変部の構造(抗原との結合部位)は個々の抗体の特異性が異なれば異なるようにユニークである．個々の抗体に固有なこの部分をイディオタイプという．免疫グロブリンのクラス，サブクラスが異なっても，同じイディオタイプの抗体分子が存在しうる．イディオタイプに対する抗体もつくることができる．

抗イディオタイプ抗体は自己抗体としても産生され，抗体産生の抑制に役立つ(第 9 章図 14 参照 → p.112)．

G 抗体の多様性はどのようにして作られるか

無数の抗原に対応してそれぞれ抗体応答が行われるためには，特異性の異なる多数の免疫グロブリンがつくられねばならない．2つのV遺伝子とC遺伝子が選択されて1つの免疫グロブリン遺伝子ができると免疫学者によって提唱されてきたが，1976年利根川らのL鎖の遺伝子の解析によりこの免疫グロブリン遺伝子の再編成が実証された．

1. 抗体の遺伝子の再編成

H鎖，κ鎖，λ鎖の遺伝子はヒトでは第14，第2，第22，マウスでは第12，第6，第16染色体上にある．ヒト生殖細胞の免疫グロブリン遺伝子を図10に示す．V遺伝子とC遺伝子は染色体上で離れて位置し，さらにJ遺伝子，D遺伝子が存在する．λ鎖の遺伝子は約30個のV遺伝子と4組のJ遺伝子とC遺伝子，κ鎖の遺伝子は約40個のV遺伝子，5個のJ遺伝子，1個のC遺伝子からなる．H鎖遺伝子は約40個のV遺伝子と25個のD遺伝子，6個のJ遺伝子に続いて各クラスのC遺伝子が並んでいる．

B細胞の発生早期に多数の抗体遺伝子のなかから，H鎖の1組のV，D，J遺伝子が選ばれて連結し，他は切り取られることによりV-D-Jの再編成(rearrangement)が起こる．続いて，κ鎖かλ鎖の1組のV，J遺伝子が選ばれてV-Jの再編成が起こる．VとDJ，VとJが結合する部位で超可変部のCDR 3の構造が決まり完全なVドメインの遺伝子となる．

V，D，J遺伝子再編成はV遺伝子の3′側，D遺伝子の5′側と3′側，J遺伝子の5′側の非転写領域に保存されている組み換えシグナル配列(recombination signal sequence；RSS)を介して行われる．RSSは7個の塩基(ヘプタマー，5′CACAGTG3′)と9個の塩基(ノナマー，5′ACAAAAACC3′)が12塩基対または23塩基対によって隔てられている．V$_κ$鎖の例を図11に示したが，V$_κ$遺伝子の3′側とJ$_κ$遺伝子の5′側に逆方向に並んだRSSが会合する．V遺伝子の体細胞組み換えは，V(D)Jリコビナーゼと呼ばれる酵素の複合体によって行われる．**組み換え活性化遺伝子**(recombination-activating gene)(**RAG-1およびRAG-2**)という2種類の遺伝子産物からなるエンドヌクレアーゼは，1対のRSSを認識してヘプタマーに作用し，DNA断片を切り出す．*RAG*遺伝子は分化段階にあるリンパ球にのみ発現する．*RAG1/RAG2*遺伝子のノックアウトマウスでは遺伝子再編成の初期過程でリンパ球

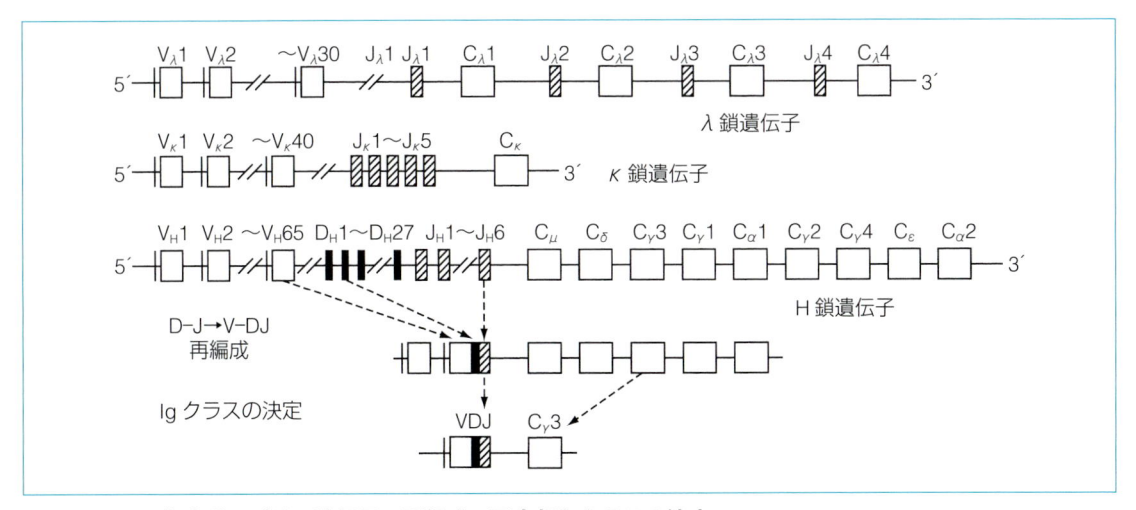

図10 ヒトの免疫グロブリン遺伝子の再編成，可変部とクラスの決定

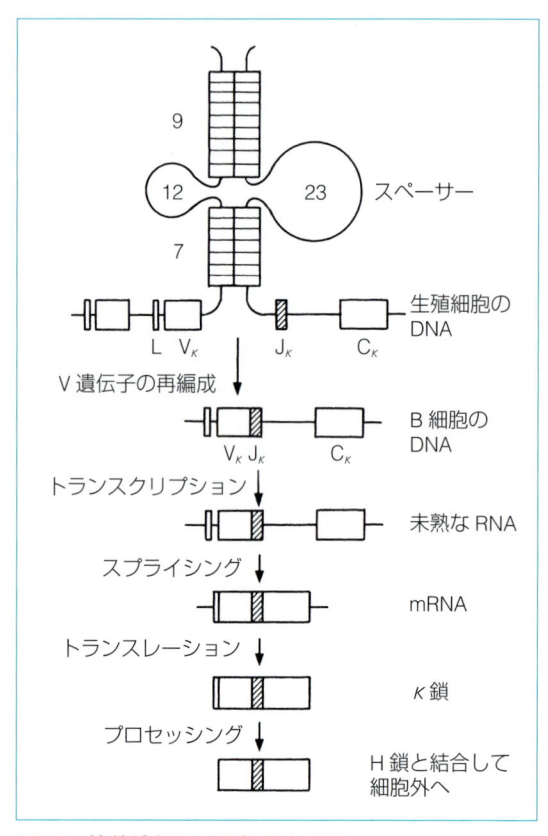

図11 抗体遺伝子の再編成と発現

図12 免疫グロブリンの多様性を生ずる潜在能

の成熟が停止する．

V遺伝子の多様性は切断されたV，D，Jの遺伝子が再結合する際に，ターミナルデオキシヌクレオチジル転位酵素（terminal deoxynucleotidyl transferase；TdT）という酵素により，いくつかの塩基がランダムに挿入されることによって増加する．切断されたDNAは最終的にⅣ型リガーゼによって修復される．

2. 抗体遺伝子の発現過程

再編成されたH鎖とL鎖の遺伝子はペプチドに翻訳されて抗体分子となる．遺伝子の再編成からκ鎖が形成される過程を図11に示す．再編成されたV遺伝子とC遺伝子はそのままRNAに読みとられる（トランスクリプション）．スプライシングによって不要な部分が取り除かれてmRNAとなる．mRNAはペプチドに翻訳される

（トランスレーション）．ペプチドは粗面小胞体を通してゴルジ体に運ばれ，H鎖が糖鎖を付加されたり，H鎖とL鎖が結合したりして修飾を受ける（プロセッシング）．H鎖のC遺伝子の末端には抗体が表面免疫グロブリンとして細胞膜上にとどまるために必要な遺伝子配列があり，これがスプライシングで取り除かれると分泌型のIgが産生される．

3. 抗体の多様性が生ずる機構

10^6個以上の抗原を認識する抗体分子の多様性は次の機構によって生まれる（図12）．①遺伝子に多くのV遺伝子が存在する．②V-JとV-D-Jの遺伝子再編成によって抗体の多様性が生ずる．③遺伝子再編成が不正確に起こり連結する塩基にずれを生ずる．④H鎖とL鎖の組み合わせによって抗体の多様性はさらに増加する．⑤B細胞が抗原刺激を受けてIgMから他のクラスの抗体にクラススイッチする過程で体細胞突然変異が起こり，V遺伝子の塩基配列が変異する．

H Igクラスのスイッチの機序

1個のB細胞は抗原感作により最初はIgMを産生するが，しばらくするとIgMまたはその他のクラスのIgを産生する．このクラススイッチ

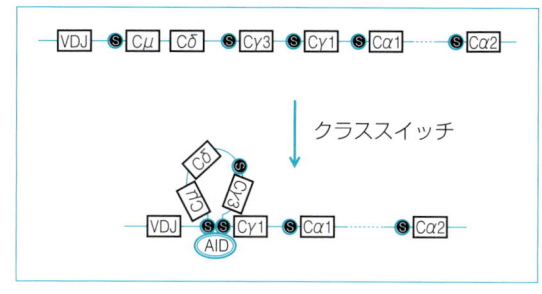

図13 免疫グロブリン・クラススイッチの機序

の機序について図13に示す．Ig遺伝子のV領域の遺伝子のすぐ隣にμ鎖（IgM）の遺伝子がつながり，その隣にγ鎖（IgG），ε鎖（IgE），最後にα鎖（IgA）の定常部の遺伝子が順に並ぶ．最初はμ鎖が常に産生されるが，その後に遺伝子の組み換えにより，γ鎖，ε鎖あるいはα鎖が産生される．δ鎖を除く各H鎖定常部遺伝子の上流にはクラススイッチを誘導する特殊なDNAの繰り返し配列〔スイッチ（S）領域〕が存在する．2つのS領域の間でループが形成され，切り出されることでS-S組み換えが起きる．活性化誘導型シチジンデアミナーゼ（activation-induced cytidine deaminase；AID）はB細胞に特異的に発現し，1本鎖DNAに作用してシチジンをウリジンに変える酵素である．DNAの転写で生じる1本鎖DNAにAIDが作用し，続いてDNAの切断と修復にかかわる複数の酵素が活性化される．こうして同じ特異性をもつ別のクラスのIgが産生される．AID欠損ではクラススイッチが誘導されない．抗体のクラススイッチと突然変異はともに抗原刺激によって誘導されるが，AIDは突然変異の誘導においても必須である．

I 免疫グロブリン遺伝子スーパーファミリー

免疫を担うT細胞抗原レセプター📖や細胞表面抗原の遺伝子構造解析が進み，多くの分子が免疫グロブリンのドメインの基本構造と共通点をもつことが明らかとなった．これらの分子は免疫グロブリン遺伝子スーパーファミリーとよばれ，免疫グロブリン，T細胞抗原レセプター（TCR），主要組織適合遺伝子複合体（MHC）のクラスⅠとクラスⅡ分子，CD2，CD3，CD4，CD8，Thy-1，FcγRなどが含まれる（図14）．このファミリーに属する分子は共通の遺伝子から進化の段階で分かれたものである．これらの分子の多くは細胞間の情報伝達に関係している．幾組かの分子は相補的な立体構造を形成し，レセプターとリガンド📖の関係にある．TCRはMHCのクラスⅠ分子とクラスⅡ分子に結合する．CD4はMHCクラスⅡ分子，CD8はクラスⅠ分子と結合する．FcγRはIgGと結合して機能を果たす．

J 細胞融合法によるモノクローナル抗体

動物に抗原を接種（免疫）して抗血清を作製する際，用いる抗原物質には目的以外の複数の抗原決定基が含まれることが多い．このことから得られる抗血清には特異性の異なる多クローン性の抗体が存在する．Köhler（ケーラー）とMilstein（ミルスティン）はマウス骨髄腫（長期培養可能な株細胞）と正常抗体産生B細胞（長期培養不能）とを細胞融合させて，単一の抗原決定基のみに反応するモノクローナル抗体（monoclonal antibody）を産生分泌し続けるハイブリドーマ〔hybridoma（雑種細胞）〕を作製した．融合に用いたマウス骨髄腫細胞はアザグアニン含有培地で培養することでヒポキサンチン・グアニン・ホスホリボシルトランスフェラーゼを欠損（HGPRT⁻）させ，サルベージ回路を遮断した変異株細胞である．通常，正常細胞でのDNAの合成は de novo 回路とサルベージ回路の2つの回路で行われるが，変異株細胞はサルベージ回路が遮断されていることから，de novo 回路（図15の↓の方向）のみでDNA合成を行う．この変異株細胞の培養に de novo 回路を阻害する物質を加えればその増殖は阻止される．一方，変異株細胞とB細胞を融合したハイブリドーマのサルベージ回路はB細胞の移入により復活する．

細胞融合後にサルベージ回路に必要なヒポキサ

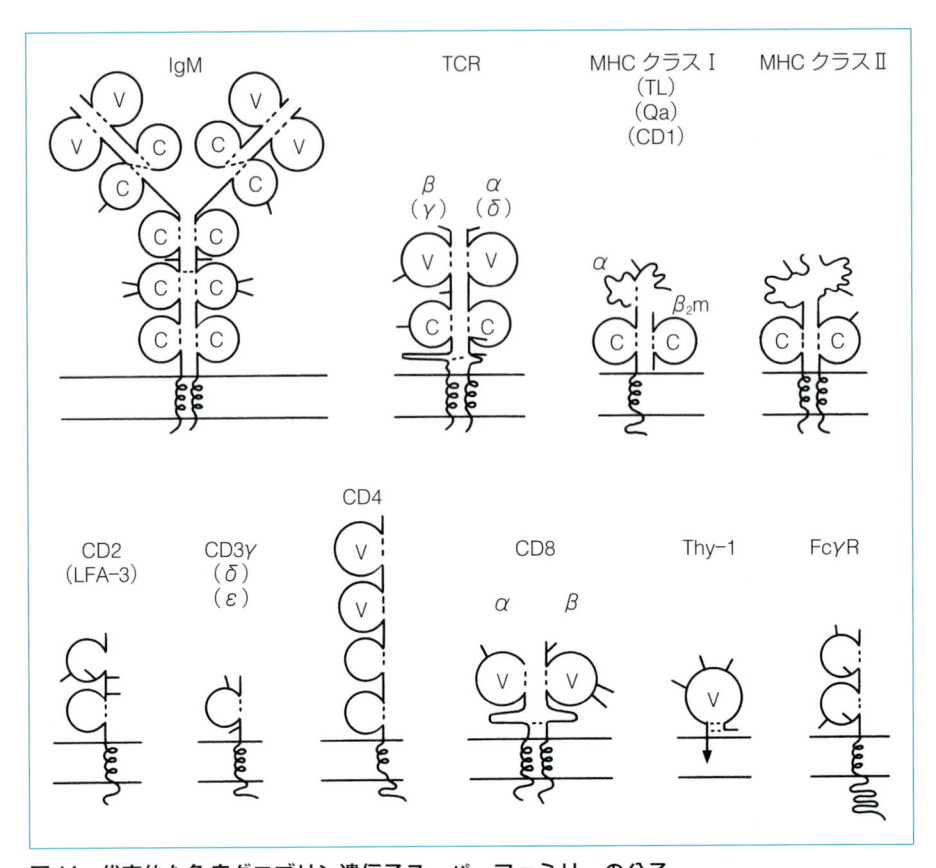

図14　代表的な免疫グロブリン遺伝子スーパーファミリーの分子
(Hunkapiller, T. & Hood, L.: Adv. Immunol. 44:1, 1989) TCR: T 細胞レセプター.

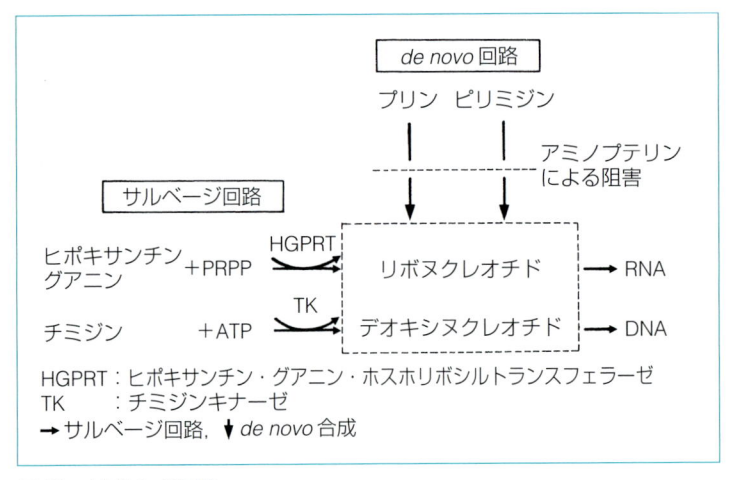

図15　核酸合成回路

ンチン，チミジンと *de novo* 回路の阻害剤であるアミノプテリンを加えた(HAT)培地で培養すれば，融合しなかった変異株細胞を除き，ハイブリドーマのみを得ることができる．融合しなかったB細胞は長期培養ができないことからハイブリドーマと選別される(**図15**)．この方法は培地の

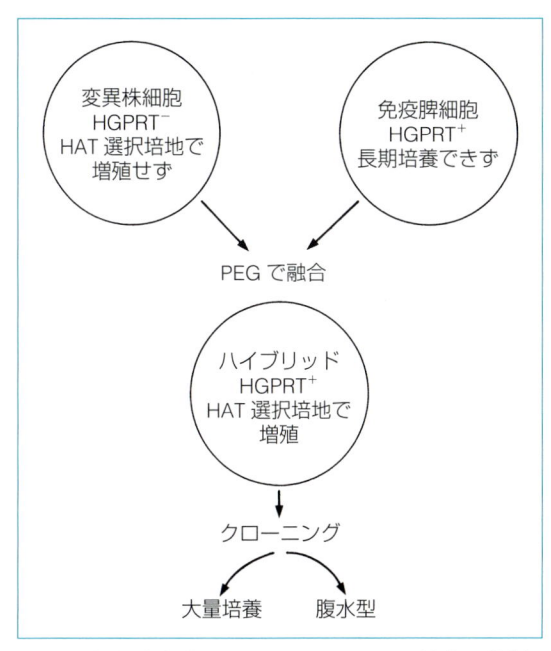

図 16 細胞融合法によるモノクローナル抗体の作製

名からHATセレクションとよばれる．増殖するハイブリドーマのなかで目的とする抗体を産生する細胞を限界希釈法などでクローニングする(図16)．ハイブリドーマを大量培養した上清あるいはマウス腹腔内に接種して増殖させた腹水から，十分量の抗体を確保することが可能である．ハイブリドーマは$-196℃$で凍結保存ができる(第25章Kモノクローナル抗体の作製法参照→p.302)．

マウスの変異株細胞にはNS-1(MOPC-21由来でκ鎖を合成するが分泌しない)やその派生株であるX63-Ag8.653が用いられる．

ヒトの抗体遺伝子のCDRをマウスモノクローナル抗体遺伝子のCDRと組み換えて，遺伝子工学的にヒト化モノクローナル抗体を作製することが，治療用に試みられている．

第4章 補体

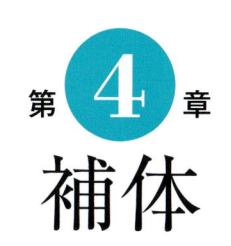

学習のポイント

❶ 補体は細胞膜の破壊,食作用の効率を高めるオプソニン活性,食細胞の動員と活性化などにより生体を防御する.
❷ 補体系は C1〜C9 の 9 個の成分とその制御因子からなる.補体の活性化経路には抗原抗体複合体と C1 の結合によって活性化される古典経路,マンノースとマンノース結合レクチンの結合によって活性化されるレクチン経路,C3 が常時自然にゆっくりと加水分解を受けて活性化した $C3(H_2O)$ が引き金となり異物の存在下で安定して進行する別経路がある.古典経路とレクチン経路で生成される $\overline{C3b2a3b}$ と別経路で生成される $\overline{C3bBbC3b}$ は C5 転換酵素であり,C5〜C9 からなる膜破壊経路を活性化する.
❸ 補体の活性化に伴って C3b と C4b はオプソニン活性を示し,C3a と C5a は好中球の遊走と活性化,血管透過性の亢進などの活性を示す.これらの補体成分は CR3,CR4,C3aR,C5aR などの補体レセプターを介して好中球を活性化する.C5b6789 は細胞膜を直接破壊する.
❹ C1 インヒビター,I 因子,H 因子,膜補因子蛋白(MCP/CD46),崩壊促進因子(DAF/CD55),同種制限因子(HRF20/CD59)などの補体制御因子が存在し,補体活性を制御する.

本章を理解するためのキーワード

❶ **補体レセプター(CR)**
補体は食細胞などに発現する各種の CR を介して細胞を活性化する.
❷ **古典経路**
抗原抗体複合体と補体成分が結合することによって開始される補体の活性化経路.
❸ **別経路**
自然に絶えず少量活性化される補体成分が異物との結合により安定して進行する補体の活性化経路.
❹ **レクチン経路**
マンノース結合レクチンによって誘導される古典経路とよく似た補体の活性化経路.
❺ **補体の制御**
液相と細胞膜上に存在する制御性の蛋白質が補体の活性を制御する.
❻ **補体のオプソニン活性**
抗原に結合した補体成分に食細胞の CR が結合することで食細胞の貪食活性を亢進させる作用.

A 補体系の特徴

1. 補体とは

補体(complement)が発見されたきっかけは,正常血清にも殺菌作用がみられたことからである.この作用は 56℃,30 分間の加温により失われる.非特異的な生体防御因子として,抗体と直接的に関係なく異物を排除する自然免疫を担当する.また,獲得免疫では抗体の役割を補佐する意味で補体と名づけられた.

2. 補体系の作用

補体は抗原抗体複合体により活性化されるか，あるいは微生物などにより非特異的に活性化される．その結果，異物や老化した自己の細胞を次の機序で排除して，生体の恒常性を保つ．

①連鎖反応の途中で形成される補体成分の断裂ペプチドが種々の細胞の膜に作用して生物活性を示す．C3a と C5a は肥満細胞に働いてヒスタミンを放出させ，C5a は好中球を活性化させて炎症の局所へ集中させる．

②異物を C3b で標識し，C3b レセプターを発現する食細胞による異物処理を促す．

③連鎖反応の末に形成される膜侵襲複合体 (C5b-9) により細胞膜の破壊(細胞，細菌，ウイルスなどの不活化，溶解)をきたす．

④抗体産生を促進する．

3. 補体成分と補体系

補体成分は正常血清中では不活性の形で存在し，いったん活性化されると次々に活性化される一連の血清蛋白の機能系である．補体は血清蛋白全体の約6%を占める．

補体系成分は活性を発揮するものと抑制するものからなる(表1)．構造的にセリンプロテアーゼ活性をもつ分子，チオエステル基を含む分子，共通繰り返し配列構造をとる分子などのグループに

表1 補体系の成分

	成分名(同義語)	構造の特徴	分子量 (kD)	電気泳動易動度	血清濃度 (μg/mL)
古典経路	C1q	コラーゲン様	410	γ_2	130
	C1r	セリンプロテアーゼ，SCR[1]	83	β_2	70
	C1s	セリンプロテアーゼ，SCR	83	α_2	70
	C4(β_{1E})	チオエステル含有	210	β_1	400
	C2	セリンプロテアーゼ，SCR	110	β_2	25
別経路	C3($\beta_{1C/1A}$, A)	チオエステル含有	190	β_1	1,200
	B	セリンプロテアーゼ，SCR	93	β_2	300
	D	セリンプロテアーゼ	23	α	2
レクチン経路	マンノース結合レクチン(MBL)	レクチン			
	MASP1, MASP2	セリンプロテアーゼ			
膜侵襲複合体成分	C5(β_{1F})	C4/C3様，チオエステルなし	180	β_1	80
	C6	孔形成	128	β_2	60
	C7	孔形成	121	β_2	50
	C8	孔形成	153	γ_1	50
	C9	孔形成	75	α	60
補体制御因子	C1インヒビター(C1INA, C1INH)	セリンプロテアーゼインヒビター	110	α_2	180
	C4結合蛋白(C4bp)	SCR	500	β	300
	I	セリンプロテアーゼ	90	β	50
	H(β_{1H})	SCR	150	β_1	>400
	P(プロパージン)		224	γ_2	20
	S蛋白(ビトロネクチン)		83	α	>500
細胞膜上制御因子	補体レセプター CR1(CD35)	SCR	220		
	膜補因子蛋白 MCP(CD46)	SCR	45〜70		
	崩壊促進因子 DAF(CD55)	SCR, PIアンカー[2]	75		
	同種制限因子 HRF (C8結合蛋白，C8bp)	PIアンカー	65		
	同種制限因子 HRF20 (MAC制御因子，CD59)	PIアンカー	20		
異常蛋白	C3腎炎因子(C3NeF)		170	γ	—

[1] 共通繰り返し配列(short consensus repeats; SCR)
[2] ホスファチジルイノシトールによって膜に結合．

分かれる．補体系には，さらに血液細胞膜に分布する数種類の補体レセプター(CR)が加わる(**表2**)．

4. 用語の取り決め

①補体成分の多くは，Cの後に番号をアラビア数字で付けて表す．別経路の成分，調節蛋白はアルファベット大文字で表す．

②活性化されたものにはバーを上に付ける．(例)$\overline{C1s}$，$\overline{C42}$

③酵素分解を受けて分解したものには，アルファベットを付ける．(例)C3b，C4b

④不活化(inactivate)されたものにはiを付ける．(例)iC3b

⑤複合体を形成している場合，並べて書き，間のCを省略する．(例)C4b2a，C5b6789

B 補体系の活性化経路

1. 古典経路(classical pathway)

補体は抗原抗体複合体や凝集免疫グロブリン(aggregated Ig)により活性化される．IgG1，IgG2，IgG3，IgMは活性化できるが，IgG4，IgA，IgD，IgEはできない．赤血球1個にIgM抗体1分子が反応すると補体が活性化されるが，IgGは2分子以上，しかも接近して反応する必要がある(**図1**)．

活性化はIg分子のFc部分にC1が結合することによって起こる．IgG以外にDNA，C反応性蛋白(CRP)📖，プロテインA📖，ポリアニオン複合体，トリプシン様酵素などによっても活性化される(**表3**)．

表2　補体レセプター

補体レセプター	構造	結合補体フラグメント	発現する細胞
CR1	単鎖糖蛋白 CD35	C3b, C4b, iC3b	ヒト赤血球，マクロファージ，単球，好中球，B細胞，濾胞樹状細胞
CR2	単鎖糖蛋白 CD21	C3d, iC3b, C3dg	B細胞，濾胞樹状細胞
CR3	α鎖 CD11b β鎖 CD18	iC3b	好中球，マクロファージ，単球，NK細胞
CR4	α鎖 CD11c β鎖 CD18	iC3b	好中球，マクロファージ，単球
C1qR	酸性膜貫通型糖蛋白	C1q	好中球，単球，血管内皮細胞
C3aR	7回膜貫通G蛋白共役型レセプター	C3a	肥満細胞，血小板，好中球，単球，マクロファージ，血管内皮細胞
C5aR	7回膜貫通G蛋白共役型レセプター	C5a	好中球，単球，マクロファージ，肥満細胞，血管内皮細胞

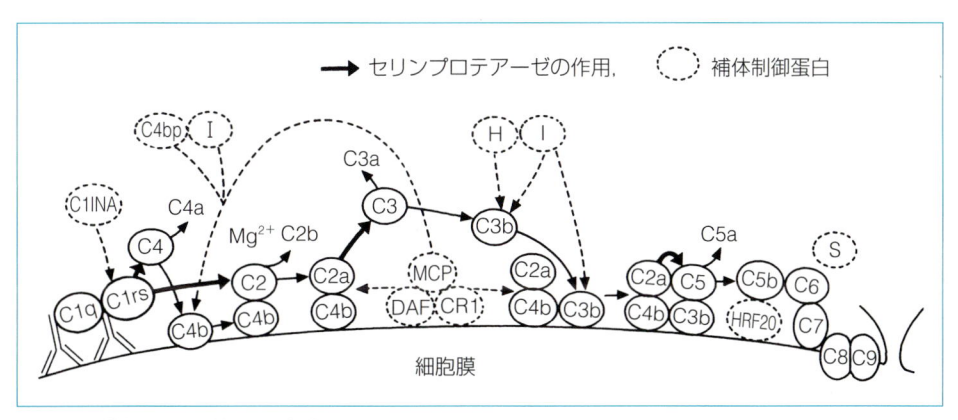

図1　古典経路の活性化と膜破壊

32 I．総論

表3　補体系活性化因子

	古典経路	別経路
免疫学的	IgG1, 2, 3, IgM	IgG4, IgA, IgEによる免疫複合体
非免疫学的	トリプシン様酵素 DNA プロテインA C反応性蛋白	トリプシン様酵素 リポ多糖体(LPS) 植物, 細菌多糖類(ザイモサン, イヌリン) コブラ蛇毒因子(CVF) トリパノソーマ ウイルス感染細胞

a. C1の活性化

C1は3つの成分(C1q, C1r, C1s)がCa^{2+}依存性の結合状態で血清中に存在する．C1qは最も好塩基性の蛋白に属する．6本のチューリップが束ねられた形を呈し，茎に相当する部分はコラーゲン様で，花に相当する部分でIgのFc部分に結合する．C1rとC1sは2つずつが結合した4量体をつくっている．C1qが付着するとC1rが活性化され，次いでC1sのプロテアーゼ活性が発揮される(図2)．C1インヒビター(C1INH)はC1rとC1sに結合して活性を阻止する．

b. C4, C2の活性化

$\overline{C1s}$によりC4の3つのペプチド鎖(α, β, γ)のなかのα鎖の一部(C4a)が分解するとC4bとなる．C4bは結合活性部位のチオエステルのS-COが露出し，一部が抗原抗体複合体や近くの細胞表面のアミノ酸のOH基やNH_2基と結合する．結合しないC4bは水と反応して不活化される．またC4結合蛋白(C4 binding protein；C4bp)が結合し，セリンプロテアーゼであるI因子によって分解される．C2はMg^{2+}の存在下でC4bに結合し，$\overline{C1s}$による分解を受け$\overline{C4b2a}$を形成する．$\overline{C4b2a}$はC3を分解する酵素として働くので，**C3転換酵素**(C3 convertase)とよばれる．自己の細胞膜上には，崩壊促進因子(decay-accelerating factor；DAF)，補体レセプター(CR)1，膜補因子蛋白(membrane cofactor protein；MCP)などの補体制御蛋白があり，C4bとC2の結合を阻止したり，I因子と協同してC4bを分解する．

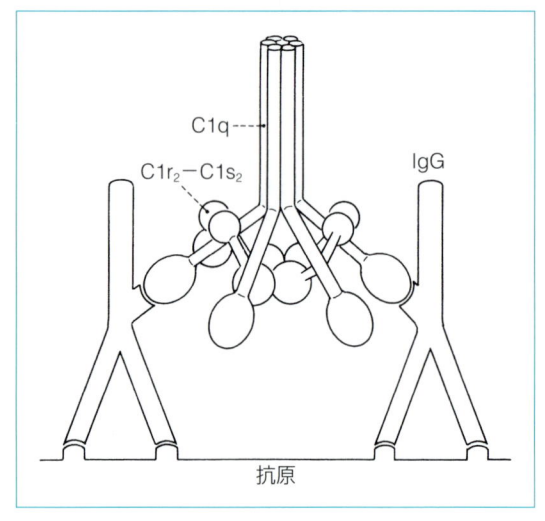

図2　C1の反応

c. C3の活性化

補体成分中，血清濃度が最も高い．C3は$\overline{C4b2a}$によりC3aとC3bに分解され，C3aという活性物質を放出する．C3bはα鎖のチオエステル基が露出し，C4bと同様に近くの細胞表面やIgに結合し，**C5転換酵素**(C5 convertase)$\overline{C4b2a3b}$を形成する(図3)．結合したC3bは食細胞のC3bレセプターと反応し，貪食を著しく促進する．またヒト赤血球のC3bレセプターと反応して免疫付着反応(immune adherence；IA)を起こす．C3bはH因子やCR1とI因子の作用によりiC3bとなり，さらにC3dとC3cに分解される．$\overline{C4b2a3b}$は古典経路の最終の酵素であり，C3bに結合したC5をC5aとC5bに分解する．

2. 別経路(alternative pathway)

別経路は発生学的に古典経路より早くから出現した．初め別経路はプロパージン経路(properdin pathway)ともよばれ，細菌の溶解やウイルスの不活化，オプソニン化，発作性夜間血色素尿症(paroxysmal nocturnal hemoglobinuria；PNH)の赤血球の破壊をする．古典経路が抗原抗体複合体から始まるのに対し，別経路は常時自然に活性化される状態にある．異物が存在しない状態ではこの活性は制御される．別経路によってC3/C5

転換酵素がつくられるが，古典経路でつくられる転換酵素とは組成が異なる．

別経路の活性化はC3から始まる(図4)．C3はチオエステル結合が常時きわめてゆっくり加水分解を受けてC3(H_2O)となりC3b様物質を呈する．C3(H_2O)は，Mg^{2+}の助けでC2と似たB因子に結合する．C3(H_2O)に結合したB因子は血中のD因子によってBaとBbに分かれる．C3(H_2O)Bbは$\overline{C4b2a}$と同様にC3をC3aとC3bに分解する．

C3bはH因子とI因子により速やかに不活化される．不活化をまぬがれたC3bは細胞やウイルスのような異物に結合すると，この破壊をまぬがれ，別経路の活性化が進む．多糖体，リポ多糖体(LPS)，一部のIg(IgG4，IgA，IgE)の不溶性の抗原抗体複合物などはこの活性を促進させる(表3)．結合したC3bはB因子，Mg^{2+}，D因子と反応してC3転換酵素$\overline{C3bBb}$を形成する．この酵素は大量のC3を分解できる．できたC3bのかなりの部分が$\overline{C3bBb}$の近くの細胞表面に結合し，C5転換酵素$\overline{C3bBbC3b}$をつくる．$\overline{C3bBb}$は不安定であるが，プロパージン(P)が結合して$\overline{C3bBbP}$になると安定となり，機能が効率化する．コブラ毒素(CVF)によって非常に安定なC3/C5転換酵素$\overline{CVFBb}$ができるとC3が消費されてしまう．

一方，細胞膜表面に存在するDAF，CR1，MCPはC4とC2の反応に作用したようにC3bにB因子が結合して活性化されるのを阻止する．

古典経路と別経路の補体成分の活性を比較するとC1sとD，C2とB，C4とC3が対応しており，C4はC2，C3はBとC5の活性化の場をつ

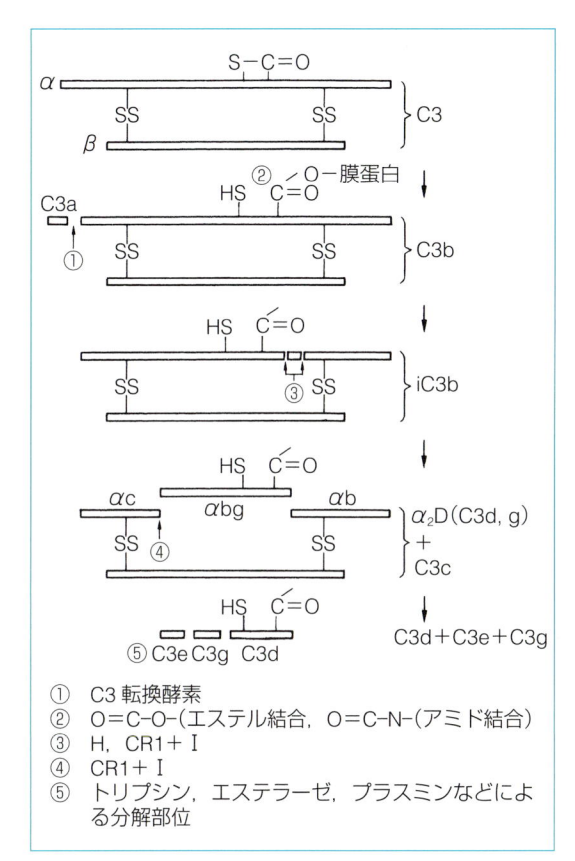

図3 C3α鎖分解のシェーマ

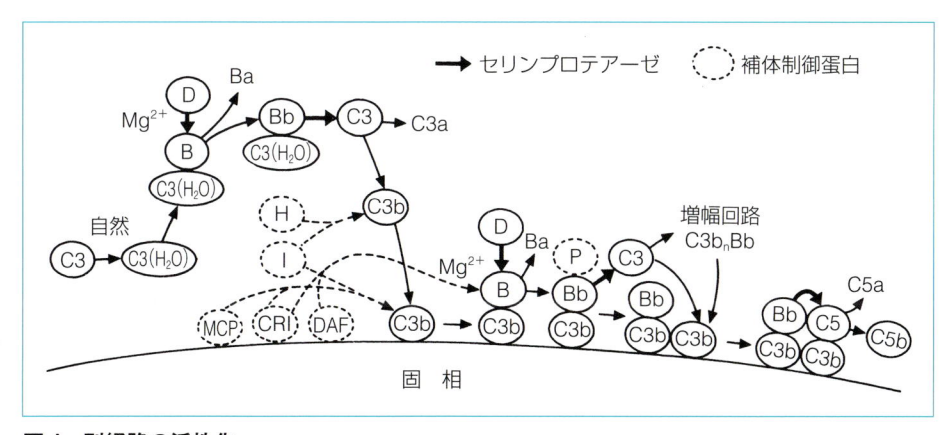

① C3転換酵素
② O=C-O-(エステル結合，O=C-N-(アミド結合)
③ H，CR1+I
④ CR1+I
⑤ トリプシン，エステラーゼ，プラスミンなどによる分解部位

図4 別経路の活性化

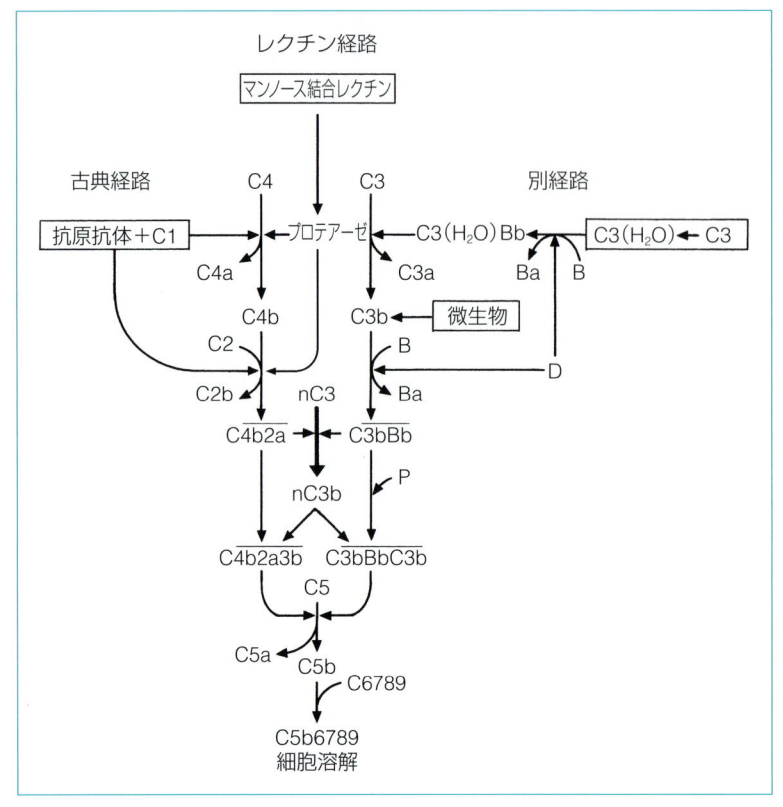

図5 補体活性化経路（まとめ）

くる（図5）．C3，C4，C5 は構造が似ている．

3. レクチン経路（mannose binding lectin complement pathway）

　古典経路とよく似た第3の経路がレクチン経路である．マンノース結合レクチン（mannose binding lectin；MBL）は C1q とともにコレクチンと称される蛋白ファミリーに属し，Ca^{2+} 依存性にマンノースに結合する．この結合によりマンノース結合レクチンは C1r と C1s によく似た MBL-結合セリンプロテアーゼ 2（MASP2）を活性化し，C2 と C4 を分解する．

4. C5〜C9 の反応（細胞膜破壊，各経路に共通）

　補体系の活性化の終末部分の反応である．まず，C5 が C4b2a3b か C3bBbC3b により分解する（図1）．その結果，生物活性のある C5a と大きいフラグメント C5b とに分かれるが，後者は C6，C7 と結合する．C5b67 の結合体は C7 を介して膜に結合する．膜に結合した C5b67 は C8 と結合し，膜のもれが始まる．C9 がさらに結合することにより，C5b6789 複合体が形成され，これに C9 が 12〜18 分子筒状に配列して，**膜侵襲複合体**（membrane attack complex；MAC）がつくられる．MAC は脂質二重層に結合して膜を変化させ破壊する．一方，細胞膜上に存在する同種制限因子（homologous restriction factor）20（HRF20）と HRF は C5b678 に C9 が結合して MAC が形成されるのを阻止する．

　獲得免疫はもとからある自然免疫に特異的な認識システムを加えることにより進化したと考えられる．

　古典経路，別経路，レクチン経路，膜破壊経路

をまとめると**図5**のようになる．免疫系は自然免疫の別経路と，レクチン経路に特異的認識システムを加えて獲得免疫の古典経路に発展させた．

C 補体系の調節機構

①活性化された補体の結合部位は不安定であり，活性結合体($\overline{\text{C4b2a}}$，$\overline{\text{C4b2a3b}}$)は時間，温度により解離失活する．

②C1INHはC1だけでなく，プラスミン，カリクレイン（キニン産生酵素），凝固系ハーゲマン因子（XII因子）およびXI因子を不活化する．それゆえ，たとえば凝固系が活性化されると，C1INHを消費するので，補体系の活性化が促進される．

③液相にあるH因子とC4bpはそれぞれC3bとC4bに結合し，I因子の作用でC3bとC4bは不活化される．

④細胞膜上に存在するDAF，CR1，MCPはC3/C5転換酵素の形成を阻止することによって補体による自己細胞の傷害を阻止する．CR1とMCPはI因子によるC3bとC4bの分解を促進する．DAFとCR1はC4bとC2，C3bとB因子の結合を阻止し，解離を促進する．

DAFは血球，血管内皮細胞，上皮細胞表面に存在する．これらの制御因子をもたない微生物はC2とB因子の活性を阻止することができない．

H因子，C4bp，DAF，CR1，MCPの遺伝子はヒトの第1染色体上にある．これら制御蛋白とセリンプロテアーゼ活性をもつB因子，C2，C1r，C1sはシステインに富む約60個のアミノ酸の共通の繰り返し配列（short consensus repeats；SCR）をもっており，この構造はこれらの分子が競合してC3b，C4bと反応するために重要である．

⑤S蛋白（ビトロネクチン）はC5b67と結合し，膜破壊作用を抑制する．

⑥HRF20（MAC抑制因子）とHRF（C8結合蛋白）はヒト赤血球膜でMACの強力な抑制因子として働き，溶血を防ぐ．HRF20は赤血球以外の細胞にも存在する分子量20 kDの分化抗原CD59である．PNH患者はCD59とHRF，DAFが欠損している．HRF20の抑制作用は種特異性が高く異種の補体に対しては作用が異なる．自他の認識分子として働いて，自己の補体による自己細胞の傷害を阻止する．

⑦走化性イナクチベーターαとβはC3aとC5aの生物活性を破壊する．これらの蛋白のカルボキシル末端のアルギニンを解離させることによる．

D 補体の生物学的作用

1. 細胞溶解作用と傷害作用

補体は赤血球，血小板，細菌，リンパ球などの溶解（cytolysis），ウイルスの傷害（cytotoxicity）を仲介できる．古典経路，別経路，レクチン経路のいずれの活性経路でも溶解，傷害が起こる．

たとえば，血小板の膜が溶解して血小板第3因子が放出される際や，PNHの溶血作用が起こる際，自己補体が関与する．*Neisseria*属細菌の溶菌における補体の関与〔Pfeiffer（パイファー）の溶菌現象〕は補体発見の動機になった．補体成分が細胞膜に付着すると，膜に直径8〜12 nmの丸い傷が生じて小分子の通過が自由に起こり，細胞の浸透圧溶解が起こる．

2. 補体フラグメントの生物活性

補体のフラグメントは好中球，肥満細胞，好塩基球，マクロファージなどと協同して生体防御とそれに伴う炎症に関与する．血管透過性を亢進させ，走化因子により炎症性細胞を反応局所へ遊走させる．補体自身による細胞傷害活性，オプソニン活性による食作用の亢進，アナフィラトキシン活性📖によるヒスタミン📖の放出などを通して生体を防御する．

①オプソニン活性：活性化された補体成分C3b，C4bは細菌に付着して，好中球の貪食を促す．ウイルス抗体による不活化の働きを強める．

②走化因子：C5aは好中球を遊走させる．

③アナフィラトキシン：C3a，C5aは好塩基球，肥満細胞にヒスタミン放出を促す．その結果，血管透過性の亢進，平滑筋の収縮をきたす．

④リソソーム酵素放出📖：C5aは白血球に付着すると，膜破壊を伴わずにリソソーム酵素を放出させる．

⑤膜侵襲：C5b6789(MAC)は細菌，細胞の膜に結合して，穴を開け，細菌，細胞を溶解する．

⑥抗体産生の促進：C3dはB細胞のCR2を介して抗体産生を促進するシグナルを伝達する．

3. 補体フラグメントと補体レセプター(CR)との反応

分解の結果生ずる補体フラグメントは数種のCRを介して細胞膜に結合し生物活性を発揮する(表2)．CR1はC3bとC4b，CR2はC3d，CR3とCR4はiC3bと親和性が高い．①好中球やマクロファージ上のCR1，CR3，CR4への結合は貪食を促進する．②赤血球のCR1は異物の運搬，排除に関与する．③CR1とCR2はI因子によるC4bとC3bの分解を促進して，自己細胞の傷害を防ぐ．④CR2は分化の過程でB細胞に現れてくる．B細胞の抗原レセプターとCR2を抗原抗体複合体で架橋すると抗体産生を促進する(第9章B抗体産生応答参照➡ p.112)．

E 補体成分の測定

1. 検体取り扱いの注意

補体は生きものである．放置により失活しやすいのでいくつかの注意が必要である．長期保存したいときは超低温(−80℃)で密封するか，凍結乾燥して保存する．

血清の補体の不活化には，血清を56℃，30分間加温する．この操作を血清の非動化(decomplementation)📖という．これにより血清の溶解能は消失するが，いくつかの耐熱成分は活性を保つ(易熱性のC1，C2，C5*，C8，C9*，Bが不活化されるが，*を付けたものには異なる記載もある)．沈降反応は活性化補体により遅延させられるので，血清を加温する．

2. 補体活性測定の原理

抗ヒツジ赤血球ウサギ抗体(溶血素)で感作📖されたヒツジ赤血球(EA)を溶血できる血清補体の希釈限界値で表す．

① 50%溶血活性：血清中の補体成分と不活化因子を総括的に測定する方法で，$5×10^8$個/7.5mLのEAを50%溶血させる単位(50% hemolyic unit of complement；CH50)で表す(第28章A CH50法による血清補体価の測定参照➡ p.331)．

②各成分の活性：個々の成分の溶血能を測定するためには，その成分を除く他のすべての成分を過剰に加えて溶血能を測定する．

③各成分の定量：寒天ゲル内の一元免疫拡散法を用いて，検体中の濃度を測定する方法である．20μg/mL以上存在すれば測定可能である．この方法では活性分子と不活性分子の区別ができない．

④各成分の同定法：定量法ではないが，各成分の存在，活性化の有無の同定ができる方法として，免疫電気泳動法がある．活性化された成分の電気易動度の変化から，活性化を知ることができる．たとえば，B因子は，活性化により$β_2$からγの位置に変わる．C2は活性化により陰極へ移動するが，C1s，C3，C5は活性化により陽極へ移動する．

⑤免疫付着反応による測定：免疫粘着反応(IA)ともいうが，IAはC423の付着した細胞(または抗原抗体複合物)がC3bレセプター(CR1)を有する指示赤血球(ヒトO型赤血球)を凝集することを利用している．抗体感作血球に希釈血清を反応させると，C1，C423が血清濃度に比例して細胞表面に付着する．次いで，ヒト赤血球を加えると凝集する．凝集を示す血清の最高希釈度で表す(この反応を利用して，抗原の検出・定量ができる)．

⑥組織，細胞上の補体の証明：特異抗血清を用いて組織，細胞の傷害部に補体が付着しているのを証明できる．例えば，抗C3血清（または抗C4血清）を用いてCoombs試験を行うと，自己免疫性溶血性貧血患者の赤血球上にC3（またはC4）が存在すれば凝集が起こる．組織に補体が沈着していれば，蛍光抗体法でその局在を知ることができる．

3. 抗補体性（anticomplementary）

血清中に補体の働きを妨げる性質がみられると，溶血反応や補体結合反応が阻止される．抗補体性の主な要因は抗原抗体複合物の存在であるが，そのほか血清脂質の増加，凍結融解の繰り返しによる血清蛋白の重合，変性，高γ-グロブリン血症におけるγ-グロブリンの重合，細菌汚染，補体インヒビターの増加，加温なども関係する．補体結合反応で抗補体性が示されたときは，重要な疾患が隠されている可能性を考える．

4. 補体の試験管内低温活性化

免疫複合体（immune complex：IC）を多く含む慢性肝炎や肝硬変患者の血清を冷蔵すると，試験管内で補体が活性化され，補体価が低下する．この現象を cold activation という．

5. 補体異常

①補体消費亢進：全身性エリテマトーデス（SLE），急性糸球体腎炎，自己免疫性溶血性貧血，亜急性細菌性心内膜炎，重症筋無力症，播種（広汎）性血管内凝固症候群（DIC）などで，免疫複合体に補体が結合して消費され，補体価の低下が起こる．人工腎患者では体外循環回路を血液が流れ始める初期に別経路の活性化により一過性の補体価低下をきたす．

②補体産生低下：慢性糸球体腎炎（C3低下），肝疾患などにみられる．

③補体価上昇：リウマチ熱，多発血管炎性肉芽腫症〔Wegener（ウェゲナー）肉芽腫症〕，サルコイドーシス，急性ウイルス性肝炎，悪性腫瘍，Behçet（ベーチェット）病，敗血症，急性炎症性疾患，多発性骨髄腫などでみられる．

④別経路の病的因子：C3腎炎性因子（nephritic factor）（C3NeF）がある．これはC3bBbに対するIgG自己抗体であり，低補体性メサンギウム増殖性腎炎，SLE，進行性脂質代謝異常症などで現れる．C3転換酵素活性を示すが，C3bBbが生理的に不活化されるのを妨げる結果，低補体血症を引き起こす．

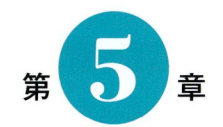

第5章 試験管内抗原抗体反応

学習のポイント

❶ 抗原抗体反応には最適比が存在する．
❷ 可溶性抗原と抗体との反応により，不溶性の抗原抗体複合物が沈降する反応を沈降反応という．
❸ 粒子状抗原と抗体との反応により，抗原が凝集する反応を凝集反応という．
❹ 細胞膜の抗原に抗体と補体が結合することで，細胞の溶解が起こる反応を溶解反応という．
❺ 抗体が細菌，植物，動物由来の毒素に結合し，無毒化する反応やウイルスに結合し，不活化させる反応を中和反応という．
❻ 抗体に蛍光色素や酵素などを標識し，組織切片上の抗原と反応させ，顕微鏡下で抗原の検出を行う方法を免疫組織化学または免疫染色という．
❼ 抗体（または抗原）に酵素，蛍光色素，発光物質，放射性同位元素などを標識して，抗原（または抗体）と反応させ，標識物の量を指標に抗原（または抗体）を定量する方法を標識免疫測定法という．

本章を理解するためのキーワード

❶ **ゲル内沈降反応**
寒天ゲル内で行う沈降反応であり，定性法と定量法がある．

❷ **直接凝集反応**
顆粒状抗原と抗体を直接反応させ，抗原の凝集をみる方法．

❸ **間接（受身）凝集反応**
担体に抗原または抗体を結合させ，抗原抗体反応を担体の凝集により間接的に判定する方法．

❹ **HI試験（hemagglutination inhibition test）**
ウイルスと赤血球の凝集を阻止するHI抗体を検出する試験．

❺ **CF試験（complement fixation test）**
補体を抗原抗体反応系と感作赤血球（EA）に介在させて行う溶解反応．

❻ **トキソイド**
毒素をホルマリンや酵素処理で不活化させた物質であり，ワクチンとして用いる．

❼ **ストレプトリジンO（SLO）**
溶血性レンサ球菌の産生する溶血性毒素．

❽ **ウイルスの中和試験**
ウイルスと抗体を混合後，培養細胞に接種し，細胞変性効果（CPE）を指標として中和抗体価を算出する試験．

❾ **蛍光抗体法**
蛍光色素標識抗体と組織切片上の抗原を反応させ，蛍光を指標に顕微鏡下で抗原を検出する方法．

❿ **酵素抗体法**
酵素標識抗体と組織切片上の抗原を反応させ，酵素と発色基質の反応を指標に抗原を検出する方法．

⓫ **Avidin-Biotin法**
ビオチン標識抗体と蛍光色素または酵素標識アビジンを用いた標識抗体法．

⓬ **酵素免疫測定法**
酵素標識抗体または抗原を用いて，抗原抗体反応を酵素と発色基質の反応量により計測する免疫測定法．

⓭ **蛍光酵素免疫測定法**
酵素標識抗体と蛍光基質を用いて行う免疫測定法

であり，抗原抗体反応の量を蛍光強度で測定し，抗原を定量する．

❹ **蛍光偏光イムノアッセイ**
蛍光色素標識抗原と抗体の反応物に蛍光励起光を照射し，蛍光偏光度の変化により抗原抗体反応量を測定する方法．

❺ **化学発光免疫測定法**
化学発光物質を抗体の標識物に用いて行う免疫測定法．

❻ **化学発光酵素免疫測定法**
酵素標識抗体と発光基質を用いて行う免疫測定法．

❼ **電気化学発光免疫測定法**
電気的エネルギーで励起し発光する物質を標識物に用いて行う免疫測定法．

❽ **生物発光酵素免疫測定法**
生物発光物質を標識物に用いて行う免疫測定法．

❾ **イムノクロマト法**
メンブレンの上で毛細管現象を利用して抗原（抗体）と標識抗体（抗原）反応物を移動させ，判定部で補足してラインを形成させ抗原（抗体）を検出する方法．

❿ **フローサイトメトリ**
高速で流れる細胞または蛍光色素標識細胞に光を照射し，その散乱光や蛍光輝度を計測して細胞の性状や細胞群の構成比を計測する方法．

⓫ **免疫比濁法**
抗原抗体反応で生じた複合物の濁度を計測し，抗原または抗体を定量する方法．

⓬ **比ろう法**
抗原抗体反応で生じた複合物に光を照射し，その散乱光により抗原または抗体を定量する方法．

試験管内抗原抗体反応は抗体のもつ特異性を利用した反応であり，免疫検査の中心を担う方法である．反応形式と反応物の性状から沈降反応，凝集反応，溶解反応，中和反応，抑制反応，標識抗体（抗原）法に分類される．また，得られる情報の種類から定性試験と定量試験に分けられる．

A 沈降反応

可溶性の抗原と抗体を混合すると不溶性の抗原抗体複合物が沈降してくる．これを沈降反応（precipitation reaction）とよぶ．

1. 沈降反応に関与する抗原と抗体

沈降反応に関与する抗原は，蛋白，糖，脂質およびそれらの複合物であり，それらは沈降原（precipitinogen）とよばれる．また，抗体は沈降素（precipitin）といい，抗体のクラスは IgM，IgG，IgA である．

2. 沈降反応の機序

抗原と抗体が緩衝液中で沈降物をつくるのは，抗原と抗体が格子状に結合するためと考えられている（格子説，図1）．効率よく格子形成が起こるには抗原と抗体の比率が重要である．抗体濃度を一定にし，抗原を希釈していくと沈降物は増加し，その後は減少する．最も多く沈降物ができる

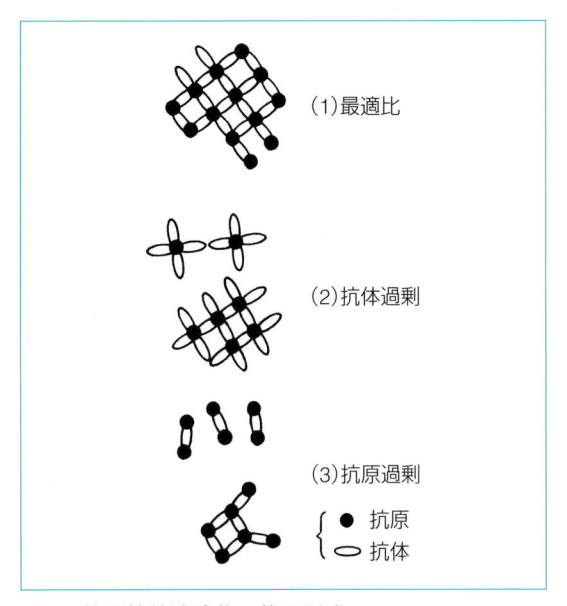

図1 抗原抗体沈降物の格子形成
格子をつくらないものは沈降しない．

比率を**最適比**とよぶ(**図2**)．この方法で得られる最適比は，Dean-Webb(ディーン・ウェッブ)の最適比とよばれる．また，抗原の濃度を一定にし，抗体を同様に順次希釈しても最適比が存在する．これはRamon(ラモン)の最適比とよばれる．しかしながら，両者は一致しない．この原因はRamonの最適比が抗体過剰域にあるためと考えられている．抗原または抗体過剰では反応がまったく現れないことがあり，それを**地帯現象**とよび，その部分を**抑制地帯**とよぶ．最適比は抗原抗体反応のすべてにみられるが，特に沈降反応，凝集反応，補体結合(complement fixation；CF)反応，中和反応(neutralization)で顕著に観察される．最適比を見つけるには，抗原および抗体の希釈系列を組み合わせて**ボックス力価測定法**(box titration)を行う．**図3**で示した例ではDean-Webbの最適比は1：8のラインであり，Ramonの最適比は1：16のラインである．最適比は個々の抗原抗体反応で異なり，ボックス力価測定法で実際に測定して求める．

3. 沈降反応の種類

沈降反応には緩衝液中で行う混合法と重層法および寒天ゲル内で行うゲル内沈降反応がある．

a. 混合法

抗原と抗体を試験管内で混合すると混濁が生じ，やがて沈降物が観察される．判定には分光光度計を用いて沈降物の濁度(比濁法)や散乱度(比ろう法)を計測して行う．比濁法，比ろう法はともに全自動計測機で測定が可能である．

b. 重層法(図4)

試験管に抗体を入れ，その上に抗原液を静かに重層すると，抗原液が抗体液の中に拡散して希釈され，その濃度が最適比になったところで沈降輪ができる．抗体過剰のときは沈降輪が境界面より上にできる．また，複数の抗原抗体反応ではその数の沈降輪ができる．

c. 定性的ゲル内沈降反応

寒天ゲル内に抗体または抗原を均一濃度に固定し，対応抗原または抗体液を拡散させ沈降輪または沈降線を形成させる方法である．反応系が複数あればその数の沈降輪や沈降線が観察される．抗原抗体複合物の濃度が高いと**透明線**(clear line)が観察されることがある．

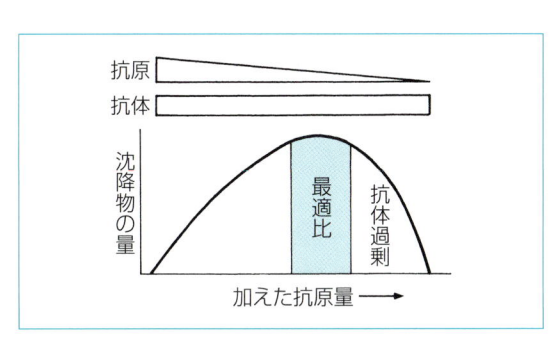

図2　沈降反応における沈降物の量(抗原減量法)

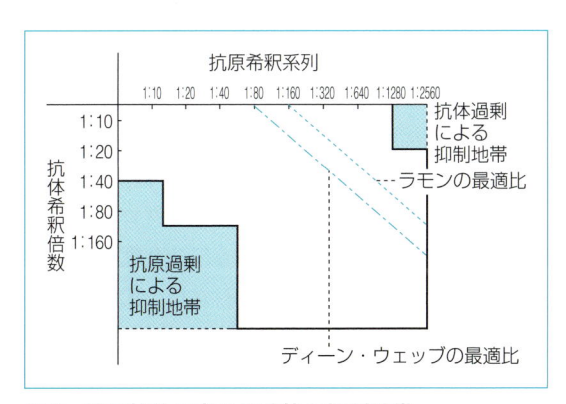

図3　抗原抗体反応の最適比と抑制地帯

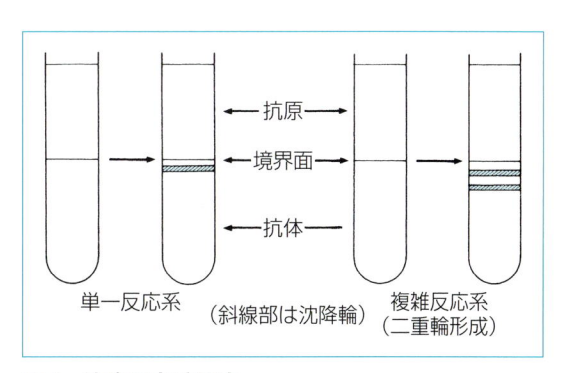

図4　沈降反応重層法

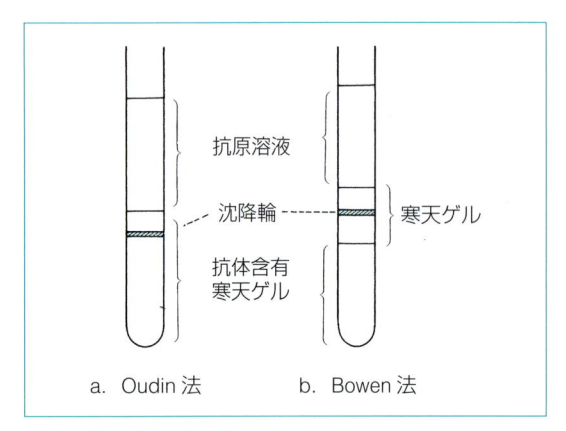

図5 ゲル内沈降反応

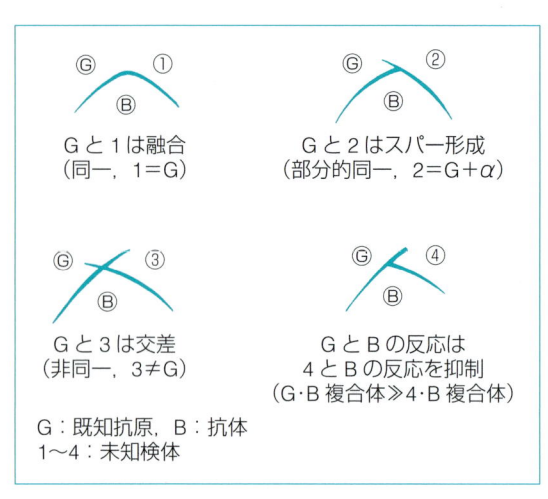

図6 Ouchterlony法（平板内二重拡散法）

1) Oudin（ウーダン）法（試験管内単純拡散法）

抗体を含む寒天ゲルに抗原液を重層することで，抗原をゲル内に拡散させ，抗原濃度が最適比のところに沈降輪を形成させる（図5a）．

2) Bowen（ボーエン）法

抗体を含む寒天ゲルに何も含まない寒天ゲルを重層し，その上に抗原液をのせる．寒天ゲル内の抗体および抗体液はそれぞれ拡散して，抗体を含まない寒天ゲル内の最適比の場所で沈降輪が形成される（図5b）．

3) Ouchterlony（オクテルロニー）法（平板内二重拡散法）

何も含まない寒天ゲルに等間隔に穴を開け，抗原と抗体をそれぞれ入れて拡散により最適比の場所に沈降線をつくらせる方法である．Oudin法，Bowen法，Ouchterlony法はともに定性的沈降反応であり，特にOuchterlony法は抗原解析に汎用される（図6）．

d. 定量的ゲル内沈降反応

1) 平板内単純免疫拡散法（single radial immuno-diffusion；SRID）

抗体を寒天ゲル内に均一濃度で固定した平板をつくり，いくつかの穴を開ける．穴に抗原液（検体）を入れ拡散させる．拡散した抗原は寒天中の抗体と最適比のところで同心円状に沈降輪を形成する．抗原濃度は沈降輪の面積と比例するので，沈降輪の直径を測定すれば，抗原濃度を知ることができる．あらかじめ3段階の既知濃度の抗原液を用いて検量線を作成することで検体の濃度が定量できる（図7）．定量的ゲル内沈降反応にはSRIDのほか抗体を均一に含ませた寒天ゲルの端の穴に抗原を入れ，電気泳動させるロケット法〔Laurell（ラウレル）法〕や交差免疫電気泳動法などがある．

e. 免疫電気泳動法（immunoelectrophoresis）

1) Grabar（グラバー）法

蛋白のもつ荷電と形状によるゲル内での電気易動度の差を利用して血清蛋白を分離し，沈降反応を行う方法である．スライドグラス上にアガロースゲル平板をつくり中央に溝を切る．中央よりやや左側に溝に対して穴を開ける．穴に検体（ヒト血清）を入れた後，電気泳動し蛋白分子を分離する．あらかじめ切った溝の寒天を取り除き，抗ヒト全血清を入れる．抗血清は拡散により分離した血清蛋白分子と最適比のところで沈降線を形成する．アルブミンや単クローン性免疫グロブリンなどの均一な成分は，泳動とともに360度に拡散して溝の抗体と反応するので左右対称の沈降線を形成する（図8a, b, c）．それに対してα_2マクログロブリンなど不均一な成分を含むものは左右非対称の沈降線を形成する（図8d）．また，分子量が

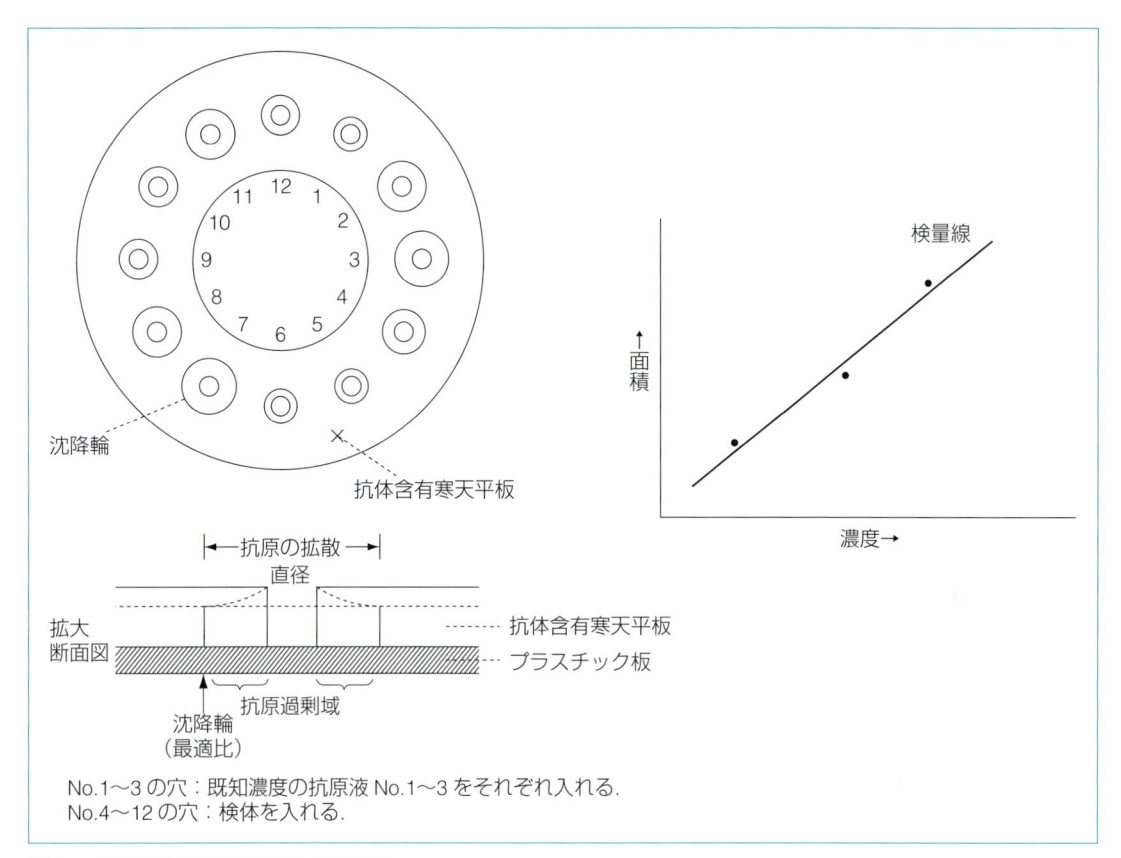

図7 平板内単純免疫拡散法（SRID）

小さい物質は溝から近くに，大きい物質は溝から遠くに沈降線が形成される．泳動される分画と主な血清蛋白の泳動パターンを図8e，fに示す．

2）免疫固定電気泳動法（immunofixation electrophoresis）

アガロースゲル内で電気泳動による血清蛋白の分離を行い，それらに対する抗体を染み込ませたフィルムや濾紙を重ねて沈降反応を行い染色する．免疫固定電気泳動法ではバンドがクリアに観察される利点がある．

B 凝集反応

不溶性の粒子状抗原が試験管内で抗体と反応し，抗原抗体複合物が凝集塊として観察される反応を凝集反応（agglutination reaction）という．

1. 凝集反応に関与する抗原

抗原は主に赤血球や細菌などの粒子状物質であり，それらは特に凝集原（agglutinogen）とよばれる．

2. 凝集反応に関与する抗体

凝集反応に関与する抗体は凝集素（agglutinin）とよばれる．凝集素の抗体のクラスはIgM，IgG，IgAであるが，IgMが最も凝集能力が高い．

赤血球が抗原の場合，IgG抗体は赤血球を凝集させることができない．赤血球表面はN-アセチルノイラミン酸により負に荷電しており，生理食塩液中ではNa$^+$イオンを引きつけζ電位とよばれる電気的二重層を形成している．ζ電位は赤血球間の距離を35 nmに保つことで赤血

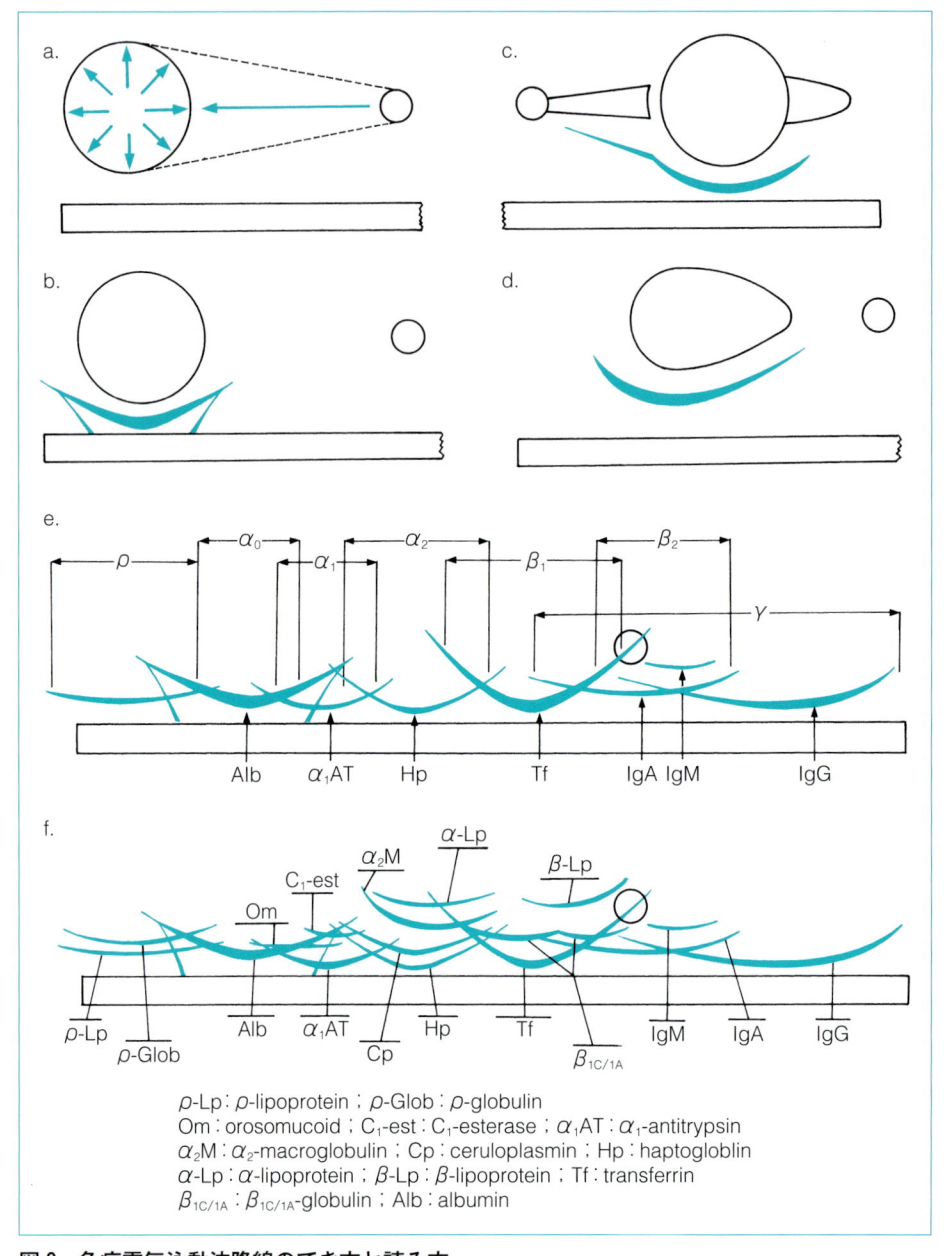

図8 免疫電気泳動沈降線のでき方と読み方

同士を反発させている．IgG クラスの抗体は 2 個の抗原結合基の距離が 8.5〜10.4 nm であり，赤血球に結合しても ζ 電位のため凝集には至らない．赤血球を生理食塩液中で凝集させる抗体クラスは IgM のみである．このことから，血液型判定で用いる凝集試験では IgM 抗体を完全抗体とよび，IgG 抗体を不完全抗体という．

IgG 抗体による赤血球の凝集には抗 IgG 血清による IgG 同士の架橋や蛋白分解酵素による赤血球膜の N-アセチルノイラミン酸の除去，膠質液による赤血球膜の陰イオンの吸着，低イオン強度緩衝液を用いて赤血球膜周辺の陽イオンを減少させるなどの方法が用いられる（図9）．

赤血球膜のζ電位

抗グロブリン血清によるIgGの架橋

IgM抗体による凝集

ζ電位を下げIgG抗体による凝集を促進させる.
蛋白分解酵素による赤血球膜のN-アセチルノイラミン酸の除去.
膠質液による赤血球膜陰イオンの吸着.
低イオン強度緩衝液を用いて赤血球膜周辺の陽イオンを減少させる.

IgG抗体による非凝集

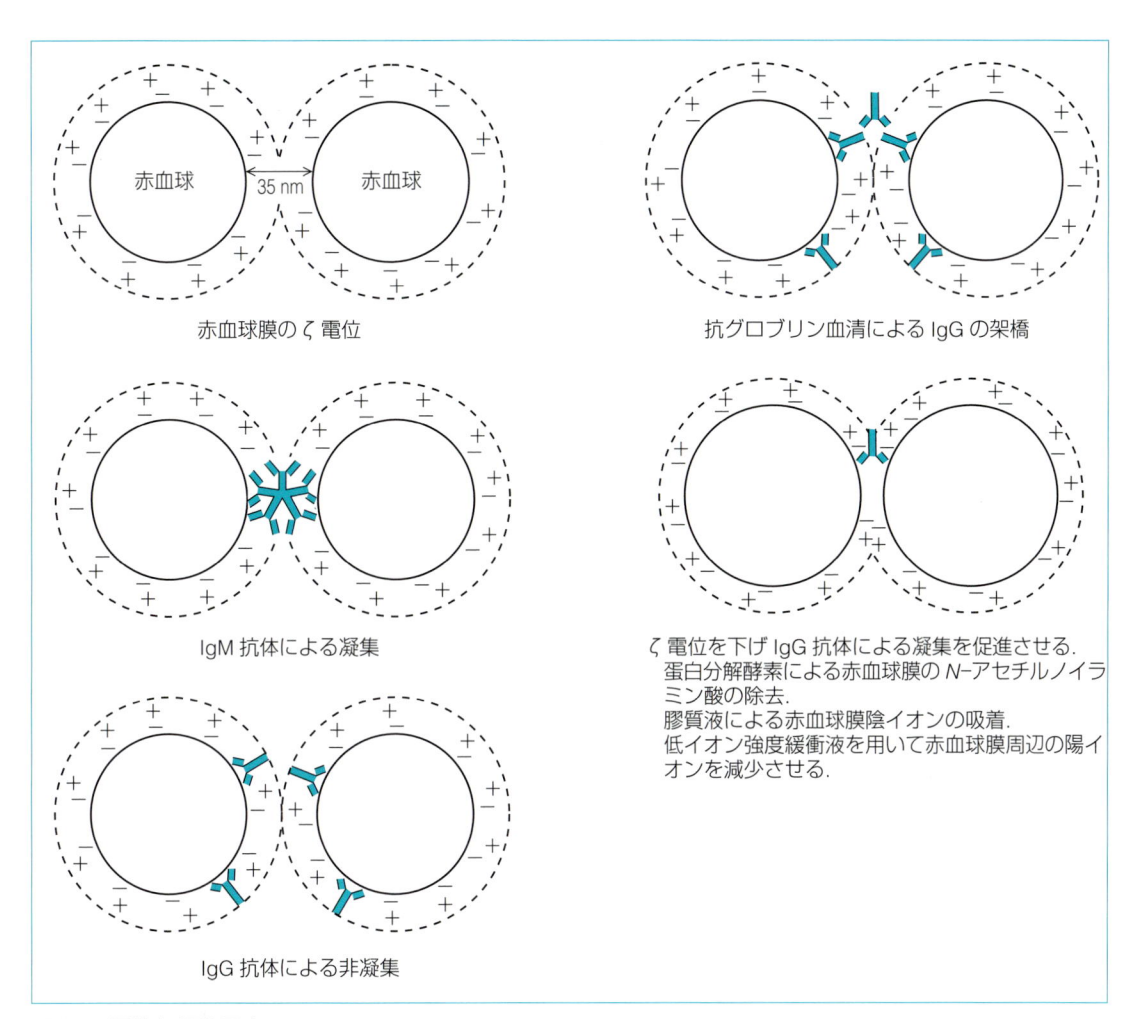

図9　ζ電位と凝集反応

3. 凝集反応の種類

a. 反応形式による分類

1) 直接凝集反応（direct agglutination）

直接凝集反応は赤血球や細菌粒子の抗原決定基に直接抗体が反応して凝集が起こるものである.

a) Widal（ウィダール）反応

チフス菌〔*Salmonella enterica* subsp. *enterica* serovar Typhi〕のO, H, Vi抗原やパラチフス菌〔*Salmonella enterica* subsp. *enterica* serovar Paratyphi A, B〕のO, H抗原に対する血清との直接凝集反応である（第12章 F, 4 サルモネラ感染症参照 → p.165）.

b) Weil-Felix（ワイル・フェリックス）反応

リケッチアの外層の可溶性抗原はプロテウス菌（*Proteus vulgaris*）のもつ抗原と交差反応する. これを利用して，プロテウス菌と血清との直接凝集反応により，発疹チフス，発疹熱，ツツガムシ病の血清診断を行う（第27章 B, 1 Weil-Felix 反応参照 → p.319）.

c) Paul-Bunnell（ポール・バンネル, P-B）反応

Epstein-Barr（エプスタイン・バー）ウイルス（EBV）感染による伝染性単核症でヒツジ赤血球（SRBC）を凝集する異好抗体が産生される. P-B反応はEBVとSRBC膜のもつ交差抗原を利用した直接凝集反応であり，伝染性単核症の血清診断に用いられる. 血清病（serum sickness）でも異好

抗体が産生されるが，ウシ赤血球煮沸浮遊液やモルモット腎煮沸乳剤で吸収するとそれぞれ異なる吸収結果を示すので両者を鑑別できる〔Davidsohn（ダビッドソン）の吸収試験〕（第2章表1参照➡p.11）．

d）寒冷凝集反応（cold hemagglutination test）

ヒト血清中には高い確率で0～4℃で自己赤血球またはO型赤血球を凝集する凝集素がみられる．これは寒冷凝集素とよばれ，健常者にもみられるがマイコプラズマ感染などにより上昇する．寒冷凝集素はIgMクラスの抗体であり，抗原はI血液型抗原であることが多い（第27章A,1寒冷凝集反応参照➡p.318）．

e）血液型判定凝集試験

血液型の判定は赤血球膜上の血液型抗原と抗血清との直接凝集反応で行う．

2）間接凝集反応〔indirect（passive）agglutination〕

可溶性抗原または抗体を粒子状の担体に結合させ，抗体または抗原と反応させると担体の凝集が起こる．この反応を間接凝集反応という．

a）受身赤血球凝集反応（passive hemagglutination；PHA）

ヒツジやニワトリ固定赤血球を担体として抗原を結合させ，抗体との反応を固定赤血球の凝集で測定する方法である．また，抗体を固定赤血球に結合させ，抗原を検出する方法を逆受身赤血球凝集反応（reversed passive hemagglutination；RPHA）という．担体に動物の赤血球を使用することから，検体中の非特異凝集物質などの影響を受けやすく，それらを防止するための吸収物質が緩衝液に添加されている．B型肝炎ウイルス（HBV）の抗HBs抗体とHBs抗原の検出や梅毒の抗TP（*Treponema pallidum* subsp. *pallidum*）抗体検出（Treponema pallidum hemagglutination；TPHA），C型肝炎ウイルス（HCV）の抗HCV抗体の検出などに応用されている．

b）粒子凝集法（particle agglutination；PA）

ゼラチン粒子を担体として抗原を結合させ抗体との反応をゼラチン粒子の凝集として測定する方法である．非特異凝集反応がPHAに比較して少ない．抗HIV抗体，抗TP抗体検出（Treponema pallidum particle agglutination；TPPA），抗マイコプラズマ抗体，抗HCV抗体の検出に応用されている（**カラー図譜口絵5参照**）．

c）ラテックス凝集法（latex agglutination；LA）

ラテックス粒子を担体として抗体または抗原を結合させ抗原または抗体を検出する方法である．リウマトイド因子（RF），HBVのIgG-抗HBc抗体の検出などに応用されている．

3）赤血球凝集抑制試験（hemagglutination inhibition test，HI試験）

いくつかのウイルスは赤血球凝集素（hemagglutinin；HA）を介して宿主細胞のレセプターに吸着する（**表1**）．インフルエンザウイルスのHAと宿主の細胞表面レセプターの吸着機構はよく知られている．A，B型インフルエンザウイルスのHAは宿主のレセプターのシアル酸末端の糖鎖に結合すると考えられている．ニワトリ，モルモット，ヒトの赤血球膜にも類似の構造がみられることから，ウイルスがそれらと結合し赤血球を凝集させる．このHAに対する抗体はHI抗体とよばれ，ウイルスによる赤血球の凝集を阻止する．HI抗体価を測定することでウイルス感染の血清診断を行ことができる（第27章D,1赤血球凝集抑制反応によるウイルス抗体価の測定参照➡p.328）．

表1 赤血球凝集ウイルス

ウイルスの種類	赤血球の種類
インフルエンザウイルスA，B	ニワトリ，モルモット，ヒト
パラインフルエンザウイルス	ニワトリ，モルモット，ヒト
流行性耳下腺炎（ムンプス）ウイルス	ニワトリ
日本脳炎ウイルス	1日ヒナ，ガチョウ
風疹ウイルス	1日ヒナ，ガチョウ
麻疹ウイルス	ミドリザル

C 溶解反応

　赤血球，細胞，細菌などの細胞膜の抗原に抗体と補体が結合することで細胞膜が傷害される反応を溶解反応（lytic reaction）という．

1. 溶解反応に関与する抗原

　抗原は細胞，赤血球，細菌であり，反応が細胞に起これば細胞溶解（cytolysis），赤血球では溶血（hemolysis），細菌では溶菌（bacteriolysis）という．

2. 溶解反応に関与する抗体

　溶解反応にはIgM，IgG1，IgG3クラスの抗体が関与し，IgG2は弱く，IgG4と他のクラスは関与しない．

a. 溶菌素（bacteriolysin）

　抗原が細菌の場合に溶菌させる抗体を溶菌素という．

b. 溶血素（hemolysin）

　抗原が赤血球の場合，溶血させる能力のある抗体を溶血素という．免疫検査に汎用される溶血素はウサギにSRBCを免疫して作製する．溶血素は両受体（amboceptor）ともよばれ，SRBCに感作したものをEAという．EAは溶血を指標として血清補体価の測定（CH50法）や補体結合反応に用いられる．異好抗体であるForssman（フォルスマン）抗体も補体の存在下でSRBCを溶血させる．発作性寒冷血色素尿症患者の血清には低温で自己赤血球を溶血させる自己溶血素がみられる．

c. リンパ球細胞傷害試験（lymphocyte cytotoxicity test；LCT）

　代表的な細胞傷害試験にHLAタイピングがある．HLAのタイピングはリンパ球のHLA抗原

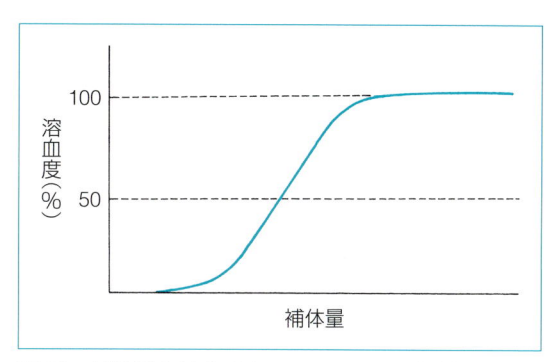

図10　補体量と溶血度（von Kroghの曲線）

に対する抗体とウサギ血清を補体源として行う．

3. 溶解反応の機序

　溶解反応は抗原抗体反応に次いで抗体のFcを介した補体の古典経路の活性化により起こる．抗原抗体反応は4℃でも起こるが，補体の活性化は37℃で起こる．古典経路の活性化にはCa^{2+}とMg^{2+}イオンが必要である．

4. 血清補体価の測定

　血清補体量の測定はEAの溶血を指標に行われる．補体量は一定数のEAを溶血させる補体の最高希釈倍数で表していたが，100％溶血度を指標とすると，補体量と溶血度の相関が正確に求められなかった．これに対して，50％溶血度を指標とすれば正確な相関が得られた（図10）．このことから，一定数（5×10^{8}個/7.5 mL）のEAを50％溶血させるのに必要な補体量を補体価1CH50として表し，血清の補体量の測定が行われる．

5. 補体結合（CF）試験

　抗原抗体反応を補体の消費を介して定量する試験を補体結合試験（complement fixation test；CF test）または補体結合反応〔complement fixation（CF）reaction〕という．第1相として，既知抗原に検体（抗体）を加え，さらに一定量の補体を加える．次いで第2相として，EAを加える．検体中

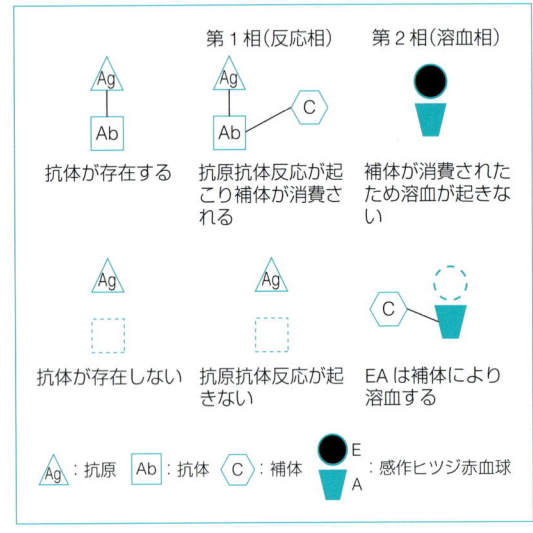

図11 補体結合(CF)反応の原理

に抗体が存在すれば，補体が消費されるが，抗体がなければ補体は消費されていないので，EAと反応して溶血が起こる(**図11**)．SRBCの数，感作する溶血素の力価📖，加える補体の量などの正確な計測が必要であり，EAと補体の調整はCH50法に従い行う．また，反応には最適比があり，あらかじめ既知抗原と陽性血清を用いたボックス力価測定法の反応域から抗原の至適力価を定める必要がある．抗体の検出だけでなく，抗原も既知抗体を用いれば測定可能である．補体にはモルモットの血清を用い，被検血清は非動化する．CF試験はウイルス，マイコプラズマ，リケッチア感染での抗体価測定に用いられる〔第28章 B CH50法を用いた補体結合反応(試験)参照→ p.335〕．

6. 特殊な溶解反応

a. Middlebrook-Dubos(ミドルブルック・デュボス)溶血反応

ツベルクリン多糖体を結合させたSRBCが結核患者血清と補体により溶血する反応であり，結核感染の血清診断に用いられる．

b. Ham(ハム)試験

発作性夜間血色素尿症患者の赤血球を0.2 N HClで酸性化(pH 6.5)した新鮮正常血清中に置き，37℃に加温すると補体の別経路活性化により溶血が起こる．また，この反応はウシトロンビンの添加により強められる．これをトロンビン試験またはCrosby(クロスビー)試験という(第28章 C Ham試験参照→ p.340)．

c. 溶血斑形成(plaque forming cell；PFC)

SRBCで免疫したマウスの脾細胞とSRBCを寒天内で混合して平板をつくり，37℃で培養したあと，補体を上から加えると細胞の周りの赤血球が溶血し，円形の透明な溶血斑が認められる．これをdirect PFCという．このPFCは，細胞から産生されたIgMと加えた補体により起こる．この系に抗マウスIgGを加えてから補体を加えると，IgG産生細胞も検出できる．これはindirect PFCとよばれる．また，赤血球に抗原を結合させれば，抗原特異的に抗体産生細胞の検出ができる(第31章 A 抗体産生細胞の検出参照→ p.357)．

D 中和反応

細菌の感染による生体への傷害機構には，細菌の増殖に伴うものと細菌の産生する毒素に起因するものとがある．毒素産生性細菌感染の患者の回復期には，それらの毒素を中和する抗体がみられる．また，ウイルス感染後にはウイルス粒子に対するいくつかの抗体が検出されるが，回復期にはウイルスの感染を防止する能力のある抗体が出現する．細菌毒素の無毒化やウイルスの感染防止に作用する抗体を中和抗体といい，試験管内で中和抗体と毒素，ウイルスとを反応させる試験を中和反応(neutralization)または中和試験(neutralization test；NT)という．

1. 毒素

抗原となる毒素には細菌性，動物性，植物性由来がある．細菌毒素にはジフテリア毒素，破傷風毒素，ガス壊疽毒素（ウェルシュ菌産生），ボツリヌス毒素，コレラ毒素，ベロ毒素（腸管出血性大腸菌産生），百日咳毒素などがある．また，動物性毒素であるハブ，マムシ，コブラ，サソリ，フグの毒や植物性毒素のヒマシの種子のリシンなども抗原となる．

2. 中和反応に関与する抗体

中和反応に関与する抗体はIgG抗体である．特にウイルスに対する中和抗体はIgG1とIgG3クラスであり，量的にはIgG1が多い．毒素に対する中和抗体は，特に**抗毒素**といわれる．抗毒素は毒素に結合するとその毒性を失活させる．しかしながら，その反応は可逆的であり，抗毒素が解離すると毒性が復活する．

3. トキソイド

毒素をホルマリンや酵素を用いて処理し，抗原性を保ったまま毒性を失活させた物質を**トキソイド**（toxoid）という．ジフテリア毒素と破傷風毒素〔テタノスパスミン（tetanospasmin）〕は細胞のレセプターに結合する部位と毒性の活性基とが異なる．ジフテリアと破傷風のワクチンには，毒性のみを失活させ，レセプター結合部位の抗原性を保った状態にしたトキソイドが用いられる（第12章表4参照 ➡ p.157）．

4. 中和反応の種類

a. 細菌毒素の試験管内中和反応

溶血性レンサ球菌の産生する溶血毒ストレプトリジン（streptolysin）O（SLO）がウサギまたはヒトの赤血球を溶血させる．**抗SLO抗体**（anti-SLO；ASLO）がSLOによる溶血をどれだけ阻止するかを測定する（ASLO価測定）．ASLO価の上昇はA群レンサ球菌感染の指標になる（第29章A, 1 Rantz-Randall法参照 ➡ p.343）．

b. ウイルスの中和試験

ウイルスに感受性のある細胞をシャーレに培養し，そこにウイルスを加えると細胞は形態学的変化，崩壊，封入体の形成などを起こす．この現象を**細胞変性効果**（cytopathic effect；CPE）という．これは顕微鏡下で観察できる．ある一定の感染価をもつウイルスと連続希釈した血清（抗体）とをそれぞれ混合したあと，培養細胞に接種してCPEの50％抑制を指標として中和抗体価を算出する．

5. 抗毒素療法

ジフテリア，破傷風，ヘビ毒などのトキソイドをウマに免疫して得られた抗毒素を治療に用いることを**抗毒素療法**という．しかしながら，ウマの抗毒素はヒトには抗原となるため，ウマ血清に対する抗体が産生され，**血清病**（serum sickness）を起こすことがある（第11章 A, 3, C. 血清病参照 ➡ p.145）．

E 標識抗体法による免疫組織化学

抗体に蛍光色素や酵素などを標識し，組織切片上の抗原と反応させ，顕微鏡下で標識物を指標として細胞・組織の抗原の有無や存在部位を観察する方法を**免疫組織化学**（immunohistochemistry）という．また，組織切片をhematoxylin, eosin（HE）などで染色する方法に対して，抗体の特異性を利用した染色法であることから，**免疫染色**（immunostaining）ともよばれる．電子顕微鏡レベルでは標識物に金コロイド粒子も用いられる．

1. 蛍光抗体法

蛍光色素を標識した抗体を用いて蛍光顕微鏡下で組織切片上の抗原解析を行う標識抗体法を**蛍光抗体法**〔immunofluorescence（IF），fluorescent

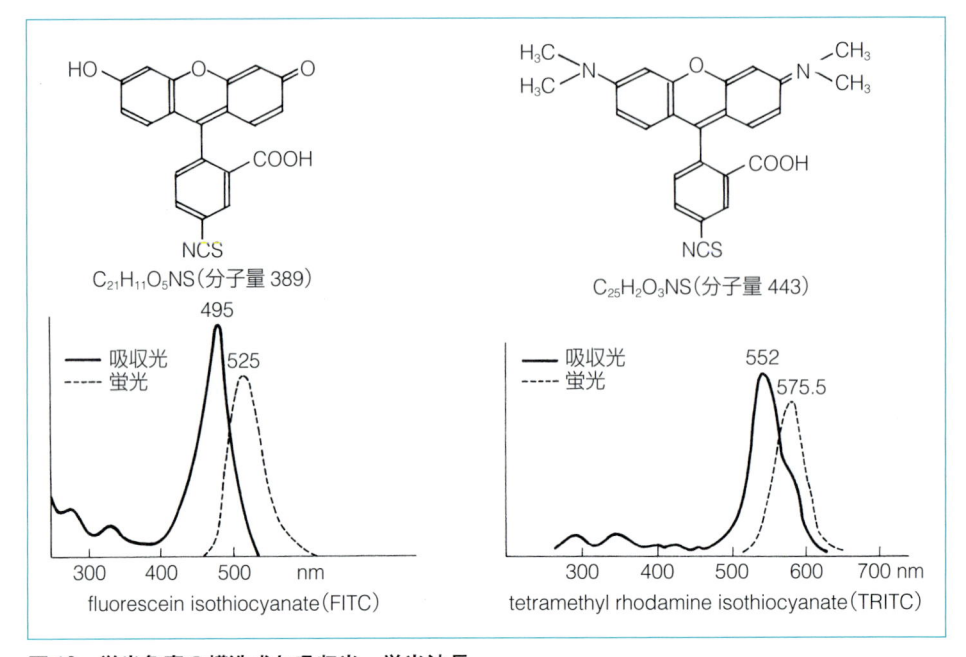

図12 蛍光色素の構造式と吸収光・蛍光波長
吸収光と蛍光の波長の重ならない部分を利用して励起し，発した蛍光の一部のみを観察する．

antibody technique）という．

a. 標識蛍光色素と蛍光顕微鏡

　一般的に用いられる蛍光色素はフルオレセインイソチオサイアネート（fluorescein isothiocyanate；FITC）とテトラメチルローダミンイソチオサイアネート（tetramethyl rhodamine isothiocyanate；TRITC）である．蛍光発色の原理は基底状態の蛍光色素が光を吸収すると励起状態分子となるが，励起状態分子がもとの基底状態分子に戻るときに，蛍光を発する原理に基づく．FITCは495 nm付近で励起され，525 nm付近の蛍光を発する．TRITCは552 nm付近で励起され，575.5 nm付近の蛍光を発する（図12）．標識蛍光色素にはCy色素やAlexa Fluor®なども用いられる．

　蛍光顕微鏡の光源から発せられた光が励起フィルターを通過して標本に届くと，蛍光色素が励起によって長波長の蛍光を発する．この蛍光は接眼レンズを通して観察される．励起光は吸収フィルターで吸収されて接眼レンズには届かず，蛍光のみが接眼レンズに届く．

　蛍光顕微鏡には透過型と落射型がある．透過型は低倍率で組織の全体像を観察するのに適しており，落射型では高倍率ほどエネルギーが標本に多く当たるため，強拡大の観察に適している（図13）．蛍光抗体法は退色が起こるので，観察は1回が原則であり，結果は写真に記録する．特に，落射型ではエネルギーが多く標本に当たるため退色が早い．

b. 蛍光色素の抗体への標識

　FITCのイソチオサイアネート基は抗体のアミノ基にpH 9.0付近で結合する．FITC標識抗体は，FITCと抗体の反応後，未結合の色素をゲル濾過で除き，蛍光色素（F）と抗体（P）分子の結合比（F/Pモル比）が1～3のものをDEAEセルロースなどのイオン交換クロマトグラフィにより分離することで得られる．F/P比が高いと発色は強いが，非特異的反応も強まる．

c. 蛍光抗体法の種類（図14）

1）直接蛍光抗体法（direct immunofluorescence）
　特異抗体に直接蛍光色素を標識して行う方法で

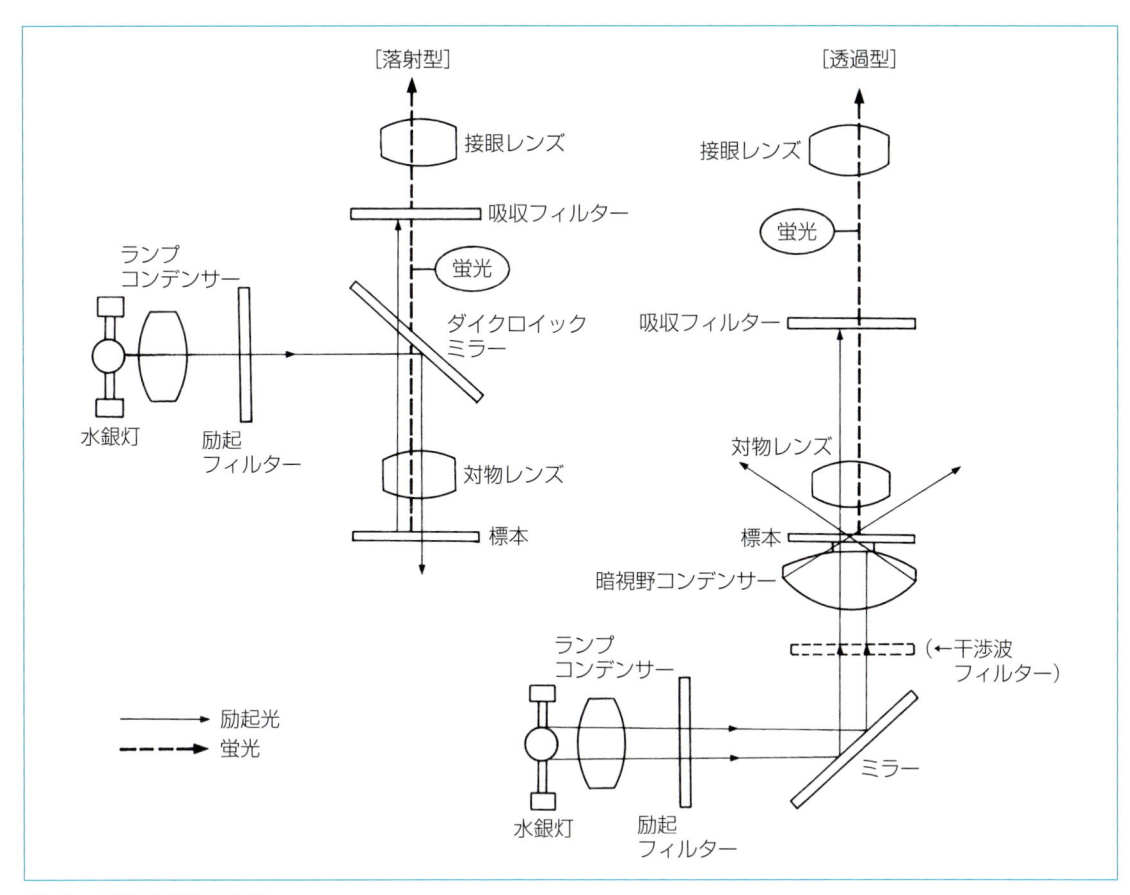

図13 蛍光顕微鏡の原理

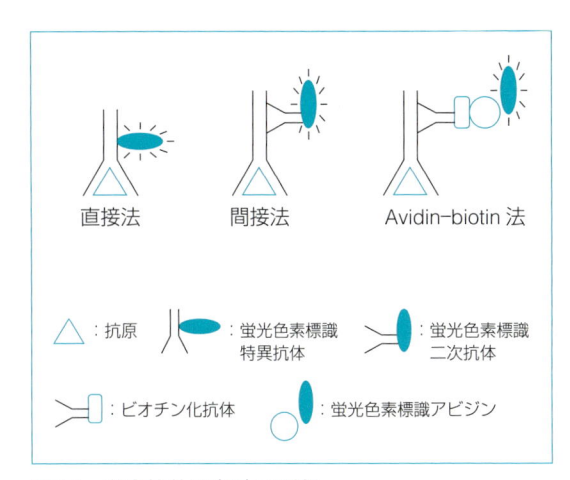

図14 蛍光抗体法(IF)の種類

ある．非特異的反応は少ないが，多くの抗体を使用するときには向かない．また，検出感度が低い欠点もある．

2) 間接蛍光抗体法 (indirect immunofluorescence)

特異抗体を一次抗体として細胞・組織に反応させ，一次抗体に用いた動物のIgGまたは免疫グロブリンに対して作製した抗体に蛍光色素を標識したものを二次抗体として用いる．たとえば，一次抗体がウサギであれば，二次抗体にはFITC標識抗ウサギIgG抗体またはFITC標識抗ウサギ免疫グロブリンを用いる．

間接蛍光抗体法は一般に用いられる方法であり，同一動物種の特異性の異なる一次抗体に標識二次抗体が共通に使用できる．免疫検査では抗核抗体検査〔第30章 A, 1. 抗核抗体検査法参照→p. 348, **カラー図譜口絵1, 2, 3, 4参照**〕，梅毒抗TP抗体検出〔第30章 A, 5. FTA-ABSテスト(梅毒トレポネーマ蛍光抗体吸収試験)参照→p. 352〕に利用される．

3）Avidin-biotin 法

アビジン（avidin）📖がビオチン〔biotin（ビタミン H）📖〕と高い親和性をもつことを利用した方法であり，アビジン 1 分子にビオチン 4 分子が結合する．ビオチンを結合させた二次抗体に蛍光色素を標識したアビジンを反応させる．

Avidin-biotin 法は感度がよい方法であるが，肝，腎，脂肪組織，消化管粘膜，乳腺には内因性ビオチンが多く含まれることから，それらを標本に用いる場合，あらかじめ内因性ビオチンをブロックする必要がある．通常，非標識アビジンと内因性ビオチン 1 分子を反応させ，非標識ビオチンで非標識アビジンの残りの 3 分子をブロックする方法が行われる．凍結切片を用いたときは特に注意が必要である．

2．酵素抗体法

酵素を標識した抗体を用いて光学顕微鏡下で組織切片上の抗原解析を行う標識抗体法を酵素抗体法（enzyme antibody technique）という．染色は酵素と基質の反応により生じる酸素により，同時に加えた不溶性色素が発色して反応部位に沈着する原理に基づく．酵素抗体法では，標識に用いる酵素の種類により，細胞・組織に存在する内因性酵素の非特異的反応を考慮する必要がある．内因性酵素の除去には，あらかじめ組織に基質を反応させてから試験を行う方法がとられる．蛍光抗体法とは異なり，パラフィン切片標本を用いれば長期保存が可能であり，標本自体も対比染色により全体像が観察できる利点がある．よく用いられる酵素は**西洋ワサビのペルオキシダーゼ**（horseradish peroxidase）である．ペルオキシダーゼの基質は H_2O_2 であり，色素には不溶性のジアミノベンチジン（diaminobenzidine；DAB）やナフトール（naphthol）が用いられる．

酵素抗体法は電子顕微鏡レベルでも可能である．DAB 反応生成物をオスミウム固定することで電子感度の高いオスミウムブラック（osmium black）を形成させる（osmification）．蛍光抗体法と同様に直接法，間接法，ABC（avidin-biotinylated pexoxidase complex）法がある．ABC 法では，一次抗体を反応させ，未反応の抗体を洗浄により除く．次いで biotin 標識二次抗体を反応させ，同様に未反応の抗体を洗浄により除き，それらに酵素を結合させた 3 分子の biotin と avidin の複合体を加え洗浄後，基質を加えて発色させる．間接法に比較して感度がよい．

F 標識抗体（抗原）による免疫測定法

標識免疫測定法は抗体または抗原に酵素，蛍光色素，発光物質，放射性同位元素などを標識して抗原または抗体と試験管内で反応させ，反応後の標識物の量を指標に抗原または抗体を定量するものである．生体内微量物質の測定に適しており，簡便で短時間に実施でき，かつ再現性のよい成績が得られる．

標識免疫測定法には，反応の過程で未反応の抗体（free；F）と結合した抗体（bound；B）とを洗浄により分離（B/F 分離）する必要のある不均一法と B/F 分離の必要がない均一法がある．

表 2 に標識免疫測定法で測定される主な物質とその測定法を示す．

1．酵素免疫測定法

抗原または抗体に酵素を標識し，抗原抗体反応の結果を酵素反応に変換して発色させ，発色濃度を指標に抗体または抗原を定量する方法を酵素免疫測定法（enzyme immunoassay；EIA）という．抗体または抗原をプレートなどに固相化して行う EIA を特に enzyme-linked immunosorbent assay（ELISA）とよぶ．EIA には多くの方法が考案されている．標識酵素には，ペルオキシダーゼ，アルカリホスファターゼ，β-ガラクトシダーゼなどが用いられる．

a．不均一法（heterogeneous assay）

1）競合法

標識抗原（Ag^*，試薬中に一定量）と未標識抗

表2 標識免疫測定法により測定される主な物質と抗体

測定物質	測定法	測定物質	測定法
〔下垂体機能〕		〔アレルギー検査〕	
甲状腺刺激ホルモン(TSH)	CLIA, CLEIA, ECLIA	総 IgE	CLIA, CLEIA, ECLIA, RIA
成長ホルモン(GH)	RIA, CLEIA	アレルゲン特異的 IgE	FEIA, CLEIA, EIA, RIA
黄体化ホルモン(LH)	RIA, EIA, ECLIA	〔感染症〕	
副腎皮質刺激ホルモン(ACTH)	CLEIA, ECLIA	抗 HAV 抗体	EIA, CLIA, CLEIA, RIA
プロラクチン	CLIA, ECLIA	HBs 抗原	RIA, EIA, CLIA, CLEIA, IC
抗利尿ホルモン(ADH)	RIA	抗 HBs 抗体	RIA, EIA, CLEIA, IC
オキシトシン	RIA	抗 HBc 抗体	RIA, EIA, CLIA, CLEIA
ソマトスタチン	RIA	抗 HCV 抗体	EIA, CLEIA
〔甲状腺機能〕		HCV コア抗原	EIA, CLEIA
血清総サイロキシン(T_4)	EIA, CLIA, CLEIA, ECLIA	HIV 抗原	CLIA, CLEIA, IC
フリートリヨードサイロニン(FT_3)	EIA, CLIA, CLEIA, ECLIA	抗 HIV 抗体	EIA, CLIA, CLEIA, IC
フリーサイロキシン(FT_4)	EIA, CLIA, CLEIA, ECLIA	麻疹(IgM, IgG 抗体)	EIA
Reverse T_3	RIA, CLIA	風疹(IgM, IgG 抗体)	EIA, FEIA
サイロキシン結合グロブリン(TBG)	RIA	ムンプスウイルス(IgM, IgG 抗体)	EIA
〔膵・消化器〕		サイトメガロウイルス(IgM, IgG 抗体)	EIA
インスリン	EIA, CLIA, CLEIA, ECLIA	トキソプラズマ(IgM, IgG 抗体)	FLEIA
C-反応性蛋白(CPR)	EIA, CLIA, CLEIA, ECLIA, RIA	ロタウイルス抗原	FEIA, IC
グルカゴン	RIA	抗 TP 抗体	IC, CLIA, CLEIA
インスリン抗体	RIA	インフルエンザウイルス抗原	IC
ガストリン	RIA	アデノウイルス抗原	IC
トリプシン	RIA	肺炎球菌抗原	IC
〔副腎皮質機能〕		レジオネラ抗原	IC
コルチゾール	EIA, CLIA, CLEIA, ECLIA, RIA	〔癌関連抗原〕	
アルドステロン	RIA	AFP	EIA, CLIA, CLEIA, ECLIA, RIA
アンドロステロン	CLEIA, RIA	CEA	EIA, CLIA, CLEIA, ECLIA, RIA
コルチコステロン	RIA	CA125	EIA, CLIA, CLEIA, ECLIA, RIA
コルチゾン	RIA	CA19-9	EIA, CLIA, CLEIA, ECLIA, RIA
〔性機能〕		CA15-3	EIA, CLIA, CLEIA, ECLIA, RIA
エストロゲン	EIA, CLIA, CLEIA, RIA	PSA	EIA, CLIA, CLEIA, ECLIA, LPIA
プロゲステロン	EIA, CLIA, CLEIA, ECLIA, RIA	〔その他〕	
テストステロン	EIA, CLIA, CLEIA, ECLIA, RIA	ジゴキシン	EIA, CLIA, CLEIA, LPIA
〔胎盤機能〕		カルシトニン	RIA
hCG	EIA, CLEIA, ECLIA	PTH	RIA
HPL	RIA, EIA	PGE_2	EIA

CLIA：chemiluminescent immunoassay；化学発光免疫測定法
CLEIA：chemiluminescent enzyme immunoassay；化学発光酵素免疫測定法
EIA：enzyme immunoassay；酵素免疫測定法
ECLIA：electrochemiluminescent immunoassay；電気化学発光免疫測定法
FEIA：fluorescent enzyme immunoassay；蛍光酵素免疫測定法
IC：immunoclomatographic assay；イムノクロマト法
RIA：radioimmunoassay；放射免疫測定法
LPIA：latex photometric immunoassay；ラテックス近赤外線比濁法

原(Ag，検体中に未知量)が共存しているとき，抗体(Ab)を加えて反応させると，Ag*とAgとは競合してAbと結合するため，抗原抗体複合物のAg*-AbとAg-Abの比は両者の最初の量的比に比例する．Ag*だけについて見ると，結合したもの(B)と遊離のもの(F)とがあり，B/(B+F)はAgの量によって左右される(図15a)．そこで種々の量のAgを加えてB/(B+F)比を調べて検量線をつくれば，未知量のAgを測定できる．

2) サンドイッチ法

非標識固相化抗体に抗原(検体)を加えて反応させ，洗浄によりB/F分離する．標識二次抗体を加え反応させ，2つの抗体で抗原をサンドイッチ

54　I．総論

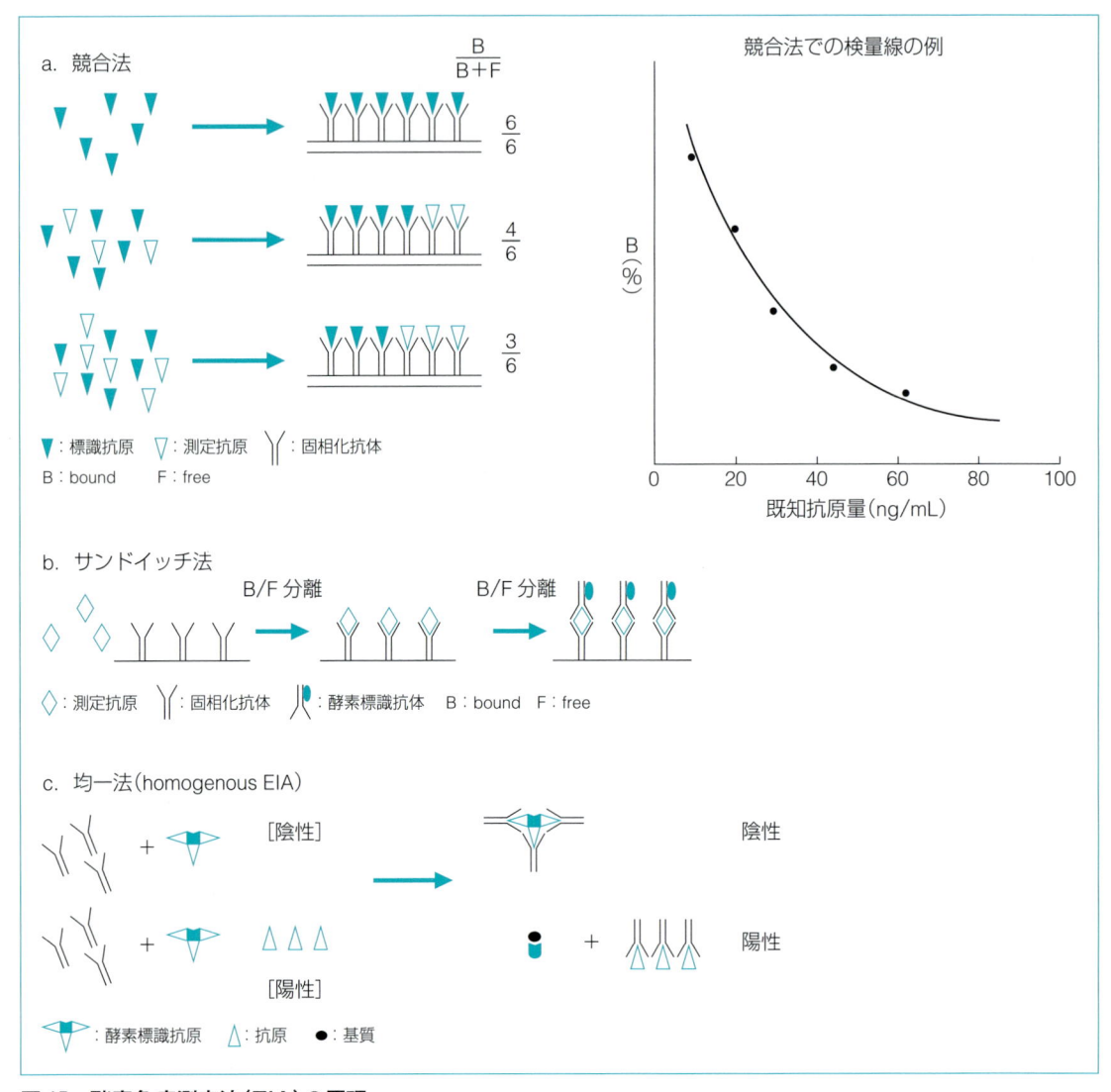

図15　酵素免疫測定法（EIA）の原理

状にする．次いでB/F分離後に基質を加える方法である．抗原には少なくとも2つ以上の抗原決定基が必要である（図15b）（第30章 B, 1．サンドイッチ酵素免疫測定法によるHCVコア蛋白の測定参照➡ p.354，カラー図譜口絵6参照）．

b. 均一法（homogeneous assay）

　enzyme multiplied immunoassay technique（EMIT®, Syva®）とも称され，特許登録されている独特のEIA法である．薬剤，ホルモンなどハプテンの測定に利用される．酵素標識されたハプ

テンは抗体と反応すると酵素活性が阻害される．検体中に測定しようとする未標識ハプテンが存在すれば抗体はそれらと反応し，抗体による酵素阻害が減少する．抗体に対する標識ハプテンとの競合程度により検体中のハプテン（抗原）を定量する方法である．本法はB/F分離せず，直接測定できるが，専用の分光光度計を要する（図15c）．

2. 蛍光酵素免疫測定法

　蛍光酵素免疫測定法（fluorescent enzyme immunoassay;FEIA)は，抗体または抗原に標識する酵素の基質に蛍光物質を用いる方法であり，反応量を蛍光強度で測定する．標識酵素がペルオキシダーゼの場合，3-(p-ヒドロキシフェニル)プロピオン酸(HPPA)/H_2O_2が基質として用いられる．

アルカリホスファターゼを標識酵素に用いた場合，4-メチルウンベリフェリルリン酸が蛍光基質として用いられる．

3. 蛍光偏光イムノアッセイ

分子量の小さな物質は溶液中で活発なブラウン運動をしている．蛍光物質を標識した分子量の小さな抗原に蛍光励起光を照射しても，蛍光偏光度はブラウン運動による散乱効果のために小さい．蛍光物質標識抗原に抗体が結合すると分子量が大きくなることから，運動量が減少して蛍光偏光度が増加する．この原理を利用して競合法による抗原測定を行う標識免疫測定法を蛍光偏光イムノアッセイ(fluorescence polarization immunoassay;FPIA)という．均一系では抗体に対して一定量の蛍光物質標識抗原と検体(抗原)を競合させる．検体中の抗原が多ければ，未反応の標識抗原が多く存在し，蛍光偏光度が小さくなる．あらかじめ既知濃度の抗原を用いて検量線を作成して検体の抗原濃度を算定する．FPIAはハプテンなどの低分子抗原の検出に利用されている．

4. 発光免疫測定法

発光免疫測定法(luminescence immunoassay)は抗体または抗原に発光物質を標識して行う免疫測定法である．基底状態の発光物質はエネルギーを受けると励起状態となる．励起状態の発光物質は基底状態に戻るときに発光エネルギーを発する．

代表的な発光免疫測定法に，発光物質を直接，抗体(または抗原)に標識する化学発光免疫測定法，酵素標識抗体(または抗原)の基質に化学発光物質を用いる化学発光酵素免疫測定法，電気エ

ネルギーで発光物質を励起状態にする電気化学発光免疫測定法がある．これらの測定法は従来の標識抗体法に比較して測定感度がよく，ホルモン，HBV，HVCの抗原または抗体，腫瘍関連抗原の測定に用いられ，全自動化されている(表2).

a. 化学発光免疫測定法

化学発光免疫測定法(chemiluminescent immunoassay;CLIA)では発光物質であるアクリジニウムエステル(acridinium ester;AE)誘導体が抗体の標識物として用いられる．AEはアルカリ性の条件下でH_2O_2と反応して発光する(図16a)．AE標識抗体-抗原-磁性粒子結合抗体の複合体を磁石で集磁してB/F分離したあとに発光させる．発光物質にはルミノールやイソルミノールなども用いられ，それらはH_2O_2の存在下でペルオキシダーゼで触媒され発光する．

b. 化学発光酵素免疫測定法

化学発光酵素免疫測定法(chemiluminescent enzyme immunoassay;CLEIA)では抗体に標識する酵素の基質に発光物質を用いることで，基質が酵素により触媒され発光する(図16b)．B/F分離が必要であり，抗原を磁性粒子標識抗体と反応させ磁石を用いてB/F分離する方法やビオチン化抗体とストレプトアビジン結合磁性粒子で同様に集磁してB/F分離する方法などがある．B/F分離した磁性粒子標識抗体に結合した抗原に酵素標識抗体を反応させ，B/F分離後に発光基質を加える．代表的発光基質にはルミノール系とジオキセタン系がある．ルミノールはH_2O_2の存在下でペルオキシダーゼに触媒され中間体を経て3-アミノフタレートジアニオンが生成され同時に発光する．また，この反応にヨードフェノールを添加することで発光が強まる．ヨードフェノールのような物質をエンハンサーといい，ホタルのルシフェリンもエンハンサーとして用いられる．ジオキセタン系のAMPPD〔3-(2'-スピロアダマンタン)-4メトキシ-4(3"ホスホリルオキシ)-フェニル-1,2-ジオキセタン〕はアルカリホスファターゼに触媒され中間体を経てアダマンタ

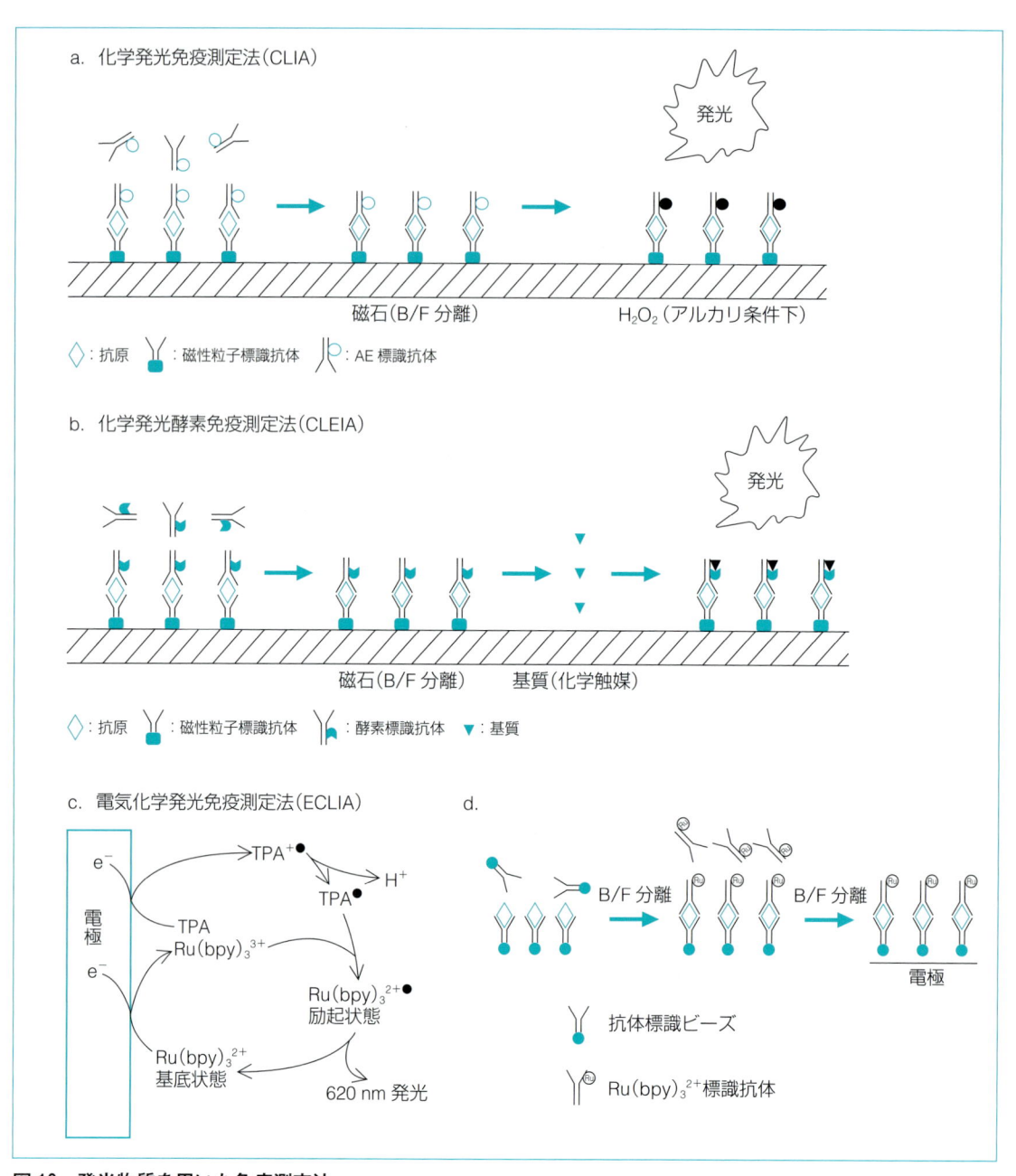

図16　発光物質を用いた免疫測定法

ノン●と発光物質をつくる．発光基質にはCSPD® やCDP-star™ も用いられる．

CLEIA以外に同様の原理でウエスタン・ブロット法やサザン・ブロット法も行われる．

c. 電気化学発光免疫測定法

電気化学発光免疫測定法(electro chemiluminescent immunoassay；ECLIA)では発光標識物にルテニウムビピリジル錯体〔$Ru(bpy)_3^{2+}$〕を用いる．$Ru(bpy)_3^{2+}$ は電気的エネルギーで励起し発光する．$Ru(bpy)_3^{2+}$ 標識抗体とトリプロピルアミン(TPA)溶液中の電極に電荷を加えると，電極表面に接した2価の $Ru(bpy)_3^{2+}$ は3価の $Ru(bpy)_3^{3+}$ になる．また，TPAは酸化還元反応

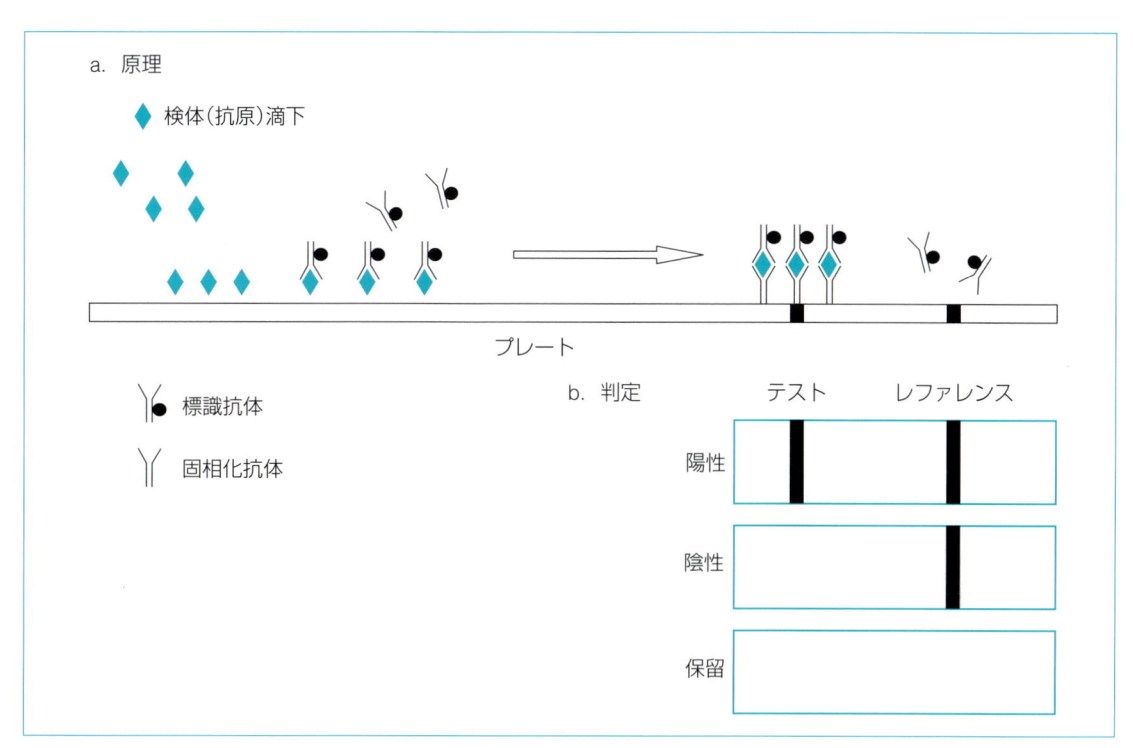

図17 イムノクロマト法(IC)の原理と判定

によりTPA⁺・陽イオンラジカルから陽イオンを放出し還元作用の強いTPA・ラジカルに変化する．TPA・ラジカルはRu(bpy)$_3^{3+}$を還元して励起状態のRu(bpy)$_3^{2+*}$にする．Ru(bpy)$_3^{2+*}$がRu(bpy)$_3^{2+}$に戻るときに発光する．この反応はTPAの存在により繰り返し起こる(図16c)．

反応は第1反応として溶液中のビーズに固相化した抗体に検体(抗原)を加えビーズを洗浄してB/F分離する．第2反応としてビーズ固相化抗体に結合した抗原にRu(bpy)$_3^{2+}$標識抗体を反応させ，B/F分離後，電極上で荷電する(図16d)．

Ru(bpy)$_3^{2+}$標識抗体に結合した抗原とビオチン化抗体とストレプトアビジン標識磁性粒子を用いて磁石でB/F分離して行う方法もある．

d. 生物発光酵素免疫測定法

生物発光酵素免疫測定法(bioluminescent enzyme immunoassay；BLIA)はホタルルシフェラーゼを標識物として行う発光免疫測定法である．ホタルルシフェラーゼは基質であるホタルルシフェリンを酸素，ATP，マグネシウムの存在下で酸化して励起状態のオキシルシフェリンを生成させる．オキシルシフェリンが基底状態に戻るときに発光する．感度が高く，ホルモンの定量などに応用されている．

5. 放射免疫測定法

抗原や抗体に放射性同位元素(RI)を標識し，放射能活性の測定により検体中の微量の抗原または抗体を測定する標識免疫測定法を放射免疫測定法(radioimmunoassay；RIA)という．ホルモンをはじめとする微量物質の検出に利用されているが，RIの取り扱いには一定の制約があるため，現在実施する施設は少ない．

6. イムノクロマト法(IC)

イムノクロマト法(immunochromatographic assay；IC)はメンブレンの上で行う標識抗体(抗

表3 イムノクロマト法(IC)による主な測定物質

ウイルス関連	細菌関連	その他
インフルエンザウイルス(抗原)	結核菌	hCG
ロタウイルス(抗原)	大腸菌 O-157	LH
RS ウイルス(抗原)	A 群溶血性レンサ球菌	ヒトヘモグロビン
ノロウイルス(抗原)	肺炎レンサ球菌	
HIV(抗原・抗体)	Legionella	
HCV(抗体)	梅毒(抗 TP 抗体)	
HBs(抗原)	Helicobacter pylori	

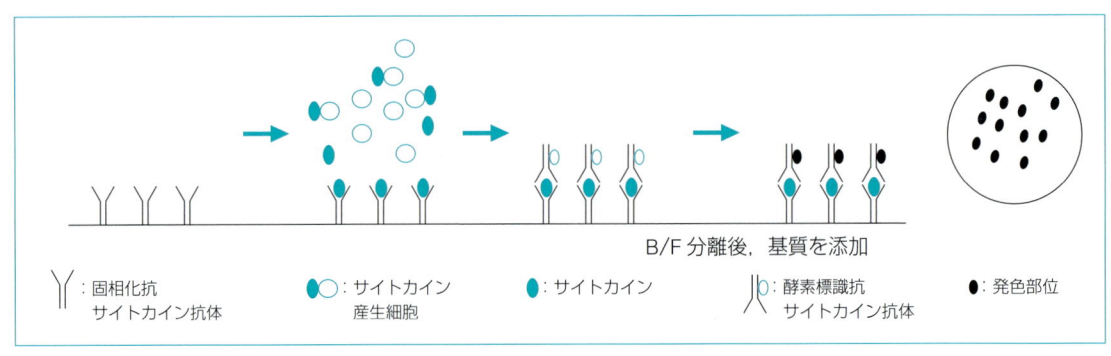

図18 ELISPOT 法によるサイトカイン産生細胞の測定

原)法である．メンブレンの一端で抗原と標識抗体を反応させ，毛細管現象を利用してテストラインまで移動させる．テストラインには固相化抗体があり，それらを捕捉する．対照として抗原に反応しなかった標識抗体がレファレンスラインに現れる．テストラインとレファレンスラインが現れた場合が陽性であり，レファレンスラインのみは陰性と判定される(図17)．標識抗体にはモノクローナル抗体が用いられ，固相化抗体にはポリクローナル抗体が用いられることが多い．標識物に酵素を用いた場合，テストラインで基質と反応させることで発色させ，ラインを形成させる．また，着色した金コロイドやラテックス粒子を用いる方法では，テストラインでそれらが密集して赤紫色のラインが形成される．

検出感度は高くはないが，簡便でしかも15分前後で判定できる利点があり，多くの感染症の簡易診断や尿中ヒト絨毛性ゴナドトロピン(hCG)の測定による妊娠診断に応用されている．また，標識抗原を用いて，抗体の測定も行われる(表3)．

7. ELISPOT 法

ELISPOT 法(enzyme-linked immunospot assay)は細胞から産生されるサイトカインなどの液性因子を標識抗体で検出する方法である．

サイトカインに対する抗体を固相化したプレートにサイトカイン産生細胞を入れインキュベートする．細胞から産生されたサイトカインと固相化抗体の反応後に B/F 分離する．次いで酵素標識抗サイトカイン抗体を添加し，B/F 分離後，発色基質を加えるとサイトカイン産生細胞が存在した部分がスポットとして現れる(図18)．

8. ウエスタン・ブロット法

SDS ポリアクリルアミド電気泳動法で分離した蛋白分子をニトロセルロース膜に転写し，一次抗体および酵素標識二次抗体を用いて分子を特定する方法をウエスタン・ブロット法(western blotting)という．分子量と抗体による特異性を利用して行う方法である(第12章図13参照→p.174)．

G 抗原抗体反応の物理的検出

沈降反応や凝集反応によって生じた不溶性の抗原抗体複合物の量を濁度や光の散乱度を測定することで定量する．

1. 免疫比濁法

免疫比濁法（turbidimetric immunoassay；TIA）はLambert-Beer（ランベルト・ベール）の法則原理に従い行う．抗原抗体反応により不溶性抗原抗体複合物が生じる．複合物の増加により濁度が増加する．複合物に光を照射すると，濁度が増加すれば，散乱光が増大して透過光が減る．入射光度と散乱光度の比から抗原抗体反応を定量する．既知の濃度より得られた検量線に基づき検体の抗原濃度を求める．反応時間を短縮させる目的でポリエチレングリコールや非イオン界面活性剤などのアクセラレーター（反応促進剤）を添加して行うことが多い．ラテックス粒子に抗原または抗体を結合させ，その凝集塊の濁度を測定するラテックス凝集免疫比濁法（latex agglutination immunoassay；LAIA）や特定の940 nmの波長を用いて専用機器により濁度を測定するラテックス近赤外線免疫比濁法（latex photometric immunoassay；LPIA）もある．TIAの感度はμg/mLであるが，LPIAではng/mLまで計測できる．免疫グロブリンの定量，補体成分，C反応性蛋白（CRP）などの測定に利用されるが，血清の溶血，乳糜，ビリルビンにより影響を受けることがある．

Lambert-Beerの法則

$A = \log I_t/I_0 = \varepsilon cl$

A：吸光度，I_t：透過光の強度，
I_0：入射光の強度，ε：溶液の分子吸光係数，
c：溶質モル濃度，l：光路の長さ

2. 比ろう法

比ろう法〔ネフェロメトリー（nephelometry）〕はRayleigh（レイリー）の法則原理に従い行う．

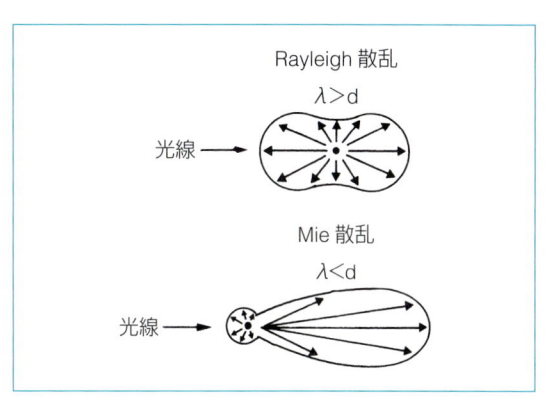

図19 光散乱

不溶性抗原抗体複合物に光を照射すると，光の散乱度は入射光の波長（λ）と粒子径（d）により決まる．λと照射距離（r）を一定にすれば，光散乱度はdの容積の2乗に比例する．$\lambda>d$のとき入射光は全域に光が散乱するRayleigh散乱を起こす．$\lambda<d$では前方散乱の強いMie（ミー）散乱が生じる（図19）．比ろう法はMie散乱を利用している．照射光にはレーザー光，ハロゲン・タングステン光，発光ダイオード光が利用される．血清免疫グロブリン，補体成分，尿中アルブミンの測定に利用される．

Rayleighの法則

$I = NV^2/\gamma^2\lambda^4 I_0$

I：光散乱度，N：粒子の数量，
V：粒子の体積，γ：受光部と散乱源の距離，
λ：波長，I_0：入射光源強度

3. フローサイトメトリ

フローサイトメトリ（flow cytometry；FCM）は細胞に光を照射して得られる散乱光や蛍光を測定して，細胞を分類し計測する方法である．分析装置は，1列の等速度の細胞流を形成するフローシステムと細胞からの信号を検知する電気系システムからなる．測定する散乱光は前方散乱光（forward scatter；FSC）と側法散乱光（side scatter；SSC）があり，FSCからは細胞の大きさが，SSCからは細胞の構造などが分析できる．FSCを縦軸に表し，SSCを横軸に表すことで細胞の種類

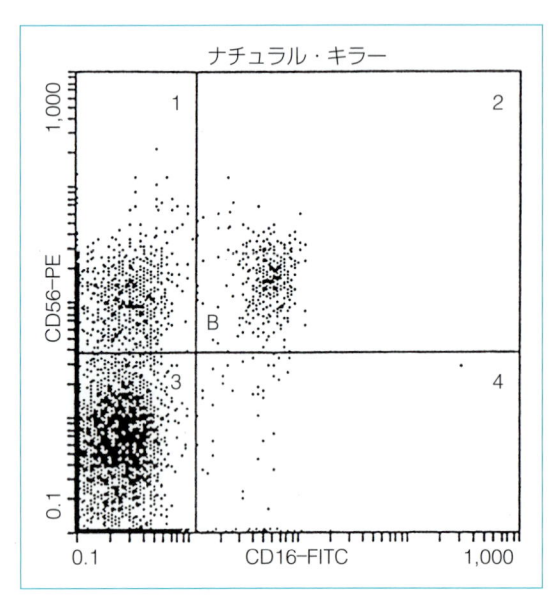

図20 フローサイトメトリによるリンパ球サブセットの解析(two color method)

を識別する．また，蛍光色素標識抗体を用いて細胞を染色し，その蛍光輝度を測定することで細胞の同定や細胞群の存在比を計測することができる．細胞分集装置機能(セルソーター)を備えている機種もある．

蛍光色素にはFITC，PE〔フィコエリスリン(phycoerythrin)〕，PerCP(ペリジニンクロロフィルプロテイン)などが用いられる．FCMでは二重染色された細胞の解析が可能であり，リンパ球サブセットの解析などに用いられる(図20)．

H 抗原抗体反応に及ぼす因子

1. 温度

試験管内抗原抗体反応は多くの場合37℃で行うが，この温度で必ずしも抗原抗体複合物が多くできるわけではない．一般に免疫抗体と抗原との反応は37℃で速く進むが，4℃で一晩(overnight)ゆっくり反応させると反応物が多くできる．また，CF反応のように4℃の反応系に組み込むことで補体の失活を防ぐことも行われる．

50℃以上では抗原からの抗体の解離が起こる．血液型判定に用いる熱解離試験(第32章 F, e. 解離試験参照➡ p.391)では赤血球に結合した抗体を57℃で解離させる．

寒冷凝集素や二相性抗体〔Donath-Landsteiner(ドナト・ランドスタイナー)抗体〕のように0～4℃でしか反応が起こらない特殊な抗体もある．

2. pH

抗原抗体反応は中性付近で行うことが多い．pH 2.0～3.0では抗体が抗原から解離する．抗原抗体反応を利用したアフィニティクロマトグラフィでは抗体と結合した抗原の解離・溶出(elution)に酸性の緩衝液(0.1 molグリシン-HCl液，pH 2.0など)を用いる．

3. 血清に含まれる物質

血清または血漿中には抗原抗体反応を阻害する物質や非特異反応を起こす物質が存在することがある．インフルエンザウイルスHI試験の際には血清中の赤血球凝集抑制物質(ムコ蛋白)と正常異種赤血球凝集素を除去してから行う．SRBCを担体としたPHA法では緩衝液に超音波で可溶化したSRBC膜を入れ，血清中の異好抗体の吸収が行われる．

抗原抗体反応を行う際には，対照(control，陽性，陰性，指示赤血球，緩衝液など)を正確に置くことが重要である．

I 各検査法の検出感度とデータの解釈

抗原抗体反応は臨床検査に広く利用されているが，検体中の対象抗原(または抗体)の濃度に適した感度の検査法を選ぶ．従来，定性的ないし半定量的な血清検査が日常検査の主流であった．標識抗体による免疫測定法が発展すると，微量物質(pg/mL～μg/mL)の定量が可能になった(表4)．また，それらを利用した自動化が進んでいる．検

表4　免疫検査の抗体検出感度

反応形式	濃度 μg/mL
沈降反応	3〜10
細菌凝集反応	1×10^{-2}
PHA	$3 \sim 6 \times 10^{-3}$
溶血反応	$3 \sim 1 \times 10^{-2 \sim -3}$
CF	1×10^{-1}
抗毒素(ジフテリア)NT	1×10^{-2}
ウイルスNT	$1 \times 10^{-4 \sim -5}$
免疫比濁法	$1 \sim 1 \times 10^{3}$
免疫比ろう法	1×10^{-1}
ラテックス比濁法	$1 \times 10^{1 \sim -3}$
イムノクロマト法	1×10^{-3}
EIA	$1 \times 10^{-3 \sim -4}$
RIA	$1 \times 10^{-3 \sim -4}$
CLIA	$1 \times 10^{-6 \sim -9}$
CLEIA	$1 \times 10^{-6 \sim -9}$
ECLIA	$1 \times 10^{-6 \sim -9}$

PHA：受身赤血球凝集反応
CF：補体結合反応
NT：中和反応
EIA：酵素免疫測定法
RIA：放射免疫測定法
CLIA：化学発光免疫測定法
CLEIA：化学発光酵素免疫測定法
ECLIA：電気化学発光免疫測定法

出感度上昇の結果，陰性対照のカットオフ値という考え方が生まれ，データの意味づけが変わった．健常者の基準分布をもとにして中央値の95%が含まれる範囲を基準範囲といい，カットオフ値とは基準範囲を基本として個々の検査項目の特性に照らし合わせ，正常とみなす値をいう．

J 免疫学に関連した遺伝子操作法

1. ポリメラーゼチェイン反応

　ポリメラーゼチェイン反応(polymerase chain reaction；PCR)は抗原蛋白が微量すぎて，その検出・同定ができない場合，または遺伝子同定が目的となる場合に，(抗原をコードする)遺伝子DNAを増幅して検出する方法である．増幅したい遺伝子の両端に相対する2種類の合成オリゴヌクレオチド(約20塩基)をプライマーとして，DNAポリメラーゼにより相補的なペプチド鎖の合成を繰り返して，特定のDNA断片を2〜3時間で約100万倍以上に増幅する．応用範囲の広い方法であり，細菌感染，ウイルス感染，HLAのDNAタイピング，親子鑑定などに利用されている．欠点として，感度がよすぎるので，わずかのDNAの混入で無関係のDNAが増幅されることやポリメラーゼが読み違えられることが稀にある．

2. サザン・ブロット法

　サザン・ブロット法(Southern blotting)は細胞よりDNAを抽出し，標識プローブでDNAを同定する方法である．DNAを制限酵素で切断して，アガロースゲル電気泳動にかけると，DNAサイズにより異なる易動度を示す．ナイロン膜にDNAをトランスファーし，標識プローブ(DNA)とハイブリダイズさせた後，標識されたバンドを検出する．

3. ノーザン・ブロット法

　ノーザン・ブロット法(northern blotting)は細胞からmRNAを採取して電気泳動を行った後，メンブレンへ移し，プローブを用いて目的のmRNAとハイブリダイズさせて，これを検出する．サザン・ブロッティングと異なり，泳動後に変性させる必要はない．不安定なRNAを保つため，リボヌクレアーゼ(RNase)の混在を防ぐ必要がある．

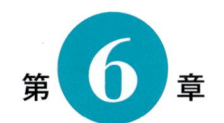

第6章
T細胞の抗原認識と主要組織適合遺伝子複合体

学習のポイント

❶ T細胞にはCD4⁺のヘルパーT(Th)細胞とCD8⁺の細胞傷害性T(Tc)細胞がある．T細胞レセプターはα鎖とβ鎖からなり，それぞれの可変部が寄り添って抗原結合部を形成している．T細胞レセプターは抗原提示細胞の細胞表面に発現した主要組織適合遺伝子複合体(major histocompatibility complex；MHC)と抗原ペプチドの複合体および異系のMHCを認識する．

❷ MHC(ヒトのHLA，マウスのH-2)はクラスⅠ，クラスⅡ，クラスⅢの分子群からなる．MHCクラスⅠ分子はα鎖とβ₂-ミクログロブリン，MHCクラスⅡ分子はα鎖とβ鎖の二量体である．MHCクラスⅠ分子のα鎖とMHCクラスⅡ分子のβ鎖にはアミノ酸変異の多様なドメインがあり，それぞれ抗原ペプチドがはまり込む溝を形成する．MHCクラスⅠ分子はほとんどの細胞に発現するが，MHCクラスⅡ分子は抗原提示細胞である樹状細胞，マクロファージ，B細胞などの限られた細胞に発現する．

❸ 細胞内で形成された抗原はプロテアソームによってペプチドに分解され，小胞体に移行してMHCクラスⅠ分子と結合し，細胞表面に発現する．細胞内に取り込まれた外来性の抗原はペプチドに分解されてMHCクラスⅡ分子と結合し，細胞表面に発現する．MHCクラスⅠ分子はTc細胞に，MHCクラスⅡ分子はTh細胞にそれぞれ抗原とともに提示される．

❹ T細胞は自己のMHC分子によって提示された抗原ペプチドを認識する．そのため各個人には細菌，ウイルスなどに対する免疫応答性が異なる．またMHC分子は移植，輸血での同種免疫や妊娠における流産の防止などに関与する．

❺ 移植において拒絶反応を避けるために移植片の提供者(donor)と受容者(recipient)のMHCを一致させることが必要である．そのためHLAのタイピングを行う．

本章を理解するためのキーワード

❶ **T細胞レセプター**
抗体と異なり，T細胞表面に発現した状態で機能する．α鎖とβ鎖からなるαβ型TCRとγ鎖とδ鎖からなるγδ型TCRがあり，前者は多様性に富み，免疫応答で主要な役割を果たす．

❷ **主要組織適合遺伝子複合体(MHC)**
個体により多様性が著しい分子の複合体であり，クラスⅠ，クラスⅡ，クラスⅢの分子グループからなる．クラスⅠ分子はTc細胞に，クラスⅡ分子はTh細胞に抗原ペプチドを提示する．ヒトのMHCはHLA，マウスのMHCはH-2である．

❸ **MHCクラスⅠ分子(HLA-A，B，C)**
赤血球を除く細胞に発現する．内在性抗原のペプチドに結合して細胞表面に発現し，Tc細胞に提示される．

❹ **MHCクラスⅡ分子(HLA-DR，DQ，DP)**
抗原提示細胞である樹状細胞，マクロファージ，B細胞などに発現する．外来性抗原のペプチドに結

合して細胞表面に発現し，Th 細胞に提示される．

❺ **MHC 拘束**

T 細胞が自己の MHC 分子とともに提示された抗原ペプチドとのみ反応することであり，抗原認識において拘束される条件である．

❻ **抗原のプロセッシング**

抗原をペプチドに分解して MHC 分子とともに細胞表面に提示する過程である．外来性抗原のプロセッシングにはリソソームの分解酵素が作用し，内在性の抗原のプロセッシングにはプロテアソームが作用する．

❼ **MHC 遺伝子**

セントロメア側よりクラス I，クラス III，クラス II 分子の遺伝子座が存在し，クラス I とクラス II 分子の遺伝子には個体間で著しい多様性を示す．

❽ **連鎖不平衡**

ある HLA 遺伝子と他の遺伝子を組み合わせた発現頻度が無作為に組み合わせた場合の頻度に偏りがあることを HLA 連鎖不平衡とよぶ．

❾ **免疫応答遺伝子**

特定の抗原に対する免疫応答性が MHC クラス II 分子に依存することから，MHC クラス II 分子をコードする遺伝子を免疫応答遺伝子という．

A　T 細胞と主要組織適合遺伝子複合体

T 細胞には他の T 細胞，B 細胞，マクロファージに働きかけて免疫応答を調節する $CD4^+$ のヘルパー(helper)T(Th)細胞と，個体にとって有害なウイルス感染細胞，腫瘍細胞，移植細胞などを破壊する $CD8^+$ の **細胞傷害性 T**(cytotoxic T；Tc)細胞〔cytotoxic T lymphocyte；CTL，Tc 細胞またはキラー(killer)T 細胞〕がある．Th 細胞も Tc 細胞も細胞表面に発現した **主要組織適合遺伝子複合体**(major histocompatibility complex；**MHC**)と抗原ペプチドの複合体あるいは異系の MHC 分子を認識する．それゆえ，T 細胞の抗原認識は T 細胞レセプター，MHC，抗原ペプチドの 3 者の相互作用によってなされる．

B　T 細胞の抗原レセプター

T 細胞抗原レセプター(T cell receptor；TCR)として α 鎖と β 鎖のダイマーを保有する T 細胞と，γ 鎖と δ 鎖のダイマーを保有する T 細胞がある．大部分の T 細胞は分子量 40～50 kD の α 鎖と β 鎖のヘテロダイマーからなる多様性に富む TCR を発現する T 細胞である．αβ 型 TCR-T 細胞は主要な免疫機能を果たす T 細胞である．α 鎖と β 鎖はそれぞれ可変部と定常部を構成する 2 つのドメインからなり S-S 結合によって結合している．これらの TCR は抗原提示細胞(antigen presenting cell；APC)上の自己 MHC 分子に結合した抗原ペプチドあるいは異系 MHC 分子を認識する(図1)．TCR と抗原の結合は MHC クラス II 分子に結合する CD4 あるいはクラス I 分子に結合する CD8 によって補強される．γδ 型 TCR-T 細胞は皮膚や粘膜組織に分布して生体を防御する．CD3 は γ 鎖，δ 鎖，ε 鎖，ζ 鎖からなり，γ-ε か δ-ε，あるいは ζ のダイマーとなって，TCR と複合体を形成している．CD3 は TCR からのシグナルを細胞内に伝える．

T 細胞レセプターの α 鎖，β 鎖，γ 鎖の遺伝子はヒトでは第 14，第 7，第 7 にあり，δ 鎖遺伝子は α 鎖遺伝子群の中間にある(図2)．α 鎖と γ 鎖は V，J，C の遺伝子，β 鎖と δ 鎖は V，D，J，C の遺伝子からなる．TCR の遺伝子再編成の機

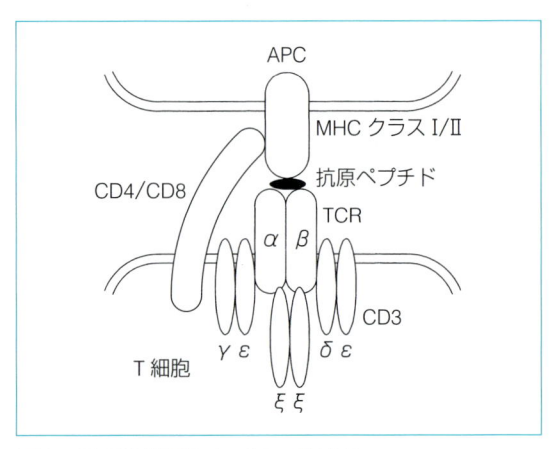

図1　T 細胞抗原レセプター複合体

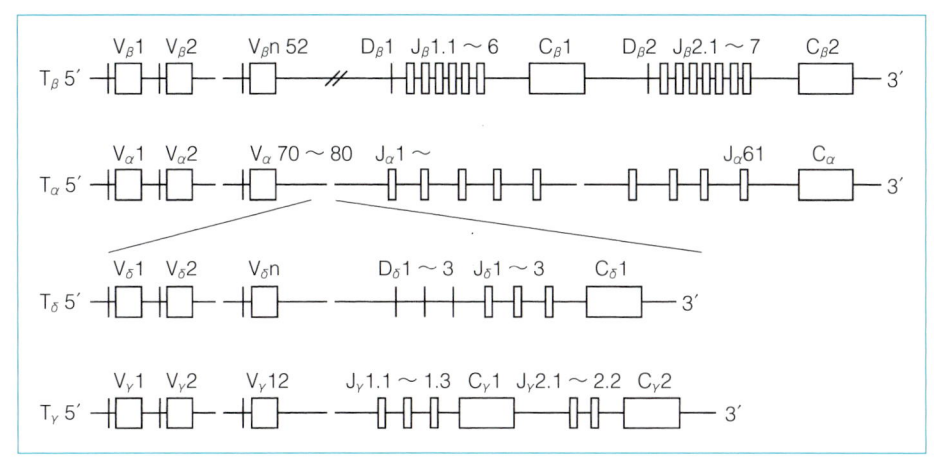

図2 ヒトのT細胞抗原レセプター遺伝子

構は抗体のそれとほぼ同じである．ヒトのV_αは70〜80，J_αは約60，V_βは約50，D_βは2，J_βは13個と推定されている．これらの数値を計算するとα鎖とβ鎖の組み合わせは10^9にも達する．ただしTCRの場合には体細胞突然変異がみられない．自己と非自己の認識を基本とするT細胞にはこれを乱すことを禁ずる機構が強く働いている．

C MHC分子（H-2，HLA抗原）

1930年代にきわめて遺伝的に均一な近交系マウス間の免疫により作製した抗血清より，第17染色体にあるH-2の遺伝子座が発見された．そして同じH-2の皮膚をマウスに移植すると生着するが，異なるH-2の皮膚を移植すると拒絶され脱落することより，H-2の遺伝子産物は移植片の生着を決める分子としてhistocompatibility-2（H-2）抗原と名づけられた．H-2抗原以外にも移植片の生着に関与する遺伝子は約30種見つかっているが，最も強く移植片に関与するH-2抗原がMHCとよばれている．

ヒトにおいては，マウスMHCのH-2抗原に相当するHLA（ヒト白血球抗原；human leukocyte antigen）抗原がある（図3）．1950年半ば，HLA抗原はフランスのDausset（ドウセイ）が頻回輸血を行った患者の血清中に，白血球を凝集する抗HLA抗体を発見したことより始まる．その後HLA抗原が移植の生着に関与するマウスのH-2抗原に匹敵するヒトのMHC分子であることがわかった．HLA抗原はマウスと同様にクラスⅠ分子，クラスⅡ，クラスⅢ分子に分類され，ヒト第6染色体の短腕部の約4,000 kbの遺伝子領域に，セントロメアから離れて主要なクラスⅠ分子のHLA-A，C，B抗原，クラスⅡ分子のHLA-DR，DQ，DP抗原の遺伝子座に規定される．クラスⅢ領域に補体成分のBf，C2，C4やTNF（腫瘍壊死因子；tumor necrosis factor），21-OHヒドロキシラーゼ，heat shock protein（HSP70）などの遺伝子座がある（図3）．HLA抗原は他の同種抗原にない多型性を示すなどのいくつかの特徴がみられ，機能面においては細菌，ウイルスなどの外敵に対する免疫応答に，臨床的には移植以外に輸血，疾患に関するきわめて重要な分子である．

D MHC分子による抗原提示

1. MHCクラスⅠ分子と機能（図4）

主要なMHCクラスⅠ分子は多型性を示すHLA-A，B，C抗原の3種である．そのほか多型性が乏しいE，F，G抗原がある．

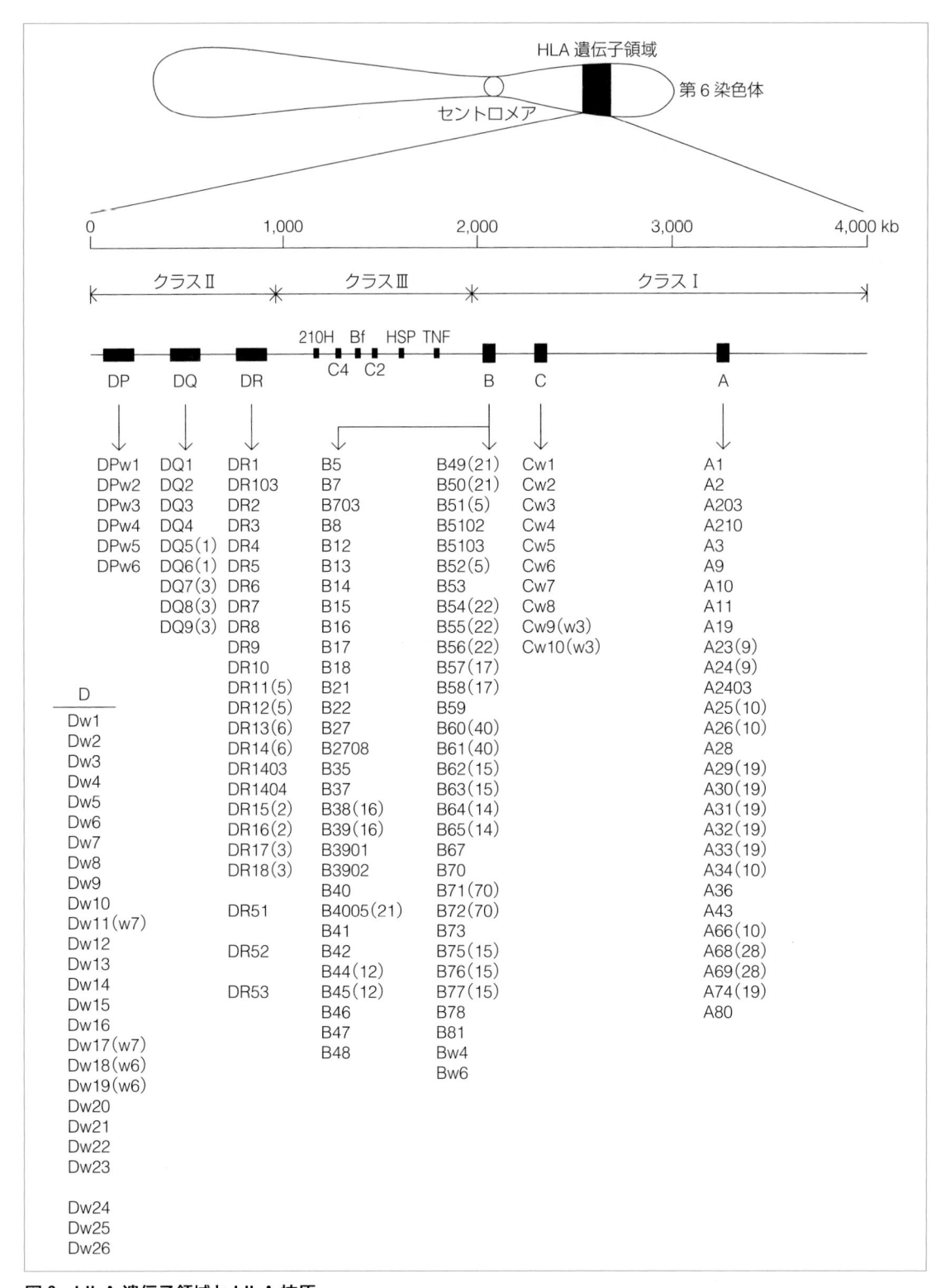

図3　HLA遺伝子領域とHLA抗原
HLA-D抗原は遺伝子座は存在せず，DR抗原を主としたクラスⅡ抗原を包括した抗原である．

クラスⅠ分子は分子量45kDのα鎖と12kDのβ₂-ミクログロブリンが非共有結合したヘテロダイマーで，α鎖はα₁，α₂，α₃ドメインからなり，主にα₁，α₂に多型性を示しクラスⅠ分子の特異性を決めている．α₃はミクログロブリンと結合してクラスⅠ分子の安定な基本構造を構成する(図4)．

さらにα₁，α₂ドメインの上部には深い溝が構築され，側壁を構成する2つのαヘリックスと底部を形成するβシートからなる．この溝状の6個(A～F)のポケットに，親和性の高い連鎖状の8～10個のアミノ酸からなる抗原ペプチドが結合する(図5)．

そして標的細胞上のMHCクラスⅠ分子と抗原ペプチドの複合体を，同一のクラスⅠ分子を発現するTc細胞のTCRが認識し標的細胞を傷害する．これらの細胞相互作用では同一のクラスⅠ分子を有した細胞間にのみ免疫反応が起こる．このことをクラスⅠ分子のMHC拘束(restriction)という(図6)．

2. MHCクラスⅡ分子と機能

主要なMHCクラスⅡ分子はHLA-DR，DQ，DP抗原の3種である．D抗原は細胞学的な検査法で最初にMHCクラスⅡ分子として発見されたが，主にDRを包括する抗原であり，D抗原の遺伝子座は存在しない．

クラスⅡ分子は分子量33～35kDのα鎖と27～29kDのβ鎖が非共有結合したヘテロダイマーで，α鎖はα₁とα₂，β鎖はβ₁とβ₂からなり，主にβ₁に多型性を示しクラスⅡ分子の特異性を決めている(図4)．

α₁とβ₁で溝を作りクラスⅠ分子と同様に，親和性の高い13～25個のアミノ酸からなる抗原ペプチドを結合する．

APC膜上のMHCクラスⅡ分子と抗原ペプチドの複合体を，Th細胞のTCRが認識しB細胞の抗体産生への分化やTc細胞への分化を誘導する(図6)．これらの細胞相互作用は細胞間のクラスⅡ分子のMHC拘束を必要とする．

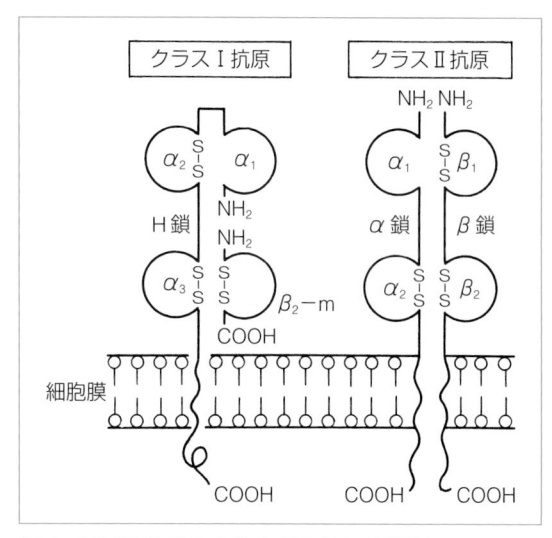

図4　MHCクラスⅠおよびクラスⅡ抗原
太字の部分にアロ抗原性がある．
〔山村雄一，他(編)：現代免疫学，第2版，医学書院，1992より改変〕

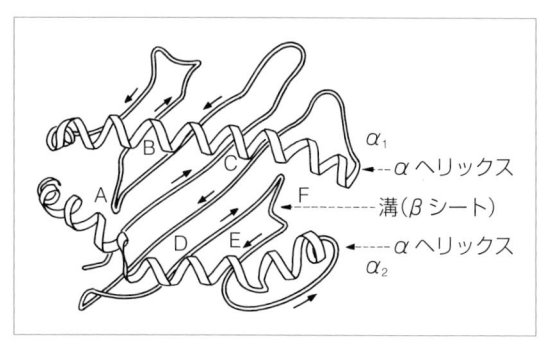

図5　クラスⅠ分子のα₁，α₂ドメイン
2つのαヘリックスの間の裂け目に抗原ペプチドがはまり込む．

3. HLAの発現とAPC (表1)

MHCクラスⅠ分子(HLA-A，B，C)はすべての有核細胞に発現し，血液細胞ではT細胞，B細胞，マクロファージ，顆粒球，血小板に存在し赤血球には証明されない．主なMHCクラスⅡ分子はAPCである樹状細胞(dendritic cell；DC)，マクロファージ，B細胞に発現するが，活性化T細胞，胸腺上皮細胞などにも発現する．またHLA-DM抗原はAPCの細胞内に局在し，細胞表面に抗原を提示する機能を有する．

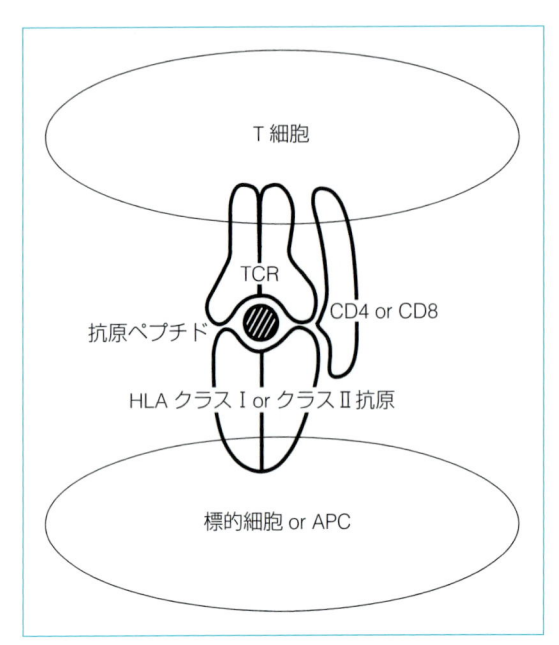

図6 HLA クラス I, II 抗原の機能と MHC 拘束
HLA クラス I もしくはクラス II 抗原と結合した抗原ペプチド(◎)を TCR(T 細胞レセプター)に提示し免疫反応が起こる．これらの細胞相互作用には，HLA の一致が必要である(MHC 拘束)．

表1 ヒトの HLA 抗原の発現分布

	クラス I 抗原	クラス II 抗原
T リンパ球	＋	－
B リンパ球	＋	＋
マクロファージ	＋	＋
樹状細胞	＋	＋
顆粒球	＋	－
赤血球	－	－
血小板	＋	－
心肝腎膵	＋	－
皮膚	＋	－
胎盤	＋	－

4. MHC クラス I, II 分子と抗原のプロセッシング

　APC によって取り込まれた外来性の蛋白抗原は分解されて抗原ペプチドとなり，クラス II 分子と結合して Th 細胞に提示され，内在性に産生されるウイルス抗原はクラス I 分子と結合して Tc 細胞に提示される．この抗原処理の過程をプロセッシング(processing)📖という(図7)．

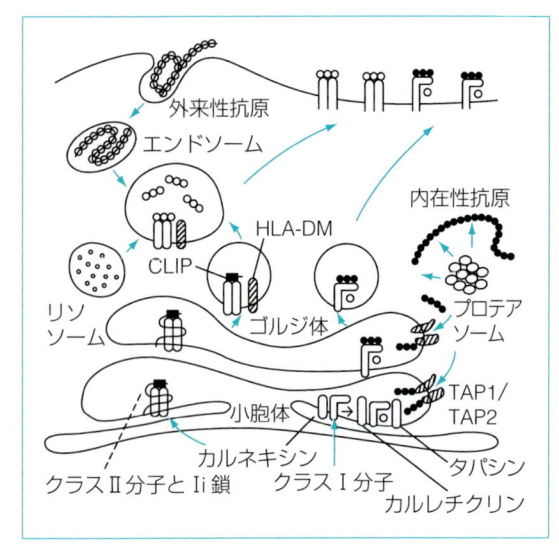

図7 外来性抗原と内在性抗原のプロセッシング

　クラス II 分子のα鎖とβ鎖は小胞体のなかで多型性をもたない不変鎖(invariant chain；Ii 鎖)📖と複合体を形成している．Ii 鎖は小胞体内でクラス II 分子に抗原ペプチドが結合するのを防いでおり，またクラス II 分子が外来性抗原を取り込んだエンドソーム(endosome)へ移行するのに必要である．エンドソームに多くの分解酵素を蓄えているリソソームが融合し，Ii 鎖は分解されて，クラス II 分子には CLIP(class II associated invariant chain peptide)📖とよばれる Ii 鎖のフラグメントのみが結合する．この状態ではクラス II 分子は抗原ペプチドと結合できず，クラス II 分子様の HLA-DM 抗原によって CLIP と抗原ペプチドが置き換えられる．最終的に抗原と結合したクラス II 分子が細胞表面に現れる．

　一方，内在性抗原のプロセッシングは外来性抗原のプロセッシングと異なる機構が働く．内在性抗原はユビキチン📖が結合することにより分解のために必要な構造が形成され，巨大な蛋白質分解酵素複合体のプロテアソームによって分解される．分解された8〜10個のアミノ酸からなる抗原ペプチドは抗原提示に関するペプチド輸送系を構成する蛋白(transporter associated with antigen processing 1；TAP1)📖と TAP2📖によって細胞質から小胞体内に輸送される．クラス I 分子の重

鎖は小胞体内でβ_2-ミクログロブリンと結合するまでカルネキシン📖と結合しており，β_2-ミクログロブリンと結合するとカルネキシンを遊離し，カルレチクリン📖とタパシン📖が結合する．この状態でクラスⅠ分子はTAPから抗原ペプチドを受け取れるようになる．TAP1とTAP2およびプロテアソーム📖を構成する蛋白LMP2（large maltifunctional protease 2）とLMP7の遺伝子はMHCクラスⅡ遺伝子領域内にあり，これらの分子の協力が抗原提示に必要である．クラスⅠ分子と結合した抗原ペプチドはゴルジ体を経て膜表面に提示される．ウイルス感染細胞や腫瘍細胞のすべてがTc細胞の標的細胞となるために，すべての細胞に発現するクラスⅠ分子に拘束された抗原提示が必要となる．

一部の内在性抗原はオートファジー（autophagy）📖によってクラスⅡ分子とともに提示される．オートファジーは細胞自身の細胞内小器官や蛋白を包み込んでリソソームに運び，そこで分解・消化することである．飢餓状態ではオートファジーが盛んになり自己に栄養を補給する．最近，一部のDCが外来抗原をクラスⅠ分子とともにTc細胞に提示することが明らかになり，交差性抗原提示（クロスプレゼンテーション；cross presentation）📖とよばれる．ウイルスなどに感染していない細胞がTc細胞を活性化できる有用な経路である．

E MHCの特徴

1. MHC（HLA抗原）の遺伝形式
（図8）

両親が有するHLA抗原は父のa/b，母のc/dの各ハプロタイプ📖を子どもにa/c，a/d，b/c，b/dの4種の組み合わせでメンデルの法則に従い遺伝する．稀ではあるが，HLA領域内で交差反応（crossing over）が起こり子どもに遺伝することがある．

2. MHC（HLA抗原）の多型性
（図3）

HLA抗原は他の同種抗原にみられない多型性を示し，HLA-A座に28種，B座に61種，C座に10種，DR座に24種，DQ座に9種，DP座に6種，そして遺伝子座はないがDR抗原を包括

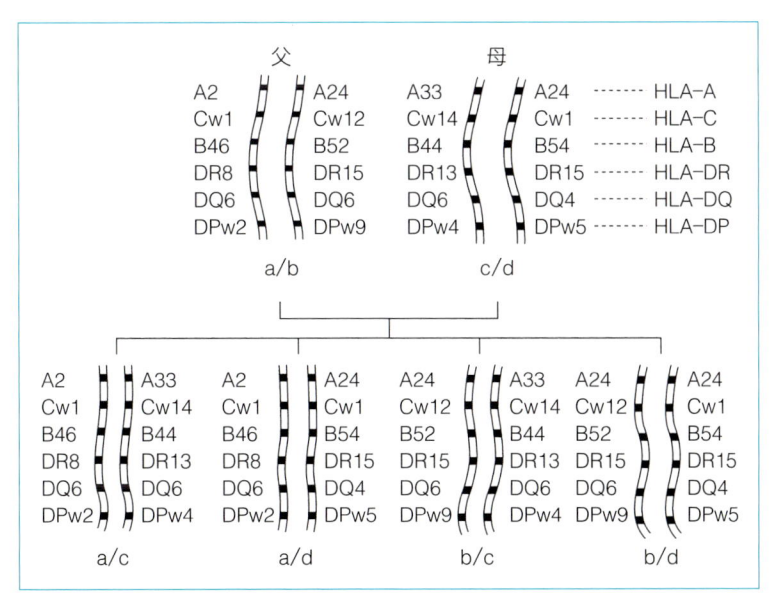

図8　HLAハプロタイプの遺伝

する抗原として26種ある．またHLA-A9を分割するA23, A24などの分割抗原や，B抗原を大きく2分割するBw4とBw6のパブリック抗原がある．

MHCの多型性は，特定の抗原ペプチドをT細胞に提示する多様性が種の中に分布していることを意味する．強力な病原微生物に対して防御できる個体が選ばれて生き残れば種が保存されることになる．

3. MHC（HLA抗原）の交差性

特にMHCクラスI分子に顕著で，HLA-A, B抗原ともに大きく数種の交差抗原グループに分類される．たとえばA1, A3, A11, A36はHLA遺伝子の塩基配列がよく似ているために交差性を示す．これらの交差抗原は長い人類の進化過程で遺伝子のDNA置換で起こったものと考えられている．

4. MHC（HLA抗原）の連鎖不平衡

第6染色体短腕上の主な6種のHLA遺伝子座は，ワンセットで1対のハプロタイプとして親から子へと遺伝する．HLA抗原は164種あるためその組み合わせは理論上膨大となるが，実際は限られ人種により特徴的なハプロタイプを有する．このようにあるHLA遺伝子と他の遺伝子を組み合わせた発現の頻度に偏りがあることをHLA連鎖不平衡とよぶ．

5. MHCクラスIb

多型性の乏しいMHCクラスI様の分子がありMHCクラスIbとよぶ．ヒトのHLA-EやHLA-G，マウスのQaとT1aなどである．HLA-Eは他のMHCクラスI分子のリーダーペプチドをNK細胞レセプターに提示する．胎児のトロホブラストに発現するHLA-GはNK細胞レセプターに認識され，母体と胎児間の免疫反応を抑制する．CD1はMHC領域外に遺伝子がコードされているMHCクラスIb分子であり，未熟胸腺細胞やDCに発現する．ヒトにはCD1a, CD1b, CD1c, CD1dのアイソフォームがある．CD1はNKT細胞やT細胞に糖脂質抗原を提示するユニークな機能をもっている．

6. スーパー抗原

MHCクラスII分子と抗原処理を受けないで直接結合して，特定のV遺伝子ファミリーに属するすべての抗原レセプターに提示される抗原をスーパー抗原📖という．それゆえ通常の抗原に比べスーパー抗原には多数のT細胞が反応する．スーパー抗原にはレトロウイルス由来のmls抗原，ブドウ球菌の腸管毒素（staphylococcal enterotoxin），TSST-1（toxic shock syndrome toxin-1）などがある．微生物はスーパー抗原によりT細胞をむやみに活性化させて疲弊させ免疫逃避する．

F MHC遺伝子（図9）

マウスのH-2領域には移植に関与するクラスIのK, D領域，クラスIIのI領域と補体成分のC2, C4, Bfを支配するクラスIIIのS領域に分けられる．ヒトにおいても同様にHLA領域に，セントロメア側よりクラスII，クラスIII，クラスIの遺伝子座が存在する．

1. MHCクラスI遺伝子

MHCクラスI遺伝子領域には6個のクラスI遺伝子が，セントロメア側よりHLA-B, C, E, A, G, Fの順に位置し，特に重要なクラスI遺伝子は，顕著な多型性を示すHLA-A, B, C遺伝子である．HLA-E, F, G遺伝子は多型性に乏しく各個人間で大きな差を認めない．クラスI分子はα鎖（$α_1$, $α_2$, $α_3$）と$β_2$-ミクログロブリンの複合体で，α鎖はクラスI遺伝子，$β_2$-ミクログロブリンは第15染色体の$β_2$-ミクログロブリ

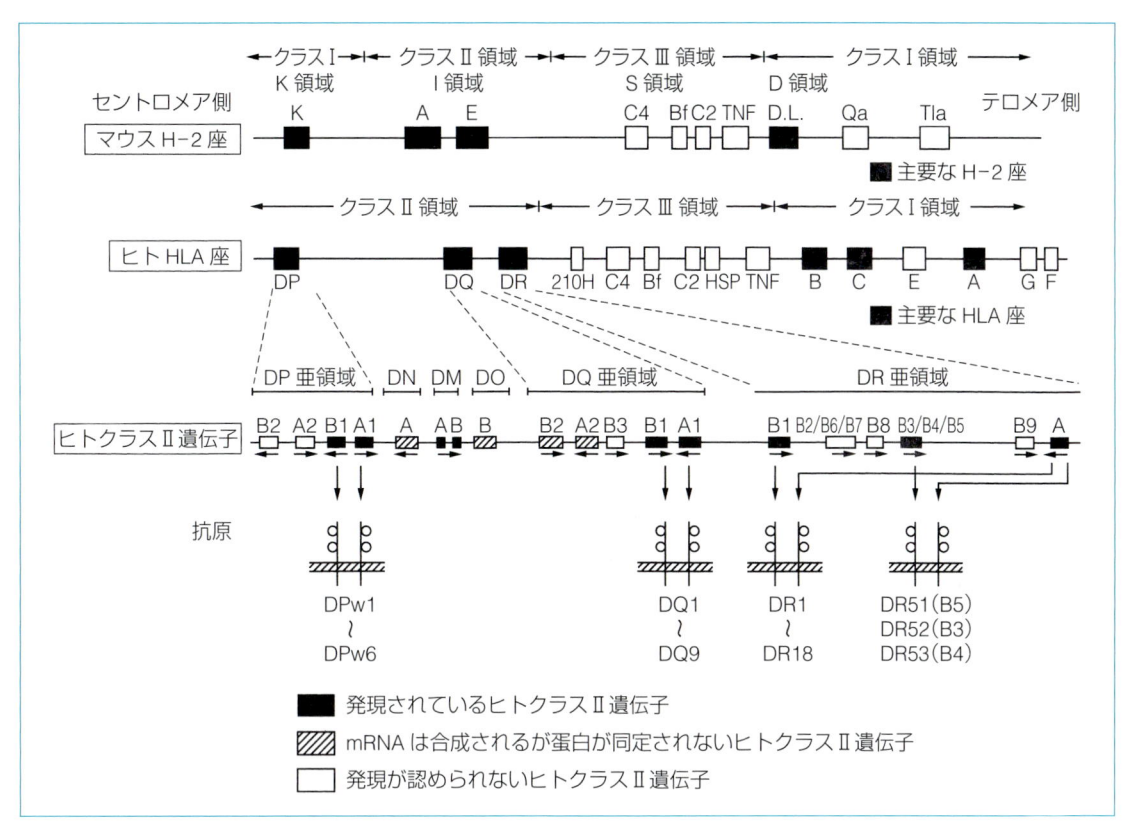

図9 主要組織適合遺伝子複合体（マウスとヒト）

ン遺伝子よりなる．クラスI分子の特異性は，主に，α_1，α_2の部位を規定する遺伝子のアミノ酸配列の違いにより決まる．

2. MHC クラスII遺伝子

MHCクラスII遺伝子は代表的な6個のクラスII遺伝子が，セントロメア側よりHLA-DP，DN，DM，DO，DQ，DRの順に位置し，発現しているのはDR，DQ，DP，DM遺伝子で，特に重要なクラスII遺伝子は顕著な多型性を示すDR，DQ，DP遺伝子である．DM遺伝子は抗原提示細胞に局在するが，DN，DO遺伝子は発現が不明である．クラスII分子はα鎖（α_1，α_2）とβ鎖（β_1，β_2）の複合体で，α鎖はDRA遺伝子，β鎖はDRB遺伝子よりなる．DR抗原のDR1～18はDRAとDRB1により，DR51はDRAとDRB5，DR52はDRAとDRB3，DR53はDRAとDRB4からなる．DQ抗原はDQA1とDQB1遺伝子，DP抗原はDPA1とDPB1遺伝子からなる．クラスII分子のDR抗原特性は主にβ_1部位を規定するDRB1遺伝子（第2エクソン）のアミノ酸配列の違いで決まる（図10）．

G HLAと疾患および人類遺伝

1. HLAと免疫応答

非自己を認識する免疫応答は，1つには細菌，ウイルス，真菌などの外敵からの感染防御，また1つには同種抗原の識別としての移植免疫，自己免疫，癌免疫などがある．HLA抗原はこれらの外来性（非自己）抗原と複合体をつくり，T細胞に提示し免疫反応を起こす重要な働きをする．しかしHLA抗原は外来性抗原すべてと対応するの

DRB1	DR D		10	20	30	40	50	60	70	80	90
DRB1*0101	DR1 Dw1		RFLWQLKFECH	FFNGTERVR	LLERCIYNQEESVRFDSDVGEY		RAVTELGRP	DAEYWNSQKDLLEQRRAAVDTYCRHNTGYG			ESFTVQRR
DRB1*1501	DR2 Dw2		---P-R---	---------	F-D-YF------------F		---------	--------I---A--------------V			--------
DRB1*1502	Dw12		---P-R---	---------	F-D-YF------------F		---------	--------I---A----------------			--------
DRB1*1601	Dw21		---P-R---	---------	F-D-YF--------------		---------	----------F--D---------------			--------
DRB1*0301	DR3 (DR17)		---EYSTS---	---------	F-D-YFH----N------F		---------	--------------K-GR--N-------V			--------
DRB1*0401	DR4 Dw4		---E-V-H---	---------	F-D-YF-H----Y-------		---------	--------------K--------------			--------
DRB1*0402	Dw10		---E-V-H---	---------	F-D-YF-H----Y-------		---------	--------I--DE---------------V			--------
DRB1*0403	Dw13		---E-V-H---	---------	F-D-YF-H----Y-------		---------	------------E---------------V			--------
DRB1*0404	Dw14		---E-V-H---	---------	F-D-YF-H----Y-------		---------	-----------------------------			--------
DRB1*0405	Dw15		---E-V-H---	---------	F-D-YF-H------------		---------	-------S--------------------			--------
DRB1*0406	DKT2		---E-V-H---	---------	F-D-YF-H----Y-------		---------	-----------------------------			--------
DRB1*0407	Dw13		---E-V-H---	---------	F-D-YF-H----Y-------		---------	-----------------------------			--------
DRB1*0408	Dw14		---E-V-H---	---------	F-D-YF-H----Y-------		---------	-----------------------------			--------
DRB1*0411			---E-V-H---	---------	F-D-YF-H----Y-------		---------	-------S-------------------V			--------
DRB1*1101	DR5 (DR11)		---EYSTS---	---------	F-D-YF------------F		---------	-E------F--D----------------			--------
DRB1*1103	(DR11)		---EYSTS---	---------	F-D-YF--------------		---------	-E------F--DE--------------Y-			--------
DRB1*1201	(DR12)		---EYSTG--Y	---------	----HFH----LL------F		---------	V--S-----I--D--------------AV			--------
DRB1*1301	DR6 (DR13-Dw18)		---EYSTS---	---------	F-D-YFH----N-------		---------	--------I--DE--------------V			--------
DRB1*1302	(DR13-Dw19)		---EYSTS---	---------	F-D-YFH-----------F		---------	--------I--DE----------------			--------
DRB1*1401	(DR14-Dw9)		---EYSTS---	---------	F-D-YFH----F-------		---------	A--H-----R--E--------------V			--------
DRB1*0802	DR8 Dw8.2		---EYSTG--Y	---------	F-D-YF------Y-------		---------	--------F--D---L------------			--------
DRB1*0803	Dw8.3		---EYSTG--Y	---------	F-D-YF--------------		---------	-------S-I--D---L------------			--------
DRB1*0901	DR9		---K-D----	---------	F-D-C------N-------		---------	V--S-----F--R---E---V			--------

第1可変部　　　　第2可変部　　　　　　　　　第3可変部

図10　DRB1遺伝子のアミノ酸配列(第2エクソン部位)

ではなく，HLA抗原の特異性により決まってくる．そのため各個人により細菌，ウイルスなどの病原体に対する免疫反応が異なる．また多くの病原体に対応する必然性よりHLA抗原の多型性が生まれてきた．そのほか移植，輸血での同種免疫や，非自己と認識して起きる自己免疫や癌免疫，妊娠における流産の防止に関与する．

2. HLAと疾患

HLA抗原が特定の疾患と相関する理由は一様ではなく，以下の説明がなされている(**表2**)．

表2　HLAと相関する主な疾患

疾患名	HLA
強直性脊椎炎	B27
ライター病	B27
ベーチェット病	B51
12-ヒドロキシラーゼ欠損症	B47
尋常性乾癬	Cw6
ナルコレプシー	DR2(DRB1*1501)
インスリン依存型糖尿病	DR4(DRB1*0405)
	DR9
	DQA1*0301
インスリン自己免疫症候群	DR4(DRB1*0406)
関節リウマチ	DR4(DRB1*0405)
多発性硬化症	DR2
原田病	DR53
高安病	DQ1

a. 免疫応答遺伝子説

MHCクラスII分子の多型が病因物質に対する免疫応答を支配することにより，特定の対立遺伝子を有する個体のみが病的状態を引き起こす説である．

b. 連鎖不平衡説

疾患の発症に関係する遺伝子が，特定のHLA遺伝子と非常に近接しているために，見かけ上HLA抗原と相関する連鎖不平衡説である．たとえばB47と21-ヒドロキシラーゼ欠損症などは代表的な疾患である．

c. 擬態説

HLA抗原がある病因物質とよく似ているため，異物と認識せず免疫反応が起きなかったり，反対に病因物質に対する免疫反応がクロスするために，自己の細胞や組織を破壊する説である．たとえばB27と強直性脊椎炎では人種を超えてみられ，病気の診断マーカーともなっている．

d. レセプター説

HLA抗原そのものが病因物質のレセプターとなり，両者の結合により特定の病的状態を引き起こす説である．

3. HLAの人種差

すべての人種がすべてのHLA同種抗原を有するのではなく，人種により特有な抗原や，人種により著しく抗原頻度が異なっている．たとえば特有な抗原として東洋人ではA11, A26, A33, B46, B52, B54, B59, DR9を，日本人では他の人種に比べて特にB52, B54, DR9を高頻度に有する．白人ではA1, A3, A25, A32, B8, DR1, DQ2，黒人ではA23, A29, A30, A80, B42, B45, B70などを有する．

また人種により特有のHLA連鎖不平衡を有する．日本人に特徴的に多くみられる主なHLAハプロタイプを表3に示した．日本人では，B抗原にB7を有するとほとんどがA抗原にA24, C抗原にCw7, DR抗原にDR1, DQ抗原にDQ5, DP抗原にDPw4を有する．

4. HLAと人類遺伝

人種によりHLA抗原に特徴があることはすでに述べたが，人類の進化と歴史を探る人類遺伝学で，HLA抗原は貴重な遺伝子マーカーとなる．特にその人種しかもたないHLA遺伝子より人種の起源や，またHLA抗原頻度の差より人類の進化と歴史を探ることができる．

5. HLAと親子鑑定，個人識別

多型性を示すヒトの遺伝形質は，血液型，血清型，酵素型などが知られているが，HLAはそれ以上に遺伝的多型性を示し，個人の識別や親子に利用されている．最近ではDNA鑑定が中心で，遺伝子レベルで1,000以上の多型性を有するHLAは有用である．このようにHLAは識別率が他の遺伝子より優れ，親子鑑定や，法医学での個人識別に力を発揮している．

H HLA抗原の検査方法

1. リンパ球細胞傷害試験（図11）

HLA-A, B, C, DR, DQ抗原を血清学的に

表3 日本人の特徴的なHLAハプロタイプ

DP	DQ	DR	B	C	A
DPw−	DQ6	DR15	B52	Cw−	A24
DPw4	DQ5	DR1	B7	Cw7	A24
DPw4	DQ6	DR13	B44	Cw−	A33
DPw5	DQ4	DR4	B54	Cw1	A24
DPw2	DQ6	DR8	B46	Cw1	A2
DPw2	DQ3	DR4	B62	Cw4	A11
DPw2	DQ3	DR9	B61	Cw8	A26

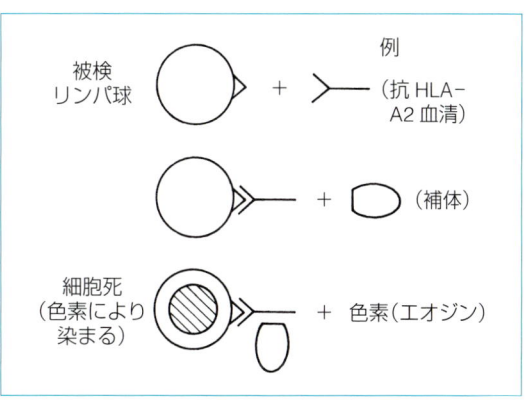

図11 HLA-A, B, C, DR, DQのタイピング（リンパ球細胞傷害試験）
一定数以上のリンパ数が殺されると，HLA-A2と判定する．

検出する方法としてリンパ球細胞傷害試験(lymphocyte cytotoxicity test ; LCT)を行う．ごく少量のHLA抗血清と被検リンパ球を反応させ，活性化された補体によりリンパ球膜に穴を開け，エオジンなど色素の染色の有無により判定する．クラスⅠのHLA-A, B, Cタイピングは末梢血より分離したリンパ球もしくはT細胞を用いる．クラスⅡのHLA-DR, DQタイピングは，末梢血より分離したB細胞を用いる．T, B細胞の分離はB細胞がナイロンウールに付着する性質を利用したナイロンウールカラム法と，磁性ビーズにT, B細胞に特異的な抗体を付着させ，マグネットによりビーズを集合させ選択的に分離するイムノビーズ法がある．

2. リンパ球混合培養試験(図12)

HLA-D抗原を細胞学的に検出する方法としてリンパ球混合培養試験(mixed lymphocyte culture test ; MLC test)を用いる．HLA-D抗原の異なるリンパ球を混合培養すると，5〜6日後をピークにDNA合成による幼若化反応がみられる．そのときDNAに取り込まれる ^{3}H-チミジンの放射能を測定し，幼若化の程度を知る．実際はHLA-Dホモ接合体タイピング細胞(homozygous typing cell ; HTC)を刺激細胞(X線照射またはマイトマイシン処理により，自らは増殖しないが抗原刺激する能力はある)として被検細胞(反応細胞)と混合培養し，反応細胞の幼若化度により判定する．

たとえば，刺激細胞をDw1にしたとき被検細胞がDw1を有すると幼若化反応は起きず，被検細胞をDw1陽性と判定する．被検細胞がDw1以外，たとえばDw2を有していると，Dw1による刺激幼若化反応が起き，Dw1陰性と判定する．

HLA-D抗原はクラスⅡ抗原を包括した抗原で，その主要抗原はDR抗原と考えられている．

3. PLT試験(図12)

HLA-DP抗原を細胞学的に検出する方法として，第二次リンパ球混合培養試験(primed lymphocyte test ; PLT test)を用いる．DP抗原のみの抗原刺激による混合培養より作製した抗DP-

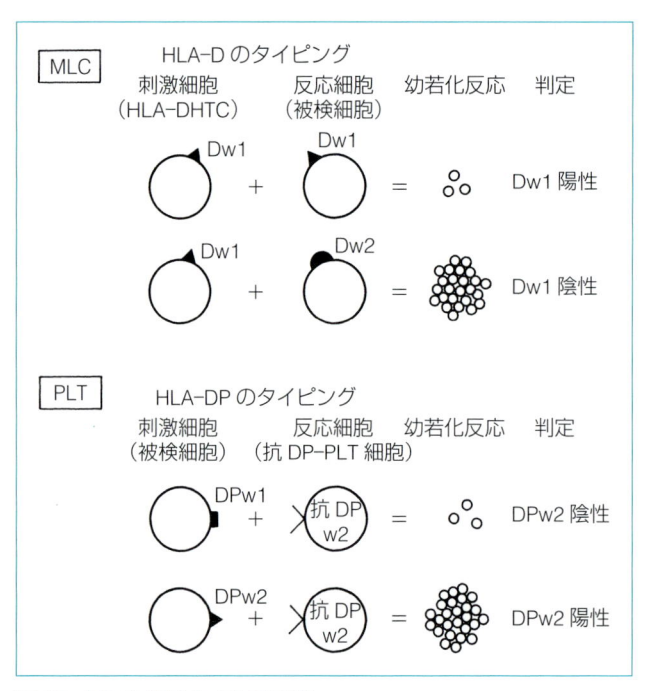

図12 MLC試験とPLT試験

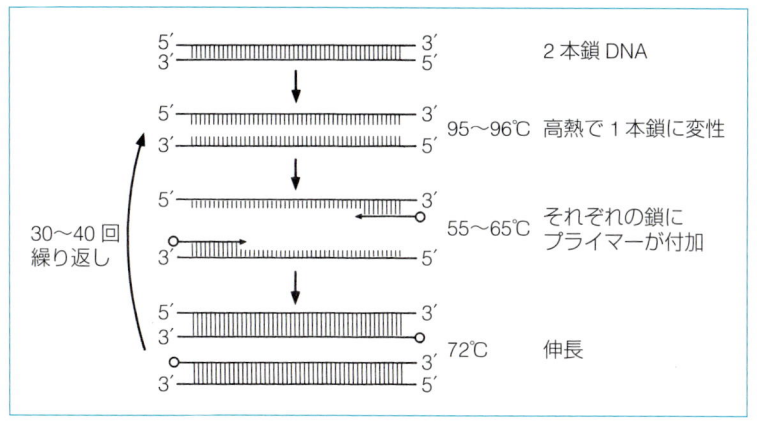

図13 PCR 法の原理

PLT 細胞は，同一の DP 抗原より第二次抗原刺激を受けると，2〜3 日後をピークにすばやく二次応答による幼若化反応を起こす．これを ^{3}H-チミジンの取り込みを指標に判定する．

実際は MLC 試験と同様に X 線照射またはマイトマイシン処理した刺激細胞を被検細胞とし，DP 抗原を認識した抗 DP-PLT 細胞を反応細胞とする．たとえば反応細胞の抗 DPw2PLT 細胞に，同一の DPw2 の刺激細胞で培養すると，すばやく二次応答による幼若化反応を起こし，被検細胞は DPw2 陽性と判定する．DPw1 で刺激すると幼若化は起きず DPw2 陰性と判定する．HLA-D と DP タイピングは幼若化反応の有無による判定はまったく逆なので注意しなければならない．

4. HLA-DNA タイピング

HLA 抗原を支配する遺伝子領域に各抗原特有の塩基配列がみられる．この違いを標的とした，いくつかの HLA-DNA タイピングが考えられている．特にクラス II 抗原は α_1 と β_1 ドメインに多型性を示し，主に第 2 エクソンに多くの塩基配列の違いがみられる．通常第 2 エクソン部を PCR（polymerase chain reaction）法によりあらかじめ増幅を行う．PCR 法は目的の DNA 領域を挟む 2 種のプライマーと好熱性の DNA ポリメラーゼ（DNA 合成酵素）を用いて，目的とする HLA 遺伝子領域を 100 万倍以上に増幅することができる（図13）．

a. PCR-SSO 法（図14）

HLA 遺伝子領域の PCR 増幅産物をアルカリ変性により 1 本鎖にし，ナイロン膜に固定する．次に多型性を示す領域の塩基配列に相補的な放射性同位元素標識（または非放射性同位元素標識）したオリゴヌクレオチドプローブ〔sequence specific oligonucleotide (SSO) probe〕とハイブリダイズさせ，よく洗った後，オートラジオグラフィ

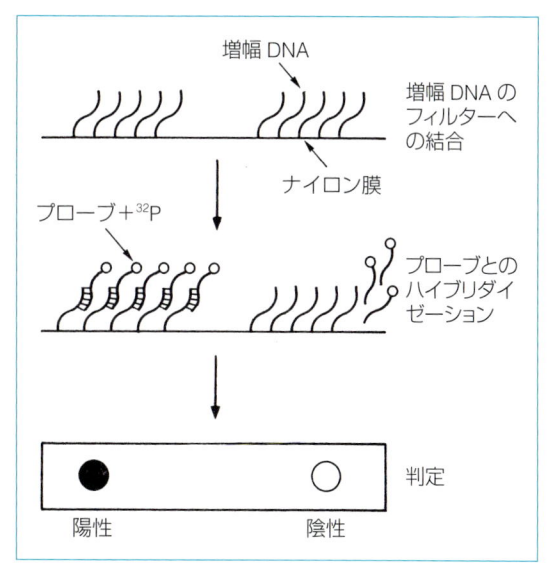

図14 PCR-SSO 法の原理

(または発色反応)で検出する．放射性同位元素標識として ^{32}P，非放射性同位元素標識としてビオチン📖，ジゴキシゲニンを用い，それぞれアビジン化酵素，酵素標識抗ジゴキシゲニン抗体と結合させて検出する．いくつかの特異的なプローブの組み合わせからHLA-DNAタイピングを行うことができる．一度に多数のタイピングを行う場合に優れた方法である．

b. PCR-RFLP法(図15)

PCR-RFLP (restriction fragment length polymorphism)法は，PCRで目的のHLA遺伝子領域を増幅したDNAを特定の塩基配列を認識する制限酵素で切断する．このDNA断片のポリアクリルアミドゲル電気泳動を行い，そのバンドパターンもしくは切断の有無により判定を行う．簡便な操作で1塩基の違いを正確に識別できる再現性に優れた方法である．

c. PCR-SSP法(図16)

PCR-SSP (sequence specific primer)法は，対立遺伝子の多型性領域の特異的なプライマーをつくり，複数のプライマーでのPCRの増幅の有無

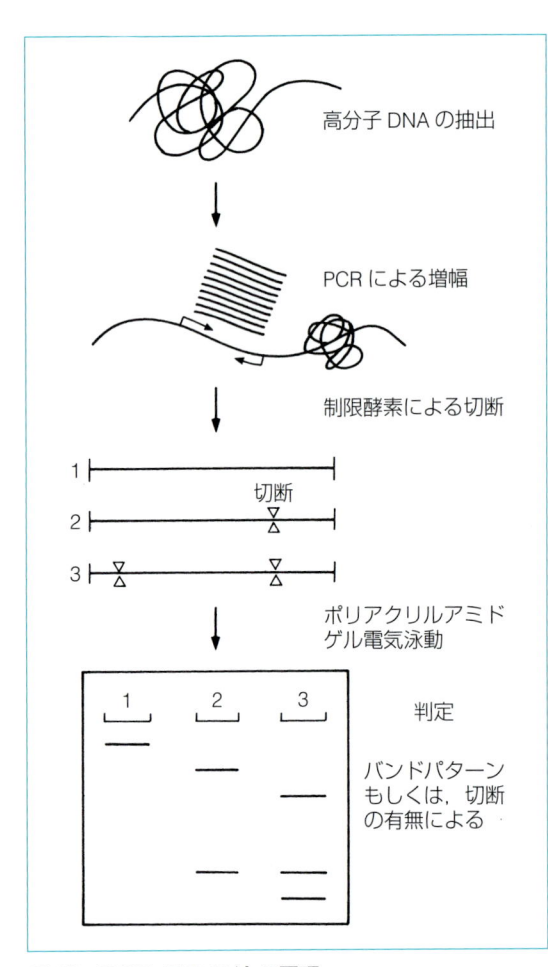

図15 PCR-RFLP法の原理

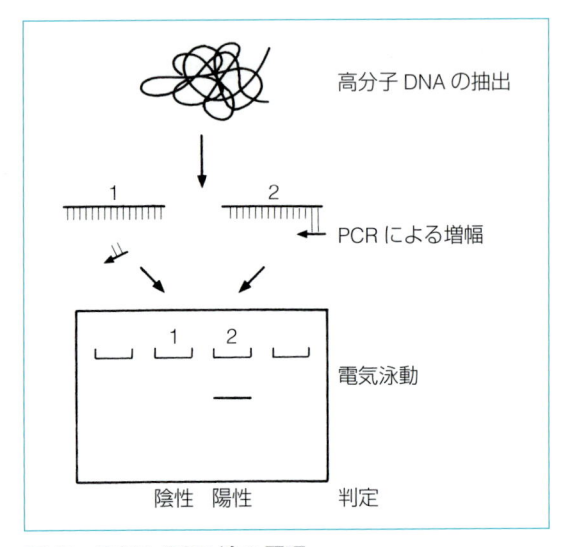

図16 PCR-SSP法の原理

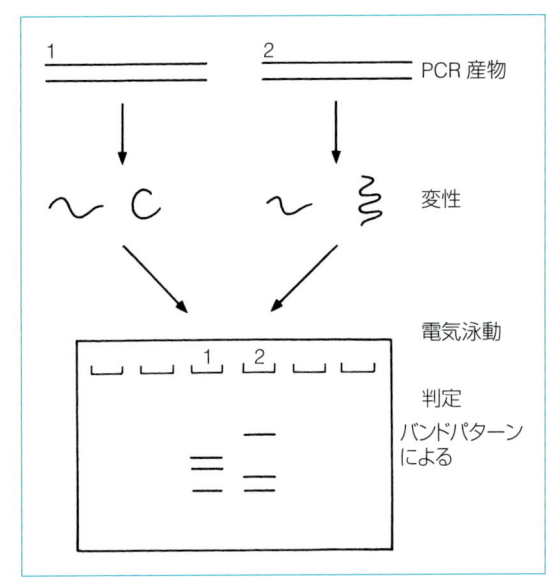

図17 PCR-SSCP法の原理

で判定する．操作が簡便で短時間であるが，多くのプライマーを使用しても一度に HLA 遺伝子をタイピングすることは困難である．

d. PCR-SSCP 法(図 17)

PCR-SSCP 法(single strand conformation polymorphism)法は，PCR で増幅した DNA を高熱で 1 本鎖に変性し，ポリアクリルアミドゲル電気泳動を行うと，1 本鎖 DNA はゲル内で高次構造をつくる．この高次構造の多くは 1 塩基の違いでも変化し，泳動ゲル上でバンドパターンが異なることより同定できる．しかし既知の遺伝子のサンプルをコントロールとしてゲルごとに加えなければならず，一度に HLA タイピングすることは困難である．

e. PCR-SBT 法

PCR-SBT (sequencing based typing) 法は，PCR で目的の HLA 遺伝子領域を増幅し，直接機械(DNA シークエンサー)により 4 種の塩基(C：シトシン，T：チミン，A：アデニン，G：グアニン)をラベリングした蛍光色素で読み取り，HLA 遺伝子をタイピングする方法である．

直接塩基配列を見ることから，1 個の塩基の違いを正確に判定し，新しい遺伝子なども確定できる．

第7章 免疫関与細胞 —免疫の細胞的基礎

学習のポイント

❶ 免疫細胞はT細胞，B細胞，ナチュラルキラー（NK）細胞などのリンパ系細胞とマクロファージ，樹状細胞，好中球，好酸球，肥満細胞などの骨髄系細胞からなり，骨髄の造血幹細胞からサイトカインや細胞接触によって分化・成熟する．

❷ リンパ球を分化・成熟させる免疫器官に胸腺と骨髄がある．胸腺はT細胞を分化・成熟させる臓器であり，自己の主要組織適合遺伝子複合体（MHC）によって提示された自己抗原に強く反応するT細胞を除去するネガティブセレクションと自己のMHCに中程度に反応し，外来性抗原に交差反応するT細胞を成熟させるポジティブセレクションを行う．T細胞はCD4$^+$のヘルパーT（Th）細胞とCD8$^+$の細胞傷害性T（Tc，CTL）細胞（キラーT細胞）に分化・成熟する．B細胞は骨髄で分化・成熟して，外来性抗原に応答し抗体を産生するようになる．

❸ リンパ節と脾臓は免疫応答を行う器官であり，それぞれリンパ管と血管由来の抗原に反応する．両器官にはT細胞が樹状細胞による抗原提示を受けて活性化するT細胞領域とB細胞が分裂・増殖するB細胞領域がある．

❹ NK細胞は細胞傷害活性を示すリンパ球であり，Fcレセプター（CD16）やNK細胞レセプターを介して抗原を認識する．NK細胞は生体防御の早期に働く自然免疫を担い，遅れて誘導されるリンパ球による獲得免疫へ橋渡しをする．

❺ マクロファージはパターン認識レセプターにより微生物を認識する食細胞として自然免疫を担う．一方，樹状細胞はパターン認識レセプターを保有し，抗原提示細胞としてT細胞を活性化し，自然免疫と獲得免疫を連動させる．

❻ 好中球，肥満細胞，好酸球は炎症細胞として自然免疫を担い，Fcレセプターを介して獲得免疫と連携する．好中球は細菌などの感染免疫，肥満細胞と好酸球は寄生虫免疫に重要でありⅠ型とⅢ型アレルギーにも関与する．

本章を理解するためのキーワード

❶ リンパ系免疫細胞
多様な抗原レセプターを発現するT細胞とB細胞および多様性の乏しい抗原レセプターを発現するNK細胞やNKT細胞などがある．

❷ 骨髄系細胞
マクロファージ，樹状細胞，好中球，好酸球，好塩基球，肥満細胞，血小板などがある．

❸ 骨髄
免疫担当細胞が分化・成熟する第一次リンパ器官である．T細胞の初期分化とB細胞の分化・成熟が誘導される．

❹ 胸腺
T細胞が分化・成熟する第一次リンパ器官であり，自己抗原に反応するT細胞の除去（ネガティ

ブセレクション)と外来性抗原に反応するT細胞の成熟(ポジティブセレクション)が行われる.

❺ 第二次リンパ器官
抗原に接してリンパ球が活性化する器官であり,リンパ節と脾臓はそれぞれリンパ管と血管由来の抗原に反応する.

❻ 胚中心
リンパ器官において,B細胞が抗原に反応し,盛んに増殖して形成される微細構造であり,抗体を産生する形質細胞が誘導される.

❼ T細胞
免疫を統御するヘルパーT(Th)細胞と細胞傷害性T(Tc, CTL)細胞がある. Th細胞には主として細胞性免疫を担うTh1細胞と液性免疫を担うTh2細胞がある.

❽ 抗原レセプター
T細胞抗原レセプター(TCR)とB細胞抗原レセプター(BCR)であり,リンパ球の成熟過程で遺伝子の再編成により,多様な抗原特異性を獲得する.

❾ パターン認識レセプター
微生物構成成分をパターンとして認識するレセプターであり, Toll様レセプター(TLR)が代表的なレセプターである.

A 免疫系細胞の起源

　免疫関与細胞は骨髄の造血幹細胞(hematopoietic stem cell)から分化する.このことは,致死量の放射線を全身照射し,造血系を完全に破壊したマウスを"生きた試験管"として,同系マウスの骨髄を移入することによって観察できる.骨髄移植7日後脾臓にコロニー形成単位(colony-forming unit ; CFU)とよばれる結節が移植骨髄細胞の数に比例して形成される.時間とともに混合コロニー数は増加し,多様な免疫系細胞に分化する.免疫関与細胞が多能性の造血幹細胞から分化する関係を図1に示す.

　造血幹細胞はリンパ系幹細胞と骨髄系幹細胞に分化する.リンパ系幹細胞からT細胞とB細胞が分化・成熟する.骨髄系幹細胞は一定の細胞に成熟する能力をもったCFUに分化した後,マクロファージ,樹状細胞,好中球,好塩基球,肥満細胞などの免疫関与細胞に分化・成熟する.造血幹細胞の分化・成熟は骨髄の間質(ストローマ)細胞が産生するサイトカインによって支えられている.間質細胞が産生する**幹細胞因子**(stem cell factor ; SCF)と造血幹細胞表面のSCFレセプ

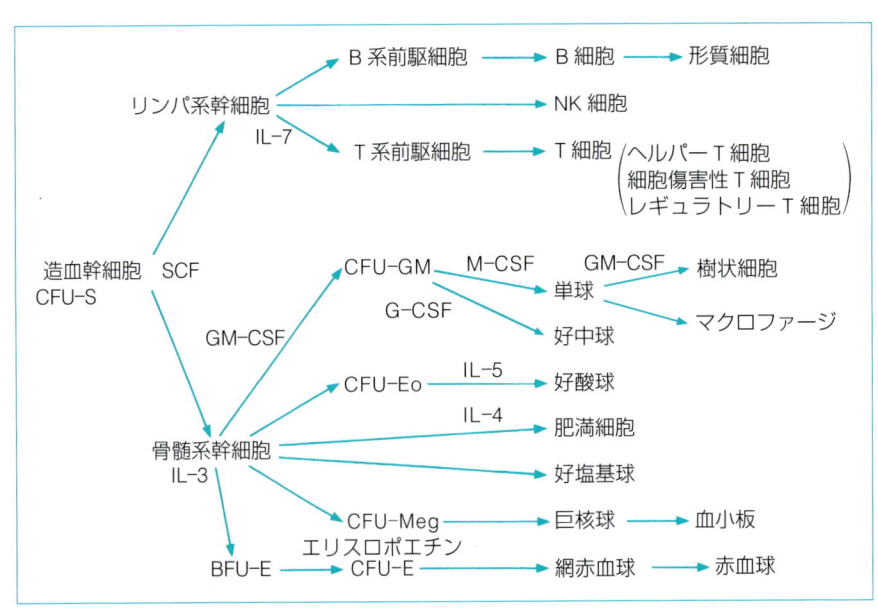

図1　免疫細胞の分化

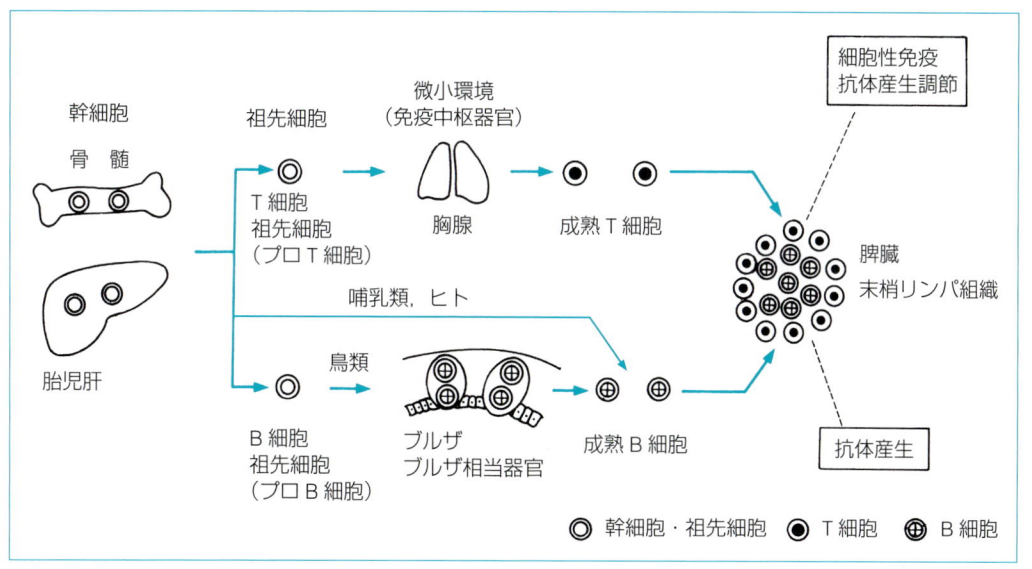

図2 リンパ球の分化と微小環境

ターである *c-kit* の働きが重要である．造血幹細胞から骨髄系細胞に分化・増殖する過程でインターロイキン3（IL-3），コロニー刺激因子のGM-CSF（granulocyte macrophage colony-stimulating factor），G-CSF（granulocyte colony-stimulating factor），M-CSF（macrophage colony-stimulating factor），エリスロポエチンなどのサイトカインが働く．骨髄や胸腺の間質細胞が産生する IL-7 は未熟な分化段階のB細胞とT細胞に働く．

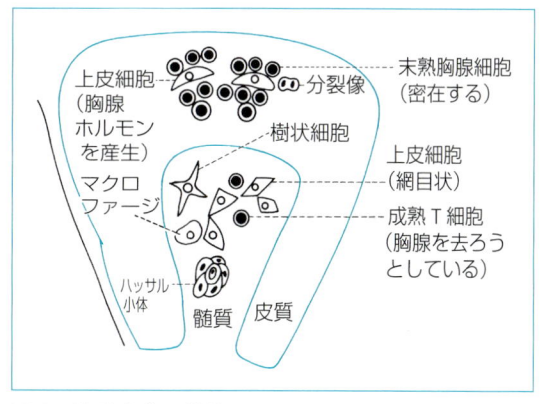

図3 胸腺小葉の構造
(Roitt IM, et al : Roitt's Essential Immunology, 3rd ed. Blackwell, 1977)

B 第一次リンパ器官

　幹細胞から最初に祖先細胞（progenitor cell）が分化するが，この分化は造血微小環境より放出されるサイトカインの作用により促される．

　リンパ球の最初の分化が起こる微小環境は骨髄（bone marrow）と胸腺（thymus）である（図2）．鳥類にはB細胞が分化する器官であるファブリキウス嚢（bursa of Fabricius）があるが，哺乳類では同定されておらず，胎児の肝，骨髄，成人の骨髄がそれに相当する．それぞれのリンパ球は胸腺由来細胞（T細胞）とブルザ（または骨髄）由来細胞（B細胞）とよばれる．この2つの器官は第一次（または中枢）リンパ器官とよばれる．第一次器官においてリンパ球は成熟したB細胞とT細胞に分化する．

1. 胸腺（図3）

　第3, 4鰓嚢の上皮に由来し，リンパ球と上皮細胞からなる器官である．胸腺は皮質と髄質からなる．造血器に発生したプロT細胞は胸腺に入り，上皮細胞，マクロファージ，樹状細胞と接触

しながら分化する．皮質では多数の未熟なT細胞が上皮細胞の網目構造内に入っているが，大部分は未熟なままに死滅して，一部のみが分化してT前駆細胞になり，髄質へ移る．髄質のリンパ球は少ないが成熟しており，血中へ出ていこうとする細胞である．胸腺には3種類の上皮細胞が存在する．ナース細胞📖の役をする上皮細胞は皮質外側に局在し，主にサイトカインのIL-7を産生してT細胞を増殖させる．皮質と髄質に存在する上皮細胞はそれぞれ正と負のセレクションに関与する．

胸腺では一種の教育選別機構が働いており，胸腺細胞が成熟する過程で自己抗原に反応するT細胞は死滅し（ネガティブセレクション），外来性抗原に反応するT細胞だけが成熟する（ポジティブセレクション）(90頁参照)．そのため胸腺で成熟するT細胞は数％にすぎない．胸腺は思春期のころから加齢とともに萎縮していき，特に皮質の萎縮が激しい．そのため加齢とともに胸腺のT細胞を再生する機能が低下する．

2. 骨髄とファブリキウス嚢

哺乳類ではファブリキウス嚢がない代わりに，胎児肝や胎児，成人の骨髄の造血細胞がB細胞に分化する．成人の骨髄には成熟T細胞や抗体産生細胞も局在する．ファブリキウス嚢は鳥類の総排泄腔に小隆起として現れ，リンパ球が粘膜上皮に分裂増殖して，リンパ濾胞を形成する．濾胞は皮質と髄質に分布し，ひだの辺縁に並ぶ．

C 第二次リンパ器官

第二次リンパ器官はリンパ球が抗原刺激を受けて分化・成熟し，機能的リンパ球に成熟する器官である．哺乳類では脾臓と全身に分布するリンパ節が第二次リンパ器官である．そこでは，T細胞，B細胞，食細胞がそれぞれの部位に局在して免疫応答の場を形成している．そのため莫大な種類のリンパ球のなかから抗原特異的なリンパ球が効率的に抗原提示を受けて活性化することができる．

最近，リンパ節や脾臓の形成に腫瘍壊死因子(TNF)ファミリーのサイトカインであるリンホトキシン(lymphotoxin；LT)やTNF-αが必須であることが明らかとなった．LTはTh1細胞，TNF-αはマクロファージによってそれぞれ産生されるサイトカインである．免疫器官の形成と免疫細胞の深いかかわりを示している．

1. リンパ節(図4)

リンパ節は皮質(cortex；皮質表層)，傍皮質(paracortex；皮質深部)，髄質(medulla)からなる．リンパ球は網状支持組織内に多数存在し，主に皮質と傍皮質に分布する．皮質はB細胞領域とよばれ，主にBリンパ球からなるリンパ濾胞がある．免疫応答が起こると，濾胞は拡大して(第二次濾胞)，胚中心とよばれる大きな細胞集積を生ずる．傍皮質はT細胞領域とよばれ，T細胞とB細胞はおおよそ3：1の割合でT細胞が多い．T細胞が抗原と最初に出会う領域である．髄質は多数の抗体産生細胞を含む．

2. リンパ球の再循環(図5)

リンパ球は輸入リンパ管と血管からリンパ節に入り，それからまた輸出リンパ管から静脈と絶えず再循環している．ナイーブなリンパ球は傍皮質にある毛細管後細静脈〔postcapillary venule；PCV，または高内皮細静脈(high endothelial venule；HEV)〕の内皮細胞にホーミングレセプター(homing receptor)📖を介して停止し，血管壁を通過してリンパ節に移行し，皮質深部へ移る(図4)．その過程で抗原に出会わなかったリンパ球はそのまま輸出リンパ管を介してリンパ節を去っていく．少数のB細胞は第一次濾胞に入り込む．抗原に出会ったT細胞とB細胞はそれぞれT細胞領域と胚中心で5〜7日間ほどかけて増殖・分化し活性化する．活性化したリンパ球は抗原を排除するために，輸出リンパ管を経由して胸管から

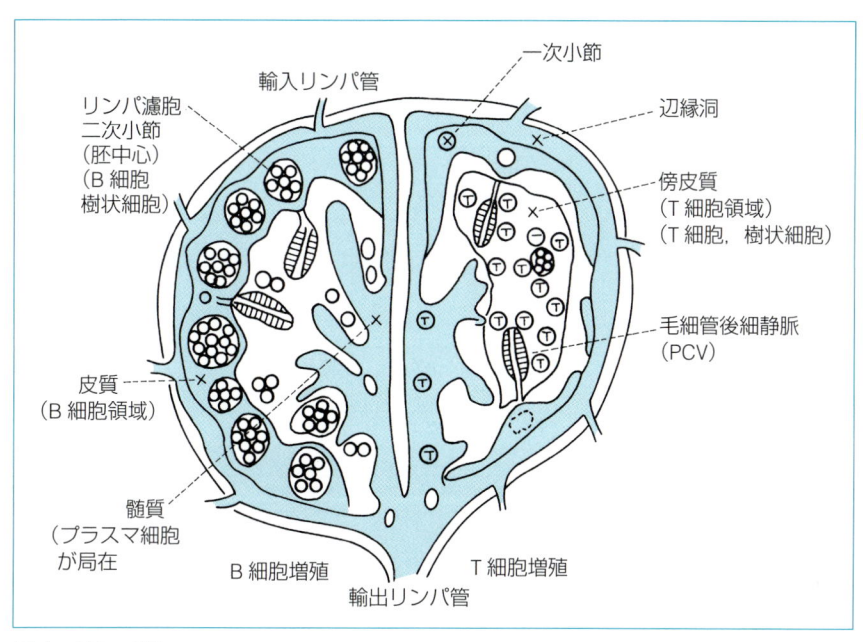

図4　リンパ節

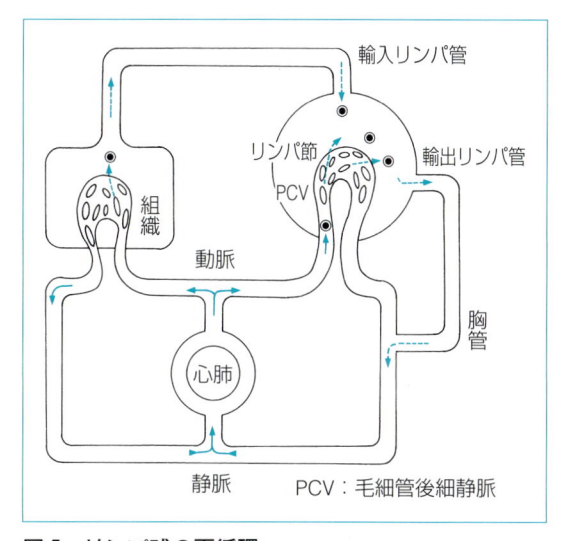

図5　リンパ球の再循環

血流へ合流し，免疫応答の局所に移動する．

　ケモカインの活性は遊走能と細胞の活性化である．免疫細胞の遊走はケモカインと接着分子によってなされる．ケモカインは46種類以上あり，4つのファミリーに分類される．CCケモカインは隣接して並ぶ2つのシステイン残基をもつケモカイン，CXCケモカインは2つのシステイン残基の間に別のアミノ酸が挿入されているケモカインであり，ほかにCケモカインとCXXXCケモカインがある．ケモカインにはLを，ケモカインレセプターにはRを付けて表す．リンパ球の血流からリンパ節とリンパ節内での遊走，樹状細胞の組織からリンパ管を介するリンパ節への遊走，リンパ球と食細胞の炎症局所への遊走における重要なケモカインを表1に示した．

3. リンパ組織と抗原

　T細胞に最も強く抗原提示する細胞は樹状細胞である．組織に存在する樹状細胞は抗原を捕捉して活性化すると輸入リンパ管を経由して局所のリンパ節へ移行する．リンパ節に移動してきた抗原はリンパ節に在住するマクロファージによって捕捉される．ナイーブT細胞と樹状細胞はともにケモカインレセプターのCCR7を発現しており，リンパ節組織に発現するケモカインCCL21へと遊走する．T細胞が樹状細胞やマクロファージと最初に出会い抗原提示を受けて活性化するのはT細胞領域である．B細胞が抗原とT細胞に最初に出会うのもT細胞領域であり，抗体産生は，初めは濾胞外で行われる．抗原が捕

表1 免疫細胞の遊走とケモカイン

	遊走	ケモカイン	産生細胞	レセプター	結合細胞
T/B ↓ リンパ節	T, B(血管)→リンパ節→T領域	CCL21(SLC)	高内皮細胞 ストローマ細胞	CCR7	T, B
	T(B)→T領域	CXCL19	ストローマ細胞	CCR7	T(B)
		CCL18(DC-CK)	DC	?	T細胞
	B(T)→濾胞	CXCL13(BLC)		CXCR5	B(T)
DC ↓ リンパ節	DC(リンパ管)→リンパ節	CCL21		CCR7	DC
T ↓ 組織	Th1→組織	CXCL10(IP-10)	内皮細胞 組織細胞	CXCR3	Th1
	Th2, 好酸球→組織	CCL11(エオタキシン)	内皮細胞 マスト細胞	CCR3	Th2, 好酸球
食細胞 ↓ 組織	単球→組織	CCL2(MCP-1)	内皮細胞, T	CCR2	単球, マクロファージ
		CCL3(MIP-1a) CCL4(MIP-1b) CCL5(RANTES)	内皮細胞, T, 線維芽細胞, 単球	CCR5	
	好中球→組織	CXCL8(IL-8)	内皮細胞, Mf	CXCR1, 2	好中球

T：T細胞，Th1：Th1細胞，Th2：Th2細胞，B：B細胞，DC：樹状細胞

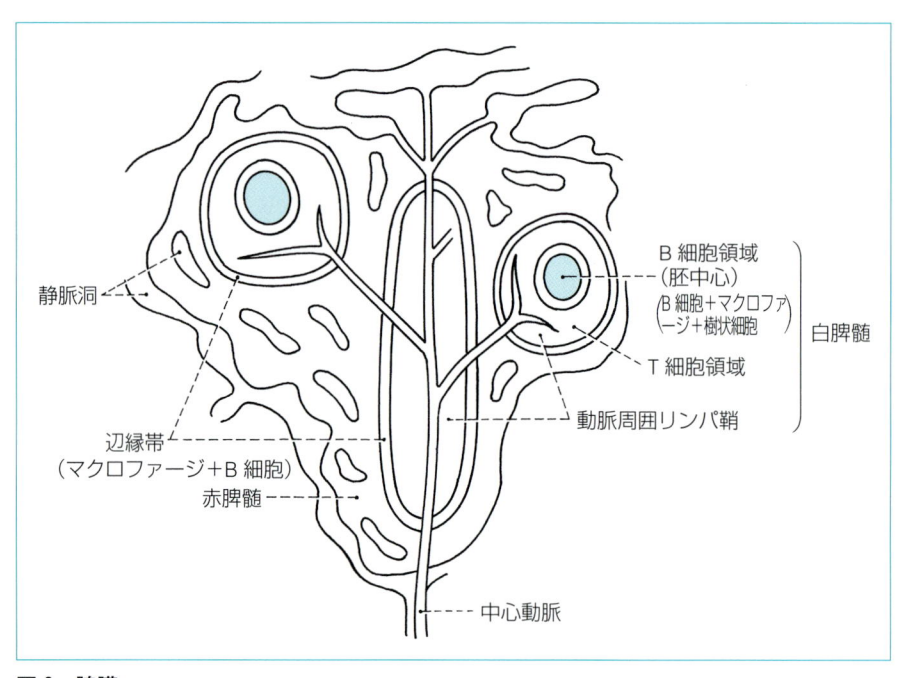

図6 脾臓

捉される第2の領域は濾胞である．ここでは特殊な抗原提示細胞である濾胞樹状細胞が抗原抗体複合体を介して，B細胞に抗原を提示し，B細胞を抗体産生細胞〔形質細胞(plasma cell)〕や記憶細胞へと導く．

4. 脾臓(図6)

脾臓は血液中の粒子物質の除去や血液が運ぶ抗原を濃縮する役目を果たしている．血液中の抗原（静脈注射した抗原）に対する免疫応答は主に脾臓

で起こる．

脾臓は**白脾髄**(リンパ組織)と**赤脾髄**(赤血球を満たす洞が多い)からなる．白脾髄はリンパ組織であり，小動脈の周りを取り囲んで**動脈周囲リンパ鞘**(**PALS**)がある．PALS は T 細胞領域と B 細胞領域に分かれる．前者はびまん性に分布し T 細胞が多く，小動脈を直接取り囲む状態にある．B 細胞領域は濾胞を形成し，主として B 細胞からなる．赤脾髄は静脈洞からなり，その内腔にマクロファージが多数存在し，食作用を営む．

5. 腸管関連リンパ組織

外界と直接接触する消化管，気道，生殖器などの粘膜組織や皮膚は微生物が生体の中に侵入する門戸であり，特殊なリンパ組織が存在している．**腸管関連リンパ組織**(gut-associated lymphoid tissue；**GALT**)には虫垂，小腸のパイエル板などのリンパ組織が含まれる．これらのなかでパイエル板は最も重要で，胚中心をもつ濾胞域と T 細胞を含む傍濾胞域によって高度に組織化されている．微生物や食物抗原はパイエル板の **M 細胞**とよばれる特殊な上皮細胞によって内部に運ばれ，樹状細胞に抗原を受け渡す．抗原によって活性化された T 細胞はサイトカインのトランスフォーミング増殖因子(TGF)-β を産生し，IgM$^+$ B 細胞を IgA$^+$ B 細胞へとクラススイッチさせ，粘膜での免疫に重要な IgA の産生を誘導する．IgA$^+$ B 細胞は腸管リンパ節，胸管を経て血流により，IgA 産生のエフェクター部位である粘膜固有層に運ばれる．粘膜固有層には多くの抗体産生細胞が存在し，全体の 80% を占める．

腸管上皮細胞間には**腸管上皮内リンパ球**(intestinal intraepithelial lymphocyte；**IEL**)とよばれる特殊なリンパ球が存在している．IEL のほとんどは CD8$^+$ T 細胞である．脾臓やリンパ節の T 細胞は 95% 以上が $\alpha\beta$ 型 TCR-T 細胞であるが，IEL に $\gamma\delta$ 型 TCR-T 細胞が比較的多く存在しており，ヒトでは 10%，マウスでは約半数が $\gamma\delta$ 型 TCR-T 細胞である．一部の IEL は胸腺に非依存性に分化・成熟する．

D　T 細胞(T リンパ球)

T 細胞は他の免疫細胞に働いて間接的に免疫を調節するほか，自ら免疫効果細胞として直接的に免疫活性を発揮する．T 細胞は機能・性状によってサブセットに分けられる．

1. T 細胞のサブセット(図7)

a. ヘルパー T 細胞

CD4$^+$ のヘルパー(helper)T(Th)細胞は他の T 細胞，B 細胞，マクロファージに働きかけて免疫応答を調節する．サイトカインの産生パターンから IL-2 とインターフェロン(IFN)-γ を産生するタイプ 1 のヘルパー T(Th1)細胞と，IL-4, IL-5, IL-6 を産生するタイプ 2 の Th2 細胞が存在する．Th1 細胞は細胞性免疫を，Th2 細胞は液性免疫を亢進させる．

b. 細胞傷害性 T 細胞

CD8$^+$ の細胞傷害性 T 細胞(Tc, CTL, またはキラー T 細胞)は，ウイルス感染細胞，腫瘍細胞，移植細胞などを破壊する．

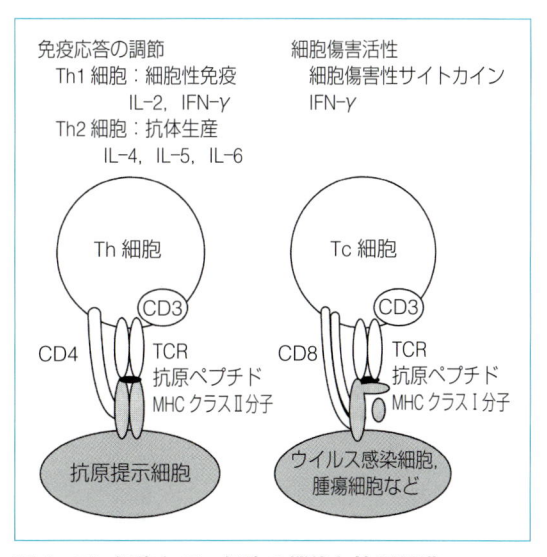

図7　Th 細胞と Tc 細胞の機能と抗原認識

c. サプレッサーT細胞

サプレッサー(suppressor)T(Ts)細胞は免疫抑制機能をもつ$CD8^+$T細胞として発見された．現在は$CD4^+$の抑制性T細胞が重要視されており，レギュラトリー(制御性)T細胞とよばれることが多い．

2. T細胞の抗原レセプター，マーカー

T細胞表面上に存在する分子では，T細胞抗原レセプターやモノクローナル抗体によって特定される分子がある．モノクローナル抗体による分類はCD分類(cluster of differentiation)とよばれ，番号をつけて表される．

①抗原レセプター(TCR)：抗原レセプターとしてα鎖とβ鎖のダイマーを保有する$\alpha\beta$型TCR-T細胞と，γ鎖とδ鎖のダイマーを保有する$\gamma\delta$型TCR-T細胞があるが，大部分のT細胞は分子量40〜50kDの多様性に富むα鎖とβ鎖のヘテロダイマーからなる$\alpha\beta$型TCR-T細胞である．一部のT細胞が多様性に乏しいTCRを発現する$\gamma\delta$型TCR-T細胞である．$\gamma\delta$型TCR-T細胞は皮膚や粘膜組織に分布して生体を防御する．

②CD4：Th細胞表面に発現し，主要組織適合遺伝子複合体(MHC)クラスⅡ分子と結合することによって抗原とTCRの結合を補強しシグナル伝達に関与する．

③CD8：Tc細胞に発現し，MHCクラスⅠ分子と結合することによって抗原とTCRの結合を補強し，シグナル伝達に関与する．

④CD3：γ鎖，δ鎖，ε鎖，ζ鎖からなり，TCRと複合体を形成している．抗原レセプター刺激のシグナルを細胞内に伝達する分子である．

⑤CD2：リンパ球機能関連抗原(LFA-3)に対するレセプターでLFA-2ともよばれる．抗原提示細胞上のLFA-3と結合することによって，抗原とT細胞の結合を補強する．

⑥Thy-1抗原(CD90)：マウスの胸腺細胞と末梢T細胞表面に発現するが，ヒトの胸腺細胞には発現していない．

⑦CD5：すべてのT細胞と一部のB細胞(B-1細胞)に発現する．

3. T細胞の分化

a. 段階的な遺伝子発現(図8)

T細胞が胸腺内で分化・成熟する過程でTCR，CD3，CD4，CD8などの遺伝子が発現する．TCRの遺伝子発現は複雑であるが，プロT細胞(pro-T cell：前前T細胞)の段階でγ，δ，β遺伝子再編成が始まる．γ鎖が活性化しないでβ鎖が活性化した細胞ではα遺伝子の再編成が始まる．β鎖のみが細胞内に存在するが，α鎖がまだ産生されず，細胞表面にTCRを発現していない分化段階の細胞をプレT細胞(pre-T cell)という．プレT細胞の一部でβ鎖が代替α鎖のpTαと結合して細胞表面に発現し，T細胞の分化に働く．β鎖やα鎖の遺伝子再編成に失敗した細胞は死滅する．

CD3はプロT細胞の段階でつくられるが，TCRの出現と同時に出現し，それまでは原形質内にとどまる．CD4とCD8はT細胞の分化段階の重要なマーカーであり，発現の有無により$CD4^-CD8^-$のダブルネガティブ胸腺細胞(double-negative thymocyte)，$CD4^+CD8^+$のダブルポジティブ胸腺細胞(double-posive thymocyte)，$CD4^+CD8^-$と$CD4^-CD8^+$のシングルポジティブ胸腺細胞(single-positive thymocyte)に分けられる．CD4とCD8は胸腺皮質においてほぼ同じころ同時に出現し，$CD4^+CD8^+$細胞は胸腺細胞の約80％を占める．髄質に移動すると，そのうち一方のみが陽性となり，$CD4^+CD8^-$細胞と$CD4^-CD8^+$細胞がそれぞれ5％と10％を占める．ダブルポジティブ胸腺細胞からシングルポジティブ胸腺細胞への分化はMHC分子によって正の選択を受ける．MHCクラスⅠ分子に結合するT細胞は$CD8^+$T細胞，MHCクラスⅡ分子に結合するT細胞は$CD4^+$T細胞に分化する．CD2は胸腺皮質に入る前後に出現し，ずっと認められる．CD1は胸腺皮質においてのみ認められる．

表2 CD分類

CD	主な機能	主な分布
CD1	MHC クラスI様分子	胸腺皮質 Thy, DC
CD2	LFA-2, 接着分子；LFA-3と結合	panT, NKの一部
CD3	TCRのシグナル伝達	Thy, T
CD4	MHC クラスII分子と結合, HIVR	Thy, Mφの一部
CD5	B細胞のCD72と結合	panT, Ly1+B(BCLL)
CD8	MHC クラスI分子と結合	Tc
CD9	接着分子	preB, M, Plt, act T
CD10	急性リンパ性白血病共通抗原 CALLA	proB, G
CD11a	LFA-1のα鎖；ICAM-1, 2, 3と結合	T, B, M, NK, G
CD11b	Mac-1とCR3のα鎖；C3biと結合	PEC, M, Mφ, G, NK
CD11c	CR4のα鎖；C3bi/C3dgと結合	M, G, Mφ
CD14	LPSと結合	M, G, FDL, IDC, Mφ
CD15s	sLewis[x], CD62EとPのリガンド	W, En
CD16	FcγRIII	G, NK, Mφ
CD18	LFA-1, CR3, CR4に共通なインテグリンβ_2鎖	T, B, Mφ, G
CD19	シグナル伝達	panB, proB
CD20	イオンチャネル	panB, 後期proB
CD21	CR2, EBVR	末B, DRC
CD22	BLCAM, B細胞の活性化制御, B細胞同士の接着	成熟B
CD23	FcεRII	B, M, DC, Eo, Plt
CD25	IL-2のα鎖	actT, actB, actMφ, ATL
CD27	CD70と結合, T細胞とB細胞の活性化	T, B, NK
CD28	CD80/CD86と結合, T細胞の活性化	T, ATL, Sezary
CD29	VLAのインテグリンβ_1鎖	W
CD30	T細胞活性化, TNFR様分子	actL
CD32	FcγRII	M, B, G, Eo
CD34	CD62Lのリガンド	造血幹細胞, 高内皮細胞
CD35	CR1：C3b/C4bと結合	B, M, G, E, DC
CD36	トロンボスポンジンR, コラーゲンR	Plt, M
CD40	CD40Lに結合, B細胞の活性化	B, M, DC
CD41	フィブリノゲンR	Plt, Meg
CD44	接着分子；ヒアルロン酸と結合	T, B, G, M
CD45	チロシンホスファターゼ	W
CD45RA	ナイーブT細胞	T, B, G, M
CD45RB		B, T, M, Mφ
CD45RC		T, B, G, M
CD45RO	記憶T細胞	Thy, actT
CD46	MCP, 補体制御	W, Ep, En
CD47	トロンボスポンジンR	広範
CD49a	VLAのα_1鎖；ラミニン, コラーゲンと結合	actT, actB, M, Fb, En
CD49b	VLAのα_2鎖；ラミニン, コラーゲンと結合	L, Plt, Meg, Fb, En
CD49c	VLAのα_3鎖；フィブロネクチン, ラミニン, コラーゲンと結合	Fb, Ep
CD49d	VLAのα_4鎖；フィブロネクチン, VCAM-1と結合	L, M, DC, Eo
CD49e	VLAのα_5鎖；フィブロネクチンと結合	T, Plt, M, Fb, Ep, En
CD49f	VLAのα_6鎖；ラミニンと結合	Ep, T, Plt, Meg, M
CD51	ビトロネクチンR(CD51/CD61)のα鎖	Plt, Meg, En
CD54	ICAM-1；LFA-1と結合	M, Ep, En, L(弱)
CD55	DAF, 補体制御	W, E, FDC
CD56	NCAM	NK, M, 神経細胞
CD58	LFA-3；CD2(LFA-2)と結合	W
CD59	HRF20, 補体制御	W, Ep, Plt, E
CD61	インテグリンβ_3鎖, ビトロネクチンRのβ鎖	Plt, Meg, En
CD62E	E-セレクチン	En

(次頁に続く)

〈表 2 の続き〉

CD	主な機能	主な分布
CD62L	L-セレクチン	W
CD62P	P-セレクチン	actEn, Plt, Meg
CD64	FcγRI	M, G
CD71	トランスフェリン R	actC
CD72	T 細胞の CD5 と結合	panB
CD73	5' ヌクレオチダーゼ	B, T, En
CD74	MHC クラス II 分子に結合する恒常鎖	B, Mφ
CD75	ラクトサミン,CD22 のリガンド	成熟 B,T の一部
CD77	CD19 と会合,シゲラ毒結合,アポトーシス誘導	胚中心 B
CD79a	Igα;表面 Ig と会合,シグナル伝達	B
CD79b	Igβ;表面 Ig と会合,シグナル伝達	B
CD80	B7/BB1,B7-1;CD28/CTLA-4 と結合	actB, Mφ, DC
CD81	TAPA-1;CD19,CD21 と B 細胞補助レセプター	B, T, NK
CD86	B70,B7-2;CD28/CTLA-4 と結合	actB, Mφ, DC
CD88	C5aR	G, Mφ, Ma
CD89	FcαR	G, M, T, B
CD90	Thy-1	Thy, 脳
CD94	NK キラー抑制/活性化レセプター	NK,T の一部
CD95	APO-1/Fas;FasL と結合しアポトーシスを誘導	骨髄系 C,T 芽球
CD100	セマフォリン,リンパ球の活性化	T, N, NK, G
CD102	ICAM-2;LFA-1 と結合	L, M, En, Plt
CD103	αE カドヘリン	腸管上皮間リンパ球
CD104	インテグリン β₄	Ep, 基底膜
CD105	TGFβR;TGFβ₁,TGFβ₂ と結合	actM, En
CD106	VCAM-1;VLA4 と結合	En
CD114	G-CSFR;G-CSF と結合	顆粒球系 C
CD115	M-CSFR;M-CSF と結合	単球系 C
CD116	GM-CSFR;GM-CSF と結合	単球系 C,顆粒球系 C
CD117	c-kit,SCFR;stem cell factor と結合	造血幹細胞, Ma
CD118	IFN-α/βR	広範
CD119	IFN-γR;IFN-γ と結合	Mφ, M, B, NK
CD120	TNFR;TNFα/β と結合	広範
CD121	IL-1R	L, En, Fb, M, Mφ
CD122	IL-2R と IL-15R の β 鎖	L, Mφ, NK
CD123	IL-3R の α 鎖	骨髄球系 C
CD124	IL-4R と IL-13R の α 鎖	B, T, Ma
CD125	IL-5R の α 鎖	L, Eo
CD126	IL-6R の α 鎖	actB, Meg, En, 肝,神経細胞
CD127	IL-7R の α 鎖	未熟 T,未熟 B, T
CD128	IL-8R-gp80	G, M
CD129	IL-9R	T, B, Meg
CD130	IL-6R, IL-11R, LIFR, CNTFR, CT-1R, OSMR に共通な gp130,シグナル伝達	広範
CD131	IL-3R, IL-5R, GM-CSFR に共通な β 鎖	骨髄球系 C, B, T, Eo
CD132	IL-2R, IL-4R, IL-7R, IL-9R, IL-15R に共通な γ 鎖	リンパ球系 C, Ma, Meg
CD134	OX40;OX40L と結合	actT
CD140	PDGFR の α と β 鎖;血小板由来成長因子と結合	骨髄ストローマ, Fb, En
CD144	VE-カドヘリン,接着分子	En
CD152	CTLA-4;CD80/CD86 と結合,T 細胞活性の抑制	actT
CD153	CD30 リガンド,協同刺激分子	T
CD154	CD40 リガンド,協同刺激分子	actTh
CD157	BST-1;ADP-リボシルシクラーゼ活性,ADP-リボース水解酵素活性	骨髄ストローマ細胞
CD158	NK キラー抑制レセプター,p58	NK,T の一部

(次頁に続く)

〈表2の続き〉

CD	主な機能	主な分布
CD161	NKキラー抑制/活性化レセプター，NKR-P1A	NK，Tの一部
CD162	P-セレクチングリコプロテイン-リガンド-1	T, M, G, B
CD178	Fasリガンド	actT
CD179a	VpreB, L鎖代替鎖	preB
CD179b	λ鎖様ペプチド，L鎖代替鎖	preB
CD183	ケモカインRのCXCR3	actTh1
CD3184	ケモカインRのCXCR4，SDF-1やHIV-1と結合	CD34$^+$造血幹細胞，T
CD195	ケモカインRのCCR5，MIP-1α，MIP-1β，RANTES，HIV-1と結合	前骨髄球，Mϕ
CD197	ケモカインRのCCR7，MIP-3βと結合	actT, actB
CD204	スカベンジャーR	Mϕ
CDw210	IL-10Rα/β	B, Th, M, Mϕ
CD212	IL-12Rβ	Th1, CD8T, NK
CD213a1	IL-13Rα1	B, M, Fb, En
CD213a2	IL-13Rα2	B, M, Fb, En
CDw217	IL-17R	act記憶T
CD220	インスリンR/$\alpha\beta$	広範
CD221	インスリン様成長因子1Rα/β	広範
CD222	インスリン様成長因子2Rα/β	広範
CD224	γ-グルタミルトランスフェラーゼ	広範
CD240D	RhD	E
CD243	多剤耐性蛋白1	幹細胞
CD247	TCR-ζ	T, NK

末：末梢血　　　　　act：活性化　　　　　C：細胞　　　　　DC：樹状細胞
E：赤血球　　　　　En：内皮細胞　　　　Eo：好酸球　　　　Ep：上皮細胞
Fb：線維芽細胞　　　FDC：濾胞樹状細胞　　G：顆粒球　　　　IDC：interdigitating cell
L：リンパ球　　　　　M：単球　　　　　　Ma：肥満細胞　　　Meg：巨核球
Mϕ：マクロファージ　PEC：腹腔マクロファージ　Plt：血小板　　　　proB：B祖先細胞
R：レセプター　　　　Thy：胸腺細胞　　　　W：白血球広範

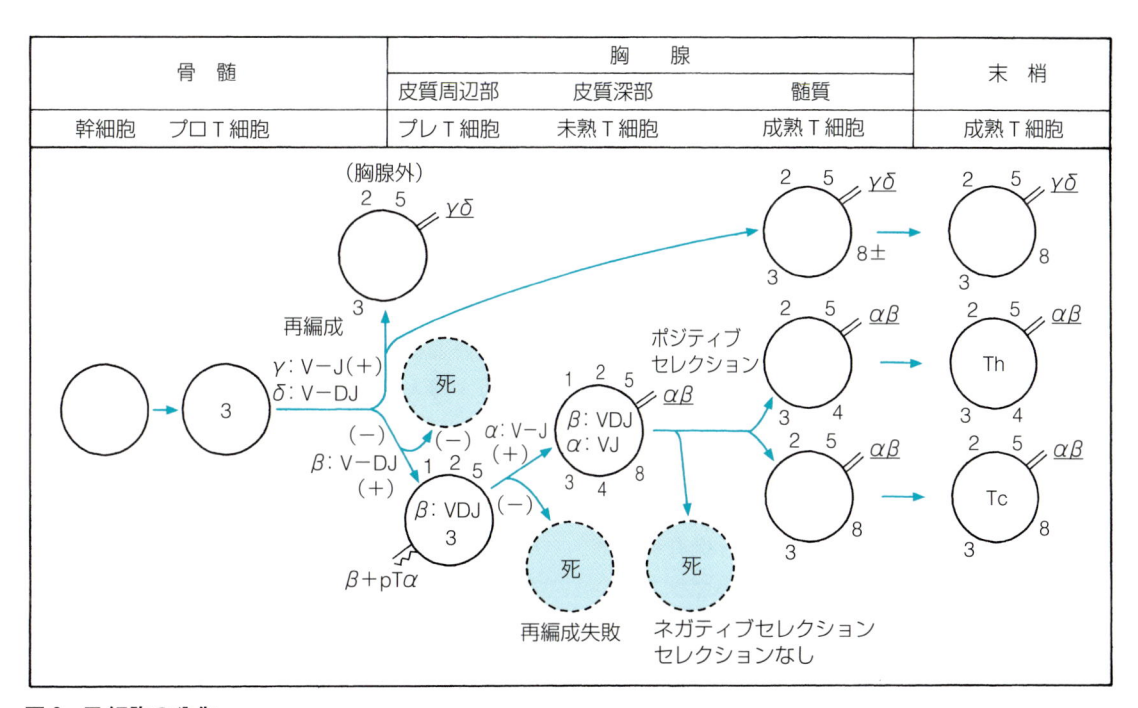

図8　T細胞の分化
数字はCD，円内未発現，円外発現；円内TCR遺伝子再編成，（+）機能性，（−）非機能性遺伝子，$\alpha\beta$，$\gamma\delta$はTCR

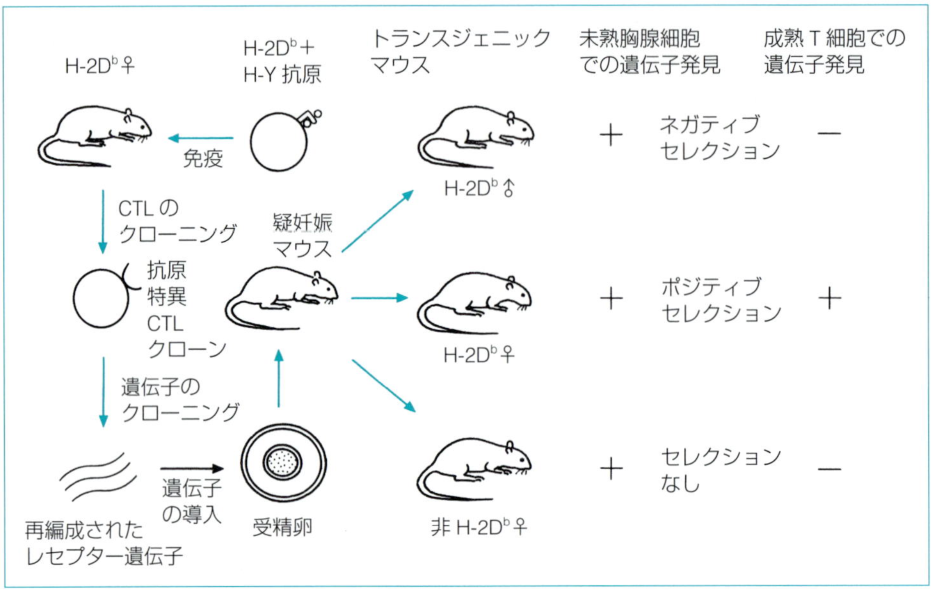

図9 トランスジェニックマウスでの抗原レセプターの発現

CD5 はプロ T 細胞が胸腺に入る前から出現し，成熟 T 細胞になってもずっと認められる．

b. セレクションの機構

T 細胞が胸腺の中で分化・成熟する過程で最も重要なことは，自己反応の抗原レセプターを発現する T 細胞が除去され(ネガティブセレクション)，外来抗原に反応するレセプターを発現する T 細胞だけが選択的に成熟する(ポジティブセレクション)ことである．このセレクションを胸腺による教育(thymus education)という．

胸腺でのセレクションの機構がスーパー抗原(super antigen)の mls 抗原(minor lymphocyte stimulation antigen)に対する V 遺伝子の発現や抗原レセプター遺伝子のトランスジェニックマウス(transgenic mouse)の実験で実証された．マウスにおいて mls 特異 TCR の発現を抗レセプター抗体で調べると，次のことが明らかとなった．抗原特異的 Th 細胞は抗原を保有するマウスでは成熟せず，抗原を保有しないマウスでのみ成熟する．抗原を保有するマウスにおいても胸腺皮質には抗原特異的 Th 細胞が存在するが，髄質には存在しない．このように $CD4^+CD8^+$ Th 細胞から $CD4^+CD8^-$ Th 細胞へ成熟する過程で抗原特異的 Th 細胞はネガティブセレクションを受ける．

Boehmer(ボエーマー)らは雄マウスの保有する H-Y 抗原(male antigen)と MHC クラス I 分子の $H-2D^b$ の組み合わせに反応する $H-2D^b$ の雌マウスの Tc 細胞クローン($CD8^+$)を作製した．この Tc 細胞のクローンから抗原レセプター遺伝子を精製してマウス受精卵に導入し，トランスジェニックマウスを作製した(図9)．導入された遺伝子はすでに遺伝子を再編成しているために優先的に発現した．H-Y 抗原をもたない雌の $H-2D^b$ マウスでは導入された抗原レセプター遺伝子は大部分の胸腺細胞に発現して $CD4^-CD8^+$ T 細胞に成熟した．H-Y 抗原をもつ雄の $H-2D^b$ マウスでは，導入された抗原遺伝子を発現する $CD4^+CD8^+$ と $CD4^-CD8^+$ の胸腺細胞は成熟しなかった．これは自己抗原に反応する T 細胞が除去されるネガティブセレクションを示している．一方，雌であっても H-2 が $H-2D^b$ と異なるマウスでは，導入した抗原レセプター遺伝子は発現しなかった．これはネガティブセレクションとともにポジティブセレクションも H-2 の影響を受けて行われていることを示している．

T 細胞のポジティブセレクションは胸腺スト

ローマ細胞の中の皮質上皮細胞によって行われる．T細胞のネガティブセレクションは骨髄由来のマクロファージや樹状細胞と上皮細胞によってなされる．最近，末梢の組織に発現する自己抗原に対するネガティブセレクションの機構として，autoimmune regulator（*AIRE*）とよばれる遺伝子が末梢で発現する自己抗原を胸腺髄質の上皮細胞において異所性に発現させることが明らかになった．

セレクションにはTCRとMHC/自己抗原ペプチド複合体の結合におけるアフィニティの強さと結合数によって決定されるアビディティが重要であり，ポジティブセレクションはアビディティが中程度のとき誘導され，ネガティブセレクションはアビディティが高いとき誘導される．ポジティブセレクションを受けて成熟したT細胞は，末梢において，自己MHC/外来性抗原ペプチド複合体を交差反応性に認識し，免疫応答をする．

ネガティブセレクションは抗原刺激により細胞死が誘導されることを示している．このように刺激によってプログラムされていたように死に至る過程は，アポトーシス（apoptosis）とよばれる．細胞の壊死（necrosis）は膜の破壊を伴うが，アポトーシスは細胞の萎縮，核の破壊，DNAの切断（fragmentation）などが特徴である．

E B細胞（Bリンパ球）

1. B細胞のマーカー・レセプター

細胞膜表面には他の細胞との直接的相互作用や他の細胞の産物のレセプターとして働く分子がある（図10）．

① B細胞レセプター（B cell receptor；BCR）：BCRあるいは**膜表面免疫グロブリン**（surface Ig；sIg）はB細胞1個当たり，約$0.5 \sim 1.5 \times 10^5$個のIg分子が表面に存在する．Igクラスはヒトでは大部分はIgMとIgDであり，IgG陽性細胞が少ない．T細胞でTCRがCD3と複合体を形成するように，B細胞のBCRはIgα（**CD79a**），Igβ（**CD79b**）とBCR複合体を形成している．IgαとIgβはBCRのシグナルを細胞内へ伝達する．

BCRは生きた細胞の膜面上を自由に動くことができる．BCRが抗原と反応すると，細胞表面上のBCRが何か所かに集まって**パッチング**（patching）を示し，さらには1か所に集まり，**キャッピング**（capping）を起こす（図11）．キャッピング後，B細胞は短時間一過性の運動を示す．最終的には抗原を細胞内に取り込み，BCRはその間消失する．しばらくして，細胞表面にBCRが再生してくる．B細胞はこの機構により抗原を細胞内に取り込み，T細胞に抗原を提示する．

② Fcレセプター：大部分のB細胞はIgGの

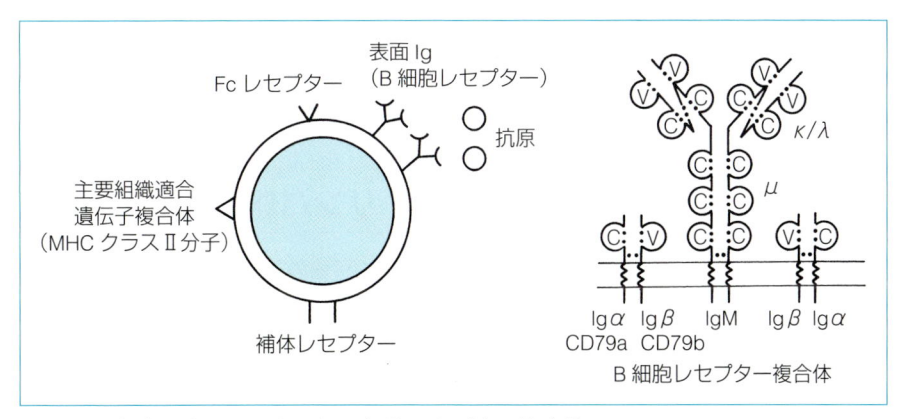

図10 B細胞の表面マーカーとB細胞レセプター複合体

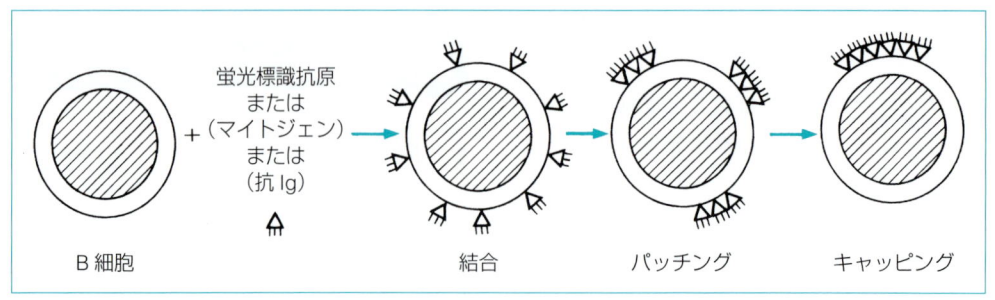

図 11　B 細胞上における抗原(またはマイトジェン, 抗 Ig)の結合により生ずるパッチングとキャッピング

Fc と反応する Fc レセプターを有する. B 細胞の Fc レセプターである FcγRⅡB1 は抗原抗体複合体📖の Fcγ 部分と結合すると, 抗体産生を抑制するシグナルを伝達する(第 9 章 B, 1, C. B 細胞のシグナル伝達参照→ p.122).

③C3 レセプター：B 細胞の大半は C3b と C3d のレセプター(CR1, CR2)を有する. このレセプターを介して抗原抗体補体結合物と結合できる. CR1 は CD35 であり, CR2 は CD21 である. CR2 は EB ウイルス(EBV)に対するレセプターでもあり, B 細胞は EBV に感受性がある. CD21 は抗原抗体補体複合体と結合すると, 抗体産生を増強するシグナルを伝達する.

④MHC クラスⅡ分子：B 細胞は主要組織適合遺伝子複合体(MHC), とりわけ MHC クラスⅡ分子を有する.

2. B 細胞の分化と Ig 遺伝子の再編成・クラススイッチ

プレ B 細胞 pre-B cell の段階で, 細胞内で H 鎖の Ig 遺伝子の V-D-J 再編成が起きると, 原形質に IgM の H 鎖がつくられる. この段階の細胞をプレ B 細胞という. プレ B 細胞の一部で μ 鎖が代替 L 鎖の VpreB と λ5 に結合して細胞表面に発現し, B 細胞の分化に働く. さらに L 鎖遺伝子の V-J 再編成へと進むと細胞膜上に sIg が出現して B 細胞となる. IgM のみを発現する未熟 B 細胞に分化した後, IgM と IgD を発現する成熟 B 細胞となり, 第二次リンパ器官へ移行する. そこで抗原刺激を受けると, sIg として IgM 単独のもの, IgG や IgA をもつものが出現してくる. 細胞膜に CD19, CD20, CD21 分子も出現するようになる.

抗原刺激を受けた B 細胞は, 増殖, 分化の過程で Th 細胞の補助を受ける. Th 細胞の分泌する IL-4 により B 細胞は活性化され, IL-2, IL-5 により増殖が起こり, IL-4, IL-5, IL-6, IFN-γ により抗体産生細胞へと分化する(図 12).

3. 形質細胞

形質細胞〔プラズマ細胞(plasma cell)〕は B 細胞から分化し, それ自体は分裂せず, 小胞体で Ig 分子を合成して分泌する. B 細胞と異なり, 細胞表面には Ig を発現しない. 形質細胞は第二次抗原刺激に応じて, リンパ系組織内で著増するが, 骨髄は IgG 産生, 粘膜の粘膜固有層は IgA 産生の重要な場である. Ig 欠損症患者は形質細胞をもたない. 多発性骨髄腫は形質細胞の腫瘍であり, 単一のクローン📖から生ずるので, 産生される Ig も均一である.

4. リンパ球の分布

リンパ球の検査にはおおよそ次のような項目が含まれる. ①末梢血リンパ球数と形態, ②リンパ球の表面マーカー, ③刺激物質(マイトジェンなど)に対する反応, サイトカインの産生, ④細胞傷害活性, ⑤リンパ球の臓器分布, などである.

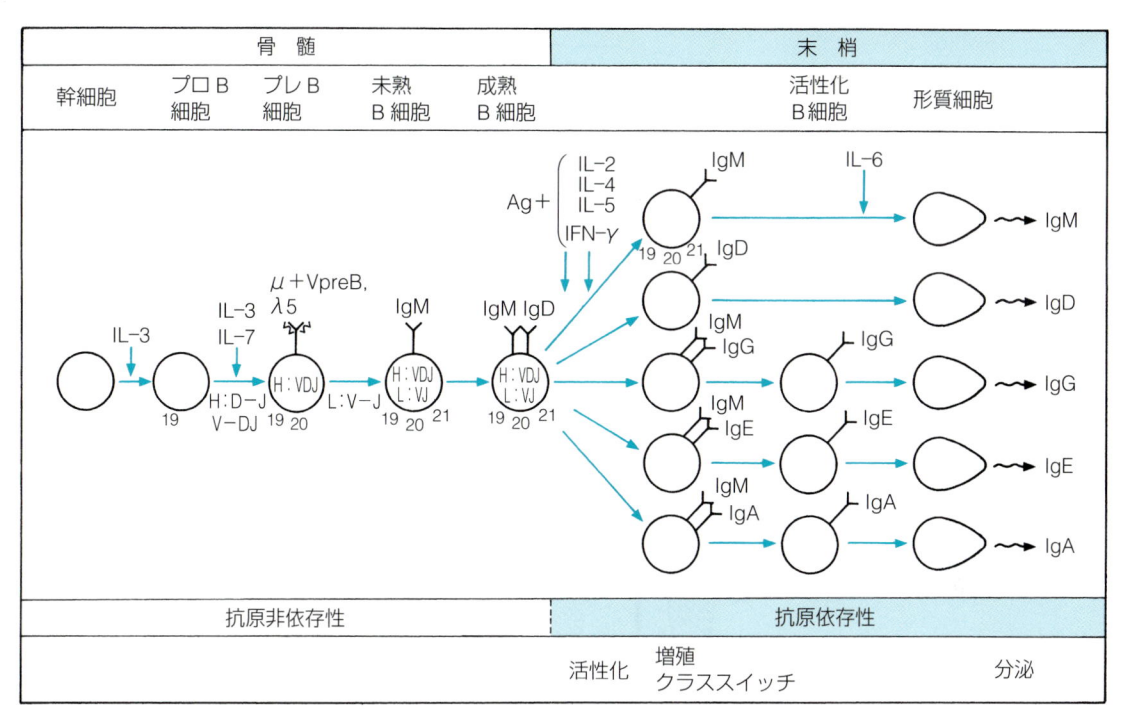

図12 B細胞の分化と活性化

表3 ヒトのT・B細胞の臓器分布

臓器	リンパ球(%) T	リンパ球(%) B
血液	60〜90	10〜30
リンパ節	75〜90	10〜25
胸管	85〜95	5〜15
胸腺	>99	<0.5
脾	50〜70	30〜50
骨髄	7	>75

a. 末梢血リンパ球の算定

健常成人のリンパ球数は 2,000〜3,000/μL（平均 2,500/μL）であり，白血球（7,000/μL）の 30〜45% の範囲にある．1,000/μL 以下はリンパ球減少症であり，4,000/μL 以上はリンパ球増加症である．リンパ球の 70% がT細胞であるから，リンパ球減少症はT細胞免疫の低下を意味する．

b. リンパ球の臓器分布

T細胞が絶対数においてB細胞を凌駕しているので，ほとんどの臓器においてT細胞が多いが，脾ではB細胞がT細胞にほぼ匹敵する．リンパ組織の濾胞（胚中心）ではB細胞が優位であるが，ほかはおおむねT細胞優位である（表3）．

F NK細胞

ナチュラルキラー（natural killer；NK）細胞はキラーT細胞が活性化されるよりも早期に，限られた腫瘍細胞やウイルス感染細胞を傷害して排除するリンパ球である．形態学的には大型で顆粒に富む large granular lymphocyte（LGL）である．ヒトのNK細胞は $CD3^-$，TCR^-，$CD16^+$（FcγレセプターⅢ），$CD56^+$，$CD94^+$ である．NK細胞は IFN-α, IFN-β, IL-12, TNF-α, IL-2 などによって活性化され，活性化したNK細胞は IFN-γ を産生する．NK細胞は標的細胞に結合すると，細胞質顆粒中のパーホリンとセリンエステラーゼのグランザイムを放出して細胞を傷害する．パーホリンは細胞膜に穴を開け，グランザイムはその孔を通って細胞質に侵入し核に傷害を与えてアポトーシスを誘導する．これはTc細胞が有する細胞傷害機構の1つである（第9章C，

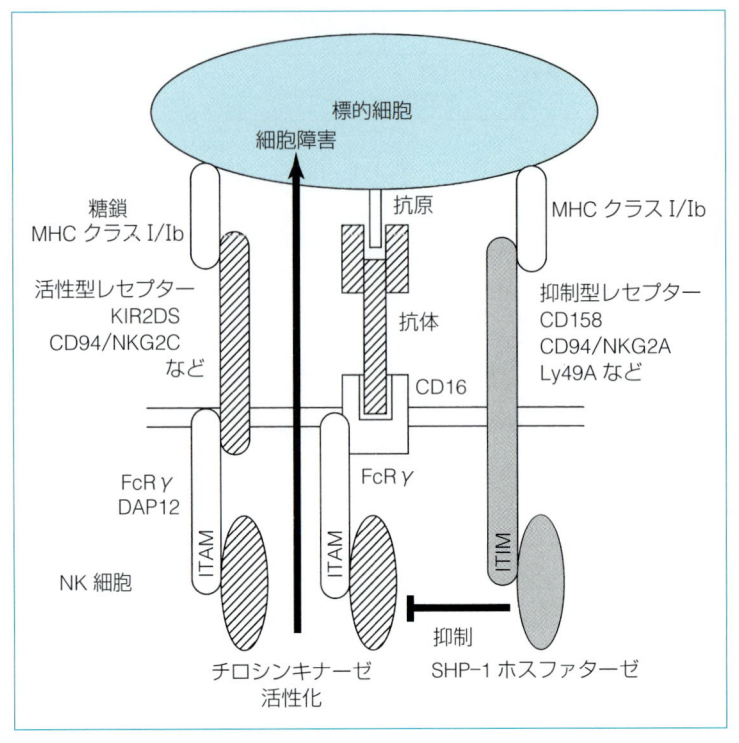

図13　NK細胞の活性化と抑制

2. 細胞傷害性T(Tc)細胞反応参照→ p.126). ヒトのNK活性の測定には, 標的細胞としてK562細胞株(慢性骨髄性白血病由来でMHCをもたない)を用いる.

キラー(K)細胞は抗体を介して標的細胞に結合し傷害作用を示す. 標的細胞に抗体が結合すると, その抗体のFc部分にFcレセプター(FcγRⅢ, CD16)を介して結合する(**図13**). これを**抗体依存性細胞仲介性細胞傷害活性**(antibody dependent cell-mediated cytotoxicity ; ADCC)という. K細胞はNK細胞の1つの機能形態を示していると考えられる. FcγRⅢはNK細胞レセプターの1つである.

NK細胞はMHCを発現していない標的細胞を強く傷害する. 腫瘍細胞やウイルス感染細胞がMHCクラスⅠ分子を欠失すると, NK細胞の傷害活性は高まり, Tc細胞の傷害活性は低下する. 標的細胞に対するNK細胞とTc細胞の傷害活性は相補的である. 標的細胞の特定のMHCクラスⅠ分子に反応して, 傷害活性の抑制シグナルを伝達する抑制型NKレセプターがNK細胞と一部の

T細胞に発現している. 抑制型NKレセプターにはキラー細胞免疫グロブリン様レセプター(killer cell immunoglobulin-like receptor ; KIR)のCD158などとキラーレクチン様レセプター(killer lectin-like receptor ; KLR)のCD94/NKG2Aヘテロダイマーやマウスのly49Aなどの2ファミリーがある.

一方, NK細胞は標的細胞上の分子に反応して細胞傷害活性を誘導する活性型NKレセプターも発現している. 活性型NKレセプターにはKIRに属するKIR2DSやKLRに属するCD94/NKG2Cなどがある. このように, 同じファミリーに抑制型と活性型のNKレセプターが属している.

C型レクチンのCD94/NKG2ヘテロダイマーは多型性に乏しいMHCクラスⅠbのHLA-Eと他のMHCクラスⅠ分子のリーダーペプチドの複合体に結合する. それゆえ, NK細胞は標的細胞のMHCクラスⅠの発現の変化を察知できる. 胎盤にのみ発現するHLA-GもMHCクラスⅠbであり, NK細胞に抑制シグナルを送る.

抑制型と活性型のNKレセプター活性は細

内で会合するシグナル伝達分子に依存している(図13).活性型レセプターにはFcRγやDAP12が会合している.これらの分子はimmunoreceptor tyrosine-based activation motifs(ITAM)とよばれるアミノ酸配列を有しており,レセプターとリガンドの結合によりITAMのチロシンがリン酸化されるとそこにキナーゼがリクルートされ,活性化シグナルが伝達される.抑制型レセプターは細胞内にimmunoreceptor tyrosine-based inhibitory motifs(ITIM)とよばれるアミノ酸配列を有し,ITIMのチロシンがリン酸化されるとそこにホスファターゼのSHP-1がリクルートされ,抑制シグナルが伝達される.NK細胞は活性型と抑制型レセプターのシグナルバランスによって活性を調節している.

NK細胞レセプターと限局されたα鎖とβ鎖のTCRレセプターを発現し,両方のレセプター刺激で活性化される新しいタイプの細胞をNKT細胞という(例:マウスNK1.1$^+$T細胞).ヒトではVα24/Vβ11,マウスではVα14/Vβ8を発現し,MHCクラスI様分子のCD1dによって提示された糖脂質抗原に早期に反応してIL-4,IL-10,IFN-γを産生する.CD1はαβ型TCR-T細胞やγδ型TCR-T細胞にも糖脂質抗原を提示する.

NKT細胞,γδ型TCR-T細胞,B-1細胞(第9章B,3.T細胞非依存性B細胞応答参照→p.123)は自然免疫と獲得免疫をつなぐ早期誘導型の免疫を担う.これらの細胞は限定された遺伝子再編成によって形成された抗原レセプターを発現すること,応答の早期に出現すること,粘膜組織や皮膚などの外界と接する部位に局在することなどの特徴を示し,自然免疫様リンパ球(innate-like lymphocyte;ILL)とよばれる.

G 単核食細胞系

単核食細胞系(mononuclear phagocyte system;MPS)は1924年Aschoff(アショフ)によって,細網内皮系(reticuloendothelial system;網内系;RES)と命名されたが,現在はMPSという機能に重点をおいた呼称(van Furth, 1980)が特に免疫学の領域で用いられている.全身に分布し,血液,皮膚,肝,リンパ組織,結合織,神経組織,漿液腺,胸腺などに存在する.MPSは血液や組織中の微生物を除去するという生体の重要な防衛機構の1つである.

1. マクロファージの特徴

a. マクロファージの主な機能

①貪食(phagocytosis)によって大きな抗原を取り込む.②処理抗原をT細胞に提示する.③遅延型過敏反応のエフェクター細胞として作用する.食作用が旺盛で,リゾチームや小胞に富み,酵素を多く含んでいる.多様な活性物質を分泌し,殺菌,細胞傷害,炎症,組織の修復などを行う.放射線に対して単芽球は感受性があるが,成熟単球は抵抗性である.

b. マクロファージの分化

食細胞は,顆粒球,単球共通の幹細胞(stem cell)(GM-CFU)から単球の幹細胞(M-CFU)に分化して,さらに単芽球,前単球,単球へと分化する.一時的に血中に姿を見せたのち,各種組織に定着するが,局在部位や分化の過程が異なることにより,異なった名称をつけられている(表4).血中に出て単球となり,24〜48時間循環したのちに各組織へ遊走して,そこで成熟してマクロファージになる.

表4 単球性食細胞系

幹細胞	骨髄
単芽球	骨髄
前単球	骨髄
単球	骨髄,末梢血
マクロファージ	結合織(組織球)
	肝(クッパー細胞)
	肺(肺胞マクロファージ)
	リンパ節
	骨髄
	胸腔
	骨(破骨細胞)
	神経組織(ミクログリア細胞)

2. マクロファージの食作用と抗原提示

a. パターン認識とオプソニン📖の作用

マクロファージは異物を取り込み，消化・処理する．老化細胞やアポトーシスを起こした細胞の表面変化を識別して貪食する．好中球に抵抗性の細菌なども取り込んで処理する．マクロファージは可溶性物質よりも粒子状物質を取り込みやすい．組織中のマクロファージや好中球はいろいろな細菌成分に対するレセプターをもっている．マンノースレセプター📖，シアル酸と結合するスカベンジャーレセプター📖，リポ多糖（LPS）レセプターのCD14，Toll様レセプター（Toll-like receptor；TLR）📖などがある（図14）．TLRは進化的に古いパターン認識レセプター📖であり，微生物由来成分をパターンとして認識する．ヒトでは10種類ほど知られており，TLR4はLPS，TLR5はフラジェリン，TLR9はCpG DNAを認識する（第12章感染免疫表2参照➡p.152）．TLRはサイトカイン，ケモカイン，補助刺激分子の発現を誘導する．

オプソニンである抗体や補体が結合していると，結合力は著明に強くなる．これはマクロファージがFcレセプターとC3bレセプターを発現しているからである．マクロファージのFcγレセプターにはFcγRⅠ（CD64），FcγRⅡ（CD32），FcγRⅢ（CD16）があり，この順にIgGとの親和性が高い．FcγRはIgGのうちIgG1とIgG3に強く結合し，IgG2とIgG4との結合は弱い（第9章免疫応答とその調節表4参照➡p.124）．

b. 抗原の取り込み（図15）

抗原の取り込み（endocytosis）はマクロファージや好中球にほぼ共通である．抗原が食細胞の細胞膜に結合すると，その部分が陥入して抗原を取り囲み，先端部が融合して細胞膜とは表裏が逆の小胞〔食胞（ファゴソーム；phagosome）〕が形成される．ミクロフィラメントや微小管が食胞を核周部に向かって移動させる．そこで食胞はリソソームと融合してファゴリソームを形成する．リソソーム内には酸化ホスファターゼ，β-ガラクトシダーゼ，酸性リボヌクレアーゼなどの多くの分解酵素が含まれ，これらの酵素は新しい小胞内で消化を始める．

c. 抗原提示

マクロファージは抗原をとらえて大部分を分解するが，一部の完全分解されずに残った抗原をMHC分子に結合させてT細胞に提示する．表5は抗体産生におけるマクロファージの役割が大変重要であることを示す（第9章A, 2. APCの遊走

図14 マクロファージの貪食にかかわるレセプター

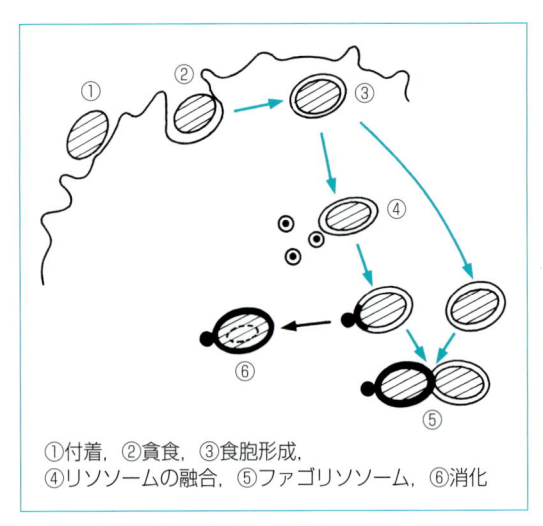

図15 食細胞による貪食，消化
①付着，②貪食，③食胞形成，
④リソソームの融合，⑤ファゴリソーム，⑥消化

と活性化参照→ p.113). マクロファージは食細胞として自然免疫を担うとともに, 抗原提示細胞として自然免疫と獲得免疫を連動させる.

3. 食細胞の殺菌能

マクロファージは好中球とともに殺菌能を有する. 多くの細菌は食菌されるとすぐ殺菌される. しかし, 一部の細菌(細胞内寄生性細菌, 例：結核菌, サルモネラ)や真菌は殺菌作用に抵抗性で, 細胞内で増殖する. このような細菌はマクロファージが Th1 細胞によって活性化された場合にのみ殺菌される. 好中球を含む食細胞による取り込み後の殺菌作用は2つの経路による.

a. 酸素依存性殺菌(図16)

①食細胞が異物と結合すると細胞膜の NADPH オキシダーゼ(nicotinamide adenine dinucleotide phosphate oxidase)が活性化される. この酵素は酸素分子の1電子を還元して活性の高い O_2^-〔超酸化物イオン(superoxide anion)〕を産生する. O_2^- は食胞内へ放出され, さらに・OH(hydroxyl radical)や $^1O_2$〔一重項酸素イオン(singlet oxygen)〕のような反応性の高い酸素誘導体になる. これらは活性酸素(reactive oxygen intermediate；ROI あるいは reactive oxygen species；ROS)と総称され, 強力な殺菌作用を発揮する. O_2^- の生成は化学発光(chemiluminescence)や NBT(nitroblue tetrazolium)を還元して不溶性の blue formosan にする反応によって検出できる.

なお O_2^- は超酸化物ジスムターゼ(superoxide dismutase；SOD)に触媒されて, H^+ と反応し, O_2 と H_2O_2(過酸化水素)になり, 細胞を自分自身

表5 抗体産生におけるマクロファージの役割を示す1例

実験	リンパ球 (10⁷個)	抗原[*1] (μg)	マクロファージ[*2] (10⁵個)	抗体産生細胞 (5日目)
1)	+	−	−	約50
2)	+	0.1	−	300
3)	+	0.01	−	100
4)	+	0.1	+	4,000
5)	+	0.01	+	2,000
6)	−	0.1	+	0

[*1]：熱会合ウシ血清アルブミン(BSA)
[*2]：あらかじめ BSA と反応させる.

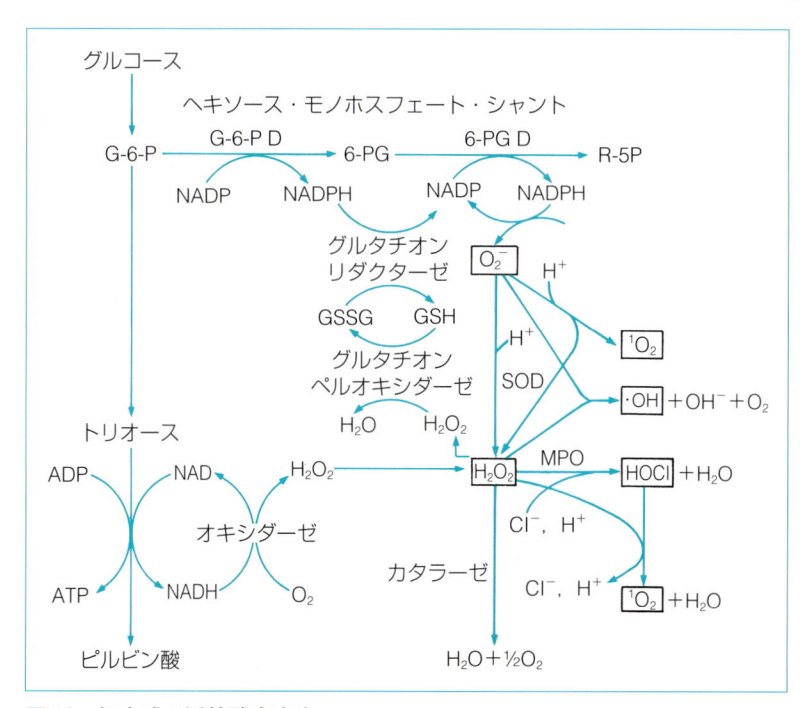

図16 好中球の活性酸素産生

の O_2^- の作用から守る．

②ミエロペルオキシダーゼ（MPO）に仲介される反応〔マクロファージにはなく，多形核白血球（PMN）のみ〕：ファゴソームがリソソームと融合してファゴリソソームが形成されると，リソソームの MPO によって H_2O_2 とハロゲンから次亜塩素酸（$HOCl^-$）などの殺菌物質が産生される．

③酸化窒素合成酵素（nitric oxide synthase；NOS）の活性化：マクロファージをグラム陰性菌内毒素の LPS やサイトカインの IFN-γ，TNF で刺激すると産生される**誘導型**（inducible）**NOS**（**iNOS**）が，L-アルギニンを酸化して酸化窒素（NO）とシトルリンを産出する．

$$\text{L-アルギニン} + O_2 \xrightarrow{\text{iNOS}} NO + \text{シトルリン}$$

NO は細菌や腫瘍細胞を傷害する．NO にはそのほか，免疫応答の抑制，血管の弛緩などの多彩な働きがある．

b. 酸素非依存性殺菌

ファゴリソソーム形成後，pH は一過性に上昇し，その後急速に低下して酸性になる．①デフェンシンは早期に働いて細胞膜を破壊する塩基性ペプチドである．②低い pH に多くの細菌は弱い．至適 pH が酸性である多くのリソソーム酵素によってさらに殺菌される．③リゾチーム：白血球内で発見された最初の抗菌物質であり，塩基性のポリペプチド（14 kD）で，細菌の細胞壁のペプチドグリカンを加水分解する．④ラクトフェリン（77 kD）：細菌の栄養分である Fe を取り込むことにより，抗菌作用を発揮する．

4. 樹状細胞

抗原提示に関与し，マクロファージとは異なる不定形の樹状突起をもつ細胞群を**樹状細胞**（dendritic cell；DC）という．樹状細胞は最も強力な抗原提示細胞であり，あらゆる種類の特異的免疫応答を開始するために重要な細胞である．樹状細胞には，濾胞樹状細胞，相互連結樹状細胞（interdigitating dendritic cell），皮膚のランゲルハンス細胞，胸腺樹状細胞などが含まれる．樹状細胞には**通常型樹状細胞**（conventional dendritic cell；cDC）とリンパ系前駆細胞から分化する**形質細胞様樹状細胞**（plasmacytoid dendritic cell；pDC）がある．単球から成熟する骨髄系樹状細胞（myeloid dendritic cell；mDC）は前者に属する．pDC はウイルス感染に際して，大量の IFN-α/β を産生し，IFN 産生細胞（IPC）とよばれるが，ナイーブ T 細胞の活性化能は cDC に比べ弱い．cDC 細胞に属するランゲルハンス細胞は未熟な状態で表皮に存在し，抗原を貪食して成熟するとリンパ管を経て所属リンパ節の T 細胞領域に移行する．この状態のランゲルハンス細胞は相互連結樹状細胞とよばれ，貪食能の低下と T 細胞への抗原提示能の増加を示す．濾胞樹状細胞は抗原を長く貯留しており，胚中心で増殖と体細胞突然変異を起こして高親和性の抗原レセプターを発現した B 細胞を形質細胞へと誘導する．

H 炎症細胞

炎症は発熱，疼痛，発赤，腫脹を主徴とする．炎症反応は物理的障害，感染，局所の免疫応答などによって体液や血漿蛋白，白血球が局所的に蓄積する反応であり，生体の防御機構である．急性炎症は反応の早期のしばしば一過性の現象であり，持続感染や自己免疫反応などでは慢性炎症となる．

炎症反応が起きている組織に浸潤してくる細胞を炎症細胞という．血流から感染局所に最初に浸潤してくる細胞は好中球と単球であり，好酸球や好塩基球は寄生虫感染に反応する．これらは微生物をパターン認識レセプターで認識する細胞であり，自然免疫をつかさどる細胞である．

1. 好中球

好中球は自然免疫の担い手である．マクロファージと機能が似ているが，組織に定着せず，T 細胞への抗原提示はしない．好中球は FcγR と

表6 食細胞としての好中球とマクロファージの異同

	好中球	マクロファージ
運動	##	＋
走化性因子	C3a, C5a, C5b67 IL-8（CXCケモカイン）	C3a, C5a, C5b67, MCP-1（CCケモカイン）
MPO-H_2O_2-halide	＋	－
分裂	－	＋
免疫応答に必要な因子放出	－*	モノカイン（IL-1を含む）
抗原提示	－	＋
サイトカインによる活性化出現	早い	やや遅れる
遅延型過敏症反応への関与	－	＋

* 炎症に関係した因子を放出.

C3bRを有するので，オプソニン化された細菌（抗体や補体の付着した細菌）を貪食することができる．好中球は主にブドウ球菌，溶血性レンサ球菌，肺炎レンサ球菌，緑膿菌，大腸菌などの化膿菌を取り込み，殺菌する．好中球とマクロファージの異同については表6に記した．

流血中の好中球は血管内皮細胞に発現するE-セレクチンなどの接着分子，細胞の活性化と走化性を誘導する因子に反応することにより炎症局所に移動し，生体を防御する．走化性因子として働くのは，C3a, C5a, C5b67，サイトカインのなかのケモカイン（chemokine）ファミリーに属するものなどである．

CXCケモカインのなかで最初のシステインの直前にGlu-Leu-Argのアミノ酸配列を示すものは好中球を遊走させ，CCケモカインは単球を遊走させる．IL-8（CXCL8）は好中球を遊走させるCXCケモカインの1つであり，MCP-1（monocyte chemoattractant protein-1）はマクロファージを遊走させるCCケモカインの代表的なものである．

2. 好酸球

寄生虫感染に対する生体防御を担う．大きな寄生虫に対し，主要塩基性蛋白などの細胞傷害性物質を放出して生体防御を行う．アレルギー反応の際に，組織から遊離される走化性因子により引き寄せられる．

3. 好塩基球と肥満細胞

好塩基球は血中に存在し，肥満細胞（マスト細胞）は組織に存在する．IgE抗体の機能発揮に不可欠な細胞である．血管収縮性アミンを含有する顆粒をもっており，刺激を受けて放出する．I型とIII型のアレルギーや寄生虫免疫に関与する．

第8章 サイトカイン

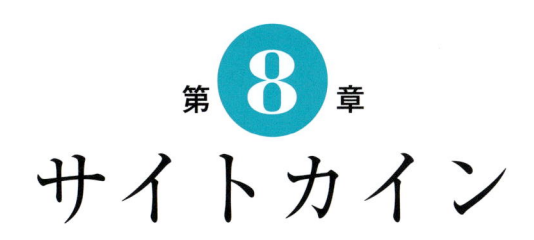

学習のポイント

❶ サイトカインは蛋白かペプチドであり，しばしば糖鎖を結合している．
❷ サイトカインの機能には多能性と重複性がみられ，複雑なサイトカインネットワークを形成している．
❸ 免疫担当細胞間の機能調節にはインターロイキン(IL)が関与する．
❹ コロニー刺激因子は造血とそれらの細胞の分化・成熟に関与する．
❺ 炎症性サイトカインは免疫担当細胞や炎症細胞に作用する．
❻ ケモカインは免疫担当細胞や炎症細胞を炎症の場に遊走させる．

本章を理解するためのキーワード

❶ **IL-1**
主としてマクロファージが産生し，内因性発熱物質，白血球の血管外への遊走，C反応性蛋白(CRP)産生，プロスタグランジン(PG)E_2放出に関与する．

❷ **IL-2**
ヘルパー(Th)1細胞，ナチュラルキラー(NK)細胞から産生され，T細胞・B細胞・NK細胞の増殖，B細胞の抗体産生細胞への分化，単球・マクロファージの活性化を促す．

❸ **IL-3**
T細胞から産生され，造血系の細胞に作用し，分化と増殖を促す．

❹ **IL-4**
Th2細胞から産生され，B細胞の活性化と増殖に作用する．Th0細胞からTh2細胞への分化を誘導する．

❺ **IL-5**
Th2細胞から産生され，B細胞の増殖と抗体産生を促進させる．

❻ **IL-6**
T細胞のほか多くの細胞から産生され，免疫系，造血系，神経系にも作用する多機能性サイトカインである．

❼ **IL-10**
Th2細胞より産生され，インターフェロン(IFN)-γ，IL-1，IL-6，腫瘍壊死因子(TNF)の産生を抑制し，細胞性免疫を抑制する．

❽ **IL-12**
マクロファージから産生され，Th0細胞からTh1細胞への分化を誘導する．また，Th1細胞とNK細胞にIFN-γの産生を促す．

❾ **IL-17**
Th17細胞より産生され，多くの細胞に対してサイトカイン産生を誘導する．

❿ **IL-18**
マクロファージや肝のクッパー細胞から産生され，IL-12とともにTh1細胞に作用し，IFN-γ産生を誘導する．

⓫ **GM-CSF，M-CSF，G-CSF**
多くの種類の細胞から産生される造血因子で，炎症細胞の分化・増殖と活性化に作用する．

⓬ **IFN-α，β**
IFN-αは微生物がマクロファージのToll様レセプターに結合することで産生が誘導される．IFN-βはウイルスが感染した線維芽細胞や血管内皮細胞から産生される．IFN-α，βはともに細胞傷害性T(Tc)細胞やNK細胞の活性化，ウイル

スの不活化に作用する．

⓭ IFN-γ
T細胞やNK細胞が産生し，マクロファージ活性化，抗ウイルス作用，抗腫瘍効果がある．また，液性免疫を抑制する．

⓮ TNF-α, β
TNF-αは単球・マクロファージ，TNF-βはT細胞から産生され，強い抗腫瘍活性を示す．

⓯ TGF-β
トランスフォーミング増殖因子(TGF)βは，細胞の増殖や抑制など生体の恒常性維持に広く関与している．

⓰ CXCL8(IL-8)
マクロファージや血管内皮細胞が産生し，主に好中球を炎症の場へ遊走させる．

⓱ CCL2, CCL3
単球などから産生され，免疫担当細胞や炎症細胞を炎症の場へ遊走させる．

⓲ CX3CL1
血管内皮細胞から産生され，単球，NK細胞，T細胞などを遊走させる．接着因子としての作用もある．

⓳ XCL1
NK細胞，T細胞から産生され，T細胞，B細胞，NK細胞を炎症の場へ遊走させる．

A サイトカインとは

　免疫担当細胞は抗体とは異なる多種多様の生理活性物質を産生することにより，細胞間での情報交換や制御を行い，免疫応答を成立させている．従来，リンパ球より産生される生理活性物質をリンホカイン(lymphokine)とよび，また単球・マクロファージより産生されるものをモノカイン(monokine)とよんだ．しかしながら，それらは免疫担当細胞のみならず，線維芽細胞，角質細胞，内皮細胞，上皮細胞，神経膠細胞などからも産生されることが証明され，今日一連の物質をサイトカイン(cytokine)と総称している．また，サイトカインは免疫系のみならず造血系，神経系，内分泌系などにも働き，生体の恒常性の維持に広く関与している．

　サイトカインの特徴は，①構造分子はすべて蛋白かペプチドであり，しばしば糖鎖を結合していること，②産生量が少なく，微量(一般に10^{-10}〜10^{-13} mol 程度)で効果を発揮し，③異なる細胞に多様な効果を示すこと(多能性)，④同一の細胞に対して異なるサイトカインが類似の効果を示すこと(重複性)，⑤主として産生局所で作用し，分泌は必要に応じて一過性であることなどがあげられる．

　サイトカインは独自の構造と機能をもつものやアミノ酸構成の相同性が高く，機能も類似するものなど多種多様である．また，パラクリン(paracrine)📖，オートクリン(autocrine)📖機構により互いに関連し合いながら，サイトカインネットワークを形成して，細胞間のシグナル伝達を効率よく行う(図1)．

　免疫系に関与するサイトカインを機能から分類すると，細胞の分化・機能発現・増殖に関与する免疫調節サイトカインと細胞の活性化など免疫反応に関与する炎症性サイトカインに大別できる．しかしながら，両者の区別は必ずしも明確ではなく，双方の作用を合わせもつものも多い．また，特に免疫担当細胞や炎症細胞を炎症の場へ遊走させるサイトカインをケモカイン(chemokine)とよぶ．

B 免疫調節サイトカイン

1. インターロイキン(IL)

　遺伝子が同定され，単一分子による機能が発揮されていることが証明されたサイトカインを特にインターロイキン(interleukin；IL)とよび，現在IL-1からIL-35までが同定されている．ILは主として免疫担当細胞間の作用を調節するサイトカインである．

a. IL-1
　IL-1は代表的なモノカインの一種で内因性発

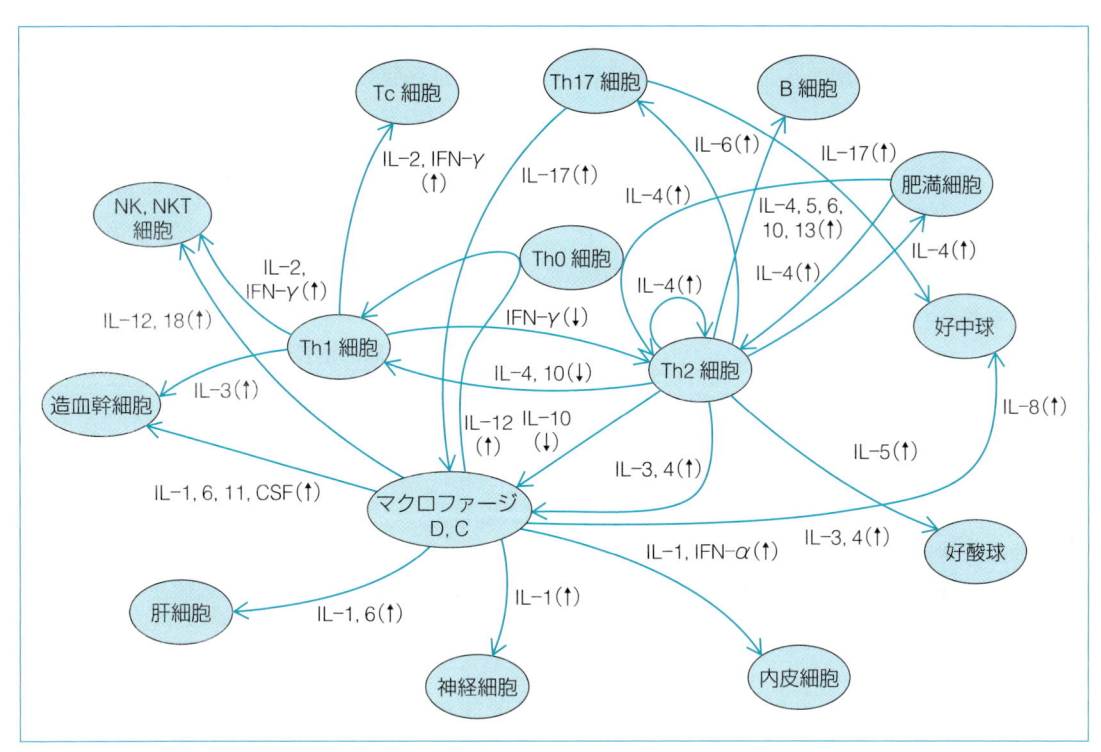

図1 サイトカインネットワーク

熱物質(EP),リンパ球活性化因子(LAF),破骨細胞活性化因子として古くから知られていた分子である.IL-1は自然免疫に重要な働きをするサイトカインである.IL-1αとIL-1βがあり,マクロファージのほか,好中球,樹状細胞,B細胞,ナチュラルキラー(NK)細胞,血管内皮細胞,線維芽細胞,神経膠細胞などからも産生される.IL-1は血管内皮細胞に作用し,インテグリンリガンドなどの白血球接着に関連した分子の発現を強め,白血球の血管外への遊走を助ける.また,血管内皮細胞,線維芽細胞などからIL-6の産生を誘導し,IL-6による肝細胞のC反応性蛋白(CRP)などの急性期蛋白の産生を促す.IL-1は脳の神経星状細胞に作用してプロスタグランジン(PG)E_2を放出させ,発熱させる.体温の上昇は免疫応答を活発にさせる.マクロファージはIL-1レセプターに結合するIL-1レセプターアンタゴニスト(IL-1 receptor antagonist;IL-1Ra)を産生することでIL-1の作用を制御している.

b. IL-2

従来,IL-2はT細胞増殖因子(T cell growth factor;TCGF)として知られていた分子である.産生細胞はヘルパーT(Th)1細胞であり,抗原と接触したT細胞・B細胞・NK細胞の増殖とB細胞の抗体産生細胞への分化を助け,単球・マクロファージには活性化を促す.

c. IL-3

IL-3は主としてTh細胞から産生される.従来,IL-3は「multi-CSF」とも称され,未分化の多能性造血細胞の分化を促すサイトカインとされた.しかしながら,現在では未分化な造血細胞から成熟した造血系の細胞に広く作用して,分化と増殖を誘導することが知られている.

d. IL-4

IL-4はTh2細胞,肥満細胞,NK T細胞より産生され,B細胞の活性化と増殖,単球・マクロファージ,肥満細胞の増殖に作用する.また,B

細胞をIgG1, IgE産生細胞へ分化させる. IL-4の重要な作用はTh0細胞からTh2細胞への分化誘導である.

e. IL-5

IL-5はTh2細胞, 肥満細胞より産生され, B細胞に作用して増殖とIgM・IgG・IgA抗体の産生を促進させる.

f. IL-6

IL-6はT細胞のほかB細胞, マクロファージ, 線維芽細胞, 血管内皮細胞, 腎メサンギウムなど多くの細胞から産生され, 免疫系のみならず, 造血系, 神経系などにも作用する多機能性サイトカインである. T細胞への主な作用はIL-2産生促進とそのレセプター発現である. IL-6はトランスフォーミング増殖因子(TGF)-βと共同してTh17細胞を分化させる. また, B細胞に対しては抗体産生細胞へと分化させる. 免疫系以外での機能では肝細胞に作用し, CRPを産生させることなどがある.

g. IL-10

IL-10はTh2細胞, Tr1細胞より産生され, Th1細胞からのインターフェロン(IFN)-γの産生を抑制する. Epstein-Barrウイルス(EBV)のもつBCRF1(BamH1C fragment rightward reading frame 1)はIL-10遺伝子を取り込んだものとされ, EBVはこの遺伝子の発現によりIFN-γの作用から逃れることができると考えられている. また, マクロファージから産生されるIL-1, IL-6, 腫瘍壊死因子(TNF)などの炎症性サイトカインの産生も抑制する. そのほか, IL-10はマクロファージに対してクラスII分子の発現を減少させ, 抗原提示能を低下させる作用がある. また, ウイルス感染細胞のクラスI分子の発現を減少させ, 細胞傷害性(Tc)細胞の作用も減弱させる. IL-10RはインターフェロンIFN)レセプター(IFNR)と同じII型サイトカインレセプターファミリーに属し, α鎖とβ鎖それぞれ2つの4量体から構成される.

h. IL-12

IL-12は細胞内寄生細菌に対する自然免疫, 獲得免疫の双方に作用する重要なサイトカインである. 産生細胞はマクロファージなどの抗原提示細胞である. IL-12は自然免疫ではT細胞とNK細胞に作用してIFN-γの産生を増強し, マクロファージの貪食と殺菌を強める. 獲得免疫ではTh0細胞からTh1細胞への分化を誘導し, Th1細胞の機能の活性化に働く. また, IL-12はTh2細胞生成抑制, IgE産生抑制, NK細胞の活性化を行う.

i. IL-17

IL-17にはA, B, C, D, E, Fの6種類がある. この内IL-17AはTh17細胞より産生され, マクロファージに作用してIL-1, IL-6, TNF-αなどのサイトカインやIL-8などのケモカイン産生を誘導し, 好中球を炎症の場へと遊走させる. また, 他のサイトカインとの相乗作用により多くの細胞に作用する.

j. IL-18

IL-18はマウスを用いた実験で, T細胞に作用しIFN-γの産生を誘導する分子(IFN-γ-inducing factor; IGIF)として同定された. 産生細胞はマクロファージ, 肝のクッパー細胞などである. IL-18はIL-12と共同してTh1細胞, NK細胞のIFN-γ産生を誘導する. また, Th1細胞にはIL-3, IL-9, IL-13などのサイトカインやCXCL8 (IL-8)などのケモカインの産生も誘導する. IL-18は免疫応答の制御に重要なサイトカインと考えられている.

2. コロニー刺激因子(CSF)

軟寒天培地の血液細胞培養でコロニーを形成させる因子をコロニー刺激因子(colony stimulating factor; CSF)とよぶ. また, 1種類の細胞がコロニーをつくる単位をCFU(colony forming unit)とよび, CFU-GM(granulocyte/macrophage)は顆粒球・単球の分化増殖単位であり, CFU-Mは

単球(macrophage)の分化・増殖単位を表す.

a. 顆粒球・マクロファージコロニー刺激因子（granulocyte/macrophage colony stimulating factor；GM-CSF）

GM-CSFはT細胞, 単球・マクロファージ, 肥満細胞のほか線維芽細胞, 血管内皮細胞などからも産生され, 造血因子として未分化な好中球, 好酸球, マクロファージの分化・増殖に作用し, 比較的分化した細胞に対しては機能を増強させる働きがある.

b. マクロファージコロニー刺激因子（macrophage colony stimulating factor；M-CSF）

M-CSFはリンパ球, 単球, 線維芽細胞などから産生され, 主に単球・マクロファージ系前駆細胞の分化・増殖に働くが, 成熟マクロファージには活性化に作用する.

c. 顆粒球コロニー刺激因子（granulocyte colony stimulating factor；G-CSF）

G-CSFは単球・マクロファージ, 線維芽細胞などから産生され, 主に好中球前駆細胞の分化・増殖と成熟好中球にはミエロペルオキシダーゼ合成促進などの機能亢進に働く.

C 炎症性サイトカイン

炎症により局所の細胞から産生されたヒスタミンなどの化学伝達物質は, マクロファージに作用して種々のサイトカインやケモカインを放出させる. また, それらは好中球・マクロファージ・T細胞・B細胞を遊走させ, 炎症の場へと導き, 活性させる. 炎症の際に作用するサイトカインを特に炎症性サイトカインという. 代表的な炎症性サイトカインはIL-1, IL-6, IL-12, IFN, TNFなどである.

1. インターフェロン(IFN)

インターフェロン(interferon；IFN)は類似したアミノ酸配列により, Ⅰ型, Ⅱ型, Ⅲ型に分類される. Ⅰ型にはα, β, ε, κ, ωのサブクラスがあり, Ⅱ型はγ, Ⅲ型はλ1, λ2, λ3のサブクラスがある. 表1にIFN-α, βとIFN-γの性状・機能の比較を示す.

a. IFN-α, β

IFN-αはマクロファージのほか, 多くの細胞が産生する. IFN-αは13種類あることが知られており, 微生物の1本鎖RNAや2本鎖RNAがマクロファージなどのToll様レセプター(TLR)

表1 ヒトIFNの性状と主な機能

	Ⅰ型		Ⅱ型
	IFN-α	IFN-β	IFN-γ
産生細胞	マクロファージ	ウイルス感染線維芽細胞, 上皮細胞	T細胞, NK細胞
分子量(kD)	15～24	22～29	15～30
産生誘導	ウイルス感染(RNA)		抗原認識, IL-12
抗ウイルス作用	ウイルス不活化酵素誘導[1] ウイルスのmRNA翻訳阻害[2]		マクロファージ活性化
MHC分子	ウイルス感染細胞のMHC Ⅰ分子発現誘導		抗原提示細胞のMHC Ⅰ, Ⅱ分子発現増強
T細胞, NK細胞, マクロファージへの作用	Th1細胞分化誘導 NK細胞の細胞傷害増強 マクロファージの活性化		Th1細胞への誘導, Th2細胞の増殖抑制 マクロファージの活性化

1) プロテインキナーゼRによるウイルスmRNA翻訳阻害
2) 2'5'-オリゴアデニル酸合成酵素によるエンドヌクレアーゼ活性化

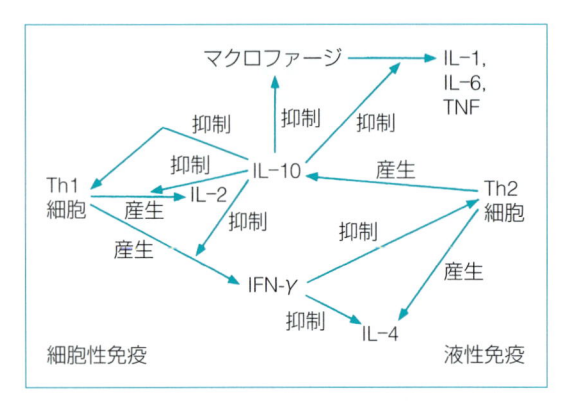

図2 IFN-γとIL-10による免疫応答調節

に結合することでその産生が誘導される．IFN-βはウイルス感染した線維芽細胞や上皮細胞から産生される．IFN-α，βはウイルス感染での自然免疫で重要であり，感染の初期にそれらを不活化する．また，獲得免疫ではMHCクラスⅠ分子を増加させ，Tc細胞やNK細胞の細胞傷害作用を活性化させる．Ⅰ型IFNはB細胞に対して増殖を抑制して抗体産生細胞への分化を誘導する．

b. IFN-γ

IFN-γはT細胞やNK細胞などのリンパ球より産生される．IFN-α，β型と類似の機能をもつが，IFN-γにはMHCクラスⅠ分子とクラスⅡ分子双方の発現誘導作用がある．IFN-γの作用で重要なものは，マクロファージの活性化による抗ウイルス作用である．IFN-γはTh2細胞とIL-4機能に抑制的に作用し，過剰な液性免疫を制御している（図2）．

2. 腫瘍壊死因子（TNF）

腫瘍壊死因子（tumor necrosis factor；TNF）にはTNF-αとTNF-βとがある．従来，TNF-αは分子量17 kDのTNFとして，また，TNF-βは分子量25 kDのLT（lymphotoxin）として発見されたサイトカインであるが，一次構造のアミノ酸の相同性や機能の類似性から両者はTNFファミリーとして分類された．

主な産生細胞はTNF-αがマクロファージであり，TNF-βはT細胞とNK細胞である．双方とも強い抗腫瘍活性を示す．

TNFの作用で重要なのは白血球の遊走に関与することである．TNFは内皮細胞に接着因子を発現させ，白血球を結合させて遊走させる（ローリング）．また，マクロファージに作用してケモカインを産生させ，さらに白血球を炎症の場へと導く．そのほかマクロファージの活性化，血管内皮細胞からのIL-1とIL-6の産生誘導，肝細胞からの急性期蛋白の産生誘導などの多彩な機能を示す．また，TNFは悪液質（cachexia）の原因物質であるカケクチン（cachectin）でもある．

D その他のサイトカイン

1. トランスフォーミング増殖因子β（TGF-β）

トランスフォーミング増殖因子β（transforming growth factor；TGF-β）は有核細胞のほとんどが産生細胞となり，免疫系はもとより生体の恒常性維持に大きく関与している．機能は多彩で，免疫系をはじめとして，多くの細胞に増殖抑制因子として働く．組織の損傷修復因子やコラーゲン，フィブロネクチンなどの細胞外マトリックス（extracellular matrix；ECM）の産生促進にも作用する．また，TGF-βはB細胞に作用してIgA産生細胞へのクラススイッチに働き，粘膜免疫に寄与するサイトカインである．

2. ケモカイン

好中球・単球・T細胞・NK細胞などを炎症の場に遊走させるサイトカインを総称して特にケモカイン（chemokine）とよぶ（第7章表1参照→p.84）．ケモカインは微生物などによる刺激を受けた局所の表皮細胞，血管内皮細胞，線維芽細胞，単球・マクロファージから産生される．

a. CXCL8(NAP-1)

CXCL8はIL-8と同じ物質であり，マクロファージや血管内皮細胞が産生し，主に好中球を遊走させる．血管新生作用もある．レセプターはCXCR1，2である．

b. CCL2(MCP-1)

CCL2は単球，血管内皮細胞，線維芽細胞が産生し，単球，T細胞，NK細胞を遊走させる．マクロファージの活性化作用もある．レセプターはCCR2である．

c. CCL3(MIP-1α)

CCL3は単球・マクロファージ，肥満細胞，好中球，T細胞から産生され，単球，T細胞，NK細胞，好塩基球を遊走させる．CCR1，5に結合する．CCR5はヒト免疫不全ウイルス(HIV)のレセプターでもあり，CCL3とHIVはCCR5に競合する．

d. CX3CL1(fractalkine)

CX3CL1はフラクタルカイン(fractalkine)とよばれ，活性化血管内皮細胞から産生される．血管内皮細胞に細菌のリポ多糖体(LPS)，IL-1，TNF，IFN-γが作用することで産生が誘導され，単球，NK細胞，CD8⁺T細胞などを遊走させる．また，接着因子としての作用もあり，単球を血管内皮細胞に結合させる．Tc細胞とNK細胞の活性化作用も認められる．レセプターはCX3CR1である．

e. XCL1(SCM-1α)

XCL1はリンフォタクチン(lymphotactin)とよばれ，NK細胞，CD8⁺T細胞から産生され，T細胞，B細胞，NK細胞を遊走させる．レセプターはXCR1である．

E サイトカインレセプター

サイトカインが機能を発揮するには細胞のレセ

表2　サイトカインレセプターの分類

分類	対応サイトカイン
I型	IL-2, IL-3, IL-4, IL-5, IL-6, IL-7, IL-9, IL-11, IL-13, IL-15 G-CSF, GM-CSF
II型	IFN, IL-10
III型	TNF, LT, CD40, Fas, NGF
免疫グロブリンレセプタースーパーファミリー	IL-1
チロシンキナーゼ型レセプターファミリー	M-CSF, PDGF, EGF
TGF-βレセプターファミリー	TGF-β
G蛋白結合型レセプターファミリー	IL-8, C5a

PDGF：platelet derived growth factor
EGF：epidermal growth factor

プターに結合する必要がある．近年の遺伝子工学の発達により，サイトカインと同様にそのレセプターをコードする遺伝子配列が次々と決定され，構造ならびに結合後の細胞内への情報伝達機構の詳細が明らかにされてきている．サイトカインレセプターは，各々独自の構造に加えて共通のサブユニットとの複合体より構成されるものが多く，その類似性からいくつかのグループに分けられる(表2)．サイトカインの多能性と重複性はサイトカインレセプターの構造に起因するところが大きい．

1. I型サイトカインレセプターファミリー

I型サイトカインレセプターは細胞外ドメインに4つのシステイン残基と5つのアミノ酸モチーフWSXWS構造をもつ．IL-2, IL-3, IL-4, IL-5, IL-6, IL-7, IL-9, IL-11, IL-13, IL-15およびG-CSF, GM-CSFなどのレセプター(以下，Rを付けて示す)が属する．IL-2Rはα, β, γ鎖のサブユニットより構成され，γ鎖はIL-4R, IL-7R, IL-9R, IL-15Rと共通のサブユニットである．GM-CSFRはα鎖とβ鎖より構成され，このβ鎖はIL-3RとIL-5Rのβ鎖と共通である．IL-6RとIL-11Rはおのおの固有のα鎖と

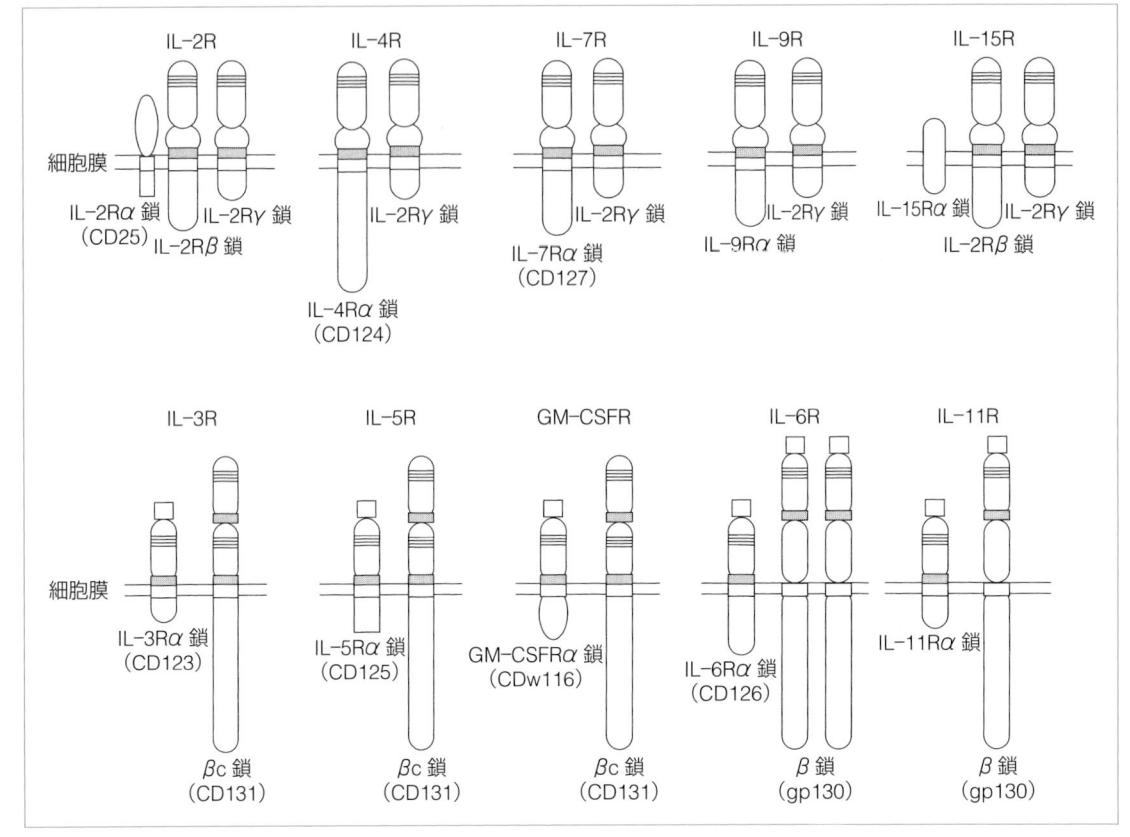

図3　I型サイトカインレセプターファミリーの構造

共通のβ鎖より構成される(図3).

2. II型サイトカインレセプターファミリー（IFNレセプターファミリー）

II型サイトカインレセプターは細胞外にシステイン残基をもつ2つのドメイン構造から構成される. IFN-α, IFN-β, IFN-γおよびIL-10のレセプターが属する.

3. III型サイトカインレセプターファミリー（TNFレセプターファミリー）

III型サイトカインレセプターは細胞外にシステインに富むドメイン構造をもつ. N末端は細胞外領域にあり, C末端は細胞膜を1回貫通して細胞内領域にある. TNF, NGF (nerve growth factor), 免疫グロブリンクラススイッチに関与するCD40, アポトーシス(apoptosis)に関連したFasなどが属する.

4. その他のサイトカインレセプター

サイトカインレセプターにはI, II, III型のほかに免疫グロブリンレセプタースーパーファミリー, チロシンキナーゼ型レセプターファミリー, TGF-βレセプターファミリー, G蛋白結合型レセプターファミリーなどがある.

5. ケモカインのレセプター

ケモカインのレセプターにはCXCR(1～6), CCR(1～11), XCR(1～2), CX3CR1がある.

CXCR4, CCR5 は HIV のレセプターでもある.

F サイトカインおよびケモカインの検査・測定法

臨床検査で用いられるサイトカインおよびケモカインの測定法には，モノクローナル抗体を利用した ELISA が主流で多くのキットが発売されている．検出感度は 1〜10 pg/mL である．検体は主に血清・尿が用いられる．また，フローサイトメータによる細胞内サイトカインの測定も行われる．生物活性を利用したものとしてはサイトカインに依存した細胞の活性や増殖を指標とするもの，CXCL8 による好中球遊走能，IFN の抗ウイルス活性を指標とするものなどがある．サイトカイン産生細胞を用いた ELISPOT 法（第5章 F, 7. ELISPOT 法参照→p.58），免疫組織化学，*in situ hybridaization* なども研究手段として用いられる．

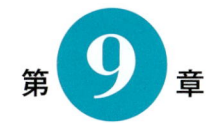

第9章 免疫応答とその調節（細胞間相互作用）

学習のポイント

❶ ナイーブT細胞に抗原が提示されるには，T細胞のリンパ節への循環，組織で抗原を取り込んだ樹状細胞の局所リンパ節への移行が必要であり，リンパ節のT細胞領域で樹状細胞から抗原提示が行われる．

❷ T細胞の活性化には抗原提示細胞📖からのMHCクラスⅡ分子と抗原ペプチドによるT細胞抗原レセプター（TCR）刺激，補助刺激シグナルとして抗原提示細胞のCD80/CD86によるCD28への刺激，IL-12やIL-4などのサイトカインによる刺激の3つのシグナルが必要である．補助刺激シグナルは応答の正か負の方向性を決定する．

❸ 抗原提示細胞が産生するサイトカインにより，誘導されるCD4$^+$T細胞のサブセットが決定される．IL-12はヘルパーT（Th）1細胞，IL-4はTh2細胞，IL-6とTGF-βはTh17細胞，IL-10やTGF-βはレギュラトリー（制御性）T細胞を誘導する．Th1細胞の産生するIFN-γとTh2細胞の産生するIL-4は互いに相手のT細胞を抑制する．Th1細胞は細胞性免疫を担い，Th2細胞は液性免疫を担う．

❹ B細胞はBCRへの抗原刺激，Th2細胞のCD40LによるCD40刺激，IL-4，IL-5，IL-6によりリンパ節や脾臓の胚中心で増殖して抗体産生細胞となる．B細胞は体細胞突然変異により産生する抗体の親和性が成熟し，CD40刺激により抗体のクラススイッチを起こす．産生された抗体は補体やFcR$^+$細胞と協力して細胞外に寄生する微生物から生体を防御する．

❺ 細胞性免疫応答には細胞傷害性反応と遅延型過敏反応がある．細胞傷害性反応は細胞傷害性T（Tc）細胞が放出する細胞傷害物質あるいはFasLによるFas刺激により微生物が感染した標的細胞にアポトーシスを誘導して傷害する．遅延型過敏反応ではTh1細胞の産生するIFN-γなどのサイトカインにより活性化されたマクロファージがエフェクター細胞となりさまざまな物質を産生して生体を防御する．

❻ 免疫応答の制御：レギュラトリーT細胞にはCD4$^+$CD25$^+$T細胞（Treg細胞），Tr1細胞，Th3細胞などがある．CD4$^+$CD25$^+$T細胞は標的細胞との接着，Tr1細胞はIL-10，Th3細胞はTGF-βの産生により免疫抑制を示す．抗体による抑制機構にイディオタイプ—抗イディオタイプネットワークがある．

本章を理解するためのキーワード

❶ MHC拘束
ヘルパーT（Th）細胞のTCRはMHCクラスⅡ分子に結合した抗原ペプチドを認識し（MHCクラスⅡ拘束），細胞傷害性T（Tc）細胞のTCRはMHCクラスⅠ分子に結合した抗原ペプチドを認識する（MHCクラスⅠ拘束）．

❷ 補助刺激分子
抗原刺激に対する正と負の応答を決定する分子であり，T細胞のCD28やB細胞のCD40である．

❸ シグナル伝達
細胞表面のレセプターで受け取ったシグナルを蛋白のリン酸化や脱リン酸化などを介して細胞質や核内に伝達すること．

❹ Th1 細胞
IL-12 によって誘導され IFN-γ を産生して細胞性免疫（細胞傷害性反応と遅延型過敏反応）をつかさどり，一部の液性免疫も担う．

❺ Th2 細胞
IL-4 によって誘導され，IL-4，IL-5，IL-6 を産生し，液性免疫，特に IgE 産生を誘導する．

❻ 抗体産生応答
B 細胞からの抗原提示を受けた Th 細胞は補助刺激分子の CD40L による CD40 の刺激とサイトカイン（IL-2，IL-4，IL-5，IL-6，IFN-γ）の産生により B 細胞の抗体産生を補助する．

❼ 遅延型過敏反応
Th1 細胞の産生する IFN-γ によって活性化されたマクロファージが細胞内寄生細菌を殺菌し，サイトカインを産生して生体を防御する．

❽ 細胞傷害性反応
Tc 細胞はウイルス感染細胞などを認識してアポトーシスの機構で傷害する．

❾ レギュラトリー（制御性）T 細胞
Th1 細胞，Th2 細胞，Tc 細胞の免疫応答を抑制する．Treg 細胞，Tr1 細胞，Th3 細胞などがある．

ヘルパー T（Th）細胞は免疫応答の中心的な役割をする．Th2 細胞は IL-4，IL-5，IL-6 を産生して B 細胞を活性化し，産生された抗体は補体や FcR 保有細胞を通して液性免疫の亢進に作用する．Th1 細胞は IL-2，IFN-γ を産生してマクロファージを活性化させ，また細胞傷害性 T（Tc）細胞を活性化させて細胞性免疫亢進に働く．

細胞間相互作用は抗原提示細胞（antigen presenting cell；APC）と T 細胞の抗原特異的結合および接着分子とサイトカインによる抗原非特異的作用によって行われる．

A ヘルパー T 細胞の活性化

1. T 細胞の再循環と活性化

ナイーブ（naive）T 細胞が活性化される場所は末梢のリンパ器官である．ナイーブ T 細胞のリンパ組織への再循環は接着分子とケモカインを介したリンパ球と血管内皮細胞との相互作用によって調節されている．ナイーブ T 細胞上の L-セレクチンがリンパ節の高内皮細静脈の内皮細胞に発現し，血管アドレッシンとよばれるムチン様分子（GlyCAM-1 や CD34）の糖鎖（硫酸化シアリル Lewis[x]）に弱く結合することによって，T 細胞は回転しながら停止を始める（図 1）．この現象をローリング（rolling）とよぶ．内皮細胞に結合したケモカイン CCL21〔二次リンパ組織ケモカイン（SLC）〕とナイーブ T 細胞のケモカインレセプター CCR7 が結合する．これにより，T 細胞の LFA-1（lymphocyte function-associated antigen-1）が活性化され，内皮細胞上の ICAM-1（intracel-

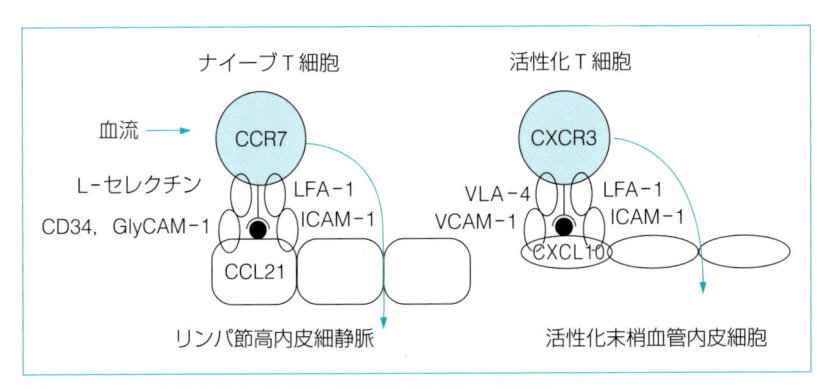

図 1 ナイーブ T 細胞と活性化 T 細胞の組織への移動

表1　APCの種類と性状

	単球・マクロファージ	樹状細胞	B細胞
部位	脾，腹腔，肺，リンパ節，骨髄，末梢血	脾，リンパ節，胸腺，皮膚	脾，リンパ節，骨髄，末梢血
MHCクラスII陽性率(%)	～50	0～100	～100
貪食能	＋＋＋	ー～＋＋＋	BCRによるエンドサイトーシス

BCR：B細胞抗原レセプター

lular adhesion molecule-1)と強く結合することにより T 細胞は停止し，血管系からリンパ節へ移動する．リンパ節の T 細胞領域で少数の抗原特異 T 細胞が APC に効率よく捕捉されて活性化されるが，抗原と出会わなかった T 細胞はそこから去っていく．ナイーブ T 細胞が完全に活性化するには 4～5 日かかる．

活性化 T 細胞は L-セレクチンの発現が低下し，反応局所へ移動するために必要なインテグリン分子である VLA-4 (very late activation antigen)の発現が増強する．VLA-4 は反応局所の内皮細胞に発現する VCAM-1 に結合する．活性化した T 細胞は VLA-4 と VCAM-1，LFA-1 と ICAM-1 の接着，ケモカインの CXCL10 と CXCR3 を介して反応局所へ移動するようになる（図1）．

2. APC の遊走と活性化

T 細胞が抗原刺激を受けて活性化されるには樹状細胞 (dendritic cell；DC)，マクロファージ，B 細胞などの主要組織適合遺伝子複合体 (MHC) クラスII分子とともに抗原が提示されなくてはならない (表1)．DC はナイーブ T 細胞を活性化させる最も強力な APC である．ランゲルハンス細胞 (Langerhans cell) は未熟な状態で表皮に存在し，抗原提示能は低いが強い貪食能を有している．抗原を取り込んで微生物の産物（LPS など）や TNF-α などの刺激で分化・成熟すると貪食能は低下するが，MHC クラスII分子や CD80，CD86 などの補助刺激分子を発現し，抗原提示能を獲得する．成熟したランゲルハンス細胞は真皮に遊走し，リンパ管を経て所属リンパ節の T 細胞領域に移行し，高内皮細静脈からホーミング (homing) してきたナイーブ T 細胞に抗原を提示する．ナイーブ T 細胞と DC はともに CCR7 を発現し，高内皮細静脈の細胞やリンパ節の T 細胞領域のストローマ細胞が発現する CCL21，CCL19 へと遊走する（図2）．さらに，リンパ節内で DC は CCL18 を産生するようになり，T 細胞を引き寄せる．このように T 細胞と DC はケモカインに導かれてリンパ節で効率的に出会うことになる．

マクロファージは抗原を貪食（phagocytosis）により取り込み，抗原ペプチドを Th 細胞へ提示する．マクロファージから抗原提示を受けた Th 細胞はマクロファージを活性化し，遅延型過敏反応を効果的に誘導することができる．

B 細胞は抗原レセプターに結合した抗原を抗原レセプターとともに細胞内に取り込んで，抗原ペプチドを Th 細胞へ提示する．B 細胞から抗原提示を受けた Th 細胞は，B 細胞が抗体産生細胞に分化するのを効果的に補助することができる．B 細胞は T 細胞のように CCR7 を発現してリンパ節へ遊走する．さらに CXCR5 を発現して濾胞樹状細胞に発現する CXCL13 に向かって胚中心（リンパ濾胞）へ遊走する（図2）．

3. 細胞接着と補助刺激シグナル

a. 抗原認識と細胞接着

抗原と Th 細胞の抗原レセプター (TCR) との結合による細胞間の相互作用は Th 細胞と APC 上にある接着分子によって補強される（図3）．Th 細胞の CD4 は APC 上のクラスII分子と結合する．接着分子の CD2 は相手の細胞の LFA-3 と結合し，LFA-1 は相手の細胞の ICAM-1 と結合する．T 細胞と APC の接着面で TCR と MHC/抗原ペプチドが中心に集合して結合し，それを取り囲むような配置で接着分子が結合する．このよう

114   I. 総論

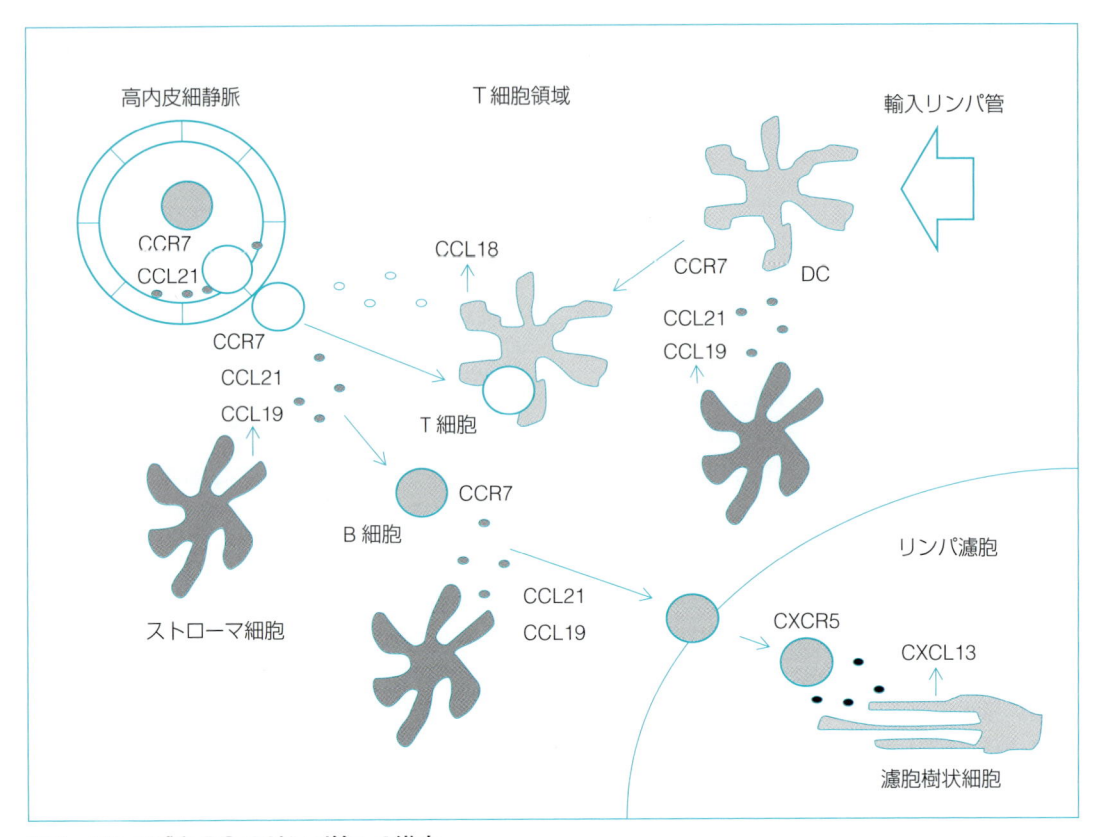

図2 リンパ球とDCのリンパ節への遊走

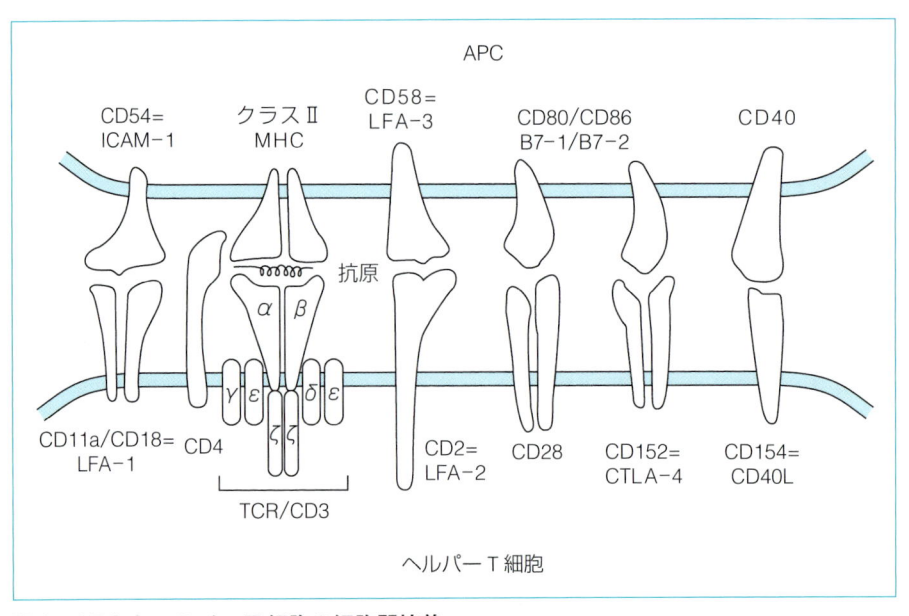

図3 APCとヘルパーT細胞の細胞間接着

表2 接着分子

ファミリー／名称	CD	発現細胞	リガンド（結合分子）
〔インテグリンβ1 サブファミリー〕			
VLA-4	CD49d/CD29	リンパ球，単球・マクロファージ	VCAM-1，フィブロネクチン
〔インテグリンβ2 サブファミリー〕			
LFA-1	CD11a/CD18	T細胞，B細胞，単球，NK細胞	ICAM-1，ICAM-2，ICAM-3
Mac1(CR3)	CD11b/CD18	NK細胞，単球，好中球	C3bi，ICAM-1，フィブリノゲン
p150/95(CR4)	CD11c/CD18	単球，好中球	C3bi，フィブリノゲン
〔セレクチンファミリー〕			
L セレクチン	CD62L	ナイーブリンパ球，単球，好中球，マクロファージ，好酸球	硫酸化シアリル Lewis^x，Gly-CAM-1，CD34，MAdCAM-1
E セレクチン	CD62E	活性化内皮細胞	sLewis^x(CD15)
P セレクチン	CD62P	活性化内皮細胞，血小板	sLewis^x(CD15)，CD162
〔シアロムチンファミリー〕			
Gly-CAM-1		高内皮細静脈	L-セレクチン
Gly-CAM-2	CD34	内皮細胞	L-セレクチン
MAdCAM-1		粘膜リンパ系組織の血管	L-セレクチン，インテグリンα4β7
sLewis^x			CD62
〔免疫グロブリンスーパーファミリー〕			
	CD4	T細胞，単球	MHC クラスⅡ
	CD8	T細胞	MHC クラスⅠ
LFA-2	CD2	T細胞，NK細胞	LFA-3
LFA-3	CD58	白血球広範，上皮細胞	LFA-2
ICAM-1	CD54	単球，B細胞，内皮細胞，上皮細胞	LFA-1，Mac-1
ICAM-2	CD102	内皮細胞，樹状細胞	LFA-1
VCAM-1	CD106	活性化内皮細胞	VLA-4
B7-1	CD80	DC，マクロファージ	CD28，CD152
B7-2	CD86	DC，マクロファージ	CD28，CD152
	CD28	T細胞	CD80，CD86
CTLA-4	CD152	活性化T細胞	CD80，CD86
NCAM	CD56	NK細胞，単球，神経細胞	NCAM
〔TNF ファミリー〕			
CD40L	CD154	活性化T細胞	CD40
FasL		活性化T細胞，NK細胞	Fas(CD95)

な構造は細胞間の効果的な情報伝達に必要であり，**免疫シナプス**とよばれる．

CD2，CD4，CD8，CD28，CD80，CD86，ICAM-1 は Ig 遺伝子スーパーファミリーに属し，LFA-1 はインテグリンファミリーに属する．CD40 は TNF-αレセプター，TNF-βレセプター，Fas などと TNF レセプターファミリーを形成しており，CD40L は TNF，LT，FasL などと TNF ファミリーを形成している．主な接着分子とリガンドについて**表2**に記した．

b．補助刺激シグナル

TCR を介して APC と接触しただけでは T 細胞は十分には活性化しない．Th 細胞の活性化には TCR シグナルと補助刺激シグナル（costimulatory signal）の 2 つのシグナルが必要である．T 細胞に発現する **CD28** は DC，マクロファージ，B 細胞などの APC に発現する **CD80**（B7-1，B7/BB-1）と **CD86**（B7-2）と結合することによって，補助刺激シグナルを伝達する．このような補助刺激シグナルが存在しない状態で抗原刺激を受けると，Th1 細胞は活性化されないばかりでなく不応答（アナジー）になる（第 10 章 B，2．アナジーによる免疫寛容参照 → p.135）．CD28 欠損マウスでは抗原刺激に対する T 細胞の増殖応答やサイトカイン産生が減弱し，Ig のクラススイッチの異常や胚中心の形成不全などの機能不全が起きる．

CD80/CD86 と MHC クラスⅡ分子の発現は休止状態の DC やマクロファージでは弱いが，活性化により増強する．CD80/CD86 は組織には発現していないので，自己反応性 T 細胞が大量の自己抗原に触れても活性化しないように防いでいる．しかし，一度活性化された T 細胞は CD28 シグナルに対する依存性が低下する．

活性化した T 細胞には **CTLA-4**(cytotoxic T-lymphocyte antigen 4)が発現してくる．CTLA-4 は CD28 と同様に CD80 と CD86 に結合するが，CD28 より 20 倍も高いアフィニティを有している．CTLA-4 は CD28 シグナルをブロックするだけでなく，T 細胞の活性を抑制するシグナルを伝達する．CTLA-4 遺伝子欠損マウスでは著明なリンパ球増殖を特徴とする致死的障害が生じる．

4. ヘルパー T 細胞のシグナル伝達（図4）

TCR 刺激のシグナルはサーク(Src)ファミリーのチロシンキナーゼ(Lck, Fyn)の活性化によって誘導され，3つの基本的なシグナルである細胞内 Ca の増加，プロテインキナーゼ C (protein kinase C ; PKC)の活性化，GTP 結合蛋白(G 蛋白質，ras, Rac1)の活性化を通して核内に伝達される．

TCR-CD3 複合体は CD3ζ の細胞領域内で Fyn と会合し，CD4 は Lck と会合している．TCR が刺激を受けると，Lck や Fyn は C 末端近くのチロシンのホスファターゼ CD45 による脱リン酸化と活性中心のチロシンのリン酸化により活性化される．CD3 の γ 鎖，δ 鎖，ε 鎖，ζ 鎖は合計 10 個の ITAM とよばれるモチーフを有している．活性化した Lck や Fyn により ITAM のチロ

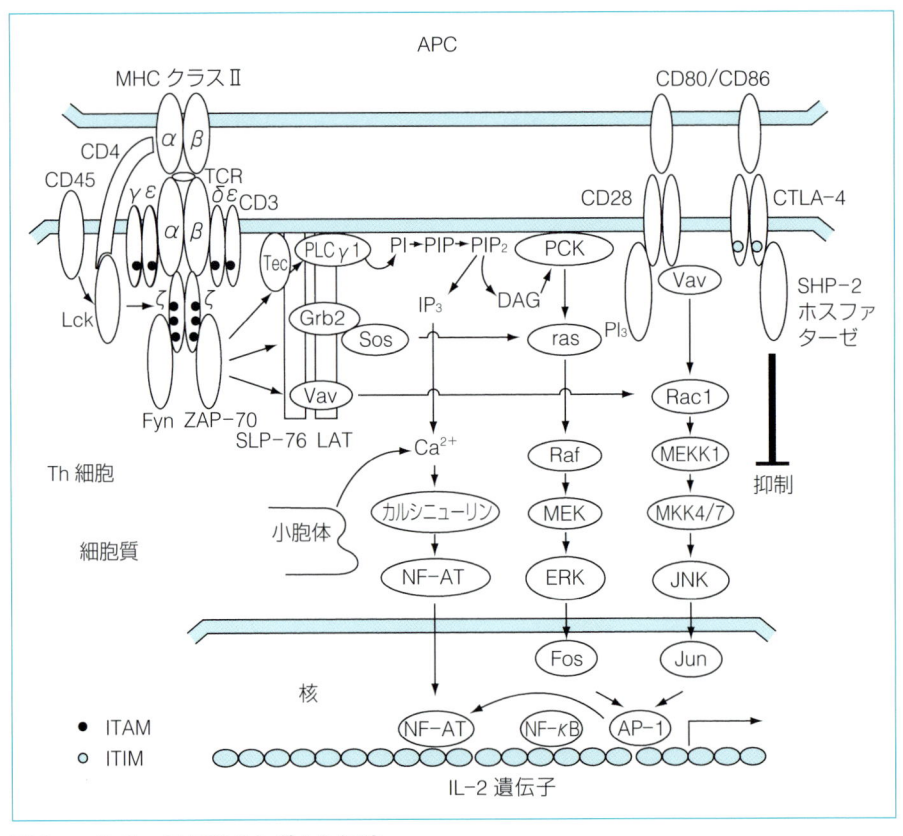

図4　ヘルパー T 細胞のシグナル伝達

シンがリン酸化されると，ζ鎖のITAMにチロシンキナーゼのZAP-70がSH2 (Src homology 2)ドメインを介して結合し活性化される．活性化したZAP-70はアダプター分子のLATやSLP-76をリン酸化して，これらのアダプター分子にホスホリパーゼCγ1 (PLCγ1)，G蛋白質を活性化するGrb2/SosやVav，チロシンキナーゼのTecを会合させて活性化する．これらの活性化機構において，リン脂質とコレステロールに富むラフト(筏)とよばれる特殊な細胞膜構造が重要と考えられている．

PLCγ1は膜を構成するイノシトールリン脂質の代謝を亢進させ，イノシトール-3-リン酸(inositol 1, 4, 5-triphosphate; IP_3)とジアシルグリセロール(diacylglycerol; DAG)を産生させる．IP_3はCaチャネルに作用して，Ca^{2+}を小胞体と細胞外から動員させ，細胞質内のCa^{2+}濃度を上昇させる．Ca^{2+}はカルモジュリン依存性セリン・スレオニン脱リン酸化酵素であるカルシニューリンを活性化し，カルシニューリンは転写因子のNF-ATを脱リン酸化して，NF-ATを核に移行させる．移植において使用される有効な免疫抑制薬のシクロスポリンAやタクロリムス水和物(FK506)はカルシニューリンに作用してIL-2産生を抑制する．DAGはCa^{2+}の存在下でPKCを活性化する．PKCはrasや転写因子のNF-κBを活性化する．

一方，Grb2/SosとVavは，それぞれrasとRac1をGDP結合の不活性型からGTP結合の活性型に変換する．活性型rasはセリン・スレオニンキナーゼのRaf-1，ERKの活性化経路，活性型Rac1はMEKK1，JNKの活性化経路を通してシグナルを伝達する．MAPキナーゼファミリーのERKとJNKはそれぞれ転写因子のFosとJunを活性化し，両者は転写因子のAP-1を形成する．

CD28を介するシグナルは，第1にIL-2のmRNAを安定化させ，第2にAP-1やNF-κBなどの転写因子を活性化する．CD28刺激によって細胞内のチロシンがリン酸化され，それに会合したホスファチジルイノシトール3(PI3)キナーゼやVavの活性化により，JNKの活性化を含む第2シグナルが伝達される．CTLA-4の細胞内領域にはITIMがあり，ホスファターゼのSHP-2が結合して活性化され，抑制シグナルを伝達する．

最終的に活性化されたNF-AT, AP-1, NF-κBなどの転写因子がIL-2遺伝子の発現を調節するプロモーター領域に結合してIL-2を産生させる．また，IL-2Rを発現させ，DNAの複製を促して，細胞増殖へと導く．これらのシグナル伝達はT細胞の活性化ばかりでなく，胸腺におけるT細胞のセレクション，Th1細胞とTh2細胞の分化，トレランスの誘導，加齢に伴う免疫不全などと深く関係している．

5. サイトカインによる CD4⁺T細胞サブセットの誘導

Mosmann(モスマン)らはCD4⁺T細胞クローンのサイトカイン産生パターンから主にIL-2, IFN-γ, LTを産生するTh1細胞と，IL-4, IL-5, IL-6, IL-10を産生するTh2細胞の2種類のT細胞に大別されることを示した(表3)．マクロファージを活性化するIFN-γを産生するTh1細胞は主として遅延型過敏反応に関与し，B細胞を活性化するIL-4, IL-5, IL-6を産生するTh2細胞は抗体産生に関与する．CD4⁺T細胞サブセッ

表3 ヘルパーT細胞のサブセット

特徴	Th1細胞 主にIFN-γ産生	Th2細胞 主にIL-4産生
産生サイトカイン		
IL-2	++	−
IFN-γ	++	−
LT	++	−
GM-CSF	++	++
IL-3	++	++
IL-4	−	++
IL-5	−	++
IL-6	−	++
IL-10	−	++
Ig産生補助		
IgE, IgG1, IgA	−	++
IgG2a	++	−
遅延型過敏症	++	−

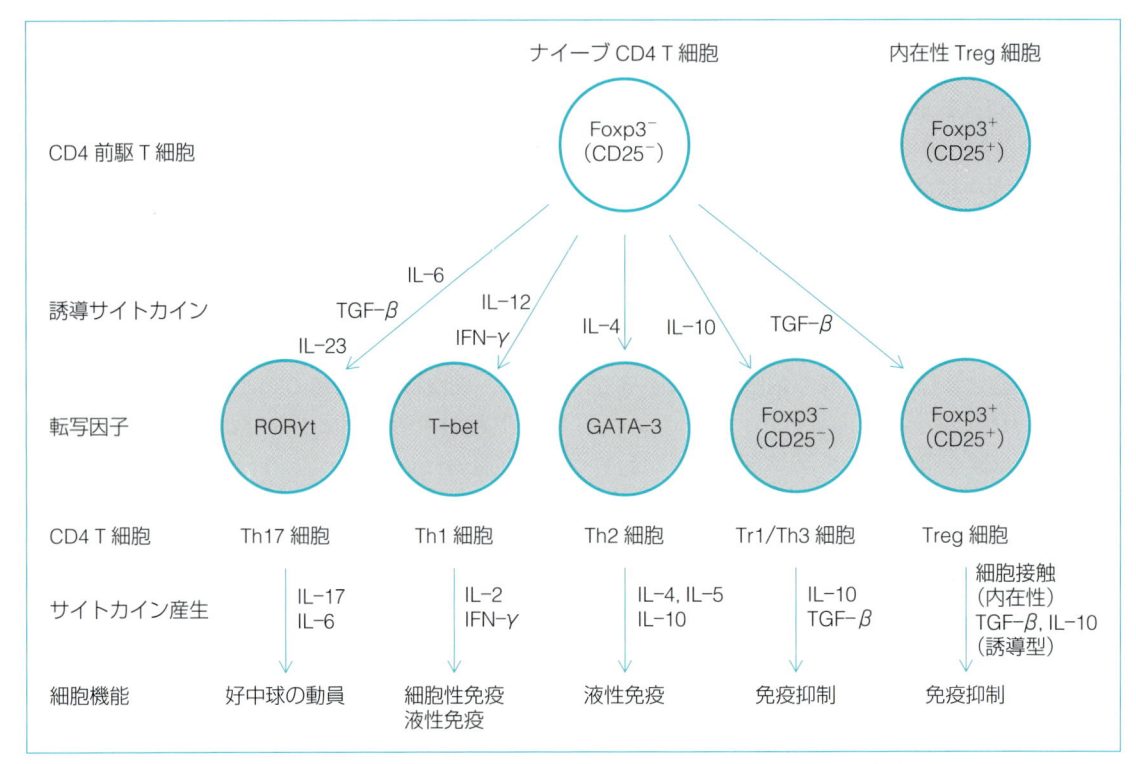

図5 CD4 T細胞サブセットの誘導サイトカイン，転写因子，サイトカイン産生，細胞機能

トについて誘導するサイトカイン，転写因子の発現，サイトカインの産生，細胞機能について図5に記した．

Th1細胞はIL-12とIFN-γによって誘導される．Th1細胞はIFN-γによってマクロファージを活性化し，マクロファージが抗原非特異的なエフェクター細胞として遅延型過敏反応を起こす．また，IL-2やIFN-γによってTc細胞を活性化し，Tc細胞はウイルス感染細胞や腫瘍細胞と接触して抗原特異的に傷害する．

Th2細胞はIL-4によって誘導される．Th2細胞はIL-4，IL-5，IL-6によってB細胞を活性化し，特にIgEの産生に働き，IgA, IgG1, IgMも産生させる．抗体産生にはTh1細胞も働き，IL-2はB細胞を増殖させ，IFN-γはマウスでIgG2aの産生を促す．抗体は補体やFcレセプター保有細胞と協同してエフェクター活性を示す．

最近，炎症性サイトカインのIL-17とIL-6を産生するTh17細胞が炎症性T細胞として知られるようになった．Th17細胞は応答の初期に誘導され，好中球と協力する特徴がある．Th17細胞はトランスフォーミング増殖因子(TGF-β)，IL-6, IL-23によって誘導されるが，Th1細胞とTh2細胞がそれぞれ産生するIFN-γとIL-4によって抑制される．

また，CD4$^+$T細胞にはTh細胞の抑制活性を示すレギュラトリー(制御性)T細胞が含まれる．CD4$^+$CD25$^+$のレギュラトリーT細胞には自然に存在する内在性Treg細胞とTGF-βにより誘導されるTreg細胞がある．IL-10で誘導されるレギュラトリーT細胞にはTr1細胞とTh3細胞がある．Tr1細胞は大量にIL-10を産生し，Th3細胞はTGF-βを産生する(第10章B, 3. レギュラトリーT細胞による免疫寛容参照→ p. 135)．

このようにナイーブT細胞はサイトカインによって異なった活性を示すT細胞に分化する．

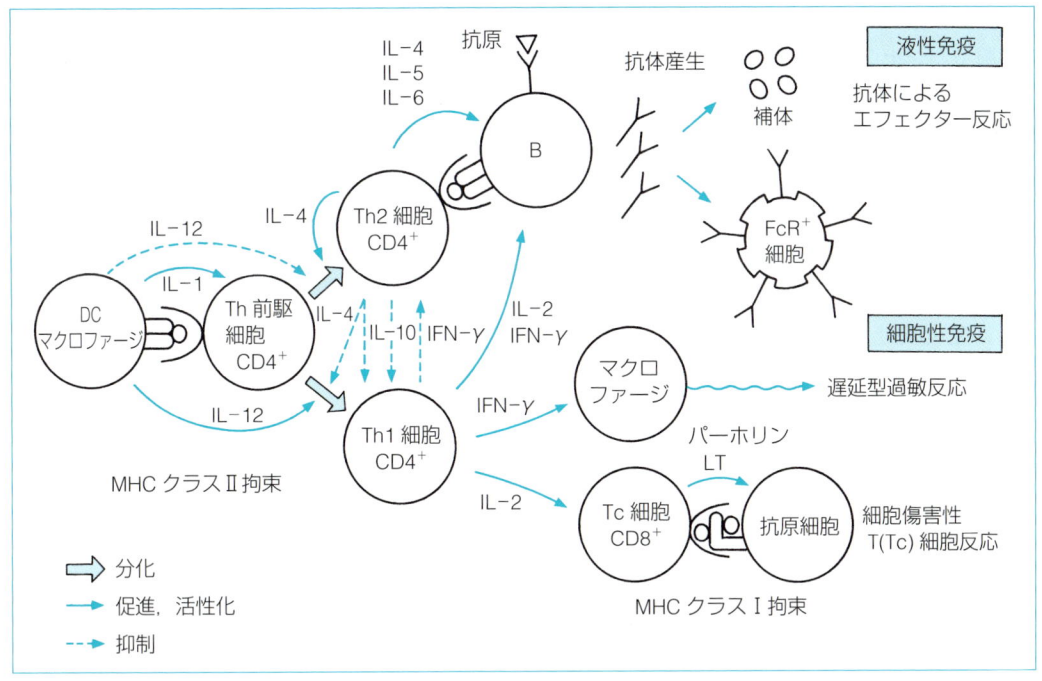

図6 ヘルパーT細胞の分化，サイトカイン産生，細胞間相互作用

6. Th1-Th2細胞による免疫応答バランスの制御（図6）

　Th1細胞はIFN-γを産生し，Tc細胞の活性化と遅延系過敏反応を主とする細胞性免疫に関与し，Th2細胞はIL-4，IL-5，IL-6を産生してB細胞を活性化し，IgE，IgA，IgG1，IgMの産生に働き液性免疫に関与する（図6）．

　Th1細胞とTh2細胞は同一のTh前駆細胞から分化する．ナイーブTh細胞を抗原で刺激すると，Th1細胞とTh2細胞が産生するサイトカインの両方を産生するTh0細胞が誘導され，Th0細胞はさらにTh1細胞とTh2細胞に分化する．Th1細胞とTh2細胞の分化はサイトカインによって誘導される．

　DCやマクロファージなどの抗原提示細胞によって産生され，IFN-γの産生を誘導するIL-12はTh1細胞への分化を誘導し，Th2細胞への分化を抑制する．逆に，IL-4はTh2細胞への分化を誘導し，Th1細胞への分化を抑制する．

　このような偏りを免疫偏向という．このとき必要なIL-4はTh2細胞のほかに自然免疫を担う肥満細胞やNK-T細胞によって産生されるが，どの細胞が重要であるかは明らかにされていない．TCRとMHCの強いアビディティを誘導する多量の抗原はTh1細胞応答を誘導し，少量の抗原はTh2細胞応答を誘導する．ナイーブT細胞は弱い刺激によってTh2細胞に誘導されるように初期設定されているという説がある．経口的に摂取した抗原に対してはTh2細胞免疫が主となる．微生物感染におけるTh1細胞とTh2細胞の分化・活性化は微生物の種類に依存している．結核などの細胞内寄生細菌やリーシュマニアのような原虫の感染症に対する免疫はTh1細胞が主であり，蠕虫（helminth）の感染に対する免疫はTh2細胞が主である．

　Th1細胞とTh2細胞のバランスの乱れが免疫病の発症の原因となると考えられている．Th2細胞型の免疫機序によって発症する病気にはI型アレルギーなどがある．

　らい菌の感染によるハンセン病において比較的症状の軽い類結核型ハンセン病と，多数のらい菌

がマクロファージの中で増殖し，組織破壊が激しいらい腫型ハンセン病の2つの病型がある．前者はらい菌の感染防御に働くTh1細胞が活性化しており，後者では感染防御に働かないTh2細胞が活性化している．エイズにおいて，ヒト免疫不全ウイルス(HIV)感染の初期にはTh1細胞型免疫のTc細胞がウイルス増殖に抵抗を示すが，病状の進行とともにTh2細胞が優位となる．加齢とともに免疫機能は低下するが，Th2細胞よりTh1細胞の機能の低下が著しい．

Th1細胞の免疫は生体内にIL-12やIFN-γを投与すると増強され，抗IL-12抗体や抗IFN-γ抗体を投与すると抑制される．このような方法でTh1-Th2細胞のバランスをコントロールすることにより，感染や腫瘍に対する免疫の増強や，免疫病の治療に関する成果が報告されている．Th1細胞とTh2細胞のバランスは免疫において大変重要である．

7. 記憶T細胞

シグナル伝達系に関与するホスファターゼのCD45にはアイソフォーム(isoform)がある．ナイーブCD4$^+$T細胞はCD45RAを発現しているが，抗原に感作されるとスプライシング(splicing)によってA部分を欠失したCD45ROが発現する．CD45RAはナイーブT細胞，CD45ROは記憶T細胞のマーカーである．

B 抗体産生応答

抗原の感作後，一定期間を経て，抗体産生は急激に増加し，やがてプラトーに達し，その後減退する(図7)．第二次抗原刺激に対する第二次応答は，第一次応答より短い時間で誘導され，抗体産生量が多い．これは第一次応答で誘導された記憶細胞が，第二次応答で強い抗体産生応答をすることを示している．

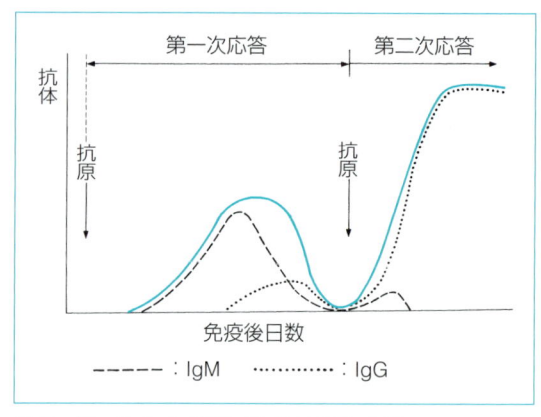

図7 第一次および第二次抗体産生応答

1. T細胞補助によるB細胞の活性化

a. B細胞の活性化(図8)

B細胞はB細胞抗原レセプター(BCR)を介して抗原に直接結合し，抗原刺激シグナルを受ける．さらにB細胞は抗原とBCRの複合体を細胞内に取り込んでペプチドに分解し，抗原ペプチドをMHCクラスⅡ分子に結合させて細胞表面に発現し，T細胞に提示する．B細胞は他のAPCと同様な仕組みでTCRとCD28およびサイトカインレセプターを刺激することによりTh細胞を活性化するが，T細胞と接触することによりTh細胞の補助を効率よく受けることができる．B細胞が活性化して抗体産生細胞(antibody forming cell；AFC)に分化するには，BCR刺激のほかにB細胞のCD40を介する補助刺激シグナルとTh細胞の産生するサイトカインが必要である．CD40のリガンドはTh細胞に発現するCD40Lであり，CD40LとCD40は双方向に活性化シグナルを伝達する．CD40を介するシグナルがないとB細胞は胚中心を形成できず，抗体のクラススイッチ，B記憶細胞の誘導，抗体アフィニティの増加も起きない．Th1細胞とTh2細胞がそれぞれ産生するIL-2，IFN-γとIL-4，IL-5，IL-6はB細胞の増殖，活性化，分化および抗体のクラススイッチに必要である．

b. 補体と抗体によるB細胞活性化の調節
(図9)

補体には抗体産生を著明に増強させる働きがあり，生体の補体活性を低下させると抗体産生能が低下する．B細胞の補体レセプターのCR2 (CD21) はCD19とCD81 (TAPA-1) とで複合体

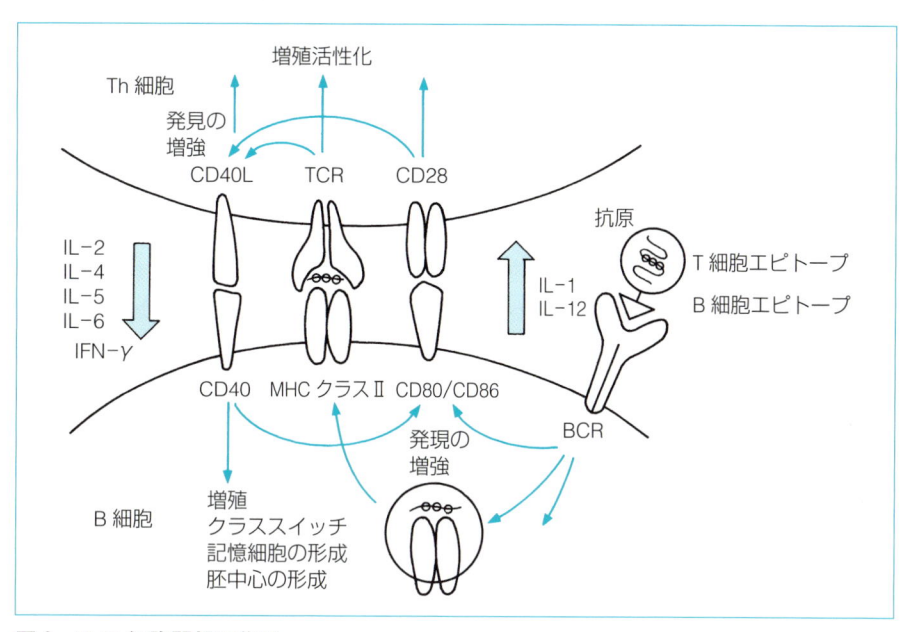

図8 T-B細胞間相互作用

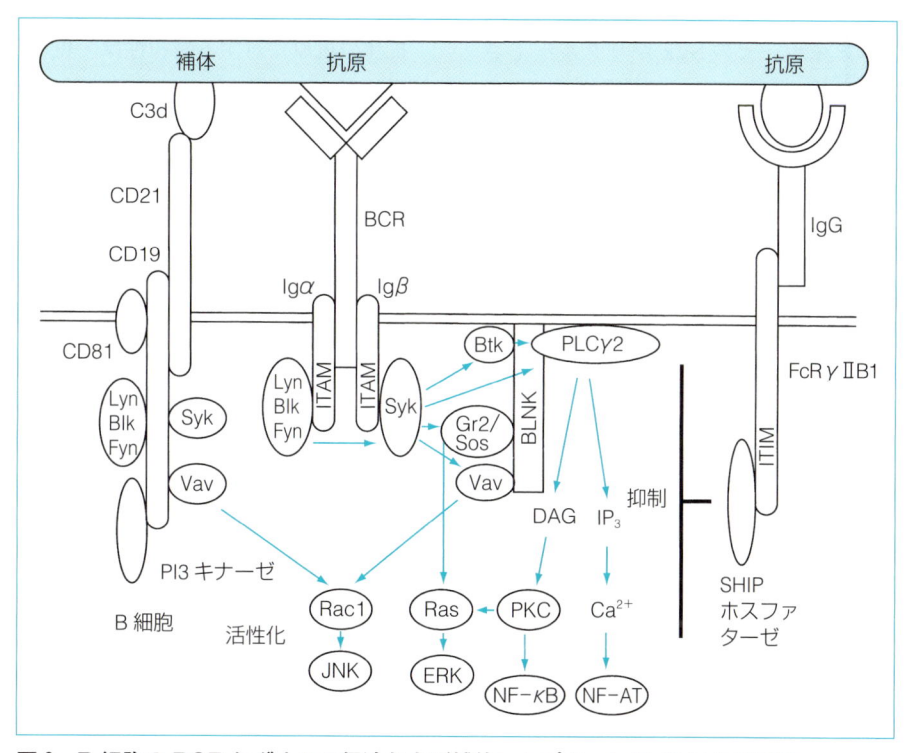

図9 B細胞のBCRシグナルの伝達および補体レセプターとFcRによる調節

を形成している．抗原・抗体・補体(C3d)複合体がBCRとCD21を架橋することによりBCRを介するB細胞活性化シグナルは著しく増強する．

B細胞のsIg(BCR)に抗原が結合することで抗体産生が促進される．一方，抗体はB細胞の活性化を抑制する．特異抗体を投与した後，抗原を投与すると抗体産生は抑制される．抗体によるB細胞活性化の抑制は第一に抗体による抗原の除去が原因であると考えられる．しかし，IgGがIgGのF(ab')$_2$より強い抑制を示すことやFcγRⅡB1遺伝子ノックアウトマウスの実験から，B細胞の活性化はFcγRⅡB1を介して積極的に抑制されることが明らかになった．抗原とIgGの複合体がBCRとFcγRⅡB1を架橋するとBCRの活性化は抑制される．

c. B細胞のシグナル伝達(図9)

BCRが抗原で架橋されるとBCRと複合体を形成しているIgαとIgβを介して細胞内にシグナルが伝達される．最初にSrcファミリーのチロシンキナーゼLynが活性化される．LynによりIgαとIgβのITAMのチロシンがリン酸化されると，そこにチロシンキナーゼのSykがリクルートされてLynによりリン酸化されて活性化する．SykはアダプTー分子のBLNKをリン酸化してホスホリパーゼCγ2(PLCγ2)を会合させ，チロシンキナーゼBtkと協同してこれを活性化する．Lyn，Syk，Btk，BLNKはそれぞれT細胞のLck/Fyn，ZAP-70，Tec，SLP-76とよく似た活性を示し，T細胞と同様にホスホリパーゼCγ2の活性化やrasの活性化を介して下流のMAPキナーゼやNF-ATへとシグナルを伝達する．

BCRと補体レセプターであるCD21が抗原・抗体・補体複合体によって架橋されるとCD21に会合しているチロシンキナーゼによりCD19のリン酸化が誘導される．CD19がチロシンリン酸化を受けると，PI3キナーゼとVavが会合して活性化され，これらの分子によりB細胞活性化シグナルは増強される．一方，IgGによるFcγRⅡB1の架橋によってFcγRⅡB1の細胞内のITIMのチロシンがリン酸化され，そこにホスファターゼのSHIPが会合して活性化する．SHIPはCaシグナルなどを抑制してB細胞活性化シグナルを抑制する．

2. 胚中心におけるB細胞の クローン性増殖と分化(図10)

a. 胚中心でのB細胞の増殖

T細胞は末梢リンパ組織のT細胞領域で樹状細胞やマクロファージによって抗原提示を受けて活性化する．B細胞が最初にTh細胞と抗原特異的に接触するのもこの領域である．Th細胞によって活性化されたB細胞は一部がIgM産生細胞となり，他はB細胞領域の胚中心へと移動する．

胚中心は組織学的に暗帯と明帯に分けられる．暗帯ではB細胞から分化した中心芽細胞📖とよばれる細胞が激しく増殖して密集し，やがて次の分化段階の中心細胞📖になると増殖を休止し，明帯に移行して，よりまばらに分布する．

b. 体細胞突然変異と抗体親和性の成熟

抗体の抗原に対する親和性は，免疫応答の時間経過に伴って増加し，この現象は親和性の成熟(affinity maturation)とよばれている．これは抗体のV遺伝子の体細胞突然変異と，それによって生じたより高い親和性をもつBCRを発現するB細胞のセレクションによって起きる．抗体のV遺伝子の突然変異は中心芽細胞が細胞分裂を繰り返す過程で起こり，セレクションは濾胞樹状細胞と中心細胞の接触によって起こる．

濾胞樹状細胞はFcRと補体レセプターを発現しており，抗原を長時間貯留している．濾胞樹状細胞上の抗原と強く結合し，抗原を取り込んだ中心細胞は，やがてCD40Lを発現したTh細胞と接触して抗体産生細胞や記憶細胞に分化するが，抗原と結合できなかった中心細胞はアポトーシス📖で除去される．胸腺でのポジティブセレクションとよく似た機構が，ここでは外来性抗原によってなされる．

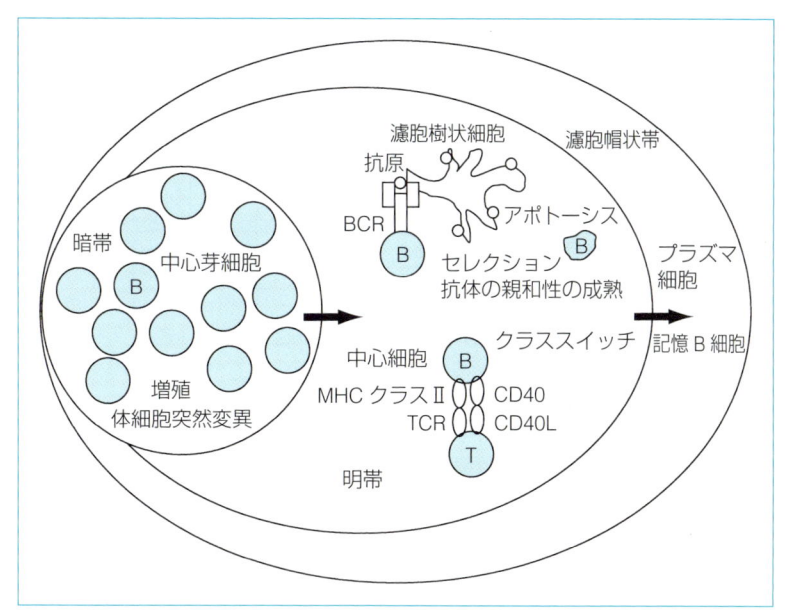

図 10　胚中心における B 細胞の体細胞突然変異，抗体の親和性の成熟，クラススイッチ

c. 抗体のクラススイッチ

第一次免疫応答における初期抗体は IgM であるが，高親和性 BCR を発現する B 細胞はクラススイッチを起こしてさまざまなクラスの抗体を産生するようになる．クラススイッチには中心細胞が胚中心の Th 細胞から **CD40L** とサイトカインの刺激を受けることが必要である．IL-4 は IgE と IgG1，TGF-β は IgA へとクラススイッチし，IL-5 は IgA の産生を促進させ，IFN-γ は IgG2a のクラススイッチに働く．CD40L-CD40 相互作用がないとクラススイッチは起きない．CD40L による免疫不全症に IgM 増加を伴った γ-グロブリン欠損症がある．

3. T 細胞非依存性 B 細胞応答

B 細胞は細菌の多糖体や鞭毛抗原に対して T 細胞非依存的に IgM 抗体を産生する．抗原分子の繰り返し構造によって BCR が効率よく架橋されるためと考えられている．この B 細胞の応答は抗原の濃度に強く依存し，微量の抗原刺激に対して抗体を産生するが，多量の抗原刺激によってトレランスが誘導される．Th 細胞の CD40L やサイトカインの刺激を受けないため，抗体のクラススイッチや記憶も誘導されない．

T 細胞非依存性抗原に対して抗体を産生する B 細胞の多くが，T 細胞のマーカーである CD5 陽性の B 細胞である．この細胞は通常の B 細胞 (B-2 細胞▭) と区別して **B-1 細胞**▭ とよばれる．B-1 細胞は赤血球などに対して自己抗体を産生する．B-1 細胞と γδ 型 TCR-T 細胞は抗原レセプターに多様性が乏しいことや個体発生の早期に出現するなど似た性質を示す．

4. 抗体のエフェクター活性

抗体のエフェクター活性は毒素中和反応やウイルスの細胞への吸着阻止のように抗体単独でもなされるが，FcR 陽性細胞と補体との協力によって飛躍的に増大することはすでに記した（第 3 章 C, 2. 抗体の機能参照→ p.19，第 4 章 D 補体の生物学的作用参照→ p.35）．

a. FcR 陽性細胞を介する活性

異なった細胞に種々の機能を有する FcR が発現していることを **表 4** に記した．FcγR I（CD64）

表4 Fcレセプターの種類

レセプター	FcγRI (CD64)	FcγRII-A (CD32)	FcγRII-B2 (CD32)	FcγRII-B1 (CD32)	FcγRIII (CD16)	FcεRI	FcαRI (CD89)
構造	α72kDa, γ	α40kDa, γ-like domain	ITIM	ITIM	α50-70kDa, γorζ	α45kDa, β33kDa, γ9kDa	α55-kDa, γ9kDa
親和性の順位	高 IgG1=IgG3>IgG4>IgG2	低 IgG1>IgG3=IgG2>IgG4	低 IgG1=IgG3>IgG4>IgG2	低 IgG1=IgG3>IgG4>IgG2	低 IgG1=IgG3	高	中 IgA1=IgA2
発現細胞	マクロファージ 好中球 好酸球 樹状細胞	マクロファージ 好中球 好酸球 血小板 ランゲルハンス細胞	マクロファージ 好中球 好酸球	B細胞 マスト細胞	NK細胞 好酸球 マクロファージ 好中球 マスト細胞	マスト細胞 好酸球 好塩基球	マクロファージ 好中球 好酸球
結合の効果	貪食 活性酸素の放出 細胞傷害の誘導	貪食 顆粒の放出（好酸球）	貪食 シグナル抑制	シグナル抑制 貪食作用なし	細胞傷害の誘導（NK細胞）	顆粒の放出	貪食 細胞傷害の誘導

(Joneway, C.A. Jr, et al：Immunobiology, 5th ed, 2001 より改変)

とFcγRII-A（CD32）は食細胞の食作用を増強し，FcγRIII（CD16）はNK細胞の antibody dependant cell mediated cytoloxicity（ADCC）を誘導し，FcεRIは肥満細胞に脱顆粒を誘導してアレルギーを誘発する．FcγRII-B1は抗体産生を抑制する．FcRに会合するCD3ζ鎖と似たFcRγ鎖は細胞内にITAMを有し，活性化シグナルを伝達する．ITIMを有するFcRは抑制シグナルを細胞内に伝達する．

b. 補体を介する活性

補体は抗体と協力して食細胞を反応局所に動員させ，活性化させる．C5aは好中球を反応局所へ遊走させ，C3aとC5aは肥満細胞に血管透過性を亢進させるメディエーターを放出させて，好中球の炎症局所への遊走を助ける．反応局所に動員された好中球はC3bやC4bによってオプソニン化された抗原を貪食する．さらに活性化されたC9が細胞を破壊する．

C 細胞性免疫応答

細胞性免疫応答において，Th1細胞がサイトカインを産生・放出して，遅延型過敏反応のエフェクター細胞であるマクロファージを活性化させることにより炎症に関与する．また別のエフェクター細胞であるTc細胞に働いて細胞性免疫を引き起こす．

1. 遅延型過敏反応

遅延型過敏反応（delayed-type hypersensitivity；DTH）は，抗原によって感作されたTh1細胞が再度同じ抗原で刺激されることによって起きる．抗原により活性化したTh1細胞がサイトカインを放出し，マクロファージを活性化することにより，皮膚の腫脹，硬結などの反応が48時間後にみられる．抗体による皮膚反応がもっと早く現れる即時型過敏反応に対して反応出現が遅いため，遅延型過敏反応とよぶ．

a. 遅延型過敏反応の特徴

遅延型過敏反応 delayed(type) hyper sensitive reaction(DTH)には，①接触過敏反応，②ツベルクリン(型)過敏反応，③肉芽腫形成の3つのタイプがある．

接触過敏反応では皮膚から侵入した抗原を表皮に存在するランゲルハンス細胞がとらえて記憶T細胞に提示し，48時間後までに皮膚の発赤，浮腫が現れる．ツベルクリン(型)過敏反応では皮内に侵入した抗原に対し，12時間後には皮内反応が出現し，皮膚の腫脹硬結は48時間後にピークに達する．細胞浸潤は真皮の表層から深層まで及び，小血管の周りに著しい．大部分の細胞はマクロファージであり，一部リンパ球を含む．血管は透過性の亢進をきたす一方，血栓形成で障害され，組織壊死に陥る．

肉芽腫形成は3～4週間抗原刺激が持続したとき起きる反応であり，臨床的に最も重要な遅延型過敏反応である．結核菌感染症などで抗原の除去ができないと，T細胞が蓄積し，サイトカインを放出し続けることにより肉芽腫形成が起きる．類上皮細胞や多核巨細胞のようなマクロファージ由来の細胞が出現する．

b. マクロファージの活性化

遅延型過敏反応は，APCから抗原提示を受けて活性化されたTh1細胞が，サイトカインを放出して，エフェクター細胞であるマクロファージを活性化することにより成立する．代表的なマクロファージ活性化因子はIFN-γである．古くからマクロファージ活性化因子(macrophage activating factor；MAF)，マクロファージ遊走阻止因子(macrophage migration inhibitory factor；MIF)，マクロファージ走化性因子(macrophage chemotactic factor；MCF)が遅延型過敏反応性T細胞の放出する因子として知られていた．IFN-γはMAFを代表するサイトカインであり，微生物産物のLPSなどによってマクロファージが産生するTNF-αなどのサイトカインと相乗的に働いてマクロファージを活性化させる．マクロファージの走化性因子として単球や血管内皮細胞が産生するMCP-1(monocyte chemoattractant protein-1)，単球やT細胞が産生するMIP-1(macrophage inflammatory protein-1)などのCCケモカインがある．

マクロファージはTh1細胞のCD40Lによって CD40を刺激されると活性化するので，Th1細胞

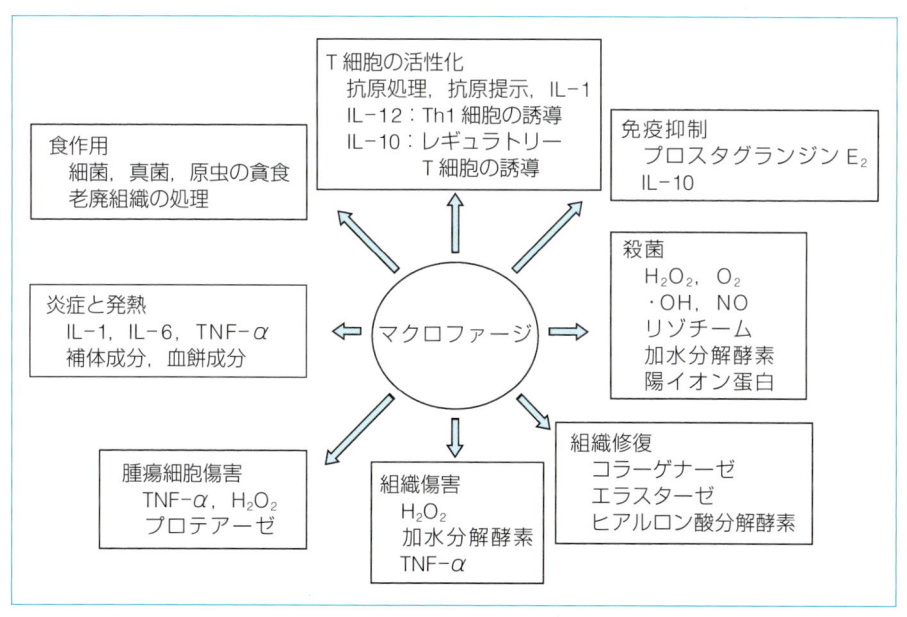

図11 マクロファージのエフェクター活性

との接着も大切である．活性化されたマクロファージは種々の活性物質を放出してエフェクター活性を発揮する．

c. マクロファージのエフェクター活性(図11)

マクロファージは遅延型過敏反応のエフェクター細胞として殺菌，腫瘍細胞傷害，炎症，組織の修復などの多彩な活性を抗原非特異的に示す．T細胞の産生するサイトカインによってマクロファージの活性は高まる．細胞内での殺菌作用に加えてリゾチームやIFNなどの分泌により微生物感染に対する防衛を行う．TNF-αや蛋白分解酵素を分泌して腫瘍細胞を破壊する．細胞傷害が拡大すると組織傷害が起こる．TNF-αは，IL-1，IL-6，補体成分，プロスタグランジンE_2などを分泌させ炎症反応を亢進させる．一方，マクロファージはコラーゲナーゼ，エステラーゼなども分泌して炎症反応の調節，組織の修復にも大きな役割を果たす．

2. 細胞傷害性T(Tc)細胞反応 (cytotoxic T cell reaction)

a. 細胞傷害性T細胞の抗原認識と傷害作用

マウスを同種異系細胞(allogeneic cell)で免疫すると，アロ抗原に特異的なTc細胞が誘導される．ウイルス感染やハプテン修飾を受けた自己の細胞で免疫すると，そのウイルスやハプテンに対して特異的なTc細胞が誘導される．この際，Tc細胞は自己とMHCクラスI分子が一致する標的細胞のみを傷害し，同じウイルスに感染した異系細胞を傷害しない(MHCクラスI拘束)．

Tc細胞の細胞傷害活性はTCRによる標的細胞との抗原特異結合に加え，CD8とMHCクラスI分子，LFA-1とICAM-1，LFA-2とLFA-3などの接着分子を介した結合によって増強する．

Tc細胞による細胞傷害は補体によるものと異なり，DNAの断片化を伴うアポトーシスを誘導する．その細胞傷害機構には主となるパーホリン依存性傷害とほかにパーホリン非依存性傷害がある(図12)．パーホリンはCa^{2+}の存在下で筒状に重合し，補体の第9成分のように膜に穴を開

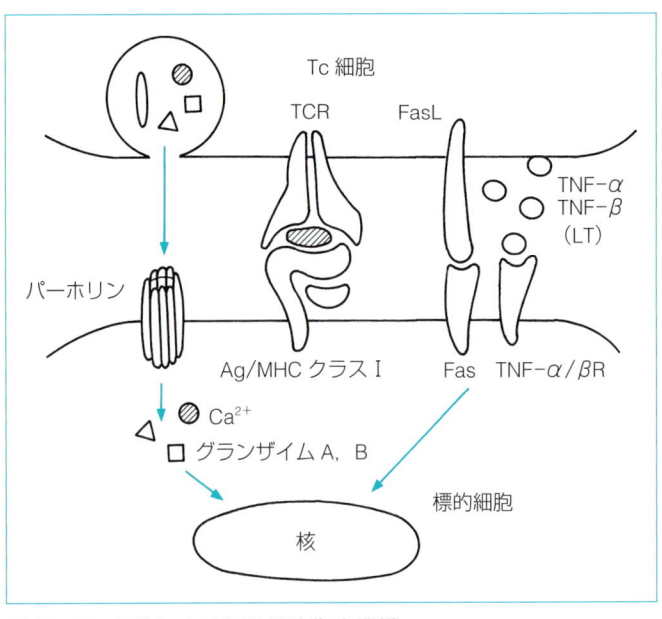

図12 Tc細胞による標的細胞傷害機構

ける．Tc 細胞によって放出されたセリンエステラーゼ活性をもつグランザイム🔖は，この穴を通って標的細胞に入り，細胞死を誘導する．

パーホリン非依存性の傷害機構はレセプターとそのリガンドであるサイトカインや接着分子が結合することにより細胞死が誘導されるものである．活性化した Tc 細胞や Th1 細胞に発現した FasL が標的細胞の Fas🔖に結合してアポトーシスを誘導する．Tc 細胞から放出された TNF-α や TNF-β は TNF-α/β レセプターに結合して細胞死を誘導する．

細胞傷害活性を示すリンパ球として Tc 細胞のほかに NK 細胞と Th1 細胞があるが，傷害機序として NK 細胞は主としてパーホリンとグランザイムを使用し，Th1 細胞は FasL を用いる．NK 細胞は MHC によって活性が抑制される抑制型 NK レセプターを発現しているため，MHC 欠損の標的細胞を傷害する．それゆえ，MHC 欠損標的細胞に対して失われる Tc 細胞の傷害活性は NK 細胞によって補われる．Tc 細胞は他の細胞を傷害しないように抗原細胞と接着して巧妙にこれを傷害する．しかし，ウイルス感染細胞やハプテン修飾細胞を傷害することによって，結果的に組織傷害をきたす場合がある．

b. Tc 細胞の活性化

ナイーブ Tc 細胞は第二次リンパ器官で DC から MHC クラス I 分子と抗原の提示を受けて活性化される．しかし，Tc 細胞の活性化には DC の MHC クラス II 分子によって抗原提示を受けて活性化した Th1 細胞の補助が必要である．活性化 Th1 細胞の CD40L と APC の CD40 の結合により APC の CD80/CD86 の発現が増加し，Tc 細胞は活性化に必要な CD28 シグナルを得る．Tc 細胞はウイルス感染細胞や腫瘍細胞でつくられる内在性抗原ペプチドを MHC クラス I とともに発現する有害な細胞を標的として傷害する．これとは別の経路で，一部の DC は外来抗原を取り込み，MHC クラス I 分子とともに抗原ペプチドを Tc 細胞に提示するクロスプレゼンテーション🔖が明らかとなった．この機構により，APC と Th1 細胞，Tc 細胞の 3 者が密接な配置で協力し合い，Tc 細胞が活性化される．TCR を介して刺激を受け取ったナイーブ Tc 細胞は膜表面に IL-2R を発現し，Th1 細胞が産生する IL-2 の作用により Tc 細胞へと分化・増殖する．活性化した Tc 細胞は IFN-γ を産生し，一部は自ら IL-2 を産生する．

3. 細胞性免疫に関する検査法

a. 遅延型皮内反応

疾患の診断，抗原の同定，過敏症の機序，特に腫瘍患者や免疫不全患者の細胞性免疫能の程度を知るために用いられる．

1) ツベルクリン反応

結核菌培養濾液から精製された PPD (purified protein derivatives) 液を規定どおり，正確に前腕屈側の皮内に注射して，24～48 時間後の皮膚の発赤，腫脹，硬結 (時に水疱) の大きさを測定する既往の感作の有無に影響される．微生物菌体成分を抗原とした遅延型皮内反応はこのほか，真菌に対する反応などがある．表 5 に皮内反応を示す．

2) DNCB 試験

ハプテンが生体内で蛋白のアミノ酸と結合してできる新しい感作抗原に対する接触型過敏反応を調べる方法である．

第 1 回目は感作の目的でジニトロクロロベンゼン (DNCB) 1% 溶液 0.1 mL を上腕内側に貼付．2 週後反対側前腕屈側に 0.1% 液 0.1 mL の貼付，24～48 時間後に局所の発赤，腫脹，水疱形成の有無を観察する．

3) PHA 皮内反応

フィトヘマグルチニン-P (phytohemagglutinin-P ; PHA-P) の生理食塩液希釈液 (5 μg/0.1 mL) 0.1 mL を前腕屈側中央部に皮内注射し，24 時間後の発赤直径を測る．10 mm 以上を陽性とする．

表5 遅延型皮内反応

反応	抗原	陽性
ツベルクリン反応	ツベルクリン，PPD	結核菌感染，BCG接種者
光田反応(レプロミン反応)	らい結節乳剤	結節らい，健常者
Kveim反応	サルコイド組織抽出液	サルコイド患者
Moloney反応	ジフテリアトキソイド	ジフテリア菌，毒素感受性者
伊東反応	軟性下疳死菌液	軟性下疳患者
DNCBおよびDNFB反応	DNCB，DNFB	再度感作後の健常者
ヒストプラスミン反応	ヒストプラスミン	患者，既往曝露者
コクシジオイジン反応	コクシジオイジン	coccidioidomycosis患者
アスペルギルス反応	A. fumigatus抽出液	患者の一部，アトピー患者
カンジダ反応	カンジダ抗原	大半の正常者

b. 皮膚移植

ある系のマウスの皮膚片を約1cm角に切り離し，他系マウスに移植する．第一次同種移植片(allograft)は初め毛細血管新生により生着するかに見えるが，移植免疫が起き，通常10日前後で拒絶されて脱落する．

c. 移植片対宿主反応(graft-versus-host reaction；GVH)

移植細胞が免疫担当細胞そのものであるか，あるいはそれを大量に含む場合，移植細胞は宿主の抗原を異物と認識してこれに反応し，宿主細胞を攻撃する．臨床的には骨髄移植や輸血後の場合に起こりうる．実験的にはマウスを放射線照射により免疫不全にするか，生後1週の免疫学的に未熟なマウスを用いて，これに同種異系動物リンパ球を注射する．

通常はF₁マウスに親系の細胞を注射する．GVHの結果，宿主脾臓が腫大する．

d. 混合リンパ球反応(mixed lymphocyte reaction；MLR)(図13)

同種異系のリンパ球を混合して培養すると，MHCクラスII分子の差をお互いに認識し合ったTh細胞が増殖を始める．マイトマイシン処理し，代謝を止めた刺激細胞と未処理の反応細胞を混合培養すると，この反応を一方向反応としてとらえることができる．B系マウスの脾細胞をマイトマイシンC処理したものを刺激細胞として，A系細胞に加え5日間培養すると，A系細胞はこ

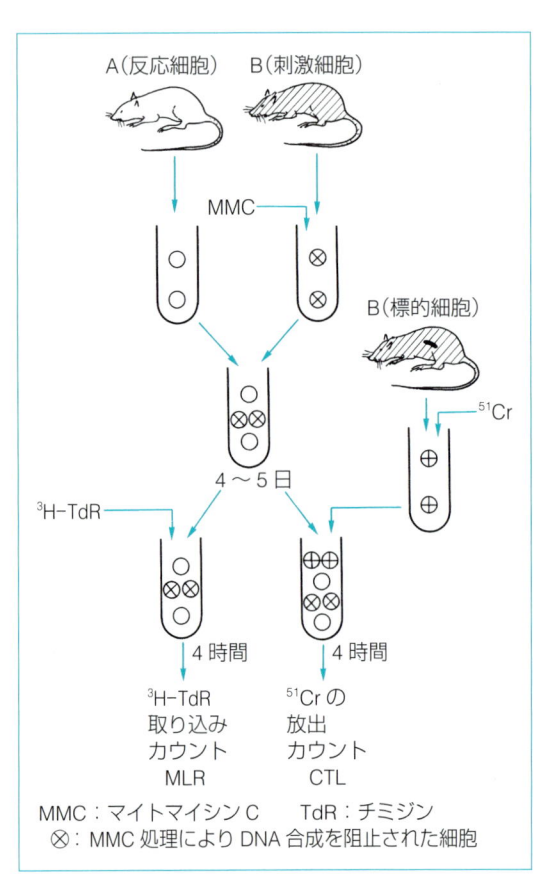

図13 試験管内細胞性免疫応答混合リンパ球反応(MLR)と細胞傷害性リンパ球反応(CTL)

れに反応して増殖する．A系細胞のDNA合成(^{3}H-チミジンの取り込み)を測定し，細胞性免疫の指標とする．

ヒトのHLA-D抗原のタイピングにこの測定法が用いられる．

e. Tc細胞反応（cytotoxic T cell reaction）

MLRの培養によりTc細胞の活性を調べることができる（図13）．A系細胞をB系細胞により試験管内で免疫するため混合培養したのち，^{51}Cr標識B系細胞（標的細胞）を反応系に加えて，感作A系の細胞傷害性T細胞がB系細胞を傷害する能力を^{51}Crの放出を指標として調べる．

ウイルス感染細胞や腫瘍細胞に対するTc細胞活性は，免疫された個体のリンパ球を*in vitro*で再度抗原刺激して測定する．

f. T細胞マイトジェンによるリンパ球幼若化試験

T細胞の総体的な機能を増殖能で調べるために，試験管内でリンパ球をT細胞マイトジェン📖のPHAやコンカナバリンA（concanavalin A；Con A）で刺激して，^{3}H-チミジンの取り込みによるDNA合成を測定する．

g. 抗原によるT細胞の増殖試験

抗原特異T細胞の増殖能を調べるために，試験管内でリンパ球を特異抗原で刺激して，^{3}H-チミジンの取り込みによるDNA合成を測定する．疾病の病因を検索したり，抗原感作の有無や感作状態を評価する目的で行われる．

D 免疫応答の制御

1. レギュラトリーT細胞による免疫抑制

現在，制御性T細胞📖としてCD4$^+$CD25$^+$

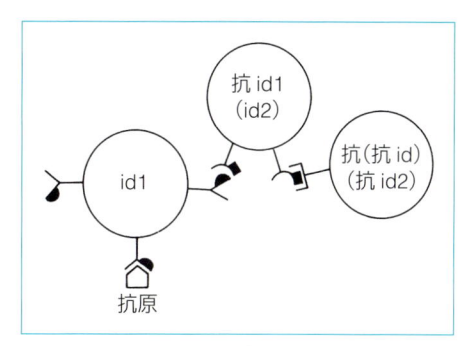

図14 イディオタイプ・抗イディオタイプネットワーク

Treg細胞，Tr1細胞，Th3細胞などが重要となっている．これらのT細胞については次章に記載する．

2. イディオタイプ・抗イディオタイプネットワーク（図14）

Jerne（イェルネ）によれば，抗体分子は免疫グロブリンという一定の構造のほかに，抗原と反応する特別な個性的構造＝イディオタイプ（idiotype；id1）をもつ．この抗体が増えると，id1という抗原が増えるので，これに対する抗体（抗イディオタイプ抗体，抗id1）が作られて，id1が増えすぎないよう抑制する．この抗id1自身はid2を有するので，抗（抗id1）＝抗id2ができる．このようにして，お互いのイディオタイプを認識し合うネットワークがB細胞系のみならず，T細胞系内，T-B細胞間にもあって，ダイナミックな平衡状態にあり，いきすぎた免疫応答を調節するものと思われる．

第10章 免疫寛容

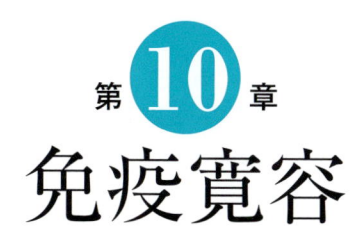

学習のポイント

❶ 免疫寛容（トレランス）は以前に感作された抗原で再度感作されても応答できない状態である．免疫寛容は中枢と末梢で誘導される．中枢における免疫寛容は胸腺における自己反応性T細胞の除去が重要である．

❷ 末梢での免疫寛容の誘導として新生仔期に異系脾細胞を注射されて成熟したマウスは同じ異系マウスの皮膚移植片を拒絶しないことが知られている．可溶性蛋白抗原にアジュバントを加えないで投与すると免疫寛容が誘導される．T細胞はB細胞より免疫寛容になりやすい．

❸ 免疫寛容の主な機序としてクローンの消滅，アナジー，レギュラトリー（制御性）T細胞による抑制がある．クローンの消滅はアポトーシスによる．アナジーは細胞の不応答状態を示し，微生物などで誘導される補助刺激シグナルがない状態でTCR刺激シグナルを受け取ると誘導される．$CD4^+$ $CD25^+$ Treg細胞，Tr1細胞，Th3細胞などのレギュラトリーT細胞による免疫抑制のため免疫寛容が誘導される．

❹ アポトーシスの機構やレギュラトリーT細胞の欠損は自己免疫疾患の原因となる．

本章を理解するためのキーワード

❶ **免疫寛容（トレランス）**
一度接した抗原に応答できない状態．

❷ **寛容原（トレロゲン）**
トレランスを誘導する抗原であり，可溶性蛋白抗原，大量と少量の抗原による頻回刺激，抗原の経口投与などにより寛容原性が示される．

❸ **クローンの消滅**
抗原特異クローン細胞をアポトーシスで除去することによって免疫寛容を誘導する．

❹ **不応答状態（アナジー）**
T細胞が補助刺激シグナル（CD28シグナル）を受け取れない状態で抗原刺激を受けると，抗原の再刺激に対して応答できない状態のアナジーが誘導される．

❺ **レギュラトリーT細胞**
抗原刺激で活性化された状態で抗原提示細胞や他のT細胞を抑制する．

　以前より，アレルゲンに対する反応が幼若動物に起きにくいことや，単純な化学物質（たとえば塩化ピクリル）を経口的に与えておくと，皮膚に感作しても反応が現れないことが知られていた．また，成熟マウスに大量の肺炎レンサ球菌の多糖体抗原（SⅢ）を注射すると，少量の場合と異なり，免疫が成立しないことがあり，これは免疫麻痺と表現された．その後，Owen（オーエン）は二卵性双生児のウシの胎生期に胎仔間で血液循環がつながり，血液が混じり合うため，異なる2種の血液型の血球をもち，一方は他の同胞由来の赤血球でありながら，この"非自己"赤血球を拒絶しないことを見いだした．すなわち，外来性抗原があたかも自己であるかのように免疫系によって受け入れられることから，免疫寛容（immune tolerance）の概念が生まれた．Burnet（バーネット）& Fenner（フェナー）はこの現象の説明として，自己と反応する（autoreactive）細胞は禁止クローン

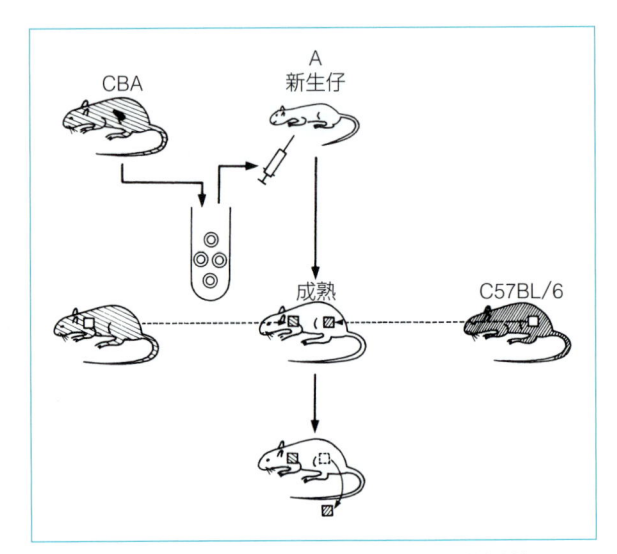

図1 免疫寛容の誘導(新生仔期の異系脾細胞注射)
新生仔期に異系脾細胞を注射すると,特異的に寛容になる.第三者の皮膚片は拒絶する.

として消滅する(clonal deletion)という概念を提唱した.正常個体は本来自己寛容(self-tolerance)の状態にあるが,これが破綻すると自己免疫疾患が起こると考えられる.

現在これら免疫不応答性は免疫麻痺も含めて,すべて免疫寛容とよばれるが,これは"ある抗原に対する免疫応答が特異的に失われている状態"を意味する.中枢における免疫寛容として胸腺における自己反応性T細胞の除去をすでに記載した(第7章D, 3, b. セレクションの機構参照→p. 90)が,ここでは末梢における免疫寛容を中心に記す.

A 免疫寛容の誘導

1. 新生仔期の移植免疫による寛容誘導

Aマウス($H-2^a$)新生仔にCBAマウス($H-2^k$)の脾細胞を注射しておくと,成熟したAマウスはCBAマウスの皮膚移植片を拒絶せず,受け入れるようになる.この免疫寛容は$H-2^k$に対し特異的であって,無関係な系,たとえばC57BL/6 ($H-2^b$)の皮膚移植片は拒絶する(図1).

免疫学的に未熟な幼若期に外来性抗原に接すると免疫寛容になりやすい.

2. 蛋白抗原に対する免疫寛容の誘導(表1)

成熟動物に蛋白抗原の性状を変えた寛容原(tolerogen)を投与して免疫寛容を誘導することができる.マクロファージは凝集(aggregate)ウシIgG(bovine gamma globulin;BGG)を効率よく取り込む.BGGを超遠心して凝集しているBGGを沈殿させ,上層からIgGの可溶性モノマーBGGを得る.これをマウスに投与して3〜4週後,加熱して凝集させたBGGを投与すると抗体産生は低下する.可溶性BGGにリポ多糖体(LPS)などのアジュバントを加えて初回免疫すればトレランスの誘導を阻止することができる.LPSなど菌体成分で刺激された樹状細胞(dendritic cell;DC)やマクロファージはCD80,CD86などの発現を増強し,ナイーブT細胞に十分な補助刺激シグナルを伝達するからである.記憶T細胞は可溶性BGGでも活性化できる.

大量または少量の抗原〔たとえばウシ血清アル

表1 蛋白抗原に対する免疫寛容の誘導

一次免疫	一次抗体産生	追加免疫	二次抗体産生
抗原の性状			
コントロール		凝集 BGG	＋
凝集 BGG	＋	凝集 BGG	＋＋＋
可溶性 BGG	－	凝集 BGG	－
可溶性 BGG＋アジュバント	＋＋	凝集 BGG	＋＋＋＋
可溶性 BGG＋アジュバント	＋＋	可溶性 BGG	＋＋＋＋
抗原の頻回投与			
コントロール		BSA	＋＋
BSA(1 μg)		＋	－
BSA(100 μg)		アジュバント	＋＋＋＋
BSA(10 mg)			－

ブミン(BSA)〕を頻回投与した後，抗原とアジュバントを投与して抗体産生を観察する．極端な大量または少量抗原の頻回刺激によりトレランスが誘導される．それぞれ大量域免疫寛容と少量域免疫寛容という．

3. T細胞とB細胞の免疫寛容に対する感受性

正常マウスと可溶性ヒトIgGを投与して免疫寛容を誘導したマウスから，異なった時期にそれぞれ骨髄細胞(B細胞)と胸腺細胞(T細胞)を調製する．放射線照射したマウスにそれぞれT細胞とB細胞を組み合わせて移入し，凝集ヒトIgGを投与すると，寛容T細胞と寛容B細胞の単独または両者を移入したとき，免疫寛容の成立を観察することができる．T細胞の免疫寛容はB細胞の免疫寛容よりも早期に誘導され，長期間維持される(図2)．

4. 経口トレランス

経口トレランスとは抗原を経口的に投与するとその抗原に対してT細胞の免疫反応が抑制される現象であり，古くから知られていた．腸管粘膜の免疫系は摂取される食物と常在細菌による多大な抗原に曝露されている．免疫系はこれらの抗原によって過剰に活性化される危険性を防ぐために経口トレランスの機構を獲得してきたのであろ

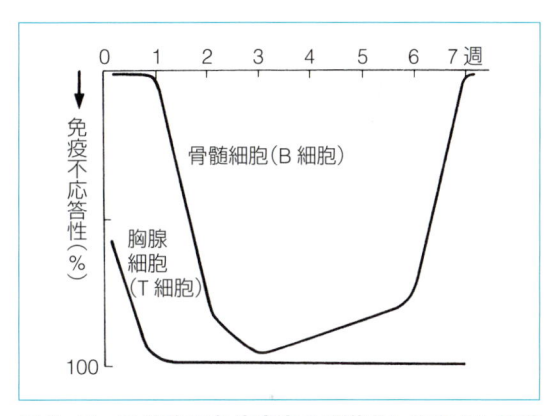

図2 T，B細胞の免疫寛容の誘導されやすさと持続期間(Chiller, J. らによる)

う．無菌的に飼育されたマウスでは経口トレランスが十分に誘導されないと報告されている．常在細菌と免疫系との深いかかわりを示唆している．

5. 抗体による免疫寛容の誘導

抗原特異抗体は抗原を中和することにより，抗体産生や一部の細胞性免疫を抑制する．抗イディオタイプ抗体をあらかじめ投与しておき，抗原刺激すると，イディオタイプをもつ抗体の産生が抑制される．この原理を利用すれば，移植の際，細胞傷害性T(Tc)細胞のイディオタイプをブロックすることにより，標的細胞の破壊を阻止できる．

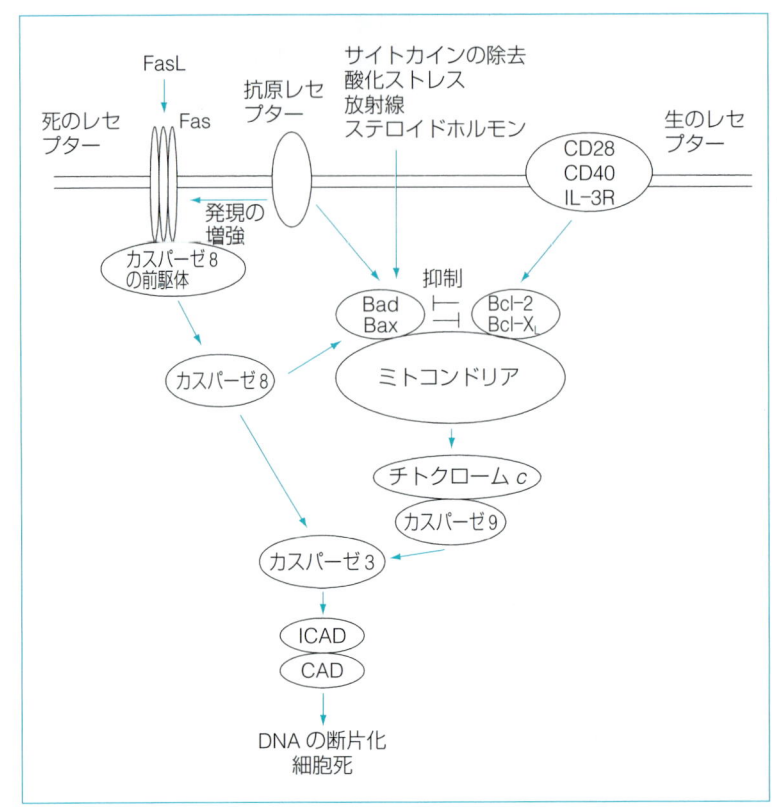

図3 リンパ球にアポトーシスを誘導するシグナル伝達経路

B 免疫寛容の機序

免疫寛容の機序は，抗原特異的な①アポトーシス🕮によるクローン🕮の消滅，②クローンの不応答（アナジー🕮），③レギュラトリー（制御性）T細胞🕮による抑制の3つが主なものである．

1. クローンの消滅による免疫寛容

胸腺において自己反応性T細胞がアポトーシス🕮によって除かれるネガティブセレクションは免疫系を構築するために必須である（第7章D, 3, b．セレクションの機構参照 ➡ p.90）．しかし，一部の自己反応性T細胞は胸腺におけるネガティブセレクションを免れて末梢に移行する．自己免疫モデルマウスの原因遺伝子とされていた *lpr*（lymphoproliferation）や *gld*（generalized lym-phoproliferative disease）は遺伝子の本体がそれぞれアポトーシスを誘導するFas🕮とFasLの遺伝子変異であることが示された．ヒトにおいても同様の遺伝子変異が自己免疫性リンパ増殖症候群（autoimmune lymphoproliferative syndrome；ALPS）の原因となることが明らかとなった．末梢での自己反応性リンパ球の制御にFas-FasLが介するアポトーシスは重要性である．外来性抗原で過剰にリンパ球を刺激すると，FasとFasLの発現が増強し，活性化誘導型細胞死（activation-induced cell death；AICD）とよばれるアポトーシスが誘導される．

アポトーシスは死のレセプターとよばれるFasや腫瘍壊死因子（TNF）レセプター，抗原レセプターおよび酸化ストレス，放射線，ステロイドホルモンなどのさまざまな刺激により誘導される（図3）．アポトーシスはカスパーゼ🕮とよばれる一連のシステインプロテアーゼが切断されること

によって連続して活性化される．この活性化経路にはFasやTNFレセプターに結合して活性化されるカスパーゼ8を介する経路と，ミトコンドリアの膜電位を低下させてチトクロムcを放出させ，これにより活性化されるカスパーゼ9を介する経路がある．Bcl-2ファミリーの分子はミトコンドリアの膜透過性を調節しており，Bcl-2やBcl-X$_L$はアポトーシスを抑制し，BadやBaxはアポトーシスを誘導する．ミトコンドリアはエネルギー産生だけでなく，アポトーシスの誘導をも調節している．カスパーゼ8，カスパーゼ9あるいはグランザイム▥によってカスパーゼ3が活性化される．カスパーゼ3は最終的にカスパーゼ活性化デオキシリボ核酸分解酵素(caspase-activated deoxyribonuclease；CAD)の阻害蛋白(ICAD)を分解することでCADを活性化する．さまざまな刺激によって誘導されるアポトーシスは最終の実行段階の機構を共有するために，DNAの切断，細胞の萎縮などの特色を示す．

2. アナジーによる免疫寛容

　自己反応性T細胞が末梢に存在していても自己抗原の量が少なければ活性化されないで免疫学的無視(immunological ignorance)の状態にある．脳，眼，精巣，子宮などはリンパ球が侵入しにくい免疫特権部位である．しかし，他の部位で活性化したT細胞はそれらの組織へも侵入していく．

　免疫学的無視よりも強い抗原刺激を受けてリンパ球が不応答性になった状態をアナジー(anergy)という．T細胞の活性化は抗原によるTCRシグナルとCD80/CD86によるCD28▥を介した補助刺激シグナルを必要とする．T細胞は補助刺激シグナルがない状態でTCRシグナルを受けると活性化しないだけでなくアナジーが誘導される．Th1細胞のクローンを化学的に固定した抗原細胞や抗CD3抗体で刺激すると，TCRシグナルが部分的に誘導され，Ca^{2+}の上昇やPKCの活性化などが起こるが，強い増殖応答が起きない．その後，IL-2に応答増殖はできるが抗原細胞に応答できないアナジーが誘導される

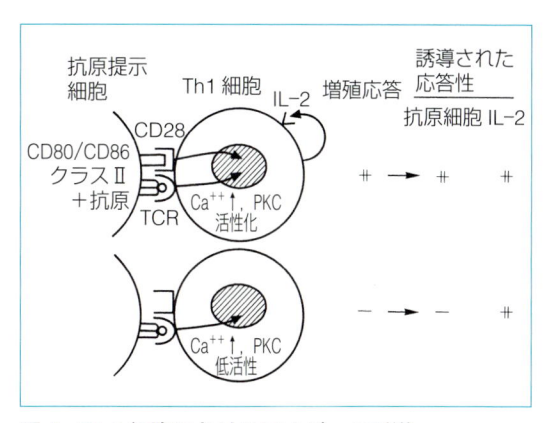

図4　Th1細胞におけるアナジーの誘導

(図4)．しかしながら，抗原非特異細胞や抗CD28抗体を加えて補助シグナルを補給するとアナジーの誘導は阻止される．

　アナジーのT細胞はTCRシグナル伝達系の低下がみられる．LckによるCD3ζやZAP-70のリン酸化▥が低下しているため下流のPLCγ1, ras, ERK▥, JNKおよび転写因子のAP-1, NF-κBなどのIL-2産生に必要なシグナルが低下している．アナジーはIL-2により回復する．自己反応性T細胞のアナジー状態の破綻は自己免疫疾患発症の誘因となる．

　CD80/CD86に対する抗体やCTLA-4キメラ分子▥を用いてCD28シグナルをブロックして，トレランスを誘導し，自己免疫疾患や移植臓器の拒絶を抑制する試みがなされている．

3. レギュラトリーT細胞による免疫寛容

a. 免疫レギュラトリーCD4$^+$CD25$^+$T細胞による自己免疫抑制機構(図5)

　生後3日目のマウスの胸腺を外科的に摘出すると胃炎，卵巣炎，甲状腺炎など多様な自己免疫疾患が発症する．末梢での自己免疫寛容の一面はレギュラトリーT細胞による制御により維持されている．このレギュラトリーT細胞としてCD4$^+$CD25$^+$T細胞が重要である．

　正常マウスの末梢CD4$^+$T細胞の約10％を占めるCD25(IL-2Rα)$^+$T細胞を除去し，同系の

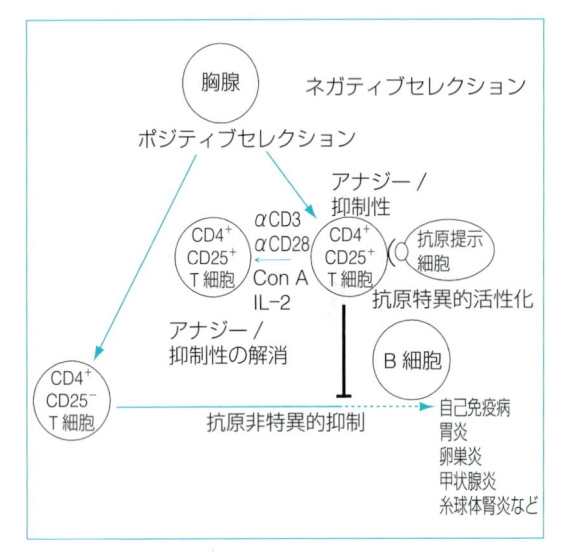

図5 制御性 CD4⁺CD25⁺ T 細胞による自己免疫疾患発症の制御

ヌードマウスに移入すると，自己免疫疾患が発症する．この際，CD25⁺ T 細胞を同時に移入すると，自己免疫疾患は発症しない．

免疫レギュラトリー CD4⁺CD25⁺ T 細胞は胸腺での T 細胞のポジティブセレクションの過程で抑制能を獲得するとともに，それ自体はアナジー状態となる．CD4⁺CD25⁺ T 細胞は抗原刺激を受けると，試験管内でほかの T 細胞の増殖を抑制する．この抑制機序の詳細は明らかにされていないが細胞間の接触が必要とされる．CD4⁺CD25⁺ T 細胞は CTLA-4 と転写因子 Foxp3 を，日常的に高く発現している．一方，抗原刺激と同時に，高濃度の IL-2 あるいは抗 CD28 抗体による刺激でアナジー状態を破れば，同時に増殖抑制活性も失われる．CD4⁺CD25⁺ で Foxp3⁺ のレギュラトリー T 細胞を内在性レギュラトリー T 細胞〔natural regulatory T cell(Treg 細胞)〕とよぶ．Treg 細胞の量的，機能的異常がヒトにおいても自己免疫疾患の原因となる．Foxp3 遺伝子の変異は X-連鎖自己免疫症候群(IPEX, 免疫異常・多発性内分泌腺障害・腸炎・X 連鎖症候群)の原因となる．

b. サイトカインによる免疫抑制

Th1 細胞はインターフェロン(IFN)-γ を産生して Th2 細胞を抑制し，Th2 細胞は IL-4, IL-10 を産生して Th1 細胞を抑制して免疫応答を調節していることの重要性はすでに記した(第9章 A, 6. Th1-Th2 細胞による免疫応答バランスの制御参照→ p.119)．これは免疫偏向である．

IL-10 やトランスフォーミング増殖因子 TGF-β などの制御性サイトカインで誘導される誘導型のレギュラトリー T 細胞がある．Th1 細胞や Th2 細胞と異なるサイトカインの産生パターンを示し，IL-10 を強く産生する Tr1 細胞と TGF-β を強く産生する Th3 細胞がトレランスの成立に重要である．これらのレギュラトリー T 細胞は APC を抑制し，Th1 細胞と Th2 細胞を抑制する．最近，ナイーブ CD4⁺CD25⁻ T 細胞から TGF-β によって CD4⁺CD25⁺Foxp3⁺ のレギュラトリー T 細胞が誘導されることが示された．この Treg 細胞は TGF-β と IL-10 を産生して抑制する．

経口トレランスの機構として Th3 細胞が大切である．ミエリン塩基性蛋白(MBP)をアジュバントとともに皮下に投与すると実験的アレルギー性脳脊髄炎(EAE)を発症するが，その際 MBP を経口投与しておくと発症が抑制される．この際，Th3 細胞が抗原特異的に活性化されて TGF-β を産生するが，TGF-β は近傍にいるリンパ球を抗原非特異的に抑制する．このような抗原非特異的な巻き込みによる抑制(bystander suppression)によって，臓器特異的な免疫抑制が誘導される．経口トレランスを利用して自己免疫疾患，アレルギー，移植免疫を制御することが臨床的に期待される．

c. 制御性樹状細胞とレギュラトリー T 細胞

レギュラトリー T 細胞が産生する TGF-β や IL-10 は制御活性を示す樹状細胞(制御性 DC)によっても産生される．制御性 DC として未熟な DC が知られてきた．組織でアポトーシス細胞を取り込んだ未熟な DC 細胞は活性化されない状態で局所リンパ節へ移動して自己反応性 T 細胞に

自己抗原を提示し，末梢での寛容を維持している．最近，活性化した状態の形質細胞様樹状細胞(pDC)などに発現するインドールアミン2,3デオキシゲナーゼ(IDO)が免疫抑制活性を示すことが報告された．IDOの抑制活性は阻害剤を異系の交配による妊娠マウスに与えると流産が誘導されることで最初に示された．IDOはTreg細胞が発現するCTLA-4によって活性化され，トリプトファンを代謝し，消耗させることによりT細胞を抑制する．このように，レギュラトリーT細胞と制御性DCは緊密な連携によって相互に抑制活性を高める．

4. B細胞の免疫寛容

B細胞の免疫寛容はT細胞に大きく依存している．第1にB細胞の活性化はTh細胞の補助によって誘導される．第2に図2に示されるようにT細胞はB細胞よりも免疫寛容になりやすい．正常な個体においてサイログロブリンなどに対する自己抗体が存在しても，T細胞の活性化がなければ自己免疫疾患の発症へとは進行しない．

自己反応性B細胞のネガティブセレクションは骨髄と末梢リンパ組織の胚中心で行われる．抗原と特異抗原レセプターの遺伝子のトランスジェニックマウスの実験から，自己の細胞抗原にはクローンの消滅，可溶性抗原にはアナジーが誘導されることが示されている．B細胞が未熟な段階で自己抗原に出会うと，すでに再編成していたL鎖の遺伝子を破壊し，新しい遺伝子再編成を行い，新しい抗原レセプターを発現して自己反応性を失う現象があり，これを抗原レセプターの再編成(receptor editing)という．

T細胞依存性抗原にB細胞が正常に応答するために，IL-2, IL-4, IL-5, IL-6, IFN-γなどのサイトカインとCD40-CD40L相互作用によるT細胞の補助を必要とする．B細胞がT細胞の補助なしで抗原刺激を受けるとアナジーが誘導される．また，過剰な抗原刺激を受けるとアポトーシスによる細胞死が誘導される．CD40シグナルは抗原レセプター刺激によってB細胞に誘導されるアポトーシスを阻止する．

T細胞非依存性抗原の肺炎レンサ球菌の多糖体やサルモネラの鞭毛抗原を多量に用いてB細胞を刺激すると，アナジーが誘導される．T細胞非依存性抗原に対するB細胞の応答はTh細胞の産生するサイトカインやCD40Lからのトレランスを阻止する補助を得ることができない．

II. 各論

第11章 アレルギー

学習のポイント

1. アレルギーは免疫応答の不均衡や過剰反応により起こる.
2. アレルギーはI～IV型に分類され，I～III型の効果因子は抗体であり，IV型は細胞が関与する.
3. I～III型は抗原との接触で速やかに反応が現れることから，即時型アレルギーといい，IV型は24～48時間後に現れることから，遅延型アレルギーという.
4. I型アレルギーの抗原は外因性であり，II，III，IV型の抗原には外因性と内因性がある.
5. I型アレルギーにはIgE抗体が関与する．肥満細胞のFcεRIに結合したIgE抗体に抗原が結合して化学伝達物質が放出され組織が傷害される.
6. II型アレルギーにはIgGとIgMが関与し，抗体が細胞膜の抗原に結合しFcを介して補体や食細胞により組織が傷害される.
7. III型アレルギーにはIgG，IgM，IgAが関与し，抗原と結合して免疫複合体(IC)を形成する．ICが組織に沈着し，抗体のFcを介して補体や食細胞により組織が傷害される.
8. IV型アレルギーにはヘルパーT(Th)細胞の産生するサイトカインにより活性化されたマクロファージが組織を傷害する.

本章を理解するためのキーワード

1 アレルゲン
アレルギーを起こす抗原の総称．主にI型アレルギーの抗原に用いる.

2 FcεRI
肥満細胞に発現する高親和性IgEレセプター.

3 ヒスタミン
肥満細胞が脱顆粒により放出する化学伝達物質で平滑筋の収縮，血管透過性亢進などの作用がある.

4 ロイコトリエン C_4, D_4, E_4 (SRS-A)
肥満細胞の活性化で放出される化学伝達物質で平滑筋の収縮，血管透過性亢進などの作用がある.

5 気管支喘息
I型アレルギーにより化学伝達物質が遊離され，気管支平滑筋の収縮，血管透過性の亢進，浮腫，粘液分泌亢進などの症状を起こす.

6 アトピー性湿疹
I型アレルギーによる皮膚の湿疹.

7 アレルギー性鼻炎
I型アレルギーによる鼻炎.

8 自己免疫性溶血性貧血
赤血球膜抗原とそれに対する自己抗体の結合により補体が活性化され溶血するII型アレルギー疾患.

❾ 特発性血小板減少性紫斑病
同種抗体または自己抗体と血小板抗原が反応し，血小板減少をきたすⅡ型アレルギー疾患.

❿ Goodpasture（グッドパスチャー）症候群
糸球体や肺胞の基底膜に自己抗体と補体が結合し，基底膜傷害を引き起こすⅡ型アレルギー疾患.

⓫ Ⅲ型アレルギーによる腎炎
糸球体基底膜と上皮細胞の間やメサンギウムと基底膜の間にICが沈着することで起こる腎炎.

⓬ 血清病
抗毒素療法の異種血清注射により起こるⅢ型アレルギー疾患.

⓭ 関節リウマチ
リウマトイド因子(RF)-IgGのICが関節や滑液膜を傷害するⅢ型アレルギー疾患.

⓮ ツベルクリン反応
PPD(purified protein derivatives)抗原を皮内に接種すると，Th細胞はマクロファージを活性化する．活性化マクロファージはプロスタグランジン(PG)を放出し，血管透過性を亢進させ，局所の発赤，腫脹，硬結を起こす．抗原導入後，反応は24〜48時間後にみられるⅣ型アレルギー反応である.

⓯ 接触過敏症
低分子の薬剤などのハプテンを皮膚に塗布するとハプテンが皮膚の蛋白と複合体をつくり，感作が成立する．24〜48時間後にそれらを他の部位に塗布すると発赤，腫脹が生じる．Ⅳ型アレルギー反応である.

　免疫反応は本来生体を守る機構であるが，不均衡または過剰に作用した場合，結果的に生体に不利益を与えることがある．アレルギーはその代表例である．抗原は特にアレルゲン(allergen)とよばれる．アレルギーはアレルゲンに対して過敏に反応することから，過敏症(hypersensitivity)とも表現される.

A アレルギーの分類

　アレルギーには抗体が関与するものと細胞が関与するものがあり，その分類にはCoombs(クームス)とGell(ゲル)の分類法が一般に用いられている(表1)．Ⅰ〜Ⅲ型の効果因子は抗体であり，Ⅳ型はT細胞とマクロファージである．Ⅰ〜Ⅲ型は抗原に接触し感作されると，再び同じ抗原に接触したときに速やかに反応が現れるので，即時型アレルギー〔immediate-type hypersensitivity〕と表現される．それに対しⅣ型は再度の感作後の反応が遅いことから，遅延型アレルギー〔delayed-type hypersensitivity〕とよばれる.

1. Ⅰ型アレルギー

　Ⅰ型アレルギーは肥満細胞に結合したIgE抗体にアレルゲン(抗原)が結合することで放出される化学伝達物質により組織が傷害されるものである.

表1　アレルギーの分類と特徴

型	抗原	特異効果因子	主な反応	化学伝達物質	主な疾患
Ⅰ	外因性	IgE	IgE結合肥満細胞への抗原の結合による化学伝達物質(ケミカルメディエーター)の放出	ヒスタミン，ロイコトリエン，SRS-A，セロトニンなど	アナフィラキシー，気管支喘息，アトピー性湿疹，鼻炎
Ⅱ	内因性 外因性	IgG，IgM	細胞表面抗原と抗体の反応による補体の活性化	C3a，C5a，細胞内リソソーム酵素	自己免疫性溶血性貧血，Goodpasture症候群
Ⅲ	内因性 外因性	IgG，IgM，IgA	免疫複合体の組織沈着による補体の活性化	C3a，C5a，細胞内リソソーム酵素	糸球体腎炎，血清病，関節リウマチ
Ⅳ	内因性 外因性	T細胞	感作T細胞によるサイトカイン，ケモカインの放出とマクロファージの活性化	サイトカイン，ケモカイン，プロスタグランジン	ツベルクリン反応，接触性過敏症

a. 抗原（アレルゲン📖）

Ⅰ型アレルギーの抗原は通常蛋白であり，低分子量で可溶性のものが多い．また，グリコシル化した抗原もある．Ⅰ型アレルギーの抗原を一般にアレルゲンとよぶ．

b. IgE抗体の産生

生体にアレルゲンが侵入すると，抗原提示細胞から抗原情報を受けたヘルパーT(Th)0細胞はTh2細胞へと分化し，IL-4, IL-5, IL-9, IL-13を分泌する．IL-4はB細胞に働きIgE産生細胞へのクラススイッチを行い，IL-4, IL-5, IL-9, IL-13はIgE産生を促進させる．IgE抗体はレアギン(reagin)ともよばれる．

c. 肥満細胞の増殖

炎症の場で肥満細胞〔マスト細胞(mast cell)〕はTh2細胞から産生されるIL-3, IL-4, IL-9により増殖する．

d. 組織の傷害機序

IgE抗体は肥満細胞に発現したFcレセプターに結合する．このレセプターはFcεRⅠといい，IgE抗体と高親和性を有し，IgE抗体が抗原と反応する前に肥満細胞に結合する．また，IgE抗体の半減期はきわめて短いが，肥満細胞と結合した状態では安定となる．FcεRⅠはα鎖，β鎖と2本のγ鎖で構成される．IgEのFcと結合するのはα鎖であり，β鎖，γ鎖はシグナル伝達を行う（図1a）．

肥満細胞に結合したIgE抗体にアレルゲンが結合すると，アレルゲンが抗体同士を結合させ，FcεRⅠも架橋される．この一連の反応が肥満細胞を活性化する．活性化した肥満細胞は脱顆粒を起こし，ヒスタミン📖，ヘパリン，セロトニンなどすでに保有する化学伝達物質（ケミカルメディエーター）を放出すると同時に新たにロイコトリエンC_4, D_4, E_4(SRS-A)，プロスタグランジン(PG)などの化学伝達物質も合成し分泌する（図1b）．主な化学伝達物質を表2に示す．化学伝達物質のうちヒスタミンやロイコトリエンは平滑筋の収縮，血管透過性亢進などを起こし，PGD_2は血管を拡張させるとともに気管支を収縮させる．

肥満細胞はトリプターゼ，キマーゼ，カルボキシペプチダーゼのような酵素類やCCL2, 3, 4, CXCL1, 2, 8などの走化性因子も放出する．酵素類は直接組織に傷害を及ぼし，走化性因子は好塩基球や好酸球などの白血球を動員して炎症を強くする．好酸球は呼吸器や腸管に分布しているが，FcεRⅠの発現はなく，その増殖も制御されている．しかしながら，アレルゲンの侵入は好酸球にもFcεRⅠを発現させる．IgE抗体とアレルゲンを結合した好酸球は主要塩基性蛋白(major basic protein; MBP)📖や好酸球陽イオン(eosinophil cationic protein; ECP)を放出して組織を傷害する．一方，好酸球から産生されるアリルスルファターゼ(arylsulfatase)BはSRS-A, ECFA (eosinophil chemotactic factor of anaphylaxis)を不活化し，ヒスタミナーゼ(histaminase)はヒスタミンを不活化してアレルギーを終息に導く．

e. 主な疾患

1) 全身性アナフィラキシー

アレルゲンが直接血中へ入り全身性にⅠ型アレルギーが出現した場合を全身性アナフィラキシーという．血圧低下，血管拡張，気管支収縮，浮腫などが起こり危険な状態を呈する．医療用の薬剤がハプテンとして宿主蛋白と結合することで抗原性をもつことがある．ペニシリンのβラクタム環はアミノ酸と結合してペニシリン修飾自己抗原としてIgE抗体を産生させる．

2) 気管支喘息

気管支喘息ではIgE抗体とアレルゲンとの反応の結果，肥満細胞から化学伝達物質が遊離し，気管支平滑筋の収縮，血管透過性の亢進，浮腫，粘液分泌亢進の発作をきたす．気道の慢性炎症が起こり，平滑筋の肥厚・増殖，粘液分泌細胞の過形成などから，線維化が起こる．これを気道リモデリングという．

アレルゲンは，花粉，動物の毛，食物，家屋塵(house dusts，特に家ダニ，真菌)などである．

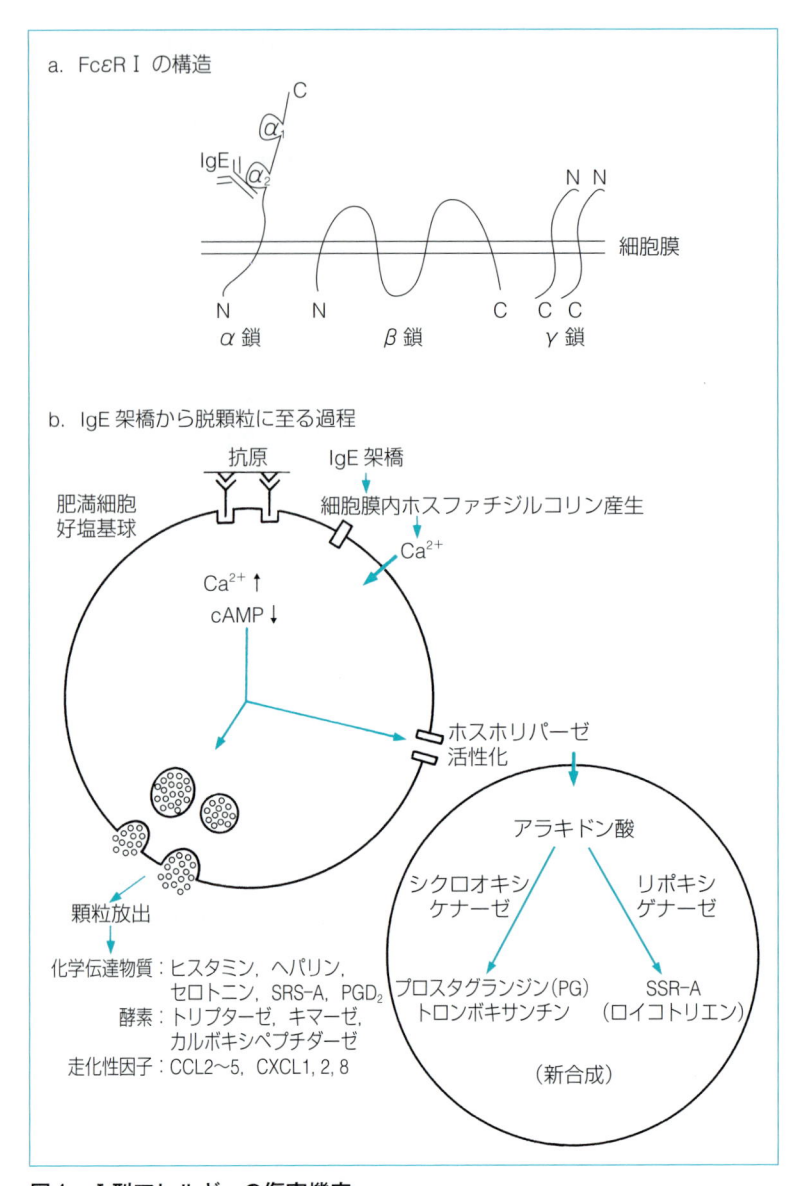

図1　I型アレルギーの傷害機序

呼吸器感染，運動，寒冷刺激，ストレスなどでも引き起こされることがある．

3）アトピー性湿疹

アトピー性湿疹は日本で患者数の多いI型アレルギー疾患である．皮膚の慢性湿疹が特徴であり，IgE抗体の高値がみられる．アレルゲンにはハウスダスト，ブドウ球菌，真菌などがあげられる．ストレスも誘因と考えられている．

4）アレルギー性鼻炎

鼻粘膜でアレルゲンとIgE抗体が反応し，肥満細胞から放出される化学伝達物質により，血管透過性の亢進が起こり鼻粘膜の浮腫が起こる．アレルゲンはスギ花粉やハウスダストが多い．

5）I型アレルギーの発現機序の解析に用いた歴史的方法

a）Schultz-Dale反応

Schultz（シュルツ）とDale（デール）は免疫した

表2 肥満細胞から放出される化学伝達物質

化学伝達物質	平滑筋収縮	血管透過性亢進	分泌促進
ヒスタミン[1]	○	○	○
セロトニン[1]	○		
ロイコトリエン (SRS-A)[2]	○	○	○
PGD$_2$[2]	○	○	
血小板活性化因子 (PAF)[2]	○	○	

1)：肥満細胞の顆粒にあるものが放出される．
2)：抗原との反応の刺激により合成され放出される．

モルモットの子宮や回腸を摘出し，タイロード液中に吊り下げ抗原を滴下したところ，子宮筋や回腸が収縮するのを観察した．

b) Prausnitz-Küstner 反応

Prausnitz（プラウスニッツ）は，魚に対するアレルギーをもっていた Küstner（キュストナー）の血清を自身の皮内に注射し，24時間後に局所にその魚の抽出液を注射したところ，数分以内に著明な紅色丘疹が出現するのを観察した．この受身伝達は Prausnitz-Küstner 反応または P-K 反応とよばれる．

c) PCA 反応

PCA 反応（passive cutaneous anaphylaxis）は IgE 抗体活性の測定法である．モルモットの皮内に特異的 IgE 抗体を含む血清を注射し，20時間以上たってから抗原と色素を静注すると，局所血管の透過性が亢進して色素が漏出する．皮膚の着色面積を皮膚の裏側から測定する．

2. II 型アレルギー

II 型アレルギーは抗体が細胞膜に結合して傷害する反応である．抗体は自己抗体が多いが，薬剤などのハプテンやウイルスなどの外来性の抗原に対する抗体の場合もある．II 型アレルギーに関与する抗体のクラスは IgG と IgM である．

a. 組織の傷害機序

細胞膜上の抗原と抗体の反応が起きると補体の

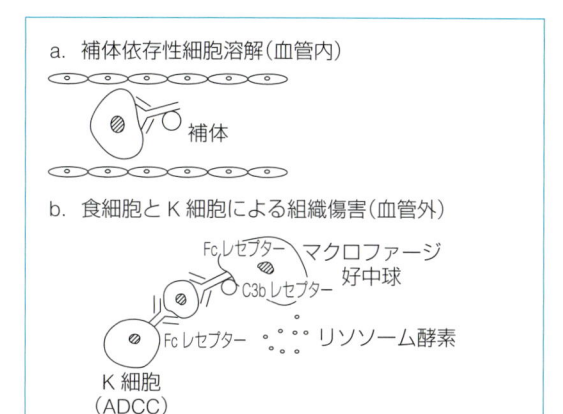

図2 II 型アレルギーの傷害機序

古典経路が活性化される．活性化により生じた C3a や C5a はマクロファージと好中球を炎症の場に集め，好塩基球と肥満細胞を刺激してケモカインを産生させ，多くの炎症細胞を動員する．血管内では補体による細胞溶解が起こる（図2a）．血管外ではマクロファージや好中球が Fc レセプターや C3 レセプターを介して抗体と結合し組織を傷害する．また，それらの細胞から放出されるリソソーム酵素は直接組織を傷害する．ADCC キラー（K）細胞は抗体依存性細胞仲介性細胞傷害（ADCC）機構により組織を傷害する（図2b）．

b. 主な疾患

1) 自己免疫性溶血性貧血

自己免疫性溶血性貧血（autoimmune hemolytic anemia；AIHA）は Rh 血液型抗原などの血液型物質が自己抗原として作用し，自己抗体と補体により溶血する（第14章 D, 1, a. 自己免疫性溶血性貧血参照→ p.191）

2) 特発性血小板減少性紫斑病

特発性血小板減少性紫斑病（idiopathic thrombocytopenic purpura；ITP）は血小板に結合した自己抗体により，血小板が減少する疾患である．（第14章 D, 1, b. 特発性血小板減少性紫斑病参照→ p.191）．

3) 馬杉腎炎とグッドパスチャー(Goodpasture)症候群

馬杉復三(1934)はアヒルまたはウサギにラットの腎乳剤または糸球体基底膜(glomerular basement membrane；GBM)を注射して作製した抗腎血清〔抗基底膜抗体(anti-GBM antibody)〕をラットに静注することで糸球体基底膜傷害を引き起こす実験腎炎を作製した．これは馬杉腎炎と称され，ヒトのGoodpasture症候群と対比される(第14章 D, 1, C. Goodpasture症候群参照 → p. 192)．Goodpasture症候群は抗基底膜抗体により引き起こされ，GBMと肺胞上皮に抗基底膜抗体が結合し補体が結合して引き起こされる症候群である．

3. Ⅲ型アレルギー

Ⅲ型アレルギーは抗原と抗体の複合体〔免疫複合体(immune complex；IC)〕が食細胞に取り込まれず，組織に沈着して傷害するものである．抗原抗体反応が最適比で反応せず，抗原過剰の状態でICのサイズが小さい場合に起こると考えられている．抗体は自己抗体が多く，抗体クラスはIgG，IgM，IgAである．また，その傷害機序にはFcを介した補体の関与が大きい．

a. 組織の傷害機序

組織に沈着したICのFcに好中球やマクロファージがFcレセプターを介して結合すると，それらの細胞は活性酸素，リソソーム酵素，ヒスタミンなどを放出し，直接組織を傷害する．また，ICは補体を活性化させC5aを遊離させる．C5aは好中球にケモカインを産生させ，それにより白血球の遊走が起こる．さらに，補体の活性化で生じたMAC (membrane attack complex, C56789)は細胞膜を傷害し，C6は凝固系に働き血栓を起こす．ICが沈着しやすい組織は腎糸球体，関節滑膜，動脈壁などであるが，腎糸球体では最もその影響を受けやすい．

腎糸球体で基底膜と上皮細胞の間に沈着したICは主として補体系を活性化して組織を傷害し，**膜性腎症**の原因となる．一方，内皮細胞やメサンギウムと基底膜の間にICが沈着すると補体による傷害に加え，好中球・マクロファージが抗体のFcを介して結合し組織を傷害する．補体と食細胞による傷害は上皮細胞や線維芽細胞を増殖させ，**膜性増殖性腎炎**の原因となる(図3)．

A群レンサ球菌感染後の急性糸球体腎炎では，菌体成分に対する抗体が自己の細胞成分と交差反応し，ICが形成される．基底膜の上皮細胞側にはICやICと結合したC3の顆粒状沈着物が蛍光抗体法で検出される．

ループス腎炎ではDNAと抗DNA抗体をはじめ，複雑なICが沈着する．また，IgA腎症ではIgAのICがメサンギウム領域に沈着する．

慢性の感染症でもICができることがあり，B型肝炎ウイルス(HBV)の持続感染でのHBe抗原と抗HBe抗体とのICは腎基底膜と上皮細胞の間に沈着する．

関節リウマチでは関節液や滑膜中にリウマトイド因子(RF)-IgGのICが沈着し，好中球や補体による傷害が起こる．

b. Arthus現象

Arthus(アルチェス)現象は抗原を同じ場所に繰り返し注射した後，皮膚に抗原を注射すると皮膚にICが沈着し炎症が起きる現象である．

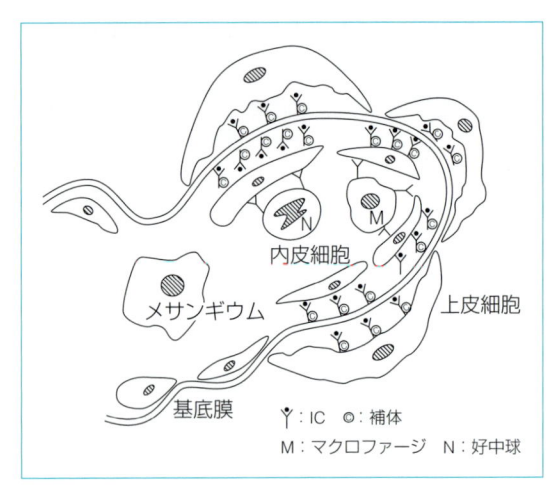

図3 Ⅲ型アレルギーによる腎糸球体傷害機序

c. 血清病

血清病（serum sickness）は抗毒素療法で異種血清をヒトに接種したときにみられる疾患である．破傷風治療用の抗毒素血清（ウマ由来）をヒトに注射すると，注射後約1週間で少量の抗ウマ血清抗体が産生される．抗ウマ血清抗体はウマ血清と抗原過剰の状態で反応して小さなサイズのICを形成する．ICによりⅢ型アレルギーが起こり，関節痛，蛋白尿，じん麻疹様発疹などがみられる．また，ICが血管壁に沈着すると，血管炎を引き起こす．抗体がすでにできている生体の皮内に抗原を入れても3〜8時間後に局所に反応が起こる．血清病は抗ウマ血清抗体の産生量が増加し，最適比ICのサイズができるに従い治癒する．

d. 関節リウマチでのIC

抗IgG自己抗体であるRFがIgGと結合し，関節液内や滑液膜に沈着してⅢ型アレルギーの機序で組織を傷害する．また，ICに結合したRFの複合体も組織傷害を起こす．

4. Ⅳ型アレルギー

Ⅳ型アレルギーは細胞性免疫の機序により組織が傷害されるものであり，効果細胞はTh細胞とマクロファージである．Th細胞はケモカイン・サイトカインを産生してマクロファージを動員し，活性化させ組織傷害を誘導する．また，CD8⁺T細胞（Tc細胞）もサイトカインにより活性化され組織傷害に加わる．

a. ツベルクリン反応と接触過敏症

代表的Ⅳ型アレルギーにはツベルクリン反応（tuberculin reaction）と接触過敏症（contact hypersensitivity）がある．ツベルクリン反応は結核菌に感作された生体にヒト結核菌から抽出したPPD（purified protein derivative）を皮内に接種することで誘導される．PPDと反応したTh細胞から産生されるケモカインやサイトカインが注射部位にマクロファージと好中球を遊走させ活性化する．活性化マクロファージは活性酸素やPGを放出する．活性酸素は直接組織を傷害し，PGは血管透過性を亢進させ，局所の発赤，腫脹，硬結を起こす．また，マクロファージから産生されるIL-1は線維芽細胞や血管内皮細胞を増殖させる．反応はPPD接種後，24〜48時間後にみられる（図4）．

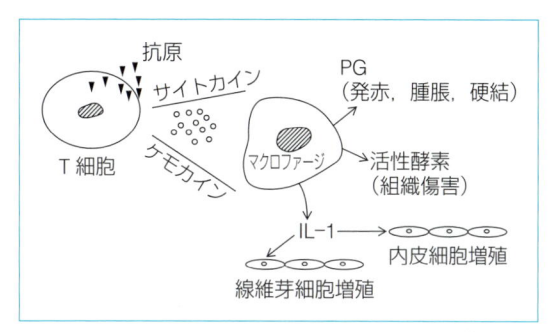

図4　Ⅳ型アレルギーの傷害機序

接触過敏症は低分子の薬剤〔たとえば塩化ピクリルやジニトロクロロベンゼン（dinitrochlorobenzene；DNCB）〕などのハプテンを皮膚に塗布することで起こる．ハプテンが皮膚の蛋白と複合体をつくり抗原としての能力を獲得する．塗布された複合体が皮膚のLangerhans（ランゲルハンス）細胞に取り込まれ，Langerhans細胞がその抗原情報をCD4⁺T細胞（Th）に提示することで感作が成立する．最初の塗布から24〜48時間後にハプテンを他の部位に塗布すると発赤，腫脹を生じる．炎症部位ではマクロファージやTh細胞から産生されるサイトカインによりマクロファージが集積し，上皮様に配列した**肉芽腫病変**が形成される．ウルシかぶれも代表的な接触過敏症であるが，その傷害機序にはTc細胞も強く関与すると考えられている．

5. Shwartzman反応

細菌培養液を皮内注射し，約20時間後に同じものを静脈注射すると皮膚に出血・壊死が出現する．シュワルツマン反応はアレルギー反応と似ているものの異なる面をもち，特に細菌内毒素に反応したマクロファージが産生するTNFの関与が考えられている．ヒトでは感染症の合併症として

出現し，播種性血管内凝固(disseminated intravascular coagulation；DIC)が起こり，急性・致死的な経過をとることがある．

B アレルギーの検査

アレルギーの検査はⅠ型とⅣ型で直接生体に抗原を接触させ反応をみる方法が行われるが，Ⅱ型とⅢ型では試験管内での反応に限られる．

1. Ⅰ型アレルギーの検査

a. 生体検査

皮膚に傷をつけてアレルゲンを滴下し，浮腫や紅斑を観察するプリックテスト，スクラッチテストと皮内に抗原を注射する皮内テストがある．どちらも15～30分間で判定できる．プリックテストとスクラッチテストはアナフィラキシーなどの副作用が少ない比較的安全な反応である．

Ⅰ型アレルギーの生体検査にはアレルゲンの吸入や直接鼻粘膜，眼などへの接触，食物負荷などの方法で誘発する方法もあるが，抗原濃度の調製やアナフィラキシーへの対策などを慎重に行わなければならない．

b. 試験管内検査

血清総IgEは放射免疫測定法(RIA)で測定する放射性免疫吸着試験(radioimmunosorbent test；RIST)が行われてきたが，最近は発光物質標識アレルゲンを用いた化学発光免疫測定法(CLIA)，化学発光酵素免疫測定法(CLEIA)，電気化学発光免疫測定法(ECLIA)などにより全自動で測定されている．また，同様に抗原に特異的IgE抗体も radioallergosorbent test(RAST)に代わり蛍光免疫測定法(FIA)，CLEIAによる自動化が進み，検査可能なアレルゲンは花粉，ハウスダスト，ダニ類，細菌や真菌，ペットなどの動物の由来物質，食物など150種類以上に及ぶ．

RISTの検査で高値を示した場合，RASTの値が実際よりも高く出ることが多いので注意が必要である．

c. ヒスタミン遊離試験とECP測定法

Ⅰ型アレルギー検査には好塩基球や好酸球の産生物を測定するヒスタミン遊離試験とECP測定法がある．

1) ヒスタミン遊離試験

好塩基球はIgE抗体をFcεRⅠで結合した状態にあるが，複数のアレルゲンがIgE抗体に結合するとFcεRⅠが架橋され，ヒスタミンが放出される．ヒスタミン遊離試験は試験管内に好塩基球を分離してアレルゲンを加え，遊離ヒスタミンを測定する方法である．アレルゲン特異的IgEが特定できる．

2) ECP測定法

ECP測定法は好酸球の産生した血中ECPの量を直接計測する方法である．

2. Ⅱ，Ⅲ型アレルギーの検査

Ⅱ，Ⅲ型アレルギーの検査としては試験管内での自己反応性抗体またはICの検出が行われる．腎炎では腎生検を用いて免疫組織化学の手法により腎糸球体の組織・細胞に結合した抗体，ICやC3などの補体成分の検出が行われる．また，抗核抗体，RFなどの自己抗体の検出も行われる．

3. Ⅳ型アレルギーの検査

Ⅳ型アレルギーの検査にはツベルクリン反応に代表される皮内反応がある．また，同様な皮内反応にらい結節乳剤を用いた光田反応(レプロミン反応)がある．ツベルクリン反応は結核感染の有無とBCG接種後の結核菌に対する細胞性免疫の獲得をみることが目的である．光田反応は病型の判定に用いられる．

接触過敏症の検査には薬剤を含むパッチを皮膚に塗布して2日後に発赤や硬結をみるパッチテストがある．

第12章 感染免疫

学習のポイント

❶ 自然抵抗因子には物理的因子，化学的因子，食細胞，NK 細胞がある．
❷ 好中球は細菌・真菌感染で最初に感染部位に出現する食細胞である．
❸ マクロファージは Toll 様レセプター(TLR)などの微生物の共通構造をパターン認識するレセプターで微生物と結合する．
❹ マクロファージはインターフェロン(IFN)-α を産生してウイルスを不活化する．
❺ NK 細胞はウイルス感染細胞を傷害する．
❻ 抗原提示細胞が抗原情報をヘルパー T(Th)細胞へ伝達して獲得免疫が始動する．
❼ B 細胞は B 細胞レセプター(BCR)で抗原を認識し，特異抗体を産生する．
❽ 細胞外寄生細菌は食細胞と補体により，細胞内寄生細菌はマクロファージと T 細胞により処理される．
❾ 真菌は食細胞と T 細胞により処理される．
❿ ウイルスは IFN，抗体，マクロファージ，NK 細胞，T 細胞により処理される．
⓫ 寄生虫感染には自然免疫と獲得免疫のすべてが関与する．
⓬ ワクチンには生ワクチンと不活化ワクチンがある．
⓭ 感染症の血清検査に抗体価の測定がある．抗体価測定はペア血清を用いて行う．また，抗体クラスの検査により，感染時期と病態の推定ができる．
⓮ 梅毒血清反応に用いられる抗原には，梅毒とは直接関係のないカルジオリピン(CL)と菌体抗原である TP 抗原がある．CL を抗原として用いた血清反応にはガラス板法と RPR カードテストがある．TP 抗原を用いた血清反応には TPHA，TPPA，FTA-ABS テスト，イムノクロマト法(IC)がある．
⓯ 結核菌の排除には細胞性免疫が作用する．また，結核の予防には BCG が用いられる．
⓰ A 群レンサ球菌はストレプトリジン O(SLO)やストレプトキナーゼ(SLK)などの毒素を産生する．また，それらに対する抗体検査は感染の診断に用いられる．A 群レンサ球菌感染後には糸球体腎炎がみられることがある．
⓱ サルモネラ感染症は腸チフスを起こすチフス性と食中毒などを起こす非チフス性の感染症に分けられる．腸チフスの血清診断には Widal(ウィダール)反応が用いられる．
⓲ 妊婦が風疹ウイルスに感染すると先天性風疹症候群(CRS)を引き起こすことがある．
⓳ インフルエンザウイルスの検出に IC が用いられ，抗体検査には赤血球凝集抑制(HI)試験が用いられる．
⓴ EBV 感染では異好抗体である Paul-Bunnell(ポール・バンネル)抗体が産生される．
㉑ A 型肝炎ウイルス(HAV)は経口感染し，急性肝炎を起こすが不顕性感染も多くみられる．HAV 感染の血清検査では IgM-抗 HAV 抗体，IgG-抗 HAV 抗体を検出する．
㉒ B 型肝炎ウイルス(HBV)感染には急性肝炎，キャリア，慢性肝炎などの病態がある．HBV 感染の血清検査では HBs 抗原，HBe 抗原およびそれらに対する抗体検査，HBc 抗原に対する抗体のクラス検査が行われ，感染の有無，病態の把握に利用される．
㉓ C 型肝炎ウイルス(HCV)感染では慢性化の傾向が強い．HCV 感染の診断にはポリメラーゼチェイン反応(PCR)法による HCV-RNA 量の測定，EIA による HCV コア抗原の測定が行われ，病態の把

㉔ D型肝炎ウイルス(HDV)はHBV感染者のみに感染する.
㉕ E型肝炎ウイルス(HEV)は経口感染し，一過性の急性肝炎を起こすが，稀に劇症化がみられる. HEV感染の血清診断ではIgA-抗HEV抗体を検出する.
㉖ HIVはTh細胞およびマクロファージに感染する. HIVに感染後，数年を経てエイズを発症する. HIV感染の血清診断には抗体検出が行われ，スクリーニングにPA, EIAが，確認試験には蛍光抗体法(IF), ウエスタン・ブロット法が用いられる.
㉗ マイコプラズマ感染では寒冷凝集素価の上昇が約半数にみられる.
㉘ リケッチア感染の血清診断にはプロテウス菌との交差反応を利用したWeil-Felix(ワイル・フェリックス)反応が用いられる.
㉙ クラミジアの血清診断にはマイクロ免疫蛍光抗体法(Micro-IF)や補体結合反応(CF)試験が用いられる.
㉚ トキソプラズマの血清診断には受身赤血球凝集反応(PHA)，ラテックス凝集反応，酵素免疫測定法(EIA)が用いられる.

本章を理解するためのキーワード

❶ パターン認識レセプター(PRRs)
食細胞にみられるレセプターであり，微生物の共通構造を認識する. PRRsにはToll様レセプター(TLR), マンノースレセプター，スカベンジャーレセプター，β-グルカンレセプター，リポ多糖体(LPS)レセプターなどがある.

❷ プリオン蛋白(PrP^c)
真核生物に広くみられる蛋白であるが，異常プリオン蛋白(PrP^sc)は感染性を示し，ヒトのクールーやCreutzfeldt-Jakob(クロイツフェルト・ヤコブ)病などを引き起こす.

❸ 不活化ワクチン
不活化ウイルスや死菌またはその成分を抗原としたワクチン.

❹ 生ワクチン
弱毒化したウイルス・細菌を用いたワクチン.

❺ トキソイド
ジフテリア菌や破傷風菌の産生する毒素をホルマリンや酵素で処理して無毒化した物質. ワクチンとして用いる.

❻ カルジオリピン(CL)
正常組織に存在する物質で，梅毒ではCLに対する抗体が出現する. CLを用いて行う血清反応をSTS(serological tests for syphilis)とよぶ.

❼ TPHA
固定動物赤血球にTreponema pallidum subsp. pallidum(TP)菌体成分を結合させ，抗TP抗体を検出する受身赤血球凝集反応.

❽ TPPA
ゼラチン粒子にTP菌体成分を結合させ，抗TP抗体を検出する間接凝集反応.

❾ FTA-ABSテスト
TP菌体を抗原(基質)として行うIF.

❿ 生物学的偽陽性(BFP)
抗CL抗体が梅毒以外にみられる現象.

⓫ リウマチ熱
A群レンサ球菌感染後に発症し，多発性関節炎，心内膜炎などを起こす.

⓬ A群レンサ球菌感染後糸球体腎炎
A群レンサ球菌と腎糸球体基底膜との交差反応で起こるⅢ型アレルギーを呈する腎炎.

⓭ SLO
溶血性レンサ球菌が産生する溶血毒であり，抗SLO抗体(ASLO)の測定は溶血性レンサ球菌感染の血清診断に利用される.

⓮ Widal(ウィダール)反応
チフス菌のO, H, Vi抗原，パラチフス菌のO, H抗原に対する凝集抗体価測定試験.

⓯ IgM-抗HAV抗体
HAV感染後早期に出現する抗体であり，HAV感染の血清診断に用いる.

❶ IgG-抗 HAV 抗体
HAV に対する中和抗体.
❷ HBs 抗原
HBV の外皮に発現している抗原.HBs 抗原の検出は HBV 感染の指標となる.
❸ HBe 抗原
HBV の C 領域遺伝子産物であり,血清検査で HBe 抗原が陽性であることは感染性が強いことを意味する.
❹ 抗 HBs 抗体
HBV に対する唯一の中和抗体.
❺ 抗 HBe 抗体
血清転換により出現する抗体.
❻ IgM-抗 HBc 抗体
HBV 感染初期に検出される抗体.急性肝炎とキャリアの急性発症との鑑別に用いられる.
❼ IgG-抗 HBc 抗体
キャリアの急性発症で検出される抗体.急性肝炎との鑑別に用いられる.
❽ エイズ
HIV 感染により起こる後天性免疫不全症候群.
❾ gp41
1 型 HIV のエンベロープに存在する抗原であり,ゼラチン粒子に結合させ,抗 gp41 抗体を検出する.
❿ gp36
2 型 HIV のエンベロープに存在する抗原であり,ゼラチン粒子に結合させ,抗 gp36 抗体を検出する.
⓫ p24
1 型と 2 型 HIV のコアに存在する抗原であり,ゼラチン粒子に結合させ,抗 p24 抗体を検出する.
⓬ 非定型肺炎(異型肺炎)
Mycoplasma pneumoniae による肺炎であり,β-ラクタム系抗菌薬が効かず,市中肺炎の 20% 前後を占める.*M. pneumoniae* のほかにクラミジア(*C. pneumoniae*)による肺炎も含まれる.

生体は微生物に対して非特異的または特異的に防御反応を示す.非特異的反応には生体のもつ物理・構造的因子あるいは生理・化学的因子による抵抗性と食細胞による取り込みがある.これらは

自然免疫
　液性因子　(リゾチーム,β-リジン,トランスフェリン,カテリシジン,ロイキン,デフェンシン,補体,CRP)

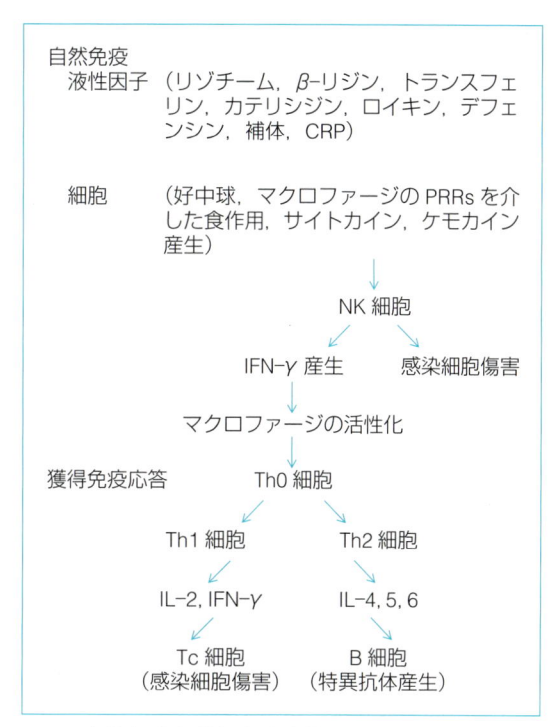

　細胞　　　(好中球,マクロファージの PRRs を介した食作用,サイトカイン,ケモカイン産生)

　　　　　　　　NK 細胞
　　　　　　IFN-γ 産生　　感染細胞傷害
　　　　　　マクロファージの活性化

獲得免疫応答　Th0 細胞
　　　　　　Th1 細胞　　　Th2 細胞
　　　　　　IL-2, IFN-γ　　IL-4, 5, 6
　　　　　　Tc 細胞　　　　B 細胞
　　　　　(感染細胞傷害)　(特異抗体産生)

図 1　自然免疫と獲得免疫応答

多くの微生物に作用することから自然免疫(innate immunity)とよばれる.一方,特異的な反応は微生物のもつ個々の抗原に対するリンパ球のクローンの増殖を伴う反応であり,獲得免疫(acquired immunity)とよばれる.微生物の侵入に際して,最初自然免疫による防御が行われ,次いで獲得免疫が作動する.また,自然免疫から獲得免疫への移行に際して,両者の中間的位置づけの防御機構も存在する(図 1).

A 自然免疫

1. 皮膚および粘膜

感染が成立するためには,まず微生物が皮膚または粘膜などの上皮細胞に付着する必要がある.健常者の皮膚は pH 5.5 前後の弱酸性であることや汗腺・皮脂腺などから遊離脂肪酸など殺菌性の因子が分泌されることで物理的・化学的なバリアを形成している.一方,粘膜は皮膚に比べて脆弱

であり，病原体が付着・侵入しやすい．したがって，粘膜では分泌液による洗浄（鼻汁，涙，唾液）や上皮細胞の線毛運動（気管）およびムチン📖を利用した取り込みなどの機械的浄化作用のほか，各部位で特有の化学的因子による微生物の排除が行われている．また，大腸では常在細菌叢との増殖競合やそれらから産生されるコリシン（colicin）📖などの抗菌物質〔バクテリオシン（bacteriocin）📖〕，あるいは弱いながら常在細菌に対する抗体（自然抗体📖）が，共通抗原をもつ病原菌の増殖を抑えている．

2. 自然抵抗因子

微生物が皮膚・粘膜に付着・侵入すると，種々の自然抵抗因子やある程度選択性をもった液性因子が防御に当たる．また，食細胞が出現し，微生物を細胞内に取り込み殺菌する．

a. 液性因子

常在的自然抵抗因子が体液および細胞内にある．殺菌物質として代表的なものにリゾチーム（涙，鼻汁，粘液），胃酸，β-リジン（血小板由来），トランスフェリン（血漿中），αデフェンシン📖（小腸下部），βデフェンシン（呼吸器系および泌尿器系上皮細胞）などがある（表1）．また，補体の別経路活性化により生じるMAC（membrane attack complex, C56789）は溶菌に作用し，C3aやC5aは食細胞の走化性因子として働く．さらに，炎症の際に出現するC反応性蛋白（C-reactive protein；CRP）📖は食細胞の遊走とオプソニン化📖による貪食を促進させるとともに補体の古典経路を活性化する．

b. 好中球による貪食

細菌・真菌感染により，炎症の場に最初に出現する食細胞は好中球である．好中球は後毛細管細静脈から遊走する．炎症の場に動員される機構は，①内皮細胞への弱い接着によるローリング，②内皮細胞への強い接着によるローリングの停止，③血管外遊走，④炎症部への移動のステップで行われる（図2）．

細菌や真菌を取り込んだ在住（レジデント）マクロファージ（resident macrophage）はIL-1や腫瘍壊死因子（TNF）-αを産生する．それらは内皮細胞にE-セレクチンなどの接着因子を発現させる．E-セレクチンは好中球膜上に発現するシアリルLewis^x（sLewis^x）をリガンドとして結合する．また，好中球膜上のL-セレクチンに内皮細胞膜上に発現するGlyCAM-1が結合する．これらの結合は弱いことから，好中球は血流により内皮細胞上をローリングする．次いでケモカインであるCXCL8（IL-8）との接触が起こると好中球は膜上にLFA-1を発現し，内皮細胞上に発現したICAM-1と結合する．この結合は強固であることからローリングが止まり，好中球は内皮細胞間を通り抜ける．内皮細胞が基底膜を通り抜ける過程にはCD31も関与する．組織中に出た好中球はCXCL8によりさらに炎症の場へと遊走する．好中球はC3bレセプターを発現し，補体のレクチン経路の活性化で生じたC3bで細菌・真菌をオプソニン化して取り込む．細菌・真菌を取り込んだ好中球はそれらを活性酸素，塩基性蛋白，ラクトフェリン📖，デフェンシンなどで殺菌し，加水分解酵素により消化・分解する．

c. マクロファージによるパターン認識

炎症が進むとマクロファージが出現する．血中を循環する単球はケモカインの一種であるCCL2により組織に遊走しマクロファージになる．マクロファージは細菌・真菌のもつ共通構造を認識し

表1 自然免疫に関与する液性因子

因子	作用
脂肪酸	皮膚の殺菌
糖蛋白ムチン	粘膜上皮への微生物付着阻害
カテリシジン	細菌の細胞膜傷害
リゾチーム	細菌の細胞壁の分解
胃酸	酸による殺菌
デフェンシン	正電荷による細胞膜破壊
トランスフェリン	鉄イオンキレートによる細菌の代謝阻害
β-リジン	溶菌
胆汁酸塩	溶菌
補体	溶菌
CRP	補体の活性化，オプソニン化

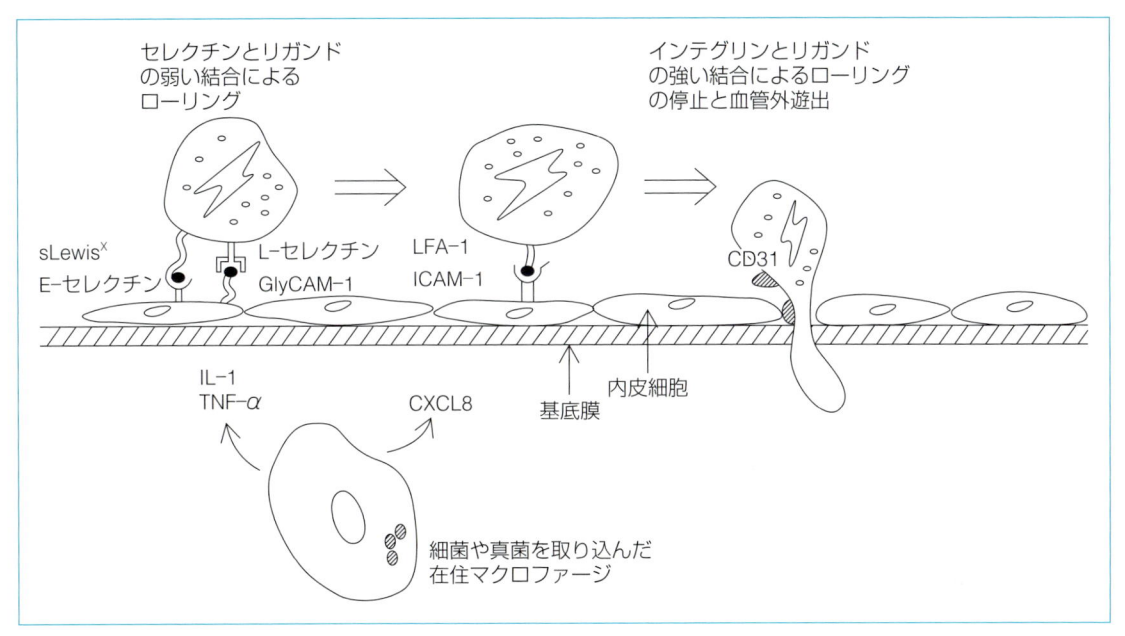

図2 好中球の炎症の場への遊出

てそれらを取り込むことができる．細菌・真菌などの細胞壁には病原体関連認識パターン（pathogen associated molecular patterns；PAMPs）といわれる共通構造がみられる．マクロファージはそれらの共通分子を認識するパターン認識レセプター（pattern recognition receptors；PRRs）をもち，PRRsを介して細菌・真菌を効率よく取り込む．PRRsの中には細菌・真菌の取り込みのほかに細胞の活性化や抑制を誘導するものもある．また，PRRsは細胞膜上や細胞質に存在するもののほか，血漿中に存在するものもある．細胞膜に存在するものには細菌の糖鎖を認識するマンノースレセプターやリポ蛋白，リポテイコ酸を認識するスカベンジャーレセプターなどがあり，マクロファージはそれらを介して細菌や真菌を取り込みファゴリソソーム内で活性酸素により殺菌する．血漿中に存在するものにマンノース結合レクチン（mannose-binding lectin；MBL）がある．MBLは細菌の表面に規則的に配置されたマンノースに結合して細菌をオプソニン化し，マクロファージによる処理を効率化する．

好中球もPRRsをもつが，好中球表面は陰性荷電しているため，陰性荷電した莢膜をもつような細菌はPRRsでは捕らえにくいと考えられている．

d. Toll様レセプター

マクロファージに発現するPRRsにToll様レセプター（Toll like receptor；TLR）とよばれるものがある．それらはショウジョウバエに見いだされた蛋白であり，ほ乳類で少なくとも10種類のTLR遺伝子が同定されている（**表2**）．TLRはマクロファージ，樹状細胞（dendritic cell；DC）のほか好中球，粘膜細胞，内皮細胞にもみられる．TLRは一回膜貫通型の膜蛋白であり，細胞外にロイシンリッチリピートをもち，細胞内領域にIL-1レセプター（IL-1R）と相同領域のドメインToll/IL-1R〔homologous domain（TIRドメイン）〕をもつ．また，TLRは単量体のほかホモあるいはヘテロの2量体で機能することが知られている．TLRの作用で重要なことは，リガンドとの結合後の細胞内シグナル伝達であり，MyD88，TRIFなどのアダプター蛋白を介して，それぞれ転写因子NF-κB（nuclear factor-κB），IRF-3（interferon regulatory factor 3）によりインターフェロン（IFN）などの炎症性サイト

表2　主なToll様レセプター(TLR)とリガンド

TLR種類	リガンド	リガンド発現微生物
TLR1/TLR2	トリアシル化リポ蛋白	細菌
TLR2	リポアラビアマンナン	結核菌
	リポタイコ酸	黄色ブドウ球菌
	ペプチドグリカン	グラム陰性菌
TLR2/TLR6	ジアシル化リポ蛋白	細菌
TLR3	2本鎖RNA	ウイルス
TLR4	リポ多糖体(LPS)	グラム陰性菌
	ホスファチジルイノシトールマンノシド	結核菌
	マンナン	カンジダ
	グリコイノシトールホスホリピド	原虫
TLR5	フラジェリン	細菌鞭毛
TLR6	ジアシル化リポペプチド(TLR2とダイマー)	マイコプラズマ
	リポタイコ酸	グラム陽性菌
TLR7	1本鎖RNA	ウイルス
TLR8	1本鎖RNA	ウイルス
TLR9	非メチル化CpGDNA	結核菌，原虫
TLR11	プロフィリン様蛋白	原虫

TLR3，7，8，9はエンドソーム膜上に存在し，微生物が破壊されてから認識する．

カインの産生を誘導する．例えば，TLR4にグラム陰性桿菌のLPSが結合することで，またTLR1/2の2量体に細菌の細胞膜のトリアシル化リポ蛋白が結合することでIL-6，TNF-αなどの炎症性サイトカインの産生が誘導される．TLRは細胞質に存在するものもあり，マクロファージおよびウイルス感染細胞のエンドソームに発現するTLR3にウイルスの二本鎖RNAが結合するとⅠ型IFN産生が誘導される．

TLRへの結合は初期の自然免疫に寄与するのみならず，マクロファージ，DCなどの抗原提示細胞(antigen presenting cell；APC)のMHCクラスⅡ分子，CD80/86の発現増強にも関与し，後期の獲得免疫の作動にかかわる．細胞膜に存在するものはTLR1，2，4，5，6，11であり，エンドソーム膜上にあるものはTLR3，7，8，9である．

e. ウイルス感染と自然免疫

ウイルス感染での自然免疫にはマクロファージとナチュラルキラー(NK)細胞が重要な働きをする．マクロファージからはⅠ型インターフェロン(IFN-α)が産生される．Ⅰ型IFNは感染細胞のアポトーシス，ウイルス蛋白の合成阻害，ウイルスのmRNA分解，転写阻害などの機序でウイルスを不活化する．NK細胞は抗原との接触でT細胞やB細胞のように遺伝子の再編成を行うことがないとされ，自然免疫に分類される細胞である．NK細胞はマクロファージから産生されるIFN-α，IL-12などのサイトカインにより活性化され，Ⅱ型IFN(IFN-γ)を産生し，マクロファージを活性化するとともに，ウイルス感染細胞を直接傷害する．NK細胞が感染細胞を傷害する機序はパーホリンによる膜貫通とグランザイムによるアポトーシス(apoptosis)である．また，IFN-γはDCやマクロファージなどの抗原提示細胞に主要組織適合遺伝子複合体(major histocompatibility complex；MHC)のクラスⅡ分子の発現を促進させる．

B 獲得免疫応答の始動

感染後，獲得免疫応答の始動までおよそ7～10日の日数を要する．その間にAPCからT細胞へ抗原提示が行われ抗原情報が伝達される．獲得免疫では抗原情報(抗原決定基)がより明確にされ，各々の微生物の排除に最も適した防御反応を強力に行い，その蔓延を防ぎ，最終的にそれらを完全に生体より排除するように働く．獲得免疫応答は

抗原の減少により，T細胞にアポトーシスが誘導されることで終息するが，その情報はメモリーT細胞に記憶され，同じ微生物の侵入に際し，すみやかに応答し再感染を防ぐ．

獲得免疫ではその反応にMHC分子が拘束性を加える．また，いくつかの補助刺激シグナルも介在する．

1. 外来性抗原に対する Th細胞の免疫応答

外来性抗原はAPCのPRRsなどを介して取り込まれ，エンドソーム内のシステインプロテアーゼなどの酵素によりペプチドに分解（プロセッシング processing）され，エンドソーム小胞でMHCクラスⅡ分子と複合体を形成する．APCは膜表面から抗原ペプチドとクラスⅡ分子の複合体をT細胞レセプター（TCR）に提示する．この際，Th細胞が抗原情報を得るには抗原ペプチドとともにAPCのMHCクラスⅡ分子を同時に認識する必要がある（MHCクラスⅡ分子の拘束）．また，補助刺激シグナルとしてAPCの細胞膜上に発現するCD80/CD86がTh細胞膜上のCD28に結合することも必要である．APCは自然免疫で中心的な効果細胞であるが，抗原情報をTh細胞に伝え，自然免疫から獲得免疫始動への橋渡しをする役目を担う．また，ケモカイン，サイトカインを産生し免疫担当細胞を炎症の場へ集積させるとともにそれらの活性化にも寄与する．抗原情報を得たTh細胞はサイトカインを産生してT，B細胞を活性化する．また，それらのサイトカインは食細胞，NK細胞を活性化し自然免疫にも寄与する．

B細胞は外来性抗原をB細胞レセプター（BCR）で認識してエンドソーム内の酵素によりペプチドに分解し，MHCクラスⅡ分子とともに細胞表面に発現させる．Th細胞はそれらの複合体を認識することでサイトカインを産生し，B細胞を抗体産生細胞（形質細胞）へと分化させる．このときB細胞膜上に発現するCD40にTh細胞のCD40Lが結合し，補助刺激シグナルとして介在する必要がある．

B細胞はグラム陰性桿菌のもつリポ多糖体（LPS）などのTI抗原に対してはTLRを介して活性化される．

2. 内在性抗原に対する Tc細胞の免疫応答

ウイルス感染細胞や細胞内寄生細菌の内在性抗原は細胞質内のプロテアソームでペプチドに分解され，輸送担体蛋白により小胞体に移送され，MHCクラスⅠ分子と複合体を形成する．抗原ペプチドとクラスⅠ分子の複合体は細胞傷害性T（Tc）細胞のTCRで同時に認識され（MHCクラスⅠ分子の拘束），Tc細胞は感染細胞を傷害する．

3. クロスプレゼンテーション

ウイルスや細菌が感染した細胞がDCに取り込まれ，プロテアソームによりペプチドに分解されてMHCクラスⅠ分子とともにTc細胞に提示される機構をクロスプレゼンテーション（cross presentation）という．Tc細胞はTh細胞が産生したサイトカインにより活性化される．マクロファージもクロスプレゼンテーション機構をもつが弱いと考えられている（第9章免疫応答とその調節参照 → p.111）．

C 各感染症に対する免疫応答の特徴

1. 細菌感染症

細菌感染に対しては，食細胞による処理と補体による溶菌が行われる．獲得免疫では細胞外寄生細菌感染に対して液性免疫が，細胞内寄生細菌感染には細胞性免疫が働く．また，細菌より産生された毒素は抗体により中和される．

a. 細胞外寄生細菌

グラム陽性球菌は補体の別経路の活性化により

生じた C3 によりオプソニン化され，好中球により処理される．別経路を活性化する因子は細菌の細胞壁を構成するペプチドグリカン📖である．肺炎レンサ球菌のような厚い多糖体莢膜をもつ細菌は細胞表面のシアル酸📖により陰性荷電しているため，好中球に貪食されにくいが，オプソニン化されることで効率よく貪食される．マクロファージは黄色ブドウ球菌のリポタイコ酸をTLR2 で認識して取り込む．特異抗体が産生されると菌体は抗体や補体を介したオプソニン化により，さらに効率よく処理される．また，A 群レンサ球菌の M 蛋白に対する IgA 抗体は粘膜の防衛に重要である．

グラム陰性桿菌は主として補体により溶菌される．グラム陰性桿菌のもつ LPS は補体の別経路を，ペプチドグリカンの N-アセチルグルコサミン（GlcNAc）は MBL と結合してレクチン経路を活性化する．また，IgG1，IgG3，IgM 抗体は補体の古典経路を活性化する．

b. 細胞内寄生細菌

細胞内で増殖する細菌は PRRs などを介してマクロファージのファゴゾームに取り込まれ殺菌される．ファゴゾームはリソソームと融合しファゴリソソームを形成して活性酸素で殺菌する．また，マクロファージは IFN により活性化され一酸化窒素（NO）や H_2O_2-ミエロペルオキシダーゼを放出して殺菌する．獲得免疫では Tc 細胞が細菌を捕食したマクロファージをパーホリンで傷害し，FasL でアポトーシスに導き菌の増殖を抑制する．

c. 細菌の免疫機構からの逃れ

細菌・真菌のなかには宿主の免疫機構から巧みに逃れる機構をもつものがある．細菌の莢膜は補体の作用や食細胞の取り込みを阻止する．また，緑膿菌，黄色ブドウ球菌などは莢膜様の菌体外多糖体を産生してバイオフィルム（biofilm）📖を形成し，宿主への付着を強固にするとともにバイオフィルム内で生息して食細胞からの回避や抗体・補体との結合を阻止する．グラム陰性桿菌の Vi 抗原および溶血性レンサ球菌の M 蛋白は食細胞との付着を阻止する．また，黄色ブドウ球菌の産生するコアグラーゼはフィブリンを凝固させ，感染巣への食細胞の侵入を阻止する．さらに，黄色ブドウ球菌はロイコシジン，溶血性レンサ球菌はストレプトリジンをそれぞれ産生し，食細胞の機能を障害する．

細胞内寄生細菌のなかには食細胞内での殺菌に抵抗するものがある．結核菌はリポアラビノマンナンなどの活性酸素産生阻害因子やファゴゾームとリソソームの融合を阻止するポリアニオンなどの因子を放出して，細胞内での殺菌に抵抗する．*Mycobacterium lepraemurium* の細胞表面のワックスはリソソーム酵素📖による消化に抵抗する．

2. 真菌感染症

真菌感染は多くの場合，日和見感染（opportunistic infection）📖である．また，抗菌薬の連続投与による菌交代現象📖として，真菌感染がみられることがある．真菌に対する防御の担い手は好中球とマクロファージであり，マンノースレセプター📖や β-グルカンレセプター〔デクチン（dectin）-1〕を介して真菌を取り込む．真菌がマクロファージの TLR に結合するとマクロファージの活性化が導かれ，活性酸素や塩基性蛋白などで殺菌される．また，一部の真菌（*Histoplasma*, *Cryptococcus*）には細胞性免疫が成立する．真菌に対する液性免疫応答は弱く，また特異抗体が産生されてもその排除には至らない．

3. ウイルス感染症

a. 免疫応答

ウイルス感染の初期には自然免疫の担い手であるマクロファージと NK 細胞が重要である．特にそれらの細胞が産生する IFN はウイルスの不活化に貢献する．また，NK 細胞は直接感染細胞を傷害する．

獲得免疫応答には液性免疫および細胞性免疫がともに働く．液性免疫ではウイルス粒子の構成成

分に対する多くの抗体が産生されるが，感染防御に当たる抗体はエンベロープ(envelope)📖や感染細胞の膜上に発現したウイルス関連抗原を認識する抗体である．エンベロープに対する抗体はウイルスの細胞への吸着を阻止し，感染細胞膜上の抗原に結合した抗体は，補体と結合して感染細胞を溶解する．感染防御抗体のクラスでその作用が最も強いのはIgGである．IgMは最初に出現し，IgAは粘膜の防御に中心的役割を演ずる．細胞性免疫ではTc細胞が感染細胞を破壊する．Th細胞は種々のサイトカインを産生し，マクロファージ，Tc細胞を活性化するとともにB細胞に抗体の産生を促す．

b. ウイルスの免疫機構からの逃れ

ウイルスのなかには免疫機構から巧みに逃れるものがいる．アデノウイルスは感染細胞のMHCクラスI分子の発現を抑制してTc細胞の攻撃を回避する．単純ヘルペスはサイトカインとの結合物質を産生してその作用を阻止する．ウイルス自体が抗原変異し，免疫系から逃れるものもある．A型インフルエンザウイルスは10〜15年間隔で不連続変異(antigenic shift)とよばれる抗原の大変異を起こす．変異した抗原は多くの人が未経験であることから，世界的大流行(pandemic)につながることがある．変異を起こすのは主として膜蛋白にあるヘマグルチニン〔hemagglutinin；HA（赤血球凝集素）📖〕とノイラミニダーゼ(neuraminidase；NA)📖である．不連続変異はヒトとトリのインフルエンザウイルスがブタなどの他の動物に同時に感染することで起こる．不連続変異のあと，連続変異(antigenic drift)とよばれる小さな変異もみられ，小中規模の流行(epidemic)を起こす．

ヒト免疫不全ウイルス(HIV)は感染後宿主内で抗原変異し，疑似種(quasispecies)ができることで免疫系から逃れる．

免疫応答を誘導しにくい例として，異常プリオン📖蛋白(scrapie-type prion protein；PrP^{sc})の感染によるヒツジのスクレイピー(scrapie)，ウシの海綿状脳症(spongiform encephalopathy)，ヒトのクールー(kuru)および変異型Creutzfeldt-Jakob（クロイツフェルト・ヤコブ）病などがあり，長い潜伏期📖（数か月〜数十年）を経て発症する．プリオン蛋白(cellular prion protein；PrP^c)自体は真核生物に広くみられる正常蛋白であることから，異常プリオン蛋白に対して生体は免疫応答を惹起しにくいと考えられている．

4. 寄生虫感染

原生動物（アメーバ，マラリア，リーシュマニア，トキソプラズマ，トリパノソーマ）や後生動物（吸虫類，条虫類，線虫）には自然免疫と獲得免疫のすべてが関与する．原生動物や後生動物は複雑な生物であり，抗原も多種多様である．また，生活環境および発育段階によっても抗原構造を変化させる．それらの抗原は食細胞の補体レセプター，マンノースレセプター，スカベンジャーレセプター，TLRなどが認識すると考えられている（表2）．

細胞外に生息する寄生虫には抗体が有効に作用し，細胞内に生息する寄生虫にはTc細胞による細胞傷害が有効と考えられている．一般に初感染では，免疫機構単独で寄生虫の侵入を阻止することはできないが，すでに感染が成立しそれが持続しているとき，同種の新たな感染を抑制することがある．これは**随伴免疫**(concomitant immunity)とよばれる．

a. 原生動物感染症

原生動物感染症ではマクロファージと好中球が効果細胞として作用する．マクロファージはTLR2，4，9，11などでそれらを認識して活性化すると考えられている．活性化マクロファージは活性酸素，NOを産生して殺虫する．T細胞からはIFN-γやTNF-αが産生され，マクロファージを活性化する．IFN-γには肝細胞に寄生した原虫の分裂抑制作用があることが知られている．また，Tc細胞はMHCクラスI分子とともに提示された寄生虫抗原を認識し，感染細胞にアポトーシスを誘導する．

表3 微生物感染に対する主な免疫機構

微生物の種類	自然抵抗性		特異免疫	
	液性因子	効果細胞	液性免疫	細胞性免疫
細菌感染	β-リジン, トランスフェリン, ロイキン, 補体	マクロファージ 好中球	IgG, IgM, IgA	活性化マクロファージ
ウイルス感染	IFN TNF, 補体	マクロファージ NK	IgG, IgM, IgA	Tc, ADCC-K
真菌感染		好中球, マクロファージ		Tc
寄生虫感染	IFN TNF-α	好中球 好酸球 マクロファージ 肥満細胞	IgG, IgM, IgA, IgE	Tc, ADCC-K

Tc：細胞傷害性T細胞, ADCC-K：抗体依存性細胞傷害性-K細胞

b. 後生動物感染症

後生動物感染症の特徴は好酸球増多とIgE抗体の産生である．感染局所にはマクロファージ，好塩基球，肥満細胞，好酸球が浸潤する．IgE抗体のほかIgG抗体も産生される．好酸球浸潤は住血吸虫，肝蛭，肺吸虫，包虫，回虫（特に肺），糞線虫，旋毛虫，フィラリアの幼虫などの寄生虫の侵入部にみられる．腸管にとどまる場合は，好酸球増多が起こらない．好酸球はO_2^-を放出して殺虫する．また，IgE抗体が虫体に結合していると，Fcに結合した好酸球より放出される顆粒が沈着して寄生虫を効率よく傷害する．好酸球の顆粒には主要塩基性蛋白などの寄生虫傷害分子が含まれる．ある種の寄生虫感染では，好酸球による肉芽腫が形成されることがある．肥満細胞は虫体抗原により刺激され，走化性因子を放出し，好酸球を感染局所に引き寄せるとともに，ヒスタミンなどの化学伝達物質により，粘膜の透過性を亢進させ，上皮細胞の剥離により虫体の細胞への結合を阻止する．

表3に微生物種に対応して生体が行う免疫応答での効果細胞と因子を示す．

D 能動免疫および受動免疫

生体は能動的および受動的に獲得免疫を得ることができる．能動免疫（active immunity）には感染による獲得免疫も含まれるが，人工的にワクチン接種によっても同様の効果が期待できる．受動免疫（passive immunity）には他の生体がつくった抗体の移入（たとえば母体の抗体の伝達，回復期の患者血清，動物の免疫血清の注射）や免疫細胞の移入（養子免疫）などがある．

1. 能動免疫

a. ワクチン

ワクチン（vaccine）には弱毒のウイルスや細菌を用いる生ワクチンと不活化ウイルスや死菌またはその成分を用いる不活化ワクチンおよびトキソイドがある．

一般に微生物は人工培地で継代することでその毒性は弱まる．生ワクチンに用いる株はさらにそれらのなかから弱毒株を選定する．細胞内寄生細菌やウイルス感染症には細胞性免疫が重要な働きをすることから，生ワクチンが理論上有効である．また，麻疹などのウイルス感染症では生ワクチンによるIgA抗体の誘導が可能であり，粘膜の感染防御が期待される．しかしながら，弱毒とはいえ生ワクチンには感染のリスクがある．また，微生物の種類により作製できないものがある．現在，IgA抗体を誘導するためのインフルエンザの不活化経鼻ワクチン，安全性の確認されているウイルスにインフルエンザHAの遺伝子を組み込んだベクターワクチンなども研究されている．遺伝子操作により作製されたB型肝炎ワクチンはすでに実用化している．

表4 主なワクチンと特徴

	ウイルス	特徴（代表的株名または抗原）	細菌	特徴（代表的株名または抗原）
生ワクチン	麻疹	高度弱毒ワクチン（AIK-C, Schwarz-FF8, 田辺株）	結核	ウシ結核弱毒菌（BCG：Tokyo-172株）
	風疹	乾燥弱毒生ワクチン（TO-336, 松浦株）	腸チフス	経口弱毒生ワクチン（Ty21a株）[3]
	ムンプス	乾燥弱毒生ワクチン（宮原株, 鳥居株）		
	ポリオ（Sabin）	I型（LSc, 2ab株）, II型（P712, Ch, 2ab株）, III型（Leon, 12a₁b株）3価混合ワクチン		
不活化ワクチン	インフルエンザ	HAワクチン（H1N1, H3N2, Bなど）	コレラ	死菌と遺伝子操作で作製した毒素の経口ワクチン（小川株2種, 稲葉株2種と毒素Bサブユニット）
	A型肝炎	GL37細胞で製造した乾燥不活化ワクチン（KRM003株）		
	B型肝炎	遺伝子組み換えで作製（adrとadwのどちらかのS抗原），アジュバント添加	腸チフス	不活化ワクチン（Vi抗原）[3]
	日本脳炎	Vero細胞で作製した不活化ワクチン（北京株）	百日咳[6]	FHA[4]ワクチン（東浜株）
	ヒトパピローマウイルス	遺伝子操作で作製したVLP[1] 2価（16型, 18型）および4価（6, 11, 16, 18型）ワクチン，アジュバントを含む	肺炎レンサ球菌	23種の血清型の莢膜多糖体ワクチン
			インフルエンザ菌b型（Hib）	莢膜多糖体PRP[5]（1482株）にキャリアとして破傷風トキソイド（Harvard株）を結合
	ポリオsIPV[2]	不活化Salkワクチン（1型；Mahoney株, 2型；MEF-1株, 3型；Sauktt株）		
トキソイド			破傷風[6]	トキソイド（Harvard株）
			ジフテリア[6]	トキソイド（Park-William No.8株）

[1]：virus-like particle：HPV16, 18の主要カプシドL1と会合したウイルス粒子．
[2]：sIPV：inactivated poliomyelitis vaccine
[3]：日本で未承認．
[4]：FHA：filamentous hemagglutinin（線維状赤血球凝集素）
[5]：polyribosylribitol phosphate
[6]：ジフテリア（diphtheria），百日咳（pertussis），破傷風（tetanus）の3種混合（DPT）ワクチンとして接種．

トキソイドは毒素をホルマリンや酵素処理により不活化してワクチンとして用いる．

今後，多くのワクチンの開発が期待される．

b. ワクチンに添加されるアジュバント

不活化ワクチンや成分ワクチンには免疫原性を高める目的でアジュバント📖が添加されることが多い．破傷風やジフテリアトキソイドワクチンにアルミニウム塩が添加され，疎水性と不溶性の多価抗原とすることで免疫原性を高めている．また，トキソイドワクチンと百日咳ワクチンを混合して接種することで，百日咳菌の菌体成分（filamentous hemagglutinin；FHA）がアジュバントとして作用する（DPTワクチン）．グラム陰性桿菌のLPSも強いアジュバント効果をもつが毒性が強く，ヒト用のワクチンには使用できない．FHAやLPSのアジュバント効果はAPCのTLRを介して発揮されると考えられている．

今後，多くのワクチンの開発が期待される．代表的なワクチンとその特徴を表4に示す．

2. 受動免疫

a. 母子伝達

ヒトの新生児は，母親の獲得免疫により産生されたIgG抗体の胎盤からの移行と出生後の母乳中のIgAによって，生後数か月間守られる．新生児の移行抗体量は徐々に減少するが，10週ごろから自らの免疫応答により産生するようになり抗体量は上昇に転じ，1～4年で成人のレベルに達する．IgMは速やかに上昇するが，IgGおよびIgAはゆっくり上昇する．

有蹄類では抗体が胎盤を通過しないので，母乳中にIgG，IgAおよびIgMが含まれ，出生後数

日間で腸粘膜より吸収され受動免疫が成立する．

b. 免疫グロブリンの注射（免疫療法）

動物に抗原を免疫して作製した血清（蛇毒，ジフテリア毒素，破傷風毒素に対する抗毒素血清）や罹患後の回復まもないヒトやワクチン接種後のヒト血清より精製した免疫グロブリン（抗HBsヒト免疫グロブリン，抗破傷風ヒト免疫グロブリンなど）を注射して，人工的に受動免疫を成立させるものである．動物抗毒素血清の作製にはウマが用いられることが多いが，血清病（serum sickness）が起こるおそれがある（第11章A，3，C．血清病参照→p.145）．

E 感染症の免疫学的検査

感染症の免疫学的検査では感染因子（抗原）と特異抗体の検出が行われる．

1. 特異抗体の測定

特異抗体の検出は抗体価が時間の経過とともに上昇することを急性期と回復期の血清（ペア血清）で確認する．最初に検出される抗体クラスはIgMであり，IgGへと移行することから，抗体のクラスを検査することで感染時期を推察できる．また，IgM抗体の検出は初感染であることも推定できる．ウイルス感染での中和抗体の検出は回復期および既往感染を示すが，中和抗体以外の抗体は病態の把握や感染の有無の判定に用いることがある．

抗体価はCF試験，HI試験やラテックス凝集反応，粒子凝集法（PA），受身赤血球凝集反応（PHA）などの間接凝集反応，酵素免疫測定法（EIA），発光免疫測定法などにより定量的に測定される．表5に主な病原微生物の抗体測定法を示す．

2. 病原体および関連抗原の検出

血中，体液および組織中の病原体および関連抗原を免疫学的手法で証明することができる．定性試験では蛍光抗体法，酵素抗体法などの免疫組織化学の手法が用いられ，定量試験にはEIA，放射免疫測定法（RIA），逆受身赤血球凝集反応（R-PHA），発光免疫測定法などの標識免疫測定法が用いられる．また，ポリメラーゼチェイン反応（PCR）法は遺伝子レベルで病原体を証明する．

3. 細胞性免疫の測定

感染症における細胞性免疫の検査法はバイオアッセイを用いた間接的な測定が中心である．最近，標識抗体（抗原）法の感度が増したことによりサイトカインの測定も多く行われるようになった．生体の特異的検査としては結核，ハンセン病の診断に用いる皮内反応がある（表6）．

F 主な感染症

1. 梅毒

有効な治療薬がなかった時代，梅毒（venereal syphilis）は個人，家族の運命や人類の歴史を左右したことから，疾病中の疾病と考えられてきた．梅毒は代表的なSTD（sexually transmitted disease；性感染症）であり，病原体は *Treponema pallidum* subsp. *pallidum*（TP）である．ペニシリンが用いられるようになって，患者数が激減したがTPは人工培地には増殖せず，ワクチンはない．ウサギの培養上皮細胞に接種して培養すると初代培養のみ可能であるが，継代はできない．通常，TPはウサギの睾丸に接種して継代する．

a. 梅毒の経過（図3）

梅毒は長い経過をとり，途中治癒したかのように症状が消失するが，徐々に進行して全身の臓器をおかす．通常，臨床症状から，第1～4期に分

表5 感染症における抗体検査

測定法	微生物(抗原)
直接凝集反応	
Widal 反応	サルモネラ(O, H, Vi)
Weil-Felix 反応	リケッチア(プロテウス菌多糖体)
寒冷凝集反応	マイコプラズマ(Iまたはi型抗原)
間接凝集反応	
ラテックス凝集反応	HBV(HBc)
粒子凝集法(PA)	HBV(HBs), HCV(c100-3, PHCV-31, PHCV-34)
	HIV-1(gp41, p24), HIV-2(gp36)
	マイコプラズマ(限界膜成分)
受身赤血球凝集反応(PHA)	HBV(HBs), HBV(HBc)
	HCV(c100-3, PHCV-31, PHCV-34)
梅毒受身赤血球凝集反応(TPHA)	梅毒(Nichols 株菌体成分)
RPR(サークル)カードテスト	梅毒(CL)
赤血球凝集抑制反応(HI試験)	インフルエンザウイルス，麻疹ウイルス，レオウイルス，エコーウイルス，日本脳炎ウイルス，コクサッキーウイルス，ムンプスウイルス(HA)，風疹ウイルス(E1, E2)
補体結合反応(CF試験)	インフルエンザウイルス，日本脳炎ウイルス，コクサッキーウイルス，ムンプスウイルス(不活化ウイルス粒子)
毒素中和試験	溶血性レンサ球菌(SLO)
ウイルス中和試験	培養細胞に増殖可能なウイルス(主にウイルス表面スパイク蛋白)
標識免疫測定法，標識抗体(抗原)法(EIA, CLIA, CLEIA, ECLIA, RIA, WB)	多くの細菌の膜抗原，菌体または抽出抗原，ウイルス(ウイルス構成蛋白)

EIA : enzyme immunoassay(酵素免疫測定法)
CLIA : chemiluminescent immunoassay(化学発光免疫測定法)
CLEIA : chemiluminescent enzyme immunoassay(化学発光酵素免疫測定法)
ECLIA : electrochemiluminescent immunoassay(電気化学発光免疫測定法)
RIA : radioimmunoassay(放射免疫測定法)
WB : western blotting(ウエスタン・ブロット法)

表6 感染症における細胞性免疫の検査

検査項目	方法
〔試験管内〕	
マイトジェン刺激リンパ球芽球化	^{3}H-チミジン取り込み
細胞性免疫能	マクロファージ遊走阻止
抗原特異的T細胞検出	フローサイトメトリ
NK細胞活性	^{51}Cr 放出
IFN測定	培養細胞を用いたウイルス感染防止
サイトカイン測定	標識抗体法
〔生体内〕	
遅延型過敏反応	皮内反応(ツベルクリン反応，レプロミン反応)

け，それぞれに特徴的な症状がみられる．感染後2年までの感染力のある時期を早期梅毒，それ以降の感染性のない時期を晩期梅毒という．現代では第3，4期の患者はまれである．

b. TPの感染性

TPの感染様式は主に性的接触であるが，胎盤感染や傷口からの感染もある．第1期より病変部には多量のTPが存在し，症状が消失している時期の患者からでも感染は起こる．患者血清も感染源となることから，検査時には注意が必要である．また，輸血に際しては特に留意しなければならない．TPは採血後96時間で感染性がなくなり，39℃，5時間で死滅するが，−78℃の凍結保存では病原性が保たれる．

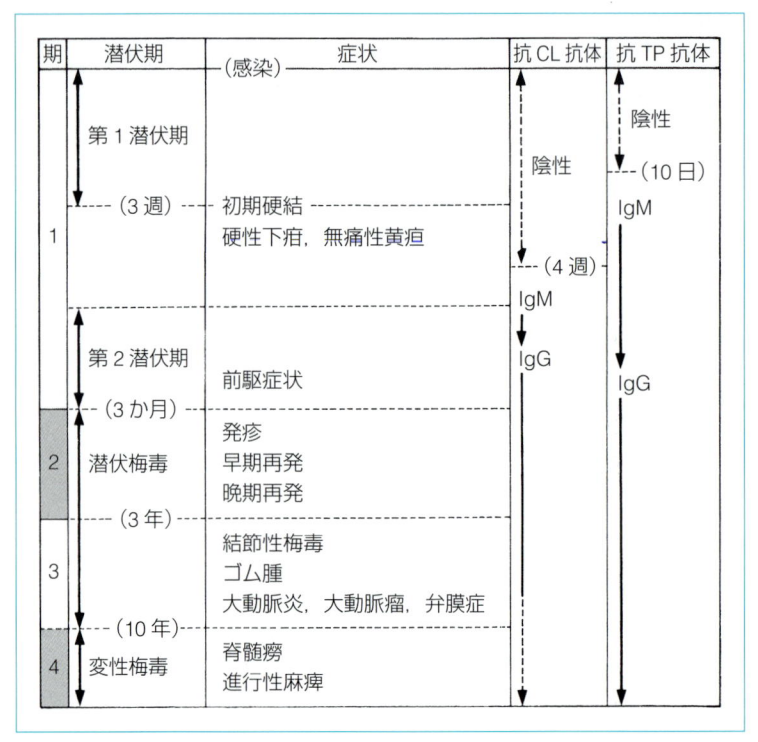

図3 梅毒の経過と血清反応

c. 梅毒の免疫

梅毒では免疫機構のみで菌体を排除して自然治癒することはない．また，第1期では治療により完全に治癒しても免疫が成立せず再感染が起こる．第2期以降の治療による完全治癒例では再感染が成立しにくいとされるが，詳細は不明である．

d. 梅毒の血清学

病変部に菌体を見つけることは，第1期の硬結部，第2期の皮疹部からの染色などにより可能であるが，診断には抗体検査が有用である．

1) 梅毒血清反応の抗原

a) カルジオリピン（CL）

当初，血清反応に用いた抗原は先天性梅毒児の肝臓生理食塩液抽出液であった．その後，健常者の肝臓にも同じ抗原が存在することや，肝臓のみならず心臓や他の臓器にも存在することがわかり，TPの菌体とは直接関係ない物質であることが証明された．さらに，アルコールにより抽出された粗レシチン（lecithin；Lec）がより強い抗原性をもつことがわかったが，精製Lecには抗原性はなく，粗Lecに含まれるリン脂質，すなわちカルジオリピン（cardiolipin；CL）が抗原性を示す本体であることがわかった．CLは正常組織に存在する物質で，ジホスファチジル・グリセロール（diphosphatedyl glycerol）の構造を示し，窒素を含まないことが明らかにされた（図4）．CLは単独では抗原性が弱く，Lecとさらにコレステロール（cholesterol；Chol）を加えることで抗体との反応が促進される．Cholの促進効果はCL，Lec，Cholのアルコール溶液に生理食塩液を加えると，リン脂質が析出してCholを核として大きい抗原粒子ができ，また表面積の総和は小さくなるので，結合する抗体量が少ない状態で凝集塊が形成されることによる（間接凝集反応）．CLを用いて行う血清反応を特に STS（serological tests for syphilis）とよぶ．

表7 梅毒血清反応

反応	抗原	方法
顕微綿状(絮状)反応	CL・Lec・Chol	ガラス板法
間接凝集反応	炭素粒子結合 CL・Lec・Chol	RPR(サークル)カードテスト
間接凝集反応(受身赤血球凝集反応)	固定赤血球結合 TP 抗原	TPHA
間接凝集反応(粒子凝集法)	ゼラチン粒子結合 TP 抗原	TPPA
蛍光抗体法	菌体抗原	FTA-ABS テスト
間接凝集反応	ラテックス粒子結合 TP 抗原	ラテックス凝集免疫法
標識抗原法	TP 抗原(TpN47, Tp15-17)	イムノクロマト法

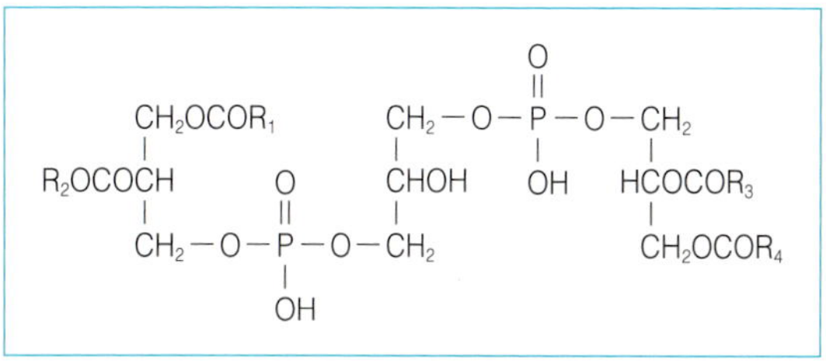

図4 カルジオリピン(CL)の構造式
(R_1, R_2, R_3, R_4 は脂肪酸)

b) TP 抗原

TP(Nichols 株)を抗原とする血清反応に用いる.

2) 抗体

抗 CL 抗体は習慣的にレアギン(reagin)あるいは CF 試験による梅毒血清検査法の創始者に由来して, Wassermann(ワッセルマン)抗体とよばれる. 抗 CL 抗体は自己の細胞成分に対する一種の自己抗体である. 健常者も微量の抗体をもつが, TP 感染により上昇する. また TP に対する異好抗体とも考えられ, 他の疾患でも陽性になることがある(生物学的偽陽性). 一方, 抗 TP 抗体は梅毒に特異的な抗体である.

TP 感染後 10 日前後から, まず IgM-抗 TP 抗体が, 次いで IgM-抗 CL 抗体が, さらに IgG-抗 CL 抗体ができ, 最後に IgG-抗 TP 抗体が出現する(図3). 臨床経過との関連では第1期の下疳発生後 1~4 週(感染後 4~10 週)後に陽性となる. 第1期梅毒の症状が消失しても血清反応は陽性であるが, 下疳の出現する前に十分治療されると, 抗 CL 抗体は陰性にとどまる. 第1期の血清反応陽性期に治療すると, 下疳の治癒とともに抗 CL 抗体は 12 か月以内に陰性化する. 第2期の潜伏期では抗体が血清に検出されるものの, 脊髄液には出現しない. 第2期以降でも早期の治療ほど抗 CL 抗体の陰性化が起こるが, 放置期間が長ければ陰性化に長い期間を要する. 感染後2年以上経過すると抗 CL 抗体の陰性化は難しい. 抗 TP 抗体は治療効果を反映しないことが多く, 陰性化しにくい. また, IgM-抗 TP 抗体が血清中に多く出現することは TP が体内で活発に活動していることを意味する.

e. 梅毒の血清学的診断法(表7)

1) 抗 CL 抗体の検出

抗 CL 抗体の検出法には, ガラス板法, RPR(サークル)カードテスト(rapid plasma reagin circle card test)がある. ガラス板法は Chol 結晶に CL, Lec を加えた抗原を用いガラス板上で反応させ, 顕微鏡で凝集の有無を判定する方法〔microscopic slide precipitation または顕微綿状(絮状)反応: microflocculation〕である. 日本では VDRL 法に準拠した方法が一般化している. RPR カードテストは炭素粒子に CL, Lec, Chol を吸着させた抗原を用いて行うものであり, 緊急検査に適している(第 27 章 C, 2. 抗 CL 抗体検出間接凝集反応参照→ p.322). ラテックス凝集免疫比濁法(LAIA)を用いた自動分析装置もある.

2) 抗 TP 抗体の検出

a) TPHA

TPHA (Treponema pallidum hemagglutination) は TP(Nichols 株)菌体成分を結合させた固定ヒツジ(またはニワトリ)赤血球に非特異的物質

を吸収する希釈液で処理した被検血清を反応させるPHAである(第27章C.3. 受身赤血球凝集反応および逆受身赤血球凝集反応参照→p.325).

b) TPPA

TPPA(Treponema pallidum particle agglutination)はゼラチン粒子に菌体成分を結合させて行う間接凝集反応である. 感度がよく簡便であり, TPHAに比較して非特異的反応が少ない. 基準値は血清で1:80以下, 髄液で1:10以下である.

c) FTA-ABSテスト

FTA-ABS (fluorescent treponemal antibody absorption test)はスライドグラスに固定したTP菌体(基質)に被検血清を反応させ, 洗浄後フルオレセインイソチオシアネート(FITC)標識抗ヒト免疫グロブリンを反応させる. 被検血清には非病原性 Treponema に対する抗体が存在することがある. 被検血清は非病原性 Treponema phagedenis(Reiter株)培養液の加熱上清を含む吸収希釈液で吸収処理してから試験に用いる. FTA-ABSテストは鋭敏な方法であり, IgG, IgMを分けて検出できる利点がある(第30章A.5. FTA-ABSテスト(梅毒トレポネーマ蛍光抗体吸収試験)参照→p.352).

d) イムノクロマト法

イムノクロマト法(immunochromatographic assay; IC)ではTP抗原または遺伝子工学で作製したTpN47抗原(分子量47kDの細胞膜蛋白抗原)とTp15-17(分子量15kDと17kDの細胞膜融合抗原)が抗原として用いられる. 反応カセットの判定部には抗原が固定化され, 検体滴下部でアルカリホスファターゼ(ALP)標識抗原と反応した検体中の抗TP抗体が展開液により移動し, 固定化された抗原とサンドイッチ複合体を形成する. 複合体にALPの基質(BCIP)を反応させ判定する. 反応確認用のリファレンスラインは判定位置より下流に抗ALP抗体を固定化してあり, 陰性の場合(標識抗原が検体の抗体と反応しなかった), 標識抗原と反応してラインを形成する. ICは約15分間で判定できる.

e) ラテックス凝集法

ラテックス凝集法(latex agglutination; LA)はNichols株TP抗原を結合させたラテックス粒子と抗体との凝集により生じる濁度を測定する方法である. 自動分析装置を用いることから, 短時間で判定できる.

f) その他の反応

化学発光酵素免疫測定法(CLEIA)による全自動測定法もある.

f. 梅毒の生物学的偽陽性

抗CL抗体が梅毒患者以外にもみられる場合を生物学的偽陽性(biological false positive reaction; BFP)とよぶ. BFPは, ①急性BFP(ある疾患に罹患後数か月以内に陰性となるもの), ②慢性BFP(数年, 時には一生にわたり陽性となるもの)とに分けられる. BFPは自己免疫疾患(全身性エリテマトーデス, 関節リウマチなど), 感染症[伝染性単核症, 非定型肝炎(異型肺炎), Weil(ワイル)病, 発疹チフス, エイズ, 麻疹, 水痘, ハンセン病, マラリア], 肝疾患, ヘロイン中毒にみられる. また, 組織培養によりつくられたワクチンの接種によりBFPがみられることがある. これは培養細胞のミトコンドリア表面のCLによると考えられている. BFPの抗体価は一般に低く, 陽性と陰性を繰り返すこともある. 稀に健常者にもみられる. BFPの50%は30歳以下で, 70%は女性である.

[梅毒とBFPの鑑別]

抗TP抗体の検査により梅毒かBFPか判定できる. TP抗体陰性でBFPと判定された場合, 他の疾患を疑い精査する必要がある.

日本での報告はないが Treponema pallidum subsp. pertenue によるフランベジア[frambesia, またはヨウ(yaws)病], Treponema pallidum subsp. endemicum による流行性梅毒(nonvenereal syphilis, bejel)との血清学的鑑別診断は困難である.

2. 結核

a. 結核菌の感染と免疫

結核(tuberculosis)は結核菌(*Mycobacterium tuberculosis*)を含む飛沫核の吸引により起こる．初感染では多くの場合発症を免れるが，宿主の免疫力が低い場合に発症する（一次結核症）．

結核菌は肺胞マクロファージに取り込まれるが，ファゴゾーム内では殺菌されず，感染が成立する．血中の単球も感染部位に集結する．感染巣には上皮細胞様の活性化マクロファージ（類上皮細胞；epithelioid cell）とそれらが融合した多核巨細胞〔multinucleated giant cell (Langhans giant cell，ラングハンス巨細胞)〕がみられる．類上皮細胞と多核巨細胞は類上皮細胞肉芽腫(epithelioid cell granuloma)といわれる結節性の病変を形成して菌を閉じ込める．結節はマクロファージの産生するサイトカインによりチーズ様（乾酪壊死）になり，また石灰化することで，さらに結核菌を閉じ込める．しかしながら，一部の結核菌は結節内で長期に生存し，免疫力の低下した場合に発症する（二次結核症）．

結核菌に対する免疫は主としてT細胞とマクロファージによって担われる．マクロファージはTLR2，4，9を介して結核菌を認識する．また，マクロファージはIL-1，TNF-α，IL-12などのサイトカインを産生してNK細胞を活性化してIFNの産生を促すとともに，CCL2(MCP1)，CCL3(MIP-1α)などのケモカインを産生して他のマクロファージを感染部位に動員する．獲得免疫は結核菌のつくるペプチドがマクロファージ膜上のMHCクラスII分子とともにTh1細胞に提示され成立する．Th1細胞はIFN-γなどを産生してマクロファージを活性化する．IFN-γにより活性化したマクロファージは結核菌を殺菌できる．また，Tc細胞は直接感染細胞を傷害する．

BCG(Bacille de Calmette et Guérin)はウシ型弱毒結核菌でヒト結核菌と共通抗原をもつことから，生ワクチンとして結核予防に用いられている．感作生体にBCGを再接種すると，局所に潰瘍を生ずる．これは強い遅延型過敏反応の結果である．

b. 結核の免疫学的診断

結核菌から分離精製して得られた精製ツベルクリン(purified protein derivatives；PPD)を皮内接種して48時間後に局所の発赤と硬結の程度を計測する．発赤の径が9 mm以下で陰性，10 mm以上は弱陽性であるが，10 mm以上で硬結を伴うものを中等度陽性，硬結・水疱・二重発赤を伴うものを強陽性とする．ツベルクリン反応は結核菌感染の有無，BCGによる免疫効果の判定に用いる．

3. A群レンサ球菌感染症

A群レンサ球菌感染症は*Streptococcus pyogenes*の感染により引き起こされる．主な病型は経皮感染による化膿性疾患（蜂窩織炎，膿痂疹），菌付着物より感染する猩紅熱，咽頭感染によるリウマチ熱および咽頭感染と経皮感染後にみられる糸球体腎炎などである．現在では猩紅熱，リウマチ熱ともに減少しているが，最近急性経過をたどる劇症型の全身感染症が報告されている．A群レンサ球菌のもつ発熱毒素(streptococcal pyrogenic exotoxin；SpA)がスーパー抗原として作用すること，宿主の免疫応答などが要因であると考えられている．

a. A群レンサ球菌の抗原と免疫応答

A群レンサ球菌の抗原系は複雑であり，また多くの毒素および酵素を産生することから，免疫応答の多様な原因となる（図5）．主な抗原としては細胞壁の多糖体抗原と莢膜抗原（ヒアルロン酸とムコ多糖体）および蛋白抗原(M，R，T)などがある（図6）．

b. A群レンサ球菌産生毒素

①ストレプトリジンO(streptolysin O；SLO)：A，C，G群レンサ球菌の産生する溶血毒であり，β溶血を起こす．Cholに親和性が高く，細胞膜

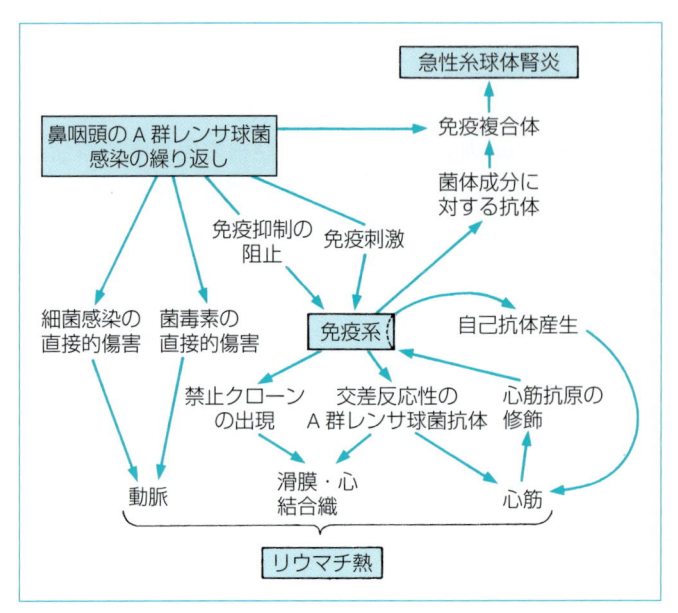

図5 A群レンサ球菌感染とリウマチ熱，糸球体腎炎の発症
(京極より，一部改変)

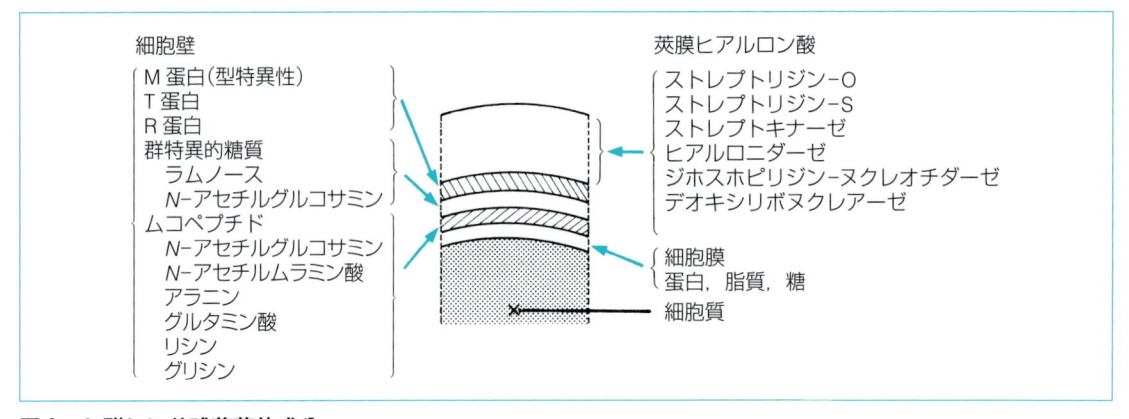

図6 A群レンサ球菌菌体成分
(Krauseによる)

に結合して細胞を破壊する．酸素によって不活化される．抗SLO (anti-streptolysin O ; ASLO) の測定は診断に利用される (第29章 A 抗ストレプトリジンO (ASLO) 価参照→ p.343)．

②ストレプトキナーゼ (streptokinase ; SK)：プラスミノーゲンに作用してフィブリンを溶解する．

③**発熱毒素** (streptococcal pyrogenic exotoxin)：猩紅熱毒素ともいわれ，ファージ上に遺伝子がコードされ，SpA, B, C, F, G, H, J の 7 種類が知られている．

c. A群レンサ球菌の病原性

1) リウマチ熱 (reumatic fever)

リウマチ熱はA群レンサ球菌の咽頭感染後3～4週の潜伏期を経て発症する．持続性の発熱，多発性関節炎，心内膜炎などを起こす．これらの疾患が起こる機序について，菌体の構成成分と宿主の組織成分との血清学的交差反応が考えられている．例えば，ヒアルロン酸は関節組織と細菌莢

膜に存在する．また，M蛋白関連抗原や菌の細胞壁の糖質と筋線維鞘との共通抗原の存在も考えられている．

2) A群レンサ球菌感染後糸球体腎炎 (poststreptcoccal glomerulonephritis)

A群レンサ球菌による咽頭および経皮感染後1〜3週で糸球体腎炎がみられることがあり，血尿，蛋白尿，乏尿などの腎不全症状を呈す．A群レンサ球菌細胞膜成分と腎糸球体基底膜成分との交差反応で起こるIII型アレルギー反応である（図5）．

d. A群レンサ球菌感染症の血清診断

SLOはウサギ赤血球を溶血させる．SLOに対する中和抗体であるASLOはSLOの溶血を阻止する．ASLOの抗体価を測定することでA群レンサ球菌感染の血清診断を行う〔Rantz-Randall（ランツ・ランダル法）〕ことができる（第29章 A, 1. Rantz-Randall法（試験管法）参照→ p.343）．また，ALSO抗体価測定法には，ゼラチン粒子にSLOを結合させた粒子凝集法 (PA)，固定赤血球にSLOを結合させた受身赤血球凝集反応 (PHA) などの間接凝集反応やラテックス粒子にSLOを結合させて行う比ろう法 (LAIA) がある．A群レンサ球菌に対しては多くの人がすでに感作が成立しており，再度の感染によりASLO価は比較的早期に上昇するので診断価値は高い．

A群レンサ球菌感染の免疫検査には，SKに対する抗ASK抗体の測定もPHA, PAなどを用いて行われる．PAでの抗ASK抗体の基準値は成人で1：2,560以下，小児で1：5,120以下である．

4. サルモネラ感染症

サルモネラ感染症はチフス菌（*Salmonella enterica* subsp. *enterica* serovar Typhi）やパラチフス菌（*Salmonella enterica* subsp. *enterica* serovar Paratyphi A, B）の感染により起こる重篤な腸チフス（typhoid fever）と比較的軽微な腸炎を起こす食中毒の非チフス性サルモネラ感染症に分けられる．小腸粘膜上皮細胞に侵入した *Salmonella* はマクロファージに取り込まれるが殺菌されず，細胞内で増殖する．食中毒を起こす *Salmonella* はそこで腸炎を起こすにとどまるが，チフス菌は全身に伝播し，菌血症を起こす．

確定診断は血中，便，尿からの菌の検出により行われるが，血清診断としてチフス菌のO, H, Vi抗原に対する抗体価を測定するWidal（ウィダール）反応が行われる．腸チフスではVi凝集価が1：80以上，O凝集価が1：320以上，パラチフスA, BではO凝集価が1：160以上とされる．抗体価は感染後2週から上昇して3週でピークに達する．また，ペア血清で4倍以上の上昇があれば感染と考えられる．

5. 風疹

風疹（rubella）はトガウイルス科（Togaviridae）のルビウイルス属（*Rubivirus*）の風疹ウイルス（Rubella virus）の感染によって起こる全身性のウイルス性疾患である．風疹ウイルスは1本鎖RNAウイルスであり，エンベロープにE1, E2をもち，その複合体は赤血球凝集活性をもつ．

a. 風疹ウイルス感染と免疫

風疹ウイルスの宿主はヒトのみであり，感染は感染者からの鼻咽頭分泌物による飛沫感染と接触感染により起こる．2〜3週間の潜伏期のあとに発症し，ウイルス血症を起こす．発疹を伴う全身感染症であるが，予後はよい．一度の罹患で終生免疫が成立すると考えられているが，妊娠初期（1〜2か月）に感染すると子宮内感染により胎児も感染し，奇形児などの**先天性風疹症候群**（congenital rubella syndrome；CRS）を引き起こすことがある．CRSの罹患児は長期にわたりウイルスを保有する．予防には風疹ウイルス生ワクチンが有効である．

b. 風疹の血清診断

風疹ウイルスはミドリザル腎細胞を用いて分離することも可能であるが，一般には抗体検査で判

定する．風疹ウイルスのE1，E2複合体にはガチョウの赤血球を凝集する赤血球凝集活性がある．発疹出現2～3日後と1～2週間後のペア血清を用いて赤血球凝集抑制（HI）試験を行い，4倍以上の上昇で感染と判定できる．また，EIAも用いられIgMおよびIgG抗体のクラス測定が可能である．IgM抗体の検出は初感染の診断に有用である．

6. インフルエンザ

インフルエンザ（influenza）はオルトミクソウイルス科（Orthomyxoviridae）に属するインフルエンザウイルス（Influenza virus）により引き起こされる感染症である．ウイルスは1本鎖RNAをゲノムにもち，核蛋白（NP）とマトリックス蛋白（M1）の抗原性の相違により，A，B，Cの3つの型に分類される．急性の呼吸器疾患で特にA，B型の感染では強い気道症状・全身症状が現れる．

a. インフルエンザウイルス感染と免疫

インフルエンザウイルスのA型とB型の表層には宿主細胞に吸着するためのHA蛋白と細胞内で増殖したウイルスが放出される際，宿主の細胞膜を破壊するNA蛋白が存在する．A型のHAは16種類，NAは9種類あり，それぞれの組み合わせの数のウイルスが存在する．A型は不連続変異，および連続変異を起こし抗原性を変えることで宿主の免疫機構から逃れる（第27章D凝集抑制反応参照→p.328）．

インフルエンザは患者の咳・くしゃみなどによるウイルス飛沫の吸引により起こる上気道の感染症である．症状は高熱，悪寒，筋肉痛など多彩で強い．インフルエンザウイルスは短期間で伝播を繰り返す短サイクルウイルスに分類される．潜伏期は1～3日で，新たな宿主への伝播期間も2～3日である．このことから治療に用いられるNA蛋白阻害薬のリン酸オセルタミビル〔oseltamivir phosphate 商品名タミフル（Tamiflu®）〕の服用は48時間以内が有効とされる．予防にはHAワクチンの接種が行われるが，IgA抗体の誘導ができないことから，感染そのものの防御は期待できない．しかしながら，ワクチン接種により誘導されるIgG抗体は重症化を防ぐには有効である．再感染防御には細胞性免疫よりも液性免疫が有効である．

b. インフルエンザ感染の血清診断

インフルエンザの血清診断はペア血清を用いたHI試験で行われる．また，HI試験では抗原変異の解析も可能である．ウイルスの検出は鼻腔拭い液や吸引液からイムノクロマト法（IC）を用いて行う．ICは15分間程度で判定できるので臨床的診断価値が高い．しかしながら，咽頭拭い液からの検出率は低く，発症早期での陽性率も低い．ICではインフルエンザA型とB型の鑑別は可能であるが，A型の亜型の区別はできない．

7. EBV感染症

Epstein-Barr（エプスタイン・バー）ウイルス（EBV）はヘルペスウイルス科のγヘルペスウイルス亜科（Gamma herpesviridae）に属するDNAウイルスであり，4型ヒトヘルペスウイルスに分類されている．名称はM. A. EpsteinとY. M. Barrに由来する．

a. EBV感染と免疫

日本人は幼児期にEBVに約90％が感染するが，ほとんどが不顕性感染である．また，成人では，ほぼ100％が抗体陽性と考えられている．しかしながら，思春期以降に感染すると伝染性単核症を起こすことがある．アフリカの中央部の小児にみられるBurkitt（バーキット）リンパ腫，中国南部の成人にみられる上咽頭癌はEBVが関与していると考えられている．

b. EBV感染症の血清診断

血清診断はEBVの抗原に対する特異抗体を間接蛍光抗体法またはEIAで検出する．

① EBVカプシド抗原（viral capsid antigen；VCA）：EBVのヌクレオカプシドにある抗原で

抗 IgM-VCA 抗体と抗 IgG-VCA 抗体の同時検出は伝染性単核症の急性期を示す．抗 IgG-VCA 抗体単独の検出は EBV の既往感染を示す．EBV 感染細胞である P3HR-1 を用いて抗 EBV-VCA 抗体を間接蛍光抗体法で検出する．EIA も行われる．

②EBV 初期抗原（early antigen；EA）：EBV 感染の指標となる抗体である．Burkitt リンパ腫，上咽頭癌で抗 IgA-EA 抗体が上昇する．

③EBV 核抗原（EBV nuclear antigen；EBNA）：DNA 結合蛋白抗原であり，6種類ある．感染後数週間後に検出される．

④EBV 膜抗原（EBV determined cell membrane antigen；EBVMA）：伝染性単核症の急性期に出現する．

⑤Paul-Bunnell（P-B）（ポール・バンネル）抗体：EBV とヒツジ赤血球との交差反応で産生される異好抗体を検出する古典的方法である．P-B 抗体の抗体クラスは IgM が多い．P-B 抗体陽性の場合，血清中に存在する他の異好抗体と区別するため，Davidsohn（ダビッドソン）の吸収試験を行ってから Paul-Bunnell（P-B）反応を行う（第2章 C．2．d．異好抗原参照 → p.11）．

8. ウイルス肝炎

現在，明らかになっているウイルス肝炎は図7に示した A〜E の5型に分類される．

a. A 型肝炎

1) A 型肝炎ウイルス（hepatitis A virus；HAV）

HAV はピコルナウイルス科（Picornaviridae）のヘパトウイルス属（*Hepatovirus*）に分類される直径 27 nm の球状粒子で，エンベロープをもたない．7,500 塩基対の1本鎖 RNA ウイルスで VP1-4 の構造蛋白と 2A-C，3A-D の非構造蛋白をコードしている．HAV は塩基配列により 1A，1B，2，3A，3B，4，5，6，7型に分類されている．日本では 1A と 3B が多い．感染様式は経口感染であり，冬から春にかけて流行がみられる．

HAV は肝で増殖し，腸管から糞便に排泄されることから，患者の糞便が主な感染源となる．HAV は排泄された糞便中で長期に生存する．また，比較的耐熱性であり 56℃で 6 時間あるいは 60℃で 2 時間で安定であり，100℃で 5 分間で不活化される．HAV は感染者の血中にも存在し，血行性でも感染することから採血などでは注意が必要である．

潜伏期は 2〜6 週間であり，一過性の急性肝炎として約 1 か月で治癒し，激症化することはまれである．また，慢性化することもキャリアになることもない．不顕性感染も多くみられる．

HAV は肝細胞に強い親和性があるが，ウイルスによる肝細胞への直接傷害は少なく，Tc 細胞，NK 細胞，サイトカインがその傷害機序に大きく関与すると考えられている．IgG-抗 HAV 抗体は中和抗体であり，回復後終生にわたり検出される．A 型肝炎の予防には不活化ワクチンが用いられ，効果は接種後 3 年とされる（図7）．

2) A 型肝炎の血清診断

A 型肝炎発症後 1 週で IgM-抗 HAV 抗体が上昇し，遅れて IgG-抗 HAV 抗体が出現する．抗 IgM 抗体は発症後 2〜6 か月で陰性化するが抗 IgG 抗体は治癒後も長期間持続する．日本では高齢者の抗体陽性率が高く，若年者ではきわめて低い．IgM-抗 HAV 抗体の検出は HAV 感染の指標となる．検査法は EIA，CLIA，CLEIA が用いられる．

b. B 型肝炎

1) B 型肝炎ウイルス（hepatitis B virus；HBV）

HBV はヘパドナウイルス科（Hepadonaviridae）のオルトヘパドナウイルス属（*Orthohepatovirus*）に分類される DNA ウイルスで，Dane 粒子，中空の球状粒子，管状粒子から構成される．感染性をもつのは Dane 粒子のみであり，それ以外の粒子は核酸が欠如することから感染性はない．

B 型肝炎は感染後 1〜6 か月の潜伏期を経て発症する．成人が感染した場合，一過性の急性感染で終わることが多いが，一部は劇症化する．ま

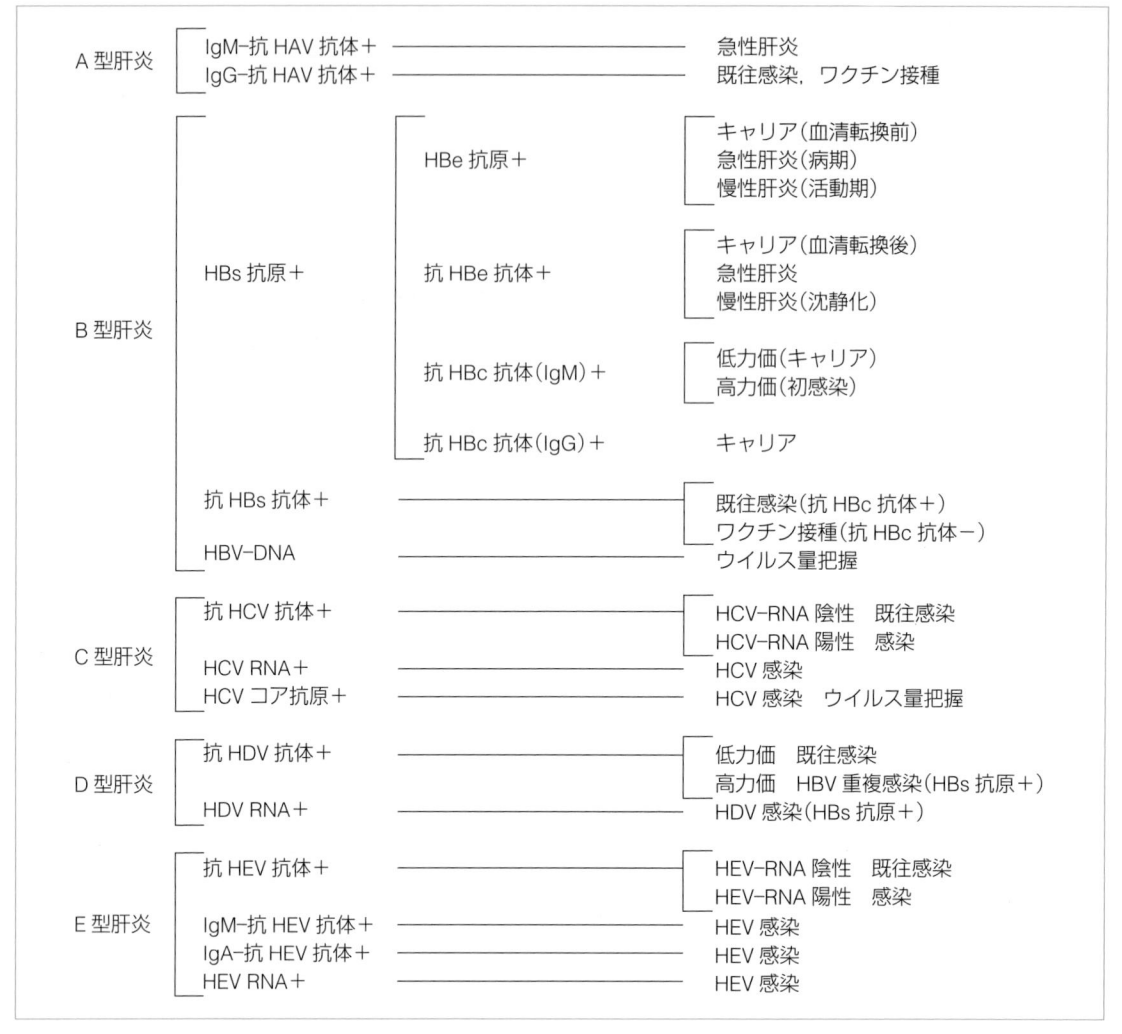

A型肝炎	IgM-抗HAV抗体+		急性肝炎
	IgG-抗HAV抗体+		既往感染, ワクチン接種
B型肝炎	HBs抗原+	HBe抗原+	キャリア(血清転換前) 急性肝炎(病期) 慢性肝炎(活動期)
		抗HBe抗体+	キャリア(血清転換後) 急性肝炎 慢性肝炎(沈静化)
		抗HBc抗体(IgM)+	低力価(キャリア) 高力価(初感染)
		抗HBc抗体(IgG)+	キャリア
	抗HBs抗体+		既往感染(抗HBc抗体+) ワクチン接種(抗HBc抗体−)
	HBV-DNA		ウイルス量把握
C型肝炎	抗HCV抗体+		HCV-RNA陰性 既往感染 HCV-RNA陽性 感染
	HCV RNA+		HCV感染
	HCVコア抗原+		HCV感染 ウイルス量把握
D型肝炎	抗HDV抗体+		低力価 既往感染 高力価 HBV重複感染(HBs抗原+)
	HDV RNA+		HDV感染(HBs抗原+)
E型肝炎	抗HEV抗体+		HEV-RNA陰性 既往感染 HEV-RNA陽性 感染
	IgM-抗HEV抗体+		HEV感染
	IgA-抗HEV抗体+		HEV感染
	HEV RNA+		HEV感染

図7 ウイルス肝炎のマーカーと意義

た, 不顕性感染もある. 出産時の産道感染はHBVキャリア📖となる確率が高く, 長い経過の後, 一部が慢性肝炎に移行し, その一部が肝硬変, 肝癌へと進展する.

2) HBVとHBV関連抗原

Dane粒子はコアの部分に環状DNA, DNAポリメラーゼ, HBc抗原およびHBe抗原をもち, エンベロープにはHBs抗原が発現している(図8). DNAは約3,200塩基対からなる2本鎖のDNAであるが, 一部が1本鎖である. DNAには4つのopen reading frame(pre-S/S:HBs抗原蛋白コード, pre-C/C:HBcとHBe蛋白コード, P:DNAポリメラーゼコード, 逆転写酵素📖, 5'末端結合蛋白, X:X蛋白コード)がある.

肝細胞に侵入したウイルスは核内に移動し, 不完全環状2本鎖DNAから完全環状2本鎖DNA(covalently closed circular DNA;cccDNA)に転換される. cccDNAから4種類のmRNAの転写により, HBs抗原, HBc抗原, HBe抗原, 逆転写酵素を含むポリメラーゼとX蛋白のmRNAが翻訳され, Dane粒子が形成される. 一方, これとは別のルートでmRNAにより翻訳されたHBs抗原やHBe抗原も血中に放出される. HBs抗原は球状粒子および管状粒子として多量に血中に放

出される．また，HBc抗原とp22cr抗原を含む中空粒子も形成され，同様に血中に放出される．血中HBe抗原量が多いことはDane粒子が多く存在することを意味する．

HBs抗原にはアミノ酸の抗原性の違いにより4つの血清型(serotype)すなわちadr, adw, ayr, ayw(aは共通でdとyおよびrとwはそれぞれ対立遺伝子)があり，地理的分布がみられる(日本ではadr, adwのどちらかであり，北日本と南日本ではその分布が異なる)．また，HBVのpre-S/S遺伝子配列の違いによりA〜Hの8種類の遺伝子型(genotype)が報告され，臨床的意義は血清型より遺伝子型のほうが大きいと考えられている．遺伝子型にも地域特異性があり，亜型分類もされている．日本ではC型が85%と多く，次いでBj型(日本型)が12%であり，A型が2%である．

3) HBV感染と抗原および抗体の動向(図7)

a) 急性感染での推移

潜伏期にHBs抗原が血中に出現するが，極期にはむしろ検出されにくく，やがて消失する．また，その前後よりIgM-抗HBc抗体が検出されるようになる．遅れてIgG-抗HBc抗体がみられる．HBe抗原も発症前後より出現するが，やがて消失し，代わって抗HBe抗体が出現する．肝機能が正常化後，数か月すると抗HBs抗体が出現する(図9)．抗HBs抗体はHBVに対する唯一の中和抗体であり，この抗体の出現は治癒を意味する．

HBVの急性感染は多くの場合，予後良好の一過性の疾患として経過するが，まれに劇症化がみられる．近年，HBs抗原陰性，抗HBs抗体または抗HBc抗体陽性でも肝細胞内に微量のcccDNAが残っていることがあり，免疫能の低下により発症することが報告された．この肝炎は *de novo* 肝炎とよばれる．

b) HBVキャリア(図10)

免疫機構が未成熟の新生児はHBVを排除できず持続感染状態となる．出生時の産道感染が主な感染経路である．乳幼児期にはHBs抗原および

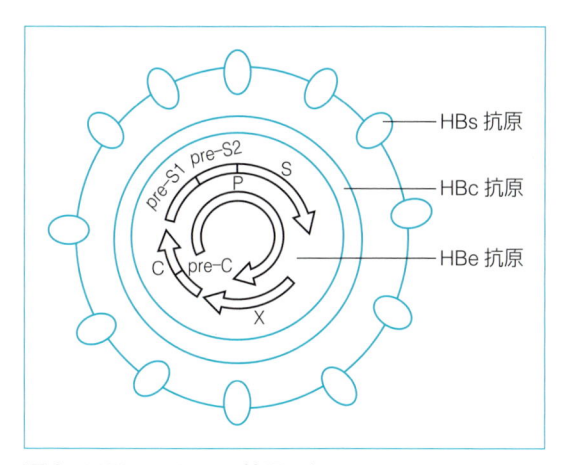

図8　HBVのDane粒子のシェーマ

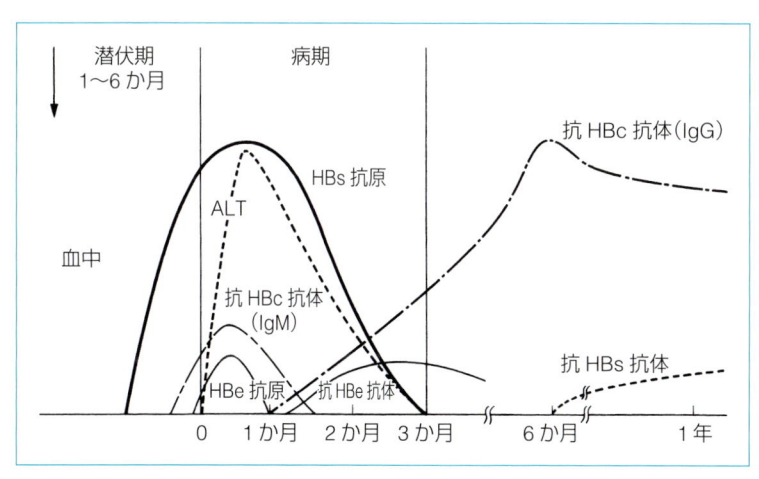

図9　B型肝炎の経過(一過性感染)

170　II. 各論

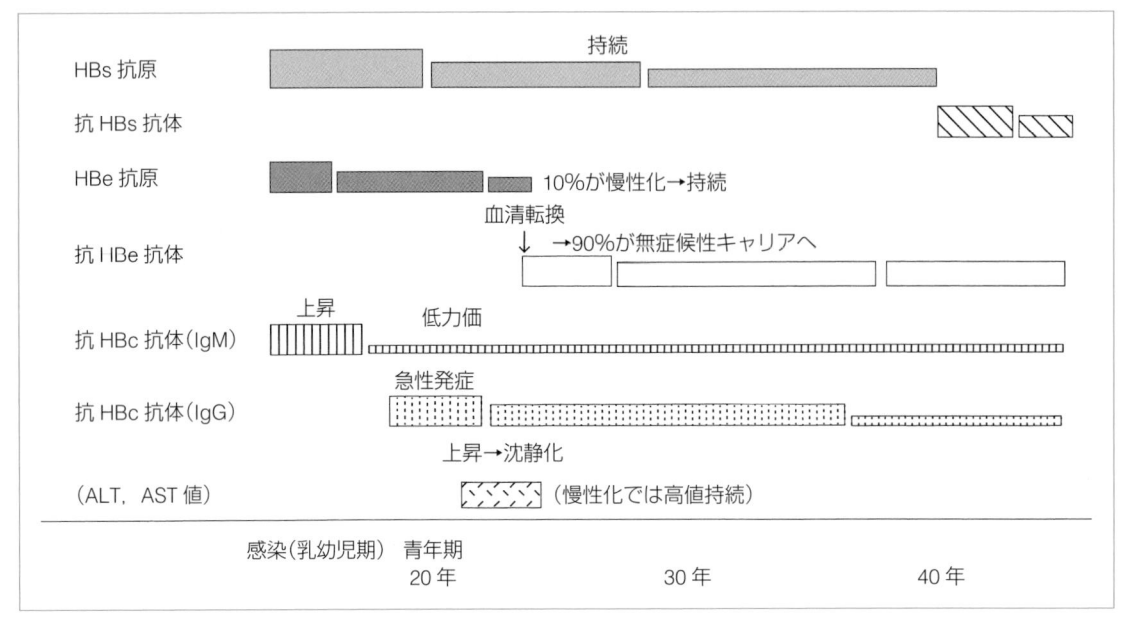

図10　HBVキャリアの抗原および抗体の変動

HBe抗原が検出されるが肝障害はない．多くは免疫機構が発達する青年期に急性発症として発病し，数か月～数年の経過後HBe抗原が陰性化して抗HBe抗体が陽性となる〔血清転換（seroconversion）〕と沈静化する．HBs抗原は沈静化後も陽性であることが多い．抗HBe抗体が検出されたことは肝炎が終息に向かったことと，感染性の低下を意味し，無症候性キャリアとなる．遺伝子型のBj型はC型に比較して血清転換を起こしやすいことが知られている．血清転換が起きる理由として，pre-C領域の遺伝子変異による変異株の出現でHBe抗原の産生が低下または停止することが考えられている．

急性感染との鑑別は，HBs抗原が長期にわたり陽性であることとIgM-抗HBc抗体が陰性か低力価であることにより判定できる．

c) 慢性感染での推移（図10）

HBVキャリアで血清転換が起こらない場合，HBe抗原が陽性の慢性活動性肝炎となる．慢性活動性肝炎の30%近くは肝硬変に移行し，一部は肝癌に進展する．肝癌発生の機構にはX領域遺伝子の関与が重要視されている．また，慢性肝炎にも低頻度であるが劇症化がみられることがある．さらに，抗HBe抗体陽性でも低頻度で劇症化がみられることがある．遺伝子型A，C型は慢性化しやすく，A型は成人の初感染でキャリア化する確率が高い．また，C型での慢性化は肝硬変，肝癌への進展が高率である．Bj型は比較的予後良好でpre-Cの変異率は高く，無症候性キャリアへの移行率が高い．

4) HBVに対する免疫応答

HBs抗原に対する抗体，すなわち抗HBs抗体は前述したようにHBVに対する唯一の中和抗体であり，この抗体の検出はB型肝炎の治癒ならびに既往感染を示す．HBVは本来毒性の低いウイルスであり，肝細胞傷害は主にHBc抗原とMHCクラスI分子を認識したTc細胞により起こると考えられている．肝障害のみられないキャリアでは，免疫応答が惹起されていない．

HBVが血中に球状粒子，管状粒子を大量に放出することは，免疫機構がDane粒子を攻撃するのを回避させるためと考えられている．

5) HBV感染の予防

HBVは輸血後肝炎として重要であったが，ウ

イルスの検出が確立されてからは，輸血を介した感染は少ない．一方，性交渉でも感染することから，現在ではSTDの性格が強い．HBe抗原陽性の母親から児への感染は非常に高率であるが，周産期の感染が主であるため，生後すぐにB型肝炎免疫グロブリン(HBIG)(抗HBs抗体)で受動免疫を行って，次いでワクチンによる能動免疫を行う方法が大きな効果をあげている．しかしながら，近年HBs抗原領域の遺伝子変異によりHBIGやHBVワクチンが無効なエスケープミュータント株の存在も報告されている．

6) HBV関連抗原抗体の検査法

HBs抗原の検出にはRPHA，EIA，LAIA，CLIA，CLEIA，ICが用いられる．EIA，CLIA，CLEIAでは，すべての遺伝子型が判定できる．抗HBs抗体の検出にはPHA，EIA，RIAなどが利用されている．HBc抗原に対するIgMとIgG抗体の鑑別にはEIAおよびRIAが用いられる．また，HBVのDNAの定量にはTMA(transcription-mediated amplification)法とリアルタイムPCR(RT-PCR)法が用いられ，HBe抗原の測定とともに治療方針の指標に利用される．

近年，HBVコア関連抗原の測定が行われるようになった．**HBVコア関連抗原(HBV core related antigen；HBcrAg)**はHBc抗原，HBe抗原，p22cr抗原の3種類より構成されるプレコア蛋白の抗原であり，その値にはHBV-DNA量およびcccDNA量との相関がみられることから，病態判定に有用とされる．HBcrAgの測定はCLEIAを用いた全自動測定システムで行われる．

c. C型肝炎

1) C型肝炎ウイルス(hepatitis C virus；HCV)

HCVはフラビウイルス科(Flaviviridae)のヘパシウイルス属(*Hepacivirus*)に分類されている．遺伝子は1本鎖のRNAからなり，ウイルスの複製に必要な領域が7つある(C，E1，E2/NS1：ウイルス粒子の構造蛋白形成領域；NS2，NS3，NS4，NS5：プロテアーゼ，ヘリカーゼ，RNAポリメラーゼ関連非構造蛋白形成領域)．エンベロープをもつ．また，遺伝子型の検索により，1a，1b，2a，2b，3a，3b，4，5a，6aに分類された．日本でみられるのは70%が1b型であり，2a型が25%，2b型が5%，1a型がまれである．

HCVの感染は非経口的であり，約2週〜3か月間の潜伏期のあとに発症する．約30%が不顕性感染に終わる．発症しても症状は比較的軽く黄疸もあまりみられないが，慢性化の傾向が強く，感染者の70%に達する．C型慢性肝炎では自然治癒はほとんどみられず，肝細胞の線維化が徐々に進み，慢性肝炎から10年で肝硬変，さらに10年で約半数が肝癌へと進展する．また，アルコール性肝硬変でもHCVに対する抗体の陽性率が高いことから，HCVの関与が疑われている．

慢性化の機序にはHCVは抗原変異が早く中和抗体ができにくいこと，Tc細胞による肝細胞傷害が少ないことなどが原因と考えられている．HCVに特異性をもつIgM型のクリオグロブリンが高率に検出されることがあり，IgM-IgG免疫複合体が腎糸球体基底膜やメサンギウムに沈着すると膜性増殖性腎炎の原因となる．

C型肝炎の治療にはIFN療法が行われるが，1b型はIFN抵抗性である．現在，HCVのワクチンはない．

2) HCV抗体および関連抗原の検出(図7)

HCV感染の検査法として，血清中のHCV関連抗原に対する抗体検査(RIAおよびEIA)がスクリーニングとして用いられている．NS3とNS4領域の産物である非構造蛋白c100-3抗原に対する抗体を検出する第1世代試薬とC領域の産物であるcoreおよびNS領域の遺伝子産物に対する抗体を検出する第2世代と第3世代の試薬がある．第1世代試薬は偽陽性が多いが，第2世代，第3世代の試薬はスクリーニングとしての価値が高い．しかしながら，PCR法を応用して血清中のHCV-RNAおよびウイルス量を検出する方法，さらにHCVコア抗原のEILSA(第30章B酵素免疫測定法参照→p.354，**カラー図譜口絵6参照**)による検査法が実用化された現在，抗体測定による感染診断の臨床的価値は低い．HCV-

RNA と HCV コア抗原測定は早期診断と治療の指針に有用である.

d. D 型肝炎
D 型肝炎ウイルス (hepatitis deltavirus ; HDV)

HDV は直径 40 nm の 1 本鎖環状 RNA をもつウイルスである. HDV は HBV のヘルパー作用がないと増殖できないウイルスであり, 外被が HBs 抗原で覆われ, 内部にゲノムをコードするδ抗原がある. HBV と同時感染 (coinfection) または重複感染 (superinfection) する. 急性肝炎では重症化する傾向が強く, キャリアから慢性活動性肝炎へ移行して肝硬変に進展する確率も高い. HDV には 5 種の遺伝子型があり, 日本では 4 型が多い.

e. E 型肝炎
E 型肝炎ウイルス (hepatitis E virus ; HEV)

HEV はカリシウイルスに分類されていたが, 現在ではヘペウイルス科 (Hepeviridae) のヘペウイルス属 (*Hepevirus*) に分類されている. HEV は 1 本鎖の RNA ウイルスで直径 30 nm 前後の球状粒子である. 4 種類の遺伝子型があり, 日本では 3 型と 4 型が検出されている. HEV の潜伏期は 2～9 週間とされ, 一過性の急性肝炎としてほぼ 1 か月で治癒する. 加熱不十分のイノシシやブタ肉から経口感染する. ヒトからヒトへの感染は少ないと考えられているが, ウイルスは HEV 感染者の血中にも存在することが知られており, 採血時や輸血用血液の検査に注意が必要である.

E 型肝炎は慢性化することはないが, まれに劇症化 (1～2%) することがあり, 4 型の感染は重症化しやすいことが報告された. 高齢者で重症化しやすく, 若年層では不顕性感染が多い. 海外では妊婦の感染での死亡率が高く, 20% にも達する報告があるが, 日本での報告はない. HEV 感染は発展途上国の青年および壮年層に多くみられるが, 日本でも定着したと考えられる. HEV 感染の血清学的診断には EIA による IgM, IgA 抗体, IgG 抗体の検出法がある. IgM, IgA 抗体は急性期から回復期にかけて出現するので感染の診断に利用される. IgG 抗体は急性期に出現し回復期に上昇する. 確定診断には RT-PCR による HEV-RNA を検出する (図7).

9. HIV 感染症

ヒト免疫不全ウイルス (Human immunodeficiency virus ; HIV) はレトロウイルス科 (Retroviridae) のレンチウイルス属 (*Lentivirus*) に分類される 1 本鎖 RNA ウイルスであり, エイズ〔後天性免疫不全症候群 (acquired immunodeficiency syndrome ; AIDS)〕の原因ウイルスである. HIV は 1981 年に米国で報告されて以来, 世界中に蔓延している. 現在 HIV-1 型と HIV-2 型が同定されており, 1 型は M (Main), O (Outer), N (New) の 3 グループに分けられ, また M グループには A～D, F～H, J, K のサブタイプがある. E と I は組み換え体であり削除されている. 2 型は A～G に分類される. 1 型は 2 型より感染性も病原性も強い.

a. HIV 感染と経過

主な感染経路は性行為と血液を介してであるが, 母子感染も高率にみられる. 性行為では男性から女性への感染が高率である.

HIV はエンベロープの gp120 を介して $CD4^+$ T 細胞およびマクロファージに結合する. また, 細胞内への侵入には co-receptor であるケモカインレセプター (CXCR4 または CCR5) への結合も必要である. HIV は細胞内に侵入後, 自己のもつ逆転写酵素により DNA を合成する. DNA は細胞に組み込まれプロウイルス (provirus) 📖 となり, 宿主細胞の染色体に組み込まれる. プロウイルスは転写され mRNA とゲノム RNA となり, mRNA はスプライシング (splicing) を受けたあと, ウイルス蛋白を合成する.

HIV に感染しても大部分は数年の間無症状であることが多いが, $CD4^+$ T 細胞の緩徐な減少がみられる. さらに, 末梢 T 細胞数と $CD4^+$ T 細胞の減少とともにエイズの前駆症状を起こす. この時期をエイズ関連症候群 (AIDS-related com-

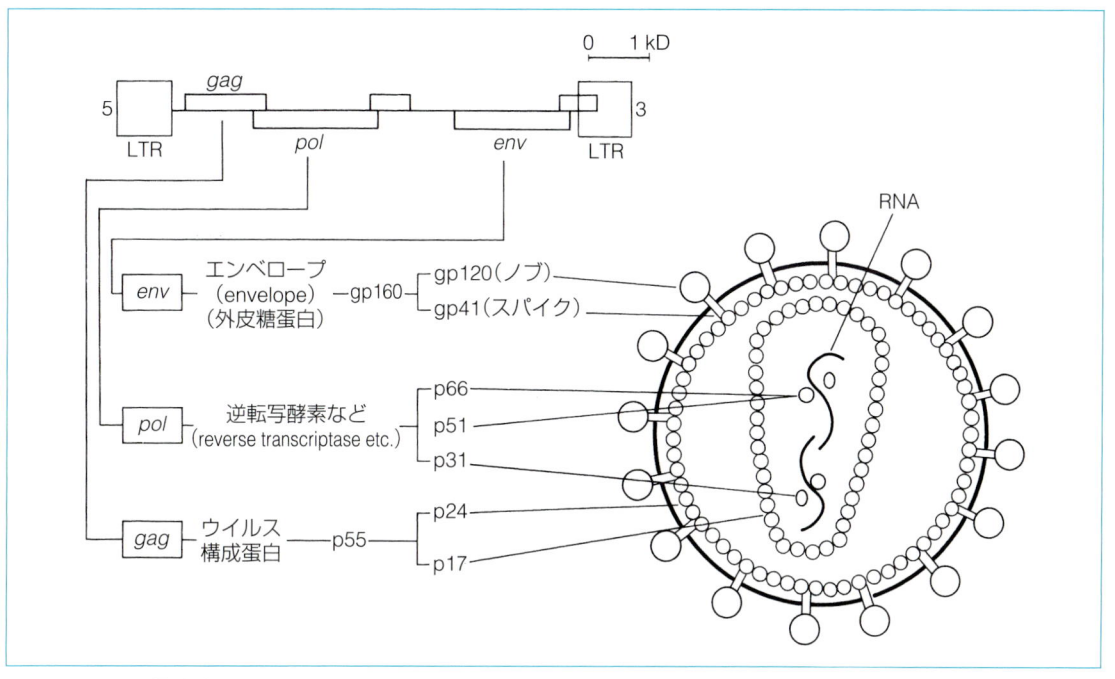

図11 HIVの構造遺伝子とHIV粒子の構造

plex；ARC）という．ARCの期間は比較的短く，CD4⁺T細胞の激減（<200/mm³）とともにエイズを発症する（第13章免疫不全症参照 → p. 177）．

b. HIV関連抗原（図11）

HIVのゲノムは両端に末端反復配列（long terminal repeat；LTR）があり，その間に *gag*, *pol*, *env*, *tat*, *rev*, *vif*, *vpr*, *vpu*（1型），*vpx*（2型），*nef*の10個の遺伝子がある．*gag*は構造蛋白（コア蛋白：p24およびp17），*pol*は逆転写酵素やDNAポリメラーゼなど複数の酵素，*env*はエンベロープ糖蛋白（gp41およびgp120）をそれぞれコードしている．gp41とgp120は前駆物質gp160から細胞由来のプロテアーゼにより分離する．また，自己遺伝子発現調節には*tat*および*rev*の遺伝子が関与している．

c. HIV感染と免疫

HIV感染初期には獲得免疫が成立し，Tc細胞の誘導，中和抗体の産生により，一部のウイルスは排除される．しかしながら，免疫応答に重要なエピトープであるエンベロープのgp120は変異しやすく，免疫系から逃れる原因となる．エイズ発症までの期間の長短は宿主の免疫能とウイルスの変異に依存していると考えられている．ARCからエイズを発症すれば免疫不全となり，日和見感染および日和見腫瘍を起こす．

マクロファージへの感染はTNF，IL-6産生を促し，ウイルス産生が促進される．また，過剰なIL-6によるpolyclonal B cell activationが起き，B細胞の非特異的増殖の結果，IgG，IgA値が上昇する．IFNはウイルス産生を抑制する．

d. HIV感染の検査

現在，抗HIV抗体の検出を中心とする免疫学的検査とRT-PCR法によるHIV-RNAの検出および臨床症状を総合して判断している．

1) 血清検査

HIV感染と抗体の推移を図12に示す．感染後2〜3か月でエンベロープのgp41（1型），gp36（2型）とコアのp24に対する抗体が検出される．ARCの時期には抗p24抗体は検出されなくなる．現在，遺伝子工学で作成したgp41，gp36お

174 II. 各論

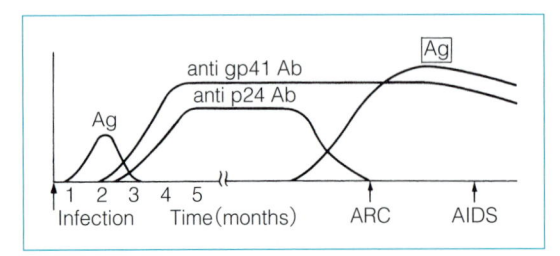

図12 HIV 感染後の HIV と HIV 抗体の消長
(Allain, J.P. et al. 1986)

表8 エイズ診断の非特異的臨床検査

項目	結果
リンパ球数	
末梢リンパ球数	減少（<1,000/mm^3）
CD4 陽性 T 細胞数	減少（<200/mm^3）
CD4/CD8 陽性 T 細胞数比	低下（<1.0）
リンパ球機能	
マイトジェンに対する反応	低下
ツベルクリン皮内反応	陰性化
NK 細胞，ADCC-K 細胞活性	低下
マクロファージ機能	低下
免疫グロブリン	
IgG，IgA 量	増加
IgM 量	不変
生理活性物質など	
IL-2，IFN-γ	低下
サイモシン α	上昇
$β_2$-ミクログロブリン	上昇

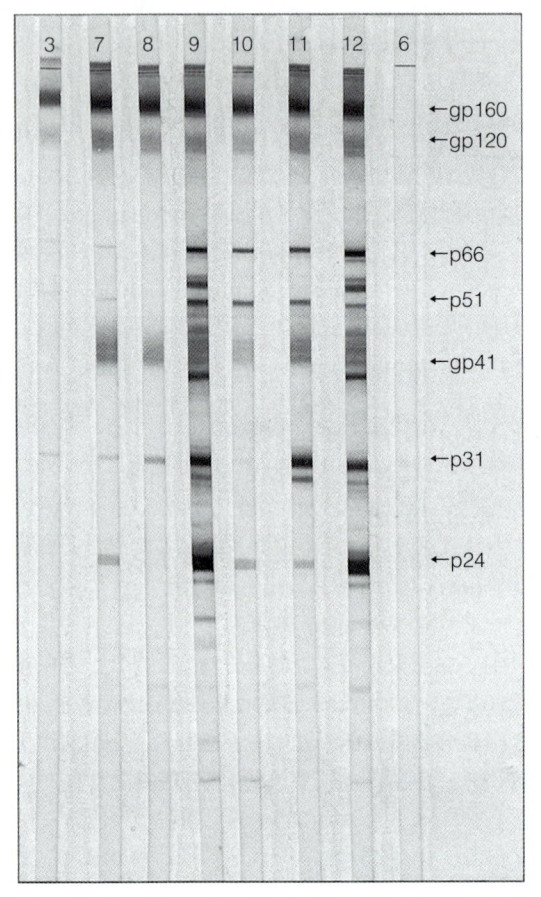

図13 HIV 感染の検査：ウエスタン・ブロット法
（No.6 は健常者血清）

染株細胞を用いた間接蛍光抗体法で行う．また，1型および2型感染の鑑別もウエスタン・ブロット法により可能である．

2）HIV-1 RT-PCR 法（TaqMan 法）

PCR 産物を蛍光発色でリアルタイムにモニタし，HIV-1-RNA を検出し，確認試験として用いる．

3）HIV 感染の非特異的検査

HIV 感染および ARC からエイズ発症時期には特異的免疫検査のほかに，いくつかの臨床検査が診断に有効である．代表的なものを表8に示す．ARC とエイズは日和見感染の有無で分けられる．

10. マイコプラズマ肺炎

マイコプラズマ肺炎は *Mycoplasma pneumoniae* の感染により起こる肺炎を主体とする感染症である．

a. *M. pneumoniae* 感染と免疫

M. pneumoniae の飛沫吸引により感染し，2～3週間の潜伏期のあと発症する．気道に侵入した菌体は上皮細胞に付着し増殖する．*M. pneumoniae* による肺炎は非定型肺炎（異型肺炎；primary

およびp24を抗原としたPA（カラー図譜口絵5参照）およびEIAがスクリーニング試験として用いられている．また，PA，EIAを用いたHIV-1(p24)抗原と抗HIV-1/2抗体を同時に検出するスクリーニング試験もある．抗体による確認試験はウエスタンブロット法によるgp41，gp120＋p24およびgp160＋p24の検出（図13），またはHIV感

atypical pneumoniae)とよばれ，市中肺炎の20%前後を占める．菌体に細胞壁がないため，β-ラクタム系抗菌薬が無効である．

組織の傷害機序には菌体から産生・放出されるADPリボシル化毒素(community-acquired respiratory distress syndrometoxin；CARDS-TX)が細胞の空胞化と細胞毒として作用すると考えられている．さらに，免疫応答もその傷害機序に強く関与することが知られている．マクロファージは *M. pneumoniae* のリポ蛋白をTLR1, 2, 6を介して認識する．肺にはマクロファージやT・B細胞が集積してIL-1, IL-2, IL-12, IL-18, IFN-γ, TNF-α などの多種のサイトカインを産生する．これにより，過剰な免疫反応が起こり，組織傷害が起こると考えられている．特にIL-18はIL-12とともにTh1細胞を活性化させ，気管支の炎症を誘導する．

b. *M. pneumoniae* 肺炎の血清診断

急性期と回復期のペア血清を用いて抗体の推移をみる．通常，回復期に4倍以上の抗体価の上昇がみられれば感染と判定される．試験法はCF試験，PAが用いられる．寒冷凝集素価上昇も約半数にみられる．寒冷凝集素は *M. pneumoniae* のもつリン脂質に対する抗体と赤血球血液型Iまたはi抗原の交差反応と考えられている．確定診断には菌体の分離を行う．

11. リケッチア感染症

リケッチアは偏性細胞内寄生細菌である．リケッチア感染症はリケッチアを保有するダニやシラミなどのベクターの咬傷により感染する．世界的には発疹チフス(*Rickettsia prowazekii* による)，発疹熱(*R. typhi* による)が重要であるが，日本での発症はない．日本で問題となるのはオリエンチア属の *Orientia tsutsugamushi* によるツツガムシ病である．アカツツガムシにより媒介された古典的ツツガムシ病は現在発症例がなく，タテツツガムシ，フトツツガムシの媒介による新型ツツガムシ病の報告が多い．

a. ツツガムシ病の免疫

ツツガムシ病は10〜14日の潜伏期のあと発症する．ツツガムシによる刺傷から侵入した *O. tsutsugamushi* は血管内皮細胞やマクロファージ内で増殖し，血管炎を引き起こす．また，これらの細胞から産生されるケモカインが病態形成に関与していると考えられている．

b. ツツガムシ病の血清診断

ツツガムシ病の抗体検査にはWeil-Felix(ワイル・フェリックス)反応と蛍光抗体法(IF)がある．(第27章B, 1. Weil-Felix反応参照 → p.319)で行う．

ツツガムシ病の菌株にはKato型，Karp型，Gilliam型の標準3株に加えIrie(Kawasaki)型とHirano(Kuroki)型が追加され，IFでそれらに対する血清型別検査が可能である．また，IgMとIgG抗体の鑑別もできる．タテツツガムシの保有するリケッチアの血清型はIrie型とHirano型であり，Karp型，Gilliam型の標準型はフトツツガムシの保有するリケッチアに検出される．

12. クラミジア感染症

クラミジア(*Chlamydia*)はエネルギー代謝系をもたず，細胞内に寄生してエネルギーを得る偏性細胞内寄生細菌である．ヒトのクラミジア属による感染症には肺炎クラミジア(*Chlamydophila pneumoniae*)および性感染症のトラコーマクラミジア(*Chlamydia trachomatis* による)がある．また，動物のクラミジア感染症であるオウム病クラミジア(*Chlamydophila psittaci* による)もヒトに感染する．

a. クラミジア感染と免疫

クラミジア感染は基本小体(elementary body；EB)とよばれる感染単位が宿主の上皮細胞内にレセプター依存性に貪食されることにより起こる．EBは感染7時間後にファゴゾーム内で代謝活性のある網様体(reticulate body；RB)に変わる．RBは分裂・増殖し，中間体を経てEBとして再

び感染粒子となる．EBは感染後48〜72時間で宿主細胞を溶解させて新たな細胞に感染する．クラミジアは単球にも感染することで感染を拡大させる．また，感染の拡大は慢性化の原因にもなると考えられている．IgM，IgA，IgG特異抗体の産生がみられるが，再感染を防げない．

1) *Chlamydophila pneumoniae* 感染

飛沫感染によりヒトからヒトへ感染し，気管支炎，肺炎を起こす．市中肺炎の10%に*C. pneumoniae*が関与している．3〜4週間の潜伏期のあと発症する．症状は比較的軽度である．*C. pneumoniae*による肺炎は非定型肺炎（異型肺炎）に分類される．

2) *Chlamydia trachomatis* 感染

*C. trachomatis*はSTDの原因菌であり，非淋菌性尿道炎の原因の30%以上を占める．男女とも症状が軽いが，女性では進行すると不妊の原因となる．出産時の産道感染で新生児に結膜炎や肺炎を引き起こすことがある．

b. クラミジア感染症の血清診断

クラミジア感染の診断は蛍光抗体法などの標識抗体法を用いてクラミジア抗原の検出を行う．また，クラミジア共通のLPS抗原📖を用いてCF試験による特異抗体の検出も行われる．マイクロ免疫蛍光抗体法（micro-immunofluorescence；Micro-IF）は特異性が高く，クラミジア属の鑑別ができる．抗体価がIgMで1：16以上，IgGでは1：512以上で陽性の確率が高いが，IgGのみでは既往感染も含まれるので確定はできない．

IgA抗体の検出は感染を意味すると考えられている．ペア血清での検査は4倍以上の上昇が有意とされる．PCR法，SDA（stand displacement amplitication）法，TMA（transcription method amplification）法などの核酸増幅法も行われる．

13. トキソプラズマ症

トキソプラズマ症は*Toxoplasma gondii*の感染により起こる人畜共通寄生虫疾患である．

a. トキソプラズマ感染と免疫

*Toxoplasma gondii*は胞子虫類に分類される細胞内寄生性の原虫であり，ネコ科の動物を最終宿主とし，中間宿主は哺乳類と鳥類である．ヒトへの感染は豚肉などの加熱不十分によるシストの摂取やネコの糞便に含まれるオーシストの摂取により起こる．免疫状態が正常であれば不顕性感染で終わることが多いが，妊婦が初感染すると流産などの先天性トキソプラズマ症（congenital toxoplasmosis）を起こすことがある．これに対して後天性トキソプラズマ症（acquired toxoplasmosis）は免疫の低下に伴う日和見感染である．

b. トキソプラズマ症の血清診断

トキソプラズマ症の診断は抗体検査により行われ，PHA，ラテックス凝集反応，EIAが一般的に行われる．PHAでは1：160未満を基準値とする．ペア血清を用いて抗体価の推移とIgMとIgG抗体の検出を行う．IgM抗体の検出は初感染と診断する．

第13章 免疫不全症

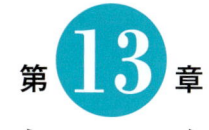

学習のポイント

❶ 免疫不全症には原発性不全症と続発性（二次性）不全症がある．先天性不全症と後天性不全症にも分類される．原発性免疫不全症にはT細胞の不全症，B細胞の不全症，食細胞系の不全症，補体の欠損症があり，それぞれの欠損症において特徴的な免疫不全がみられる．

❷ T細胞の不全はT細胞とB細胞の機能不全を伴う重症の不全症であることが多い．T細胞の不全により日和見感染が増加する．重症複合免疫不全症（SCID）〔IL-2レセプターγ鎖欠損症，Omenn（オーメン病）〕，核酸の代謝異常による不全症，主要組織適合遺伝子複合体（MHC）欠損症，Di-George（ディジョージ）症候群，毛細血管拡張性運動失調症，Wiskott-Aldrich（ウィスコット・アルドリッチ）症候群，X連鎖リンパ増殖症候群（XLP）などがある．

❸ B細胞の不全では細胞外寄生細菌の感染が増加する．X連鎖無γ-グロブリン血症（XLA），IgM増加を伴うγ-グロブリン欠損症，乳児一過性低γ-グロブリン血症，選択的IgA欠損症，分類不能型免疫不全などがある．

❹ 貪食機能異常症には重篤な感染症を発症することが多い．慢性肉芽腫症，Chédiak-Higashi（チェディアック・東）症候群，白血球粘着不全症（LAD）などがある．

❺ 補体欠損症では細胞外寄生細菌の感染が増加し，C3欠損症では化膿菌感染症，C5，C6，C7，C8欠損症ではナイセリア感染症が増加する．C1インヒビター欠損症（C1INH）は遺伝性血管神経性浮腫の原因となる．

❻ 後天性免疫不全症候群（AIDS）はHIVが感染してCD4$^+$T細胞が傷害を受けるためにT細胞，B細胞，マクロファージなどの統制ができなくなる免疫不全症である．感染後10年ほど経過してエイズを発症し，日和見感染症などで死に至る．

本章を理解するためのキーワード

❶ **重症複合免疫不全症（SCID）**
T細胞とB細胞の発生がともに障害され，細胞性と液性の免疫不全を呈する．

❷ **ADA欠損症**
プリン代謝に関する酵素のアデノシンデアミナーゼ（adenosine deaminase；ADA）の欠損によるT細胞とB細胞の免疫不全．

❸ **DiGeorge症候群**
胸腺の発生異常のために生じるT細胞免疫不全症．

❹ **毛細血管拡張性運動失調症**
小脳性運動失調（ataxia）と眼球や皮膚の毛細血管拡張（telangiectasis）を合併するT細胞免疫不全症．

❺ **Wiskott-Aldrich症候群（WAS）**
アトピー性湿疹，血小板減少と出血傾向，反復感染症を特徴とするT細胞免疫不全症．

❻ **X連鎖無γ-グロブリン血症（XLA）（Bruton型）**
チロシンキナーゼ（Bruton's tyrosine kinase；Btk）にアミノ酸変異があり，プレB細胞は存在するが，B細胞への分化が障害されている．

❼ **IgM増加を伴うγ-グロブリン欠損症**
抗体のクラススイッチが起きないため，IgM産

生は増加しているが IgG, IgA, IgE の産生低下が著しい免疫不全症.
❽ **慢性肉芽腫症（CGD）**
活性酸素を生成する NADPH オキシダーゼの欠損のため食細胞の殺菌能が低下する免疫不全症.
❾ **Chédiak-Higashi 症候群**
適切なリソソームとファゴゾームの融合が障害されて，遊走能や細胞傷害活性が欠損する免疫不全症.
❿ **エイズ〔後天性免疫不全症候群（AIDS）〕**
HIV 感染により CD4$^+$ T 細胞が傷害されるために生じる免疫不全症.

免疫不全症は，先天的であれ後天的であれ，感染に異常なほど敏感であり，感染の繰り返し，慢性化，重症化，日和見感染などが特徴的である．時にはアレルギー，自己免疫疾患やリンパ網内系腫瘍を発病しやすい．免疫不全症は，免疫系（リンパ系，骨髄系）の発生・発育障害に基づく機能異常および後天的な機能異常や破壊によって起こる．免疫不全症は免疫機能の発現機序の解明に重要な示唆を与えてくれる．

A 免疫不全症の臨床症状—感染の特徴(表1)

1. 液性免疫の不全

液性免疫の欠損では，細菌感染，特にグラム陽性化膿性細菌の感染が多く，再発性，慢性の肺炎，髄膜炎，菌血症などにかかりやすくなる．病原体は，*Staphylococcus epidermidis*, *S. aureus* などのような病原性の常在菌が主である〔日和見感染(opportunistic infection)〕．これらの化膿性細菌感染では好中球減少症や C3 欠損でも観察され，抗体，補体，食細胞の３者の共同作用によるオプソニン化と貪食が化膿性細菌感染に対する宿主防衛の主要な機構である．

細胞性免疫不全症を伴わない免疫グロブリン欠損症(agammaglobulinemia)では，ウイルス感染に対する終生免疫が成立しない．たとえば，水

表1 免疫不全の感染の特徴

感染病原体・感染部位	B細胞不全	T細胞不全
グラム陽性菌		
敗血症，髄膜炎，皮膚炎	++	+
肺炎	+++	+
中耳炎，副鼻腔炎	+++	−
グラム陰性菌		
敗血症	−	++
肺炎，皮膚炎（膿瘍）	−	+++
腸炎	−	+
尿路感染	+	−
細胞内寄生性細菌		
結核菌，サルモネラなど	−	+++
真菌（*Candida albicans* など）		
口内炎，皮膚，食道など	−	+++
Pneumocystis jirovecii（肺炎）	−	+
一般ウイルス		
ヘルペス，麻疹，CMV など	−	+++
細胞融解型ウイルス		
ポリオ，日本脳炎，デング熱など	++	−
肝炎ウイルス	+	++
原虫		
Sporozoon（胞子虫）	−	+

痘・帯状疱疹ウイルス，麻疹ウイルスの初回感染は普通に経過するが，持続的な免疫が成立しないので，水痘，麻疹に何回もかかることがある．T 細胞が正常であれば，ウイルス感染の制御に十分であるが，ウイルスの伝播を抑えて免疫を維持させるためには抗体が必要である．免疫グロブリン欠損症患者は B 型肝炎ウイルスを排除できず，しばしば進行性の致死的経過をたどる．ポリオ生ワクチン投与後にポリオになることもある．しかし，一般に抗体欠損だけでは細胞内寄生細菌，真菌，一般ウイルスの感染は重症にならない．

2. 細胞性免疫の不全

T 細胞免疫不全では，マクロファージを活性化するサイトカインが産生されないため，感染細胞を排除できず，細胞内寄生細菌や真菌を貪食・殺菌したり，ウイルスを不活化できない．潜伏性ウイルス（たとえば単純疱疹ウイルス，帯状疱疹ウイルス，サイトメガロウイルスなど）の播種性感染の原因となる．また，ほとんど常に粘膜皮膚カンジダ症や広範な真菌感染を伴う．皮膚感

染症は，細胞性免疫不全の場合に，貪食能異常の場合と同様に著しく目立ち，皮膚膿瘍が頻発する．*Pneumocystis jirovecii* (*P. carinii* から名称変更) 肺炎も多い．T細胞免疫不全の際は抗体応答も低下するので，細菌感染を起こしやすい．最も重篤な免疫不全は細胞性免疫と液性免疫の両方が欠損している小児にみられ，重篤な敗血症により生後1年以内に死亡することが多い〔重症複合免疫不全症(SCID)〕．通常非病原性とみなされている微生物を含む広範な微生物に対し易感染性を示す．たとえば，サイトメガロウイルスの全身感染，水痘の重症化，*P. jirovecii* 肺炎，BCGや種痘のような生ワクチン接種後の播種性感染がみられる．ウイルス，細菌，真菌の同時複合感染も珍しくない．

B 免疫不全症の分類

1. 原発性と続発性

a. 原発性免疫不全症(表2)

免疫系の発生・分化の障害や機能の異常による免疫不全症を原発性免疫不全症といい，遺伝子の変異が原因である．原発性免疫不全症は，T細胞，B細胞または両者のいずれかの不全症，食細胞の不全症，補体の欠損症などに分類される．

b. 続発性(二次性)免疫不全症

免疫不全が，免疫系と無関係な疾患によって免疫系が傷害されて二次的に起こる場合，これを続発性(二次性)免疫不全症とよぶ．たとえば栄養失調，ネフローゼ症候群，熱傷，蛋白喪失性腸炎，

表2 原発性免疫不全症

免疫不全症名	特異的な異常	機能異常
1. T細胞＋/－B細胞		
重症複合免疫不全症(SCID)		
X連鎖SCID	IL-2Rγ鎖	T細胞欠損，IL-2Rγシグナル不全
常染色体連鎖SCID	JAK3	T細胞欠損，IL-2Rγシグナル不全
Omenn症候群	*RAG1/RAG2*	T・B細胞欠損
ADA欠損症	ADA	T・B細胞欠損，dATPの蓄積
PNP欠損症	PNP	T細胞欠損，dGTPの蓄積
ベアリンパ球症候群	MHCクラスII分子の発現不全	CD4T細胞の欠損
MHCクラスI分子欠損症	TAP	CD8T細胞の欠損
DiGeorge症候群	胸腺の異常	成熟T細胞の欠損
毛細血管拡張性運動失調症	*ATM*	T細胞の成熟不全
Wiskott-Aldrich症候群	WASP	血小板減少症，易感染性，湿疹
X連鎖リンパ増殖症候群	SAP(*SH2D1A*)	B細胞増殖の制御不全
2. B細胞		
X連鎖無γ-グロブリン血症	Btk	プレB細胞での分化の停止
高IgM症候群		IgMから他のIgへのクラススイッチ障害
X連鎖高IgM症候群	CD40L	
AID欠損症	AID	
選択的IgA欠損症	不明	IgAへのクラススイッチ障害
分類不能型免疫不全症	ICOS，他は不明	B細胞の種々の分化段階での障害
3. 食細胞		
慢性肉芽腫症	チトクローム b_{588}	食細胞の殺菌機能不全
Chédiak-Higashi症候群	CHS1	NK細胞活性の低下，食細胞の殺菌機能の低下
白血球粘着能欠損症	CD18	食作用の低下，遊走能の低下
4. 補体系		
補体欠損症	多様	細胞外寄生細菌の感染
発作性夜間血色素尿症	GPIアンカーの欠損	DAF，CD59，HRFの欠損
遺伝性血管神経性浮腫	C1INHの欠損	局所の血管浮腫

悪性腫瘍〔慢性リンパ性白血病，多発性骨髄腫，Hodgkin（ホジキン）病など〕，抗腫瘍薬治療，免疫抑制療法，抗リンパ球血清による治療，特殊な感染症，たとえばエイズ〔後天性免疫不全症候群（acquired immunodeficiency syndrome；AIDS）〕などである．

2. 遺伝との関係

原発性免疫不全症の原因遺伝子は常染色体劣性（autosomal recessive；AR）の遺伝形式をとるものと X 連鎖の伴性遺伝形式をとるものがある．原因遺伝子として，細胞内シグナル伝達分子，サイトカインとサイトカインレセプター，核酸代謝に関する酵素，主要組織適合遺伝子複合体（MHC）の発現を調節する分子，接着分子，活性酸素産生に関する酵素，補体の制御蛋白などの欠損遺伝子が同定されている．

C T 細胞の免疫不全

特異免疫応答において T 細胞は中心的な役割を果たしており，T 細胞の免疫不全は B 細胞機能にも大きな影響を与える．T 細胞の免疫不全は細胞性免疫と液性免疫の両方を合併した免疫不全となる．

1. 重症複合免疫不全症（severe combined immunodeficiency；SCID）

T 細胞系と B 細胞系の発生がともに障害され，細胞性と液性の免疫不全を呈する免疫不全症である．胸腺や末梢リンパ組織の低形成，T 細胞の減少と血清免疫グロブリンの低下を特徴とする．

a. IL-2 レセプター γ 鎖欠損症

SCID の 50％ 以上を占める X 連鎖 SCID の代表である．口腔カンジダ症，肺炎，難治性下痢症などの感染症を発症し，生後 1〜2 年以内に死亡する．IL-2，IL-4，IL-7，IL-9，IL-15 のレセプターは γ 鎖を共有しており，これらのレセプターを介するすべてのサイトカインのシグナル伝達系が不全となる．T 細胞および NK 細胞の欠損と B 細胞の機能不全を呈する．

常染色体性 SCID において，JAK3 を欠損した患者は IL-2 レセプター γ 鎖欠損症と類似した症状を示す．JAK3 は IL-2 レセプター γ 鎖からのシグナルを伝達するチロシンキナーゼである．

b. Omenn（オーメン）病

リンパ球の抗原レセプター遺伝子の再編成に必要な *RAG* 遺伝子の欠損症状で，T 細胞と B 細胞を欠損する．

2. 核酸の代謝異常による不全症（図 1）

プリン代謝に関する酵素のアデノシン・デアミナーゼ（adenosine deaminase；ADA）欠損症では，デオキシ-ATP（dATP）が細胞内に蓄積するため，DNA 合成のために必要なリボヌクレオチド・レダクターゼを阻害する．5′-ヌクレオチターゼが dATP の蓄積を防ぎ ADA の欠損を代償するが，リンパ球ではこの酵素が比較的欠けている．そのため T 細胞と B 細胞の分化障害が起きる SCID である．

プリンヌクレオシド・ホスホリラーゼ（purine nucleoside phosphorylase；PNP）欠損症ではデオキシ-GTP（dGTP）の細胞内蓄積により，T 細胞の選択的欠損症となる．

3. MHC の欠損症

MHC クラス II 分子発現の不全症をベアリンパ球症候群という．MHC クラス II 分子の欠損症ではヘルパー T（Th）細胞が胸腺でポジティブセレクションを受けられず欠損しているが，CD8$^+$ T 細胞は正常に成熟する．MHC クラス II 分子の発現に必要なクラス II トランスアクチベータの遺伝子の欠損による．

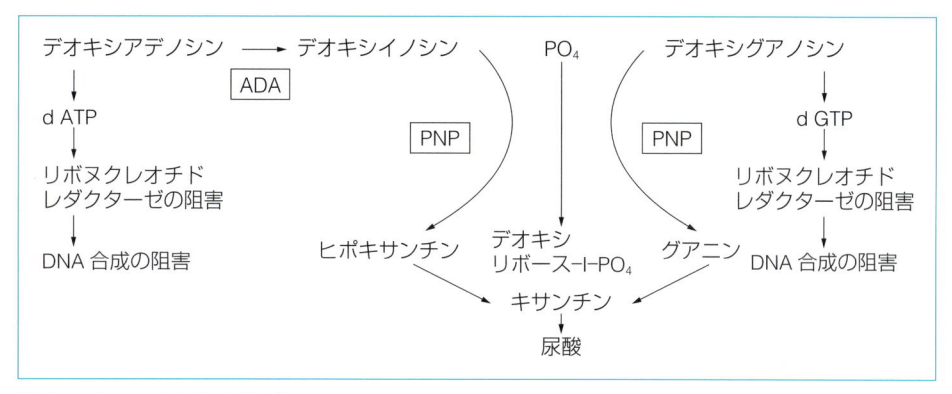

図1　ADA, PNPの役割

MHCクラスI分子の欠損症ではCD8⁺T細胞欠損による免疫不全症を呈する．抗原ペプチドの輸送に関与するTAPの遺伝子変異により，MHCクラスI分子は抗原ペプチドと結合できないために細胞表面に発現できない．

4. DiGeorge（ディジョージ）症候群

胎生期における第3, 4鰓嚢の発生異常のため胸腺が欠損または低形成となり，T細胞不全症となる．先天性心奇形や副甲状腺機能異常による低カルシウム性テタニーを伴う．免疫グロブリン量は正常または多いが，細胞性免疫が著しく低下する．

5. 毛細血管拡張性運動失調症（ataxia telangiectasis）

常染色体劣性遺伝形式をとり，小脳性運動失調（ataxia）と眼球や皮膚の毛細血管拡張（telangiectasis）を合併する免疫不全症である．肺炎の反復やDNAの修復障害と関連した悪性腫瘍の合併が多い．細胞性免疫不全を主とするが，IgG, IgA, IgEの低下も合併する．原因遺伝子としてクローニングされたATM遺伝子はDNAの切断修復にかかわる分子である．

6. Wiskott-Aldrich（ウィスコット・アルドリッチ）症候群（WAS）

WASはX連鎖遺伝形式をとり，アトピー性湿疹，血小板減少と出血傾向，反復感染が主要な3つの特色である．T細胞が進行性に減少し，細胞免疫不全症を呈するが，血清IgMの低下とIgA, IgEの増加がみられる．リンパ系細胞と血小板系細胞に発現するWAS蛋白（WASP）の遺伝子に欠損がある．WASPはGTP結合蛋白であるCdc42に結合する．Cdc42はシグナル伝達に関与する分子であり，細胞骨格の構築制御にかかわっている．

7. X連鎖リンパ増殖症候群（XLP）

XLP（X-linked lymphoproliferative syndrome）はSLAM関連蛋白（SAP）をコードする*SH2D1A*遺伝子に変異がある．SAP欠損症の男児では，Epstein-Barr（エプスタイン・バーウイルス；EBV）感染後に細胞傷害性T（Tc）細胞とNK細胞の異常な増殖を制御できず，リンパ腫やB細胞破壊による無γ-グロブリン血症を発症する．SAPはアダプター分子であり，IFN-γ産生シグナルの抑制にかかわっている．

D B細胞の不全

無γ-グロブリン血症では主要なクラスの免疫グロブリンがすべて極端に低下している．IgGは生後6か月以内では100 mg/dL以下，それ以降では200 mg/dL以下，IgAは痕跡，IgMは20 mg/dL以下の状態である．

低γ-グロブリン血症は主要免疫グロブリンがすべて有意に低下している場合である．

異γ-グロブリン血症では1，2種のクラスが低下または欠損する．また，特定の抗体が欠損する例もある．

1. X連鎖無γ-グロブリン血症 (X-linked agammaglobulinemia；XLA)(Bruton型)

プレB細胞は存在するが，B細胞への分化が障害されている．一部はB細胞として成熟し，少量の免疫グロブリン(たいていはIgG)を産生する．循環B細胞数はきわめて少ないが，生成されたB細胞はプラズマ細胞に分化する能力を十分にもつ．B細胞内でシグナル伝達をするチロシンキナーゼ(Bruton's tyrosine kinase；Btk)にアミノ酸変異がある．T細胞は正常である．

2. IgM増加を伴うγ-グロブリン欠損症

IgM産生は増加しているがIgG，IgA，IgEの産生低下が著しい．最も多い病型はX連鎖の遺伝形式であり，Th細胞に発現するCD40Lの異常によって，B細胞上のCD40を刺激できないために抗体のクラススイッチが起きない．常染色体連鎖の病型にはクラススイッチに直接かかわる活性化誘導型シチジンデアミナーゼ(AID)(第3章 H Igクラスのスイッチの機序参照→p.24)の欠損がある．

3. 乳児一過性低γ-グロブリン血症

一過性であるが，高度の低グロブリン血症が異常に長く続く．Th細胞の成熟の遅れが原因である．

4. 選択的IgA欠損症

欧米では最も多い免疫不全症であり，600人に1人の割合でみられるが，わが国ではきわめて稀である．IgA欠損の成人の多くは無症状であるが，一部は抗IgA抗体を産生し，輸血の際，アナフィラキシー反応を呈する．呼吸器感染，腸管感染(慢性下痢)，喘息，アトピーの頻度も高い．

5. 分類不能型免疫不全症 (common variable immunodeficiency；CVID)

CVIDには先天的または後天的に，あるいは散発的または家族性にみられるさまざまの免疫不全症が含まれる．男女ともにみられる．IgGとIgAの欠損または選択的IgG欠損を呈する．B細胞が内因性欠陥をもつ場合やTh細胞の欠損による場合がある．CVIDの一部の患者では活性化T細胞に発現する補助刺激分子のICOS(inducible co-stimulator)が欠損している．ICOSはCD28関連の蛋白で，樹状細胞(dendritic cell；DC)やB細胞に発現するLICOSと結合する．

E 貪食機能異常症

原発性貪食異常症はX染色体連鎖型が多く，遊走，オプソニン化，付着，貪食，食胞形成，食胞とリソソームの融合，殺菌消化の一連の機能のいずれかに異常をきたす．

1. 慢性肉芽腫症(CGD)

慢性肉芽腫症(chronic granulomatous disease；

CGD)では著明なリンパ節の腫大・化膿，肺炎，皮膚炎，肝膿瘍，肉芽腫などが，多くは1歳までに出現する．CGDの白血球は活性酸素を生成するNADPHオキシダーゼの欠損のため活性酸素(O_2^-, H_2O_2, ・HO, $^1O_2$)を生産できない．そのため，食細胞の殺菌能は低下する．

NADPHオキシダーゼの活性には細胞膜の分子量22 kDと91 kDからなるチトクロームb_{558}や分子量47 kD, 67 kDの細胞内因子が関与している．CGDの最も多い型はX連鎖性でチトクロームb_{558}の91 kD分子の欠損によるものであり，常染色体劣性遺伝は22 kD, 47 kD, 67 kDのいずれかの分子の欠損による．細菌が産生するH_2O_2を利用してミエロペルオキシダーゼが殺菌物質の次亜塩素酸などを産生することはできる．そのため，ブドウ球菌や大腸菌などのカタラーゼ陽性でH_2O_2非産生の細菌を殺菌することはできないが，レンサ球菌などのカタラーゼ陰性菌は細菌によって産生されるH_2O_2を分解できないので殺菌できる．遊走，オプソニン化，付着，貪食，食胞形成は正常である．

2. Chédiak-Higashi(チェディアック・東)症候群

Chédiak-Higashi症候群は皮膚色素が抜けて毛髪が白くなり，リンパ節腫大，肝脾腫，好中球減少を示す．白血球をはじめとする細胞の原形質にリソソーム起源の巨大顆粒の存在を特徴とする．適切なリソソームとファゴゾームの融合が障害されており，殺菌能が低下している．好中球の遊走能も低下している．NK細胞やTc細胞の顆粒中のパーホリンやグランザイムの分泌に障害があり，細胞傷害活性が欠損している．細胞内の輸送シグナルを統合していると考えられるCHS1蛋白の遺伝子に変異がある．ベージュマウスは本症状のモデル動物である．

3. 白血球粘着不全症(LAD)

白血球粘着不全症(leucocyte-adhesion deficiency syndrome ; LAD)では重症な化膿性細菌感染症が生じる．インテグリン$β_2$鎖(CD18)が欠損しているため，この分子と複合体を形成しているリンパ球機能関連抗原(LFA-1)，補体レセプターのCR3およびCR4が欠損している．そのために好中球の遊走能，貪食能，リンパ球の増殖反応，Tc細胞やNK細胞の細胞傷害活性が不全である．

F 補体欠損症

先天的，後天的な補体異常はしばしば病的状態を引き起こす．補体欠損症では，好中球走化性，細菌のオプソニン化，膜侵襲が低下し，感染しやすい状態になり，抗原抗体複合体の処理能が低下する．先天性異常については次のものがある．

① C1q, C3, C5, C6, C7, C8欠損症：C1からC9までの各成分の欠損が知られているが，感染防御低下に特に関連するのはC1q, C3, C5の欠損症である．C3欠損症では化膿菌による感染を繰り返す．C5, C6, C7, C8欠損ではナイセリア感染を繰り返す．

② C1, C2, C4欠損症：C1, C2, C4欠損症は免疫複合体病を起こしやすい．

③ C1インヒビター(C1INH)欠損症：遺伝性血管神経性浮腫(hereditary angioneurotic edema ; HANE)の原因となる．C1INH欠損→C1qrsの活性化→C4, C2の分解亢進によるこれらの成分の減少→キニン産生増加の機序によって症状が起こる．消化管狭窄・閉塞・声門浮腫をきたして死亡することもある．

④ GPIアンカー欠損：補体による膜破壊の制御蛋白として細胞膜にグリコシルホスファチジルイノシトール(glycosylphosphatidylinositol, GPIアンカー)を介して結合しているDAF, CD59, HRFがある．発作性夜間血色素尿症(PNH)はGPIアンカー遺伝子*PIG-A*の欠損により，補体の別経路の活性化を制御できず溶血が起きる．

⑤ I因子欠損症：C3の活性化の抑制がきかず，C3消費が亢進し，C3低下をきたすため，感染を

繰り返す．

⑥H因子欠損症：溶血性尿毒症症候群（hemolytic uremic syndrome；HUS）の原因となる．

G 後天性免疫不全症候群（AIDS）

エイズ（acquired immunodeficiency syndrome；AIDS）は，ヒト免疫不全ウイルス（HIV）というRNAをもつレトロウイルスの感染によって引き起こされる．一種の性感染症であるが，母から子への感染，輸血や血液製剤による感染も起こる．日本では血友病患者に感染率が高いが，加熱血漿製剤に切り替えてからは，感染は防止できるようになった．このウイルスの被膜蛋白の一部であるgp120はCD4に親和性を有し，Th細胞に感染してこれを破壊するため細胞性免疫が低下する．また，CD4を若干発現するDCやマクロファージにも感染する．

1996年に，HIV-1が細胞に感染するには，CD4の補助レセプターとしてケモカイン（走化性因子）のレセプターが必要であることが明らかにされた．HIV-1感染者の無症候期とAIDS発症時に優位に分離されるHIV-1は感染する細胞が異なる．前者はケモカインMIP-1α，MIP-1β，RANTESのレセプターであるCCR5を補助レセプターとしてマクロファージとTh細胞の両方に感染するが，後者はPBSF/SDF-1のレセプターであるCXCR4を補助レセプターとしてTh細胞のみに感染する．これらのケモカインレセプターにケモカインが結合すると，HIV-1の感染が阻止される．ケモカインレセプターCCR5を欠損

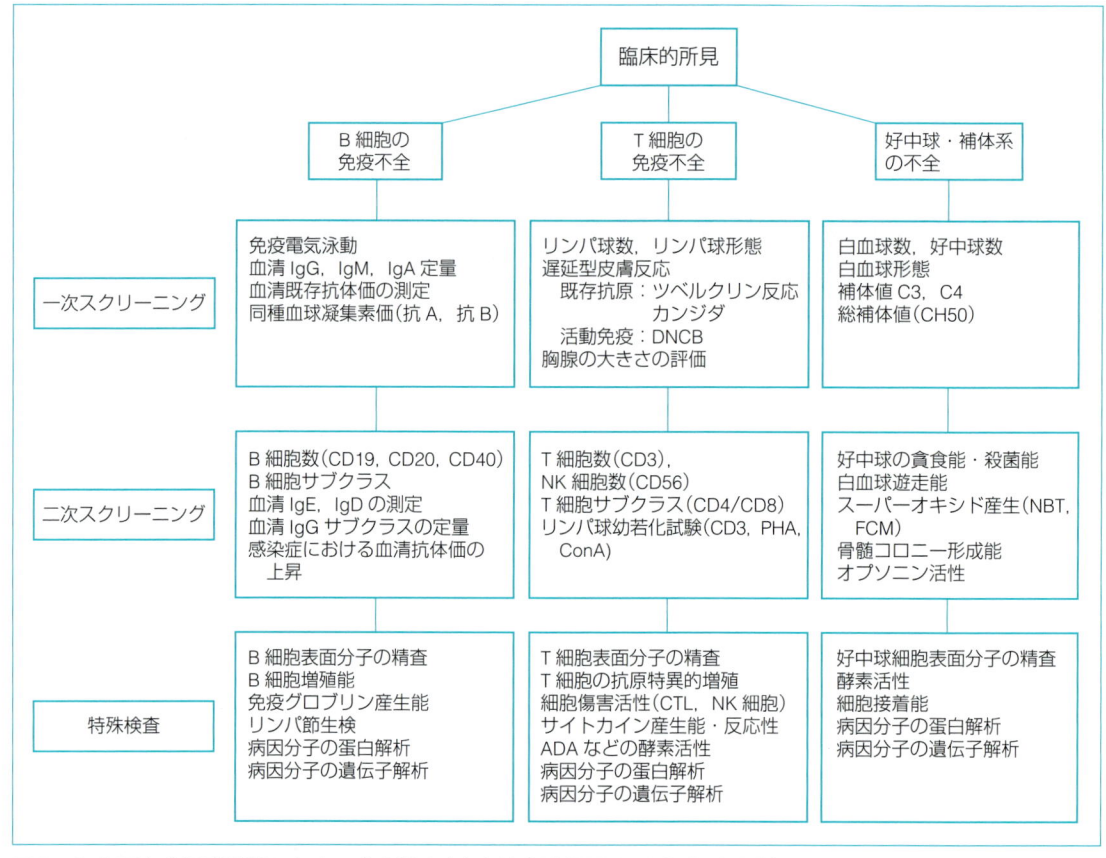

図2 免疫不全症候群診断のための臨床検査（臨床検査法提要2010年より改変）
DNCB；dini trochlorobezene
NBT；nitroblue tetrazolium

している人は，HIV-1 感染に抵抗性であることが示された．これらの発見は HIV-1 感染症の治療に新しい可能性を示した．

　HIV 感染後 2〜8 週間の急性期には HIV の増殖と $CD4^+$ T 細胞の急激な減少が起きるが，続いて HIV 特異的 Tc 細胞活性が誘導されるとともに HIV の急激な減少と $CD4^+$ T 細胞の部分的な回復および HIV 特異抗体が現れる．その後数年間，Tc 細胞を中心とした免疫機能により HIV 増殖は抑制されるが排除には至らず，免疫機能は徐々に低下する．HIV 感染後，約 10 年の無症候期を経て，免疫不全症を発症する．リンパ球の減少，CD4/CD8 T 細胞比の低下，T 細胞機能の低下（T 細胞マイトジェンに対する反応の低下など），B 細胞の多クローン性増殖などが特徴的である．

　臨床的には，持続性全身性リンパ節腫脹，AIDS 関連症候群（AIDS-related complex；ARC）とよばれる全身症状（発熱，体重減少，下痢症など）を経て，日和見感染の反復（P. jirovecii 肺炎をはじめ，サイトメガロウイルス，単純疱疹ウイルスや真菌，結核菌，トリ型結核菌などの感染），Kaposi（カポジ）肉腫，神経障害などの AIDS の症状が出現する．

　HIV は逆転写酵素やプロテアーゼを用いて増殖する．これらの酵素の阻害剤を併用する治療によってエイズの発症を遅らせることができるようになった（第 12 章 F, 9. HIV 感染症参照 → p. 172）．

H 免疫不全症の検査と治療

1. 免疫不全症の検査

　一次スクリーニング検査で，血球数，白血球分画，細胞形態，蛋白分画，血清 IgG，IgM，IgA 値を測定する．二次スクリーニング検査でフローサイトメトリ（FCM）によるリンパ球表面マーカーの測定，IgG サブクラス，リンパ球幼若化，好中球機能を測定する．特殊検査では免疫グロブリン産生能と B 細胞増殖能，細胞傷害活性，サイトカイン産生能などの測定，病因蛋白の検出（フローサイトメトリとウエスタン・ブロット法），病因遺伝子の解析を行う（図 2）．

2. 免疫不全症の治療

　リンパ球の発生・分化障害による免疫不全症（SCID）の根本的治療として，幹細胞を含む骨髄細胞や胎児肝細胞の移植が行われる．MHC 不一致による移植片対宿主反応（GVH）の問題が残されているが，最近，良好な治療成績も得られるようになった．胸腺形成不全による免疫不全症には，胎児胸腺の移植が行われる．抗体産生不全による無ないし低 γ-グロブリン血症には，グロブリン製剤の定期的な注射が行われる．

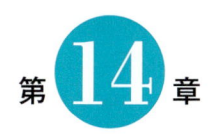

第14章 自己免疫疾患

学習のポイント

❶ 自己免疫疾患は免疫系が自己の細胞・組織に対して反応し，それらを傷害する疾患であり，傷害機序には自己反応性T細胞と自己抗体が関与する．

❷ 自己免疫疾患は臓器特異性と全身性に大別される．

❸ 自己免疫性溶血性貧血(AIHA)では赤血球膜抗原に対する自己抗体と補体により溶血が起こる．発作性寒冷血色素尿症(PCH)ではDonath-Landsteiner(ドナト-ランドシュタイナー；D-L)抗体とよばれる自己抗体が検出される．D-L抗体は寒冷時と37℃の2相の温度で作用することから，二相性抗体ともいわれる．特発性血小板減少性紫斑病(ITP)では血小板に結合する血小板結合IgGが検出される．

❹ Goodpasture(グッドパスチャー)症候群では腎糸球体や肺胞の基底膜に対する自己抗体により腎炎や肺出血をきたす．

❺ 橋本病は慢性の甲状腺炎であり，抗サイログロブリン抗体，抗甲状腺ペルオキシダーゼ抗体(抗ミクロソーム抗体)などの自己抗体が検出される．

❻ インスリン依存性糖尿病(IDDM)は膵β細胞が自己抗体および自己反応性T細胞により傷害される疾患であり，抗インスリン抗体，抗膵島抗体，抗GAD抗体，抗IA-2抗体などの自己抗体が高率に検出される．

❼ 自己免疫性肝炎(AIH)は慢性活動性の肝炎であり，LE因子，抗核抗体(ANA)，抗平滑筋抗体(ASMA)，抗LKM-1抗体などの自己抗体が検出される．原発性胆汁性肝硬変(PBC)は小葉間胆管や胆管上皮細胞が進行性に傷害される自己免疫性の肝疾患であり，抗ミトコンドリア抗体(AMA)が検出される．

❽ レセプターに対する自己抗体が関与する疾患に重症筋無力症(MG)とインスリン抵抗性糖尿病(IRD)，Basedow(バセドウ)病がある．MGはアセチルコリンレセプター(AChR)に対する自己抗体がアセチルコリンによる神経伝達を阻止する．IRDはインスリンレセプター(IR)に対する自己抗体がインスリンのIRへの結合を阻害する．Basedow病では甲状腺刺激ホルモン(TSH)のレセプターに対する自己抗体が甲状腺を刺激し，その機能を亢進させる．

❾ 全身性エリテマトーデス(SLE)は，細胞の核成分などを抗原とした自己抗体が検出され，それらの免疫複合体(IC)が組織に沈着して傷害を起こす全身性の自己免疫疾患である．SLEの診断に2本鎖DNA(dsDNA)に対する自己抗体の検出が利用される．また，リン脂質に反応する抗リン脂質抗体が検出されることがある．

❿ ANA検出には，HEp-2細胞を基質とした間接蛍光抗体法(IIF)が用いられる．IIFによるANAの染色像に周辺型，均質型，斑紋型，核小体型，セントロメア型の基本パターンがある．

⓫ 核よりリン酸緩衝液で抽出される可溶性核抗原(ENA)に対する自己抗体を抗ENA抗体といい，自己免疫疾患に特異的なものがある．

⓬ 関節リウマチ(RA)は多発性関節炎を主徴とする全身性の自己免疫疾患である．RAではリウマトイド因子(RF)とよばれるIgGのFcに対する自己抗体が検出され，RF-IgGのICによる組織傷害がみられる．RAで検出される抗環状シトルリン化ペプチド抗体(CCP)はRAに特異的であり，早期診断と病態の進行度把握に臨床的価値がある．

❸ Sjögren(シェーグレン)症候群(SS)は唾液腺や涙腺などの外分泌腺の慢性炎症を主徴とする全身性自己免疫疾患であり，抗SS-A/Ro抗体と抗SS-B/La抗体が検出される．
❹ 進行性全身性硬化症(PSS, 全身性強皮症；SSc)は結合織の膠原線維が増加し，線維化による皮膚硬化を主徴とする疾患であり，抗Scl-70抗体の検出率が高い．
❺ 多発性筋炎/皮膚筋炎(PM/DM)は四肢筋，頸筋などの横紋筋が傷害され筋力の低下をきたす自己免疫疾患である．抗Jo-1抗体が特異的である．
❻ 混合性結合組織病(MCTD)はSLE, PSS, PM/DMの症状が重複するオーバーラップ症候群であり，抗U1-RNP抗体が特異的である．
❼ 多発血管炎性肉芽腫症(GPA)は鼻腔，副鼻腔および肺の肉芽腫病変を主徴とする疾患であり，抗好中球細胞質抗体(ANCA)が高率に検出される．

本章を理解するためのキーワード

❶ **抗核抗体(anti-nuclear antibody ; ANA)**
2本鎖DNA(dsDNA), 1本鎖DNA(ssDNA), ヒストンなどの細胞核成分を抗原した自己抗体の総称．

❷ **ENA(extractable nuclear antigen)**
核より抽出される可溶性自己抗原で酸性核蛋白抗原(NAPA)ともよばれる．ENAに対する代表的な自己抗体に抗SS-A抗体，抗SS-B抗体，抗Scl-70抗体，抗Jo-1抗体，抗U1-RNP抗体などがある．

❸ **HEp-2細胞**
ヒト喉頭癌の株細胞であり，fluorescence ANA(FANA)検出の基質として用いる．

❹ **抗リン脂質抗体**
リン脂質に反応する自己抗体であり，対応抗原はカルジオリピン(CL), β_2-グリコプロテインI(β_2-GPI), ループスアンチコアグラント(LA)などであり，全身性エリテマトーデス(SLE)などの自己免疫疾患で検出される．抗リン脂質抗体が検出される疾患を抗リン脂質抗体症候群(APS)とよぶ．

❺ **LE(lupus erythematosus)因子**
DNA-ヒストン複合体を抗原とする自己抗体．

❻ **リウマトイド因子(RF)**
IgGのFcに対する自己抗体．関節リウマチ(RA)で高率に検出される．

免疫反応が自己の細胞・組織を抗原として反応し，傷害する疾患を自己免疫疾患という．それらの疾患では自己反応性T細胞や自己抗体が検出される．

A 自己免疫疾患の種類

自己免疫疾患には臓器特異的に傷害されるものと，一臓器に限定されず全身性・系統的に傷害されるものとがある(表1)．しかしながら，すべての自己免疫疾患が2群に分けられるのではなく，中間型も存在する．また，複数の自己免疫疾患が重なり合うオーバーラップ(overlapping)症候群もある．

B 自己免疫疾患の成因機序

自己免疫疾患のできる原因にはいくつかの説があるが，確定したものはなく，単一の原因によるものと複数の原因によるものとがあると考えられている．代表的な説をいくつか記載する．

1. 自己反応性T細胞の寛容破綻

T細胞が胸腺で成熟する際に，主要組織適合抗原遺伝子複合体(MHC)と結合して自己抗原と強く反応するT細胞レセプター(TCR)をもつも

表1 主な自己免疫疾患と対応抗原

	疾患名	対応抗原
A. 臓器特異的疾患		
神経系	重症筋無力症	アセチルコリンレセプター
内分泌系	慢性甲状腺炎(橋本病)	サイログロブリン,甲状腺ミクロソーム分画(甲状腺ペルオキシダーゼ)
	Basedow病	甲状腺刺激ホルモン(TSH)
	特発性副甲状腺機能低下症	副甲状腺細胞
	Addison病	副腎皮質細胞
	インスリン依存性糖尿病	インスリン,膵島細胞,グルタミン酸脱炭酸酵素(GAD),チロシンホスファターゼ(IA-2)
	インスリン抵抗性糖尿病	インスリンレセプター α鎖
血液系	自己免疫性溶血性貧血	赤血球膜抗原(主にRh抗原)
	発作性寒冷血色素尿症	赤血球膜抗原(主にP抗原)
	特発性血小板減少性紫斑病	血小板(GPⅡb/Ⅲa)
	悪性貧血	胃壁細胞,内因子B₁₂結合部位
消化器系	自己免疫性肝炎	LE因子(ルポイド肝炎),平滑筋,ミクロソーム(チトクロームP450 ⅡD)
	原発性胆汁性肝硬変	ミトコンドリア(M2抗原)
泌尿器系	Goodpasture症候群	タイプⅣコラーゲン(GP抗原)
	尿細管間質性腎炎	尿細管基底膜
生殖系	男子不妊症	精子
	早熟性卵巣機能不全症	間質細胞,黄体細胞
皮膚	尋常性天疱瘡	表皮細胞 表皮細胞間物質(デスモグレイン)
	水疱性類天疱瘡	皮膚,基底膜に接する表皮細胞
眼球	Vogt-Koyanagi-Harada病	メラニン
	交感性眼炎	網膜色素上皮
B. 全身性疾患		
	全身性エリテマトーデス	DNA,ヒストン,リボ核蛋白(RNP),Sm(UsnRNP)
	関節リウマチ	IgG-Fc,シトルリン化フィラグリン(CCP)
	Sjögren症候群	核成分,胃壁細胞,サイログロブリン,唾液腺細胞
	進行性全身性硬化症(全身性強皮症)	トポイソメラーゼⅠ
	多発性筋炎/皮膚筋炎	可溶性核抗原(ENA)
	混合性結合組織病	可溶性核抗原(ENA)
	多発血管炎性肉芽腫症(Wegener肉芽腫症)	好中球細胞質(PR3)

のはアポトーシス(apoptosis)により排除される〔負の選択(ネガティブセレクション)〕.末梢でも抗原提示細胞からT細胞への刺激の程度が弱いときにはクローンアネルギー(clonal anergy)が起き,T細胞は抗原に対して無応答になる.また,抗原量が少ない場合にもT細胞は反応しない(ignorant).このように,T細胞は外来性抗原に反応し,自己抗原には寛容となるようないくつかの機構を備えている.自己免疫疾患はなんらかの原因でそれらの寛容が破綻した場合に起こる.

2. リンパ球機能の不均衡

レギュラトリー(制御性)T細胞の機能低下や欠損により,自己反応性T細胞の機能が亢進する.また,ヘルパーT(Th)1細胞とTh2細胞の機能およびそれらが産生するサイトカインの不均衡も自己抗体の産生や自己反応性T細胞を誘導する.

3. 抗原の修飾および交差反応

正常な組織・細胞が微生物による感染や化学物質により修飾されて自己抗原化する.また,微生物のもつ抗原が宿主の細胞成分と相同性がある場合,その微生物に対する抗体が自己抗体として作用する.代表例として,A群レンサ球菌細胞壁成分とヒト心筋成分および腎糸球体基底膜の共通抗

原があげられる．また，C 型レトロウイルス感染マウスによるループス腎炎モデル📖はウイルス DNA が宿主細胞の DNA に組み込まれ，その産物が抗原として作用したものと考えられている．

4. ウイルス感染による MHC クラスⅡ分子の発現

ウイルス感染により Th 細胞から産生されたインターフェロン(IFN)-γ が，通常 MHC クラスⅡ分子の発現しない細胞に作用し，発現させる．この結果，自己抗原が MHC クラスⅡ分子と外来性抗原とともに Th 細胞に提示される．

5. 自己反応性 B 細胞の活性化

自己抗原に反応する B 細胞の存在は知られているが，それに対応した Th 細胞の作用は寛容の状態にあると考えられている．細胞に傷害が加わると細胞から放出される HSP などのヒートショックプロテイン📖や S100 蛋白などにより抗原提示細胞が刺激を受け，Th 細胞へ抗原が提示され寛容が解除されると考えられている．

6. IL-6 の大量産生

なんらかの原因で IL-6 が大量に放出されると polyclonal B cell activation が起こり，それに伴い自己反応性 B 細胞も活性化される．

7. Fas 分子の機能低下

いくつかの細胞は FasL を発現して自己反応性 T 細胞のもつ Fas📖と結合することで T 細胞にアポトーシスを起こさせ，自己に対する免疫応答を防いでいると考えられている．なんらかの原因でその機構が破綻したときに自己反応性 T 細胞が活性化するという説である．

8. TLR による認識

B 細胞は Toll 様レセプター(TLR)9📖をもつ．TLR9 は DNA の非メチル化 CpG 配列を認識する．B 細胞レセプター(BCR)で B 細胞に取り込まれた DNA が TLR9 を刺激して抗核抗体(ANA)を産生する．また，IgG-DNA 複合体が取り込まれると IgG に対する自己抗体，すなわち，リウマトイド因子(RF)が産生されるという説である．

9. イディオタイプネットワークの異常

イディオタイプネットワークは，抗体のイディオタイプに対する抗体が産生されることにより，過剰な液性免疫を抑制する機構である．細胞に吸着する微生物の部位に対して産生された抗体に対する抗イディオタイプ抗体がその細胞に反応することで自己抗体として作用する．

C 自己免疫疾患の傷害機序

自己免疫疾患の傷害機序には，自己抗体と自己反応性 T 細胞が関与する．また，サイトカインの関与も大きい．

1. 自己抗体による細胞傷害

Ⅱ型アレルギーの機序によるもので，細胞内や細胞表面の成分に対する自己抗体と食細胞やキラー(K)細胞が抗体依存性細胞仲介性細胞傷害(ADCC)の機序で細胞・組織を傷害する．また，補体が活性化されて細胞溶解をきたす．臓器特異的自己免疫疾患に多くみられる．

2. 自己抗原抗体複合体沈着

Ⅲ型アレルギーの機序によるもので，細胞間液や循環血液中に形成された免疫複合体(immune

complex；IC）が血管壁に沈着し，抗原と直接関係のない細胞・組織に傷害をきたす．IC が腎糸球体係蹄，関節滑膜，脈絡叢などのような濾過膜に沈着すると，補体や食細胞を引きつけ，組織を傷害する．全身性自己免疫疾患に多くみられる．

3. 感作 T 細胞による傷害

Ⅳ型アレルギーの機序によるもので，感作 T 細胞とマクロファージにより細胞・組織が傷害される．炎症性サイトカインの放出が起こり，炎症細胞の浸潤を伴う．

4. ホルモンレセプター傷害

Ⅴ型アレルギーの機序によるもので，自己抗体が細胞表面レセプターと結合し，細胞を傷害せずにレセプターを刺激したり，抑制したりする．Basedow（バセドウ）病などが代表例である．

D 個々の自己免疫疾患の特徴

1. 細胞傷害性抗体による自己免疫疾患

a. 自己免疫性溶血性貧血

自己免疫性溶血性貧血（autoimmune hemolytic anemia；AIHA）は自己の赤血球膜抗原に対する抗体が産生され，溶血を呈する疾患である．原因不明のものやウイルス感染，薬剤投与によるものなどがある．自己抗体はその反応至適温度により，温式抗体（37℃）と冷式抗体（0～4℃）に分けられる．

1）温式抗体による AIHA

抗原は Rh 血液型抗原であることが多く，稀に Rh 血液型の e 抗原に対する型特異抗体もみられる．抗体のクラスは IgG が主であり，補体結合性のないものが多いが，時には補体の C3d が結合しているものもある．直接および間接抗グロブリン試験がともに陽性である．

2）冷式抗体による AIHA

マイコプラズマ感染，伝染性単核症，リンパ腫に合併する寒冷凝集素症とウイルス感染に続発して発症することのある発作性寒冷血色素尿症（paroxysmal cold hemoglobinuria；PCH）にみられる．寒冷凝集素症での抗体は IgM が主体であり，抗原は I 血液型抗原（伝染性単核症では i 抗原）の特異性を示すことがある．また，Waldenström（ワルデンシュトレーム）マクログロブリン血症での M 蛋白が高い抗体価を示すこともある．PCH では IgG 抗体が主であり，抗原は P 血液型のグロボシドであることが多い．この抗体は Donath-Landsteiner（ドナト-ランドシュタイナー；D-L）抗体（第 28 章 D　Donth-Landsteiner 抗体の検査 p.341）とよばれるもので，寒冷時と 37℃ の 2 相の温度で作用することから，二相性抗体ともいわれる．すなわち，寒冷にさらされた体表血管内で赤血球に抗体と補体が結合する．次いで，赤血球が 37℃ に温められると補体の活性化が起こり溶血に至るというものである．発作時およびその直後に抗補体抗体による直接抗グロブリン試験が陽性となる．

b. 特発性血小板減少性紫斑病

特発性血小板減少性紫斑病（idiopathic thrombocytopenic purpura；ITP）は血小板が自己抗体と結合し，脾などのマクロファージにより破壊される結果，血小板が減少する疾患である．抗体のクラスは IgG であるが，血清中からは検出されにくい．また，抗原分子として血小板膜の糖蛋白（GPⅡb/Ⅲa）が報告されているが，血小板上に証明される IgG 抗体が血小板特異抗体かどうか区別しにくく，また血小板自体に IC を吸着する性質もあるので，総称して血小板結合 IgG（platelet associated IgG；PAI）とよばれている．抗体の検出には混合受身凝集反応，抗グロブリン消費試験，放射免疫測定法（RIA），蛍光抗体法（IF）などが用いられるが，いずれも自己抗体を特異的に検出することはできない．

ITP には原因不明のものや薬剤投与（キニン，

スルホンアミドなど）および全身性エリテマトーデス（SLE）など自己免疫疾患に合併するものなどがあり，AIHA を合併したものは Evans（エバンス）症候群とよばれる．

c. Goodpasture 症候群

Goodpasture（グッドパスチャー）症候群は**抗基底膜抗体が腎糸球体や肺胞の基底膜に結合し，腎炎や肺出血をきたす疾患**である．腎での主要病変は半月体形成である．抗原は基底膜を構成するタイプⅣコラーゲン α3 鎖 C 末端に相当する NC1 ドメインの糖蛋白（GP 抗原）であることが証明された．GP 抗原は通常 NC1 ドメインに埋没しているが，なんらかの原因（感染，薬剤など）で発現して自己抗原化する．IF では基底膜に沿って IgG（稀に IgA）が連続線状に染色され，C3 も線状または顆粒状に染色されることがある．抗基底膜抗体はウシの腎糸球体基底膜を抗原として固相化した ELISA で測定できる．

d. 慢性甲状腺炎（橋本病）

橋本病（Hashimoto's thyroiditis）は外科医橋本策（1881〜1934）によりリンパ性甲状腺腫（struma lyphomatosa）として発表されたが，Doniach（ドニエッジ）ら（1956）が患者血清中に抗サイログロブリン抗体を証明し，さらに，実験的にサイログロブリンによる免疫を繰り返すと甲状腺炎を引き起こすことがわかり，自己免疫疾患と考えられるに至った．抗原にはサイログロブリンのほか，甲状腺ミクロソーム分画の**甲状腺ペルオキシダーゼ**（thyroid peroxidase；TPO）が知られている．甲状腺には多数のリンパ球浸潤がみられ，傷害機序には細胞性免疫の関与も重要と考えられている．抗サイログロブリン抗体は ELISA，RIA，化学発光酵素免疫測定法（CLEIA）で，抗 TPO 抗体（抗ミクロソーム抗体）は CLEIA で測定される．

e. インスリン依存性糖尿病

インスリン依存性糖尿病（insulin-dependent diabetes mellitus；IDDM）は膵 β 細胞が自己抗体および T 細胞により傷害される疾患である．複数の遺伝子と環境因子により発症すると考えられている．環境因子として注目されているのはサイトメガロウイルスやコクサッキーウイルスの感染であり，ウイルス抗原との交差反応と感染による膵 β 細胞構成成分の自己抗原化が考えられている．また，患者からは抗インスリン自己抗体（insulin autoantibody；IAA），抗膵島抗体（islet cell antibody；ICA），抗グルタミン酸脱炭酸酵素（anti-glutamic acid decarboxylase；GAD）抗体，抗 IA-2（anti-insulinoma-associated protein-2）抗体などが高率に検出される．抗 GAD 抗体は本疾患での診断価値が高く，リコンビナント GAD65 抗原を用いた RIA で測定される．抗 IA-2 抗体はリコンビナント ^{125}IIA-2 抗原を用いた RIA で測定する．膵 β 細胞には多くのリンパ球がみられ，傷害機構には自己抗体とともに細胞性免疫が関与すると考えられている．

f. 自己免疫性肝炎

自己免疫性肝炎（autoimmune hepatitis；AIH）は自己免疫性の慢性活動性の肝炎であり，LE（lupus erythematosus）因子が検出されるものを特にルポイド肝炎（lupoid hepatitis）とよぶ．AIH では ANA，**抗平滑筋抗体**（anti-smooth muscle antibody；ASMA），**抗 LKM-1**（anti-liver-kidney microsome type-1）**抗体**（チトクローム P450 IID6 抗原対応抗体），抗スルファミド抗体，抗アシアロ糖蛋白レセプター抗体などの自己抗体が検出され，高グロブリン血症を呈する．ASMA はラットやマウスの胃，腎切片を基質した IIF で検出する．また，抗 LKM-1 抗体はチトクローム P450 IID6 リコンビナント抗原を固相化した ELISA で検出する．

g. 原発性胆汁性肝硬変

原発性胆汁性肝硬変（primary biliary cirrhosis；PBC）は小葉間胆管や胆管上皮細胞が傷害され，慢性肝内胆汁うっ滞を呈する疾患であり，進行性で肝硬変へと進む．傷害機序には Tc 細胞と IC の沈着が関与すると考えられている．自己抗体として，**抗ミトコンドリア抗体**（anti-mitochondrial antibodies；AMA)が検出される．AMA の検出は PBC での診断価値が高い．AMA の対応抗原は M1～M9 に分類されるが，PBC では M2 抗原に対する AMA が特異的である．また，M2 抗原は複数同定されているが，主要な抗原はピルビン酸脱水素酵素複合体の 74 kD の E2 コンポーネント(PDC-E2)である．AMA はラットの胃と腎を用いた IIF で証明する(カラー図譜口絵 3 参照)．また，複数の M2 リコンビナント抗原(PDC-E2，BCOADC-E2，OGDC-E2)を固相化した ELISA も行われ，IgG，IgM，IgA クラスの AMA の検出が可能である．

2. 抗レセプター抗体による自己免疫疾患

　細胞膜上のホルモンや神経伝達物質のレセプターに対する抗体によって引き起こされる自己免疫疾患がある．レセプターが抗原性を示し，自己抗体が産生されるとレセプターの破壊，ホルモンの結合阻害などが起こる．また，抗体がホルモン様の刺激などの作用を示すこともある．

a. 重症筋無力症

　重症筋無力症(myasthenia gravis；MG)はアセチルコリンレセプター(acetylcholine receptor；AChR)に対する自己抗体により引き起こされる疾患である．運動を繰り返すと眼筋や嚥下筋，四肢筋などの筋力が低下し，休息により回復する．AChR は α 鎖および β，γ，δ 鎖のサブユニットから構成され，自己抗体はそれらの複数の抗原と反応するが，α 鎖に対する自己抗体はアセチルコリンの結合を阻止することが知られている．しばしば胸腺腫を伴い，内部には B 細胞に富むリンパ濾胞が多くみられる．これは胸腺内の筋様の細胞(myoid cell)に AChR が存在し，抗体が多量に産生される結果と考えられている．抗 AChR 抗体は RIA で測定する．

b. インスリン抵抗性糖尿病

　インスリン抵抗性糖尿病(insulin-resistant diabetes；IRD)はインスリンレセプター(IR)の減少や欠損によるものと抗 IR 自己抗体によるインスリンの IR 結合阻害で起こるものとがある．IR の減少や欠損によるものを A 型といい，抗 IR 自己抗体によるものを B 型という．B 型は Sjögren(シェーグレン)症候群や全身性硬化症を伴うことがある．IR は α，β 鎖のサブユニットが S-S 結合しており，α 鎖のインスリン結合部位に自己抗体が結合する．抗 IR 自己抗体のクラスは IgG が多い．測定は IR をもつ細胞を用いて被検血清中のインスリンと ^{125}I 標識インスリンとの競合による radioreceptor assay(RRA)で行う．

c. Basedow 病〔Graves(グレーブス)病〕

　Basedow(バセドウ)病は下垂体の産生する甲状腺刺激ホルモン(thyroid-stimulating hormone；TSH)のレセプターに対する自己抗体(抗 TSH レセプター抗体)が TSH と同じように甲状腺を刺激し，その機能を亢進させる疾患である．自己抗体は単一ではなく，TSH の甲状腺への結合を阻害する抗体も同定されている．阻害抗体が作用すると甲状腺機能低下症状となる(図 1)．抗 TSH レセプター抗体はリコンビナントヒト TSH レセプターを固相化した RRA で測定される．

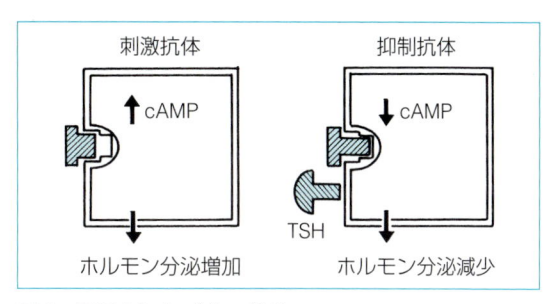

図 1　TSH レセプター抗体

3. 全身性自己免疫疾患

a. 全身性エリテマトーデス

　全身性エリテマトーデス(systemic lupus erythematosus；SLE)は細胞の核成分などが抗原となり自己抗体が産生され，その IC が組織に沈着

して傷害を起こす全身性自己免疫疾患である．原因は不明であるが，遺伝的素因，ウイルス感染およびホルモンの影響などが考えられている．若い女性に多く，皮膚および粘膜の蝶形紅斑(butterfly rash)が特徴的である．腹膜，腎，中枢神経，心，肺，関節，筋，血液など全身の細胞・組織が傷害される．IC が腎糸球体毛細血管に沈着し，腎障害を起こしたものをループス腎炎(lupus nephritis)といい，メサンギウム細胞の拡大・増殖，膜性増殖，糸球体硬化など多彩な病変がみられる．IC の脈絡叢への沈着は中枢神経ループス〔central nervous system (CNS) lupus〕を起こす．

1) SLE で検出される自己抗体

SLE では DNA，ヒストン，リボ核蛋白(RNP)などの細胞核を抗原した抗核抗体(anti-nuclear antibody；ANA)が検出される．このうち 2 本鎖 DNA (double-stranded DNA；dsDNA)に対する抗体(抗 dsDNA 抗体)の検出は SLE に特異性が高い．1 本鎖 DNA (single-stranded DNA；ssDNA)抗体，抗 DNA-ヒストン複合体抗体，抗ヒストン抗体，抗 Sm 抗体なども検出される．抗 dsDNA 抗体の推移は SLE の活動と一致し，また腎障害の指標にもなる．ANA のほか，抗赤血球抗体，抗リンパ球抗体，抗血小板抗体，抗ニューロン細胞抗体なども検出され，高グロブリン血症がみられることがある．

SLE ではリン脂質に反応する抗リン脂質抗体とよばれる自己抗体が検出されることがある．抗リン脂質抗体が検出され，血栓症，流産，神経症状，血小板減少などの症状を呈する疾患を抗リン脂質抗体症候群(antiphospholipid syndrome；APS)といい，SLE の 5～10% にみられる．APS で SLE などの自己免疫疾患に合併するものを続発性 APS とよび，基礎疾患がないものを原発性 APS という．

代表的な抗リン脂質抗体には抗カルジオリピン(CL)抗体とループスアンチコアグラント(lupus anticoagulant；LA)がある．抗 CL 抗体は梅毒の際に上昇する抗体であるが，APS で検出される抗体は CL そのものに反応するものではなく，CL が結合することで構造変化した血漿中の β_2-グリコプロテイン I (β_2-glycoprotein I；β_2-GPI)を抗原とする抗体であることが判明した．その後の研究で β_2-GPI は CL が存在しなくとも，陰イオンがあれば構造変化して抗体と反応することが報告された．現在，抗 β_2-GPI 抗体の測定は γ 線照射した ELISA プレートに β_2-GPI を固相化して行われている．また，LA の対応抗原はホスファチジルセリン，プロトロンビンやそれらの複合体，構造変化した β_2-GPI と考えられている．APS の血清診断には，一般的な抗 CL 抗体，抗 β_2-GPI 抗体，LA の検出基準が設定されており，臨床所見と合わせて判断される．

b. 関節リウマチ

関節リウマチ(rheumatoid arthritis；RA)は多発性関節炎を主徴とする全身性の炎症性疾患である．病因には遺伝的素因，ホルモン異常，微生物感染などが考えられているが，詳細は不明である．患者血清中にはリウマトイド因子(rheumatoid factor；RF)とよばれる自己抗体が検出されることや，滑膜炎症部位に RF-IgG(IC)が沈着し組織傷害に関与することから，自己免疫疾患に分類される．また，血管炎を伴う RA を，特に悪性関節リウマチ(malignant rheumatoid arthritis；MRA)とよび，顆粒球減少と脾腫を合併したものを Felty(フェルティ)症候群という．

1) RA で検出される自己抗体

RA で重要な自己抗体は RF である．RF は IgG1，IgG2，IgG4 の Fc 部分に反応する自己抗体であり，抗体クラスは IgM，IgG，IgA である．組織傷害に関与するのは IgG クラスの RF であり，RF は IgG と IC を形成する．RF-IgG が関節腔内に次々に沈着して病変形成に関与する．RF は RA のほか Sjögren 症候群，SLE，全身性硬化症などの自己免疫疾患や肝硬変，慢性肝炎でも検出されることがある．RA で検出される自己抗体に抗環状シトルリン化ペプチド(cyclic citrullinated peptide；CCP)抗体がある．抗 CCP 抗体

はRAに特異的であり，早期診断と病態の進行度把握に臨床的価値がある．抗CCP抗体はCCPを抗原として固相化したELISAで測定する．RAでは抗ssDNA抗体，抗RANA(rheumatoid arthritis nuclear antigen)抗体，抗II型コラーゲン抗体などの自己抗体も検出されることがある．

2) RAの免疫応答と組織傷害

RAでは初期に関節に滑膜炎がみられる．慢性化するに従い滑膜の関節腔にフィブリンが沈着し，乾酪壊死した組織の周辺に類上皮細胞が配列してリウマチ結節(rheumatoid nodule)とよばれる肉芽腫の形成がみられることがある．また，RAの関節滑膜にはT細胞の浸潤がみられる．T細胞のうち，Th1細胞とTh17細胞が病変形成に重要と考えられている．Th1細胞はIFN-γを産生してマクロファージを活性化させ，活性化マクロファージはIL-1および腫瘍壊死因子(TNF)を産生して破骨細胞の活性化，軟骨細胞の傷害，線維芽細胞の増殖をもたらし，関節組織を破壊して肉芽組織を形成する．また，活性化マクロファージはプロテアーゼ，コラゲナーゼ，活性酸素を放出して組織を傷害する．Th17細胞はIL-17を産生して破骨細胞を分化させ骨吸収を促進させる．RF-IgGが関節液や滑膜中にみられ，好中球が滑膜に浸潤し，RF-IgGを捕食する．多くのRF-IgGを捕食した好中球をRA細胞といい，コラゲナーゼ，プロテアーゼ，カテプシンなどの酵素や活性酸素を放出して組織を傷害する．

c. その他の全身性自己免疫疾患

1) Sjögren(シェーグレン)症候群

Sjögren(シェーグレン)症候群(SS)は唾液腺や涙腺などの外分泌腺の慢性炎症を主徴とし，SLEやRAなどを合併することがある．それらの合併のないものは乾燥症候群(sicca syndrome)とよばれる．病変が肺，肝，腎，リンパ節，関節などの腺外に及ぶこともある．SSではANA，RF，抗胃壁細胞抗体，抗サイログロブリン抗体，抗唾液腺抗体などの自己抗体が検出され，特に抗SS-A/Ro抗体と抗SS-B/La抗体の力価が高い．抗SS-B/La抗体はSSに特異的である．また，抗SS-A/Ro抗体は新生児ループスエリテマトーデス(neonatal lupus erythematosus)に関連する．

2) 進行性全身性硬化症

進行性全身性硬化症(progressive systemic sclerosis; PSS)は全身性強皮症(systemic sclerosis; SSc)ともいわれ，結合織の膠原線維が増加し，線維化による皮膚硬化を主徴とする疾患である．Raynaud(レイノー)現象が初期症状にみられ，進行すると血管内皮細胞の肥厚と平滑筋の攣縮により，循環障害が起こる．PSSでは抗Scl-70抗体とよばれるトポイソメラーゼIに対するANAが特徴的である．内臓病変が比較的軽く，また毛細血管拡張を主徴とするものをCREST症候群といい，自己抗体は抗セントロメア抗体が特異的である．

3) 多発性筋炎／皮膚筋炎

多発性筋炎(polymyositis; PM)／皮膚筋炎(dermatomyositis; DM)は四肢筋，頸筋などの横紋筋の炎症性疾患で筋力の低下をきたす．皮膚症状と筋炎を伴うものをDMといい，筋炎のみのものはPMという．上眼瞼に特徴的な紅斑状の皮疹(ヘリオトロープ疹)がみられる．肺線維症や心筋炎がみられることもある．PM/DMでは抗Jo-1抗体が特異的である．

4) 混合性結合組織病

混合性結合組織病(mixed connective tissue disease; MCTD)はSLE，PM/DM，PSSの症状が重複するオーバーラップ症候群である．MCTDで検出されるANAは抗U1-RNP抗体が特異的である．

5) 多発血管炎性肉芽腫症

多発血管炎性肉芽腫症(granulomatosis with polyangiitis; GPA)はWegener(ウェゲナー)肉芽腫症とよばれていた疾患であり，鼻腔，副鼻腔および肺の肉芽腫病変を主徴とする．細胞質の中性セリンプロティナーゼ3(PR3)に対する抗好中球

表2 間接蛍光抗体法(IIF)による抗核抗体(ANA)の染色像と臨床的意義

染色パターン	抗体	抗原	意義・関連疾患
peripheral[1]	抗dsDNA抗体	dsDNA	SLEに特異性が高い(50〜60%)
homogeneous[2]	抗DNA-ヒストン複合体抗体(LE因子)	DNA-ヒストン複合体	SLE
	抗ヒストン抗体	ヒストン(H1, H2A, H2B, H3, H4)	SLE(35%)、薬剤誘発ループス(96%)、RA(24%)
	抗Scl-70抗体*	DNA topoisomerase I	PSS(10〜30%)
speckled[3]	抗U1-RNP[6]抗体*	U1RNP(snRNP[7])	MCTD(95〜100%)、SLE、PSS
	抗Sm抗体*	U1, U2, U4/6, U5 RNP	SLE(30%)特異性が高い、抗U1-RNPとしばしば共存
	抗SS-A/Ro抗体*	hY1〜hY5 RNPと60 kD、52 kD蛋白複合体	SS(80%)特異性は低い、SLE(30〜40%)、PSS、MCTDに低頻度、低抗体価
	抗SS-B/La抗体*	RNA polymerase III転写終結因子	SS(60%)特異性が高い、SLE(15%)通常抗SS-A/Ro抗体と共存
nucleolar[4]	抗7-2RNP抗体*	7-2RNP(RNaseP, RnaseMRP)	PSS
	抗RNA polymerase I抗体	RNA polymerase I	PSS
centromere[5] (discrete speckled)	抗セントロメア抗体	セントロメア蛋白(CENP-A, B, C)	PSS、CREST症候群に特異的
細胞周期関連型	抗PCNA抗体*	PCNA[8] (DNA polymerase δ補助蛋白)	SLEに特異的だが低頻度

1): peripheral: 周辺型
2): homogeneous: 均質型
3): speckled: 斑紋型
4): nucleolar: 核小体型
5): centromere: セントロメア型
6): RNP: ribonucleoprotein
7): snRNP: small nuclear RNP
8): PCNA: proliferating cell nuclear antigen
*: 抗ENA(extractable nuclear antigen)抗体
**: 間期核ではhomogeneous型とspeckled型の中間的染色像を示す

SLE: 全身性エリテマトーデス
RA: 関節リウマチ
PSS: 進行性全身性硬化症(全身性強皮症;SSc)
MCTD: 混合性結合組織病
SS: Sjögren症候群

細胞質抗体(antineutrophil cytoplasmic antibody; C-ANCA)が高率に検出される.

4. 自己抗体の検出

a. 間接蛍光抗体法によるANA検出

1) 間接蛍光抗体法〔indirect immunofluorescence (IIF), indirect fluorescent antibody technique〕による核染色

SLEをはじめとする自己免疫疾患で出現するANAのスクリーニングにはIIFが用いられ,基質にはヒト喉頭癌の株細胞であるHEp-2細胞の培養細胞標本が汎用される.HEp-2は比較的核が大きくIIFの観察に適しており,培養細胞であることから安定した検査結果が期待できる.また,細胞周期に依存して発現する抗原に対する自己抗体の検出が可能である.ANAの抗原は主にクロマチン,核質,核小体である(表2).基質に患者血清を反応させてから,蛍光色素標識抗ヒト免疫グロブリンを反応させる.本法により検出されるANAをfluorescence ANA(FANA)という.

2) IIFによるANAの基本染色パターンと疾患の関連

IIFによるANAの基本染色パターンをカラー図譜口絵1に示す.

表3 主な抗ENA抗体とその臨床的意義

抗体	対応抗原の細胞内機能	検査と臨床的意義
抗Sm抗体	pre-mRNAのスプライシング	米国リウマチ学会のSLE分類基準項目
抗U1-RNP	pre-mRNAのスプライシング	厚生労働省のMCTD：混合性結合組織病の基準項目
抗SS-A/Ro抗体	不明	SSの乾燥症状と関連，NLEに関与
抗SS-B/La抗体	RNA polymerase III転写終結因子	SSに特異的，抗SS-A/Ro抗体とともに検出されることが多い
抗Scl-70抗体	DNAのラセン構造を緩める	PSSの臨床症状や予後判定に重要
抗Jo-1抗体	ヒスチジルtRNA合成酵素	PM/DM改訂診断基準項目，間質性肺炎，多発性関節炎を伴うPM/DMと関連
抗PCNA抗体	DNAの複製部に結合	細胞周期に伴い出現する分子に対する自己抗体
抗Ku抗体	DNA依存性プロテインキナーゼ活性	SSとPMのオーバーラップ症候群にみられる

SS：Sjögren症候群，NLE：neonatal lupus erythematosus（新生児ループスエリテマトーデス），PSS：進行性全身性硬化症（全身性強皮症；SSc），PM/DM：多発性筋炎/皮膚筋炎

a）周辺型（peripheral）

核が均一に染色されるが，特に核膜周縁部に強い蛍光が観察される．DNAに対するANAの示す染色像であり，SLEの診断価値が高い．

b）均質型（homogeneous）

核全体が一様に染色される．DNAやDNA-ヒストン複合体などのクロマチン関連抗原に対するANAの示す染色像で，SLEおよび薬剤誘発ループスにみられる．peripheralの像を示す血清を希釈するとhomogeneousに変化することが多い．

c）斑紋型（speckled）

RNPや核蛋白抗原に対するANAの示す染色像であり，核が微細な斑点状に染色される．抗ENA抗体の染色像に多くみられる．SLEのほか混合結合組織病（MCTD），進行性全身性硬化症（PSS）（全身性強皮症；SSc），Sjögren（SS）症候群にもみられる．

d）核小体型（nucleolar）

RNA polymerase I, 7-2RNPなどに対するANAの示す染色像で，核小体が染色される．PSS（SSc）にみられる．

e）セントロメア型（centromere）

セントロメア領域に対するANAの示す染色像で，斑紋型よりも微細な40〜80の散在斑点として染色される．セントロメア蛋白にはCENP-A, B, Cの3種の抗原がある．動原体型はdiscrete speckledパターンともよばれる．CREST症候群に診断価値が高い．

3）抗ENA抗体

核よりリン酸緩衝液で抽出される可溶性核抗原をENA（extractable nuclear antigen）という．ENAは酸性核蛋白が多いことから，酸性核蛋白抗原（nuclear acidic protein antigen；NAPA）ともよばれる．また核のみならず細胞質より抽出される抗原もENAに含めることがある．抗ENA抗体のなかには，いくつかの自己免疫疾患に特異的なものがある（表3）．

4）細胞周期関連抗原の検出

自己抗原のなかには細胞周期に依存して，局在や量の発現が異なる抗原（proliferating cell nuclear antigen；PCNA）がある．IIF像ではHEp-2細胞の細胞周期に依存して複数のIIF像や特徴的な像が観察される．カラー図譜口絵2にDNA polymerase δ補助蛋白に対する自己抗体の染色像を示す．抗原は主にS期の核が染色されるが，染色像は細胞周期に伴い変化する．抗PCNA抗体は検出率が低いものの，SLEのマーカーの1つでありCNSループスに関連する．

5）細胞質抗原の検出

細胞質に存在するミトコンドリア（カラー図譜口絵3），リボソーム，リソソームなどの細胞小器官やサイトケラチンなどの細胞骨格に対する自己抗体が見いだされている．それらは抗細胞質抗体とよばれ，IIFで検出される（表4）．

表4　抗細胞質抗体とその臨床的意義

抗体	抗原	臨床的意義
抗ミトコンドリア抗体	ミトコンドリア M1〜9	PBC
抗リボソーム抗体	60S リボソームサブユニット	SLE, CNS
抗 Jo-1 抗体	ヒスチジル tRNA 合成酵素	PM/DM
抗サイトケラチン抗体	サイトケラチン	RA

PBC：原発性胆汁性肝硬変，SLE：全身性エリテマトーデス，CNS：中枢神経ループス，PM/DM：多発性筋炎/皮膚筋炎，RA：関節リウマチ

6）クリシディア法による抗 dsDNA 抗体の検出

IIF で基質に住血鞭毛虫類のクリシディア・ルシリエを用いて行うクリシディア法がある．クリシディア・ルシリエのキネトプラストには dsDNA のみが存在し，ssDNA が存在しない．抗 dsDNA 抗体の検出は SLE に特異性が高い（**カラー図譜口絵 4**）．

b. その他の自己抗体の検査法

自己抗体の検出には IIF のほかに受身赤血球凝集反応（PHA），Ouchterlony（オクテルロニー）法，RIA，ELISA などが用いられ，ANA や抗 ENA 抗体の定量的測定が行われる．

抗 DNA 抗体の測定法には，抗 dsDNA 抗体，抗 ssDNA 抗体をそれぞれ単独で測定する方法と抗 dsDNA 抗体と抗 ssDNA 抗体の両方を測定する方法の 3 種類がある．通常行われる方法は抗 dsDNA 抗体単独，または抗 dsDNA 抗体と抗 ssDNA 抗体を測定する方法であり，それらを合わせて抗 dsDNA 抗体の検査とよぶ．

一般には抗 dsDNA 抗体と抗 ssDNA 抗体を検出する方法が行われる．PHA では抗 dsDNA 抗体と抗 ssDNA 抗体を同時に検出する．RIA では ^{125}I 標識大腸菌プラスミド DNA を抗原として用いており，血清と反応後に 50% 飽和硫酸アンモニアで塩析して放射活性を測定する（Farr 法）．Farr 法では抗 dsDNA 抗体のみを検出する．ELISA では抗 dsDNA 抗体と抗 ssDNA 抗体を分けて測定できる．

c. LE テスト

SLE 患者の ANA のうち，DNA-ヒストン複合体を抗原とする抗体を LE 因子という．また，LE 因子により傷害された白血球の核成分と ANA との IC を他の好中球が取り込む現象を LE 現象といい，その細胞を LE 細胞という．試験管内で起こるもので，患者血液より検出する直接法と，健常者白血球と患者血清を混合する間接法があり，この試験を LE テストという．また，LE 因子は DNA-ヒストン複合体を結合したラテックスによる受身凝集反応でも検出できる．

d. RF の検査

RF の検出には古典的方法である RA テスト（→第 27 章 C.1　RA テスト p.321）や Waaler-Rose（ワーラー・ローズ）反応がある．IgM 型の RF の検出には RAPA（RA 粒子凝集法），免疫比濁法，ラテックス凝集免疫比濁法，ラテックス凝集比ろう法が行われる．RA 患者の IgM 型 RF 検出率は 70〜80% と高く，臨床的診断価値が大きい．しかしながら，組織傷害に作用するのは IgG 型の RF であることから，その検出意義も大きい．IgG 型の RF の検出には RIA，酵素免疫測定法（EIA）が用いられる．

RA 患者の血清中には Fc の糖鎖構造に異常があるガラクトース欠損 IgG が多く存在することが報告された．抗ガラクトース欠損 IgG 抗体の検出は EIA を用いて行われる．

5. その他の自己免疫疾患の免疫学的検査

IC による補体の消費があることから，血清補体価および C3，C4 の測定も補助診断となる．また，補体 C1q 成分の固相化抗原を用いた EIA で IC を検出する検査も行われる．

第15章
免疫グロブリン異常症

学習のポイント

❶ B細胞や形質細胞の単クローン性の異常増殖や腫瘍性増殖に伴い産生される異常蛋白をM蛋白という.
❷ 温度に対して特殊な反応を示すM蛋白にBence Jones（ベンス・ジョーンズ）蛋白（BJP），クリオグロブリン，パイログロブリンがある.
❸ M蛋白には微生物や血液型抗原などに特異性を示すものや寒冷凝集素，リウマトイド因子（RF），抗ストレプトリジンO（ASLO）の性質をもつものがあり，臨床検査に影響することがある.

本章を理解するためのキーワード

❶ **M蛋白**
血清にみられる単クローン性の異常蛋白.

❷ **Bence Jones 蛋白（BJP）**
多発性骨髄腫などにみられる温度依存性M蛋白であり，L鎖の2量体で構成され，尿中に排泄される.

❸ **クリオグロブリン**
多発性骨髄腫やマクログロブリン血症などの免疫グロブリン異常症や自己免疫疾患患者，C型肝炎ウイルス（HCV）感染者にみられる温度依存性M蛋白であり，その性状によりタイプⅠ，タイプⅡ，タイプⅢの3タイプに分類されている.

❹ **クリオグロブリン血症**
クリオグロブリンが血清にみられる疾患の総称.

❺ **パイログロブリン**
多発性骨髄腫やマクログロブリン血症にみられる温度依存性M蛋白.

❻ **多発性骨髄腫**
腫瘍化した形質細胞（骨髄腫）による骨破壊とM蛋白によって特徴づけられる疾患. M蛋白の種類はIgG, IgA, IgD, IgEおよびL鎖のκとλの6種類に分けられる.

❼ **ワルデンシュトレーム・マクログロブリン血症**
形質細胞様リンパ球の腫瘍性増殖とその産生物であるIgMの増加を主徴とする疾患である.

❽ **H鎖病**
B細胞や形質細胞の単クローン性増殖とH鎖のM蛋白がみられる疾患. M蛋白はαHCDが多く，血清と尿中にみられる.

免疫グロブリンの変動には，感染症や自己免疫疾患などに基づく濃度の変動と，抗体産生細胞の異常な増殖に伴うものとがある. 本章ではB細胞または形質細胞の増殖とそれらが産生する異常蛋白について記載する.

A 単クローン性γ-グロブリン血症（M蛋白血症）

多発性骨髄腫とその類似疾患で血清中に出現する単クローン性の異常蛋白（paraprotein）をM蛋白（monoclonal protein）といい，また，M蛋白が検出される疾患を総称してM蛋白血症という. M蛋白血症はB細胞や形質細胞の異常増殖や腫瘍性増殖に基づく悪性単クローン性γ-グロブリン血症（malignant monoclonal gammopathy；MMG）とそれらを本態としない意義不明の単クローン性γ-グロブリン血症（monoclonal gammopathy of undetermined significance；MGUS）に分けられる．しかしながら，MGUS も長期間の経過で MMG に移行することがあり，厳密に両者を区別できないことがある．

1. M 蛋白の種類

現在，12 種類の M 蛋白と温度に対して特殊な性質を示す 3 種類の M 蛋白が知られている．最も多くみられるのは IgG であり，次いで IgA が多く，IgM は少ない．IgD は稀であり，IgE はさらに稀である（表1）．また，2 種類の M 蛋白が共存する例は 2 クローン性 γ-グロブリン血症（biclonal gammopathy）とよばれる．

a. Bence Jones 蛋白（BJP）

1848 年に Bence Jones（ベンス・ジョーンズ）により発見された単クローン性の M 蛋白で L 鎖（κまたは λ）の 2 量体として存在する．分子量が小さいため腎糸球体を通過し，尿中に排出されるので，血中には少ない．尿中の BJP は単量体または 4 量体としてみられることもある．多発性骨髄腫の 60% にみられる M 蛋白である．

新鮮尿を酢酸緩衝液で pH 4.9 にして，56℃ で 15 分間加熱すると白濁するが，さらに 5 分間，100℃ まで加熱すると再溶解する特性をもつ〔Putnam（プットナム）法〕．

b. クリオグロブリン

クリオグロブリン（cryoglobulin）が血清にみられる疾患を特にクリオグロブリン血症（cryoglobulinemia）とよぶ．クリオグロブリンはその性状により 3 タイプに分類されている．タイプ I は単クローン性の抗体クラスからなり，タイプ II は単クローン性と多クローン性の混合型である．II 型は IgG に特異性をもつ単クローン性の IgM であることが多いが，多クローン性の場合もあり，IgM-IgG 免疫複合体が検出される．また，免疫グロブリン異常症のみならず，C 型肝炎ウイルス（HCV）感染者の多くに HCV に対する特異性をもつ IgM 型クリオグロブリンが検出される．IgM-IgG 免疫複合体は腎糸球体の基底膜やメサンギウムに沈着し，膜性増殖性腎炎の原因となる．タイプ III は多クローン性抗体の混合型であり，検出頻度は高いが，蛋白量は少ない．自己免疫疾患や感染症にみられる．

クリオグロブリンを含む血清を 0〜4℃ に置くと白濁ゲル化し，37℃ に加温すると再溶解する．0〜4℃ に冷却した 10 mL の CO_2 除去蒸留水に血清を 1 滴加えて 10 秒以内に白濁を見る検査を Sia test という．

c. パイログロブリン

パイログロブリン（pyroglobulin）を含む血清を 56℃ で 30 分間加温すると白濁ゲル状になる．この現象は不可逆的であり，100℃ にまで加熱しても再溶解しない．パイログロブリンは多発性骨髄腫，マクログロブリン血症にみられる．

2. 主な疾患

a. 意義不明の単クローン性 γ-グロブリン血症（MGUS）

BMG でみられる M 蛋白は IgG が最も多く，IgM と IgA はほぼ同じ頻度でみられる．IgD は少なく，IgE はまれである．通常，血清 M 蛋白量は IgG で 3.0 g/dL 未満で，IgM で 2.0 g/dL，IgA は 1.0 g/dL 未満である．MMG に移行しない限り，長期にわたりその量は変化しない．正常の免疫グロブリンは減少しないことが多い．

表1 M 蛋白の種類

1. H 鎖と L 鎖が結合している M 蛋白
   IgG 型，IgA 型，IgM 型，IgD 型，IgE 型，7SIgM 型，半分子 IgG 型，半分子 IgA 型
2. H 鎖または L 鎖のみの M 蛋白
   γ 鎖型，α 鎖型，μ 鎖型（それぞれ γ，α，μ 鎖の Fc フラグメント）
   F(ab)μ 鎖型（μ 鎖の Fab フラグメント）
3. 温度に特殊な性質を示す M 蛋白
   Bence Jones 蛋白，クリオグロブリン，パイログロブリン

b. 多発性骨髄腫

多発性骨髄腫(multiple myeloma；MM)は骨髄中の腫瘍化した形質細胞(骨髄腫)による骨破壊と，その産生物であるM蛋白によって特徴づけられる疾患である．骨髄腫は骨髄微小環境のストローマ細胞(stromal cell；SC)と密接に関連しながら増殖する．SCの産生するIL-6は骨髄腫の増殖因子として働き，また骨髄腫の産生するIL-1βや腫瘍壊死因子(TNF)-βはSCの一員である破骨細胞の分化・活性化を誘導して骨吸収を促進させ，骨の破壊病変をつくる．M蛋白の種類はIgG，IgA，IgD，IgEおよびL鎖のκとλの6種類に分けられ，IgMの例はほとんどない．また，血清中にタイプIクリオグロブリン，尿中にBJPがみられることもある．M蛋白の量は3g/dL以上で，正常免疫グロブリンは減少することが多い．

c. ワルデンシュトレーム・マクログロブリン血症

ワルデンシュトレーム・マクログロブリン血症(Waldenström's macroglobulinemia；WM)は骨髄の形質細胞様リンパ球の腫瘍性増殖とその産生物であるIgMの増加を主徴とする疾患である．細胞は単クローン性であるが，分化度の異なる不均一(heterogeneous)な集団として観察される．通常，IgMの量は9g/dL以下にとどまるが，それ以上のこともあり，血清の相対粘度が4以上に上昇すると神経症状をきたす．また，しばしばタイプIIクリオグロブリンが検出される．リウマトイド因子(RF)や赤血球抗原(I血液型)に対する抗体活性があることが多い．また，MHCクラスII分子に対するIgM寒冷凝集素として検出されることもある．

d. H鎖病

H鎖病(heavy chain disease；HCD)はB細胞および形質細胞の単クローン性増殖とその産生物である免疫グロブリンのH鎖が，M蛋白として血清および尿中にみられる疾患である．αHCDが多く，次いでγHCD，μHCDの順でみられる．

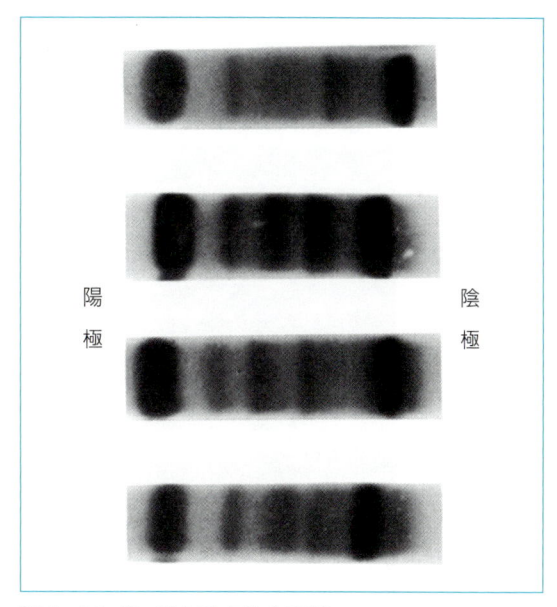

図1 Mバンドを呈する4症例
(セルロースアセテート膜電気泳動)

δHCDおよびϵHCDも報告された．V_H領域C末端の欠損，C_H1領域の欠損など，ヒンジ部欠損などの免疫グロブリン合成における先天性異常で起こることが知られている．L鎖を伴わないで分泌される．

3. M蛋白血症の血清検査

①セルロースアセテート膜電気泳動(CAEP)：幅の狭い濃く染まったバンドがみられ，デンシトメトリーで鋭いピークを呈する(図1)．

②Igの血中濃度測定：免疫電気泳動(IEP)でM-bowを呈する．抗血清には抗ヒト全血清，抗γ，抗α，抗μ，抗δ，抗ϵ，抗κ，抗λ，抗Fcγ，抗Fcα，抗Fcμ，抗Fabなどを必要に応じて用いる．患者血清をそのまま用いてもわかりにくいときは，希釈血清やゲル濾過分画を用いる．尿も濃縮すると沈降線が明瞭になる．免疫固定法は少量のM蛋白を同定するのによい．

③一般生化学的検査：血清総蛋白量，血清膠質反応，血清相対粘度の測定を行う．

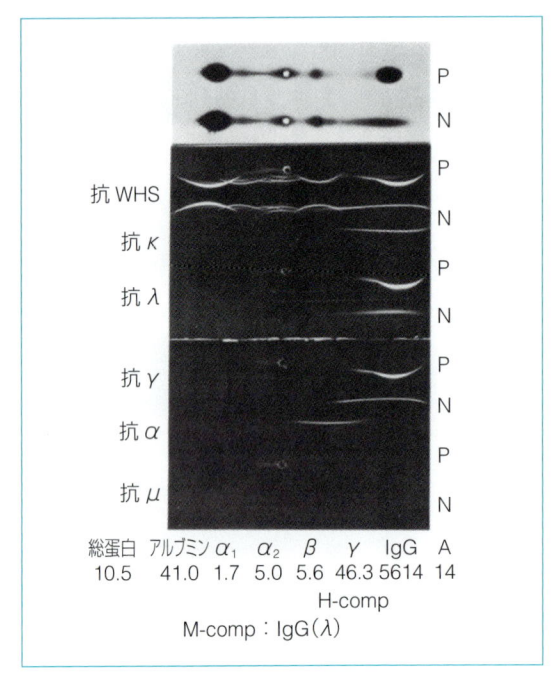

図2　IgG(λ)型骨髄腫症例

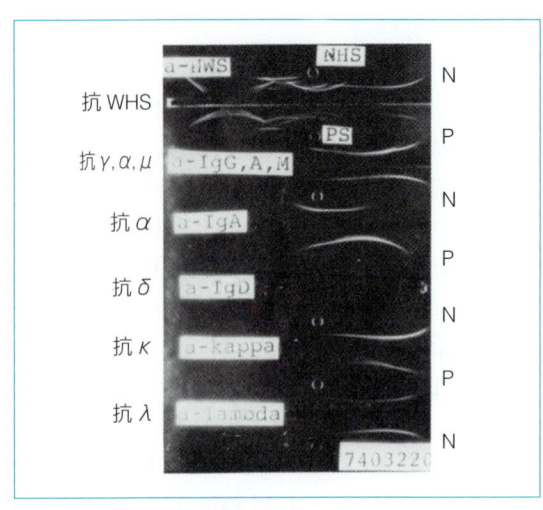

図3　IgA(κ)型骨髄腫症例

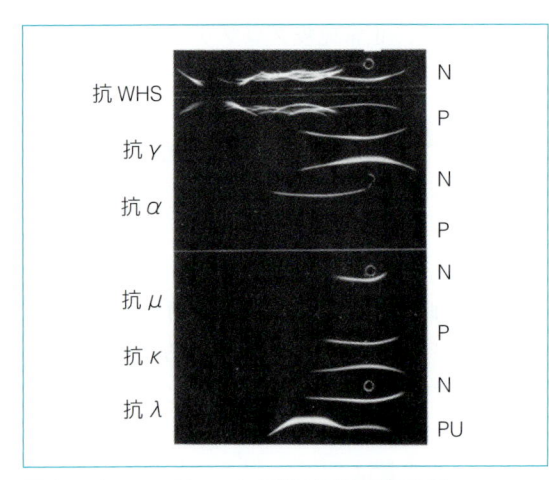

図4　ベンス・ジョーンズ(λ)型骨髄腫症例

B 症例（免疫電気泳動）

IgG 型骨髄腫（図2）：抗ヒト全血清（WHS），抗γ，λ抗体による反応は IgG(λ) の M-bow がγの領域にみられる．

IgA 型骨髄腫（図3）：γ領域で抗 IgA と抗κ抗体に対し M-bow がみられる．

BJ 型骨髄腫（図4）：尿中に BJP が多量排泄され，血清にも抗λ抗体に M-bow がみられる．

C M 蛋白の臨床検査に及ぼす影響

M 蛋白は異常蛋白であり，粘稠度などの性状は通常の免疫グロブリンと異なることから，免疫検査はもとより一般の臨床検査に影響することがある．抗体の特異性も多くの場合不定であり，ウイルス，細菌成分，生体構成成分などに特異性を示すことがあり（表2），寒冷凝集素，RF，ASLOの性質をもつものや血液型抗原に反応することもある．また，M 蛋白が非特異的に緩衝液の成分，寒天成分，動物血清などと反応することもある．クリオグロブリンを多く含む場合，低温で検体を保存すると結晶ができ，赤血球や血小板の測定に影響が出る．

表2　抗体活性を示す M 蛋白（クラス別）

M 蛋白のクラス	対応抗原
IgG	ストレプトリジン O，*Brucella* 菌成分，風疹ウイルス，LDH
IgA	胃壁細胞，アミラーゼ，LDH
IgM	*Klebsiella* 多糖体，ヘパリン，赤血球，細胞核

第16章 加齢と免疫機構

学習のポイント

1. 加齢により最も激しく変化する免疫器官は胸腺である．胸腺の大きさは思春期に最大に達し，その後著しく萎縮する．
2. T細胞マイトジェンに対する増殖応答などの細胞性免疫とT細胞依存性抗原に対する抗体産生応答の加齢に伴う低下が著しい．T細胞非依存性抗原に対する抗体産生やB細胞マイトジェンに対する増殖応答の機能は低下しない．自己抗原に対する抗体産生は加齢とともに増加する．
3. 加齢による胸腺の萎縮とともにT細胞を成熟させて末梢に送り出す胸腺機能が著しく低下する．ナイーブT細胞が減少するが機能の低下した記憶T細胞が加齢とともに増加する．加齢とともにリンパ球のシグナル伝達機能も低下する．

本章を理解するためのキーワード

❶ 胸腺の萎縮
加齢に伴う免疫器官の著しい変化は胸腺の萎縮である．

❷ T細胞機能の低下
加齢に伴いT細胞機能は著しく低下するが，B細胞機能の低下は少ない．

加齢に伴って著しく免疫が低下するのは細胞性免疫である．B細胞機能の低下はこれに比べ少ないが，ヘルパーT(Th)細胞機能の低下によりT細胞依存性の外来抗原に対する応答性が低下する．一方，免疫調節機能の低下により自己抗体の産生は増加する．

A 免疫組織の変化と末梢リンパ球の変動

1. 胸腺，脾臓およびリンパ節

ヒトの胸腺では，胎生2週までに原型が完成する．出生時，11gの胸腺は12歳ごろ最高の35gに達し，成熟期以後，皮質の萎縮により退縮して結合織や脂肪組織に置き換わり，形質細胞や肥満細胞の浸潤もみられる．65歳では15g程度に減少する．胸腺の萎縮は加齢に伴うT細胞の機能低下と深く関係している．

脾臓は抗体産生に関与するとともに，異物や老廃物の処理に重要である．出生時は濾胞も未発達であり胸腺より小さいが，生後7～8か月で胸腺より大きくなる．思春期にほぼ成人と同じ大きさ(130～150g)に達する．その後，加齢とともにやや縮小する．リンパ組織の老化による特徴的な変化は濾胞数の減少，細網組織の増加，形質細胞や食細胞の増加である．老齢マウスのマクロファージは食作用の低下を示さない．

2. 末梢血リンパ球

リンパ球は，出生前では末梢血中で7,000/μLであるが，出生時には4,000/μLに減少し，再び増加して7,000/μLに戻るが，成人に達すると約2,000～3,000/μLとなる．60歳以上になると，有意の減少を示す．

加齢とともにT細胞もB細胞も減少するが，

T細胞の減少が著しいという報告が多い．T細胞サブセットではCD4/CD8比率が上昇する．B細胞は若年齢ではIgM陽性細胞が多いが，加齢とともにIgG陽性細胞比率が増加する．

B 免疫機能の変化

1. 細胞性免疫

老齢者ではIL-2，IFN-γの産生が低下する．しかし，IL-4，IL-6，IL-10の産生は比較的維持されている．PHAなどのT細胞マイトジェンに対する増殖応答は加齢とともに著しく低下するが，LPSなどのB細胞マイトジェンに対する増殖応答は変化を受けにくい（図1）．細胞傷害性T（Tc）細胞の活性も著しく低下する（図1）．NK細胞の活性は末梢血では低下しないが，脾臓では低下する．ツベルクリン反応やDNCB試験などの遅延型過敏反応も加齢とともに低下する．

2. 液性免疫

血清免疫グロブリンの量はIgMについては1歳過ぎ，IgGについては5〜6歳，IgAについては10歳くらいで成人に近づく（図2）．母体のIgGは輸送蛋白FcRnによって細胞内に取り込まれ，胎児血液内に輸送される．胎児血中のIgGは20週ごろから急上昇し，出生時には母体のレベルになるが，それ以後1か月ほどの半減期で減少していく．母体由来のIgGと新生児の産生するIgGを合わせて，血中IgG量が最低になるのは生後4か月ごろである．

老化に伴う血清中の抗体量の変化は，IgGとIgAが高値を示し，IgMとIgEは有意差を示さない．自然抗体の同種赤血球凝集素（抗A，抗B抗体）は5〜10歳代でピークに達し，30歳以後次第に低下し，80歳以降さらに急速に低下する．T細胞依存性抗原のヒツジ赤血球に対する抗体産生は加齢とともに著しく低下するが（図1），T細胞非依存性抗原の肺炎レンサ球菌多糖体，サル

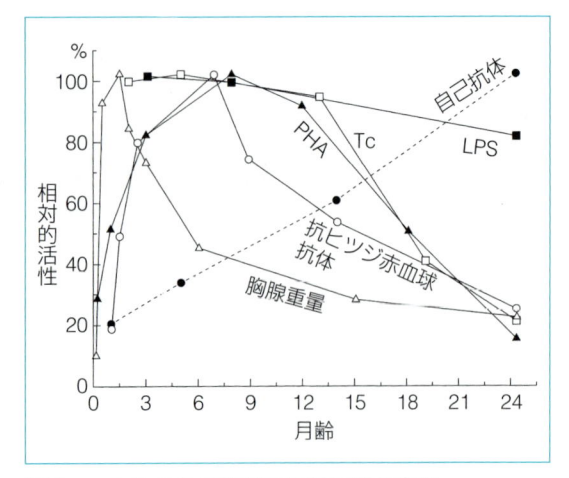

図1 マウスの免疫機能の加齢に伴う変化
（Hirokawa K, et al : Immunol Lett 40 : 269, 1994 より改変）

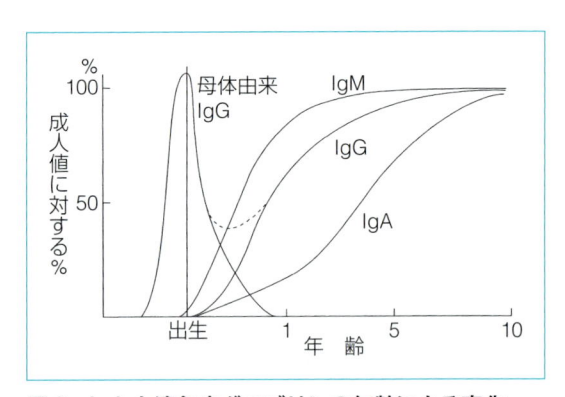

図2 ヒト血清免疫グロブリンの年齢による変化

モネラの鞭毛抗原などに対する抗体産生は低下しない．高齢者では高親和性抗体産生の低下が著しく，高齢者の易感染性，感染の難治の原因となる．自己抗体の陽性率は加齢とともに増加する．リウマトイド因子，抗核抗体，臓器特異抗体が老齢者，特に女性に比較的高頻度にみられる．

C 加齢による免疫機能低下の機序

1. 胸腺のT細胞再生能の低下

T細胞の再生に対する骨髄細胞と胸腺の加齢の影響は骨髄キメラマウスによって調べることが

できる．若齢マウスと老齢マウスの骨髄細胞を，X線照射してリンパ球を除去した若齢マウスと老齢マウスのレシピエント（recipient）にそれぞれ移植して骨髄キメラマウスを作製する．若齢レシピエントマウスでは若齢マウスと老齢マウスの骨髄細胞がT細胞に成熟するが，老齢レシピエントマウスでは若齢マウスと老齢マウスの骨髄細胞がT細胞に十分に成熟できない（図3）．老齢マウスの腎臓の被膜下に若齢マウス胸腺を移植し，骨髄移植すれば，機能をもったT細胞に成熟する．このように，T細胞の成熟は胸腺の加齢に強く依存しているが，骨髄細胞は加齢の影響を受けにくい．白血病などの患者で大量の化学療法をすると，腫瘍細胞だけでなくT細胞系のリンパ球も激減する．化学療法6か月後に0歳児では末梢血のCD4$^+$ T細胞の数がほとんど回復するが，回復の程度は加齢とともに低下し，25歳ではこの時期までにほとんど回復していない（図4a）．胸腺の機能の低下は出生時にすでに始まっている．

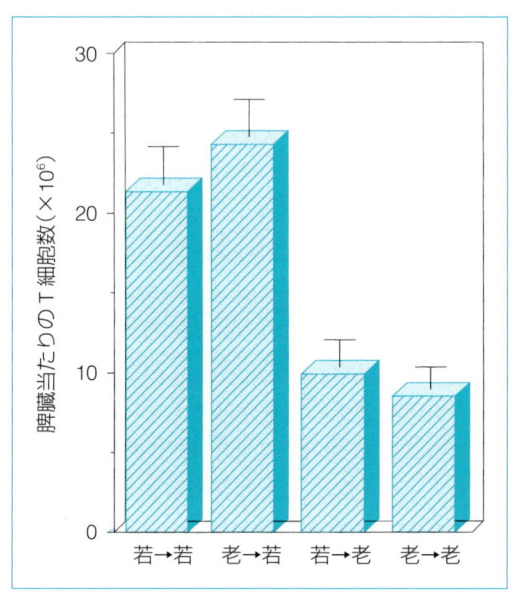

図3 骨髄キメラ老齢マウスにおけるT細胞成熟不全
若齢と老齢のレシピエントマウスに放射線照射し，若齢と老齢のマウスの骨髄細胞を移入したときの脾臓におけるT細胞の増加
（Hirokawa K, et al：Immunol Lett 40：269, 1994 より改変）

2. 記憶T細胞の増加

健常なヒト末梢血のCD4$^+$ T細胞とCD8$^+$ T細胞について，CD45RA$^+$ ナイーブT細胞とCD45RO$^+$記憶T細胞の加齢による変化を図5に示した．CD4$^+$ T細胞とCD8$^+$ T細胞のナイーブT細胞は加齢とともに著しく減少し，記憶T細

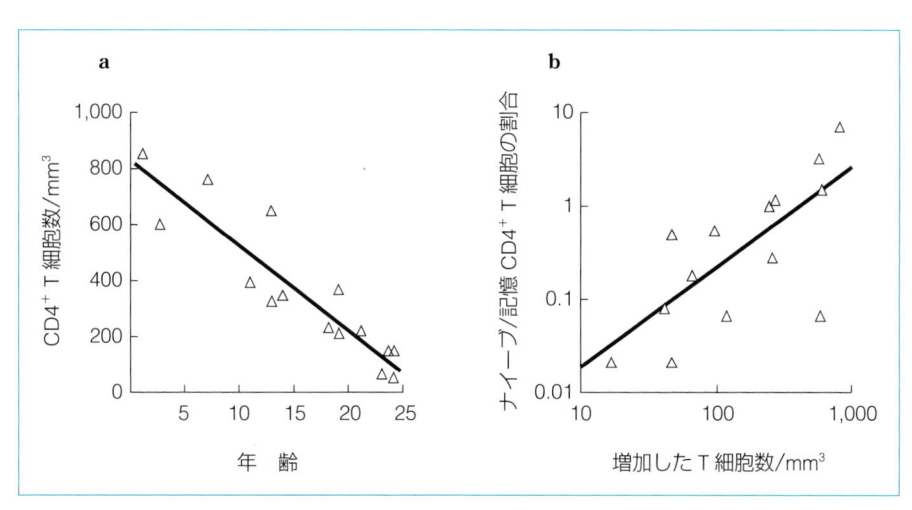

図4 化学療法後のCD4$^+$ T細胞の再生と年齢との関係
化学療法6か月後に再生した末梢血CD4$^+$ T細胞の数(a)と増殖したCD4$^+$ T細胞数とCD45RA$^+$ナイーブT細胞/CD45RO$^+$記憶CD4$^+$ T細胞の割合(b)
（Mackall CT, et al：Immunal Rev 160：91, 1997 より改変）

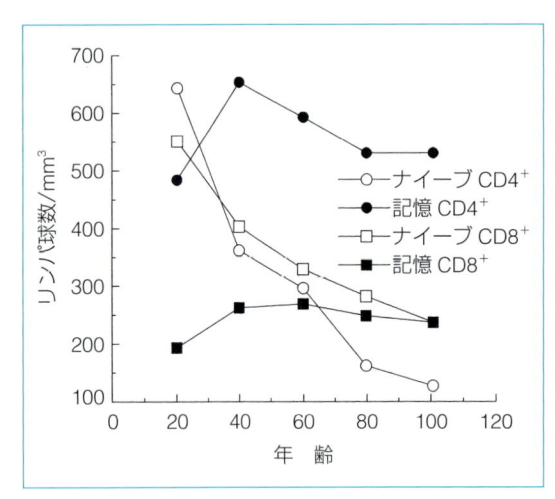

図5 ヒト末梢血における加齢とナイーブT細胞および記憶T細胞の変化
(Doria G, et al : Immunol Rev 160 : 159, 1997 より改変)

胞は加齢とともに増加する．その機構として，加齢とともに胸腺によるナイーブT細胞の産生が低下することがあげられる．化学療法によって減少したT細胞が若齢者において速やかに回復するのもナイーブT細胞が胸腺によって十分供給されるからである（図4b）．高齢者において記憶T細胞が増加するのは胸腺によるナイーブT細胞の供給低下と抗原曝露の増加による．

細胞老化（cell senescence）を制御する機構は免疫において重要である．テロメア（telomere）は染色体DNAの末端に存在するTTAGGGの繰り返し配列であり，細胞の複製能力の制御に重要である．細胞の分裂ごとにテロメアは短縮され，短くなりすぎると染色体が不安定になり，細胞老化が進む．高齢者のT細胞は若年者より優位に短縮されたテロメアをもつ．加齢とともに増加する記憶T細胞はある種の免疫不全状態である．加齢とともにTh1細胞のIL-2やIFN-γの産生能が低下するが，Th2細胞のIL-4，IL-10などの産生能は減少しないでB細胞機能が比較的維持されている．

3. リンパ球のシグナル伝達機能の変化

加齢に伴うT細胞の増殖能やサイトカインの産生能の低下はT細胞のシグナル伝達系の異常と考えられている．T細胞抗原レセプター（TCR）複合体を抗CD3抗体で刺激して早期に誘導されるCD3ζのチロシンリン酸化が老齢T細胞では低下している．チロシンキナーゼのLckやZAP-70の活性も低下しており，TCRシグナルを有効に伝達することができない．そのためPLCγ1の活性が低下し，Ca^{2+}の増加やPKCの活性も低下する．MAPキナーゼのERKやJNKの活性も低下している．しかし，すべてのシグナル伝達分子の活性が低下しているのではない．このように加齢とともに増加する記憶T細胞はアナジーと類似した性質を示す．

加齢とともに高親和性抗体の産生が低下する．老齢マウスではTh細胞機能の低下により，抗体親和性の成熟に必要な胚中心の形成不全を示し，体細胞突然変異も減少する．

D 神経・内分泌系による免疫系の調節

胸腺の萎縮は自立的なものでなく，内分泌系や神経系の影響を強く受けている．視床下部・下垂体・副腎皮質系は免疫系に影響を与える主要な内分泌系である．プロラクチンや成長ホルモンにより，胸腺機能は若返りする．胸腺の萎縮は思春期ごろから始まるので性ホルモンの影響が考えられる．性腺の除去によって性ホルモンのレベルを低下させると胸腺は肥大する．視床下部前葉の破壊は胸腺をより強く肥大させる．ストレス刺激により下垂体から副腎皮質刺激ホルモンが産生され，このホルモンの作用で副腎皮質から副腎皮質ホルモンが分泌される．副腎皮質ホルモンは免疫エフェクター活性である炎症を抑制し，胸腺リンパ球をはじめ多くのリンパ球にアポトーシスを誘導する．過剰なストレスは調和のとれた免疫系の働きを破綻させる．

E 酸化ストレス・代謝・免疫・寿命

　活性酸素には殺菌作用などがあり，生体にとって有用であるが，一方では，生体にDNA傷害などを与え，老化を促進する．活性酸素はミトコンドリアのATP産生における障害や細胞膜のNADPHオキシダーゼによって産生される．活性酸素を防止する抗酸化物にはビタミンC，ビタミンEや植物に含まれる多彩なポリフェノールなどがある．抗酸化物は炎症を抑え，過剰な免疫を抑制する．加齢とともに増加する生活習慣病のメタボリック症候群は食物摂取の過剰や運動不足により起こり，高血糖，高血圧，脂質異常などを特色とする．脂肪組織では脂肪細胞がTNF-αやIL-6などの炎症性サイトカインを産生するため，メタボリックシンドロームと炎症の関連が知られている．メタボリック症候群の治療は食事の制限〔カロリー制限（calorie restriction）〕や軽い運動による効果が認められている．これらの効果はブドウに多く含まれるポリフェノールの一種であるレスベラトロールの摂取によって代用されると報告されている．レスベラトロールの標的分子の1つが長寿遺伝子と呼ばれる転写因子のサーチュイン（sirtuin）である．サーチュインは酵母，線虫，ショウジョウバエなどでカロリー制限によって延命を誘導する分子として発見され，哺乳類においてもメタボリック症候群を防ぐことが報告されている．サーチュインの誘導・活性化はNAD/NADHの比に依存しており，加齢とともにサーチュインの活性は低下し，炎症活性は増加する．サーチュインは脂質の代謝を促進する酵素やスーパーオキシドジスムターゼ（SOD）の誘導など多彩な蛋白の発現を調節するが，その結果，ミトコンドリアの数と機能を増加させ，ATPを効率的に産生させることが健康の維持に重要である．

第17章 腫瘍免疫

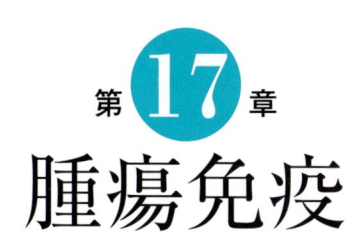

学習のポイント

❶ 放射線照射をした腫瘍を同系マウスに投与すると拒絶されるが，その後，放射線無照射の腫瘍を拒絶する免疫が誘導されたことにより，腫瘍特異抗原の存在が証明された．このような拒絶の標的となる腫瘍抗原を腫瘍特異移植抗原(TSTA)という．一方，抗体が反応する多くの腫瘍抗原は生理的に胎生期に出現する蛋白や血液型物質関連の糖鎖抗原であり，腫瘍を拒絶する免疫を誘導しない．これらの腫瘍抗原を腫瘍関連抗原(TAA)といい，腫瘍の検査のスクリーニングに用いられる．

❷ 腫瘍に対する免疫監視機構で最も強力な担い手はTc細胞である．マクロファージはTh細胞と協力して遅延型過敏反応を行う．腫瘍の早期の監視機構としてNK細胞が重要である．抗体は限られた腫瘍に有効である．

❸ 腫瘍は免疫を回避して増殖する．正常細胞から変化した腫瘍細胞は弱い免疫原性しか示さない．腫瘍抗原の消失，変異，散布などによって免疫の監視を逃れる．さらにレギュラトリーT細胞やIL-10により腫瘍免疫の成立を抑制する．

❹ 特異免疫療法として試験管内で活性化させた自己の抗腫瘍T細胞を投与する養子免疫療法，放射物質や毒素を結合させた抗体による免疫療法，腫瘍抗原をワクチンとして用いる腫瘍特異能動免疫などがある．非特異免疫療法として免疫賦活剤やサイトカインによる治療がある．

❺ 腫瘍によって多く産生される癌胎児性蛋白や糖鎖抗原の種類は異なっており，これらを腫瘍のマーカーという．いくつかの腫瘍マーカーの増加を抗体の組み合わせによって同定することにより，腫瘍の種類を特定する．

本章を理解するためのキーワード

❶ **腫瘍特異移植抗原(TSTA)**
腫瘍を拒絶する特異免疫を誘導する腫瘍抗原．

❷ **腫瘍関連抗原(TAA)**
腫瘍により産生されるが，腫瘍を拒絶する免疫を誘導しない腫瘍抗原である．腫瘍マーカーとして診断に利用される．

❸ **腫瘍に対する免疫監視機構**
腫瘍の増殖を防ぐ免疫システムであり，細胞傷害性T(Tc)細胞，マクロファージ，NK細胞，抗体などが関与する．

❹ **腫瘍の免疫回避**
腫瘍が腫瘍抗原の発現を低下させたり，免疫抑制を誘導して免疫機構から逃れること．

❺ **腫瘍特異免疫療法**
腫瘍抗原を投与して腫瘍免疫を誘導する能動免疫療法と試験管内で腫瘍抗原に対して活性化させた免疫細胞を投与する受動免疫療法がある．

❻ **腫瘍マーカー**
腫瘍細胞のほうが正常細胞より多く産生し，腫瘍の指標と考えられる物質である．α-フェトプロテイン(AFP)，癌胎児性抗原(CEA)，糖鎖抗原などがある．

　生体には自己と異なる非自己を排除しようとする免疫監視機構がある．腫瘍細胞も生体にとって非自己となり，種々の免疫応答を引き起こすことがある．腫瘍の発生そのものが免疫監視機構の破綻とみなされている．たとえば，生まれてまもない幼児や老人に腫瘍の発生率が高いのは，免疫監

視機構が未熟であったり，加齢により衰えてくるためと考えられる．先天性免疫不全症や準致死量の放射線被曝者，さらに腎移植後の拒絶反応防止のために免疫抑制剤を長期にわたり投与された患者に腫瘍発生頻度が高い．

A 腫瘍抗原

腫瘍免疫において最も重要なことは腫瘍細胞に正常細胞と異なり免疫細胞の標的となる腫瘍特異抗原(tumor specific antigen；TSA)が存在するかどうかである．多くの場合，発癌物質によってマウスに誘発された腫瘍を外科手術で取り除き，同系の他のマウスに移植すると腫瘍は増殖するが，腫瘍を摘出された元のマウスに再度移植すると拒絶される．また，放射線照射して腫瘍原性を低下させた腫瘍細胞の投与によっても腫瘍免疫を誘導できる．腫瘍免疫の成立したマウスのT細胞を養子移入することによって他のマウスに腫瘍免疫を移植できる．このような実験で示される拒絶の標的となる抗原を**腫瘍特異移植抗原**(tumor-specific transplantation antigen；TSTA)という．化学物質によって発生した腫瘍は個々の腫瘍で抗原性が異なる固有抗原をもっているが，同一の発癌ウイルスによって発生した腫瘍は共通抗原をTSTAとしてもっている(**図1**)．一方，自然発癌やヒトの腫瘍でTSTAを証明するのは容易ではない．

抗体と反応する多くの腫瘍抗原が多大な努力によって発見された．それらのほとんどは*α*-フェトプロテイン(*α*-fetoprotein；AFP)，**癌胎児性抗原**(carcinoembryonic antigen；CEA)などの生理的に胎生期に出現する蛋白や血液型物質関連の糖鎖抗原であり，正常細胞にもみられる分化抗原である．これらをTSTAと区別して**腫瘍関連抗原**(tumor-associated antigen；TAA)とよぶ．

最近，ヒトのメラノーマ(悪性黒色腫)の腫瘍抗原で細胞傷害性T(Tc)細胞に認識される抗原ペプチドがいくつか同定された(**表1**)．これらの腫瘍抗原にはメラノーマ以外の腫瘍にも発現する腫

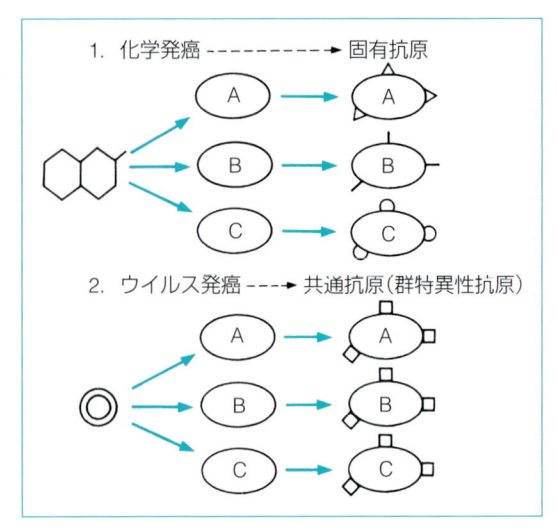

図1 腫瘍特異移植抗原の発現

瘍共通抗原MAGE-1，正常メラノサイトにも発現する分化抗原MART-1，遺伝子突然変異による腫瘍固有抗原MUM-1などがある．これらの抗原ペプチドは，特定の主要組織適合遺伝子複合体(MHC)クラスⅠをもつヒトの末梢血より腫瘍特異Tc細胞を誘導できるので，腫瘍のワクチンとして応用が期待される．

正常な細胞の増殖や分化に関する遺伝子の変異あるいは発現の異常な上昇によって癌を誘発する遺伝子を発癌遺伝子とよび，発現が消失した場合に癌を誘発する遺伝子を癌抑制遺伝子とよぶ．両群を合わせて広義の癌遺伝子とよぶ．現在までに，レセプターのerbB2，シグナル伝達分子のras，転写因子のp53などの癌遺伝子産物に対するTc細胞を誘導できるようになった．癌遺伝子産物を生体が腫瘍抗原として認識し，腫瘍免疫を誘導するかどうかは重要である．

B 腫瘍に対する免疫監視機構

突然変異を起こして生ずる腫瘍細胞の抗原性を免疫監視機構がいち早く察知すれば，まだごく少数にすぎないうちに排除されるであろう．この排除機構をつかさどる細胞は，Tc細胞，マクロファージ，NK細胞，B細胞である(**図2**)．

表1 Tc細胞によって認識されるヒト腫瘍抗原

分類	抗原	抗原提示するHLA分子
癌・精巣抗原	MAGE-1	HLA-A1, HLA-Cw16
	MAGE-2	HLA-A1, HLA-A2
	BAGE	HLA-Cw16
	GAGE	HLA-Cw6
メラノーマ・ メラノサイト分化抗原	MART-1/Melan-A	HLA-A2
	Pmel 17/gp100	HLA-A2
	TRP 1/gp75	HLA-A31
	チロシナーゼ	HLA-A2, HLA-A24, HLA-B44
アミノ酸変異を伴う 腫瘍特異抗原	MUM-1	HLA-B44
	βカテニン	HLA-A24
	サイクリン依存キナーゼ4	HLA-A2
癌遺伝子産物	erbB2	
	ras	
	p53	

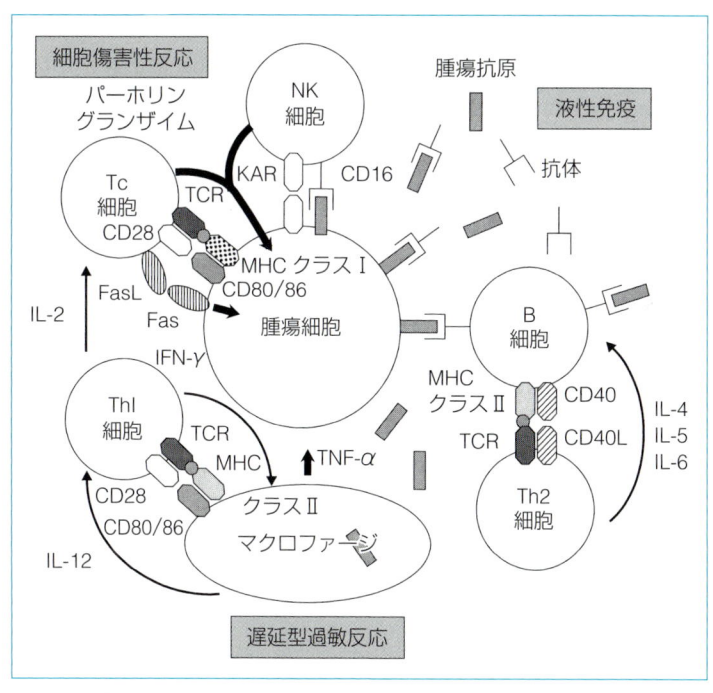

図2 腫瘍細胞に対する免疫のエフェクター機構

①Tc細胞：免疫学的監視機構の強力な担い手はTc細胞である．Tc細胞は腫瘍組織に侵入し，MHCクラスI分子とともに提示された腫瘍抗原を認識して，腫瘍細胞を傷害する．Tc細胞が活性化されるのは腫瘍の局所リンパ節である．腫瘍局所で抗原を取り込んだ樹状細胞（dendritic cell；DC）が局所リンパ節へ移動し，Tc細胞にクロスプレゼンテーションして活性化させる．活性化したTc細胞は腫瘍局所へ移動する．

②マクロファージ：IFN-γなどで刺激されて活性化したマクロファージはTNF-αなどの細胞傷害物質を放出したり，ADCCの機序を介して腫瘍細胞を傷害する．Th1細胞により活性化されたマクロファージは，遅延型過敏反応のエフェ

クター細胞として特異腫瘍免疫に参加する．

　③NK細胞：ある種の腫瘍細胞に対して細胞傷害作用を示し，生体の自然抵抗性を担っている．NK細胞はT細胞が活性化されるより早期に活性化される．Fcレセプター（CD16）を有し，ADCC機序によっても細胞傷害を行うことができる．NK細胞活性はウイルス，BCGなどの投与で増強される．IFN-α/β，IL-12，TNF-α，IL-2などのサイトカインによってNK細胞は活性化される．NK細胞はMHCクラスI分子を欠損した腫瘍細胞に高い傷害活性を示すため，これらの腫瘍細胞を傷害できないTc細胞を補完する関係である．

　腫瘍が増殖するのは，腫瘍がT細胞による監視機構をくぐりぬけた結果とも考えられる．しかし，T細胞不全のヌードマウスで特に腫瘍発生率が高いわけではない．ヌードマウスはNK細胞活性が高く，免疫監視機構に重要な役割をもっているとも考えられる．

　④B細胞および抗体：腫瘍抗原刺激を受けたTh細胞の協力によりB細胞が増殖し，抗体を産生する．抗体は腫瘍細胞に結合し，補体依存性の細胞傷害またはADCC機序で腫瘍を傷害する．抗体のもつ逆の作用として，腫瘍抗原と反応してTc細胞による抗原認識を妨害し，腫瘍増殖をエンハンス（促進）する役を演ずることもある．

C 腫瘍の免疫回避機構

　腫瘍が免疫監視機構をすり抜けて増殖する機構として，腫瘍細胞の免疫原性が低いことと腫瘍細胞が積極的に免疫を抑制することがあげられる．腫瘍の局所リンパ節での抗原提示細胞（antigen presenting cell；APC）によるT細胞の活性化と腫瘍局所でのT細胞のエフェクター活性の両面から腫瘍細胞は回避する．

1. 腫瘍細胞の低い免疫原性

　腫瘍細胞が免疫細胞の標的となるためには腫瘍抗原を細胞表面に発現させることが必須である．腫瘍抗原を発現していても，①腫瘍細胞表面はシアロムチン，コンドロイチン硫酸，ヒアルロン酸などで覆われ，腫瘍特異抗原を覆い隠すため，免疫系の攻撃をかわす．腫瘍細胞がコラーゲンやフィブリンの物理的障壁に囲まれた中で増殖する．②腫瘍細胞が腫瘍抗原の欠落や変異を起こして免疫回避する．③腫瘍細胞がMHC分子，補助刺激分子CD80/CD86，接着分子などを欠失する．④腫瘍細胞表面の抗原に抗体が結合すると抗原のエンドサイトーシスが起こり，細胞表面の抗原が消失して免疫原性を失う．これを抗原のモジュレーション（antigenic modulation）という．⑤腫瘍細胞が増殖する過程で，免疫原性の強い腫瘍細胞が免疫系によって攻撃・淘汰されてしまい，免疫原性の低い腫瘍細胞のみが生き残って増殖する．

2. 腫瘍細胞による免疫抑制

　腫瘍は免疫抑制物質を分泌したり，宿主に産生させたりして，免疫を抑制する．原発性肝癌が産生するα-フェトプロテイン（AFP）やマクロファージが産生する免疫抑制酸性蛋白（immunosuppressive acidic protein；IAP）が免疫抑制活性を示すことは古くから知られてきた．現在，腫瘍細胞が産生するTGF-βやレギュラトリーT細胞が産生するIL-10やTGF-β，マクロファージが産生するプロスタグランジンE_2などが重要な免疫抑制物質として知られている．

　もし腫瘍の移植前に腫瘍に対して特異免疫を誘導できたとしても，腫瘍が増殖したあとに腫瘍免疫を誘導することは難しい．しかし，腫瘍が増殖したマウスにおいても他の腫瘍に対する免疫を誘導することはできることから，一般的な免疫不全が誘導されるのではない．担癌マウスの腫瘍特異T細胞においてTCRのシグナル伝達系に異常を示すアナジーが誘導されることが知られており，これは腫瘍による特異的な免疫抑制である．近年，$CD25^+$Treg細胞などのレギュラトリーT細胞が腫瘍免疫の誘導を抑制することが注目

されるようになってきた．レギュラトリーT細胞を養子移入すれば免疫抑制し，レギュラトリーT細胞を除去すれば腫瘍免疫は増強する．レギュラトリーT細胞の誘導にはDCの産生するTGF-βやIL-10が重要であり，レギュラトリーT細胞と制御性DCとは一体となって免疫を抑制する．腫瘍免疫抑制の一例として，腫瘍局所リンパ節のDCあるいはヒトの腫瘍細胞において免疫を抑制するインドールアミン酸添加酵素(IDO)が発現していると予後が悪いと報告されている．腫瘍に対する免疫を誘導する多大な努力がなされてきたが，腫瘍の免疫抑制を排除しないと有効な腫瘍免疫を誘導するのは困難である．

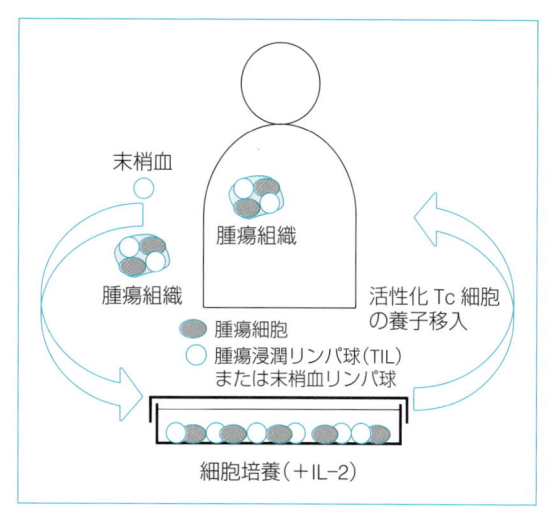

図3 活性化腫瘍特異T細胞の養子免疫

D 腫瘍免疫療法

　腫瘍細胞の免疫原性は弱いが，腫瘍に対する種々の宿主細胞の反応が知られている．これまで生体の特異的・非特異的免疫応答を高めるさまざまな方法が試みられてきた．腫瘍に対する免疫を積極的に高めることと，腫瘍による免疫抑制を排除することが効果的な免疫療法に必要である．

1. 特異免疫療法

　免疫療法の理想は，副作用の少ない特異免疫療法である．

a. 養子免疫療法

　養子免疫療法は一種の受動免疫である．試験管内で患者の腫瘍浸潤リンパ球(tumor infiltrating lymphocyte；TIL)または末梢血リンパ球を，分裂を停止させた腫瘍細胞で刺激してTc細胞を活性化させ，これをIL-2で増殖させて，十分量を注射する方法である(図3)．良好な臨床成績も報告されている．リンパ球をIL-2で活性化させたリンホカイン活性化キラー；LAK(lymphokine-activated killer)細胞を投与する方法が注目されたが，これは非特異的免疫療法である．LAK細胞は活性化したNK細胞とT細胞の混合と考えられる．

b. 抗体による免疫療法

　抗体による効果が示されたのは抗イディオタイプ抗体によるB細胞性リンパ腫の治療である．有効濃度を局所に確保しうるかどうかが問題である．腫瘍細胞に対するモノクローナル抗体に放射物質や毒素を標識し，腫瘍を効果的にねらいうちするミサイル療法がある．異種の抗体は排除を受けやすいので，マウスの腫瘍特異抗体の可変部とヒトの抗体の定常部からなる抗体が工夫されている．腫瘍に対する抗体の(Fab')$_2$とCD3に対する抗体の(Fab')$_2$を結合させた二重特異性抗体(bispecific antibody)を作製し，T細胞に効率的に腫瘍細胞を傷害させようという試みもされている．

c. 腫瘍特異能動免疫

　マウス移植腫瘍の場合は，放射線を照射した腫瘍細胞，超音波処理した細胞分画などで感作しておくと能動免疫が成立し，腫瘍を移植しても増殖を阻止する．ヒトの自然発生腫瘍の治療においても，腫瘍抗原がよく解析されているメラノーマなどで，腫瘍抗原ペプチドをワクチンとして使用する試みがなされている．

　腫瘍免疫を誘導するためにハプテン，ウイルス，PPD，MHC分子などの抗原を腫瘍細胞表面

に導入して免疫原性を高めた腫瘍細胞（腫瘍細胞の異物化）を用いた動物実験がなされてきた．投与した異物化腫瘍細胞は拒絶されて，その後正常の腫瘍細胞も拒絶する免疫記憶が誘導される．

最近はIL-2，IFN-γ，GM-CSFなどのサイトカインやCD80/CD86，CD40Lなどの補助刺激分子の遺伝子を導入した腫瘍細胞を用いて，T細胞の免疫を効率的に誘導する試みがなされている．CD80/CD86はT細胞活性化の補助分子であり，CD40LはCD40を介してDCやマクロファージを活性化する．GM-CSFはDCなどのAPCを分化・誘導する．IL-2やIFN-γはTh1細胞，Tc細胞，NK細胞を活性化する．

一方，Treg細胞に恒常的に発現しているcytotoxicic lymphocyte antigen-4（CTLA-4）はAPCのCD80/CD86と結合することにより双方の細胞に抑制シグナルを伝達する．抗CTLA-4抗体を投与してCTLA-4のシグナルを阻止するとTreg細胞の抑制活性が阻害され，Th1細胞とTc細胞の活性が増強される．また，抗CD25抗体をマウスに投与してTreg細胞を抑制しても腫瘍免疫は増強する．レギュラトリーT細胞を制御することにより腫瘍特異免疫を増強させることができるが，自己免疫疾患発症の危険も伴う．

2. 非特異免疫療法（表2）

a. 免疫賦活剤

免疫賦活剤，たとえばBCGまたはその細胞壁骨格（cell wall skeleton；CWS），*Nocardia*のCWS，*Corynebacterium parvum*, *Bordetella pertussis*，レンチナン（シイタケより抽出した多糖体），レバミゾールなどは直接腫瘍細胞を攻撃するのではなく，非特異的な刺激によって，APCのDCやマクロファージを活性化する．次いで抗原特異的T細胞が誘導されて特異的免疫応答を示すことがある．これらを一括して，**生物学的応答調節剤** biologic response modifier（BRM）と総称する．BCGは腫瘍局所内投与によってメラノーマと膀胱癌の増殖を抑制できる．

表2 抗腫瘍免疫促進剤（生物学的応答調節剤）

1. 細菌細胞および菌体成分
   BCG，BCG-CWS[1]，*Nocardia*-CWS，*C. parvum*，OK-432（ピシバニール），コードファクター，LPS（脂質A）
2. キノコ類の多糖体
   クレスチン（PSK），レンチナン
3. 低分子化合物
   レバミゾール，ベスタチン，ムラミルジペプチド（MDP）誘導体

[1] CWS：cell wall skeleton（細胞壁骨格）

表3 インターフェロン（IFN）の抗腫瘍作用

1. 直接的細胞増殖抑制
2. 抗腫瘍ウイルス作用
3. 腫瘍表面抗原の発現増強
4. リンパ球を介する抗腫瘍作用
   1) Tc細胞の活性化
   2) NK細胞の活性化
5. マクロファージを介する抗腫瘍作用
   1) マクロファージの腫瘍細胞への接着能増強
   2) マクロファージの腫瘍細胞増殖抑制促進

b. サイトカインによる治療

多数のサイトカインが遺伝子工学的に量産可能となり，TNF-α，IFN，IL-2などが治療に用いられてきた．IFNの抗腫瘍作用を**表3**に示す．TNF-αはTNFレセプターを発現する腫瘍細胞を試験管内で傷害することから，治療に使用が試みられている．IFN-αは腫瘍細胞の増殖抑制作用やMHCクラスⅠの発現増強作用があり，ヘアリー（hairy）細胞白血病や慢性骨髄性白血病の細胞増殖を抑制する．IL-2はメラノーマと腎癌に有効である．

E 腫瘍の検査

腫瘍マーカーとは，腫瘍細胞のほうが正常細胞より多く産生する物質であり，その量を測定することが診断に利用される（**表4**）．しかし，悪性腫瘍における腫瘍マーカーの陽性率，特異性には限界があり，数種のマーカーを組み合わせて測定し，判断することが勧められている（**表5**）．主なマーカーについて記す．

表4 主な腫瘍マーカー抗原

腫瘍マーカー	対応する主な腫瘍	正常上限[1] (/mL)	測定法[2]
AFP（α-fetoprotein）	肝癌，ヨークサック腫	10 ng	RIA, EIA, RPHA, LPIA, ECLIA
CEA（癌胎児性抗原）	大腸癌，肺癌，膵癌，胆道癌，胃癌，その他	2.5〜5.0 ng	EIA, IRMA, RIA, LPIA, ECLIA
BFP（塩基性胎児蛋白）	胃癌，尿路腫瘍，肝癌，子宮癌，膵癌，その他	75 ng 尿 15〜20 ng	ELISA, EIA
1型糖鎖			
CA19-9	膵癌，胆道癌，肝癌，胃癌	37 U	CLIA, ECLIA, RIA, IRMA, EIA
CA50	膵癌，胆道癌，肝癌	35 U	EIA, RIA, FIA
Span-1	膵癌，胆道癌，肝癌	30 U	IRMA
Dupan-2	膵癌，胆道癌，肝癌，（肝硬変）	150 U	ELISA, RIA, EIA
2型糖鎖			
SLX（sialyl SEEA-1）	肺癌，卵巣癌，膵癌	38 U	IMRA
母核糖鎖			
CA72-4	卵巣癌，乳癌，大腸癌，胃癌	4 U	IRMA, EIA, ECLIA
NCC-ST-439	胆道癌，大腸癌	4.5〜7 U	ELISA, EIA
その他の糖鎖			
CA125	卵巣癌，肝癌，膵癌，胆道癌，（子宮内膜症）	35 U	EIA, RIA, IRMA, CLIA, CLEIA
CA15-3	乳癌，卵巣癌，肺癌	27 U	EIA, IRMA, RIA, CLEIA, CLIA
SCC（TA-4）	肺癌，子宮頸癌，食道癌	1.5 ng	EIA, IRMA, RIA
PIVKA-II	肝癌	40 mAU	ELISA, CLIA, ECLIA
SYFRA21-1（サイトケラチン19フラグメント）	肺癌	2〜3.5 ng	CLEIA, ELCIA, IRMA, EIA
ProGRP（ガストリン放出ペプチド前駆体）	肺癌	46 pg	ELISA, CLIA
PSA（PA）（前立腺特異抗原）	前立腺癌	4.0 ng	EIA, IRMA, CLIA, ECLIA, RT-FIA
PAP（前立腺酸性ホスファターゼ）	前立腺癌	3 ng	RIA, EIA
γSm（γ-セミノプロテイン）	前立腺癌	4 ng	EIA, RIA
NSE（神経特異エノラーゼ）	神経内分泌腫，神経芽細胞腫，肺癌	10 ng	RIA, EIA, ECLIA, IEMA, IRMA
TPA（組織ポリペプチド抗原）	大腸癌，肝癌，胆道癌，膵癌，肺癌，その他	70 U	IRMA
IAP（免疫抑制酸性蛋白）	膵癌，肺癌，卵巣癌，食道癌，白血病，その他	500 μg	TIA, ELISA
フェリチン	白血病，肝癌，膵癌，肺癌，乳癌，その他	男 200 ng 女 100 ng	CLEIA, LA, 金コロイド凝集法

[1]：測定法，性，年齢により多少の差がある．
[2]：RIA：放射免疫測定法，EIA：酵素免疫測定法，RPHA：逆受身血球凝集反応，LPIA：ラテックス近赤外比濁法，ECLIA：電気化学発光免疫測定法，IRMA：immunoradiometric assay（非競合法，サンドイッチ RIA），ELISA：enzyme-linked immunosorbent assay，CLIA：化学発光免疫測定法，FIA：蛍光免疫測定法，CLEIA：化学発光酵素免疫測定法，RT-FIA：時間分解蛍光免疫測定法，TIA：免疫比濁法，LA：ラテックス凝集反応

a. 癌胎児性抗原

❶ AFP：AFP そのものは Bergstrand(1956) により発見されたが，肝癌との関連を指摘したのは Abelev（アベレフ，1963）である．ヒト胎児血清中に 2〜3 mg/mL 存在し，電気泳動法でアルブミンと α-グロブリン分画の間に泳動される．分子量 64,000 で，アルブミンに近い．正常者では 10 ng/mL 未満である．肝細胞癌（ヘパトーマ），精巣や卵巣に好発するヨークサック腫瘍で多量に産生される．RIA による検査では原発性肝癌の陽性率は約 90% である．転移性肝癌では低率である．妊娠，肝硬変，慢性肝炎などでも増加するが，400 ng/mL を超すことはない．

❷ CEA：Gold（ゴールド，1965）により発見さ

III. 輸血と移植免疫

第18章 輸血の概要

学習のポイント

❶ 輸血療法とは，血液成分を補充することであり，病態の悪化や併発症を防止する補充療法である．輸血療法には感染症の伝播や血液型の違いによる副作用の危険性が常に伴う．輸血療法はほかに代替療法がない場合のみ行う．

❷ 献血方法には全血献血と成分献血がある．全血献血は血液中のすべての成分を採取する方法であり，成分献血には血漿成分献血と血小板成分献血がある．

❸ 献血者の選択には，献血者の安全確保と感染症などから受血者を保護するため，問診と検診が行われる．問診および検診で合格した献血血液に対しては血液型関連検査と感染症関連検査の血液スクリーニングが行われる．

❹ 血液製剤は，輸血用血液製剤と血漿分画製剤に大きく分けられる．輸血用血液製剤には赤血球製剤，血小板製剤，血漿製剤，全血製剤があり，血漿分画製剤にはアルブミン製剤，グロブリン製剤，血液凝固因子製剤がある．

❺ 全血採血には親バッグ（採血バッグ）に子バッグが3個連結した4連のクォードラップルバッグが用いられる．親バッグから白血球が除去されたあと，遠心分離され1つ目の子バッグに赤血球，2つ目の子バッグに血漿が保存される．

❻ 輸血用血液製剤には赤血球濃厚液，洗浄赤血球，解凍赤血球，合成血，新鮮凍結血漿，血小板濃厚液がある．また，移植片対宿主病（GVHD）の予防のため，新鮮凍結血漿を除くすべてに放射線を照射した製剤がある．

❼ 主な血漿分画製剤にアルブミン製剤，グロブリン製剤，第Ⅷ因子製剤などがある．血漿分画製剤の原料にはプール血漿が用いられ，精製分画後に製剤として用いられる．

❽ 「輸血療法の実施に関する指針」と「血液製剤の使用指針」が改定され，赤血球濃厚液，血小板濃厚液，新鮮凍結血漿およびアルブミン製剤の使用（適応）基準が示された．

❾ 輸血用血液製剤を有効に使用するための方法として，血液型不規則抗体スクリーニング法（T＆S）と最大手術血液準備量（MSBOS），手術血液準備計算法（SBOE）がある．

❿ 自己血輸血は患者自身の血液を輸血する方法であり，待機的手術患者を対象に行われる．自己血輸血にはあらかじめ採血・保存する貯血式自己血輸血，手術開始直前に採血し，人工膠質液を輸注する希釈式自己血輸血，術中・術後に出血した血液を回収する回収式自己血輸血がある．

本章を理解するためのキーワード

❶ 保存前白血球除去

発熱反応の抑制，抗白血球抗体産生の抑制，サイトメガロウイルス伝播の抑制，保存に伴う凝集塊の減少を目的として輸血用血液製剤の調製工程で白血球を除去すること．

❷ タイプアンドスクリーン（type & screen；T & S）

輸血する頻度が少なく，出血量も多くない待機的手術で輸血用血液を有効使用するための方法．受血者の血液型（ABO，RhD）と不規則抗体スクリーニングを行い，D抗原陽性，副作用が考えられる不規則抗体がみられない場合に交差適合試験済みの赤血球製剤を準備せず，輸血の必要性に応じて赤血球製剤のオモテ検査，生理食塩液法による交差適合主試験，赤血球製剤と受血者のABO血液型とをコンピュータを用いて照合・確認する方法が行われる．

❸ 最大手術血液準備量（maximal surgical blood order schedule；MSBOS）

確実に輸血が必要な場合，過去の手術例から輸血量を決め交差適合試験済みの赤血球製剤を準備する方法．

はじめに

　輸血療法とは，出血や化学療法などで不足あるいは機能低下した血液成分を補充することで，病態の悪化や併発症を防止する補充療法である．他人から採取した血液（同種血）を輸血する場合には，ウイルスなどさまざまな感染症の伝播や，血液型の違いによる免疫学的な副作用の危険性が常に伴う．輸血療法を実施する際には，ほかに代替療法がない場合のみ行い，輸血による利益と不利益（副作用・合併症）を十分に考慮して，利益が大きい場合に行うよう努めなければならない．輸血療法は献血者という第三者の存在が不可欠である．この1点において，他の医療行為とは異なるさまざまな特殊性がある．輸血療法を実施する際には，このことに十分配慮する必要がある．血液製剤の原料となる血液量は限られており，また受血者の安全性を確保するためにも，必要最小限の輸血を適正に行うことが求められている．

A わが国の血液事業

　献血者を募集し，献血者から血液を採取し，血液製剤（医薬品として規制され，輸血用血液製剤と血漿分画製剤がある）として，これを必要とする患者（受血者）のために医療機関へ供給するまでの一連の事業を血液事業という．血液事業は，国民の生命，健康の維持を目的とした国家的事業であり，献血者をはじめ，国，都道府県，市区町村，日本赤十字社，さらに血液製剤製造業者，医療関係者などによって支えられている．献血とは，血液あるいは血液成分を自らの意志で提供し報酬（金銭または金銭の代替とみなされる物）を求めない，いわゆる自発的な無償献血のことである．日本全国で1年間に約314万人の献血者が延べにして約530万の献血を行っている（2009年度）．

　現在，輸血用血液製剤はすべて献血によりまかなわれており，安定的に供給されている．しかし，今後の少子高齢化に伴う献血者の減少と輸血医療の増加による血液量の不足が予測されており，その対策が重要な課題となっている．血漿分画製剤については，遺伝子組み換え製剤を除く血液由来の凝固第Ⅷ因子製剤は100％の自給率を達成しているものの，アルブミン製剤，免疫グロブリン製剤の国内自給率はそれぞれ58.2％，95.1％（2010年度）である．血液製剤の国内自給を達成するために，適正使用をはじめ，関係者のよりいっそうの取り組みが望まれている．

　1999年に，すべての献血血液にB型肝炎ウイルス（HBV），C型肝炎ウイルス（HCV），HIV核酸増幅検査（nucleic acid amplification test；NAT）が導入され，安全性は格段に向上した．現在，血液製剤の安全性確保のためさまざまな対策がとられており，世界で最も安全な血液製剤ともいえる（図1）．

B 献血者選択と血液スクリーニング

1. 献血者の選択と問診

　献血方法には全血献血と成分献血がある．全血献血には 200 mL 献血，400 mL 献血があり，血液中のすべての成分を採取する方法である．成分献血は血漿成分献血と血小板成分献血があり，成分採取装置を使用して血漿や血小板といった特定の成分だけを採取し，体内で回復に時間のかかる赤血球は体内に戻す方法である．献血者の選択にあたっては，目的が 2 つある．1 つには献血者の健康と安全を守ること，2 つ目は輸血による感染症など受血者の安全を守ることである．

　採血にあたって，まず献血者の安全が確保されなければならない．献血者の健康を保護する目的で採血基準が設けられている．全血採血および成分採血ごとに，年齢，体重，血圧，血色素量，年間採血量，採血間隔が定められている（表 1）．

　さらに，献血者保護に加えて受血者保護のために問診を行い，基準に合致した場合のみ採血を行っている．問診は受血者の安全を確保するうえで，検査できない（マラリア原虫，異常プリオン📖，A 型肝炎ウイルス，ウエストナイルウイ

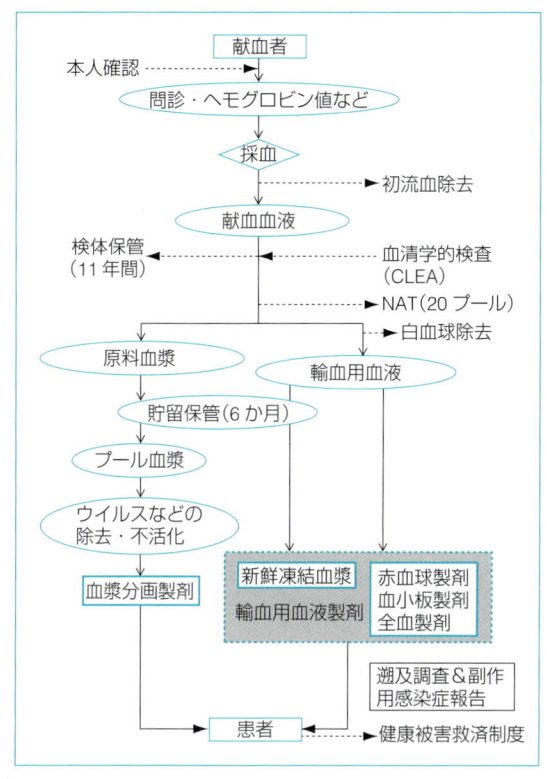

図 1　血液製剤の安全対策の概要

表 1　献血方法別の採血基準　　　　　　　　　　　　　　　　　　　　　　　　　　　　　　（2011 年 4 月 1 日施行）

項目＼献血の種類	全血献血 200 mL 献血	全血献血 400 mL 献血	成分献血 血漿成分献血	成分献血 血小板成分献血
1 回献血量	200 mL	400 mL	600 mL 以下（循環血流量の 12％ 以内）	400 mL 以下
年齢	16～69 歳	男性 17～69 歳 女性 18～69 歳	18～69 歳	男性 18～69 歳 女性 18～54 歳
体重	男性 45 kg 以上 女性 40 kg 以上	男女とも 50 kg 以上	男性 45 kg 以上 女性 40 kg 以上	
最高血圧	90 mmHg 以上			
血色素量	男性 12.5 g/dL 以上 女性 12 g/dL 以上	男性 13 g/dL 以上 女性 12.5 g/dL 以上	12 g/dL 以上（赤血球指数が標準域にある女性は 11.5 g/dL 以上）	12 g/dL 以上
血小板数	—	—	—	15 万/μL 以上 60 万/μL 以下
年間献血回数	男性 6 回以内 女性 4 回以内	男性 3 回以内 女性 2 回以内	血小板成分献血 1 回を 2 回分に換算して血漿成分献血と合計で 24 回以内	

＊65 歳から 69 歳までの方は，60 歳から 64 歳までの間に献血の経験のある方に限られる．

表2 献血時の問診票

問診票　ID □□

以下の質問は，献血される方と輸血を受けられる方の安全を守るためにうかがうものです．
表現上，不快の念を抱かれる部分があるかもしれませんが，「責任ある献血」のために，何卒ご理解のほどよろしくお願いいたします．
エイズ検査目的の献血は，血液を必要とする患者さんの安全のためにお断りします．（注意）法令の規定により，記入された問診票及び献血申込書（診療録）の返却・廃棄はできません．

	質問事項			質問事項
1	今日の体調は良好ですか．	はい／いいえ	14	海外から帰国（入国）して4週間以内ですか．
2	3日以内に出血を伴う歯科治療（抜歯，歯石除去等）を受けましたか．	はい／いいえ	15	1年以内に外国（ヨーロッパ・米国・カナダ以外）に滞在しましたか．（国名　　　）
3	3日以内に薬を飲んだり，注射を受けましたか．（　　　）	はい／いいえ	16	4年以内に外国（ヨーロッパ・米国・カナダ以外）に1年以上滞在しましたか．（国名　　　）
4	次の育毛薬／前立腺肥大症治療薬を使用したことがありますか．プロペシア・プロスカー等（1ヵ月以内），アボダート・アボルブ等（6ヵ月以内）	はい／いいえ	17	英国に1980年（昭和55年）～1996年（平成8年）の間に通算1ヵ月以上滞在しましたか．
5	次の薬を使用したことがありますか．乾せん治療薬（チガソン），ヒト由来プラセンタ注射薬（ラエンネック・メルスモン）	はい／いいえ	18	ヨーロッパ（英国も含む）・サウジアラビアに1980年以降，通算6ヵ月以上滞在しましたか．（国名　　　）
6	24時間以内にインフルエンザの予防接種を受けましたか．	はい／いいえ	19	エイズ感染が不安で，エイズ検査を受けるための献血ですか．
7	1年以内にインフルエンザ以外の予防接種を受けましたか．（　　　）	はい／いいえ	20	6ヵ月以内に次のいずれかに該当することがありましたか．①不特定の異性または新たな異性との性的接触があった．②男性どうしの性的接触があった．③麻薬，覚せい剤を使用した．④エイズ検査（HIV検査）の結果が陽性だった（6ヵ月以前も含む）．⑤上記①～④に該当する人と性的接触をもった．
8	次の病気や症状がありましたか．3週間以内—はしか，風疹，おたふくかぜ，帯状ほうしん，水ぼうそう　1ヵ月以内—発熱を伴う下痢　6ヵ月以内—伝染性単核球症，リンゴ病（伝染性紅斑）	はい／いいえ		
9	1ヵ月以内に肝炎やリンゴ病（伝染性紅斑）になった人が家族や職場・学校等にいますか．	はい／いいえ	21	今までに輸血（自己血を除く）や臓器の移植を受けたことがありますか．
10	6ヵ月以内に次のいずれかに該当することがありましたか．①ピアス，またはいれずみ（刺青）をした．②使用後の注射針を誤って自分に刺した．③肝炎ウイルスの持続感染者（キャリア）と性的接触等親密な接触があった．	はい／いいえ	22	今までに次のいずれかに該当することがありますか．①クロイツフェルト・ヤコブ病（CJD）または類縁疾患と診断された．②血縁者にCJDまたは類縁疾患と診断された人がいる．③ヒト由来成長ホルモンの注射を受けた．④角膜移植を受けた．⑤硬膜移植を伴う脳神経外科手術を受けた．
11	1年以内に次の病気等にかかったか，あるいは現在治療中ですか．外傷，手術，肝臓病，腎臓病，糖尿病，結核，性病，ぜんそく，アレルギー疾患．その他（　　　）	はい／いいえ	23	現在妊娠中または授乳中ですか．（男性の方は「いいえ」と回答してください）6ヵ月以内に出産，流産をしましたか．
12	今までに次の病気にかかったか，あるいは現在治療中ですか．B型肝炎，がん（悪性腫瘍），血液疾患，心臓病，脳卒中，てんかん	はい／いいえ		私は以上の質問を理解し，正しく答えました．献血した血液について，梅毒，HBV（B型肝炎ウイルス），HCV（C型肝炎ウイルス），HIV（エイズウイルス），HTLV-1（ヒトTリンパ球向性ウイルス-1型）等の検査が行われることを了解し，献血します．
13	今までに次の病気にかかったことがありますか．C型肝炎，梅毒，マラリア，ベバシア症，シャーガス病，リーシュマニア症，アフリカトリパノソーマ症	はい／いいえ		署名

（注意）　1．献血される方は，「はい・いいえ」欄の該当する方に ■ または □ 印をご記入願います．
　　　　 2．それ以外の欄には，問診を行う者が，必要事項を記入いたします．

ルス，エルシニア菌など），また検査しても検出できない輸血感染症を防ぐ最後の砦となっている．また，問診は献血の同意と責任ある献血であることを確かめるものでもある．献血の受付では，「責任ある献血」を推進するため，運転免許証などによる本人確認を行っている．現行の問診票は23項目あり，問診票の項目1, 6, 23は献血者保護を目的とし，項目3, 11, 12は献血者保護と受血者保護の意味がある．残りの項目は主に受血者保護を目的としている（表2）．

2. 血液スクリーニング

採血基準に合格し，問診および検診で合格した

表3 検査項目の解説（抗原・抗体反応）

検査項目	意味
梅毒検査	梅毒トレポネーマに感染後，3週間ほどで血中に生じる抗体を調べる．
抗HIV-1，2抗体	HIV-1およびHIV-2に感染後，6～8週後に血中に生じる抗体を調べる．
抗HTLV-1抗体	HTLV-1に感染したあとに血中に生じる抗体を調べる．
HBs抗原	HBVの外殻部分（HBs抗原）の有無を調べる．陽性であれば，一過性感染の急性期あるいはHBVのキャリア状態である．
抗HBc抗体	HBVの感染後に血中に生じる抗体を調べる．陽性であれば，過去にHBVに感染したことを示す．
抗HCV抗体	HCVの感染後1～3か月後に血中に生じる抗体を調べる．陽性であればHCVに感染したことがあることを示す．現在の感染ウイルスの有無については，確認検査が必要である．
HPV・B19抗原	パルボウイルスB19の抗原の有無を調べる．なお，成人の約50％に感染の既往歴があり，抗体をもっている．

検査項目の解説（NAT）

検査項目	意味
HBV-DNA	それぞれのウイルスについて，血液中に存在するウイルスを構成する核酸（DNAあるいはRNA）の一部をPCRで増幅して，ウイルスの有無を検出する方法である．ウイルスの感染性の有無を判定することはできない．また，出現頻度は低いが，NAT陰性で抗体陽性であっても，感染性を示す場合があるため，抗原抗体検査を完全に代替することはできない．
HCV-RNA	^
HIV-1,2-RNA	^

〔平成22年度版血液事業報告（厚生労働省医薬品安全対策課）2011より〕

献血希望者から採血が行われる．献血された血液すべてについて，血液型関連検査（ABO血液型，Rh血液型D抗原，不規則性抗体スクリーニング），感染症関連検査，その他の検査を行う．血液型関連検査では，初回献血の場合は献血の場でABO血液型のオモテ検査による仮判定が行われる．検査部門では自動輸血検査装置PK7300により，ABO血液型（オモテ検査とウラ検査），D抗原，不規則性抗体スクリーニング（生理食塩液法およびブロメリン法）を検査する（**カラー図譜口絵7参照**）．間接抗グロブリン試験による不規則性抗体スクリーニングは，5名の血漿をプールした検体についてゲルカラム法にて自動判定を行っている．供給される輸血用血液には，溶血性副作用の原因となる不規則性抗体を保有する血液は省かれている．感染症関連検査では，まずB型肝炎ウイルス（HBV），C型肝炎ウイルス（HCV），ヒト免疫不全ウイルス1型および2型（HIV-1，HIV-2），ヒトTリンパ球向性ウイルス1型（HTLV-1），ヒトパルボウイルスB19（HPV-B19），梅毒の血清学的検査が行われる（**表3**）．血清学的検査法は2008年より，従来の凝集法から化学発光酵素免疫測定法（chemiluminescent enzyme immunoassay；CLEIA）に変更されている．さらにA型肝炎や未知の肝炎ウイルスを想定した代用マーカーとしてALTを測定し，61 IU/L以上を不合格としている．検査に合格した血液も，1999年よりHBV，HCV，HIVについては高感度の核酸増幅検査（nucleic acid amplification test；NAT）が導入され，安全性が格段に進歩した（検体プールサイズ：1999年500検体，2000年50検体，2004年20検体）．しかし，血中ウイルス濃度がきわめて低い感染初期（ウインドウ期）や感染後期には現行の検査では検出できないことがある．残存リスクはHBV感染については数十万

サイドメモ：初流血除去

採血の際に消毒困難な皮膚毛嚢を通過した穿刺や切り取られた小皮膚片により皮膚常在菌が混入するおそれがある．このため，採取した最初の約25 mLの血液は除去し，製剤には用いず，検査に使用している．これを初流血除去といい，皮膚常在菌の混入数をできる限り少なくし，特に血小板製剤や赤血球製剤の有効期間内に，臨床的に重大な症状を引き起こす菌量に達する可能性を低くすることを目的としている．

献血に1回，HCV，HIVでは1,000万～2,000万献血に1回と推定されている．さらに近い将来に発生する可能性が危惧される新興・再興感染症やスクリーニングを実施していない細菌などの病原体混入など，感染症のリスクは皆無ではない．

C 血液製剤の調製と保存

　血液製剤は，輸血用血液製剤と血漿分画製剤に大きく分けられる．輸血用血液製剤は，ヒト血液あるいはヒト血液から分離した血球や血漿成分を製剤化したもので，赤血球製剤，血小板製剤，血漿製剤，全血製剤がある．現在は成分輸血が輸血の常識となっており，全血製剤が使用されることはない．血漿分画製剤は，ヒト血液から分離した血漿から，血漿蛋白を分画精製したもので，主な製剤としてアルブミン製剤，グロブリン製剤，血液凝固因子製剤がある．

　献血者から採血された血液（原料血液）は血液センターに搬入後，ただちに分離・調製される．調製工程での検査，検査部門での検査，さらに献血者の個人的な情報（献血履歴など）を合わせて最終的な出庫の可否が決定される．輸血用血液製剤には，ABO血液型の各型別に色分けされたラベルが貼られ（カラー図譜口絵14参照），医療機関での交差適合試験用にセグメントが添付される（カ

ラー図譜口絵16参照）．現在，血液センターから供給される輸血用血液製剤はすべて白血球が除去されている．これを保存前白血球除去といい，①非溶血性発熱反応の抑制，②抗白血球抗体産生の抑制，③サイトメガロウイルスの伝播の抑制，④保存に伴う凝集塊の減少，などの効果が期待できる．白血球が除去された製剤にはLRの文字が表示され，1バッグあたりの白血球数は1×10^6個以下となる．LRはleukocyte reducedの略語で「白血球を減少させた」ことを意味する．

1. 輸血用血液製剤の調製（図2）

　全血採血に用いられる，クォードラップルバッグ（4連バッグ）は，親バッグ（採血バッグ）に子バッグが3個連結したもので，親バッグと1つ目の子バッグ間には白血球除去フィルターが組み込まれている．親バッグには血液保存液のCPD液が入っている（表4）．親バッグに採血された全血（200 mLまたは400 mL）は，バッグに付属した白血球除去フィルターを用い，落差濾過により白血球が除去される．1つ目の子バッグ内の白血球が除去された血液を遠心分離し，血漿を2つ目の子バッグに分離する．1つ目の子バッグの赤血球には3つ目の子バッグに入っていた血液保存用添加液のMAP（mannitol adenine phosphate）液（200 mL採血には46 mL，400 mL採血には92 mL）が加えられ（表4），赤血球濃厚液-LRが調製される．赤血球濃厚液は，二次製剤（洗浄赤血球，解凍赤血球，合成血）をつくるもととなる．なお，セグメントはCPD含有の全血よりなる．

　採血後8時間以内に分離された血漿は急速凍結され，新鮮凍結血漿または凝固因子用原料血漿となる．8時間を過ぎて分離された血漿は凝固因子活性がやや落ちるため，アルブミンまたはグロブリン製剤の原料となる．

　成分採取装置で採取される血小板浮遊液は，採取の段階で白血球が除去される．血小板数をカウントし，5，10，15，20単位の血小板濃厚液が調製される．成分採取装置で血漿のみ採取した場合，6時間以内に凍結すれば5単位の新鮮凍結血

サイドメモ：輸血用血液製剤の病原体不活化

　病原体不活化技術の原理は，①溶媒界面活性剤による膜の破壊，②可視光や紫外線に反応する薬剤を添加した血液製剤に可視光や紫外線，あるいは紫外線単独を照射することにより，血液製剤の病原体や白血球の核酸に結合し，その複製増殖を抑制するというものである．病原体不活化技術の安全性と有効性が確立されれば，輸血用血液の感染症伝播リスクをさらに低減させることが期待されている．特にウインドウ期にある血液や，スクリーニング検査が導入されていない種々の病原体に対する対策にもなり，今後，血液を介して伝播する新たな病原体が出現した場合の危機管理対応策としての意義も考えられている．

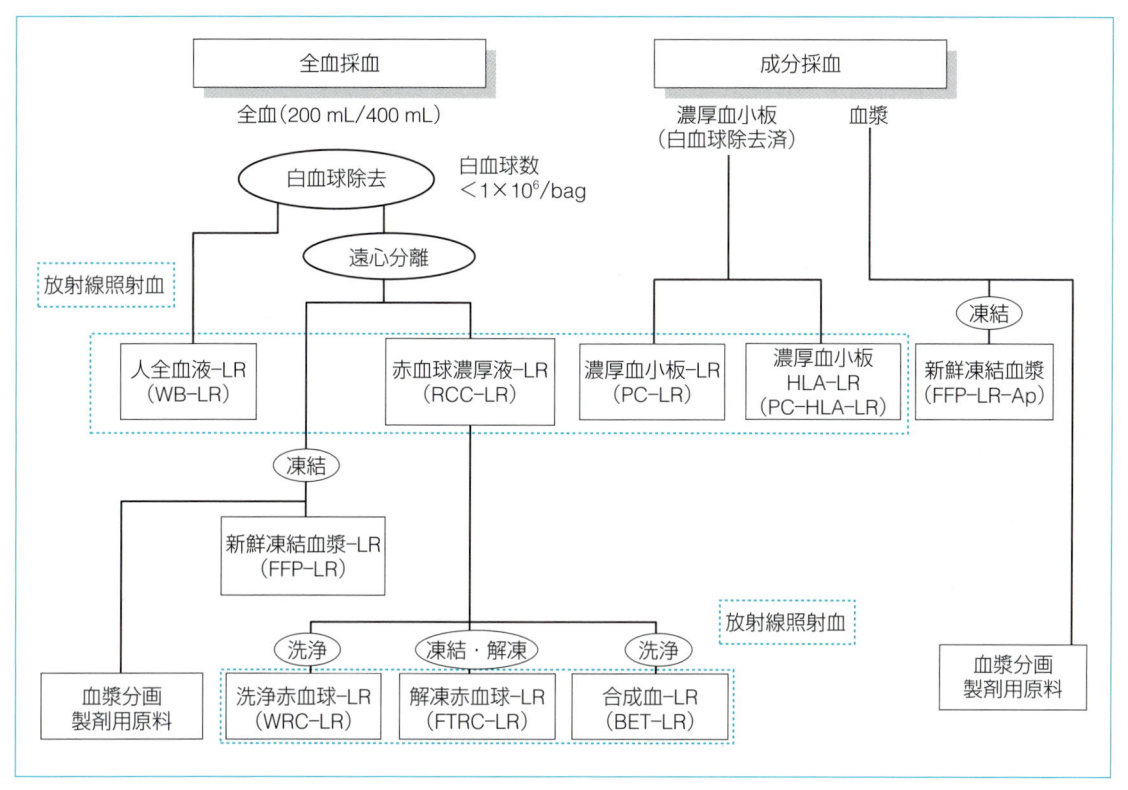

図2 輸血用血液製剤調製の流れ

表4 赤血球保存の保存液と保存添加液（MAP）（g/L）

	ACD-A	CPD	MAP（日赤）
クエン酸ナトリウム	22.0	26.30	1.50
クエン酸	8.0	3.27	0.20
グルコース	22.0	23.20	7.21
リン酸二水素ナトリウム	0	2.51	0.94
塩化ナトリウム	0	0	4.97
アデニン	0	0	0.14
マンニトール	0	0	14.57
添加量*	30 mL	28 mL	46 mL

*：全血200 mLあたり

漿または凝固因子用原料血漿となり，6時間を過ぎればアルブミンまたはグロブリン製剤の原料となる．成分採血に使用される血液保存液はACD-A液である（表4）．

2. 輸血用血液製剤の種類（表5）

各種の輸血用血液製剤は，それぞれ最も適した条件下で保存しなければならない．赤血球製剤，全血は2～6℃，新鮮凍結血漿は-20℃以下で，自記温度記録計と警報装置が付いた輸血用血液専用の保冷庫中で，それぞれを保存する．血小板濃厚液はできるだけ速やかに輸血する．保存する場合は，室温（20～24℃）で水平振盪しながら保存する．有効期間も製剤ごとに異なるので，十分に注意する．

a. 人全血液

［保存温度・有効期間］2～6℃，採血後21日間

血液200 mLまたは400 mLに，28 mLまたは56 mLのCPD保存液をそれぞれ含む．血液の全成分を含む（白血球は除去されている）．現在は，ほとんど使用されることはない．

b. 赤血球濃厚液

［保存温度・有効期間］2～6℃，採血後21日間

200 mL全血由来の約140 mL（RCC-LR-1）と，

表5　輸血用血液製剤

分類	販売名（一般名）	略号	貯法	有効期間	包装	算定用容量(mL)
全血製剤	人全血液-LR「日赤」（人全血液）	WB-LR-1 WB-LR-2	2〜6℃	採血後21日間	血液200 mLに由来する血液量1袋	200
全血製剤	照射人全血液-LR「日赤」（人全血液）	Ir-WB-LR-1 Ir-WB-LR-2	2〜6℃	採血後21日間	血液400 mLに由来する血液量1袋	400
血液成分製剤	赤血球濃厚液-LR「日赤」（人赤血球濃厚液）	RCC-LR-1 RCC-LR-2	2〜6℃	採血後21日間	血液200 mLに由来する赤血球1袋	140
血液成分製剤	照射赤血球濃厚液-LR「日赤」（人赤血球濃厚液）	Ir-RCC-LR-1 Ir-RCC-LR-2	2〜6℃	採血後21日間	血液400 mLに由来する赤血球1袋	280
血液成分製剤	洗浄赤血球液-LR「日赤」（洗浄人赤血球浮遊液）	WRC-LR-1 WRC-LR-2	2〜6℃	製造後48時間	200 mL 1袋	140
血液成分製剤	照射洗浄赤血球液-LR「日赤」（洗浄人赤血球浮遊液）	Ir-WRC-LR-1 Ir-WRC-LR-2	2〜6℃	製造後48時間	400 mL 1袋	280
血液成分製剤	解凍赤血球液-LR「日赤」（解凍人赤血球濃厚液）	FTRC-LR-1 FTRC-LR-2	2〜6℃	製造後4日間	血液200 mLに由来する赤血球1袋	実際の容量で算定
血液成分製剤	照射解凍赤血球液-LR「日赤」（解凍人赤血球濃厚液）	Ir-FTRC-LR-1 Ir-FTRC-LR-2	2〜6℃	製造後4日間	血液400 mLに由来する赤血球1袋	実際の容量で算定
血液成分製剤	合成血液-LR「日赤」	BET-LR-1 BET-LR-2	2〜6℃	製造後48時間	血液200 mL相当に由来する血液量1袋	150
血液成分製剤	照射合成血液-LR「日赤」	Ir-BET-LR-1 Ir-BET-LR-2	2〜6℃	製造後48時間	血液400 mL相当に由来する血液量1袋	300
血液成分製剤	新鮮凍結血漿-LR「日赤」120 新鮮凍結血漿-LR「日赤」240（新鮮凍結人血漿）	FFP-LR120 FFP-LR240	〜−20℃	採血後1年間	血液200 mL相当に由来する血漿1袋 血液400 mL相当に由来する血漿1袋	120 240
血液成分製剤	新鮮凍結血漿-LR「日赤」480（新鮮凍結人血漿）	FFP-LR480	〜−20℃	採血後1年間	480 mL 1袋	480
血液成分製剤	濃厚血小板-LR「日赤」（人血小板濃厚液）	PC-LR-1 PC-LR-2 PC-LR-5 PC-LR-10 PC-LR-15 PC-LR-20	20〜24℃ 要振盪	採血後4日間	1単位 約20 mL 1袋 2単位 約40 mL 1袋 5単位 約100 mL 1袋 10単位 約200 mL 1袋 15単位 約250 mL 1袋 20単位 約250 mL 1袋	20 40 100 200 250 250
血液成分製剤	照射濃厚血小板-LR「日赤」（人血小板濃厚液）	Ir-PC-LR-1 Ir-PC-LR-2 Ir-PC-LR-5 Ir-PC-LR-10 Ir-PC-LR-15 Ir-PC-LR-20	20〜24℃ 要振盪	採血後4日間		
血液成分製剤	濃厚血小板 HLA-LR「日赤」（人血小板濃厚液）	PC-HLA-LR-10 PC-HLA-LR-15 PC-HLA-LR-20	20〜24℃ 要振盪	採血後4日間	10単位 約200 mL 1袋 15単位 約250 mL 1袋 20単位 約250 mL 1袋	200 250 250
血液成分製剤	照射濃厚血小板 HLA-LR「日赤」（人血小板濃厚液）	Ir-PC-HLA-LR-10 Ir-PC-HLA-LR-15 Ir-PC-HLA-LR-20	20〜24℃ 要振盪	採血後4日間		

400 mL 全血由来の約 280 mL（RCC-LR-2）の 2 種類がある．ここで RCC-LR-1 の 1 という数字は，わが国では全血採血 200 mL を 1 単位としているためである．したがって，400 mL 由来は 2（単位）となる．400 mL 由来の製剤では，Ht 値は 50～55％ で，Hb 含有量は約 20 g/dL である．マンニトールの働きで溶血が抑えられ，アデニンの添加により赤血球内の ATP レベルが高く保たれ，保存能が高い．製造承認時には有効期間を 42 日間としていたが，エルシニア菌の混入の可能性から，現在は有効期間を 21 日間としている．

c. 洗浄赤血球

［保存温度・有効期間］2～6℃，製造後 48 時間

赤血球濃厚液に生理食塩液を加えて混和後，遠心して上清を除き，新たに生理食塩液（200 mL 由来には約 45 mL，400 mL 由来には約 90 mL）を加えて浮遊液とする．カリウムや血漿がほとんど除かれる．

血漿成分に対するアレルギー反応をもっていて，過去の輸血で重篤なアレルギー性副作用の既往歴をもつ受血者に適応される．

d. 解凍赤血球

［保存温度・有効期間］2～6℃，製造後 4 日間

「稀な血液型」の赤血球は，必要時にすぐに入手することが困難なことから，凍害保護液（60％ グリセロール）を加え，－65℃ 以下に凍結保存される．必要時に解凍後，生理食塩液で洗浄し，凍害保護液を除いたもので，MAP 液（200 mL 由来には約 46 mL，400 mL 由来には約 92 mL）を含む．凍結した状態での有効期間は 10 年である．

e. 合成血

［保存温度・有効期間］2～6℃，製造後 48 時間

O 型赤血球濃厚液を生理食塩液で洗浄した赤血球層に，AB 型新鮮血漿（200 mL 由来には約 60 mL，400 mL 由来には約 120 mL）を加えた製剤．ABO 血液型不適合による新生児溶血性疾患に用いる．

f. 新鮮凍結血漿（カラー図譜口絵 15 参照）

［保存温度・有効期間］－20℃，採血後 1 年間

採血から 6 時間または 8 時間以内に急速凍結したもので，120 mL（1 単位），240 mL（2 単位），450 mL（5 単位）の 3 種類がある．不安定な第 V，第 VIII 因子を含め血液凝固因子すべてが生理的な濃度で含まれている．30～37℃ の温度で融解する．融解後は 3 時間以内に輸血する．なお，新鮮凍結血漿は，6 か月間の貯留保管をしたあとに医療機関へ供給している．

g. 血小板濃厚液（カラー図譜口絵 15 参照）

［保存温度・有効期間］20～24℃ で水平振盪，採血後 4 日間

成分採血からつくられる．血小板濃厚液では血小板を単位数で表し，1 単位は 0.2×10^{11} 以上である．各製剤の容量と含有血小板数は次のとおりである．

単位	容量	含有血小板数
1 単位	約 20 mL	0.2×10^{11} 以上
2 単位	約 40 mL	0.4×10^{11} 以上
5 単位	約 100 mL	1.0×10^{11} 以上
10 単位	約 200 mL	2.0×10^{11} 以上
15 単位	約 250 mL	3.0×10^{11} 以上
20 単位	約 250 mL	4.0×10^{11} 以上

濃厚血小板 HLA は，調製工程そのものは他の血小板濃厚液と変わらないが，あらかじめ HLA がタイプされた献血者から採血されたものである．医療機関が必要としたときに，登録された献血者をよび出して血小板採血を行う．10，15，20 単位の製剤がある．

h. 放射線照射製剤

新鮮凍結血漿を除くすべての製剤それぞれに，放射線を照射した製剤がある．15 以上 50 Gy（グレイ）を超えない範囲で X 線または γ 線を照射（irragiated）して，製剤中に含まれるリンパ球の増殖能をなくしたものである．移植片対宿主病（GVHD）の予防が目的である．照射赤血球製剤は，非照射製剤に比べて上清カリウム濃度が増加する．

表6 血漿分画製剤の種類

血漿分画製剤の種類	主な形状	主な用法	主な効能・効果
人血清アルブミン	液剤	静注・点滴	熱傷,浮腫を伴うネフローゼ症候群,肝硬変,出血性ショックなどの治療
乾燥ヒトフィブリノゲン[*1]	粉末	静注	先天性低フィブリノゲン血症による出血傾向の抑制
血液凝固第Ⅷ因子	粉末	静注・点滴	血友病A患者の第Ⅷ因子の補充・出血傾向の抑制
乾燥濃縮人血液凝固第Ⅸ因子	粉末	静注	血友病B患者の出血傾向の抑制
インヒビター製剤	粉末	静注	第Ⅷ因子または第Ⅸ因子インヒビター力価の高い患者の血液凝固活性を補い,出血傾向を抑制
乾燥血液凝固第ⅩⅢ因子	粉末	静注	先天性第ⅩⅢ因子欠乏による出血傾向の抑制
トロンビン[*1]	粉末	噴霧・経口	上部消化管出血,通常の結紮で止血困難な出血の抑制など
人免疫グロブリン	液剤,粉末	筋注・静注・点滴	無または低γ-グロブリン血症 筋注用:麻疹,ポリオ,A型肝炎の予防および症状の軽減 静注用:重症感染症,特発性血小板減少性紫斑病,川崎病など
抗HBs人免疫グロブリン	液剤,粉末	筋注・静注・点滴	B型肝炎の発症予防(針刺し事故,母子感染予防など)
抗D(Rho)人免疫グロブリン	粉末	筋注	Rh(−)の産婦における分娩後の抗D(Rho)抗体産生の防止
抗破傷風人免疫グロブリン	液剤,粉末	筋注・静注・点滴	破傷風の発症予防および発症後の症状改善
乾燥濃縮人アンチトロンビンⅢ	粉末	静注・点滴	先天性アンチトロンビンⅢ欠乏に基づく血栓形成傾向 アンチトロンビンⅢ低下を伴う汎発性血管内凝固症候群(DIC)
乾燥濃縮人活性化プロテインC	粉末	点滴	先天性プロテインC欠乏症に起因する深部静脈血栓症などの治療
人ハプトグロビリン	液剤	点滴	熱傷,輸血などの溶血反応に伴うヘモグロビン血症などの治療
乾燥濃縮人C1-インアクチベーター	粉末	静注・点滴	遺伝性血管神経性浮腫の急性発作の治療

・各製造販売業者および輸入販売業者の添付文書などをもとに厚生労働省が作成
・個別の製剤の形状,用法,効能・効果については,各製剤の添付文書を参照のこと
[*1] これらの成分を用いた製剤として,組織接着剤がある.

〔平成22年版血液事業報告(厚生労働省医薬品食品局血液対策課)2011より〕

3. 血漿分画製剤

　主な血漿分画製剤の一覧を**表6**に示す.
　血漿分画製剤は,検査に合格し,6か月間の貯留保管を経た血漿(原料血漿)を多人数分集めたプール血漿が出発原料となる.アルブミン製剤,グロブリン製剤は冷エタノールを用いたコーン分画法とよばれる方法で各成分に分けられる.第Ⅷ因子製剤は,モノクローナル抗体を用いたアフィニティクロマトグラフィーとイオン交換クロマトグラフィーで純化精製される.分画された蛋白は,ウイルス除去・不活化工程を経るため,感染リスクは輸血用血液製剤と比べて低くなっている.

D 血液製剤の適正使用(「血液製剤の使用指針」)

　2003年の血液法および改正薬事法の施行に伴い,輸血療法の指針である「輸血療法の実施に関する指針」と「血液製剤の使用指針」が2005年9月に改定され,2012年3月には一部改定が行われ

た．血液法の第一章の第八条には，「医師のみならず医療関係者は，血液製剤の適正使用に努めることと，血液製剤の安全性に関する情報の収集と提供に努めなければならない」ことが示されている．血液製剤の特徴を十分に理解し，適正に使用することを推進するため，「血液製剤の使用指針」には，赤血球濃厚液，血小板濃厚液，新鮮凍結血漿，およびアルブミン製剤の使用（適応）基準が記載されている．

1）赤血球濃厚液

赤血球濃厚液（red cell concentrate；RCC）は急性または慢性の出血に対する治療（内科的適応），貧血の急速な補正を必要とする病態に使用された場合（外科的適応），最も確実な臨床効果を得ることが期待できる治療法である．このような赤血球補充の第一義的な目的は，末梢循環系へ十分な酸素を供給することにある．慢性の貧血に対して行われる輸血（内科的適応）には2通りある．造血機能に欠陥のある血液疾患では，輸血開始ヘモグロビン濃度は7 g/dLが一応の目安となる．少量ずつの失血による慢性の貧血では，原則として輸血は行わないが，心不全など猶予のない場合には2単位を輸血し様子をみる．輸血開始ヘモグロビン濃度は6 g/dLとされている．外科的適応については手術中輸血と大量輸血を参照されたい．

2）血小板濃厚液（platelet concentrate；PC）

血小板輸血の目的は，血小板数の減少または機能の異常により重篤な出血または出血の予測される病態に対して，血小板成分を補充することにより止血をはかり（治療的投与），または出血を防止すること（予防的投与）である．

血小板輸血の適応は，血小板数，出血症状の程度，合併症の有無により決定する．特に血小板数の減少は重要である．しかし，出血ないし出血傾向が血小板数の減少または機能異常によるものでない場合（血管損傷など）には，適応とはならない．

血小板輸血を行う場合には，必ず事前に血小板数を測定する．血小板数が5万/μL以上では，重篤な出血を認めることはなく，血小板輸血は必要とはならない．血小板数が2万〜5万/μLでは，出血傾向を認めることがあり，止血困難な場合には血小板輸血が必要となる．血小板数が1万〜2万/μLでは，重篤な出血をみることがあり，血小板輸血が必要となる場合がある．血小板数が1万/μL以下では，重篤な出血をみることがあるため，血小板輸血を必要とする．

3）新鮮凍結血漿

新鮮凍結血漿（fresh frozen plasma；FFP）の投与は，血漿因子の欠乏による病態の改善を目的に行う．特に，凝固因子を補充することにより，出血の予防や止血の促進効果（予防的投与と治療的投与）をもたらす．新鮮凍結血漿の投与は，ほかに安全で効果的な血漿分画製剤あるいは代替医薬品（リコンビナント製剤など）がない場合にのみ，適応となる．投与にあたっては，投与前にプロトロンビン時間（PT），活性化部分トロンボプラスチン時間（APTT）を測定し，大量出血ではフィブリノゲン値も測定する．

凝固因子の補充（フィブリノゲンの補充を含む）が適応となる疾患としては，a）複合型凝固障害（肝障害，播種性血管内凝固，大量輸血時），b）濃縮製剤のない凝固因子欠乏症，c）クマリン系薬剤の緊急補正がある．血漿因子の補充としては，血栓性血小板減少性紫斑病に使用される．

4）アルブミン製剤

アルブミン製剤を投与する目的は，①血漿膠質浸透圧を維持することにより循環血漿量を確保すること，②体腔内液や組織間液を血管内に移行させることによって，治療抵抗性の重度の浮腫を治療することにある．①の目的には等張アルブミン製剤（アルブミン濃度5％），②の目的には高張アルブミン製剤（アルブミン濃度20％または25％）が用いられる．

等張アルブミンの適応としてa）出血性ショック，b）人工心肺を使用する心臓手術，c）血液透析時，d）治療的交換輸血療法，e）重症熱傷，f）急性膵炎および腸閉塞が挙げられている．高張アル

ブミンの適応として，a)肝硬変に伴う難治性腹水に対する治療，b)ネフローゼ症候群，c)低蛋白血症が挙げられている．

E MSBOSとT＆S

血液を無駄にせず，輸血業務を効率的に行うため，待機手術では赤血球製剤の準備量を合理的に算定する必要がある．準備量を算定する方法として，輸血する可能性が少ない場合の血液型不規則性抗体スクリーニング(Type & Screen；T＆S)がある．確実に輸血が行われると予想される場合には，最大手術血液準備量(maximal surgical blood order schedule；MSBOS)，最近では手術血液準備量計算法(surgical blood order equation；SBOE)がある．

1. T＆S

輸血する頻度が少なく(30%以下)，出血量も多くない(600 mL以下)待機的手術では，準備した血液が無駄になる場合が多い．T＆Sの対象となる術式例を表7に示した．前もって受血者の血液型(ABO，RhD)と不規則性抗体スクリーニングを行っておく．受血者がRh血液型のD抗原陽性で溶血性副作用の原因となる不規則性抗体をもっていなければ，交差適合試験済みの赤血球製剤を準備しない．輸血の必要が生じたときには，以下のいずれかの方法で赤血球製剤を出庫する．①赤血球製剤のABO血液型オモテ検査を行い，ABO同型であることを確認する，②生理食塩液法による交差適合試験(主試験)を行い，適合することを確認する，③あらかじめABO血液型オモテ検査により確認してある赤血球製剤のABO血液型と，受血者のABO血液型とをコンピュータを用いて照合・確認する．

2. MSBOS

医療機関ごとに，過去に行った手術例から術式別の輸血量または出血量を調べ，その平均量の1.5倍以下となるように交差適合試験済みの赤血球製剤を準備する方法である．無駄な交差適合試験と過剰な血液準備量を防止できる．

F 術中輸血と大量輸血

術中輸血は，循環血液量に対する出血量の割合と臨床所見に応じて判断する必要がある．術前に全身状態が良好な患者では，以下のように対処する．

循環血液量の15〜20%の出血：赤血球濃厚液の輸血は行わない．細胞外液量の補充のため，細胞外液補充液(乳酸リンゲル液📖，酢酸リンゲル液📖など)を輸液する．

循環血液量の20〜50%の出血：膠質浸透圧を維持するために人工膠質液(HES，デキストラン

表7　T＆S術式例

胸部手術
冠動脈再建術
肺葉・部分切除術
乳房切除術
腹部手術
胃亜全摘術
小腸切除術
右半結腸切除術
左半結腸切除術
S状結腸切除術
胆嚢切除術
膵体尾部切除術
整形外科手術
肩関節形成術
後方除圧固定術
骨腫瘍切除術

サイドメモ：手術血液準備計算法(SBOE)

個々の受血者の情報を加味しているため，MSBOSに比べて無駄の少ない計算法である．術式別平均出血量(mL)，術前患者のHb値(g/dL)，輸血すべきHb値(7〜8 g/dL)，患者の体重(kg)から，患者の貧血状態に応じて準備量(単位数)を求める．

など)を投与する．赤血球不足が考えられる場合には，赤血球濃厚液を輸血する．

循環血液量の50～100％の出血：細胞外液補充液，人工膠質液，赤血球濃厚液の投与だけでは，血漿アルブミン濃度の低下により肺水腫や乏尿が出現する可能性がある．必要に応じて等張アルブミン製剤を投与する．

大量出血および急速出血：24時間以内に循環血液量以上の出血を大量出血といい，短時間に循環血液量の1/3～1/2を超えるような出血を急速出血という．大量の赤血球濃厚液または急速な輸血により，凝固因子や血小板数が低下し出血傾向（希釈性の凝固障害と血小板減少）が起こる可能性がある．凝固系や血小板数の検査結果，臨床所見により，新鮮凍結血漿，血小板濃厚液の輸血を検討する．

G 自己血輸血

自己血輸血は，術前または術中・術後に採血した患者自身の血液を，必要に応じて再び輸血する輸血療法である．同種血輸血の副作用，合併症を回避でき，待機的手術患者を対象に，最も安全な輸血として推奨されている．しかし，自己血輸血に問題がないわけではない．採血した血液の細菌汚染，返血時の患者取り違え，無理な貯血（特に

サイドメモ：輸血量

赤血球濃厚液の輸血により改善されるHb値は，以下の計算式から求めることができる．
循環血液量(dL)：0.7 dL/kg
予測上昇Hb値(g/dL)
　＝輸血したHb量(g)/循環血液量(dL)
たとえば，体重50 kgの成人（循環血液量35 dL）にHb値19 g/dLの赤血球濃厚液2単位製剤（400 mL由来の赤血球濃厚液の容量は約280 mLである．したがって1バッグ中の含有Hb量は19 g/dL×2.8 dL＝53 gとなる）輸血することで，Hb値は約1.5 g/dL（53 g/35 dL）上昇することになる．

表8　自己血輸血の適応

適応
1. 術中出血量が多く（循環血液量の15％以上），輸血の可能性が高い手術
2. 稀な血液型や免疫抗体の保有者で，適合血の入手が困難な場合
3. 信仰上の理由で同種血輸血を拒否した場合
4. 骨髄移植のドナー
5. 医師が適応と認めた場合

適応から除外すべき例
1. 貧血患者
2. 重篤な心疾患患者
3. 細菌感染症または感染が疑われる患者
4. 出血素因のある患者
5. 意識消失を繰り返す患者
6. 自己血輸血についての理解が困難な患者
7. 医師が適応外と認めた場合

高齢者や循環器疾患）などである．自己血輸血の適応例を**表8**に示す．

自己血輸血には，主に3種類の方法がある．①貯血式自己血輸血：手術前に自己の血液をあらかじめ採血，保存しておく方法，②希釈式自己血輸血：手術開始直前に採血し，人工膠質液を輸注する方法，③回収式自己血輸血：術中・術後に出血した血液を回収する方法，である．このうち，貯血式自己血輸血が簡便さもあり，全国的に普及している．貯血式自己血輸血では，手術に備えて1週間以上の間隔をあけて採血し，①2～6℃で全血を保存する方法，②赤血球は2～6℃で保存し，血漿は新鮮凍結血漿として凍結保存する方法，③赤血球と血漿の両者を凍結保存する方法，がある．①と②が汎用されている．

H 生物学的製剤基準とGMP

輸血用血液製剤を含む血液製剤は医薬品とされ，その製造と販売は薬事法の規制を受けている．品質管理に関する規則には，生物学的製剤基準と医薬品GMPがある．薬事法では，植物以外の生物に由来する原料で製造された医薬品を生物由来製品と定義している．そのなかでも血液製剤は，特に感染症などのリスクが高いとして特定生物由来製品として規定され，一般薬剤以上に上乗

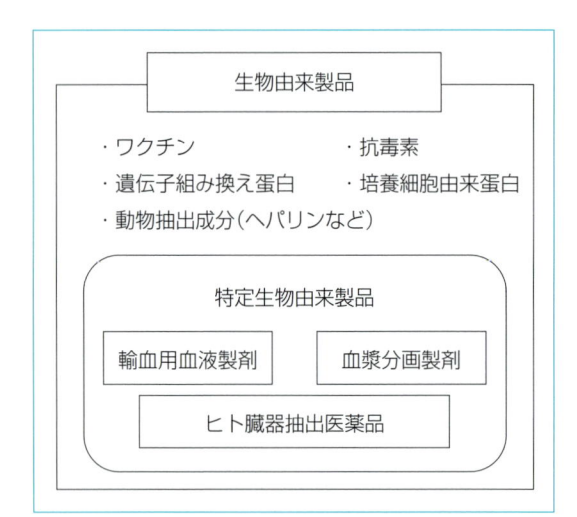

図3 薬事法で定められた生物由来製品の内容

```
┌─────────────────────────────────────┐
│         生物由来製品                 │
│  ・ワクチン       ・抗毒素           │
│  ・遺伝子組み換え蛋白 ・培養細胞由来蛋白 │
│  ・動物抽出成分（ヘパリンなど）       │
│   ┌───────────────────────────┐     │
│   │      特定生物由来製品      │     │
│   │ ┌─────────┐ ┌─────────┐   │     │
│   │ │輸血用血液製剤│ │血漿分画製剤│ │     │
│   │ └─────────┘ └─────────┘   │     │
│   │    ┌─────────────┐        │     │
│   │    │ヒト臓器抽出医薬品│     │     │
│   │    └─────────────┘        │     │
│   └───────────────────────────┘     │
└─────────────────────────────────────┘
```

せした安全対策が求められている（図3）．そのために，医療関係者は使用にあたって，①患者からインフォームドコンセントを取得すること，②使用した記録を20年間保存すること，③重篤な副作用・感染症を厚生労働大臣に直接報告する義務がある，などが法的に決められている．記録の保存によって，副作用が発生したときに遡及調査ができることになる．

医薬品の製造をする者が守るべき内容を定めた「医薬品及び医薬部外品の製造管理及び品質管理の基準に関する省令」という法令があり，GMP（good manufacturing practice）と略称している．GMPは構造設備（GMPハード）と医薬品の製造管理および品質規則（GMPソフト）からなる．GMPの目的は，①人的過誤の防止，②汚染や品質変化の防止，③高い品質を保証するシステムの構築により，高品質の医薬品を製造することである．血液製剤の製造所（血液センターなど）では，「生物学的製剤基準」とGMPを遵守して，以下に示すような種々の手順書を作成し，製造工程の作業すべてが定められたとおりに実行されるよう管理している．

手順書の例：製造管理基準書，衛生管理基準書，品質管理基準書，製品標準書，製造所からの出荷の管理手順書，変更管理手順書，逸脱管理手順書，品質などに関する情報および品質不良などの処理手順書，回収処理手順書，自己点検手順書，教育訓練手順書，文書および記録の管理手順書，バリデーション手順書

表9 輸血等に関連する診療報酬（2012年4月現在）

輸血に伴う検査料

検査項目		点数
患者の血液型検査（ABO, Rh）		48点
患者のABO血液型亜型検査		260点
患者の不規則性抗体スクリーニング		200点
HLA適合血小板輸血に伴う患者のHLA検査	クラスI（A, B, C）	1,000点
交差適合試験		30点
間接クームス検査		34点
抗血小板抗体		270点
HIV抗体価	HIV-1	120点
	HIV-1, 2	127点

輸血に伴う輸血料（新鮮凍結血漿以外の輸血用血液製剤）

輸血料	年齢	輸血量	点数
保存血輸血	6歳以上	1回目（最初の200 mL）	450点
		2回目（以降200 mLごとに）	350点
	6歳未満	1回目（最初の200 mL）	476点
		2回目（以降200 mLごとに）	376点
血小板洗浄術			580点

新鮮凍結血漿の輸注に伴う注射料

注射料	年齢	輸血量	点数
点滴注射	6歳以上	1日500 mL未満	47点
		1日500 mL以上	95点
	6歳未満	1日100 mL未満	89点
		1日100 mL以上	137点
中心静脈注射	6歳以上		140点
	6歳未満		190点

自己血輸血に伴う輸血料（液状保存）

輸血	年齢	貯血量または輸血量	点数
貯血	6歳以上	200 mLごとに	250点
	6歳未満	体重1 kgにつき4 mLごと	
輸血	6歳以上	200 mLごとに	750点
	6歳未満	体重1 kgにつき4 mLごと	

その他（造血幹細胞移植を行う場合）

検査項目	点数
抗HLA抗体検査	4,000点

I 保険医療としての輸血

　管理，運営がずさんであると，廃棄血液の増加や不適正な使用により，保険審査で高額の減点を受けてしまい，損失が利益を上回ることになる．医療費は医療機関が提出した診療報酬明細書の保険点数に基づいて支払われる．輸血にかかわる検査料，輸血料(注射料)について**表9**に示した．輸血料については，インフォームドコンセントを取得した場合に算定できる．輸血用血液製剤についても薬価が定められている(たとえば，RCC-LR-2：16,338円，FFP-LR240：17,414円，PC-LR-20：153,610円)．

　2006年度の診療報酬改定に伴い，医療機関での輸血療法の質を評価する目的で輸血管理料が導入された．要件を満たした場合，患者1人あたり1か月に管理料Ⅰでは220点を，管理料Ⅱでは110点をそれぞれ請求できる．輸血管理料の要件は，①輸血管理体制(部門の設置，責任医師および臨床検査技師の任命，輸血療法委員会の設置，24時間体制の維持)が整備されている，②「輸血療法の実施に関する指針」および「血液製剤の使用指針」を遵守して，安全管理と適正使用が推進されている，③具体的な適正使用の評価基準(新鮮凍結血漿とアルブミン製剤)を満たすこと，である．なお③の評価基準を満たした場合，管理料Ⅰで120点，管理料Ⅱで60点がさらに加算できる．

　管理料Ⅰでは，専任の責任医師，および専従の臨床検査技師を置くこと(管理料Ⅱでは，臨床検査技師は専任)に加えて，アルブミン製剤の輸血部門での一元管理を必要要件としている．診療報酬体系での取得要件として臨床検査技師の配置が具体的に明示された初めての例である．全国で標準化された輸血管理体制を強化するために，実務担当者としての臨床検査技師の役割が期待されている．

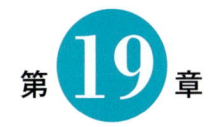

第19章
赤血球血液型と抗体

学習のポイント

❶ 血液型抗原は，赤血球膜を構成する蛋白，糖蛋白，糖脂質に存在する．糖鎖が抗原である血液型には，ABO，H，Lewis，P関連，Iなどがあり，蛋白が抗原である血液型にはRh，MNS，Kidd，Duffy，Diegoなどがある．

❷ 血液型抗原に対する抗体は，自然抗体と免疫抗体に分類される．自然抗体には抗A，抗B，抗Le^a，抗Le^b，抗P1，抗M，抗N抗体などがあり，免疫抗体には，抗Rh，抗Duffy，抗Kidd，抗Diego抗体などがある．

❸ ABO血液型はA，B，AB，Oの表現型で示され，A型の遺伝型は*A/A*または*A/O*，B型では*B/B*または*B/O*，AB型では*A/B*，O型では*O/O*である．規則性抗体としてB型の血清中には抗A抗体，A型には抗B抗体，O型には抗A，抗B抗体が存在する．ABO血液型は，輸血検査では最も重要な血液型である．

❹ ABO血液型のA抗原とB抗原は，H糖鎖を糖受容体として，A転移酵素とB転移酵素の作用でそれぞれ，*N*-アセチルガラクトサミンとガラクトースが転移してつくられる．O型では，糖の付加がないためH抗原のみが発現する．

❺ ABO血液型には亜型が存在し，抗原活性，血清中の抗体の有無，血清の糖転移酵素活性，唾液中型物質の有無，吸着解離試験などにより分類されている．

❻ Lewis血液型の抗原は糖鎖で構成され，抗Le^{a}抗体と抗Le^{b}抗体によって，Le(a+b−)，Le(a−b+)，Le(a−b−)に分類される．Le^{a}とLe^{b}抗原は，血漿中に存在するLewis糖脂質が赤血球膜に取り込まれたものである．

❼ I血液型の抗原はIとiの糖鎖で構成される．臍帯赤血球は，I抗原が未発達でi抗原を強く発現している．成人では抗I抗体と強く，抗i抗体と弱く凝集するようになる．自己抗I抗体が30℃以上で反応する場合には，寒冷凝集素症の原因となる．

❽ P関連血液型の主な抗原にはP1，P，P^{k}があり，P$_1$，P$_2$，P$_1$^{k}，P$_2$^{k}，pの5種類の表現型に分類される．p型，P^{k}型は，それぞれ抗PP1P^k(抗Tj^a)抗体，抗P抗体をもち，溶血性副作用の原因抗体となる．Donath-Landsteiner抗体はP抗原に対する特異性をもつ．

❾ Rh血液型はABO血液型に次ぐ重要な血液型である．D/d，C/c，E/eの3対のアリルにより，*DCe*，*DcE*，*Dce*，*DCE*，*dce*，*dCe*，*dcE*，*dCE*の8種類の遺伝子群により構成される．日本人で最も頻度の高い遺伝子は*DCe/DCe*である．*RHD*遺伝子により，D抗原の発現があるものをRh+という．

❿ Rh血液型D抗原のバリアントにweak D，partial D，DEL(Del)の3種類がある．weak Dは抗原数の減少がみられるが，原則としてエピトープの変化はない．partial Dはいくつかのエピトープの欠損がある．weak Dおよびpartial Dの供血者はRh+，受血者はRh−として扱う．DEL(Del)はD抗原の発現がきわめて弱く，吸着・解離試験でD抗原の存在が確認できる．

⓫ Duffy血液型は抗Fy^{a}抗体と抗Fy^{b}抗体により，Fy(a+b−)，Fy(a+b+)，Fy(a−b+)，Fy(a−b−)型に分類される．抗Fy^{a}抗体と抗Fy^{b}抗体は溶血性副作用の原因となる．Fy(a−b−)の人は三日熱マラリアに感染しない．

⓬ Kidd血液型は抗Jk^{a}抗体と抗Jk^{b}抗体により，Jk(a+b−)，Jk(a+b+)，Jk(a−b+)，Jk(a−b−)の4型に分けられる．抗Kidd抗体はIgG免疫抗体として存在し，遅延型溶血反応に関与

⑬ Diego 血液型は抗 Di^a 抗体と抗 Di^b 抗体により，Di(a−b+)，Di(a+b+)，Di(a+b−) の 3 型に分けられる．抗 Di^a 抗体は，即時型あるいは遅延型溶血性副作用の原因抗体となる．抗 Di^b 抗体も，溶血性副作用，新生児溶血性疾患📖の原因抗体となる．Di^a 抗原はモンゴロイド固有のものであると考えられている．

⑭ MNS 血液型は，抗 M 抗体と抗 N 抗体によって M+N−，M−N+，M+N+ 型の 3 型に分けられる．抗 S 抗体と抗 s 抗体により分けられる S，s 抗原の遺伝子 *Ss* は，*MN* に連鎖している．抗 S 抗体と抗 s 抗体は，溶血性副作用や新生児溶血性疾患の原因抗体となることがある．

⑮ Xg 血液型の *Xg^a* 遺伝子は X 染色体上にある．Xg^a 抗原の対立抗原はなく，対立遺伝子は *Xg* と表記する．Xg$^{(a+)}$ の遺伝型は女性では *Xg^a/Xg^a* と *Xg^a/Xg* の 2 通りあり，男性では *Xg^a/Y* だけである．

⑯ Kell 血液型の抗原には K，k，Kp^a，Kp^b，Js^a，Js^b などがある．Kell 血液型の抗原は白人に重要であり，抗 K 抗体は溶血性副作用や新生児溶血性疾患を引き起こす．

⑰ Lutheran 血液型は抗 Lu^a 抗体と抗 Lu^b 抗体により，Lu(a−b+)，Lu(a+b+)，Lu(a+b−)，Lu(a−b−) の 4 型に分けられる．抗 Lu^b 抗体は免疫抗体であり，間接抗グロブリン試験により検出されやすい．

本章を理解するためのキーワード

❶ 規則抗体と不規則(性)抗体
ABO 血液型の抗 A，抗 B 抗体を規則抗体とよび，それ以外の血液型抗原に対する抗体を不規則(性)抗体という．

❷ 自然抗体
輸血や妊娠など赤血球による免疫刺激の既往がないにもかかわらず産生する抗体．

❸ 免疫抗体
輸血や妊娠により免疫されて産生する抗体．

❹ 温式抗体
血液型抗原に対する抗体で，37℃が至適反応温度の抗体をいう．免疫抗体の多くが温式抗体である．

❺ 冷式抗体
血液型抗原に対する抗体で，低温(4℃)が至適反応温度の抗体をいう．自然抗体の多くが冷式抗体である．

❻ 完全抗体
生理食塩液法で赤血球を凝集させることができる血液型抗原に対する抗体．グロブリンクラスは IgM であり，自然抗体の多くは完全抗体である．

❼ 不完全抗体
生理食塩液法で赤血球を凝集させることができない血液型抗原に対する抗体．グロブリンクラスは IgG であり，免疫抗体の多くは不完全抗体である．

❽ 同種抗体
ある血液型抗原をもっていない個人がその抗原に対して産生する抗体．抗体を保有する人自身の赤血球とは反応しない．

❾ 自己抗体
自分自身のもつ抗原と反応する抗体．抗体を保有する人自身の赤血球と反応する．

❿ 分泌型と非分泌型
唾液や胃液などに ABO 血液型物質を分泌している人を分泌型といい，少ししか分泌していない人を非分泌型という．O 型の分泌型は H 型物質，A 型は A と H 型物質，B 型は B と H 型物質，AB 型は A と B と H 型物質を分泌している．

⓫ Bombay 型(Oh)
抗 A，抗 B，抗 H 血清に凝集せず，血清中に抗 A，抗 B 抗体のほかに強い抗 H 抗体をもっている．非分泌型である．

⓬ para-Bombay 型
微量の H 抗原が赤血球に認められる．非分泌型と分泌型の 2 種類のタイプがある．非分泌型は血清中に 37℃で反応する抗 H 抗体をもつ．

⓭ cisAB 型
ABO 血液型の亜型であり，表現型 A$_2$B$_3$(遺伝型

cisAB/O), A₂B(cisAB/B), A₁B₃(cisAB/A)がある．O型とAB型の両親からAB型の子どもが生まれた家系で発見された．

⑭ 獲得性(後天性)B(acquired B)
A型赤血球が後天的にAB型に変化したように見える現象．抗B血清に凝集し，血清中に抗B抗体をもつが，自己血球とは反応しない．結腸癌や直腸癌で血流に細菌が入ることが原因となる．

⑮ 血液型キメラ
同一の人に血液型が異なる2種類の赤血球が混在している現象．

⑯ adult i
I血液型でi抗原を強く発現したまま成人に達する人をadult iという．

⑰ 臨床的意義のある抗体
溶血性輸血副作用の原因となる可能性が高い血液型抗原に対する抗体．

はじめに

輸血による溶血性副作用の多くは，受血者のもつ抗体が輸血された赤血球の膜表面に発現している抗原と反応することで起きる．つまり，輸血された赤血球が受血者の体内で壊れ，軽度なものから死に至るまでさまざまな転帰をとる．輸血の際に，必ず赤血球にかかわる検査を行う理由の1つは，赤血球は他の血球成分と比べると，その数が圧倒的に多く，重篤になりやすいからである．新生児溶血性疾患では，母親のもつ抗体によって児の赤血球が壊れる．自己免疫性溶血性貧血の場合は，自分自身がもつ赤血球の抗原と反応する抗体（自己抗体とよぶ）によって，その人自身の赤血球が壊れてしまう．

輸血検査には目指すべき目標が2つある．1つは，体内での抗原・抗体反応を防ぐことである．受血者が抗体をもっていれば，その抗体に対応する抗原をもたない赤血球製剤を輸血のために準備しなければならない．もう1つは，抗体の産生を防止することである．赤血球には多種類の抗原が発現しており，こうした抗原の有無の組み合わせは，一卵性双生児を除いて，個人個人によって違っている．輸血する赤血球は，受血者の抗原の組み合わせと似通った赤血球を輸血することで有害な抗体をつくらないですむ．日常の輸血では，受血者がRh血液型のD抗原をもたない場合に，D抗原のない赤血球が輸血される．D抗原をもつ胎児の赤血球が，D抗原をもたない母親循環に入るような際には，抗D免疫グロブリンの投与により抗D抗体がつくられないようにする．血液型抗原と抗体の反応について多くのことを学び，得られた知識と実務経験の両面から，検査そして臨床に応用できるよう努めることが大事である．単に結果を報告するだけでなく，検査結果のもつ意義をも判断できるようにすることが大切である．

A 血液型の基礎

赤血球膜に発現している血液型は，自然抗体や輸血および妊娠によって産生された免疫抗体などの同種抗体によって検出，発見されてきた．

血液型とは，「特異的抗体によって確認される，赤血球膜表面にある遺伝形質である」と定義することができる．血液型は主にヒトが産生した同種抗体によって確認されなければならないため，他の手段たとえばDNAの塩基配列の違いのみでは血液型としては認められない．血液型抗原は，①蛋白，②糖蛋白(抗原決定基がポリペプチド)，③糖蛋白(抗原決定基が糖鎖)，④糖脂質(抗原決定基が糖鎖)，のいずれかから構成されている．血液型の多様性は，血液型抗原を担う蛋白分子そのものの有無（たとえばRh血液型のD抗原）といった大規模なものから，1個のアミノ酸の違い（たとえばJkᵃとJkᵇ）や1個の単糖の違い（AとB）などの小規模なものまで，さまざまな変異によって生じる．

現時点(2012年)で，国際輸血学会では339種類の血液型抗原を認めている．血液型抗原は4つの分類，つまり血液型系列(血液型システム)，コレクション，低頻度抗原(700シリーズ)，高頻度抗原(901シリーズ)のどれか1つに分類される．

表1 血液型系列（システム）

No.	血液型名	シンボル	抗原数	遺伝子名 ISBT	遺伝子名 HUGO	染色体	抗原物質
001	ABO*	ABO	4	ABO	ABO	9q34.2	糖蛋白, 糖脂質
002	MNS	MNS	46	MNS	GYPA, GYPB, GYPE	4q31.21	糖蛋白
003	P1PK*	P1PK	3	P1PK	A4GALT	22q13.2	糖脂質
004	Rh	RH	54	RH	RHD, RHCE	1p36.11	蛋白
005	Lutheran	LU	20	LU	LU	19q13.32	糖蛋白
006	Kell	KEL	35	KEL	KEL	7q34	糖蛋白
007	Lewis*	LE	6	LE	FUT3	19p13.3	糖脂質, 糖蛋白
008	Duffy	FY	5	FY	DARC	1q23.2	糖蛋白
009	Kidd	JK	3	JK	SLC14A1	18q12.3	糖蛋白
010	Diego	DI	22	DI	SLC4A1	17q21.31	糖蛋白
011	Yt	YT	2	YT	ACHE	7q22.1	糖蛋白
012	Xg	XG	2	XG	XG, MIC2	Xp22.33	糖蛋白
013	Scianna	SC	7	SC	ERMAP	1p34.2	糖蛋白
014	Dombrock	DO	8	DO	ART4	12p12.3	糖蛋白
015	Colton	CO	4	CO	AQP1	7p14.3	糖蛋白
016	Landsteiner-Wiener	LW	3	LW	ICAM4	19p13.2	糖蛋白
017	Chido/Rodgers	CH/RG	9	CH/RG	C4A, C4B	6p21.32	糖蛋白
018	Hh*	H	1	H	FUT1	19q13.33	糖蛋白, 糖脂質
019	Kx	XK	1	XK	XK	Xp21.1	糖蛋白
020	Gerbich	GE	11	GE	GYPC	2q14.3	糖蛋白
021	Cromer	CROM	18	CROM	CD55	1q32.2	糖蛋白
022	Knops	KN	9	KN	CR1	1q32.2	糖蛋白
023	Indian	IN	4	IN	CD44	11p13	糖蛋白
024	Ok	OK	3	OK	BSG	19p13.3	糖蛋白
025	Raph	RAPH	1	RAPH	CD151	11p15.5	糖蛋白
026	John Milton Hagen	JMH	6	JMH	SEMA7A	15q24.1	糖蛋白
027	I*	I	1	I	GCNT2	6p24.2	糖蛋白, 糖脂質
028	Globoside*	GLOB	1	GLOB	B3GALNT1	3q26.1	糖脂質
029	Gill	GIL	1	GIL	AQP3	9p13.3	糖蛋白
030	Rh-associated glycoprotein	RHAG	4	RHAG	RHAG	6p21.3	糖蛋白
031	FORS*	FORS	1	FORS	GBGT1	9q34.2	糖脂質
032	JR	JR	1	JR	ABCG2	4q22.1	糖蛋白
033	LAN	LAN	1	LAN	ABCB6	2q36	糖蛋白

*糖鎖抗原

297種類の血液型抗原が，33に分類された血液型系列（血液型システム）に属している（表1）．座位が1つ，または複数の座位が同じ染色体上に互いに近接して存在（連鎖）している場合，これらが遺伝学的，生化学的に異なっていれば，ABOやRh血液型のように別の系列（システム）を形づくる．コレクションは，血清学，生化学，遺伝学的に関係のある抗原で構成されているが，この抗原は血液型系列に必要な基準を満たしていない．700シリーズおよび901シリーズは，それぞれ低頻度抗原および高頻度抗原で構成されており，これらは血液型系列およびコレクションに分類できない抗原である．

糖鎖構造が抗原である血液型には，ABO, H, Lewis, P関連，Iがある．一方，Rh, MNS, Kidd, Duffy, Diegoなど血液型系列のほとんどの血液型は，蛋白（ポリペプチド）が抗原を担っている．

B ABO血液型

1900年にLandsteiner（ランドシュタイナー）は，人の血清にほかの人の赤血球を混ぜ合わせる

と，血球が凝集する組み合わせと，凝集しない組み合わせとがあることを発見した．1901年，これを分類して人の血液型を赤血球凝集反応でA，B，Cの3型に分けた．翌年，Decastello(デカステロ)とSturli(スターリ)が4番目の型であるAB型を追加した．C型はいまでいうO(オー)型のことである．1910年にはメンデル遺伝をすることが明らかにされた．1950年代になると抗原である糖鎖構造の詳細が示され，1990年には遺伝子構造が解明された．ABO型は赤血球抗原として発見されたが，体液や上皮組織などその発現は広範囲にわたっており，組織血液型抗原ともよばれている．

1. ABO血液型の抗原，抗体，遺伝型

ABO血液型は2種類の抗原，AとBからなり，ABO遺伝子の3つのアリル(対立遺伝子)のうちAおよびBアリルに支配されている．3つ目のOアリルは抗原を生成できず，AおよびBアリルに対して劣性である．A，B，AB，Oの4種類の表現型が存在し，A型の遺伝型はA/AまたはA/O，B型ではB/BまたはB/O，AB型ではA/B，O型ではO/Oである(表2)．血清中には抗A抗体(抗A)と抗B抗体(抗B)とがある．B抗原をもたないA型の人の血清には抗Bがあ

表2 ABO抗原，抗体，遺伝型

ABO型	赤血球の抗原	血清の抗体	遺伝型
A	A	抗B	A/A または A/O
B	B	抗A	B/B または B/O
AB	AとB	なし	A/B
O	なし	抗A，抗B 抗A,B	O/O

り，A型抗原をもたないB型の人の血清には抗AがあiE，AとB型抗原をもたないO型の人の血清には抗Aと抗Bの両者があり，AB型の人の血清には抗Aも抗Bもない．つまり，赤血球にAまたはB型抗原がないと，血清中にその抗原に対応する抗体が存在する(表2)．これをLandsteinerの法則とよんでいる．この点でABO血液型は血液型のなかでは例外的な存在である．血液型判定用の抗Aおよび抗Bを用いて赤血球のA抗原，B抗原の有無を調べる検査を「オモテ試験」，標準となるA型赤血球とB型赤血球を用いて血清の抗A，抗Bの有無を調べる検査を「ウラ試験」という．

2. ABO血液型の臨床的意義

ABO血液型は輸血医学では最も重要な血液型である．不適合輸血，特にO型へのA型，B型，AB型赤血球の輸血，B型へのA型，AB型赤血球の輸血，A型へのB型，AB型赤血球の輸血は絶対に避けなければならない．受血者の保有する抗Aあるいは抗Bにより，輸血された赤血球が急激に破壊され，急性溶血性副作用の症候を示し，DIC，腎不全を発症して死に至る．

O型の人は抗Aと抗Bだけでなく，抗A,Bももっている．抗A,Bは，A抗原とB抗原に共通する構造に反応する抗体で，IgGである場合が多い．A型およびB型の抗A，抗BのほとんどがIgMで，IgGはあってもさほど強くない．O型の抗A，抗B，抗A,Bは，A型やB型が保有する抗A，抗Bと比べ，抗体価が高く，なかには数千倍の抗体価をもつ例も少なくない．この抗体価の高いIgG抗体が胎盤を移行して，ABO不適合妊娠の原因となる．このため，ABO不適合

サイドメモ：Landsteinerの実験

ウィーン大学の研究室で自分自身を含む同僚6名の血球と血清を組み合わせて凝集反応の有無を調べ，1901年の論文「正常人血液の凝集反応」に発表した．

Landsteinerの実験

血清	血球
	Dr. St.	Dr. Plecn.	Dr. Sturl.	Dr. Erdh.	Zar.	Landst.
Dr. St.	−	+	+	+	+	−
Dr. Plecn.	−	−	+	+	+	−
Dr. Sturl.	−	+	−	−	+	−
Dr. Erdh.	−	+	−	−	+	−
Zar.	−	−	+	+	−	−
Landst.	−	+	+	+	+	−

＋：凝集あり，−：凝集なし

表3 ABO血液型の遺伝

両親の組み合わせ 表現型	遺伝型	子どもの表現型（カッコ内は遺伝型）
A×A	AA×AA	A(AA)
	AA×AO	A(AA, AO)
	AO×AO	A(AA, AO)とO(OO)
B×B	BB×BB	B(BB)
	BB×BO	B(BB, BO)
	BO×BO	B(BB, BO)とO(OO)
A×B	AA×BB	AB(AB)
	AO×BB	AB(AB)とB(BO)
	AA×BO	AB(AB)とA(AO)
	AO×BO	AB(AB)とA(AO)とB(BO)とO(OO)
A×O	AA×OO	A(AO)
	AO×OO	A(AO)とO(OO)
A×AB	AA×AB	AB(AB)とA(AA)
	AO×AB	AB(AB)とA(AA, AO)とB(BO)
B×O	BB×OO	B(BO)
	BO×OO	B(BO)とO(OO)
B×AB	BB×AB	AB(AB)とB(BB)
	BO×AB	AB(AB)とB(BB, BO)とA(AO)
AB×O	AB×OO	A(AO)とB(BO)
AB×AB	AB×AB	AB(AB)とA(AA)とB(BB)
O×O	OO×OO	O(OO)

表4 日本人のABO型の頻度(%)

表現型	頻度	遺伝子	頻度	遺伝型	頻度
A	38	A	27	A/A	7.3
				A/O	30.3
O	31	O	56	O/O	31.3
B	22	B	17	B/B	2.9
				B/O	19.0
AB	9			A/B	9.2

妊娠による新生児溶血性疾患は，母親がO型である場合に限られる．

3. ABO血液型の遺伝と頻度

遺伝型のOO, AA, BBをホモ（同型）接合型，AO, BO, ABをヘテロ（異型）接合型とよぶ．AAとAO, BBとBOの血球と抗Aや抗B試薬の反応では強さに差が認められず，さらにOO, AO, BOが反応する抗O抗体も存在しないため，血球の凝集反応だけで遺伝型を決めることはできない．したがって，両親の遺伝型を考慮しながら子どもの遺伝型と表現型とを表している（**表3**）．O, A, B, AB型の出現頻度は人種や民族によって違いがある．日本人では**表4**のようにA型が最も多く，次いでO, B, AB型の順で，およそ4:3:2:1の割合である．白人では日本人に比べてB型とAB型が少なく，O型のほうがA型より多い民族と少ない民族とがあり，地域差もみられる．黒人ではO型が多く，半数を超えている民族も少なくない（**表5**）．

4. 成長に伴う変化

ABO血液型抗原は，妊娠5～6週には胎児の赤血球に発現がみられる．臍帯赤血球の抗原数は成人の1/4程度であるが，2～4歳までには成人レベルに達する．

抗A, 抗Bは生誕時には存在しない．検出されたとしたら，それは母親由来の抗体である．抗A, 抗Bの産生は生後3～5か月から始まり，1年たつとほとんどの児の血清中にも強弱はあるが検出されるようになる．抗体の強さは5～10歳で成人レベルに達する．平均して生後4か月までの児血清中の抗A, 抗Bの検査に信頼性はない．

表5 ABO血液型の表現型頻度(％)

表現型	日本	中国(漢)	インド	英国	アフリカ(チャド)	ベネズエラ(ヤノマミ族)	オーストラリア(アボリジニ)
O	31	34	32	44	55	100	56
A	38	28	20	45	18	0	44
B	22	29	40	8	24	0	0
AB	9	9	8	3	3	0	0

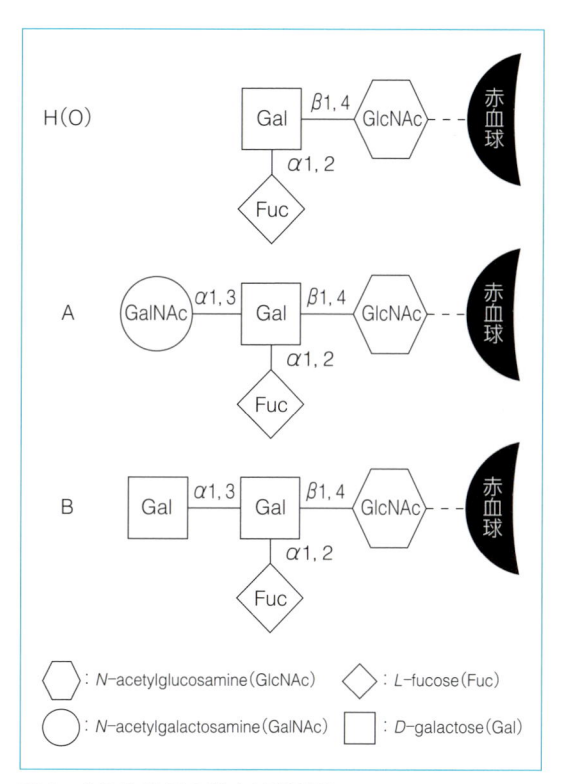

図1 ABO抗原の基本糖鎖構造

5. ABO糖鎖抗原の構造

図1のように，Hはα1→2結合のフコース(Fuc)，Aはα1→3結合のN-アセチルガラクトサミン(GalNAc)，Bはα1→3結合のガラクトース(Gal)がそれぞれ糖鎖の非還元末端に位置し，特異性を発揮するうえで重要な役割を担う．HのフコースはAのN-アセチルガラクトサミン，Bのガラクトースとは同じ糖鎖の末端に枝状に結合している．AまたはBの抗原性を発揮するには少なくとも末端の3糖が必要とされる．O型の場合は，N-アセチルガラクトサミンもガラクトースも欠いており，A抗原，B抗原を発現しな

い．AおよびB糖鎖には数種類のコア糖鎖が存在し，赤血球ではⅡ型コア糖鎖 Galβ1-4GlcNAc をもつ．唾液など体液では，Ⅰ型コア糖鎖 Galβ1-3GlcNAc を認める．

6. ABO糖鎖抗原の生合成とABO遺伝子

糖鎖は糖転移酵素(glycosyltransferase)により単糖が1つ1つ付加されてつくられる．糖転移酵素は単糖の材料となる活性化された糖ヌクレオチド(単糖がヌクレオチドに結合したもので糖供与体となる)から単糖を受け取る糖鎖(糖受容体)に特異的(糖の立体構造と位置)に単糖を渡す．蛋白である糖転移酵素は遺伝子から翻訳されてできるため，糖鎖は遺伝子の直接産物ではなく，二次産物であるといえる．

A抗原とB抗原はH糖鎖を糖受容体として，Aでは糖供与体のウリジンジホスフェイト-N-アセチルガラクトサミン(UDP-GalNAc)，BではUDP-ガラクトース(UDP-Gal)の存在のもとで，A転移酵素(α1,3-N-アセチルガラクトサミン転移酵素)とB転移酵素(α1,3-ガラクトース転移酵素)の作用で，それぞれN-アセチルガラクトサミンとガラクトースがHのフコースと同じガラクトースに転移してつくられる(図2)．

ABO遺伝子は，9番染色体上の長腕(9q34.2)に位置する．ABO遺伝子のAアリルとBアリルは，それぞれA転移酵素とB転移酵素をコードしている．両者の転移酵素を比較すると354個のアミノ酸のうち，4か所でアミノ酸が異なる．A転移酵素ではArg176，Gly235，Leu266，Gly268，B転移酵素はGly176，Ser235，Met266，Ala268である．このうち266番目と268番目の

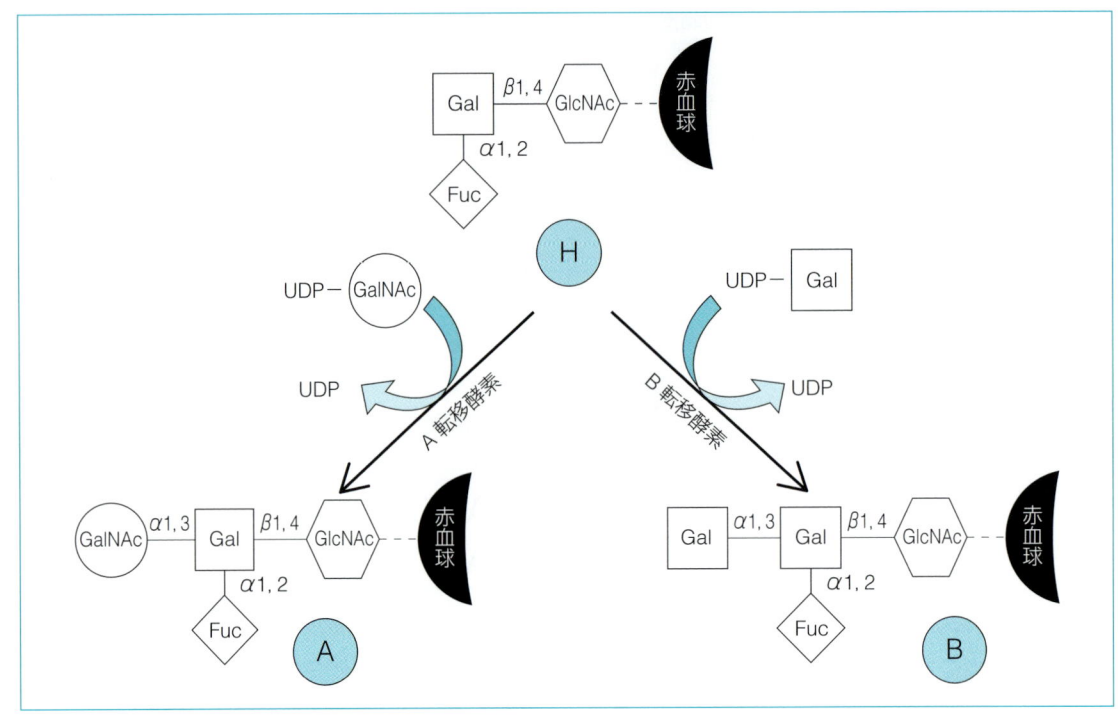

図2 ABO型糖鎖の生合成

アミノ酸がAまたはBの特異性を決定するうえで特に重要である．Oアリルは，基本的にAアリルと同じ塩基配列をもつが261番目の塩基（グアニン）の欠失によりフレームシフトを生じ，117個のアミノ酸からなる不完全な蛋白しか合成されない．このため，糖転移酵素活性は発揮されないことになる．

7. H抗原

ほとんどの人の赤血球はH抗原をもつ．H抗原はO型で最も強く，B型，A型，AB型の順に弱くなる．H抗原はAおよびB糖鎖の前駆体となっている．このため，A型ではN-アセチルガラクトサミン，B型ではガラクトースが付加した糖鎖は，それぞれA抗原，B抗原活性をもつと同時にH抗原活性を失う．O型では，糖の付加がないためH抗原は強く発現することになる．H抗原の検出には，もっぱら植物凝集素の *Ulex europaeus* レクチンが用いられている．

H抗原は前述したコア糖鎖を糖受容体として，

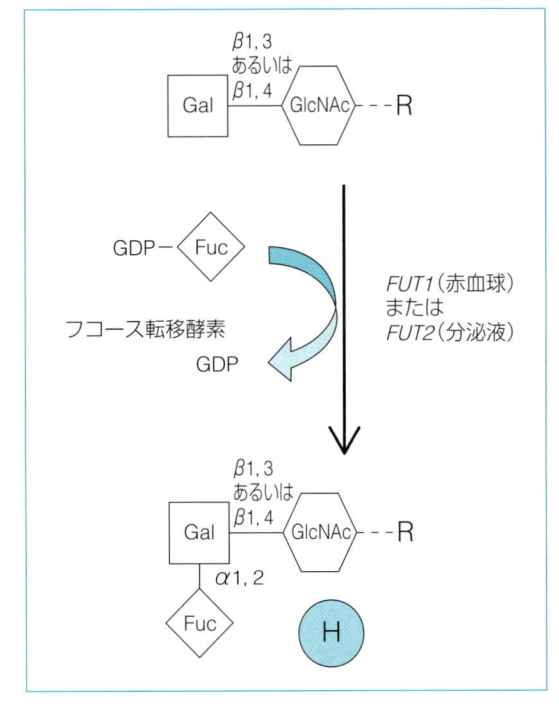

図3 H型糖鎖の生合成

表6 O型とO_h(Bombay)型の比較

血液型	赤血球 抗A	抗B	抗H	血清 A血球	B血球	O血球	不規則性抗体の有無
O型	0	0	4+	4+	4+	0	なし
O_h型	0	0	0	4+	4+	4+	抗H

糖供与体であるグアノシンジホスフェイト-フコース(GDP-Fuc)の存在のもとで，造血組織では H 遺伝子(FUT1)支配，分泌組織では Se 遺伝子(FUT2)支配の α1,2-フコース転移酵素の作用で，フコースが末端のガラクトースに転移してつくられる(図3)．赤血球ではII型コア糖鎖が糖受容体となり，II型H抗原がつくられ，唾液ではI型コア糖鎖が糖受容体となり，I型H抗原がつくられる．H遺伝子(FUT1)は19番染色体上にあるため，H血型としてABO血液型(ABO遺伝子は9番染色体上にある)とは別に分類されている．

8. 分泌型と非分泌型

唾液や胃液などに，赤血球のABO血液型に一致した型物質を多く分泌している人(分泌型)と，少ししか分泌していない人(非分泌型)がいる．分泌型の人では，O型はH型物質，A型はAとH型物質，B型はBとH型物質，AB型はAとBとH型物質を分泌している．分泌型か非分泌型かは，唾液腺細胞や消化管の上皮組織にSe酵素が発現しているか否かによる．この分泌型，非分泌型の名称は，分泌液中のABH型物質の有無についてのみ適用される．

分泌型(secretor)を支配する Se 遺伝子座は H 遺伝子と同じ19番染色体上にあり，両者は連鎖している．Se 遺伝子の Se アリルは se アリルに対して優性で，分泌型の遺伝型は SeSe または Sese，非分泌型(non-secretor)の遺伝型は sese である．日本人の頻度は分泌型81.5%，非分泌型18.5%で，白人も大差ない(表11を参照)．しかし，Se 遺伝子の解析から，日本人で非分泌型とされていた遺伝子の大半は Se 遺伝子にミスセンス変異のある Se^w(sej)アリルであることが明らかにされた．se では酵素活性がまったくないのに対して，Se^w の酵素は弱い酵素活性をもつ．通常の唾液抑制試験によって Se^w と se を区別することは困難である．

9. H抗原の欠損型

インドのBombay(ボンベイ，現在のムンバイ)で，赤血球が抗H，抗A，抗B血清に凝集せず，血清中に抗Aと抗Bのほかに強い抗H抗体(抗H)をもっている症例が発見され，Bombay型(O_h)と命名された．唾液はいずれも非分泌型であった．

O_h型は，赤血球と唾液にA抗原とB抗原を欠き，通常の検査ではO型の非分泌型にみえる．普通のO型と違うところは，赤血球と唾液にはまったくH物質がなく，血清中に強い抗HをもっているのでO型血球をも凝集する点である(表6)．O_h型の血清中には抗A，抗B，抗A,Bのほか抗Hが含まれているため，H抗原をもつ赤血球を凝集し，また溶血性副作用の原因となるため，O_h型受血者にはO_h型を輸血する必要がある．インドではO_h型は7,600人に1人であるが，ほかではきわめて稀である．O_h型は，H遺伝子の稀なアリル h のホモ接合体 hh で，H転移酵素をもたずH抗原を完全に欠損している．このため，AやB遺伝子をもっていてもH抗原が発現していないので，A抗原もB抗原も合成できない．O_h型は赤血球と分泌組織のH抗原を合成する酵素の α1,2-フコース転移酵素(FUT1とFUT2)を欠如しているが，遺伝的にA型またはB型の人はAやB転移酵素活性をもっている．

para-Bombay型では，赤血球に微量のH抗原が存在し，非分泌型と分泌型である場合の2種類のタイプがある(表7)．非分泌型の para-Bom-

表7 Bombay, para-Bombay 型

タイプ		表記*	血球 A	血球 B	血球 H	唾液 A	唾液 B	唾液 H	血清の抗体
Bombay	非分泌型	O_h	−	−	−	−	−	−	抗H
para-Bombay	非分泌型	A_h	w/−	−	w/−	−	−	−	抗H
		B_h	−	w/−	w/−	−	−	−	抗H
	分泌型	O_m^h	−	−	w/−	−	−	+	抗HI
		A_m^h	w/−	−	w/−	+	−	+	抗HI
		B_m^h	−	w/−	w/−	−	+	+	抗HI

* 表記については国際的に統一されていない.

表8 A亜型の反応態度

亜型名	血球との凝集† 抗A	血球との凝集† 抗A,B	血清の抗A抗体	分泌型唾液の型物質	血清A転移酵素	血球あたりのA抗原数($\times 10^5$)
A_1	+	+	なし	A, H	ある	10.5
A_2	+	+	時にある*	A, H	ある**	2.21
A_3	mf	mf	時にある	A, H	時にある	0.35
A_x	−/w	(+)	ある	H	なし	0.048
A_m	−/w	−/w	なし	A, H	ある	0.012
A_{el}	−	−	ある	H	なし	0.007

+:強い凝集, (+):やや弱い凝集, w:非常に弱い凝集, mf:mixfield agglutination(部分凝集)
†:ヒト由来ポリクローナル抗体との反応である. モノクローナル抗体ではAx血球を弱いながら凝集する.
*:検出される例もあれば, 検出されない例もある.
**:市販キット(赤血球凝集反応)による方法では検出できない.

表9 B亜型の反応態度

亜型名	血球との凝集† 抗B	血球との凝集† 抗A,B	血清の抗B抗体	分泌型唾液の型物質	血清B転移酵素
B	+	+	なし	B, H	ある
B_3	mf	mf	時にある	(B)*, H	時にある
B_x	−/w	(+)	ある	H	なし
B_m	−/w	−/w	なし	B, H	ある
B_{el}	−	−	ある	H	なし

+:強い凝集, (+):やや弱い凝集, w:非常に弱い凝集, mf:mixfield agglutination
†:ヒト由来ポリクローナル抗体との反応である. モノクローナル抗体ではAx血球を弱いながら凝集する.
*:B型物質が検出される例もあれば, 検出されない例もある.

bay型は血清中に37℃で反応する抗Hをもち, 溶血性副作用を引き起こす場合がある. 一方, 分泌型のpara-Bombay型がつくる抗体は抗HIの特異性をもち, 低温でしか反応しないため臨床上問題になることはない.

10. 亜型

ABO血液型を判定する際, 赤血球の凝集が弱かったり, オモテ試験とウラ試験の結果に不一致がみられたりすることがある. これらのなかに亜型〔バリアント(variant)〕とよばれているものが存在する. 赤血球のAまたはB抗原の抗原活性の程度, 血清の抗A, 抗Bの有無, 血清の糖転移酵素活性, 唾液のA抗原, B抗原の有無, 吸着解離試験などにより血清学的に分類されている(表8, 9). A_2型は, 血液型判定用抗Aとは強陽性に反応するためA_1型と区別できないが, *Dolichos biflorus*レクチンとは反応しない. B型では*Dolichos biflorus*レクチンに相当する試薬がない

表10 シスAB糖転移酵素のアミノ酸置換

糖転移酵素	アミノ酸			
	176	235	266	268
A	Arg	Gly	Leu	Gly
B	Gly	Ser	Met	Ala
シスAB	Arg	Gly	Leu	Ala

ため，B_1とB_2の分類はない．基本的に赤血球上の抗原数の減少に伴い，抗血清との凝集は弱くなり，まったく凝集がみられないものもある．抗Hとは，いずれの亜型もO型と同程度に強い凝集を認める．日本人ではA亜型に比べてB亜型の頻度が高く，なかでもB_m型が最もよく検出される（およそ5,000人に1人）．

亜型のなかで興味深いのはcisAB型（シスAB型）である．O型とAB型の両親からAB型の子どもが生まれた家系が発見された．家系調査の結果，A遺伝子とB遺伝子が同じ染色体上に存在しなければ説明できないとして，cisAB型と命名された．cisAB型にはA_2B_3（cisAB/O），A_2B（cisAB/B），A_1B_3（cisAB/A）が報告されている．A_2B_3，A_1B_3のタイプには血清中に抗Bが存在する．遺伝子解析により，cisAB遺伝子は基本的にA型であるものの，268番目のアミノ酸（グリシン）がB型のアミノ酸であるアラニンに置換していることが判明した（表10）．このアミノ酸置換により，A転移酵素がB転移酵素活性を同時に合わせもつことになる．

11. 血液型の変化

a. 血液疾患に伴う変化

血液疾患，特に白血病患者では，赤血球のABO血液型抗原が減少することが知られている．A_1型がA_3型の強さに弱まったり，O型と区別がつかないほど弱まったりすることもある．またA(B)型赤血球とO型赤血球の2種類の赤血球集団が混在したモザイク様の反応パターンを示す症例もある．治療により白血病が寛解したあとに正常の血液型に戻る．

b. 獲得性（後天性）B（acquired B）

A型患者の赤血球が抗B血清に凝集するようになり，後天的にAB型に変わったのではないかと考えられることがある．血清中に抗Bをもつが，自己血球とは反応しない．結腸癌や直腸癌など組織異常によって細菌が血流に入ることが原因となる．細菌の出すdeacetylase（デアセチラーゼ）によって赤血球のA型抗原糖鎖のN-アセチルガラクトサミンが脱アセチル化され，galactosamine（ガラクトサミン：ガラクトースに類似）になると，ヒトの抗B血清と反応するようになる．したがって，獲得性BはA型にのみ見いだされる．獲得性B抗原は弱いのが普通であるが，個体や検体の採取時期によって抗原の強さは異なる．ほとんどの成人血清には獲得性B抗原に対する自然抗体が存在するため，獲得性B血球はA型およびAB型血清と弱い凝集を認める．

12. 血液型キメラ

同一の人の血液中に血液型が違う2種類の赤血球が混在していることがある．二卵性双生児にみられる場合をキメラ（chimera）という．双生児両者の胎盤間に吻合が生じ，胎生初期に一方の血球産生細胞が移入，定着したと考えられる．この際，免疫寛容が起こり，移入された抗原に対する抗体は産生されない．日常的に行われているABO血液型検査で発見される場合がほとんどである．混在する2種類の血球の割合はさまざまである．

C その他の糖鎖抗原からなる血液型

1. Lewis血液型

Lewis（ルイス）血液型は，Le^a抗原とLe^b抗原の2種類の抗原で構成され，抗Le^a抗体（抗Le^a）と抗Le^b抗体（抗Le^b）によって，Le(a+b−)，Le(a−b+)，Le(a−b−)に分類される（表11）．Le^a抗原とLe^b抗原の生合成は2種類のフコース

表11 Lewis血液型の表現型と遺伝型

赤血球表現型	遺伝子 Le	Se	唾液中の型物質 ABH	Lewis	頻度(%) 日本人	白人	黒人
Le(a+b−)	LeLe	sese	なし	Le^a	0.2	22	23
Le(a+b−)*	Lele	Se^{w}se Se^{w}Se^w	微量(？)	Le^a(多量) Le^b(微量)	16.8	0	0
Le(a−b+)	LeLe Lele	SeSe SeSe^w Sese	A, B, H	Le^a(少量) Le^b(多量)	73.0	72	55
Le(a−b−)	lele	SeSe SeSe^w Sese	A, B, H	なし	8.5	6	22
Le(a−b−)	lele	sese Se^{w}se Se^{w}Se^w	なし 微量(？)	なし	1.5		

*Se^{w}遺伝子をもつ個体の赤血球は，抗体価の高い抗Le^{b}で検査した場合，Le(a+b+)と判定されることがある．

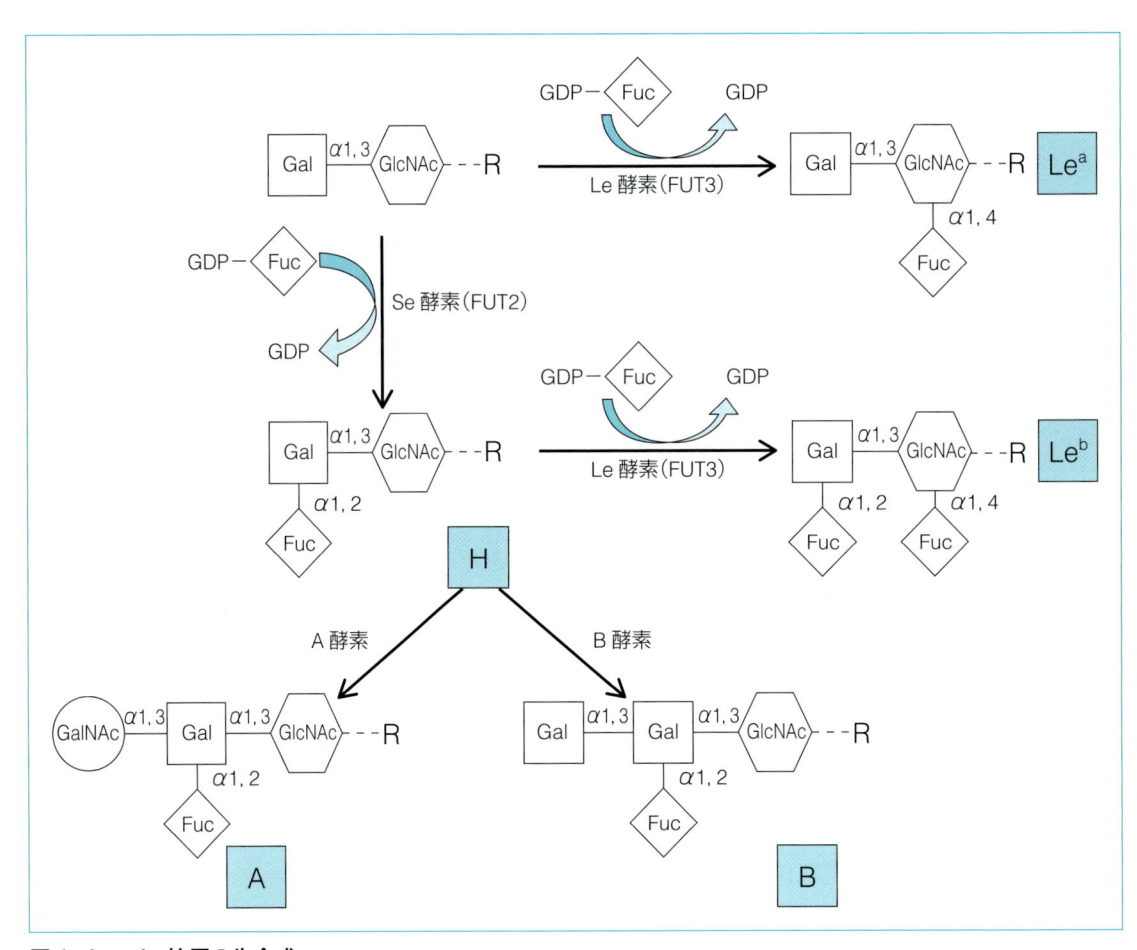

図4 Lewis抗原の生合成

転移酵素，つまり Se 酵素（FUT2）と Le 酵素（FUT3）で決定される（図4）．Le^a 抗原は前駆体である I 型コア糖鎖の N-アセチルグルコサミンに，Le 酵素の作用でフコースが α1,4 結合で転移することで合成される．一方，Le^b 抗原は Se 酵素によりつくられた I 型コア糖鎖をもつ H 糖鎖（I 型 H）を糖受容体として，さらに Le 酵素が作用することで合成される．A あるいは B 遺伝子をもつ人では，同じ H 糖鎖（I 型 H）を糖受容体として A 型物質，B 型物質がつくられる．赤血球に認められる Le^a および Le^b 抗原は，腸管などでつくられ血漿中に存在する Lewis 糖脂質が赤血球膜に取り込まれたものである．

① Le(a+b−)：Se 酵素の不活化（se アリルのホモ接合）により，H 糖鎖（I 型 H）が生合成されず，A 抗原も B 抗原もつくられない．したがって非分泌型となる．Le^a 抗原のみが存在する．しかし，日本人を含むアジア系民族では前述した Se^w 遺伝子により Se 酵素活性が微量ながら存在する．このため，わずかであるが Le^b 抗原が生合成され，強い市販の抗 Le^b 試薬で赤血球を検査すると，Le(a+b+)と判定されることがある．

② Le(a−b+)：Se 酵素が存在するため，分泌型となる．Se 酵素と Le 酵素の作用で優先的に Le^b 抗原がつくられるが，同時に Le^a 抗原も存在する．Le^a 抗原は少量であるため，赤血球には Le^b 抗原のみが検出される．同種抗体としての抗 Le^a を産生することはない．

③ Le(a−b−)：Le 酵素が不活化（le アリルのホモ接合）されているため，Le^a 抗原も Le^b 抗原もつくられない．Se 遺伝子をもっていれば分泌型となり，もっていなければ非分泌型となる．抗 Le^a および抗 Le^b のほとんどは，Le(a−b−)型の人に検出される．

Lewis 抗体が溶血性副作用の原因となることは稀である．特に抗 Le^b は，A，B，AB 型の人に検出され，O 型の人に検出されることはめったにない．さらに，O 型 Le(b+)とのみ反応する抗 Le^b（抗 Le^{bH} と表記）がほとんどを占めるため，ABO 同型の輸血では臨床上まったく問題とならない．

2. I 血液型

I 遺伝子（*GCNT2*）にコードされている I 酵素（β1,6-N-アセチルグルコサミン転移酵素）により，直鎖構造をもつ i 糖鎖に N-アセチルグルコサミンが β1,6 結合し，分枝糖鎖を形成する．この枝分かれ構造をもつ糖鎖が I 抗原を発現する．臍帯赤血球は I 抗原が未発達で i 抗原を強く発現している．生後 6〜18 か月の期間に I 酵素による分枝糖鎖の生合成が進み，抗 I 抗体（抗 I）とは強く，抗 i 抗体（抗 i）とは弱く凝集するようになる．稀に，I 遺伝子の変異により I 酵素が不活性化し，i から I への変換が起こらず i 抗原を強く発現したまま成人に達する人がおり，成人 i 型（adult i）とよぶ．成人 i 型は，同種抗体として 37℃ 反応性の抗 I をもち，輸血の際に問題となることがある．ほとんどの抗 I は低温反応性の弱い自己抗体として存在し，輸血で問題となることはない．自己抗 I が 30℃ 以上で反応する場合には，寒冷凝集素症の原因となる．

3. P 関連血液型

主な P 関連抗原としては，P1，P，P^k が知られている．このうち P1，P，P^k の 3 種類の抗原により，P$_1$，P$_2$，P$_1^k$，P$_2^k$，p の 5 種類の表現型に分類される（表 12）．抗 P1 抗体（抗 P1）は，低温反応性の自然抗体であり，臨床的意義はない．稀な表現型である p 型，P^k 型は，それぞれ抗 PP1P^k（抗 Tj^a）抗体，抗 P 抗体（抗 P）を例外なくもっている．抗 PP1P^k（抗 Tj^a），抗 P は不適合赤血球を急激に破壊し，溶血性副作用の原因抗体となる．p 型が婦人であれば，妊娠半ばにも至らないで流産を繰り返す症例が多い．発作性寒冷血色素尿症にみられる Donath-Landsteiner（ドナト・ランドシュタイナー）抗体は P 抗原に対する特異性をもち，その免疫グロブリンクラスは IgG である．P 抗原（グロボシド）はパルボウイルス（parvovirus）B19 のレセプターとしても知られている．なお，国際輸血学会では P1 抗原と P^k 抗原は同一の遺伝子で制御されていることから，

表12 P関連血液型

表現型	血清の抗体	抗体との反応				頻度(%)		
		P_1	P	P^k	PP_1P^k	日本人	白人	黒人
$P_1(P_1+P+)$	なし	+	+	−	+	31	79	94
$P_2(P_1-P+)$	ときに抗P_1	−	+	−	+	69	21	6
$P_1{}^k(P_1+P-P^k+)$	抗P	+	−	+	+			
$P_2{}^k(P_1-P-P^k+)$	抗P	−	−	+	+	}きわめて稀		
$p(P_1-P-P^k-)$	抗PP_1P^k	−	−	−	−			

* 強い抗P^kと反応するが, P^k型との反応よりは弱い.

P1PK血液型に属し, P抗原はP1PKとは独立した別の遺伝子(P転移酵素遺伝子)が関与しているため, GLOB血液型として別に分類している.

D Rh血液型

Rh血液型の発見は, 1939年に赤ん坊を死産した母親が産生した抗体がきっかけであった. この母親に父親の血液を輸血したところ激しい溶血性副作用が認められた. Levine(ルービン)とStetson(ステットソン)は母親の血清に, 父親の赤血球とABO血液型適合ドナーの80%と反応する抗体を検出した. しかし, この抗体に名前がつけられることはなかった. 1940年, LandsteinerとWiener(ウィーナー)は, アカゲザル(rhesus monkey)赤血球でモルモットやウサギに免疫して得られた抗体が85%の白人赤血球を凝集することを発見し, Rh血液型と名命した. 当時は, Levineらの人由来の抗体と同じ特異性をもつと考えられていた. のちになって, 動物免疫による抗体と人由来の抗体はまったく異なった抗原を認識していることが証明され, 動物免疫抗体はLandsteinerとWienerの頭文字をとり, 抗LWの名称に変更された. 一方, 人由来の抗体は抗D抗体としてRh血液型にとどまることになった. Rh血液型には多数の抗原が発見されているが, D, C, c, E, eの抗原が重要である.

1. Rh血液型の表記(ハプロタイプ📖, 表現型, 遺伝型)

Rh血液型抗原の命名については, Fisher(フィッシャー)とRace(レイス)のCDE表記(D, C, c, E, e)とWienerのRh-Hr表記(Rh_0, rh', hr', rh'', hr'')がある. 両者の命名法のもとには, 遺伝についての考え方に違いがある. FisherとRaceの説では1つの染色体上に遺伝子座が3つあり, それにC-c, D-d, E-eの3対のアリルがのっているとしている. 一方, Wienerの説は, 1つの染色体には1つの遺伝子座位しかないとするものである. 現在では, 分子遺伝学の研究により, *RHD*と*RHCE*の密に連鎖した2遺伝子であることが明らかにされている.

Rh血液型の表記としては, 血清学的反応を理解しやすいこと, また結果の伝達が明瞭であることなどから, 主としてFisherらのCDE表記が国際的にもっぱら使用されている. なお, dアリルに対応するd抗原は今や存在しないことが明らかにされているが, 「d」の記号はDをもっていないことを表す場合に便利であるため広く用いられている. また, ハプロタイプを表す簡略化した表記であるR_0, R_1, R_2, R_z, r, r', r'', r_yは, Rh表現型の情報を特に口頭で伝達するのに便利であることから, 輸血検査の現場では繁用されている(表13).

D/d, C/c, E/eの3対のアリルは, 8種類の遺伝子群(ハプロタイプ), つまり*DCe*(R^1), *DcE*(R^2), *Dce*(R^0), *DCE*(R^z), *dce*(r), *dCe*(r'), *dcE*(r''), *dCE*(r^y)を構成する. 2つのハプロタイプが組み合わさった遺伝型は36種類あ

表13 主要なRhハプロタイプの頻度

Rhハプロタイプ（遺伝子）			抗原	表現型	頻度(%)		
CDE	RH-Hr	*RHD, RHCE*			日本人	白人	黒人
DCe	*R¹*	*RHD, RHce*	D, C, e	R_1	65.3	42.1	6.0
DcE	*R²*	*RHD, RHcE*	D, c, E	R_2	25.6	14.1	11.5
dce	*r*	*RHce*	c, e	r	3.8	38.9	20.3
dcE	*r"*	*RHcE*	c, E	r"	3.3	1.1	0
Dce	*R⁰*	*RHD, RHce*	D, c, e	R_0	1.2	2.6	59.1
dCe	*r'*	*RHCe*	C, e	r'	0.6	1.0	3.1
DCE	*Rᶻ*	*RHD, RHCE*	D, C, E	R_z	0.13	0.2	0
dCE	*rʸ*	*RHCE*	C, E	r_y	0.07	0	0

るが，抗D抗体，抗C抗体，抗c抗体，抗E抗体，抗e抗体（抗D，抗C，抗c，抗E，抗e）による血清学的検査で区別できるのは18種類にすぎない（**表14**）．

日本人で最も頻度の高いRh表現型はD＋C＋c－E－e＋で，遺伝型は*DCe/DCe*あるいは*DCe/dCe*である．*DCe*の頻度は*dCe*に比べてはるかに高いことから，*DCe/DCe*が「最もありうる遺伝型」である．D＋C＋c＋E＋e＋では*DCe/DcE*が「最もありうる遺伝型」である．これは*DCe/dcE*，*DcE/dCe*，*DCE/dce*，*Dce/DCE*，*Dce/dCE*の頻度が低いことによる．ただし，「最もありうる遺伝型」は真の遺伝型ではないことを忘れてはならない．

表現型の表記は，例をあげると，D＋C＋c＋E－e＋（D＋C＋E－c＋e＋でもよい）または*DCe/dce*（*DCcee*）とし，遺伝型の場合には斜体（*DCe/dce*）を用いる．国際輸血学会では数字を用いた表記を提唱している．D，C，E，c，eの順にRH1，RH2，RH3，RH4，RH5で，D＋C＋c＋E－e＋はRH：1, 2, －3, 4, 5と表記する．

2. RH遺伝子とRh蛋白

D抗原をコードする*RHD*，C/c抗原およびE/e抗原をコードする*RHCE*が密に連鎖した2種類の遺伝子からなる．両遺伝子ともに10個のエクソンをもち，塩基配列の94％が一致している．*RHD*，*RHCE*遺伝子産物であるRhD蛋白とRhCcEe蛋白は，417個のアミノ酸をもち，赤血球膜を12回貫通している（**図5**）．RhDアミノ酸配列とRhCcEe（RhCe，RhcE，Rhce，RhCE）アミノ酸配列を比較すると，RhCcEe蛋白の違いによって31〜35個のアミノ酸が異なる．

さらに，Rh関連糖蛋白（Rh-associated glycoprotein；RhAG）とよばれる蛋白がRhD蛋白およびRhCcEe蛋白と複合体を形成している．RhAG蛋白をコードする遺伝子は第6染色体上にあり，RhD/RhCE蛋白と類似した構造をもつ．RhAG蛋白が存在しないと，RhD蛋白もRhCE蛋白も赤血球膜に発現することができない．

3. D抗原

D－と判定するには，抗Dを用いた抗グロブリン試験で陰性となることを確認しなければならない．D＋はRh＋，D－はRh－とよばれることも多い．日本人の99.5％はD＋で，D－は0.5％（200人に1人）と少ない．一方，白人ではD＋が85％，D－は15％であり，D－の頻度は民族によって大きな開きがある．また，D抗原は多数（およそ30種類）のエピトープ（抗原決定基）で構成されている．

D－型は，主として*RHD*遺伝子全体の欠失により生じる（**図5**）．D－型と判定された日本人の90％近くが，*RHD*遺伝子欠損型のホモ接合型である．白人集団のD－では，ほぼ100％が*RHD*遺伝子欠損型である．黒人集団の66％，日本人を含むアジア人の一部は*RHD*遺伝子の欠損型ではなく，不活性の*RHD*遺伝子をもっている．

表14 Rh 表現型と Rh 遺伝子の頻度（D 陽性）

抗原 D	C	c	E	e	表現型（最もありうる型）		頻度(%) 日本人	白人	黒人	遺伝型		頻度(%) 日本人	白人	黒人
+	+	−	−	+	DCe/DCe	R_1R_1	43	19.3	3.6	DCe/DCe	R^1R^1	38	17.6	2.9
										DCe/dCe	R^1r'	5	1.7	0.7
+	+	+	+	+	DCe/DcE	R_1R_2	35	13.2	4.1	DCe/DcE	R^1R^2	27	11.8	1.7
										DCe/dcE	R^1r''	6	0.8	<0.1
										DcE/dCe	R^2r'		0.6	0.4
										DCE/dce	R^zr			
										Dce/DCE	R^0R^z			
										Dce/dCE	R^0r^y			
+	−	+	+	−	DcE/DcE	R_2R_2	10	2.3	1.3	DcE/DcE	R^2R^2	9	2.0	1.3
										DcE/dcE	R^2r''	1	0.3	<0.1
+	+	+	−	+	DCe/dce	R_1r	7	34.7	25.6	DCe/dce	R^1r	6	31.1	8.8
										DCe/Dce	R^1R^0	1	3.4	15.0
										Dce/dCe	R^0r'		0.2	1.8
+	−	+	+	+	DcE/dce	R_2r	3	15.4	11.5	DcE/dce	R^2r	2.5	10.4	5.7
										DcE/Dce	R^2R^0	0.5	1.1	9.7
										Dce/dcE	R^0r''			
+	+	−	+	+	DCe/DCE	R_1R_z	0.5			DCe/DCE	R^1R^z	0.5		
										DCE/dCe	R^zr'	<0.1		
										DCe/dCE	R^1r^y			
+	−	+	−	+	Dce/dce	R_0r		3.2	42.3	Dce/dce	R^0r		3.0	22.9
										Dce/Dce	R^0R^0		0.2	19.4
+	+	+	+	−	DcE/DCE	R_2R_z				DcE/DCE	R^2R^z			
										DCE/dcE	R^zr''			
										DcE/dCE	R^2r^y			
+	+	−	+	−	DCE/DCE	R_zR_z				DCE/DCE	R^zR^z			
										DCE/dCE	R^zr^y			

Rh 表現型を表す場合，次の3つの表記のしかたをする．どれを用いてもよいが，最初の表記法が一番わかりやすい．
例）D+C+c−E−e+（あるいは D+C+E−c−e+），DCe/DCe，R_1R_1

Rh 表現型と Rh 遺伝子の頻度（D 陰性）

抗原 D	C	c	E	e	表現型（最もありうる型）		頻度(%) 日本人	白人	黒人	遺伝型		頻度(%) 日本人	白人	黒人
−	−	+	−	+	dce/dce	rr				dce/dce	rr	0.15	15.1	6.8
−	−	+	+	+	dcE/dce	r''r				dcE/dce	r''r	0.15	0.9	
−	−	+	+	−	dcE/dcE	r''r''				dcE/dcE	r''r''	0.10		
−	+	+	−	+	dCe/dce	r'r				dCe/dce	r'r	0.05	0.8	1.6*
−	+	+	+	+	dcE/dCe	r''r'	0.5	16.8	8.4	dcE/dCe	r''r'	0.05	0.05	
										dCE/dce	$r^y r$	<0.1		
−	+	−	−	+	dCe/dCe	r'r'				dCe/dCe	r'r'	<0.1		
−	+	−	+	+	dCe/dCE	$r'r^y$				dCe/dCE	$r'r^y$	<0.1		
−	+	+	+	−	dcE/dCE	$r''r^y$				dcE/dCE	$r''r^y$	<0.1		
−	+	−	+	−	dCE/dCE	$r^y r^y$				dCE/dCE	$r^y r^y$	<0.1		

*：$r^s r$

4. D バリアント

weak D，partial D，DEL(Del) の3種類に分類される．

a. weak D（かつての D^u）

主としてアミノ酸置換を伴う1塩基置換によって生じる．このアミノ酸置換は膜貫通領域または膜内側のループ上にみられ，赤血球膜の外側領域には認められていない．この変異によって RhD

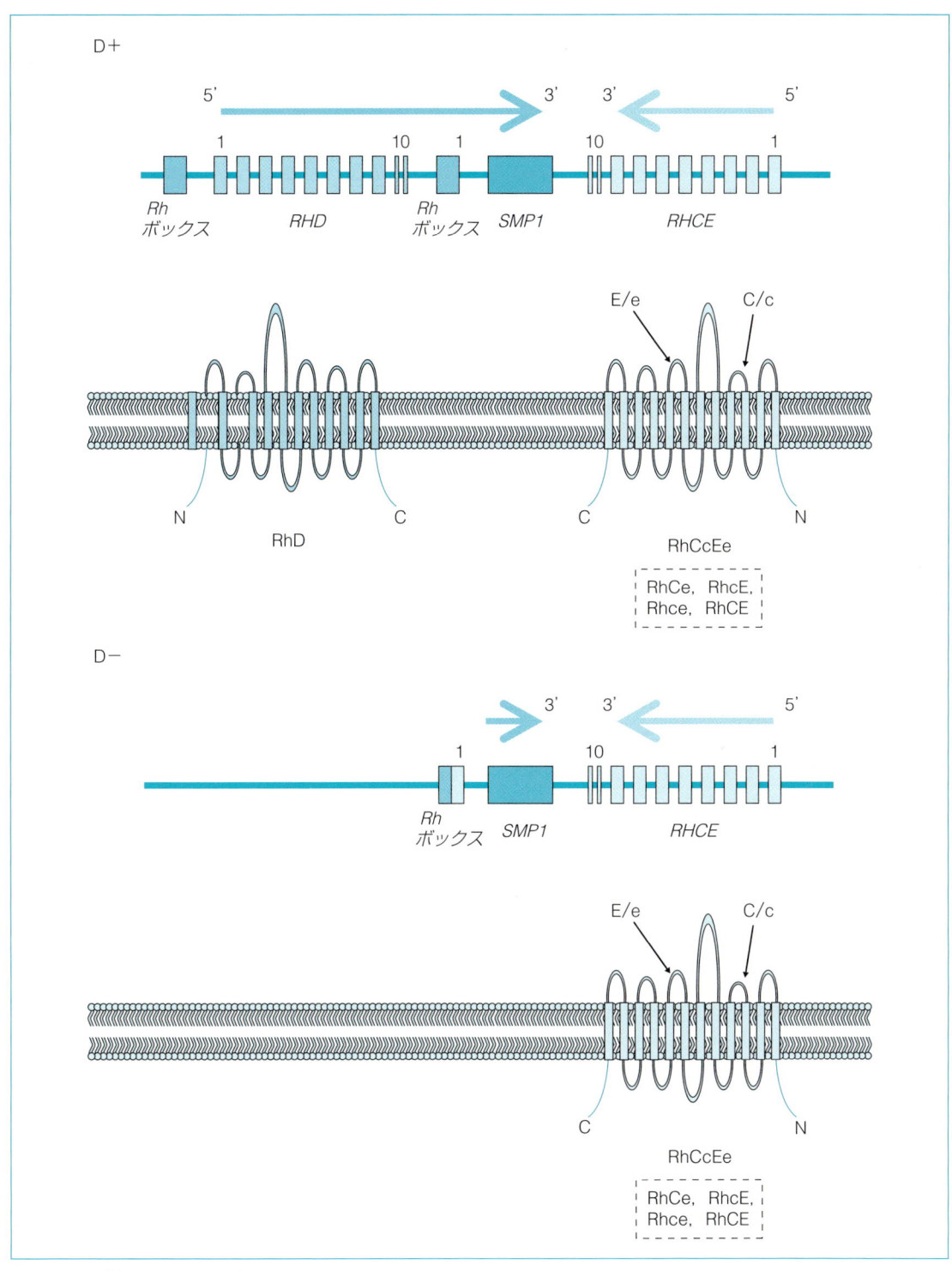

図5 *RH* 遺伝子と Rh 蛋白

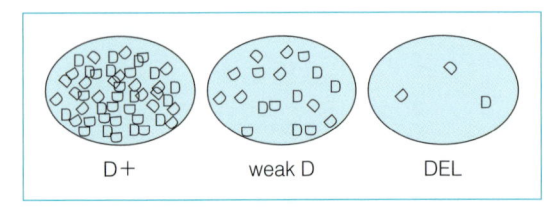

図6 weak DとDELの模式図

蛋白の発現量が減少すると推定されている(図6).したがって,赤血球のD抗原数は減少することになり,市販の抗D判定用試薬を用いた生理食塩液法による検査では,陰性または弱陽性となる.感度のよい抗グロブリン試験を行うことでD抗原は検出できる.供血者血液については抗グロブリン試験によりweak Dを検出し,weak Dの血液製剤はすべてRh陽性と表示することになっている.その一方,受血者の場合にはD−として扱い,Rh陰性の血液を輸血する.weak Dでは原則としてDエピトープに変化はないと考えられていたが,一部のweak Dの人は抗Dを産生することがわかり,weak Dと次に述べるpartial Dの質の違いを血清学的検査では明確にできないからである.つまり,輸血にあたっては,受血者のD抗原検査は生理食塩液法のみでよく,生理食塩液法で陰性であればRh陰性の血液を輸血する.日本人では*RHD*遺伝子の頻度が高いため,weak Dの症例は少なく,およそ1万人に1人である.

b. partial D

D+であるにもかかわらず,免疫されて同種抗体の抗Dを産生する人がいる.こうした人では多数あるD抗原のエピトープのうち,いくつかを欠いており,partial Dとよばれている(図7).partial Dの多くは,抗Dを用いた生理食塩液法によって陽性となるが,抗グロブリン試験を必要とするものもある.さらに,同一人であっても試薬メーカーによってDエピトープに対する特異性の異なるモノクローナル抗Dを用いているため,その反応性が異なる場合がある.partial Dの人は免疫されることにより,抗Dを産生する場合があるため,D−の輸血を受ける必要があ

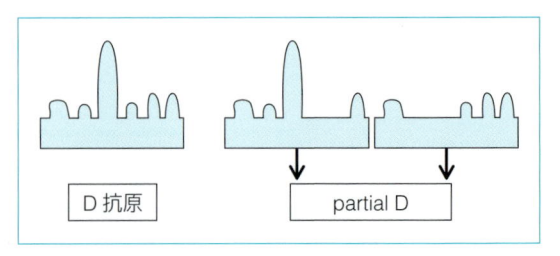

図7 正常D抗原とpartial Dの違い
D抗原は複数のエピトープにより構成される.partial DはDエピトープが1つ以上欠損している.partial Dの人がD+で免疫されると,欠いているエピトープに対して抗体をつくり,D+血球と反応する.

る.しかし,partial Dの大半は日常検査でD+と判定されるため,抗Dが産生されて初めてpartial Dであると気づくことが少なくない.日本人ではpartial Dの頻度が約5万人に1人と少なく,輸血で問題となることは頻繁にあるわけでない.partial Dは,多数の異なるD抗原のエピトープと反応するモノクローナル抗Dにより分類されている.現在,40種類以上に分類されているが,日本人ではIVb,Va,VIのタイプが代表的なものである.

c. DEL(Del)

D抗原の発現がきわめて弱く,抗グロブリン試験によるD抗原検査でもD−と判定される(図6).吸着・解離試験という特別な方法を用いることで初めて,D抗原の存在が確認できる.DELのELはelution(解離)に由来する.DELのD抗原は微量であるため,抗Dを保有するD−受血者に輸血されても臨床上問題はなく,さらにDEL血液の輸血により抗Dを産生することもないと考えられている.わが国では輸血用血液については,特に吸着・解離試験は義務づけられておらず,DELはD−血液として供給されている.しかし,最近になって,DEL血液を輸血されたD−受血者が抗Dを産生する症例が報告されており,DELの臨床的意義について再考する必要があるかもしれない.なお,受血者がDELの場合,D−と判定されるため,問題となることはない.日本人ではD−の人の約10%がDEL型であり,そのほとんどはC抗原が陽性である.

5. C, c, E, e抗原

C/c抗原とE/e抗原はRhCE蛋白のアミノ酸置換により生じる．C抗原は，103番目のアミノ酸がセリン，c抗原ではプロリンで，赤血球膜表面の第2ループにある．E抗原は，226番目のアミノ酸がプロリン，e抗原ではアラニンで，赤血球膜表面の第4ループにある（図5）．

6. Rh血液型の臨床的意義

Rh血液型には多数の抗原が発見されているが，D，C，c，E，eの抗原が重要である．輸血の臨床では，D抗原はRh血液型のなかで最も重要な抗原であり，ABO型抗原に次ぐ重要な血液型抗原でもある．抗Dは重篤な溶血性副作用および新生児溶血性疾患の原因抗体となる．D−の人は，輸血や妊娠の既往歴がなければ，抗Dをもつことはない．しかし，D+赤血球の輸血を受けたD−受血者の約80%が抗Dを産生する．なお，E−の人がE+赤血球の輸血を受けて抗Eをつくる割合は約6.4%である．Rh蛋白全体が欠損しているD−の人が，RhD蛋白に曝露されると強い免疫反応が起こるのは，RhD蛋白とRhCE蛋白では多数のアミノ酸が異なることによる．したがって，無用に抗Dが産生されるのを防止するため，D−の人には予防的にD−赤血球の輸血が行われている．特に妊娠可能年齢にあるD−の女性に対しては，D+赤血球の輸血は禁忌である．なお，D+受血者にD−赤血球を輸血することは何ら差し支えない．

Rh血液型不適合妊娠による新生児溶血性疾患では，母親のIgG抗Rh抗体が原因で，新生児が溶血による貧血と黄疸を起こす．特に抗Dは重症になりやすく，胎児水腫や子宮内胎児死亡となることがある．分娩時や妊娠中に微量の胎児赤血球が母体循環に入り，抗体を産生するようになる．第2子以降の妊娠で，母親のもつ抗体が胎盤を通過して胎児循環に移行する結果，胎児の赤血球は溶血する．母親がD−で，抗Dを保有しておらず，新生児がD+の場合，分娩後72時間以内の母親に抗D免疫グロブリンを筋注する．この処置により，母親が抗Dを産生するのを防止できる．最近では，妊娠28週でも抗Dを保有していなければ，抗D免疫グロブリンの注射が行われている．

日本人では，D抗原ほど免疫原性は強くないものの，抗原が陽性と陰性の頻度に差がないE抗原による免疫の機会が多く，抗Eは最も頻繁に遭遇する免疫抗体である．

7. D−−，Rh_null

① D−−型：抗Dと反応するが，抗C，抗c，抗E，抗eと反応しない，稀な血液型である．RhCE蛋白全体を欠損しており，免疫されて抗Rh17抗体（抗Rh17）を産生する．D−−型は，RhCe，RhcE，Rhce，RhCE蛋白に共通するRh17抗原を欠いている．D−−型は数十万人に1人とされている．抗Rh17は，溶血性副作用，新生児溶血性疾患の原因となる．

② Rh_null型：RhD蛋白とRhCE蛋白をともに欠損しているため，Rh血液型抗原をまったく発現していない．免疫されて抗Rh29抗体を産生する．数百万人に1人しかみつからず，世界的にみても，きわめて稀である．以下に示す2つの遺伝的背景に起因し，調節型が圧倒的に多い．①無定型（amorph）型：同じ染色体上に*RHD*遺伝子の欠失（d）と，不活性化された*RHCE*遺伝子のホモ接合体，②調節（regulator）型：Rh抗原を担うRh蛋白の発現に不可欠なRhAGが欠損しているため，Rh蛋白が赤血球膜に安定して発現できない．

E その他の血液型

1. Duffy血液型

1950年，頻回に輸血を受けた血友病患者（Mr. Duffy）の血清に新しい抗体が発見され，抗Fy[a]抗体（抗Fy[a]）と命名された．翌1951年，Fy[a]抗

表15 Duffy血液型の頻度

抗体との反応		表現型	頻度(%)		
Fy^a	Fy^b		日本人	白人	黒人
+	0	Fy(a+b−)	80	20	10
+	+	Fy(a+b+)	19	48	3
0	+	Fy(a−b+)	1	32	20
0	0	Fy(a−b−)	0	0	67

表16 Kidd血液型

抗体との反応		表現型	頻度(%)		
JK^a	JK^b		日本人	白人	黒人
+	0	Jk(a+b−)	23	28	57
+	+	Jk(a+b+)	50	49	34
0	+	Jk(a−b+)	27	23	9
0	0	Jk(a−b−)	稀		

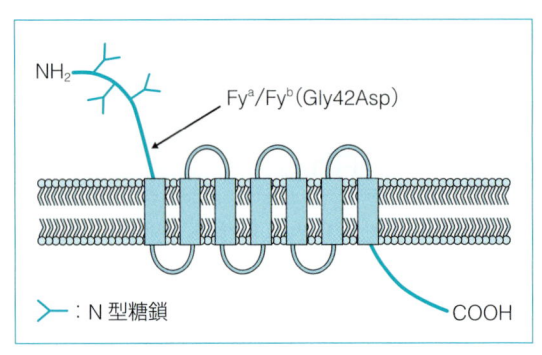

図8 Duffy糖蛋白（DARC）

Fyには，赤血球特異的な転写調節配列であるGATA配列に1塩基置換（CTTATCT→CTTACCT）があり，赤血球のDuffy糖蛋白は発現しない．しかし，血管内皮細胞など他の組織ではFy^a/Fy^{b}抗原の発現が認められている．

Fy(a−b−)の人は三日熱マラリア（*Plasmodium vivax*）に感染しないことが知られている．また，Duffy糖蛋白はIL-8などのケモカインレセプターとしての機能をもつとされている．

2. Kidd血液型

1951年，Kidd（キッド）夫人の血清に抗Jk^{a}抗体（抗Jk^a）が発見された．この抗体の命名にあたり，Kiddの頭文字KがすでにKell（ケル）血液型のK抗原に使用されていたため，彼女の6番目の子どもで新生児溶血性疾患に罹患した児の名前（John Kidd：ジョン・キッド）からJとKをとってJk^{a}とした．1953年に，対立する抗Jk^{b}抗体（抗Jk^b）が検出された．*Jk^a*と*Jk^b*とは優劣のないアリルで，抗Jk^{a}と抗Jk^{b}によりJk(a+b−)，Jk(a+b+)，Jk(a−b+)，Jk(a−b−)の4型に分けられる（表16）．1959年，Jk(a−b−)型が発見され，血清中に分離できない抗Jk^{a}と抗Jk^{b}をもち，抗Jk3抗体と命名されている．Kidd糖蛋白は，10個の膜貫通ドメインをもち，N末端とC末端は膜の内側に位置している．Jk^{a}抗原は280番目のアミノ酸がアスパラギン酸，Jk^{b}抗原ではアスパラギンとなっている（図9）．

抗Jk^{a}と抗Jk^{b}はともに免疫抗体として存在し，生理食塩液法で反応することはきわめて稀で，IgGが主体である．抗Jk^{a}と抗Jk^{b}はヘテロ接合型の血球と比べて，ホモ接合型の血球により強く反応し，酵素処理血球を用いた抗グロブリン

原に対立するFy^{b}抗原と反応する抗Fy^{b}抗体（抗Fy^b）が妊婦血清中に検出された．*Fy^a*と*Fy^b*とは優劣のないアリルで，赤血球をFy(a+b−)，Fy(a+b+)，Fy(a−b+)，Fy(a−b−)型に分類できる（表15）．Duffy糖蛋白は，7回膜貫通型でN末端が赤血球表面から出ている（図8）．Fy^{a}抗原は42番目のアミノ酸がグリシン，Fy^{b}抗原ではアスパラギン酸となっている．

わが国ではFy(a−)が1%と少なく，またRh抗原などに比べ免疫原性が弱いため，抗Fy^{a}が輸血でトラブルの原因になることは比較的少ない．それでも溶血性副作用の症例が報告されたり，Fy(a−)型血液の確保などで問題を生じたりする．抗Fy^{a}は主に免疫抗体で，自然抗体として存在することは稀である．ほとんどがIgG抗体で，抗グロブリン試験で検出される．一方，抗Fy^{b}は免疫抗体あるいは自然抗体としても存在し，主に抗グロブリン試験で検出され，溶血性副作用の原因となる．Fy^a，Fy^{b}抗原は酵素処理（ブロメリン，フィシンなど）により失活する．

3つ目のアリルとして，アフリカ人に高頻度にみつかった，Fy^{a}もFy^{b}もつくらないFyがある．*Fy*のホモ接合型の人はFy(a−b−)となる．

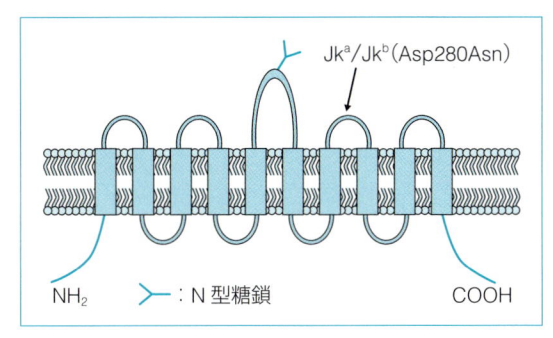

図9 Kidd糖蛋白

表17 Diego血液型

抗体との反応		表現型	頻度(%)		
Di^a	Di^b		日本人*	白人	黒人
+	0	Di(a+b−)	0.2	稀	稀
+	+	Di(a+b+)	9.0	稀	稀
0	+	Di(a−b+)	90.8	100	100

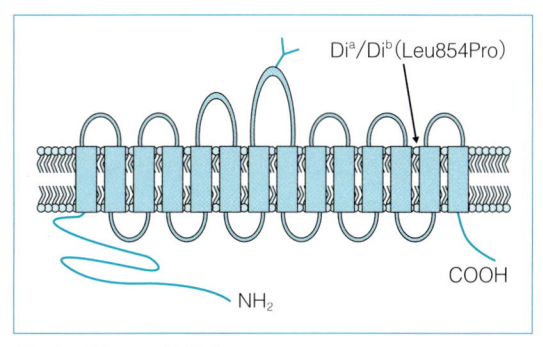

図10 Diego糖蛋白

試験で反応が増強される．

Kidd抗体は溶血性輸血副作用の原因抗体として重要である．特に遅延型溶血反応に関与し，わが国でもRh抗原に対する抗体と並んで報告例が多い．

Jk(a−b−)血球は，2M尿素による溶血に抵抗性をもつ．2M尿素溶液中では，普通の赤血球が数分で溶血してしまうことに比べて，Jk(a−b−)血球が溶血するには30分以上かかる．日本人では，およそ5万人に1人がJk(a−b−)だが，ポリネシア人では400人に1人で，比較的よくみられる．Kidd糖蛋白は，尿素輸送体としての機能をもつことが知られている．

3. Diego（ディエゴ）血液型

1955年，新生児溶血性疾患の原因抗体であった低頻度抗原に対する抗体が発見され，患者の名前から抗Di^a抗体（抗Di^a）と命名された．1967年，遅延型溶血性副作用のみられた患者2例から，Di^aに対立する抗Di^b抗体（抗Di^b）が発見された．Di^aとDi^bとは優劣のない対立遺伝子で，抗Di^aと抗Di^bにより，Di(a−b+)，Di(a+b+)，Di(a+b−)の3型に分けられる（表17）．Di^a/Di^b抗原は赤血球膜貫通蛋白であるバンド3に存在する．バンド3は赤血球膜を構成する主要な糖蛋白で，陰イオン交換体としての機能をもっている．14個の膜貫通ドメインをもち，N末端とC末端は赤血球膜の内側に存在する（図10）．Di^a抗原は854番目のアミノ酸がロイシン，Di^b抗原はプロリンとなっている．

Di(a+)型がみられるのは，アメリカインディアンなど南北アメリカ大陸の先住民やインド東部あたりを境としたアジア大陸の民族に限られ，白人や黒人にはたとえあってもきわめて例外的である．Di^aはモンゴロイド（蒙古人種）固有のものであると考えられ，人類学上非常に興味ある血液型である．日本人のDi(a+)型は9%前後で，Di(a+b−)は0.2%である（表17）．抗Di^aは免疫抗体としても自然抗体としても存在し，抗グロブリン試験で感度よく検出できる．抗Di^aは即時型あるいは遅延型溶血性副作用の原因抗体となる．また，新生児溶血性疾患の原因ともなるが重症例は少ない．抗Di^bは免疫抗体として存在する．抗Di^bも溶血性副作用の原因となり，腎不全を併発した遅延型溶血反応の症例が報告されている．さらに抗Di^bによる新生児溶血性疾患の報告は多く，交換輸血を必要とした重症例も含まれている．抗Di^bをもつ人に輸血する場合には，Di(b−)の血液を入手する際に問題となる．

4. MNS血液型

1927年，ABO血液型に次ぐ2番目の血液型と

表18　MNS血液型

抗体との反応				表現型	頻度(%)		
M	N	S	s		日本人	白人	黒人
+	−	+	−	M+N−S+s−	0.3	5.7	2.1
+	−	+	+	M+N−S+s+	3.9	14.0	7.0
+	−	−	+	M+N−S−s+	24.0	10.1	15.5
+	−	−	−	M+N−S−s−	0	0	0.4
+	+	+	−	M+N+S+s−	0.2	3.9	2.2
+	+	+	+	M+N+S+s+	5.3	22.4	13.0
+	+	−	+	M+N+S−s+	43.9	22.6	33.4
+	+	−	−	M+N+S−s−	0	0	0.4
−	+	+	−	M−N+S+s−	<0.1	0.3	1.6
−	+	+	+	M−N+S+s+	1.5	5.4	4.5
−	+	−	+	M−N+S−s+	20.8	15.6	19.2
−	+	−	−	M−N+S−s−	0	0	0.7

して発見された．人赤血球で免疫したウサギ血清中の抗M抗体(抗M)と抗N抗体(抗N)によってM+N−，M−N+，M+N+型の3型に分けられた．MNの名称は免疫を意味する immune に由来する．1947年に，新生児溶血性疾患の母親の血清中に抗S〔Sは発見された地名であるオーストラリアのシドニー(Sydney)に由来〕抗体(抗S)，1951年にはSの対立抗原sに対する抗s抗体(抗s)が発見された．MNとSsは密に連鎖していることが確かなものとなり，MNS(またはMNSs)血液型とよばれることになった(表18)．日本人ではsの頻度が白人や黒人に比べて高く，s−型は200人に1人しかみつからないことから，抗sをもつ受血者への適合血の確保が困難となる．

MN抗原は赤血球膜の主要な糖蛋白であるグリコフォリンA(glycophorin A；GPA)，Ss抗原はグリコフォリンB(glycophorin B；GPB)に存在する．GPAとGPBは1回膜貫通型蛋白でC末端が血球膜内に，N末端領域が血球膜外側に突き出ている．GPAの1番目と5番目のアミノ酸の違いにより，MおよびNの特異性が決まる．すなわち，M+N−(GPA^M)では1番目がセリン，5番目がグリシン，M−N+(GPA^N)では1番目がロイシン，5番目がグルタミンに置換している．GPBはS/s抗原を担い，S+では29番目のアミノ酸がメチオニン，s+はトレオニンのアミノ酸置換がある．変わったものとしては，GPAが欠損したEn(a−)，GPBが欠損したS−s−U−，GPAとGPBがともに欠損したM^{k}M^{k}などが知られている．

抗Mおよび抗Nの大半は自然抗体で，低温反応性の抗体であり，輸血によって免疫抗体をつくることは稀である．抗Mや抗Nを保有する受血者への輸血に際し，M−やN−の適合血を選択する必要はなく，間接抗グロブリン試験による交差適合試験が陰性であれば輸血できる．間接抗グロブリン試験で陽性となる抗Mをもつ受血者には，M−の血液を選択する．これに対して，臨床的に意義のある抗Nが検出されることはきわめて稀である．37℃で活性をもつIgGクラスの抗Mによる新生児溶血性疾患の症例が報告されている．抗S，抗sは免疫抗体である場合が多く，溶血性副作用や新生児溶血性疾患の原因抗体となることが知られている．sは免疫原性が弱く，抗sが検出されることはきわめて稀である．

5. Xg血液型

1962年，頻回に輸血を受けた男性患者に抗Xg^{a}抗体(抗Xg^a)が発見された．この抗体と反応するXg^{a}抗原は従来の血液型抗原とは少し様子が異なり，Xg(a+)とXg(a−)の頻度が男性と女性とで明らかに違っていた．Xg(a+)の頻度は男性で69%，女性で89%である．Xg^{a}の名称は，X染色体のXと，発見した地名であるGrand Rapids（グランドラピッズ：アメリカ合衆国ミシガン州）の頭文字Gに由来する．Xg^{a}の対立抗原は発見されていないため，対立遺伝子はXgと表記する．X染色体の短腕に座位があり，Xg(a+)の遺伝型は女性ではXg^a/Xg^aとXg^a/Xgの2通りあり，男性ではXg^a/Yだけである．父親がXg(a+)であれば，その娘はすべてXg(a+)となる．母親がXg(a−)なら，その息子はかならずXg(a−)となる．

Xg^{a}の免疫原性は弱く，抗体が検出される件数はあまり多くない．抗Xg^{a}は自然抗体と考えられるものも多い．抗Xg^{a}は抗グロブリン試験で検出される．抗Xg^{a}による新生児溶血性疾患の報告はなく，また軽微の発熱などがみられることがあるものの，溶血性副作用の原因にならないとされている．

6. Kell血液型

1946年，新生児溶血性疾患の児を分娩した母親に抗K抗体（抗K）が発見された．Kell（ケル）の名称はこの症例の患者名に由来している．なお，罹患した児に直接抗グロブリン試験を適用した最初の症例でもある．1949年，Kと対立するk抗原に対する抗kが発見された．

わが国では，K/k，Kp^a/Kp^b，Js^a/Js^{b}など主なKell血液型抗原に多型性がほとんどみられない．したがって，Kell血液型が臨床上問題となることは少ない．白人集団では，K抗原はABO，Rhに続いて重要な血液型抗原である．抗Kは重篤な溶血性副作用や新生児溶血性疾患を引き起こし，免疫抗体もつくりやすい．白人の約9%はK+であるが，日本人はほとんどK−k+である．Kell関連抗原をまったく発現していないK$_0$型は，人種の違いにかかわらず出現頻度は低い．日本人でのK$_0$型の頻度は，およそ0.003%とされている．K$_0$型の人が免疫されてつくる抗体は，抗Ku抗体とよばれている．

7. Lutheran血液型

1946年，SLEの患者血清に低頻度抗原に対する抗Lu^{a}抗体（抗Lu^a）が報告された．1956年，妊婦血清からLu^{a}の対立抗原Lu^{b}に対する抗Lu^{b}抗体（抗Lu^b）が発見された．Lu^aとLu^bは優劣のないアリルで，抗Lu^{a}と抗Lu^{b}により，Lu(a−b+)，Lu(a+b+)，Lu(a+b−)，Lu(a−b−)の4型に分けられる．白人の7～8%にLu(a+)を認めるが，日本人のほとんどはLu(a−b+)で，わずかにLu(a+)の1家系が報告されているだけである．Lu(a−b−)は，稀にしか検出されない．Lu(a−b−)は，劣性遺伝子，優性の抑制遺伝子$In(Lu)$，X染色体依存の3つのタイプに分けられている．わが国では，$In(Lu)$タイプが多く約1万人に1人である．In(Lu)型では吸着・解離試験により，Lutheran（ルセラン）抗原が証明できる．In(Lu)型は，赤血球転写因子であるEKLFの変異によって生じることが明らかにされている．

抗Lu^{a}は自然抗体または免疫抗体として存在し，いずれの場合でも生理食塩液法で検出されることが多い．一方，抗Lu^{b}は免疫抗体で，間接抗グロブリン試験により検出されやすい．抗Lu^a，抗Lu^{b}による急性溶血反応の報告はないが，軽度の遅発型を含む溶血反応を起こすこともある．

F 高頻度抗原および低頻度抗原

明確な定義があるわけではないが，調査した集団で99%以上の人が抗原陽性で，抗原陰性の人が少ない場合，高頻度抗原とよぶ．一方，調査した集団で抗原陽性の人が1%以下で，抗原陰性の人がほとんどである場合，低頻度抗原とよんでいる．

高頻度抗原をもたない人は，対応する抗原に対する抗体を通常はもっていないが，輸血や妊娠で免疫されて抗体をつくる．高頻度抗原に対する抗体が溶血性副作用の原因抗体となる場合，同じ血

表19 稀な血液型

	血液型	稀な血液型名
I群	MNS	M^k/M^k, En(a−), S−s−U−, GP.TK/GP.TK, GP.Hil/GP.Hil
	P1Pk	p, P^k
	Rh	Rh_{null}, Rh_{mod}, D−−, cD−
	Lutheran	Lu(a−b−), In(Lu)
	Kell	K_0, Kp(a+b−), Kp(a−b−), k−, K:−14
	Duffy	Fy(a−b−)
	Kidd	Jk(a−b−)
	Dombrock	Gy(a−)
	Landsteiner-Wiener	LW(a−b−)
	H	O_h, para-Bombay
	Kx	Kx−(McLeod)
	Gerbich	Ge−
	Cromer	IFC−, UMC−, Dr(a−)
	Ok	Ok(a−)
	John Milton Hagen	JMH−
	I	I−
	Lan	Lan−
	Er	Er(a−)
II群	MNS	s−
	Duffy	Fy(a−b+)
	Diego	Di(a+b−)
	Dombrock	Do(a+b−)
	Jr	Jr(a−)

液型の適合する血液を得ることは困難となる．こうした高頻度抗原が陰性の血液型を「稀な血液型」とよび，血液センターでは積極的にスクリーニングし，登録を行っている．わが国で必要とされる「稀な血液型」のリストを表19に示した．このうち，わが国ではJr(a−)型の需要が最も多く，Fy(a−)，Di(b−)がこれに続く．

一方，低頻度抗原が輸血で問題になることはない．これは，保有する抗体に対応する抗原をもたない適合血が容易に得られるからである．しかし，症例こそ少ないものの，新生児溶血性疾患では臨床上の問題が常につきまとう．

G 不規則性抗体スクリーニング（抗体スクリーニング）

ABO型とRh血液型のD抗原については，適合した血液を輸血する．しかし，他の血液型の適合性をまったく無視しているわけでなく，輸血の前には不規則性抗体スクリーニングや受血者血清と供血者血球による交差適合試験によって，血清中の予期しない不規則性抗体のチェックが行われている．特に，頻回の輸血や，流・早産や死産などの既往歴から免疫抗体の存在が予測される人や，これまでに輸血の際に副作用のあった症例では，不規則性抗体スクリーニングあるいは交差適合試験で，免疫抗体の検査を念入りにやらなければならない．

輸血予定の患者について不規則抗体の有無を調べておくことの利点は，主に2つある．1つは，輸血予定日より前もって検査することで，不規則抗体が検出された場合，特異性の検査（抗体同定検査）や適合する血液を準備する時間的な余裕ができる．もう1つは，抗体スクリーニング血球に，E, c, Jk^a, Jk^b抗原など量的効果をもつ抗原についてホモ接合型の血球を用いることができる．こうした抗原と反応する抗体は，ヘテロ接合型の血球と比べ，ホモ接合型血球のほうが感度よく検出できることがわかっているからである．このことは溶血性副作用を避けるために，きわめて重要である．1種類の血球では不可能なため，普通2〜3種類の血球を組み合わせて用いる．抗体

表20 日本人に重要な血液型抗原と不規則抗体の臨床的意義

血液型	抗体	臨床的意義	輸血用血液の選択	対応抗原(%) 陽性	陰性
Rh	D	あり	抗原陰性	99.5	0.5
	C	あり	抗原陰性	88	12
	E	あり	抗原陰性	50	50
	c	あり	抗原陰性	56	44
	e	あり	抗原陰性	91	9
Lewis	Le[a]	稀	1)	22	78
	Le[b]	なし	なし または1)	68	32
P	P₁	稀	1)	35	65
MNS	M	稀	2)	78	22
	N	稀	1)	72	28
	S	あり	抗原陰性	11	89
	s	あり	抗原陰性	99.7	0.3
Duffy	Fy[a]	あり	抗原陰性	99	1
	Fy[b]	あり	抗原陰性	20	80
Kidd	Jk[a]	あり	抗原陰性	73	27
	Jk[b]	あり	抗原陰性	77	23
Diego	Di[a]	あり	抗原陰性	10	90
	Di[b]	あり	抗原陰性	99.8	0.2
Xg	Xg[a]	なし	なし	80	20
Jr	Jr[a]	時にあり	抗原陰性	99.95	0.05

1)：抗グロブリン試験による交差試験適合
2)：抗グロブリン試験による交差試験適合，37℃で反応する場合は抗原陰性

スクリーニングで検出された不規則性抗体は，抗体同定用に調製されたパネル血球を用いて特異性を決める．抗体の臨床的意義があると判断されれば，交差適合試験には対応する抗原が陰性の血液を用いる．

現在までに知られている血液型抗原に対する抗体がすべて，溶血性副作用の原因になるわけではない．溶血性副作用の原因となる抗体を，「臨床的意義のある抗体」とよんでいる．抗体スクリーニングが導入された当初は，数種類の方法を組み合わせ，抗体の臨床的意義の有無にかかわらず，存在しうる抗体をできるだけ多く検出することを目的としていた．しかし，多くの臨床症例を経験することで，抗体スクリーニングでは，臨床的に意義のある抗体を感度よく検出することが重要で，臨床的意義のない抗体は，なるべく検出しない方向へと変わってきた．これに見合った検査法が間接抗グロブリン試験である．抗体の臨床的意義は，抗体の特異性と抗体が37℃反応性であるかどうかにより判断される．表20に日常検査で検出される不規則抗体と臨床的意義についてあげた．

H 交差適合試験

交差適合試験は，受血者血清（血漿）と供血者赤血球を組み合わせた主試験，供血者血漿と受血者赤血球を組み合わせた副試験の2つの手順で成り立っている．受血者が保有する抗体による不適合を検出する主試験のほうが，供血者の抗体による不適合を検出する副試験と比べてはるかに重要である．血液センターから供給されている輸血用血液は，37℃反応性で抗体価の高い不規則抗体をもつ血液が除かれている．したがって，副試験が省略できる．副試験を行う場合でも，厳密に行う必要はなく，ABOの適合性をチェックできる生理食塩液法で十分である．

受血者が不規則抗体を保有していなければ，ABO型の適合性を確認するため，生理食塩液法

による交差適合試験を行う．これに対し，受血者が臨床的意義のある不規則抗体を保有している場合は，対応する抗原が陰性の血液を準備し，間接抗グロブリン試験による主試験を行う．抗体スクリーニングを行う時間的余裕がないなど，不規則抗体の有無が不明であれば，間接抗グロブリン試験による主試験を行う．

交差適合試験を行っていても，患者検体の取り違い，判定結果の記録ミス，間違った患者への輸血など，さまざまな過誤によるABO血液型不適合の輸血事故は相変わらず起きている．つまり，血清学的検査だけでは，ABO血液型不適合輸血を防止できないことになる．こうした背景もあり，血清学的な交差適合試験の代わりとなるコンピュータクロスマッチへと体制は移りつつある．ゲルカラム法などによる検査の自動化，コンピュータによる患者の検査履歴情報と，輸血用血液製剤のABO血液型情報との照合，不適合時の警告，またこれと関連してバーコードを利用した患者，検査用検体，輸血用血液の管理システムを構築することで，ABO不適合輸血による事故の防止が期待されている．

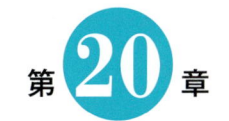

# 第20章
白血球と血小板の血液型

学習のポイント

❶ 主要組織適合遺伝子複合体(MHC)は移植の適合性に関与する.
❷ MHC分子はクラスⅠ,Ⅱ,Ⅲに分類され,主として移植の適合性に関与するのはクラスⅠとクラスⅡ分子である.ヒトのクラスⅠ分子にはHLA-A,-B,-Cの抗原があり,クラスⅡ分子にはHLA-DP,DQ,DRの抗原がある.
❸ HLAのハプロタイプは,遺伝子座のアリルのセットとしてメンデルの法則に従い遺伝する.
❹ HLA抗原型の検査は,免疫学的検査法と遺伝子検査法により行われる.免疫学的検査法にはHLA抗原に対する特異抗体を用いたリンパ球細胞傷害試験(LCT)と細胞性免疫応答を利用した混合リンパ球培養試験(MLC test)があり,遺伝子検査法にはDNAをタイピングするPCR-SSP法,PCR-SBT,PCR-SSO法がある.
❺ HLA抗体検査はマイクロビーズに固定した精製HLAを用いて,フローサイトメーターまたはLuminex装置で測定する.また,交差適合試験はLCT法やリンパ球を用いた間接蛍光抗体法で行われる.
❻ 血小板にもHLA-A,B,C抗原が発現しており,抗HLA抗体は血小板輸血不応を起こす.血小板輸血効果は,補正血小板増加数で評価する.
❼ 血小板特異抗原(HPA)に対する抗HPA抗体は新生児血小板減少症(NAIT),新生児血小板減少性紫斑病(NAITP),血小板輸血不応(PTR)や輸血後紫斑病(PTP)などに関与する.
❽ 血小板輸血不応には抗HPA-2b抗体が関与することがある.また,輸血後紫斑病は,抗HPA-1a抗体産生者にみられることがある.
❾ 血小板抗原の検査法には血清学的検査法として混合受身赤血球凝集(MPHA)があり,遺伝子検査法としてPCR-SSP法,PCR-SSO法などがある.

本章を理解するためのキーワード

❶ **HLA-A,-B,-C**
α鎖(H鎖または重鎖)とβ2ミクログロブリン(L鎖または軽鎖)とが非共有結合した糖蛋白質である.末梢血液成分のうち,Tリンパ球,Bリンパ球,単球,顆粒球,血小板に発現しており,赤血球には発現を認めない.

❷ **HLA-DP,-DQ,-DR**
α鎖とβ鎖の2本のポリペプチド鎖が非共有結合した糖蛋白質である.単球,マクロファージ,樹状細胞といった抗原提示細胞と,Bリンパ球などの限定された細胞のみに発現している.

❸ **HLA遺伝子**
HLAを規定している遺伝子は第6染色体の短腕上のMHCの領域に存在し,機能の違いからクラスⅠ,クラスⅡ,クラスⅢの遺伝子領域に分類されている.それぞれの領域において数多く遺伝子座が確認されており,多くの対立遺伝子(アリル)が報告されている.

❹ **リンパ球細胞傷害試験(Lymphocyte cytotoxicity test ; LCT)**
LCTは,生きたリンパ球と血清とを反応させ,その後にウサギ補体を加える.リンパ球表面上の

HLA 抗原が血清中の HLA 抗体と反応した場合，加えた補体が活性化されることにより，リンパ球膜に傷害を起こす．LCT による HLA-A 抗原，HLA-B 抗原，HLA-C 抗原の血清学的タイピングには，T 細胞または全リンパ球を使用し，HLA-DR 抗原，HLA-DQ 抗原には B 細胞を使用する．

❺ **混合受身凝集(mixed passive hemagglutination；MPHA)法**

MPHA 法は，血小板を固相した U 底マイクロプレートに被検血清を反応させたあと，抗ヒト IgG を感作させたヒツジ赤血球(SRBC)を用いて血小板に結合した抗体の有無を確認する方法である．

A HLA

1. MHC と HLA

　細胞表面には，移植時の適合性にかかわる組織適合性抗原が存在する．そのなかで特に重要なものが主要組織適合抗原であり，それを規定する遺伝子群を主要組織適合遺伝子複合体(major histocompatibility complex；MHC)という．マウスでは H2，ヒトでは HLA (human leukocyte antigen；ヒト白血球抗原)を示す．ヒトにおいて MHC と HLA は，一般的に同義語として使用されることが多い．

a. HLA の種類

　HLA はその構造や生物学的機能などの違いから，MHC クラス I 分子の HLA-A，HLA-B，HLA-C と，MHC クラス II 分子の HLA-DR，HLA-DQ，HLA-DP に大別されている．

　HLA-A，-B，-C は，固形臓器の構成細胞をはじめとして，体内のほとんどの有核細胞膜上に発現している．また，末梢血液成分としては，T 細胞，B 細胞，単球，顆粒球，無核細胞である血小板膜上にも発現しており，赤血球には発現を認めない．HLA-DR，-DQ，-DP は，単球，マクロファージ，樹状細胞(dendritic cell；DC)といった抗原提示細胞(antigen presenting cell；APC)と，B 細胞などの限定された細胞にのみ発現している．

b. HLA 遺伝子

　HLA を規定している遺伝子は，第 6 染色体の短腕上の MHC 領域に存在する．この領域は，規定される蛋白の構造および機能の違いから，MHC クラス I 分子，クラス II 分子，クラス III 分子の遺伝子領域に分類されている．それぞれの領域においてこれまでに数多く遺伝子座が確認されており，それぞれの遺伝子座には多くの対立遺伝子〔アリル(allele) 📖〕が報告されている．

1) HLA 抗原型と HLA 遺伝子型

　HLA の抗原型は，WHO の命名委員会で公認されて正式に抗原名として登録される．抗原名は遺伝子座ごとに数字で 1 番から順番に命名されるが，HLA-A 座と B 座では，発見された経緯から同じ番号はつけられていない(**表 1**)．

　HLA 遺伝型は抗原型をもとに，「：」により 4 種類の区域に区切り命名する(詳細は**表 2** 参照)．**表 3** には日本人 0.1% 以上にみられる HLA-A 座，HLA-B 座，HLA-DRB1 座の遺伝型を示した．これらの頻度分布には人種，民族間で大きな隔たりがあり，日本人にみられる抗原の数は他国，他民族と比較して少ない．

2) HLA ハプロタイプ📖と連鎖不平衡

　同一染色体上に存在する複数の遺伝子座で，組み換えを起こさずに遺伝するアリルの並びをハプロタイプという．ハプロタイプは遺伝子座のアリルのセットとして，メンデルの法則に従い次世代へと受け継がれる．HLA を規定する各遺伝子座は，MHC 領域の近接した位置にあることから，それぞれの遺伝子座がハプロタイプとして親から子へ伝えられていく(**図 1**)．そのため，兄弟間で HLA 型が適合する確率は，非血縁者に比べて高い．日本人の頻度の高い 10 種類のハプロタイプを**表 4** に示した．ハプロタイプは人種や民族に

表1 WHO命名委員会で公認されたHLA

HLA-A	HLA-B		HLA-C	HLA-DR	HLA-DQ	HLA-DP
A1	B5	B49	Cw1	DR1	DQ1	DPw1
A2	B7	B50	Cw2	DR103	DQ2	DPw2
A203	B703	B51	Cw3	DR2	DQ3	DPw3
A210	B8	B5102	Cw4	DR3	DQ4	DPw4
A3	B12	B5103	Cw5	DR4	DQ5	DPw5
A9	B13	B52	Cw6	DR5	DQ6	DPw6
A10	B14	B53	Cw7	DR6	DQ7	
A11	B15	B54	Cw8	DR7	DQ8	
A19	B16	B55	Cw9	DR8	DQ9	
A23	B17	B56	Cw10	DR9		
A24	B18	B57		DR10		
A2403	B21	B58		DR11		
A25	B22	B59		DR12		
A26	B27	B60		DR13		
A28	B2708	B61		DR14		
A29	B35	B62		DR1403		
A30	B37	B63		DR1404		
A31	B38	B64		DR15		
A32	B39	B65		DR16		
A33	B3901	B67		DR17		
A34	B3902	B70		DR18		
A36	B40	B71				
A43	B4005	B72		DR51		
A66	B41	B73		DR52		
A68	B42	B75		DR53		
A69	B44	B76				
A74	B45	B77				
A80	B46	B78				
	B47	B81				
	B48	B82				

〔日本赤十字社 中央骨髄データセンター(http://www.bmdc.jrc.or.jp/stat.html)より(2011.7.20)〕

表2 HLAアリル命名に関するルール

命名	概略
HLA	HLAの抗原系をコードする遺伝子であることを示す
HLA-A	特定のHLA遺伝子座名を表す
HLA-A*	抗原特性と混同しないように*を付け，アリル名であることを表す
HLA-A*24	第1区域；HLA抗原型との対応を表す
HLA-A*24：02	第2区域；他のアリルとアミノ酸配列が違うこと(非同義置換)を意味し，一般的には命名された順番を表す
HLA-A*24：02：01	第3区域；アミノ酸の置換が伴わない塩基配列(同義置換)を表す
HLA-A*24：02：01：02	第4区域；コード領域外の塩基置換を伴うことを表す
HLA-A*24：02：01：02N	塩基配列に異常をきたしたとき，N, L, S, C, A, Q[†]が付加されることがある

[†] N(null)：HLAが発現されない．
L(low)：HLAの発現量が少ない．
S(secreted)：アリル特異性を示す発現分子が可溶性の分泌成分として存在．
C(cytoplasm)：アリル産物が細胞質内に存在(細胞表面にない)．
A(aberrant)：HLAの発現異常が疑われる．
Q(questionable)：HLAの発現に影響する変異があるが確認されていない．

HLA-A*	24	：02	：01	：02	N
遺伝子シンボル	HLA特異性	アリル名の特定	同義置換	コード領域外の変異	ナルアリル

表3 日本人0.1%以上にみられるHLA-A座, HLA-B座, HLA-DRB1座の遺伝型とその抗原型

HLA-A 抗原型	HLA-A 遺伝型	頻度(%)	HLA-B 抗原型	HLA-B 遺伝型	頻度(%)	HLA-DR 抗原型	HLA-DR 遺伝型	頻度(%)
A1	A*01:01	0.45	B7	B*07:02	5.49	DR1	DRB1*01:01	5.68
A2	A*02:01	11.23	B13	B*13:01	1.17	DR4	DRB1*04:01	1.02
	A*02:06	9.39		B*13:02	0.25		DRB1*04:03	3.15
	A*02:07	3.26	B27	B*27:04	0.20		DRB1*04:04	0.20
	A*02:10	0.43	B35	B*35:01	8.35		DRB1*04:05	13.33
A3	A*03:01	0.43	B37	B*37:01	0.51		DRB1*04:06	3.32
A11	A*11:01	8.86	B38	B*38:02	0.26		DRB1*04:07	0.50
	A*11:02	0.17	B39	B*39:01	3.38		DRB1*04:10	2.11
A24	A*24:02	36.39		B*39:02	0.29	DR7	DRB1*07:01	0.33
	A*24:20	0.77		B*39:04	0.24	DR8	DRB1*08:02	4.27
A26	A*26:01	7.57	B44	B*44:02	0.42		DRB1*08:03	8.00
	A*26:02	1.83		B*44:03	6.78	DR9	DRB1*09:01	14.53
	A*26:03	2.49	B46	B*46:01	4.54	DR10	DRB1*10:01	0.47
A30	A*30:01	0.16	B48	B*48:01	2.91	DR11	DRB1*11:01	2.51
A31	A*31:01	8.65	B51	B*51:01	8.69	DR12	DRB1*12:01	3.65
A33	A*33:03	7.49		B*51:02	0.23		DRB1*12:02	1.66
			B52	B*52:01	11.19	DR13	DRB1*13:01	0.58
			B54	B*54:01	7.58		DRB1*13:02	6.44
			B55	B*55:02	2.43	DR14	DRB1*14:05	2.16
				B*55:04	0.16		DRB1*14:07	0.10
			B56	B*56:01	0.92		DRB1*14:54	3.48
				B*56:03	0.17	DR1403	DRB1*14:03	1.59
			B58	B*58:01	0.65	DR15	DRB1*15:01	7.83
			B59	B*59:01	2.03		DRB1*15:02	10.44
			B60	B*40:01	5.48	DR16	DRB1*16:02	0.82
			B61	B*40:02	7.77	DR17	DRB1*03:01	0.13
				B*40:03	0.43			
				B*40:06	4.79			
			B62	B*15:01	7.94			
				B*15:07	0.62			
				B*15:27	0.10			
			B67	B*67:01	1.14			
			B71	B*15:18	1.56			
			B75	B*15:11	0.95			

〔日本赤十字社 中央骨髄データセンター(http://www.bmdc.jrc.or.jp/stat.html)より(2011.7.20)〕

よって特徴的に形成され, 日本人のハプロタイプ頻度には偏りがあることが知られている.

ハプロタイプを形成する各HLA遺伝子の頻度から推計する期待値と, 実際のハプロタイプ頻度が大きく異なっている状態を連鎖不平衡といい, HLA遺伝子領域でしばしば見受けられる.

c. HLA検査

HLAの研究は, 1952年にフランスのJ. Dausset(ドセー)が, 頻回輸血患者の血清中に白血球凝集試験で反応する抗白血球抗体を見いだしたことに始まる. 抗白血球抗体を大勢のヒトの白血球と反応させることより, 数種類の抗原が白血球上に存在することが確認された. こうした抗原がのちにHLAとよばれることになる. その後, 1958年にJ. J. van Root(ファン・ルート)ら, 1964年にR. Payne(ペイン)らによって, 経産婦や妊婦からも同様な抗白血球抗体が見いだされた. 1964年には, P. I. Terasaki(ポール・テラサキ)が白血球凝集試験に代わるリンパ球細胞傷害試験(lymphocyte cytotoxicity test; LCT)を確立した. これまで行われていた白血球凝集試験では1反応あたり50 μLの血清が必要であるのに対して, LCTでは1反応あたり1 μLの血清での検査が可能と

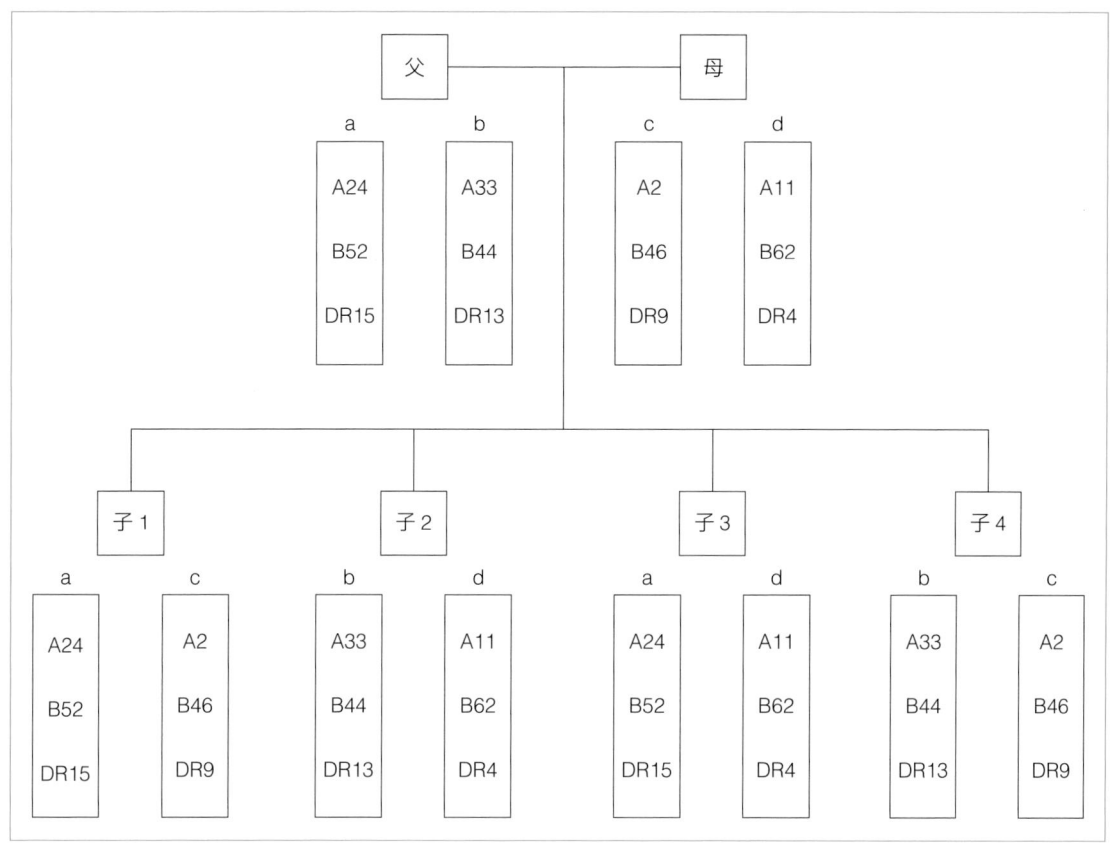

```
        ┌─────┐      ┌─────┐
        │ 父  │──────│ 母  │
        └─────┘      └─────┘
     a      b      c      d
   ┌───┐  ┌───┐  ┌───┐  ┌───┐
   │A24│  │A33│  │A2 │  │A11│
   │B52│  │B44│  │B46│  │B62│
   │DR15│ │DR13│ │DR9│  │DR4│
   └───┘  └───┘  └───┘  └───┘
```

  子1   子2   子3   子4
 a   c   b   d   a   d   b   c
A24 A2   A33 A11   A24 A11   A33 A2
B52 B46   B44 B62   B52 B62   B44 B46
DR15 DR9   DR13 DR4   DR15 DR4   DR13 DR9

図1　ハプロタイプの遺伝形式

なった．このLCTの開発により，急速にHLAの研究が進歩し，長年にわたり，HLA検査の国際的標準法とされた．

1）HLA抗原型の免疫学的検査

HLA抗原型を検査する免疫学的検査には，特異抗体を用いた血清学的検査法と細胞性免疫応答を利用した細胞学的検査がある．

①LCTによる血清学的タイピング：LCTは血液から分離した生きたリンパ球を抗HLA抗体（HLA抗体）と反応させ，その後にウサギ補体を加え，さらに反応させる．リンパ球表面上のHLA抗原がHLA抗体と反応した場合，加えた補体が活性化されることにより，リンパ球膜に傷害を起こす．ここに染色液を加えることで，傷害を起こした細胞は染色される．一方，抗原抗体反応が起こらなければ，細胞傷害は起こらず，染色

表4　日本人に特徴的なハプロタイプ

ハプロタイプ	頻度(%)
A*24：02-B*52：01-DRB1*15：02	8.63
A*33：03-B*44：03-DRB1*13：02	4.86
A*24：02-B*07：02-DRB1*01：01	3.75
A*24：02-B*54：01-DRB1*04：05	2.59
A*02：07-B*46：01-DRB1*08：03	1.79
A*11：01-B*15：01-DRB1*04：06	1.43
A*24：02-B*59：01-DRB1*04：05	1.10
A*24：02-B*40：06-DRB1*09：01	0.98
A*11：01-B*54：01-DRB1*04：05	0.91
A*26：01-B*40：02-DRB1*09：01	0.89

〔日本赤十字社　中央骨髄データセンター（http://www.bmdc.jrc.or.jp/stat.html）より（2011.7.20）〕

されない（図2）．リンパ球膜が傷害され染色された細胞が死細胞，傷害されず染色されない細胞が生細胞である．リンパ球の傷害の度合いを染色液で染色し検鏡することによって，死細胞と生細胞を見分け，全体の細胞数に対する死細胞の比率を

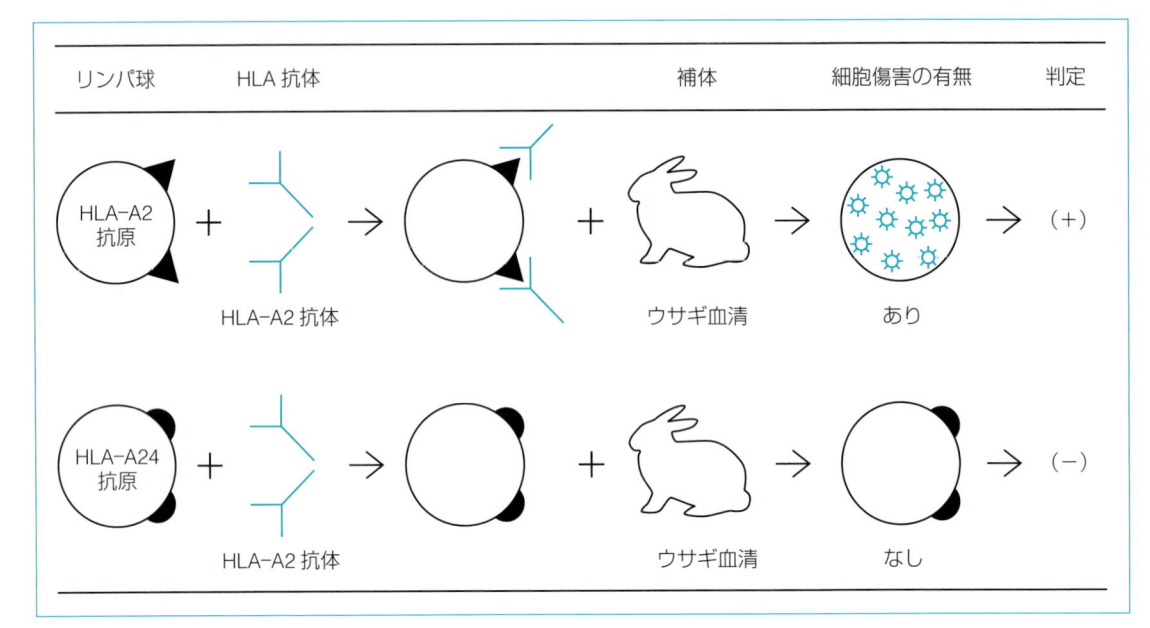

図2 LCT法原理

スコア化し，陽性と陰性の判定を行う(**表5**)．各HLA抗原に特異性をもつ抗体を使用することにより，リンパ球のHLA抗原型を決定することができる．HLA-A，-B，-Cのタイピングには，T細胞または全リンパ球を使用し，HLA-DR，-DQのタイピングにはB細胞を使用する．

②**細胞学的タイピング〔混合リンパ球培養試験(mixed lymphocyte culture test；MLC test)〕**：MLC testは主にHLA-DRのタイピングに用いられる．抗原の異なる2個体のリンパ球を混合培養することにより，それぞれのリンパ球が相手の細胞を非自己と認識して幼若化反応が起こることを利用した検査法である．HLA-DP抗原を細胞学的にタイピングする方法としては，リンパ球混合培養検査(primed lymphocyte typing；PLT)がある．

2) HLA遺伝子検査

HLA遺伝子検査においては，抽出操作が簡便で安定性が高いことから，DNAを用いている．DNAタイピングの対象となる領域は，多型が多く存在する，α1ドメイン📖とα2ドメインをコードしているエクソン2とエクソン3である．一方，MHCクラスⅡ分子では，多型が多く存在するエクソン2がDNAタイピングの対象となる．

①**PCR-SSP(sequence specific primers)法**：塩基配列の多型部分にPCRプライマー📖を設定し，特異的増幅の有無で判定する．血清学的検査法に代わる簡易検査法として汎用されている．

②**PCR-SBT(sequencing based typing)法**：DNAシークエンサーによりPCR産物から塩基配列を直接決定する方法で，分解能が高い検査である．

③**PCR-SSO(sequence specific oligonucleotide)法**：PCR産物を変性させたのち，配列特異的プローブ📖へのハイブリダイゼーションの有無で判定する．PCR-SSO法を応用した，蛍光ビーズによるHLA遺伝子検査は，操作法が簡便

表5 LCT法スコアによる判定基準

スコア	死細胞の比率(%)	判定
1	0～10	陰性
2	11～20	偽陽性
4	21～40	弱陽性
6	41～80	陽性
8	81～100	強陽性
0	—	判定不能

なことから，大量検体の処理が可能で，最も多く汎用されている方法である．

④その他の検査法：PCR-RFLP（restriction fragment length polymorphism）法，PCR-SSCP（single strand conformation polymorphism）法がある．

3) HLA抗原に対する抗体検査

HLA抗原型が既知のリンパ球を用いてLCTを行うと，血清中の抗体の特異性を同定することができる．HLA抗体検査では，高感度にHLA抗体を検出する必要性があることから，抗グロブリン法を応用して開発された抗ヒトグロブリンLCT（anti human globulin-LCT；AHG-LCT）が用いられている．

さらに高感度な方法として，培養細胞や遺伝子発現細胞から精製したHLA抗原を用いる間接蛍光抗体法を応用した試薬が開発された．マイクロビーズに固定された精製HLA抗原に被検血清中のHLA抗体を反応させ，さらに二次抗体（蛍光標識した抗ヒトグロブリン抗体）を反応させて検出する方法である．測定装置としてフローサイトメーターまたはLuminex装置を使用する．試薬の準備，操作性の簡便さ，感度が優れていることから，HLA抗体検査は精製HLA試薬を用いた検査法が主流となっている．

4) 交差適合試験

交差適合試験もHLA抗体検査と同様に，高感度にHLA抗体を検出する必要がある．LCTおよびAHG-LCTのほか，リンパ球を用いた間接蛍光抗体法であるLIFT-FCM（lymphocyte immunofluorescence test-flow cytometry）が用いられている．近年，HLA抗体の検出方法として，ICFA法（immunocomplex capture fluorescence analysis）が開発され，HLA適合血小板（濃厚血小板HLA-LR「日赤」）の出荷可否を判定する交差適合試験の標準法としている．

表6 日本人におけるHLAと疾患の相関

HLA	疾患
B27	強直性脊髄炎
Cw6	尋常性乾癬
DQB1*06：02（DRB1*15：01）	ナルコレプシー
DRB1*04：06	インスリン自己免疫症候群

5) HLA検査の意義

a) HLAタイピングの重要性

LCTは生きたリンパ球を使用するため，検査を迅速に行う必要がある．また，再生不良性貧血などの血液疾患に罹患した患者のリンパ球数は健常者よりも少なく，タイピングには多くの血液が必要となる．加えて，血清学的タイピングに必要な特異性の高い抗血清の入手が困難である．一方，DNAタイピングでは，DNAが抽出できれば，検体は新鮮でなくても検査可能であること，LCTに比べて少ない血液量で検査可能なこと，試薬の準備が簡便であることから，現在のHLAタイピングはDNAタイピングが主流となっている．さらに，移植のマッチングにはアリルレベルの情報が必要なことも，DNAタイピングが主流となった理由の1つである．

HLAタイピングは，造血幹細胞移植，臓器移植，およびHLA適合血小板での患者とドナーの適合性を判断するうえで必要不可欠の検査である．さらに，HLAはヒトのなかで最も多型性（個人差）を示す遺伝子であることから，人類遺伝学では集団の類縁関係の調査に利用されている．法医学では，個人の特定や親子鑑定が可能である．また，特定の疾患ではHLAタイプが疾患感受性・抵抗性と相関することが知られていることから（表6），疾患の診断の補助に使われるなど，その応用分野は多岐にわたっている．

b) 血小板輸血不応とHLA適合血小板

血小板輸血後も血小板数が増加しない状態を血小板輸血不応という．免疫学的機序による血小板輸血不応の大部分は，HLA-A，-B，-C抗原に対する抗体が原因である．血小板上には，HLA-A，-B，-C抗原が発現していることから，患者が保有しているHLA抗体に対応するHLA型の血小板が輸血されるとただちに破壊され，血小板

輸血不応状態になる．血小板輸血効果は，補正血小板増加数（corrected count increment；CCI）で評価する（図3）．輸血後に血小板増加がみられない状態が2回以上観察されて，患者血清中にHLA抗体が検出された場合には，HLA適合血小板の適応となる．HLA適合血小板とは，患者と同じHLA型（HLA-A型とHLA-B型）の血小板製剤または，患者が保有するHLA抗体と反応しないHLA型の血小板製剤のことである．HLA適合血小板は，血液センターで患者に適合するドナーを選択し，ドナーのリンパ球と患者血清で交差適合試験を行い，陰性であることを確認してから供給される．HLA適合血小板を供給するためには，患者のHLA検査に加え，適合者検索，献血要請，交差適合試験などに時間を要することから予約が必要となる．血液センターにおけるHLA適合血小板供給の流れを図4に示す．

c）非溶血性輸血副作用とHLA

輸血による発熱および輸血関連急性肺障害（transfusion-related acute lung injury；TRALI）などの非溶血性輸血副作用に，患者血清中または輸血用血液製剤に含まれるHLA抗体が関与することがある．

$$CCI(/\mu L) = \frac{輸血血小板増加数(/\mu L) \times 体表面積(m^2)}{輸血血小板総数(\times 10^{11})}$$

図3 補正血小板増加数（corrected count increment；CCI）
・血小板数の増加の評価は，血小板輸血1時間後，または24時間後のCCIにより行う．
・通常の合併症などがない場合には，血小板輸血後1時間のCCIは7,500/μL以上，24時間後（翌日）のCCIは4,500/μL以上である．

B 顆粒球抗原

顆粒球のなかでも，好中球には好中球特異抗原（human neutrophil antigen；HNA）が存在している．好塩基球，好酸球の細胞上の抗原性については明らかにされていない．現在までに確認されて

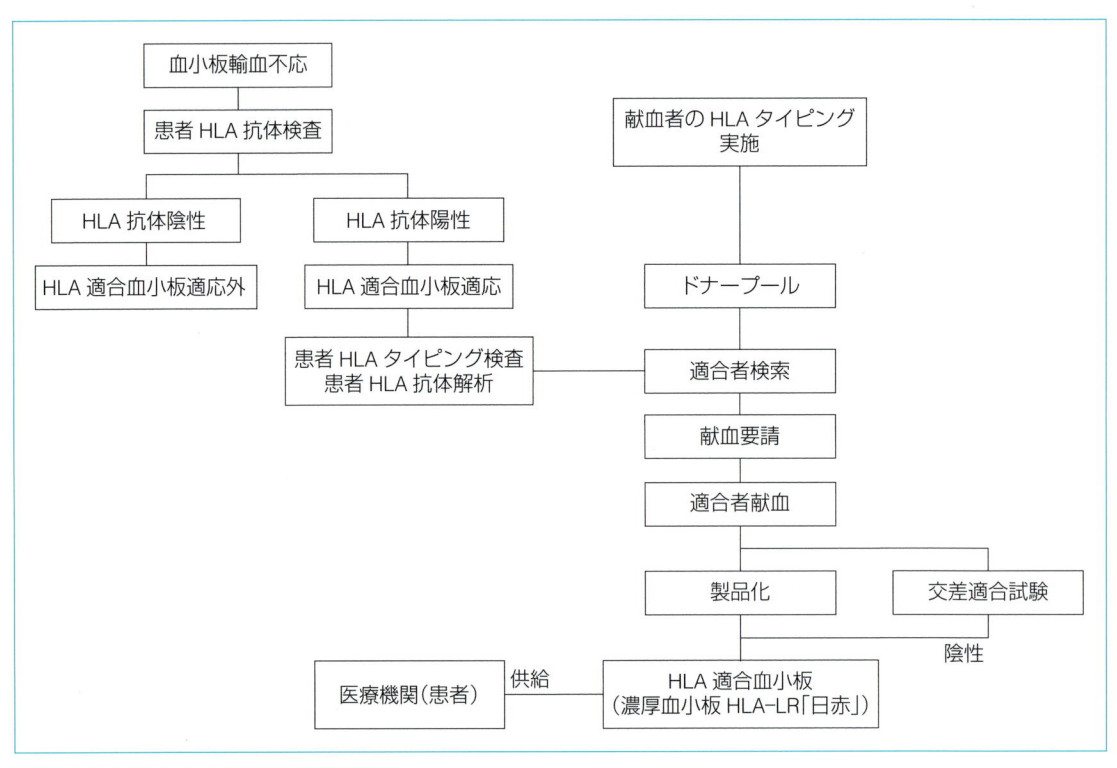

図4 HLA適合血小板供給までの流れ

いる HNA を表7 に示した．顆粒球抗原・抗体は，同種免疫性新生児好中球減少症，輸血関連急性肺障害，顆粒球輸血不応，発熱に関与する．

C 血小板抗原

血小板の同種抗原には，大きく分類して2つのタイプがある．MHC クラスⅠ分子やABO血液型抗原のように，血小板だけでなくほかの血液細胞や組織にも発現される同種抗原と，血小板特異抗原（human platelet antigen；HPA）とよばれている同種抗原である．後者は，発見当初は血小板のみに発現されると考えられていたが，その後の研究で血小板以外にも発現していることが確認されている．

1. 血小板特異抗原の命名と分類

血小板特異抗原（human platelet antigen；HPA）は発見当初，発見者が主として発端者にちなんで名称をつけていた．1990年，国際血液学標準化委員会（ICSH）と国際輸血学会議（ISBT）の合意により，国際的統一名称 HPA となり，血小板の呼称は整理された．抗原の発見順に番号が振られ，対立抗原のうち，高頻度のほうに a，低頻度のほうに b がつけられた．表8 にこれまでに発見されている HPA を示した．

2. 抗 HPA 抗体の臨床的意義

抗 HPA 抗体（HPA 抗体）は，新生児血小板減少症（neonatal alloimmune thrombocytopenia；NAIT），新生児血小板減少性紫斑病（neonatal alloimmune thrombocytopenia purpura；NAITP），血小板輸血不応（platelet transfusion refractoriness；PTR）や輸血後紫斑病（post-transfusion purpura；PTP）などに関与している．

表7 好中球特異抗原（human neutrophil antigen；HNA）

HNA 抗原系	HNA 抗原	オリジナル名	日本人の抗原頻度（%）
HNA-1	HNA-1a	NA1	89
	HNA-1b	NA2	64
	HNA-1c	SH	0
HNA-2	HNA-2a	NB1	99
HNA-3	HNA-3a	5b	89
	HNA-3b	—	58
HNA-4	HNA-4a	MART	100
HNA-5	HNA-5a	OND	96

表8 血小板特異抗原（human platelet antigen；HPA）

HPA 抗原系	HPA 抗原	オリジナル名	抗原頻度（%）日本人	抗原頻度（%）白人	局在糖蛋白
HPA-1	HPA-1a	Zw[a], Pl[A1]	100.0	98.0	GpⅢa
	HPA-1b	Zw[b], Pl[A2]	0.3	20.0	
HPA-2	HPA-2a	Ko[b]	99.2	97.0	GpⅠbα
	HPA-2b	Ko[a], Sib[a]	19.7	15.0	
HPA-3	HPA-3a	Bak[a], Lek[a]	85.1	88.0	GpⅡb
	HPA-3b	Bak[b]	66.2	54.0	
HPA-4	HPA-4a	Yuk[b], Pen[a]	100.0	100.0	GpⅢa
	HPA-4b	Yuk[a], Pen[b]	2.0	0.0	
HPA-5	HPA-5a	Br[b], Zav[b]	99.0	98.0	GpⅠa
	HPA-5b	Br[a], Zav[a], Hc[a]	7.0	21.0	
HPA-15	HPA-15a	Gov[b]	76.5	80.5	GD109
	HPA-15b	Gov[a]	75.9	60.2	

a. 母児(血液型)不適合妊娠とHPA抗体

　NAITおよびNAITPは，母親がもたない胎児のHPA抗原に対して産生されたIgG抗体が胎盤を通過し，胎児の血小板を破壊する病態である．赤血球の血液型不適合妊娠による新生児溶血性疾患(hemolytic disease of the newborn；HDN) 📖 は第2子でみられることが多いのに対して，NAITとNAITPはしばしば第1子から罹患する．NAIT(NAITP)の原因とされる血小板抗体は，白人の場合に抗HPA-1a抗体が最も多く，次いで抗HPA-5b抗体が検出される．日本人では抗HPA-4b抗体が多く検出され，ほかに抗HPA-3a，-4a，-5b，-6b抗体が報告されている．なかでも抗HPA-3a抗体と抗HPA-6b抗体は，低力価でも点状出血や紫斑に加えて頭蓋内出血を併発し，重篤なNAITやNAITPを引き起こすことが知られている．

b. 血小板輸血不応とHPA抗体

　血小板輸血不応は，免疫学的機序と非免疫学的機序(発熱，敗血症，DIC，脾腫，薬物など)により引き起こされる．免疫学的機序による血小板輸血不応の大部分はHLA抗体が原因であるが，その他の原因の1つとして，HPA抗体の産生があげられる．日本人におけるHPA抗体による血小板輸血不応の原因の多くは，抗HPA-2b抗体である．ほかには，抗HPA-2a，-3a，-4b抗体の報告がある．HPA抗体産生による血小板輸血不応患者へは，産生されたHPA抗体に対応するHPA抗原が陰性の血小板製剤が有効である．

c. 輸血後紫斑病(PTP)

　PTPとは，血小板輸血後1週間ころに，急激な血小板減少と出血傾向が出現する病態である．PTPの多くは，妊娠や輸血による抗HPA-1a抗体産生者にみられる．

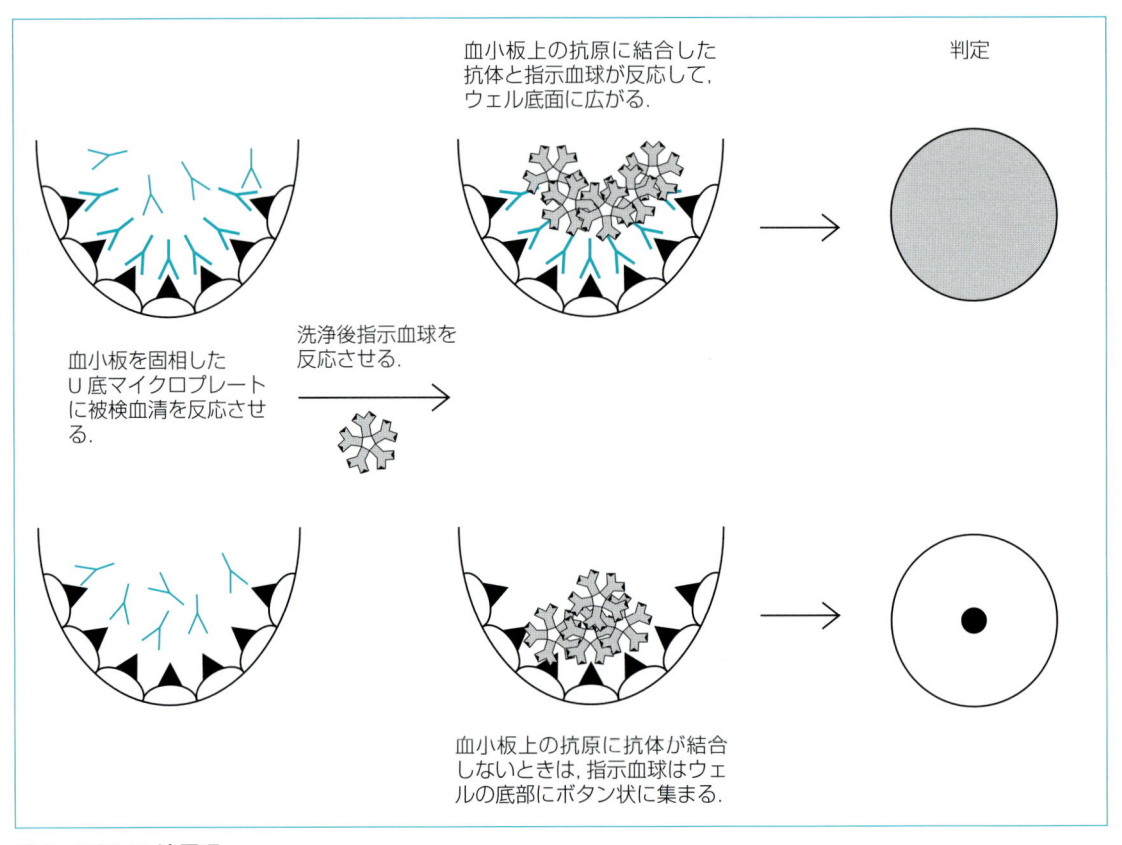

図5　MPHA法原理

3. 血小板抗原の検査法

a. 血清学的検査法

1) 混合受身赤血球凝集(mixed passive hemag-glutination；MPHA)法

　MPHA法は，被検血小板を固相したU底マイクロプレートに特異血清を反応させ，洗浄後，抗ヒトIgGを感作した固定ヒツジ赤血球(指示血球)を用いて反応を確認する方法である．被検血小板に対応抗原が存在する場合は，固相された血小板は抗体で感作される．そこに指示血球を加えると，血小板に結合した抗体と反応してウェル底面に広がる(陽性)．一方，被検血小板に対応抗原が存在しないときは，加えた指示血球はウェルの底部にボタン状に集まる(陰性)(図5)．MPHA法は日本で広く行われており，血小板抗原検査だけでなく，血小板抗体検査や血小板交差適合試験にも用いられている．

2) その他の血清学的検査法

　MAIPA(monoclonal antibody-specific immobilization of platelet antigen)法，PIFT (platelet suspension immuno-fluorescence test)，MACE (modified antigen capture EIA)法などがある．

b. 遺伝子検査法

　遺伝子検査法にはPCR-SSP法，PCR-SSO法などがあるが，わが国では，蛍光ビーズ法によるPCR-SSO法が広く行われている．

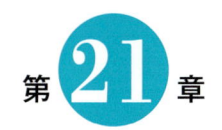

第21章 輸血の副作用

> **学習のポイント**
>
> 輸血の副作用は，輸血後早期に出現する急性輸血副作用と，24時間以降に発症する遅発性輸血副作用に分けられる．また，溶血性と非溶血性，免疫反応性と非免疫反応性に分けられる．

本章を理解するためのキーワード

❶ ヘモビジランス（血液安全監視体制）
輸血の安全性をさらに高いレベルにまで引き上げるために，血液製剤による副作用の一貫した監視体制の構築が必要とされている．ヘモビジランスとは，供血者採血時の安全性，血液製剤製造過程の品質管理，受血者の安全性，輸血後の追跡調査までの全過程の安全監視を意味している．

❷ 急性溶血性副作用
主にABO血液型不適合輸血でみられ，輸血された赤血球が受血者の保有する抗体と反応し，補体系の活性化により血管内で溶血が起こる．輸血開始から数分でみられる．

❸ 遅発性溶血性副作用
過去に輸血や妊娠などで血液型抗原に感作された受血者が，同じ血液型抗原の輸血で急激に抗体が増加することで起こる．輸血赤血球が抗体に感作され，マクロファージによる貪食により血管外で溶血する．輸血後3〜14日後にみられる．

❹ 輸血関連急性肺障害（TRALI）
輸血中あるいは輸血後6時間以内に発生する急性輸血副作用であり，急性呼吸困難，低酸素血症を呈し，両肺野に強いびまん性浸潤影が観察される．

❺ 輸血関連循環過負荷（TACO）
輸血中あるいは輸血後6時間以内に発生し，循環過負荷による心不全，呼吸困難を伴う．肺水腫がみられる．

❻ 輸血後GVHD
供血者リンパ球が受血者体内で生着し，受血者の体組織を異物として攻撃・破壊することによって起こる．

❼ HLA一方向適合
受血者のHLAハプロタイプ（a/b）が供血者ハプロタイプ（a/a）の（a）を認識して拒絶せず，供血者（a/a）が受血者（a/b）の（b）を異物と認識する．

❽ ウインドウ期間
病原体感染後に検査が陽性となるまでの空白期間．HBVのウインドウ期間は血清学的検査で59日，NAT（核酸増幅検査）で34〜46日，HCVは血清学的検査で82日，NATで23〜25日，HIVは血清学的検査で22日，NATで11〜14日である．

はじめに

輸血は有効な治療手段であるが，血液製剤は他人の血液に由来するため，さまざまな輸血副作用が起こりうることをよく理解する必要がある．輸血副作用は発症時間により，急性輸血副作用と遅発性輸血副作用に分けられ，前者は輸血後24時間以内に，後者は24時間以降に発症する．また，原因が免疫学的機序か非免疫学的機序かによっても分けられる（図1）．

輸血副作用の実態把握については，ヘモビジランス（血液安全監視体制）という体制がとられている．輸血が原因と考えられる重篤な症例は，血液

```
                              輸血副作用
                    ┌─────────────┴─────────────┐
              急性輸血副作用                   遅発性輸血副作用
           ┌──────┴──────┐              ┌──────┴──────┐
        免疫反応性      非免疫反応性      免疫反応性      非免疫反応性
       ・急性溶血性副作用  ・輸血関連循環負荷  ・遅発性溶血性輸血副作用 ・輸血関連ヘモジデローシス
       ・輸血関連急性肺障害 ・輸血による細菌感染症 ・輸血後GVHD      ・ウイルスおよび寄生虫感染症
       ・アレルギー反応   ・高カリウム血症   ・輸血後紫斑病
       ・発熱性非溶血性輸血
        副作用
```

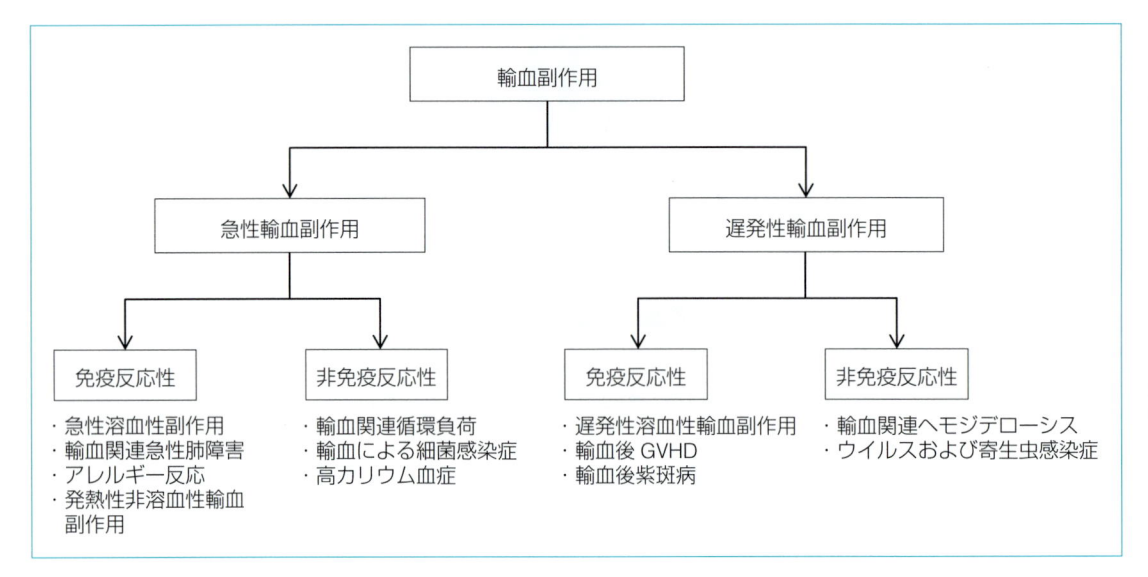

図1　輸血副作用の分類

製剤を回収し血液センターへ副作用調査を依頼する．輸血に起因する重篤な輸血副作用や輸血後感染症は，血液センターおよび厚生労働省への報告が求められている．副作用の実態を把握し，原因を分析・評価し，適切な対応策を示すことで，受血者の副作用軽減につながることが期待できる．

A 溶血性副作用

1. 急性溶血性副作用

ABO血液型不適合輸血でみられ，主に患者（受血者）が保有する抗体と不適合となる赤血球製剤の輸血により発生するが，抗体価の高い血漿製剤（とくにO型）の投与でも起こることがある．輸血開始から数分で，静脈に沿った熱感，発熱，悪寒戦慄，呼吸困難，胸部痛，腰痛，嘔吐，血圧低下，頻脈，ショックなどをきたし，ヘモグロビン尿を伴う．重篤な場合，播種性血管内凝固症候群（DIC），腎不全に進行し，多臓器不全により死亡する症例もある．

輸血された不適合赤血球が受血者の保有する抗体と反応し，補体系がC5b-C9（膜侵襲複合体）まで活性化され，赤血球膜に穴があいて血管内で溶血する（血管内溶血という）．血管内溶血では，補体活性化によりC5aやサイトカイン（TNF-αやIL-8など）が産生され，また血漿中に遊離ヘモグロビンが放出される．これらが，溶血性副作用の症状，DIC，腎不全をもたらすと考えられている．

ABO血液型不適合輸血の原因は血液型検査の手技上の誤りよりも，検体のラベルの貼り間違えや，間違った受血者への輸血といった不注意による場合が多い．輸血開始後5分間はベッドサイドで受血者の状態を観察することが，早期発見には重要である．

2. 遅発性溶血性副作用

過去の輸血または妊娠を契機として血液型抗原に感作されたか，検査の検出限界以下の弱い抗体ができていた受血者に発症する．輸血された赤血球の血液型抗原による二次免疫応答で，3～14日後に抗体が急激に増加し，輸血された赤血球はそのときに破壊されて溶血する．主に血管外溶血により赤血球が破壊される．血管外溶血では，抗体により感作された赤血球が脾や肝のマクロファージに貪食されて，赤血球は排除される．このため，血管内溶血ほど短時間に急激に赤血球が

壊れることはない．ビリルビン値の上昇が特徴的で，症状は一般に軽微か中程度であるが，稀に腎不全などを呈する症例もある．抗Jk^a，抗Jk^b，抗Rh（抗C，抗c，抗E，抗e）が原因抗体となる症例が多い．未然に防止することは難しいが，間接抗グロブリン試験による不規則性抗体のチェック，過去の検査履歴（不規則性抗体の有無）の確認，3か月以内に輸血・妊娠歴がある受血者の検査用検体は輸血前72時間以内のものを用いる，などの点に注意する．少なくとも輸血後数日経ってから，受血者が原因不明で発熱したり，ヘモグロビン値が急に低下したりした場合には，遅発性溶血性副作用を考慮する．

B 発熱性非溶血性輸血副作用

38℃以上または，輸血前より1℃以上の体温上昇を認め，悪寒・戦慄を伴う．輸血中から輸血後数時間してから出現する．

受血者が保有する抗白血球抗体，抗血小板抗体による抗原・抗体反応，保存中に白血球や血小板から血液製剤バッグ内に産生されたサイトカインなどが原因として考えられている．

発熱はABO血液型不適合輸血，細菌感染症，TRALIの重症輸血副作用の初発症状でもあることから，輸血を中止し原因を検索する．

C アレルギー反応

じん麻疹や眼瞼結膜の浮腫など皮膚粘膜症状に限局したアレルギー反応と，皮膚粘膜にとどまらず呼吸困難，不整脈，ショックなど全身症状を伴う重症の急性アレルギー反応であるアナフィラキシーに分けられる．多くの場合，輸血開始後30分以内に発症する．輸血によるアレルギー反応は受血者血液中のIgEが輸血製剤の抗原と反応することで発症すると考えられている．アナフィラキシーではIgEによる脱顆粒が原因となる．ほとんどの症例で詳しい原因については不明である．稀ではあるが，IgA欠損症，ハプトグロビン欠損症，補体第4成分（C4）に対する抗Chido（Ch）抗体，抗Rodgers（Rg）抗体によるアナフィラキシー反応が報告されている．なお，IgA欠損者は2万人に1人，ハプトグロビン欠損者は4,400人に1人みつかっている．重症アレルギー反応の場合には，赤血球製剤であれば洗浄赤血球，血小板製剤では血漿部分を置換，洗浄した製剤を試みる．

D 輸血関連急性肺障害

輸血関連急性肺障害（transfusion related acute lung injury；TRALI）は，輸血中あるいは輸血後6時間以内に発生する急性呼吸困難で，低酸素血症を呈し，胸部X線では肺水腫に典型的な両肺野に強いびまん性浸潤影が観察される．心原性肺水腫やほかの原因を除外する必要がある．FDA（米国食品医薬品局）の報告（2005～2010年）では，輸血に関連した死亡例の47%がTRALIであった．血液製剤中の白血球抗体（抗HLA抗体，抗HNA抗体）と受血者白血球の抗原・抗体反応により，好中球の凝集ならびに肺毛細血管の透過亢進が起こるとされている．発症リスクは1/2,000～1/5,000と推定されている．

E 輸血関連循環過負荷

輸血関連循環過負荷（transfusion associated circulatory overload；TACO）は，輸血に伴う循環過負荷による心不全で，輸血中あるいは輸血後6時間以内に発生し，呼吸困難を伴う．胸部X線診断で肺水腫がみられるTRALIとの鑑別が重要であるが，容易ではない．輸血速度が速かったり，輸血量が多すぎたりした場合に起こりやすいが，適正な輸血でも起こる．特に，小児や高齢者には注意すべき病態である．TRALIの項で述べたFDAの同じ報告では，輸血に関連した死亡例の10%をTACOが占めている．

F 輸血による細菌感染症

輸血後，4時間以内に発熱(39℃以上，2℃以上の上昇)，血圧の低下または上昇がみられた場合は，細菌感染症を疑う．輸血用血液に細菌が混入する経路として，不適切な皮膚消毒，皮膚毛囊を貫いた採血，無症候の菌血症状態にある献血者からの採血，バッグの破損，二次製剤調製工程などがある．輸血による敗血症の症状は，発熱，悪寒，低血圧，嘔気・嘔吐，頭痛，呼吸困難，下痢，胸痛などが認められている．血小板製剤では黄色ブドウ球菌，赤血球製剤ではエルシニア菌 (*Yersinia enterocolitica*) が多い．輸血前に血液バッグの外観をチェックすることが重要である．赤血球製剤では，溶血により血液バッグ全体が黒色化する(セグメント内は通常，色調に変化はない)．血小板製剤ではスワーリングが消失し，合わせて凝集，凝固物の析出，色調変化がみられる．このような輸血用血液製剤は使用しない．

G 輸血後GVHD

輸血後移植片対宿主病(post-transfusion graft-versus-host disease；輸血後GVHD)は，輸血用血液中の供血者リンパ球が受血者体内で生着し，急速に増殖した結果，受血者の体組織を異物として攻撃・破壊することによって起こる．免疫不全のない受血者でも発症し，HLA一方向適合を主要な条件とする．輸血後1～2週間で高熱，紅斑，肝障害，下痢などが出現し，さらに骨髄無形成による汎血球減少症を呈する．最終的には敗血症などの重症感染症や大量出血により，輸血後3～4週間で死亡する例が多い．有効な治療法がないため，発症予防が唯一の対策である．

発症を予防するには，15～50 Gyの放射線照射が有用である．発症のリスクのない疾患や輸血は限定され，日常の輸血に際してその適応を決めることは困難なことから，新鮮凍結血漿を除くすべての輸血用血液製剤(全血製剤，赤血球製剤，血小板製剤)について，放射線照射を行う必要がある．

H ウイルスおよび寄生虫感染症

病原体が存在する血液の輸血により受血者が感染する副作用を，輸血感染症という．病原体は多種多様であり，ウイルス，寄生虫，異常プリオン，細菌などがある．輸血により伝播する可能性がある主なウイルス，寄生虫感染症を表1に示した．

病原体に感染していても検査が陽性となるまでには時間がかかる．この検査の空白期間をウインドウ期間とよんでいる(表2)．ウインドウ期間に献血された血液による感染が問題となる．

輸血感染症を早期発見するためには，医療機関の遡及調査ガイドライン，または日本輸血・細胞治療学会の運用マニュアルを実施することが重要である．肝炎ウイルスの場合，早ければ輸血後

サイドメモ：スワーリング

血小板製剤を蛍光灯にかざしてゆっくりと撹拌した際に，渦巻き状のパターンがみられる現象である．血小板の機能評価に有用であり，スワーリングが消失した血小板製剤は細菌汚染した可能性もあるため，使用すべきでない．

サイドメモ：HLA一方向適合

HLA一方向適合とは，受血者(a/b)が供血者(a/a)を認識する方向では，HLAが適合して拒絶しない．一方，供血者(a/a)が受血者(a/b)を認識する方向では，不適合となる組み合わせである．受血者(a/b)からみれば，供血者のリンパ球(a/a)は自分と同じHLAハプロタイプ(a)しかもたないので排除できない．逆に供血者リンパ球(a/a)からみれば，受血者(a/b)のHLAハプロタイプ(b)は異物と認識されることになる．日本人の非血縁者間でのHLA一方向適合の確率は，数百回に1回とされている．血縁者間では，同一HLAを共有していることが多く，HLA一方向適合になる確率が高くなる．

表1 輸血により伝播する可能性がある病原体

	病原体	疾患および特徴
肝炎ウイルス	A型肝炎ウイルス(HAV) B型肝炎ウイルス(HBV) C型肝炎ウイルス(HCV) E型肝炎ウイルス(HEV)	A型肝炎 B型肝炎 C型肝炎 E型肝炎
レトロウイルス	ヒトTリンパ球向性ウイルス-1(HTLV-1) ヒト免疫不全ウイルス-1/2(HIV-1/2)	成人T細胞白血病(ATL)など ヒト後天性免疫不全症候群(AIDS)
パルボウイルス	ヒトパルボウイルスB19	伝染性紅斑,赤芽球癆など
ヘルペスウイルス	サイトメガロウイルス(CMV) Epstein-Barr(エプスタイン・バー)ウイルス(EBV)	間質性肺炎など 伝染性単核球症など
フラビウイルス	ウエストナイルウイルス(WNV)	ウエストナイル脳炎,ウエストナイル熱
スピロヘータ	トレポネーマ・パリダム(TP)	梅毒
細菌	エルシニア菌,緑膿菌,ブドウ球菌,セラチア菌	敗血症など
寄生虫	マラリア トリパノソーマ トキソプラズマ バベシア	マラリア症 シャーガス病 トキソプラズマ症 バベシア症
その他	異常プリオン	variant Creutzfeldt-Jakob(異型クロイツフェルト・ヤコブ)病

表2 各種検査におけるウインドウ期間

ウイルス	血清学的検査	50プールNAT	20プールNAT	個別NAT
HBV	59日	46日	44日	34日
HCV	82日	25日	25日	23日
HIV	22日	14日	13日	11日

NAT:核酸増幅検査
〔厚生労働省:血液製剤等に係る遡及調査ガイドライン(平成20年12月一部改正)より〕

表3 輸血前後の感染症検査項目

	輸血前	輸血後
B型肝炎	HBs抗原,HBs抗体,抗HBc抗体	核酸増幅検査(NAT)(輸血前検査の結果がいずれも陰性の場合,輸血の3か月後に実施)
C型肝炎	HCVコア抗原,抗HCV抗体	HCVコア抗原検査(輸血前検査の結果がいずれも陰性の場合,または感染既往と判断された場合,輸血の1~3か月後に実施)
HIV感染	抗HIV抗体	抗HIV抗体検査(輸血前検査の結果が陰性であれば,輸血後2~3か月以降に抗体検査などを行う)

2~3か月以内に発症する.遡及調査の発端となる情報としては2つある.1つは献血者からで,検査結果や過去の献血歴から病原体が混入した可能性があるという情報,もう1つは医療機関からで,使用した血液製剤により受血者の病原体感染が疑われたという情報である.輸血感染症の確認のためには,輸血前後の受血者検体を凍結保管しておくことがきわめて重要である.

輸血前後の感染症検査項目を表3に示した.受血者の輸血後感染症が疑われる場合(検査が輸血前陰性で輸血後陽性)は,血液センターに連絡する.保管検体に病原体が検出され,受血者の病原体と塩基配列の相同性が確認されれば,輸血感染症の可能性が高いと判断される.

I その他の副作用

1. 高カリウム血症

　輸血後1時間以内に血清カリウム値が5 mmol/L以上，または前値より1.5 mmol/L以上の増加を認めた場合をいう．赤血球製剤の保存に伴い，赤血球中のカリウムは上清中に移行する．特に放射線照射後はカリウムが急速に上昇する．特徴的な症状はなく，気分不快，筋力低下，知覚異常，動悸などである．しかし，致死的な経過をとることがあるため，症状が出現したら速やかな治療が必要である．特に新生児，腎不全患者，大量輸血が熱傷や外傷に使用される場合は，①採血後1週間以内の血液，②洗浄赤血球製剤，③カリウム除去フィルターを検討する．

2. 輸血後紫斑病

　受血者血液中の血小板特異抗原(HPA)に対する抗体により，輸血後5～12日以内に発症する血小板減少症である．抗HLA抗体による血小板輸血不応と違い，受血者自身の血小板も急激に減少し，出血傾向がみられる特徴をもつ．

3. 輸血関連ヘモジデローシス（輸血後鉄過剰症）

　再生不良性貧血や骨髄異形成症候群などで，長期にわたり頻回に赤血球輸血が行われる場合，輸血後鉄過剰症による臓器障害(心不全，肝硬変，糖尿病)が発生する．鉄は飽和状態になると実質細胞(肝，脾，膵)にも沈着するようになる．

4. その他

　以上のほかに，大量輸血によるクエン酸中毒，高アンモニア血症，4℃血液の大量・急速輸血による心停止，加熱(50℃以上)赤血球製剤による溶血性副作用，空気塞栓，留置針を12時間以上放置した際の血栓性静脈炎，などが知られている．

第22章 移植の概要

学習のポイント

❶ 移植医療の目的は機能の廃絶した臓器と健康な臓器を替えることによって，患者（レシピエント）の生命維持と生活の質の改善を図ることである．
❷ 移植の免疫機構は同種免疫であり，移植片の拒絶反応を引き起こす．拒絶反応にはABO血液型と主要組織適合遺伝子複合体（MHC）であるHLAが大きく関与する．
❸ 拒絶反応には超急性拒絶反応，急性拒絶反応，慢性拒絶反応がある．
❹ 移植の検査にはHLAタイピング，抗HLA抗体検査，リンパ球交差適合試験があり，拒絶反応の回避と抑制を目的として行われる．

本章を理解するためのキーワード

❶ **同種免疫**
同種抗原により引き起こされる免疫応答である．他人の血液が体内に入ることによる抗体の産生，母児間の不適合妊娠，輸血後GVHD，同種移植での細胞性免疫系の活動による移植片の拒絶などは，同種免疫の典型的な例である．

❷ **超急性拒絶反応**
移植後24時間以内に起こる拒絶反応．ドナーのHLAとレシピエントのもつ抗HLA抗体の反応による．

❸ **急性拒絶反応**
移植後1週間から3か月で起こる拒絶反応．移植片のHLAがレシピエントの抗原提示細胞に提示され，細胞障害性T細胞の活性化が移植片のHLAを標的として破壊する．

❹ **慢性拒絶反応**
移植後3か月以降に起こる拒絶反応である．移植後の移植片に対する抗体が関与して起こると考えられている．

❺ **移植片対宿主病（graft versus host disease；GVHD）**
造血幹細胞移植でレシピエントの免疫系の破壊または抑制により，ドナーの免疫細胞がレシピエントのHLAに反応して細胞を傷害する．

❻ **輸血後移植片対宿主病（輸血後GVHD）**
輸血血液中に含まれるドナーのリンパ球が，レシピエントのHLAを異物として認識し，レシピエントの細胞を傷害する病態．

はじめに

移植とは，機能の廃絶した臓器と健康な臓器を替えることによってレシピエントの生命維持と，QOL（生活の質）の改善を目的とする医療である．

移植の対象としては，心臓，肺，肝臓，腎臓，膵臓をはじめとする臓器や，角膜，皮膚，心臓弁，血管，関節，靱帯や神経といった組織，骨髄，臍帯血，末梢血といった造血幹細胞などがあげられる．また，自己血輸血を除く輸血も，異なる遺伝形質を発現している他人の細胞輸注であるので，臓器移植の1つと考えられる．

A 移植の分類

移植された臓器あるいは組織・細胞を移植片

表1 移植の種類と特徴

移植の種類	特徴
自家移植	患者の組織や造血幹細胞を患者自身に移植することをいい，皮膚移植や造血幹細胞移植などで行われている．
同系移植	一卵性双生児などのように遺伝的背景が同系の個体間で行われる移植をいい，拒絶反応や移植片対宿主病が原則的に起こらない．
同種移植	一卵性双生児以外の血縁者や非血縁者を含む他人（同種）からの移植をいい，拒絶反応や移植片対宿主病が起こりやすい．
異種移植	サルからヒトのような異種間での移植をいい，急性拒絶反応が起こりやすい．

表2 拒絶反応の種類と特徴

種類	発症時期	反応様式	治療
超急性拒絶反応	移植後24時間以内	液性免疫	なし
急性拒絶反応	移植後1週間から3か月	細胞性免疫	免疫抑制剤
慢性拒絶反応	移植後3か月以降	細胞性免疫 液性免疫	免疫抑制剤

(graft)という．また，移植片の提供者をドナー（donor），移植を受ける患者をレシピエント（recipient）という．ドナーとレシピエントの組み合わせによる移植の分類を表1に示す．

また，生きているドナーから提供される臓器を移植することを生体移植，死亡したドナーから提供される臓器を移植することを死体移植といい，死体移植には脳死移植（脳死と判定されたあとに臓器を取り出す）と心臓死移植（ドナーの心停止後に臓器を取り出す）とがある．

B 移植免疫

妊娠・輸血・移植に作用する免疫は同種免疫である．妊娠・輸血における同種免疫が液性免疫を主体とするのに対して，移植免疫では，液性免疫だけでなく，細胞性免疫も関与している．細胞性免疫を主体とする移植免疫の傷害機序は，Ⅳ型アレルギーと同様である．

1. 拒絶反応と組織適合抗原

レシピエントが移植片を異物として認識することで免疫反応が起こり，拒絶反応が引き起こされる．拒絶反応の原因は，ドナーの移植片に存在し，レシピエントに存在しない同種抗原すなわち組織適合抗原である．組織適合抗原の適合は移植片が生着するための重要因子であり，不適合の場合に拒絶が惹起される．主要組織適合抗原であるHLAは，拒絶反応に大きく関与している．拒絶反応は発生時期によって以下のように分けられる．また，それぞれの拒絶反応の特徴を表2にまとめた．

a. 超急性拒絶反応

超急性拒絶反応は，移植後24時間以内に起こる反応である．レシピエントがドナーのもつHLAに反応する抗HLA抗体（HLA抗体）を保持している場合に起こる．この拒絶反応への有効な治療法はない．移植前にレシピエントの血清とドナーのリンパ球とで交差適合試験を実施して陰性であること，あるいは，レシピエントの血清中にドナーのもつHLAに反応するHLA抗体が存在しないことを確認しておくことが必要である．

b. 急性拒絶反応

移植後1週間から3か月で起こる拒絶反応である．移植片に由来するHLAがレシピエントの抗原提示細胞に提示され，ヘルパーT(Th)細胞が認識することによってサイトカインが産生される．インターロイキン2によって活性化された，レシピエントの細胞傷害性T(Tc)細胞が，移植片のHLAを標的として破壊することによって引き起こされる．急性拒絶反応は細胞性免疫を主体とした拒絶反応である．

c. 慢性拒絶反応

移植後3か月以降に起こる拒絶反応である．慢性拒絶反応は，移植後に産生された抗体を中心とした液性免疫が関与して起こると考えられる．

1) 移植片対宿主病

造血幹細胞移植では，レシピエントに対して拒絶反応の防止と悪性腫瘍細胞の根絶のために，全身放射線照射や超致死量の化学療法といった前処置が行われる．このために移植時には，レシピエントの免疫系が破壊または抑制されている．一方，骨髄には種々の免疫細胞が存在するため，HLAに対する反応では移植片が優位となり，レシピエントに向かってドナー細胞による移植免疫反応が起こる．これが移植片対宿主病(graft versus host disease；GVHD)である．GVHDは，臓器移植や輸血の際にも稀に起こることがある．GVHD発症には，

・移植片中にT細胞が含まれること
・レシピエントがドナーにない組織適合抗原を有すること
・レシピエントが免疫抑制状態にあり，ドナーの細胞を拒絶できないこと

という3原則がある．

移植後100日以内に発症するGVHDを急性GVHD，100日以後に発症するGVHDを慢性GVHDという．急性GVHDでは，消化管，肝臓，皮膚などを標的臓器とするので，下痢，黄疸，皮疹などの臨床症状を呈する．慢性GVHDでは，多臓器を障害するので，膠原病様の臨床症状を呈する．

2) 輸血後移植片対宿主病

輸血後移植片対宿主病(輸血後GVHD)は，輸血血液中に含まれるドナーの生きたリンパ球が排除されずに，レシピエントのHLAを異物として認識し，急速に増殖してレシピエントの体組織を攻撃，傷害することによって起こる病態である．輸血後GVHDは，レシピエントがヘテロ接合でもつHLAハプロタイプの一方を，ドナーがホモ接合でもっている場合に起こりやすいといわれている．輸血後GVHDは，輸血を受けてから1～2週間後に発熱・紅斑が出現し，肝障害・下痢・下血などの症状が続き，最終的には骨髄無形成，汎血球減少症，さらに多臓器不全に至る．輸血から1か月以内にほとんどの症例が致死的な経過をたどる．免疫不全状態にある場合にとどまらず，免疫正常者にも発症する．有効な治療法はいまだ確立されていないので，発症予防が唯一の対策法である．予防策としては，

・自己血輸血を行う
・血縁者からの輸血を行わない
・新鮮な血液の輸血を行わない
・新鮮凍結血漿を除くすべての輸血血液に15～50 Gyの放射線照射をする

があげられる．新鮮凍結血漿は凍結することでリンパ球が死滅するので，輸血後GVHDの原因となる可能性はないとされている．白血球除去フィルターでは完全に白血球を除去することができず，ごく少量の白血球が残存することから，完全な予防効果はない．

d. 移植におけるHLA検査の重要性

移植された移植片は，細胞性および液性免疫応答による拒絶により機能を失うことがある．細胞性拒絶はドナーとレシピエントの正確なHLAタイピングを行い，最も適合度の高い組み合わせをもとに移植することで軽減できる．また，GVHDの発症も同様に，ドナーとレシピエントのHLA適合度の高い組み合わせの移植で軽減できる．

液性拒絶は同種免疫(移植，妊娠，輸血など)において産生された，レシピエント血清中にすでに存在するHLA抗体により引き起こされる．移植前検査として実施されるHLA抗体検査と移植直前に実施されるリンパ球交差適合試験で，レシピエント血清中にドナーHLAに対するHLA抗体が確認された場合の移植を避けることで，液性拒絶の回避が可能となる．

1) 拒絶反応の治療

HLAの一致したドナーからの移植でも，拒絶反応は発生する．そこで，拒絶反応への対策として，免疫抑制剤の投与が行われる．**表3**に免疫抑制剤の種類と作用，薬剤例を示す．

レシピエントの免疫機能を完全に抑制することで，拒絶反応を回避することができるが，むやみに抑制すると，細菌などに対する防御能力が低下

表3 免疫抑制剤の作用と薬剤例

	作用	薬剤名
代謝拮抗薬	細胞増殖を阻害する	アザチオプリン，メトトレキサート，ミゾリビン
アルキル化薬	細胞増殖を阻害する	シクロホスファミド
サイトカイン産生（作用）阻害薬	細胞性免疫機構を阻害する	シクロスポリン，タクロリムス(FK506)
抗体	特定の細胞を攻撃し排除する	抗リンパ球抗体(ALG)，抗胸腺細胞グロブリン(ATG)，抗T細胞モノクローナル抗体(OKT3)
副腎皮質ホルモン	炎症防止作用がある	プレドニゾロン，メチルプレドニゾロン

し感染症にかかりやすくなる．感染防御能力の保持と拒絶防御のバランスをとりながらレピエントの免疫能力を抑制できるように，免疫抑制剤を使用することが重要である．

第23章 臓器移植

> **学習のポイント**
> ❶ 臓器移植ではABO血液型の適合が重要視される．
> ❷ HLA適合度とレシピエントが保有する抗HLA抗体は移植成績に影響する．
> ❸ 臓器移植は同種移植であり，免疫抑制を必要とするため，同種免疫反応や，サイトメガロウイルス（CMV）をはじめとする感染症制御は極めて重要な課題である．

はじめに

　移植臓器の提供者は，脳死ドナー，生体ドナー，心停止ドナーのいずれかに分類される．2010年の改正臓器移植法において，本人の意思表示が不明な場合には，家族の承諾により脳死下での臓器提供が可能になった．このことにより，脳死臓器移植の実施数が増加している．臓器移植は同種移植であり，免疫抑制を必要とするため，同種免疫反応や，サイトメガロウイルス（CMV）をはじめとする感染症に特に注意を払う必要がある．

A ドナー・レシピエントの適合性

1. ABO血液型

　HLAの適合性が重要である造血幹細胞移植と異なり，臓器移植ではABO血液型の適合が重要視される．ABO血液型抗原は血管内皮細胞をはじめ，多くの体細胞に発現し，抗A，抗B抗体が対応抗原と反応することで，超急性の拒絶反応が起こる．腎臓移植では，血漿交換と脾臓摘出術により，ABO血液型不適合移植時の超急性拒絶反応は克服された．一方，肝臓移植では，緊急時や適合ドナーが見つからない場合にABO血液型不適合の肝臓移植が行われている．心臓移植では，今のところABO血液型不適合の移植は考慮されない．

2. HLA型

　HLA適合度とレシピエントが保有する抗HLA抗体（HLA抗体）は移植成績に影響する．レシピエント選択基準として，臓器ごとに適合条件（前提条件）が定められている．HLA型の適合度や，ドナーリンパ球とレシピエント血清とのリンパ球交差適合試験についての基準は，臓器ごとに異なる．

B 腎臓移植

　腎臓移植は，慢性腎不全の治療法として広く行われている．臓器移植のなかでは最も早く確立され，成功率も高い．腎臓移植は，脳死移植のほかに，心臓死移植と生体移植が可能である．生体腎移植では，HLAの適合度にかかわらずに移植を行う．日本臓器移植ネットワークを介した腎臓移植では，HLAの適合度を考慮した選択を行う．また，どちらの場合も，ドナーリンパ球とレシピエント血清とのリンパ球交差適合試験が陰性であることが必須である．ドナーとレシピエントの

HLA-A, HLA-B, HLA-DR のすべてが一致した場合の生着率は，生体腎臓移植と献体(死体)腎臓移植ともに最も良好な成績を示す．

C 心臓移植

心臓移植は，免疫抑制剤であるシクロスポリンの登場で飛躍的に成績が向上し，内科的・外科的治療で救済できない末期重症心疾患の治療法として広く普及してきた．

移植前検査として実施される，ドナーリンパ球とレシピエント血清とのリンパ球交差適合試験が陰性であることが必須条件であるが，レシピエントのHLA抗体スクリーニングが陰性の場合，リンパ球交差適合試験は省略できる．レシピエントは，移植前に補助人工心臓を装着していることが多く，装着は輸血を伴う手術により施行されるため，HLA抗体を保持していることが多い．そのため，定期的なHLA抗体スクリーニングと抗体特異性の把握は非常に重要といえる．また，免疫抑制効果と拒絶発症を確認するうえで，移植後のHLA抗体のモニタリングも重要である．ドナーとレシピエントのHLA適合度と移植成績との間には統計的に有意差がないことから，HLAの適合度は選択基準として必須項目ではない．

D 肝臓移植

肝臓移植が末期肝疾患に対する外科治療と認められてから，肝臓移植症例数は急増した．また，免疫抑制剤であるタクロリムスの導入で，生着率が飛躍的に向上した．

献体(死体)肝臓移植はHLA適合度が考慮されずに行われている．しかし，親子間における肝臓移植で，GVHDの危険性が高いGVH方向ミスマッチの組み合わせが存在する可能性が高いため，HLA適合度の確認が重要である．

肝臓移植は，ドナーリンパ球とレシピエント血清とのリンパ球交差適合試験の成績と，拒絶反応や生着率との関係が明確でないため，現時点ではリンパ球交差適合試験の結果を考慮していない．

E その他の臓器移植

そのほか，ランゲルハンス島を含む膵臓移植，肺移植，小腸移植がある．また，膵腎移植，心肺移植などの多臓器移植も行われている．

第24章 造血幹細胞移植

学習のポイント

① 造血幹細胞移植は，骨髄移植，末梢血幹細胞移植，臍帯血移植に分類される．
② 骨髄移植では，骨髄から採取した造血幹細胞を用いて移植を行う．
③ 末梢血幹細胞移植では，造血因子投与などによって，骨髄から末梢血に一時的に動員された造血幹細胞を用いて移植を行う．
④ 臍帯血移植では，臍帯血から採取した造血幹細胞を用いて移植を行う．
⑤ 造血幹細胞移植では，レシピエントとドナーのHLA型を適合させることが重要であり，ABO血液型の適合は必須ではない．

本章を理解するためのキーワード

① **同種移植**
他人からの造血幹細胞の移植を同種移植とよぶ．造血幹細胞提供者としては，兄弟などの血縁者と骨髄バンクなどの第3者を経由する非血縁者の2種類がある．

② **自家移植**
レシピエント自身の造血幹細胞の移植を自家移植とよぶ．レシピエント自身の造血幹細胞を前もって採取後，凍結保存しておき，解凍して輸注する．

はじめに

造血幹細胞移植は，白血病をはじめとして，さまざまな血液疾患の治療を目的として行われる（表1）．造血幹細胞移植では，移植した移植片が生着するために，レシピエントの造血能と免疫能力を枯渇させる必要がある．そのために，レシピエントに対して，全身放射線照射や超致死量といわれる化学療法を組み合わせた骨髄破壊的前処置を行う．その後，造血幹細胞を輸注することで，造血能と免疫能を再構築させる．腎臓移植をはじめとする臓器移植において重要なことは，拒絶反応の制御である．一方，細胞移植である造血幹細胞移植では，免疫担当細胞も含めて移植されることから，拒絶反応とGVHDの双方の制御が必要であり，臓器移植よりもHLAの適合性が重視される．造血幹細胞移植（同種移植）における組織適合性の特徴を表2に示した．

表1　造血幹細胞移植の対象疾患例

急性骨髄性白血病（AML）
急性リンパ性白血病（ALL）
慢性骨髄性白血病（CML）
慢性リンパ性白血病（CLL）
成人T細胞性白血病/リンパ腫（ATLL）
骨髄異形成症候群（MDS）
再生不良性貧血（AA）
先天性免疫不全症
先天性代謝異常疾患
悪性リンパ腫
多発性骨髄腫（MM）

表2　造血幹細胞移植（同種移植）における組織適合性の特徴

免疫再構築のためのHLA一致が重要
GVH方向のHLA適合性が重要
HVG（拒絶）方向不適合は許容できる
アリル型のHLA適合性が重要
HLAハプロタイプの一致を重視
マイナー組織適合抗原の適合性・不適合性を無視できない

A 造血幹細胞移植の種類

　自分以外の健康なドナーからの移植を同種移植といい，レシピエント自身の細胞を用いる移植を自家移植という．自家移植では，移植後免疫反応を考慮する必要がなく，移植後の免疫抑制療法の必要がない．しかし，レシピエント自身の腫瘍細胞の混入の可能性があり，再発の危険性がある．同種移植は，健康なドナーからの移植であることから，腫瘍細胞の混入はない．一方で，移植後免疫反応として，レシピエント組織を攻撃するGVHD発症の可能性がある．しかし，GVHDは正常な組織に対しては有害であるが，腫瘍細胞に対しては，抗腫瘍効果を発揮して，レシピエントに対して有意に働き再発防止が期待できる．自家移植と同種移植の比較を表3に示した．

　さらに，造血幹細胞移植は，移植される造血幹細胞の種類によって骨髄移植，末梢血幹細胞移植，臍帯血移植に分類される．それぞれの特徴については表4にまとめた．

1. 骨髄移植

　骨髄移植では，移植片の拒絶反応防止や腫瘍細胞の根絶を目的として，移植の7～10日前からレシピエントに前処置が実施される．ドナーからの骨髄採取は，全身麻酔または腰椎麻酔して両側後腸骨稜より行う．採取後処理された骨髄細胞は，レシピエントの中心静脈ラインにより輸血の要領で移植される．骨髄移植は，可能なかぎりHLAの適合したドナーを選択する必要があるが，ABO血液型の一致は必須ではない．

2. 末梢血幹細胞移植

　末梢血幹細胞移植（peripheral blood stem cell transplantation；PBSCT）では，骨髄移植と同様の前処置を行う．造血因子である顆粒球コロニー刺激因子（G-CSF）を投与し，末梢血中に造血幹細胞を動員する．骨髄から末梢血中に動員された造血幹細胞をアフェレーシスによって採取し，レシピエントの末梢より点滴静注で移植する．この末梢血幹細胞移植は，自家移植と同種移植の両方に応用されている．

3. 臍帯血移植

　臍帯血はドナーにまったく負担がかからず，HLAや感染症などの検査を済ませて凍結保存できるので，タイミングよく移植が行えるという利点がある．臍帯血には増殖能力の高い造血幹細胞が多く含まれている．臍帯血の選択で最も重要なのは，移植細胞数である．移植細胞数の指標として有核細胞数，CD34陽性細胞数，CFU-GM数などがあるが，有核細胞数 2×10^7/kg 以上でより細胞数が多い臍帯血を選択することが望ましいとされている．レシピエントがHLA抗体を保有し，特にその抗体が臍帯血のHLAに対応する場

表3　自家移植と同種移植の比較

	免疫抑制療法	GVHD	GVL効果	再発率
自家移植	不要	なし	なし	高い
同種移植	必要	あり	あり	低い

表4　造血幹細胞移植の種類と特徴

	骨髄移植	末梢血幹細胞移植	臍帯血移植
ドナーへの負担	全身麻酔と穿刺	G-CSFによる副作用とアフェレーシス	なし
得られる細胞数	十分量	十分量	少ないことがある
急性GVHD	中程度	中程度	軽度
慢性GVHD	中程度	強度	軽度
造血回復	中程度	速い	遅い（特に血小板）
HLA適合度（A，B，DRの6座）	5/6～6/6	5/6～6/6	4/6～6/6

合，生着率が低下するとの報告がある．レシピエント血清中にHLA抗体が認められた場合，完全にHLAが一致する臍帯血を選択するか，臍帯血のミスマッチ抗原がレシピエント血清中のHLA抗体と反応しない臍帯血を選択する必要がある．

B 造血幹細胞移植の成績と組織適合性

骨髄あるいは末梢血を用いた移植においては，HLA-A，HLA-B，HLA-DR座の不適合が血清学レベルで3座6抗原中1抗原以内であること，臍帯血移植においては3座6抗原中2抗原以内であることが一般的な基準である．非血縁者間骨髄移植では，さらにHLA-C座アリルの適合性を考慮する．

造血幹細胞移植での生存率に影響するのは，拒絶反応よりもむしろGVHDである．HLA-A，HLA-B，HLA-DRが適合した非血縁者骨髄移植の解析報告では，HLA-A，HLA-B，HLA-C座のGVH方向アリル不適合は，重症急性GVHDの発症リスクおよび移植後死亡リスクが増加する．一方，HLA-DR座のアリル不適合は，重症急性GVHDの発症リスクおよび移植後の死亡リスクのいずれにも有意な影響を与えない．

C 造血幹細胞移植とABO血液型

造血幹細胞移植で，ABO血液型の一致は必須とされていない．マイナーミスマッチ（ドナー血漿中にレシピエント血液型抗原に対する抗体が存在する場合）では，移植前に幹細胞浮遊液中の血漿成分を除去する．メジャーミスマッチ（レシピエント血漿中にドナー血液型抗原に対する抗体が存在する場合）では，移植前に幹細胞浮遊液中の赤血球を除去する．メジャー・マイナーミスマッチ（レシピエント血漿中にドナー血液型抗原に対する抗体が存在し，かつドナー血漿中にレシピエント血液型抗原に対する抗体が存在する場合）では，移植前に幹細胞浮遊液中の血漿成分と赤血球の両方を除去する．

サイドメモ：移植片対白血病効果

一卵性双生児間での造血幹細胞移植は，GVHDが起こりにくく，白血病の再発率が高いことが知られている．GVHDはドナーのリンパ球がレシピエントの組織を異物と判断して攻撃する反応で，同種移植の重大な合併症の1つである．一方，レシピエントの体内に残っている腫瘍細胞を攻撃する移植片対腫瘍（graft versus tumor）効果があることがわかってきた．腫瘍細胞が白血病細胞の場合に移植片対白血病効果（graft versus leukemia effect；GVL効果）という．一卵性双生児では，このGVL効果がないために白血病の再発が多くなると考えられている．

サイドメモ：GVH方向不適合とHVG方向不適合

ドナー側からみた適合性がGVH方向で，ドナーがもっていないHLAをレシピエントがもっている場合，GVH方向の不適合という．逆に，患者側からみた適合性がHVG方向で，レシピエントがもっていないHLAをドナーがもっている場合，HVG方向の不適合という．

IV. 実習編

第25章 免疫検査学実習の基礎知識と技術

学習のポイント

❶ 免疫検査では低速遠心機(2,000～3,000 rpm)が汎用される．
❷ 高速遠心機，超高速遠心機の遠心力は重力加速度 g で表す．
❸ 金属器具の洗浄の際には洗剤の選択に留意する．
❹ 高圧蒸気滅菌器(オートクレーブ)での滅菌は 121℃，15 分間で行う．
❺ 乾熱滅菌器での滅菌は 160～200℃，1～2 時間で行う．
❻ 消毒薬は低水準，中水準，高水準に分類される．
❼ 消毒薬の選択には感染因子側から，栄養型細菌，芽胞菌，結核菌，エンベロープタイプウイルスおよび非エンベロープタイプウイルス，B 型肝炎ウイルス(HBV)を対象として選択する．
❽ 器具・手指の消毒には腐食性・刺激性を考慮して選択する．
❾ 採血後，シリンジから針を外すときは手を使わず必ず鉗子などの器具を使用する．
❿ 血清・血漿の短期保存には 0～4℃，長期保存には－20℃および－80℃で凍結保存する．凍結融解を繰り返さない．
⓫ 緩衝液は浸透圧，pH，イオン強度を考慮して選択する．
⓬ 赤血球の遠心洗浄の条件は 2,500～3,000 rpm，10 分間である．
⓭ 免疫検査に用いる希釈法には 2 倍連続希釈系列，10 倍連続希釈系列のほかに 1-2-5 式希釈法，1-2-4-6 式希釈法など特有の希釈法がある．
⓮ 動物への抗原投与ルートには皮内注射，皮下注射，筋肉注射，腹腔内注射，静脈注射法がある．
⓯ モノクローナル抗体は細胞融合法により作製される．
⓰ モノクローナル抗体は単一の抗原決定基に反応する．

本章を理解するためのキーワード

❶ **マイクロタイター用の器具**
96 ウェルプラスチックプレート(U 型，V 型)，ダイリュータおよびドロッパーがある．

❷ **消毒用エタノール**
70～80% エタノールで主に手指の消毒に用いる．

❸ 次亜塩素酸ナトリウム

0.5～1% 次亜塩素酸ナトリウムとして衣類・器具汚染物の消毒に用いる．金属腐食性と刺激臭がある．

❹ リン酸緩衝生理食塩液(PBS)

生物実験に汎用される緩衝液で多くの種類があり，特に Dulbecco(ダルベッコ)PBS は免疫検査に汎用される．

❺ 非動化

血清を 56℃，30 分間加温して補体を不活化する方法．

❻ Alsever(アルセバー)液

赤血球の保存液で，主にヒツジ赤血球の保存に等量混合で用いる．

❼ ACD 液，CPD 液，MAP 液

輸血血液に用いる保存液．

❽ HAT セレクション

細胞融合によりサルベージ回路を復活した雑種細胞(ハイブリドーマ)と融合に用いたサルベージ回路を遮断したミエローマ細胞とを HAT 培地で選別する培養法．

A 実習に要する一般的な器具

1. 免疫検査学実習用器具

ピペット

感染性の疑われる検体を操作するときは口を使わず，自動ピペッターを使用する．

①マイクロピペットとチップ(μL～mL)：容量固定式と可変式がある．

②メスピペット(0.1～20 mL)：ガラス製は洗浄で反復使用が可能であるが，近年プラスチック製の使い捨てピペットが汎用されている．

③毛細管ピペット(パスツールピペット)：主に輸血検査で使用される．

④駒込ピペット(2, 5, 10 mL)

ガラス容器

①メスフラスコ(100～1,000 mL)，②メスシリンダー(50～1,000 mL)，③三角フラスコ(50～3,000 mL)，④ビーカー(50～1,000 mL)

ガラス試験管とプラスチックチューブ

①小試験管，②スピッツグラス，プラスチック製(10 mL)，③中試験管，④ガラス製，プラスチック製 50 mL 遠心管

その他のガラス製品

①ガラス板(血液型判定用くぼみガラス，ラテックス凝集用黒色ガラス，梅毒血清反応ガラス板法用)，②スライドガラス(免疫電気泳動用，ゲル内沈降反応用，蛍光抗体法用無蛍光ガラス)，③梅毒血清反応ガラス板法用広口共栓ビン，④試薬ビン(褐色，透明)

コック付きポリタンク(5～10 L)

蒸留水，脱イオン水，生理食塩液，その他緩衝液用

試験管立て

小試験管，中試験管，50 mL 遠心管用など

プラスチック製噴射ビン(洗浄ビン)

蒸留水用，生理食塩液またはリン酸緩衝生理食塩液(PBS)用

金網籠

ガラス器具の洗浄・乾燥用

マイクロタイター用トレイ，ダイリュータおよびドロッパー

遠心機

①低速遠心機：50 mL×4(または 8)本がけと 10 mL×32(または 48)本がけで最高回転数はバケットにより異なるので注意する．通常 2,000～3,000 rpm で使用する．

②輸血検査用卓上遠心機：10 mL×8 本，または試験管 16 本がけを使用する．

③高速遠心機，超高速遠心機：対照バランスを正確にとる．同じ遠心機でもバケット，ロータの種類により最高回転数が異なるので注意する．

[付記] 遠心力は回転数が同じでも，回転軸からの距離により異なる．遠心力の表記は通常，重力加速度 g で表されるが，検査室で汎用される低速遠心機や輸血検査に用いる卓上遠心機はほぼ一定の規格であり，便宜上回転数で表記されることが多い．高速および超高速遠心機の遠心力は g で表記する．回転数と遠心力の関係は次の式で表される．

$$回転数 = \frac{\sqrt{遠心力(g)}}{1118 \times 半径(cm)} \times 10^8$$

$$遠心力(g) = 1.118 \times 10^{-5} \times 半径(cm) \times 回転数(rpm)^2$$

(半径は回転軸から遠心管底部までの距離を表す)

|恒温槽|

サーモスタット付き,循環式,37℃,56℃用

|イムノビュア|

ゲル内沈降反応,血液型判定などの凝集反応観察用

|電気泳動装置一式|

|顕微鏡|

光学,蛍光,倒立,倒立位相差顕微鏡

|滅菌・消毒装置|

高圧蒸気滅菌器(オートクレーブ),乾熱滅菌器

|その他|

天秤,pHメータ,光電比色計,冷蔵庫,冷凍庫($-20 \sim -80$℃),製氷機,孵卵器(インキュベータ),恒温槽,水平回転機,振盪機(スライドグラス,マイクロプレート用シェーカー),乾燥器,精製水および蒸留水作製装置,器具洗浄器,吸引ポンプ,自動ピペット洗浄器,バイブレータ,ホモジナイザー,クリーンベンチ,CO_2細胞培養装置

B ガラス器具の洗浄

1. 一般的方法

①検体を入れた器具は消毒薬に浸漬または高圧滅菌器で消毒する.消毒の必要がないものは容器の内容物を捨てて,水道水で洗い流す.

②油性ペンで書いた文字をキシロールまたは専用スポンジで消す.

③洗剤液に浸ける(数時間〜1晩浸漬する).汚れが強くないときは省略してもよい.洗剤には酸性,中性,アルカリ性のものがあり,またプロテアーゼのような酵素を含むものがある.酸性,アルカリ性の洗剤は洗浄力に優れるが,使用に際しては金属などの腐食などに注意する.

④ブラシで容器の内側を十分洗う.必要に応じて手袋を着用する.

⑤水道水で洗剤を洗い流す(数回繰り返す).

⑥蒸留水を通す.

⑦乾燥する(必要に応じて乾燥器具,または乾燥滅菌器を使用する).

⑧棚,引き出しに収納して,ゴミがつかないようにする.

2. 個々の器具の洗浄

|試験管|

超音波洗浄の場合,洗剤液に浸けるときに空気を入れない.

|ピペット|

綿栓は取ってから洗浄する.赤血球が付着したものは使用後ただちに水道水を通して洗浄する.流水を通してから,洗剤液を入れた容器に1時間以上浸ける(超音波洗浄器,その他の洗浄器を用いるときは,機器に示された指示どおりに行う).ピペット洗浄器で1〜数時間洗浄後,蒸留水を通す.

|マイクロトレイ|

感染の危険があるものは消毒薬に浸漬後に洗剤液に浸け,トレイ洗浄器を用いて洗浄する.水道水でよくすすぎ,蒸留水を通して乾燥する.

|マイクロダイリュータ|

肝炎ウイルスなど感染の危険がある検体の場合,あらかじめ2%グルタルアルデヒド(グルタラール)溶液または0.55%オルトフタルアルデヒド(フタラール)溶液につけてから,水道水を入れたビーカー内で洗ったあと,水分を濾紙で吸い取る.バーナーの火炎の中をさっと通して乾燥する(このとき赤くなるまで熱してはいけない).

C 滅菌・消毒法

1. 高圧蒸気滅菌

　水溶液や乾熱滅菌ができない器具は高圧蒸気滅菌器(オートクレーブ)で滅菌する．また，感染因子の付着した器具類の消毒にも用いる．通常，高圧蒸気滅菌では，滅菌の場合，121℃，15分間，消毒には121℃，30〜40分間で処理する．

　注意事項：終了後，急速減圧をしない．また，減圧前にふたは絶対に開けてはいけない．ポリスチレン樹脂など合成樹脂の種類により，処理できないものがある．ショ糖の入った培地類を滅菌する場合，121℃，20分間以上処理するとショ糖がカラメル状となり，着色する場合がある．

2. 乾熱滅菌

　ピペット，ガラス器具，金属類の滅菌に適した方法である．ピペット類はステンレス製ピペット缶に入れて滅菌する．ビーカー，フラスコ類は口をアルミホイルなどで塞ぎ，滅菌缶に入れて行う．通常，乾熱滅菌は160〜200℃，1〜2時間行う．

3. 消毒薬

　免疫検査で用いる消毒薬は，手指の消毒と使用後に感染因子が付着している可能性のある器具類に対しての使用が主体である．手指の消毒は頻繁に行うと皮膚障害が起こることがあり，逆効果になることもあるので注意が必要である．感染性の検体を扱うときは手袋，マスクなどの着用が原則である．

手指の消毒

　アルコール系，第四級アンモニウム化合物，ヨード系，クロルヘキシジングルコン酸塩，両面界面活性剤などの消毒薬が用いられる．

　①エタノール系：70〜80%エタノール，70%イソプロパノールが用いられる．エタノールは中水準消毒薬に分類され，一般細菌，結核菌，真菌，インフルエンザウイルスなどのエンベロープをもつウイルスには有効である．B型肝炎ウイルス(HBV)も脂質と蛋白より構成されるエンベロープをもつが，その脂質の割合が30%と少ないためエタノール系ではHBVの不活化は期待できない．芽胞菌にも無効である．また，粘膜には使えない．

　②第四級アンモニウム化合物：0.05〜0.2%塩化ベンザルコニウムまたは塩化ベンゼトニウム水溶液が用いられる．一般細菌には有効であるが，結核菌，芽胞菌，ウイルスには無効である．低刺激性であるが，低水準消毒薬に分類される．

　③ヨード系：0.1〜1%ポビドンヨード水溶液が用いられる．ポビドンヨードは中水準消毒薬に分類されるが，一般細菌，結核菌，ウイルス，真菌にも有効であり，粘膜にも使用可能な製剤である．ポビドンヨードはヨードと高分子のポリビニルピロリドンの化合物であり，ヨードアレルギーを起こすことがあるので注意を要する．

　④クロルヘキシジングルコン酸塩：0.05%クロルヘキシジンが用いられる．低刺激性であるが，低水準消毒薬に分類される．効果は第四級アンモニウム化合物と同等であり，粘膜への使用はできない．

器具類の消毒

　熱のかけられない医療器具や検体の容器に使用した器具はグルタルアルデヒド(グルタラール)，オルトフタルアルデヒド(フタラール)，過酢酸(エタンペルオキソ酸)，次亜鉛素酸ナトリウム，両面界面活性剤に浸漬して消毒する(表1)．

　①グルタルアルデヒド製剤：2〜3.5%水溶液として用いる．すべての微生物に有効であるが，刺激臭があり，使用時には手袋，ゴーグルの着用と換気が必要である．また，浸漬する容器はふた付きを用いる．

　②オルトフタルアルデヒド製剤：0.55%水溶液として用いる．基本的に使用方法，取り扱いの注意点はグルタルアルデヒド製剤と同様である．芽胞菌に対して強く作用し，グルタルアルデヒドより揮発性が少ない．

表1 器具に用いる主な消毒薬の特徴と注意点

消毒薬	水準	効果	金属腐食性	使用濃度	有機物(検体)による効果の低下	調整後効果有効期間	注意点
グルタルアルデヒド(グルタラール)	高水準[1]	すべての微生物に有効	小さい	2～3.5%	あり	7～28日	刺激臭.手袋,ゴーグル着用 清掃や噴霧の禁止
オルトフタルアルデヒド(フタラール)	高水準[1]	すべての微生物に有効	小さい	0.55%	あり	14日	手袋,ゴーグル着用 清掃や噴霧の禁止
過酢酸(エタンペルオキソ酸)	高水準[1]	すべての微生物に有効	大きい	添付の緩衝液で0.3%	あり	7～9日	刺激臭.手袋,ゴーグル着用 清掃や噴霧の禁止
次亜塩素酸ナトリウム	中水準[2]	結核菌と芽胞菌には効果が低い	大きい	0.5～1%	激減	14日	刺激臭.手袋,ゴーグル着用 酸性洗剤,酸素系消毒剤との併用は塩素ガス発生 クロルヘキシジングルコン酸との併用で褐色の沈殿物生成
塩酸アルキルジアミノエチルグリシン	低水準[3]	洗浄,脱脂効果	少ない	0.1～0.2%	あり	1日	陰イオン界面活性剤が存在すると効果が低下する

1) すべての微生物(大量の芽胞菌を除く)を殺菌または不活化する.
2) 芽胞菌を除くほとんどの微生物を殺菌または不活化する.
3) 芽胞菌,結核菌を除く微生物の殺菌とエンベロープをもつウイルスを不活化する.

③過酢酸:グルタルアルデヒド,オルトフタルアルデヒドと同様にすべての微生物に有効である.強い刺激臭がある.取り扱いの注意点はグルタルアルデヒド,オルトフタルアルデヒド製剤に準じる.6%製剤が市販されているが,添付の緩衝液で0.3%に希釈して用いる.

④次亜塩素酸ナトリウム:0.5～1%水溶液として使用する.金属腐食性と刺激臭があり,使用に際しては換気が必要である.また,**酸性の洗剤といっしょに使用すると塩素ガスが出るため,併用はできない**.実験台などが検体に汚染されたときは,本剤をガーゼなどにしみ込ませ拭き取る.

⑤両面界面活性剤:0.1～0.2%塩酸アルキルジアミノエチルグリシンが用いられる.洗浄と脱脂効果があり,毒性が低いので器具の消毒に使用するが,抵抗性の細菌が存在するので使用は限られる.

D ピペットの使用法

1. メスピペット

免疫検査学の実習では,化学的なピペットの使い方のような精度は要求されない.また,ピペットの種類も吹き出しで口太が汎用される.近年,安全性と利便性から,安全ピペッターの使用がすすめられるようになった.

①ピペットの持ち方:**図1**のように人差し指と他の4本の指との間隔を十分とり,ピペットに対して正三角形を作るようにする.

②液量が少ないときは,勢いよく吸って飲み込まないようにする.

③ピペットの内容を流し出すときは,ピペット先端を試験管上端に近い内壁に斜めに当てる.先端を宙に浮かせると,流出量が不正確になる(**図2**).

④1～2 mLのピペットはやや斜めに(一定の角度で)使ってよい.多数の試験管への分注のとき,

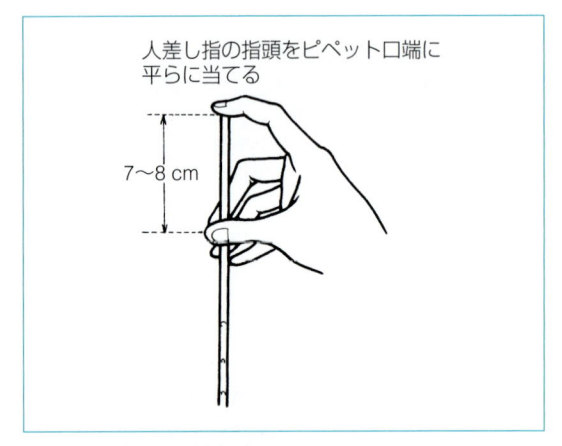

図1　ピペットの持ち方

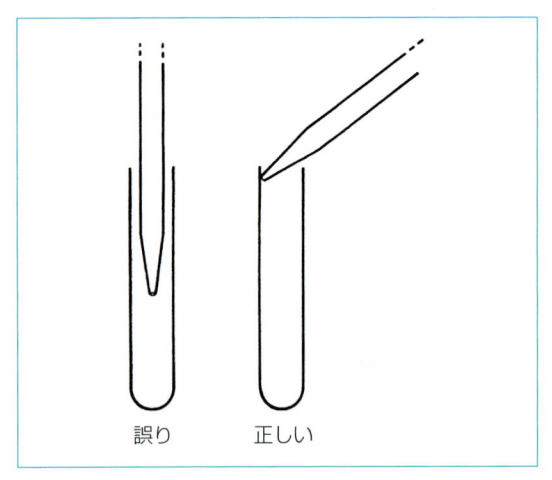

図2　メスピペット(1 mL)による分注

いちいち試験管を持ち上げず，ピペット先端を一定の角度で試験管上部の内壁に当てるとやりやすい(図2).

⑤5 mL以上のピペットの目盛りは，ピペットを垂直に保持して，液の凹面の底にあたる目盛りを読む.

⑥必要液量を正確に採りたいときは，先端に近い部分は用いない.

2. 毛細管ピペット

図3のように，右手中指と薬指でピペットを挟み，親指と人差し指でゴムキャップの下部の細い部分(頭部でなく)を軽く押さえて，必要量を吸い

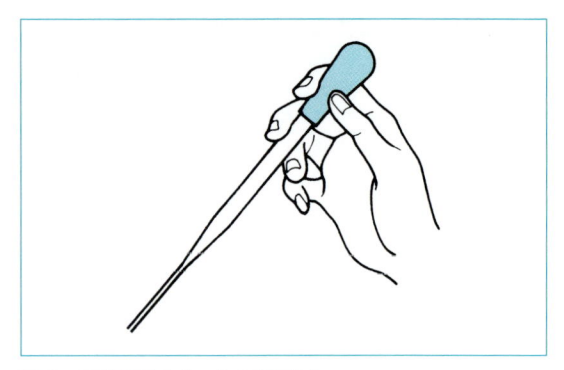

図3　毛細管ピペットの持ち方

上げる．キャップ全体を押しすぎないこと．

3. ドロッパーとダイリュータ

マイクロプレートを用いる際に，ドロッパーとダイリュータの操作が重要である．

①ドロッパーを用いた緩衝液の吸引：ドロッパーで緩衝液を吸うときはゴムキャップ(5 mL)を付けて行う．

②ドロッパーからの緩衝液の滴下：ゴムキャップを付けたまま滴下する方法と(図4a)，ゴムキャップを外して行う方法がある(図4b)．いずれもドロッパーを垂直に保って，リズミカルに滴下する．

③ダイリュータ：血清を吸うとき，先端のみを血清につけ，泡が入らないようにする．泡が入ったら，濾紙で吸い取る．

④4, 6, 8(または12)本のダイリュータを両手に挟み，常に同じ回数回転させる．両手のひらを合わせるか，手のひらと甲を向かい合わせて，ダイリュータを挟む．後者の場合は左手人差し指と中指以下とでダイリュータを挟み，右手のひらを左手の背とダイリュータの柄に当てて，こすり合わせながら，柄の上のほうから下のほうへと動かしていく．

⑤次の穴にダイリュータを移すときは，柄の下のほうを両手で挟んで，穴の壁につけないようなるべく垂直に移す(図5).

第25章　免疫検査学実習の基礎知識と技術　295

a. ゴムキャップを付けたまま滴下

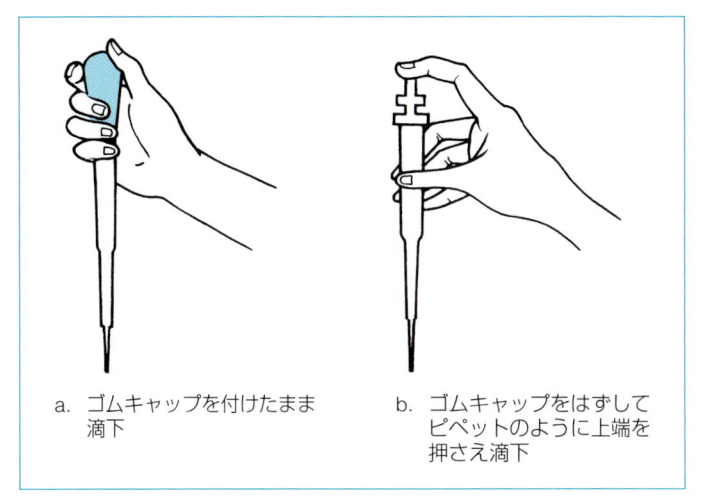

b. ゴムキャップをはずしてピペットのように上端を押さえ滴下

図4　マイクロドロッパーの使い方

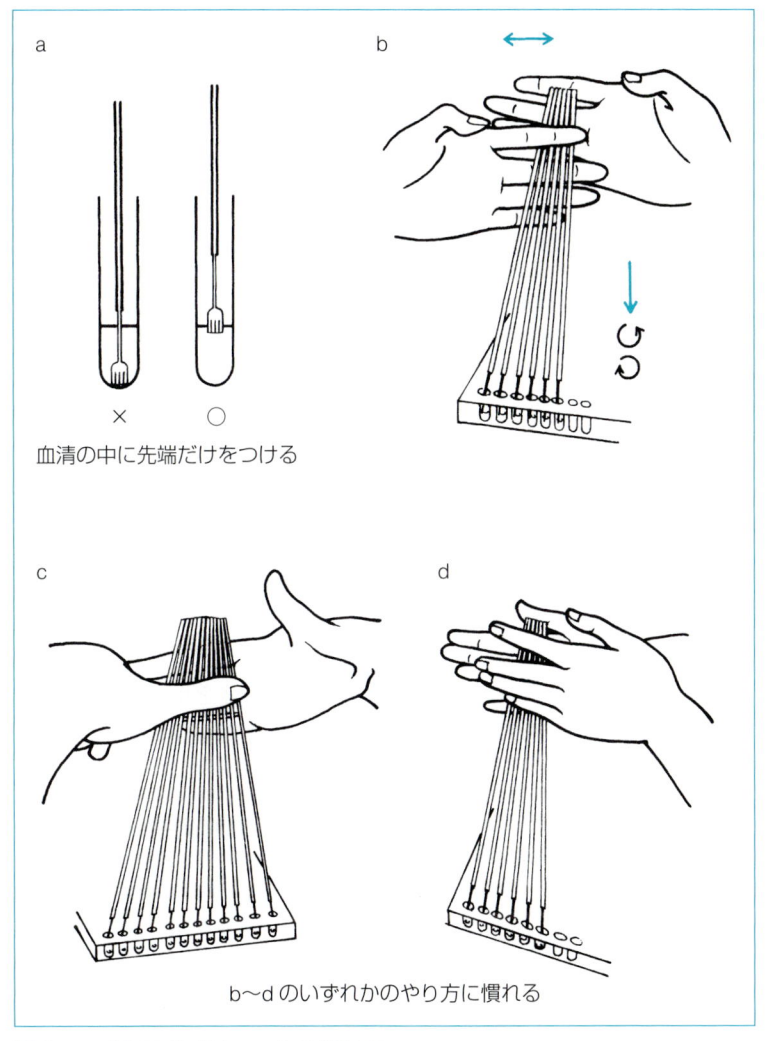

a　血清の中に先端だけをつける

b〜dのいずれかのやり方に慣れる

図5　マイクロダイリュータの使い方

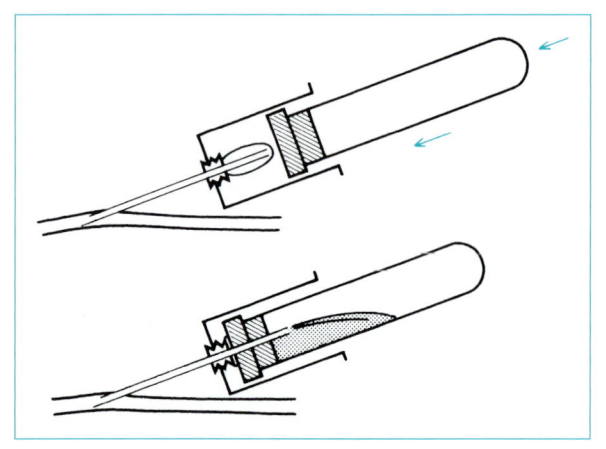

図6 真空採血器(マルチ針)による採血

E 血清・血漿の分離と保存

1. 血清・血漿の分離

a) 器具

①真空採血器, ②21〜22 G 針(マルチ針が使いやすい), ③プレーンの採血管(7〜10 mL), またはディスポーザブル注射器, 注射針および試験管, ④駆血帯(ビンデ), ⑤消毒用アルコール綿

b) 術式

①真空採血器に針を固定し, 採血管を入れておくが, 外針を静脈に刺してから, 採血管を押して内針を通し, 血液を流入させる(図6).

②真空採血管に血液が満ちたら, 静脈からマルチ針を抜く前に管をはずして, 真空を保ったまま 1〜2 時間静置(室温または 37℃)する. ディスポ注射器で採血した場合は, 針をはずして試験管に血液を静かに注ぎ, パラフィルムでシールする. 針をはずすとき, 手を使わず必ず鉗子などの器具を使用する.

③真空採血管を振り, 3,000 rpm, 10 分間遠心する. 試験管の場合, 血餅を管壁からはずして遠心する.

④上清を別の容器に分離する. 血球が入ったら, 再遠心する.

c) 注意事項

①直接抗グロブリン試験, 寒冷凝集反応, Donath-Landsteiner(ドナート・ランドシュタイナー)反応, クリオグロブリンの検出用の検体は冷却せずに, 37℃においてからすぐ遠心する.

②補体の検査は採血後, 室温に 30 分間ほどおいてから遠心する. すぐ検査しない場合は, 血清を−80℃に保存する. 凍結融解を繰り返さない.

③血清分離を早めたいとき: 血液 1 mL あたりトロンビン(50 U/mL)1 滴を加えるか, アプリケータ棒の先にトロンビン末をつけて血液に触れる. プラスチック製試験管内では, 凝固が遅れる.

④食後間もなく採血すると, 血清が乳び状となり, 溶血反応, 沈降反応の判定がしにくくなる. 抗ストレプトリジン O(ASLO)価測定の際, ストレプトリジン O(SLO)による溶血を妨げることがある.

⑤クエン酸ナトリウム, エデト酸ナトリウム (EDTA)などの抗凝固剤: 抗凝固剤を使用するのは, 赤血球を用いる場合に限られる. 特に, 抗補体性の原因となるので注意が必要である.

2. 血清の非動化

補体結合反応の検体や補体の存在, 溶血が反応結果に影響する場合, 血清を非動化📖 (decomplementation)〔血清補体の不活性化(heat inactivation)〕する. キットなどの使用に際しては, 非動化が必要かどうか試薬の説明書を参照する.

①血清を56℃，30分間加温する（動物血清の場合，条件が異なることがある）．

②加温後，血清が白濁，凝固したらM蛋白〔Bence Jones（ベンス・ジョーンズ）蛋白またはパイログロブリン〕の存在を疑う．

3. 血清・検体の保存

検体容器にラベルをする．ラベルができない場合は鉛筆または油性ペンで容器に直接記載する．血清・血漿や検体の保存には低温保存と凍結保存があるが，短期保存には0〜4℃，長期保存には凍結保存が原則である．脂質を含む検体・試薬の低温・凍結保存はできない．

①冷蔵庫保存：血清・血漿はそのまま容器に入れ，キャップまたはパラフィルムで封をし，アジ化ナトリウム（NaH_3）を最終濃度0.1%の割合で入れて保存する（ウイルス中和反応，酵素抗体法などには不可）．

②氷水中保存：血清・血漿や蛋白を含む溶液の2〜3日間の保存に適する．

③冷凍保存：−20℃および−80℃で，それぞれ目的に応じて保存する．一般には−20℃より−80℃が長期保存できる．凍結用専用容器に小分けして密栓する．凍結融解を繰り返さない．

④真空凍結乾燥：凍結乾燥した血清を液状に戻す場合，もとの量の蒸留水を加えて静置する．撹拌溶解は厳禁である．

F 赤血球浮遊液の作製

1. 器具・試薬

a) 器具
①50 mL遠心管またはスピッツグラス（プラスチック製も可），②漏斗，③脱脂綿，④ガラス棒

b) 試薬
①生理食塩液
　　NaCl　　　　　　　　　9 g
　蒸留水を加えて1,000 mLとする．

②リン酸緩衝生理食塩液（phosphate-buffered saline；PBS）

PBSは免疫検査に汎用される緩衝液であるが，目的に応じた処方が数多く考案されている．使用したPBSを記載する場合には必要に応じて，リン酸のモル濃度およびpHを表示する（例：0.01 molPBS, pH 7.2）．また，特定の試験に用いる専用のPBSやDulbecco（ダルベッコ）PBSのように処方が定まったものもある．ここでは細胞の洗浄やウイルスの希釈に用いられるDulbecco PBSの作り方を示す．

Dulbecco PBS, pH 7.30〜7.65

NaCl	8.0 g
KCl	0.2 g
Na_2HPO_4	1.16 g
（または $Na_2HPO_4・12H_2O$	2.9 g）
KH_2PO_4	2.0 g

蒸留水または精製水を加えて1,000 mLとする．

2. 赤血球の採り方

a) 抗凝固剤を加える方法

採血するときに抗凝固剤を加える．加える量は抗凝固剤の種類，血液量により異なる．

b) 血餅より赤血球を採る方法

漏斗に脱脂綿を敷き，遠心管内に立てる．生理食塩液で脱脂綿を濡らし，血餅をその上に置い

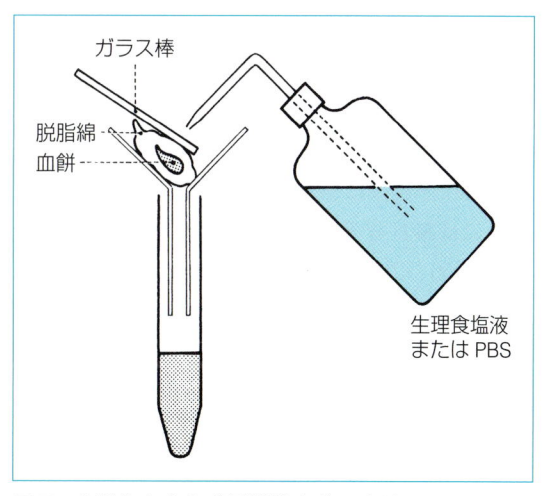

図7　血餅から赤血球浮遊液を作る方法

て，四隅を押さえて血餅を包み込む（図7）．生理食塩液をかけながら，ガラス棒または試験管の底でしごいて遠心管に赤血球を流し込む．

3. 赤血球の洗浄

①抗凝固剤を加えた赤血球浮遊液を脱脂綿またはガーゼに通して濾過する．

② 2,500～3,000 rpm，10分間遠心して上清を除く．

③沈渣の5～10倍量の生理食塩液を加えて混和後，2,500～3,000 rpm，10分間遠心して上清を除く．これを3，4回繰り返す．最終遠心は一定条件にする（たとえば3,000 rpm，10分間遠心）．

④上清を完全に除く．まず水流ポンプで吸い，最後は毛細管ピペットでていねいに吸い取る．buffy coat（バッフィー・コート）📖 も取り除く．

4. 浮遊液の作製

a）赤血球浮遊液の調製

2%浮遊液100 mLを作るには，生理食塩液100 mLをメスシリンダーに採り，その中から2 mLのメスピペットで2 mLを吸い取り，吹き出してそれを捨てる（残り98 mL）．生理食塩液を吸った同じメスピペット（内壁が生理食塩液で濡れている状態）で赤血球沈渣を2 mL吸い取り，ピペットの外側を紙で拭き，内容を生理食塩液の中へ吹き出す．さらに，その生理食塩液を吸っては出すことを繰り返し，内壁に付いた赤血球を洗い落とす．

b）ポイント

赤血球浮遊液は原則その日のうちに使用する．洗浄には最終浮遊する緩衝液を用いる．たとえば，CH50（50% hemolytic unit of complement）法ではゼラチン・ベロナール緩衝生理食塩液〔gelatin veronal buffered saline（VBS）：GVB^{2+}〕を用いる．浮遊液は使用する直前によく振って，均等な浮遊液にする．また，ピペットから浮遊液をあまりゆっくり落とすと，赤血球がその間に下方へ落ちて，濃度が不均等になるので，適度のスピード

表2 主な赤血球浮遊液

赤血球の種類	検査法
ヒツジ	Waaler-Rose（ワーラー・ローズ）反応 Paul-Bunnell（ポール・バンネル）反応 Middlebrook-Dubos（ミドルブロック・デュボス）溶血反応
ヒト	血液型判定，間接クームス試験 抗A，抗B抗体価測定 血液型分泌の判定 免疫付着反応 ASO価測定 寒冷凝集反応 Donath-Landsteiner（ドナト・ランドシュタイナー）反応 Ham（ハム）試験
ウサギ	抗ストレプトリジンO（ASLO）価測定
ニワトリ ガチョウ モルモット	ウィルス赤血球凝集抑制試験

が必要である．1%未満の浮遊液，たとえば0.5%浮遊液を作るには，まず，生理食塩液95容と赤血球沈渣5容を混ぜ（A液），次いで生理食塩液9容とA液1容を混ぜる．

c）注意点

ピペットを濡らさずに赤血球沈渣を吸うと，あとで赤血球が管壁にへばり付き，正確でなくなる．洗浄時，上清にいつまでも溶血がみられたら，使用しない．

ピペットで赤血球沈渣を吸うとき，強く速く吸いすぎると泡が入る．

d）簡便な赤血球浮遊液調製法

血液型検査や交差適合試験に用いる約2%の浮遊液を作るには，生理食塩液1 mLに全血1滴を滴下すればよい（1回洗浄する）．

5. 主な赤血球浮遊液

臨床検査によく用いられる赤血球浮遊液を表2に示した．

G 赤血球の保存

1. 抗凝固剤を添加した血液

抗凝固剤が添加された保存液で4±2℃に保存する．保存液は赤血球の種類，量により異なる．

2. 赤血球保存液

ヒツジ赤血球の保存にはAlsever（アルセバー）液が用いられる．輸血用にはACD液，CPD液，MAP液などが用いられる．3.8%クエン酸ナトリウムやヘパリン単独では赤血球の保存はできない．

3. 赤血球の凍結保存

①−80℃に保存（緩速冷凍）：血漿を除いた赤血球液に60%グリセリン（1.8%乳酸ナトリウム+0.2%第一リン酸ナトリウム+0.02%塩化カリウム：隅田による）を等量加え保存する．

②液体窒素中に保存（急速冷凍）：30%グリセリン（2%マンニトール+2%ソルビトール+0.64%NaCl：隅田による）を血球液と等量加え，液体窒素（−196℃）に急速冷凍する．数年間保存可能である．

H メスピペットによる血清の希釈

免疫検査では血清の連続希釈がしばしば行われる．

a）器具

①小試験管，試験管立て，②ピペット（1 mL先端目盛，5 mL），③中試験管または三角フラスコ

b）試薬

①希釈用溶液（生理食塩液または他の緩衝液），②血清

c）術式

①n倍希釈：原液に（$n-1$）倍の希釈用溶液を

表3 連続希釈液

a. 2倍連続希釈法

試験管 No.	1	2	3	4	5	6	7
原液	0.5	0.5	0.5	0.5	0.5	0.5	…
希釈溶液	0.5	0.5	0.5	0.5	0.5	0.5	…
希釈倍数	1:2	1:4	1:8	1:16	1:32	1:64	

b. 1-2-5式希釈法

試験管 No.	1	2	3	4	5	6	7
原液	0.1	0.5	0.5	0.5	0.5	0.5	…
希釈溶液	0.9	0.5	0.75	0.5	0.5	0.75	…
			0.25捨てる			0.25捨てる	
希釈倍数	1:10	1:20	1:50	1:100	1:200	1:500	

c. 1-2-4-6式希釈法

試験管 No.	1	2	3	4	5	6	7	8	9	
原液	0.5	0.5	0.5	0.5	0.5	0.5	0.5	0.5	0.5	…
希釈溶液	4.5	0.5	1.5	2.5	3.5	4.5	0.5	1.5	2.5	…
希釈倍数	1:10	1:20	1:40	1:60	1:80	1:100	1:200	1:400	1:600	…
	別の試験管に一定量ずつ移す									

加える．時には，n倍の希釈用溶液を加えて，(n+1)倍にすることも約束事として許される．

②2倍連続希釈法：**表3a**のように行う．はじめは4倍，または10倍から出発することもある．

③1-2-5式希釈法（**表3b**）：試験管 No.3, 6, 9は 0.5 mL ではなく，0.75 mL なので，0.25 mL ずつ捨てる．

④1-2-4-6式希釈法（**表3c**）

d）ポイント

①特別の場合を除き連続希釈に際しピペットを1回ごとに変えることはしないが，持ち込み〔キャリーオーバー（carry over）〕をできるだけ少なくする．

②液の吸い上げは常にピペットのほぼ同じ目盛りまでできたら止めるようにし，吹き出しの際に泡を立てないようにする．

③吸い上げ吹き出しは常に一定回数（4, 5回）行う．

④連続希釈系列の各試験から液の一定量を別の試験管に移すときは，高倍希釈から低倍希釈へと移す．

⑤希釈操作中に血清を口の中に吸い込まないよう注意深く行う．

▌動物の免疫による抗血清の作製

動物に抗原を投与（免疫）して抗血清を作る場合，重要なことは抗血清の特異性と抗体価である．抗原の性状，量，免疫原性の強弱，投与ルート，回数，アジュバントの使用，採血までの期間，さらに動物の個体差などが関係する．

抗原を注射する動物は，ブタ，ウマ，ヤギ，ヒツジ，ウサギ，モルモット，ラット，マウスなどである．同種抗原（アロ抗原）は主にマウスが利用される．

注射（injection）法は投与ルートにより，皮内注射（intradermal injection），皮下注射（subcutaneous injection），筋肉注射（intramuscular injection），腹腔内注射（intraperitoneal injection），静脈注射（intravenous injection）法がある．

以下にウサギを用いたヒト IgG に対する免疫血清の作製法に関して記載する．

1. 免疫抗原の作製

精製した抗原を免疫原とする場合には精製法は1種だけでなく，2種以上を併用するとよい．また，得られた抗血清は目的以外の抗体を含むことが多いので，その場合は吸収操作を要する．

1）ヒト IgG の精製

塩析法

a）器具

①ビーカー，メスシリンダー，ピペット（10, 20 mL），②スターラーとマグネット，③50 mL 遠心管，高速冷却遠心機，④透析チューブ，ビーカー（三角フラスコ，1〜2 L）

b）試薬

①飽和硫酸アンモニウム液（以下，硫安），②PBS, pH 7.3〜7.65（以下，PBS）

c）術式

①ヒト血清を PBS で2倍に希釈する．スターラーでゆっくり撹拌しながら，等量の硫安をゆっくり滴下する（50％飽和）．次第に白濁してくる．滴下し終わったら，30分間放置する．

②10,000 rpm, −10℃で10分間遠心する．

③上清を捨て沈渣をもとの血清量になるよう PBS を加える．次いで，その1/2量に相当する硫安を前回同様ゆっくり加える（33％飽和）．

④遠心後，③の操作を繰り返す．最後の沈殿はできるだけ少量の PBS に溶解し，透析チューブに入れ PBS に対して透析する．

イオン交換クロマト法

a）器具

①カラム（1.5〜2×10〜20 cm）一式，②透析チューブ，③駒込ピペット，④ビーカー

b）試薬

①DEAE セルロース📖，②1N NaOH および 1N HCl，③0.02 mol リン酸緩衝液（PB），pH 8.0，④ポリエチレングリコール（PEG）6,000（濃縮用）

c）術式

①塩析によって得たグロブリン液をPBで透析する．

②DEAEセルロースを1N HClおよび1N NaOHを用いて，酸アルカリの順に処理する．次いでPBでよく洗い，カラムに詰める．

③PBで平衡に達したカラムにグロブリン液を流す．最初のPB濃度で溶出してくるのがIgGである．

④溶出液を透析チューブに入れ，PEGで濃縮する．

アフィニティクロマトグラフィ

抗ヒトIgGを担体に化学結合したカラムまたはブドウ球菌のプロテインA結合担体を充填したカラムにヒト血清を流し，未反応物質を緩衝液で洗ったのち，酸性緩衝液（0.1 mol グリシン-HCl緩衝液，pH 2.0 など）またはカオトロピック塩（3 mol $MgCl_2$ など）でIgGを溶出する．

2．動物への免疫

赤血球，細胞，細菌の浮遊液はそのまま静脈や皮下に注射することもあるが，可溶性蛋白溶液はアジュバントとともに皮下や筋肉内に注射することが多い．

a）ウサギの選定

体重2.5〜3.0 kgの雄を選ぶ．抗原1種につき2頭以上（3〜5頭）用意する．

フロインド・アジュバントを用いる方法

b）器具・試薬

①シャーレ（またはビーカー），②ロック付き注射筒（5〜10 mL）2本，両者の連結針，③超音波発生装置，④フロインドの完全アジュバント（FCA）

c）術式

①抗原液とFCAとの混和（図8）：注射器No.1にFCAを抗原液と等量採る．注射器No.2（あらかじめFCAで内壁を濡らしておく）に抗原液を採り，両注射器を連結針でしっかり連結する．両方のピストンを交互に押す．この往復運動を続けると突然粘性が増し固くなる．

②水/油（w/o）の状態が完全かどうかをみるた

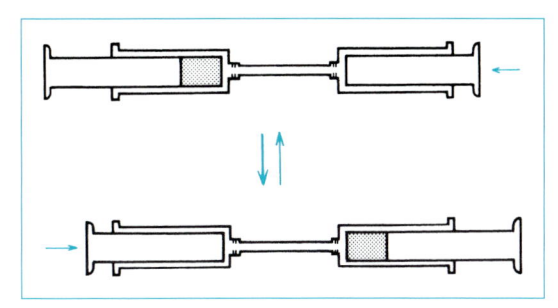

図8 フロインドのアジュバントと抗原液との混合

めに，水を張ったシャーレに1滴落とす．水面に広がるのは混和がまだ不十分であるので，玉状に固まったまま広がらなくなるまで，さらにピストン運動を続ける．

③超音波による混和も可能である．混液を氷水内で冷やしながら，20 kHzの超音波をかける．混和液が乳白色になり，液が落下しなくなるとw/oの状態になる．

動物への注射

a）器具・材料

①動物固定台または固定箱（図9），②滅菌5 mL注射筒，③注射針（18 G：アジュバント使用時，21 G，22 G：耳静脈より採血時），ロック付き注射筒，④抗原液または抗原乳剤，⑤消毒用アルコール，脱脂綿，⑥滅菌小試験管

b）術式

免疫前の採血（対照）

約5 mL採血して血清を保存する．

①ウサギを固定箱に入れ，頭を出して固定する．首を強くしめると窒息する危険があり，首を後方へ曲げると脊髄損傷で後肢の麻痺をきたす．

②耳を少し摩擦したり温めたりして，外縁静脈を怒張させアルコール綿でよく拭いたのち乾くのを待つ．

③耳の末梢部に注射するとき，左手の人差し指と親指で耳を挟む．もっと根元寄りの場合は人差し指と中指を耳の下に，薬指と小指を耳の上に置いて挟み，親指で上から押さえる（図10）．

④なるべく皮膚面に平行に注射針を刺し，さらに静脈内に入れて針先を耳とともに親指と人差し指で挟んで固定し，ゆっくり針を刺す．

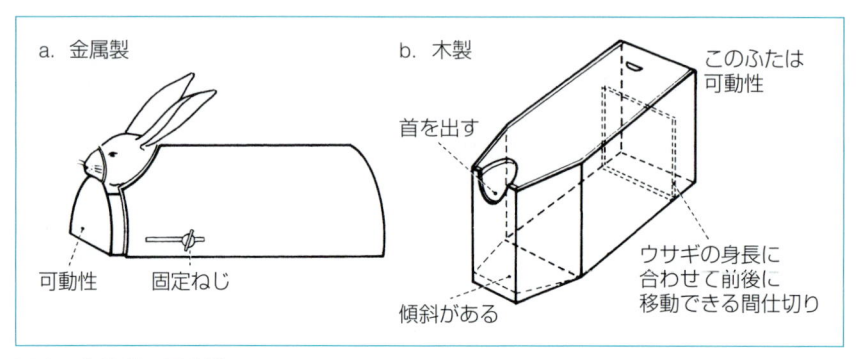

図9　ウサギの固定箱

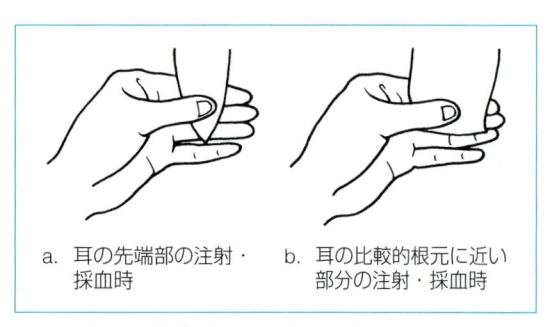

図10　ウサギ静注時の耳の押さえ方
a. 耳の先端部の注射・採血時
b. 耳の比較的根元に近い部分の注射・採血時

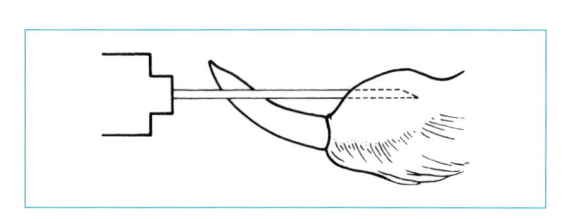

図11　ウサギ爪先皮内への注射

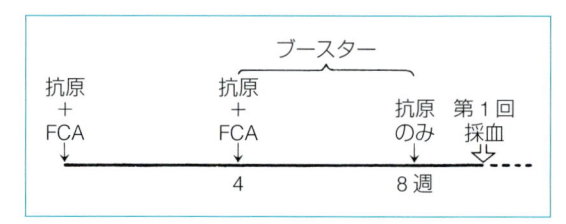

図12　免疫スケジュールの例

⑤何回も注射が予定されるときは，はじめは静脈の末梢のほうから刺し次第に根元寄りへ移る．

アジュバント加ヒトIgGの皮下，筋肉内注射

①アジュバント抗原作製に用いた注射筒をそのまま使用する．

②注射針を皮下または筋肉内に刺し，内筒を引いて血管内に入っていないことを確かめる．四肢爪先の皮内（図11），背中の皮下，筋肉の多数の箇所に注射する．注射抗原量はウサギ1羽あたり血清蛋白5～10 mgが適量である．通常2～3週後にブースター注射する（図12）．また，ブースター注射1週間後に試験採血する．

J 免疫動物の採血

免疫終了途中に2～3 mLの試験採血を数回行い，十分な抗体価が得られたら全採血して血清分離する．

K モノクローナル抗体の作製法

Milstein（ミルスタイン）らにより確立されたモノクローナル抗体（mAb）作製の技術は免疫学の進展に大きく寄与した．mAbはハイブリドーマ（融合細胞）より産生される均一な免疫グロブリンであり，1つの抗原決定基のみに結合する．したがって，動物に免疫して得られる抗体（ポリクローナル抗体）のように吸収操作の必要がない．現在，多くのmAbが免疫検査に利用され，その威力を遺憾なく発揮している．また，遺伝子工学との組み合わせで作製するヒト化mAb（humanized mAb）や二重特異性mAb（bispecific mAb）などは治療分野でも期待され，いわゆる

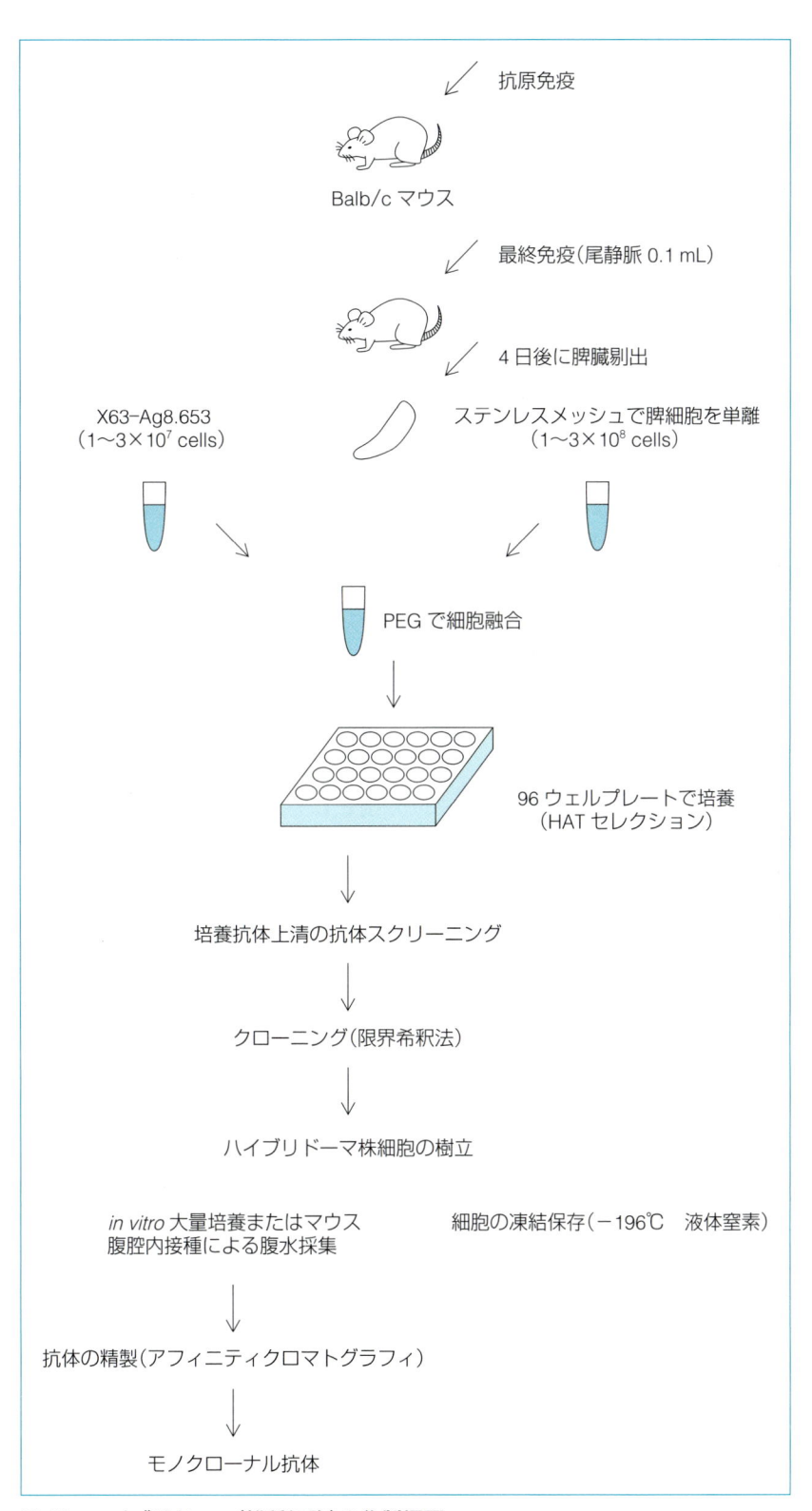

図 13　ハイブリドーマ（雑種細胞）の作製概要

antibody engineering として発展している.

ここではマウスのハイブリドーマ(雑種細胞)より調整する mAb の作製法の概要を記載する(図13).

1. 培養

a) 原理・意義

細胞融合に用いるマウスミエローマ細胞およびハイブリドーマの培養を行う.

b) 器具

①CO_2インキュベータ,②クリーンベンチ,③卓上遠心機,④倒立顕微鏡,⑤冷蔵庫,冷凍庫($-20℃$,$-80℃$),⑥液体窒素細胞凍結タンク($-196℃$),⑦滅菌ピペット(1,5,10 mL),⑧自動ピペッター,⑨マイクロピペットおよび滅菌チップ($50～1,000\,\mu L$),⑩培養フラスコ(50,250,500 mL),⑪遠心用チューブ(10～50 mL),⑫培地用 100 mL,500 mL メディウムビン,⑬血球計算盤

c) 試薬

①培地(RPMI1640,D'MEM),②ウシ胎児血清(FCS),③マウスミエローマ株細胞(X63-Ag8.653)

d) X63-Ag8.653 培養術式

①インキュベータの CO_2 濃度を 5%,温度を 37℃に調整する.

②市販 RPMI1640 粉末培地の所定量を 2 回蒸留水で溶解し,500 mL メディウムビンを用いて 121℃,15 分間オートクレーブで滅菌する(15 分以上行ってはいけない).

③冷却した RPMI1640 に最終 10% 濃度の割合で FCS を加えて培養用培地とする(10%FCS-RPMI1640).以後,この培地を X63-Ag8.653 およびハイブリドーマの培養用培地とする.

④X63-Ag8.653 を 10%FCS-RPMI1640 を用いて 2×10^5 個/mL の割合で培養する(50 mL 培養用フラスコに約 7 mL 量で培養する).およそ 2 日でプラトーに達するので,以後同様の方法で継代培養する.

⑤細胞融合には約 $1\sim5\times10^8$ 個が必要となるため,順次培養系を大きくするとよい($50\rightarrow250\rightarrow500$ mL フラスコ使用).

2. マウスの免疫

a) 原理・意義

マウスに抗原を免疫して細胞融合用の B 細胞を脾臓より得る.

b) 動物・試薬・器具

①Balb/c マウス(4 週齢)数匹,②抗原(目的とする抗原を含めばある程度粗抗原の状態でよい),③アジュバントなど免疫補助物質(抗原種により選定),④注射筒(1～5 mL),注射針(26～22 G)

c) 術式

免疫法は抗原の種類により異なる.たとえばヒツジ赤血球の場合,腹腔内注射や静脈注射で投与することが多い.また,蛋白はアジュバントとともに筋肉注射を行う.多くの場合,免疫血清の作製に準じた免疫スケジュールで目的は達せられる.重要なことは脾臓を剔出する 4 日前に最終免疫として,静脈内に投与(26G 注射針使用)することである.

3. 細胞融合

a) 原理・意義

マウス B 細胞と X63-Ag8.653 を細胞融合して,ハイブリドーマを作製する.

b) 試薬・器具

①10%FCS-RPMI1640,②10%FCS-HAT 培地(1×10^{-4} mol hypoxanthine/4×10^{-7} mol aminopterin/1.6×10^{-5} mol thymidine-10%FCS-RPMI1640),③10%FCS-HT 培地(1×10^{-4} mol hypoxanthine/1.6×10^{-5} mol thymidine-10%FCS-RPMI1640),④ポリエチレングリコール(PEG)4,000,⑤滅菌 D'PBS,⑥X63-Ag8.653,⑦培養用マイクロプレート(96,24 ウェルフラットプレート),⑧細胞凍結チューブ(1～2 mL),⑨滅菌ステンレスメッシュ #200(pore size 75 μm),⑩滅菌ビーカー,フラスコ,シャーレ類,⑪滅菌解剖用器具,ほか前々項 1. 培養 b)器具,c)試薬に同じ

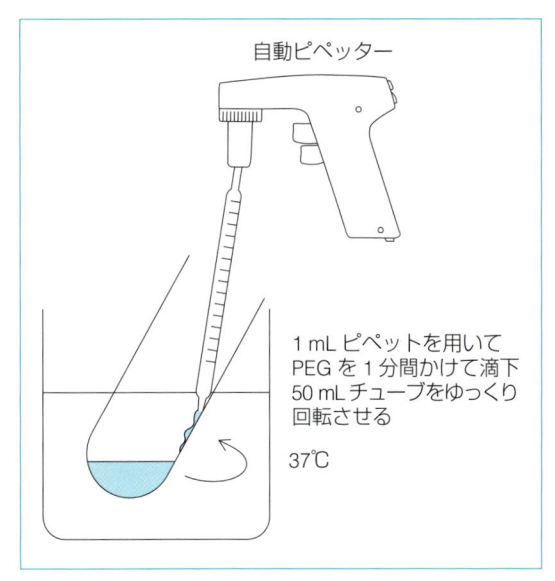

図14 PFGを用いた細胞融合

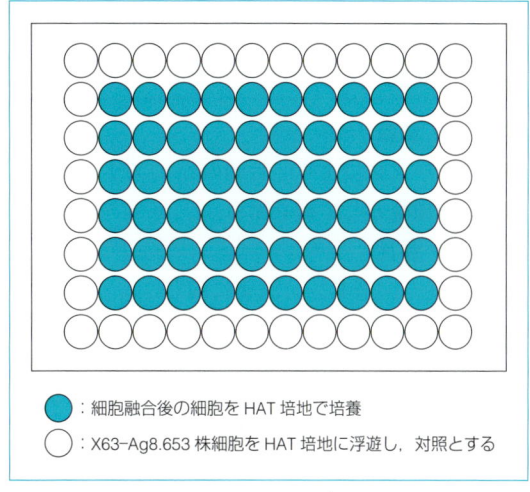

図15 細胞融合後の96ウェルプレートでのHATセレクション
● : 細胞融合後の細胞をHAT培地で培養
○ : X63-Ag8.653株細胞をHAT培地に浮遊し, 対照とする

c) 術式

①最終免疫後4日目に脾臓を剔出し, D'MEMの入ったシャーレに移す.

②脾臓をはさみとピンセットを使い細断する.

③ビーカーにステンレスメッシュを載せ, 滅菌した薬さじの裏で脾臓を軽くすりつぶしてD'MEMを注ぎ細胞を通過させる.

④細胞をビーカーより50 mL遠心チューブに移し, 1,000 rpm, 5分間遠心する.

⑤上清を捨て, D'MEMを加えて再浮遊し, 遠心により洗浄する(3回繰り返す).

⑥上清を捨て, 10 mL程度のD'MEMを加えて再浮遊し細胞数を計測する.

⑦あらかじめ培養しておいたX63-Ag8.653を50 mL遠心チューブに移し, 1回D'MEMで洗浄後, 同様に細胞数を計測する.

⑧脾細胞とX63-Ag8.653をおよそ10:1の割合(例:$1×10^7$:$1×10^8$)に50 mL遠心チューブで混合し, 1,500 rpm, 10分間遠心する.

⑨上清を完全に除去し, 50 mLチューブを37℃の温水の入ったビーカーに入れる. D'MEMに50%に溶解したPEG 1 mLを自動ピペッターでおよそ1分間かけて滴下する(図14).

⑩1 mLのD'MEMを1分間かけて滴下し, 融合を止める.

⑪10 mLのピペットを用いてD'MEM 30 mLを1～2分間かけて注ぐ.

⑫1,000 rpm, 5分間遠心し, 上清を捨てる. D'MEMで再浮遊し, 遠心洗浄を行う.

⑬10%FCS-HAT培地に$0.5～1.0×10^6$個/mLに浮遊し, 96ウェルプレートを用いて200 μL/wellの容量で培養する. 96ウェルプレート内側60ウェルを使用し, 周縁の36ウェルには10%FCS-HATに浮遊したX63-Ag8.653を同濃度で培養し, 対照とする(図15).

⑭培地の色調および細胞の状態を観察して, 培地の半量100 μLずつ交換する.

⑮細胞のコロニー増殖がみられ(60ウェル内), 対照のX63-Ag8.653(36ウェル内)が死滅したことを確認した時点で, 培地の半量を10%FCS-HT培地に交換する. また, 細胞の増殖状態を観察しながら, ウェルの半量ずつを10%FCS-RPMI1640に順次交換する.

⑯細胞が増殖したウェルから上清を採取して, 抗体活性および特異性を検査する.

⑰目的とする抗体活性のあるウェルの細胞を24ウェルプレート(1～2 mL容量)に移し, 細胞の増殖を待つ.

4. クローニングとハイブリドーマの樹立

a）原理・意義
クローニングにより，目的のハイブリドーマを選別し株細胞として樹立する．

b）試薬・器具
1. 培養　b）器具，c）試薬に同じ．

c）術式
①24ウェルプレートより細胞を採取し，96ウェルプレートに1～2個/wellの割合で15%FCS-RPMI1640を用いて培養する〔限界希釈法（limiting dilution．フィーダーレイヤーを用いて細胞の安定化を図る方法もある）〕．

②コロニーが観察されたウェルの上清を採取して，抗体活性を検査する．

③抗体活性が認められたウェルの細胞を再び限界希釈法によりクローニングする．

④再度，増殖の観察されたウェルの上清を検査して，抗体活性が認められるウェルの細胞を24ウェルプレート，さらに50 mL，250 mLフラスコと順次培養スケールを大きくして細胞数を増やす．

⑤細胞を凍結保存するとともに，一部を10%FCS-RPMI1640で継代培養する．

⑥抗体のクラス，特異性などを記録してハイブリドーマを樹立する．

5. ハイブリドーマの凍結保存

a）原理・意義
樹立したハイブリドーマを液体窒素に凍結保存する．

b）試薬・器具
①培地（10%FCS-RPMI1640），②細胞凍結チューブ（1～2 mL），③滅菌 D'PBS，④DMSO（dimethyl sulfoxide），ほか1. 培養　b）器具，c）試薬に同じ．

c）術式
①DMSOを最終濃度10%で10%FCS-RPMI1640に加え，凍結用培地を調整する．

②ハイブリドーマを$1～3×10^6$個/mL濃度で凍結用培地に浮遊し，凍結チューブに移す（操作は氷を用いて0℃で行う）．

③−20℃に1時間静置後，−80℃に移す．さらに，1時間おいて液体窒素のタンクに移す．

L 感染予防対策

患者血液は種々の病原体を含む可能性があり，感染源となる危険がある．市販の抗血清，対照血清も同様である．これらに汚染された器具，検査台が第二次感染の原因となる．感染症は職業病（nosocomial diseases）ともいわれるが，職業人として十分な注意を払うことにより，感染を防止することは可能であり，いたずらに恐れるべきではない．

1. 一般的な注意

①皮膚には自覚しないような小さい傷があり，経皮的に感染が起こり得る．血液に汚染されたと思ったら，すぐに十分水洗する．ディスポ手袋の使用もすすめられる．

②ピペット操作はできるだけ口で行わず，自動ピペッターを使用する．血清を誤飲したら，ただちにうがいをする．

③目に血液がはねた場合もよく水洗する．

④手洗いは普通の石鹸を用いてよく洗うことで十分である．感染因子を含む検体を扱うときはディスポ手袋を着用する．必要であれば消毒薬を準備しておく．しかしながら，消毒薬で手が荒れやすい場合，消毒薬はむしろ避けるほうがよい．

⑤危険な検体に触れたガラス器具は次亜塩素酸ナトリウム溶液またはグルタルアルデヒド（グルタラール）溶液，オルトフタルアルデヒド（フタラール）溶液につけ，汚染された台は次亜塩素酸ナトリウム溶液で拭く．

⑥検査室で飲食，喫煙しない．

⑦汚れた白衣はすぐ着替えて，清潔な白衣を着用する．

⑧使用注射針は定められた容器に入れて廃棄する．

2. 検体に関する注意

①採血後の注射針にキャップをするとき，手指を刺しやすいので注意する．

②危険な血清の分離，ピペット操作時は特に注意する．感染因子が含まれる検体にはマークする．ただし，マークしていない検体も危険がありうることを忘れない．

③ピペットは検査台の上に直接置かない．

④廃棄できるもの（すべての血液，血清，ディスポ器具）は高圧蒸気滅菌器（オートクレーブ）で消毒して廃棄する．

M 検査の記録，結果の判定

反応の記録はその場でただちに行う．陰性結果は単に−とせず，たとえば，neg, 0, （−）などの表記法を用いる．反応の読み（強さと状態）をありのままに記録し，結果の意味を解釈して判定する．**免疫検査の判定で重要なことは結果と対照群（コントロール）との比較である．**陽性血清対照，陰性血清対照，正常抗原対照，血球対照，緩衝液対照などの結果を考慮して判定する．

第26章 沈降反応

学習のポイント

❶ 寒天またはアガロースゲルを用いた定性的沈降反応にはOudin(ウーダン)法，Ouchterlony(オクテルロニー)法があり，これらは抗原の解析に用いられる．
❷ 免疫電気泳動法は血漿蛋白をアガロースゲル内で電気移動度の差により分離し，抗ヒト全血清と沈降反応を行う方法である．

本章を理解するためのキーワード

❶ **定性的沈降反応**
ゲル内で沈降反応を行い，抗原または抗体の解析を行う方法．

❷ **免疫電気泳動法**
ゲル内での蛋白の電気易動度の差を利用して行う半定量的沈降反応であり，血清蛋白の解析に用いる．

❸ **抗ヒト全血清**
ヒト血清をウサギなどの動物に免疫して得られる抗血清であり，ヒト血清蛋白分子のすべてに対する抗体を含む．

1. Oudin(ウーダン)法（試験管内単純拡散法）

a) 原理
抗体を含んだ試験管内の寒天ゲルに抗原液を重層する．抗原が寒天ゲル内に拡散し，最適比のところに沈降線ができる．

b) 器具・試薬
①内径3 mmの小試験管，試験管ゴム栓，②ピペット(2 mL)，駒込ピペット，毛細管ピペット，③恒温槽，湯せん，④リン酸緩衝生理食塩液(phosphate-buffered saline；PBS)，⑤氷水，⑥アジ化ナトリウム，⑦100 mL三角フラスコ，ビーカー

c) 術式(図1)
① 寒天液の作製
（三角フラスコで作製する）
アガロース　　　　　1 g
アジ化ナトリウム　　0.1 g
PBS　　　　　　　　100 mL
② ①を湯せんにかけ，完全に溶解させ60〜70℃に保つ．
③ 試験管を60〜70℃に加温し，寒天液を満たしてすぐに寒天液をもとに戻す．
④ 氷水を入れたビーカーに試験管を入れ，内壁が寒天液の薄い膜に覆われた状態にする．
⑤ 55℃の恒温槽中で寒天液と抗血清を等量混

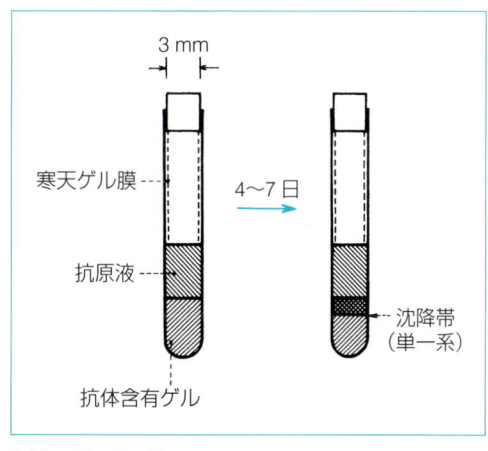

図1　Oudin法

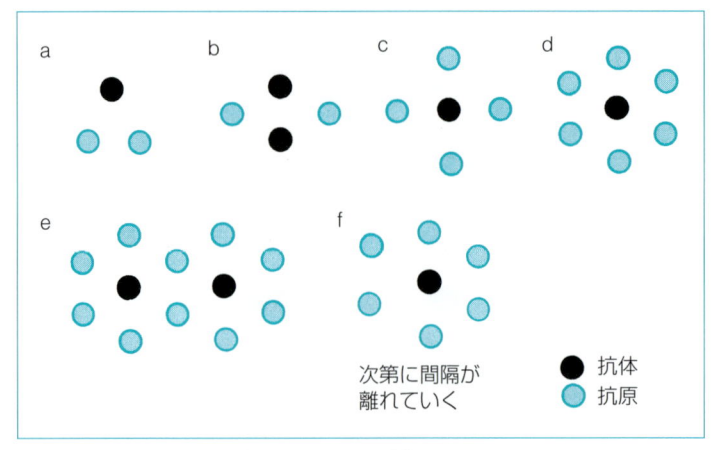

図2　Ouchterlony法の穴の配置図例

（●抗体　●抗原　次第に間隔が離れていく）

合する．
⑥⑤を試験管に高さが40 mmになるように入れて固める．
⑦抗原液を30 mmの高さに重層する．
⑧試験管にゴム栓をして一定温度で4〜7日間観察する．

2. Ouchterlony（オクテルロニー）法（平板内二重拡散法）

a）原理
　寒天ゲルの平板に一定の距離で穴をあけ，抗原および抗体を入れ拡散させると，最適比のところに沈降線ができる．抗原または抗体の定性的解析に用いられる．

b）器具
　①スライドグラス，②水平台（水準器），③湿潤箱，④湯せん，⑤穴あけ器（直径3 mm），水流ポンプ，パスツールピペット，⑥マイクロシリンジ，⑦イムノビュア

c）試薬
　前項「1. Oudin法」に同じ．

d）術式
　①寒天ゲルの作製：前項「1. Oudin法」に同じ．
　②水平台を水準器で調整して水平にする．
　③水平台のスライドグラスに湯せんで溶解させた1%寒天ゲルを3 mL流し，厚さ1.5 mmにして固める．
　④穴の配置図（図2）を紙に書き，スライドグラスの下に置き，それに従って穴あけ器でゲルを切る．穴のゲルは水流ポンプにつないだパスツールピペットで吸い取る．
　⑤マイクロシリンジで抗原と抗体を穴に加える．
　⑥湿潤箱を水平に一定時間置き，反応をイムノビュアで観察する．
　⑦沈降線をスケッチまたは写真撮影する．

e）結果の解釈
　沈降線の4つの基本型（融合，部分融合，交差，抑制）を判定する．（第5章図6参照→p.42）

3. 免疫電気泳動法

a）原理
　蛋白分子はその機能に関連して，それぞれ荷電と特有の形状をもつ．この性質を利用してアガロースゲル内で血清蛋白を電気的に移動分離させ，対応抗体を用いてアガロースゲル内沈降反応を行う半定量的検査法である．

b）器具
　①電気泳動装置一式，②穴あけ器（直径1〜2 mm），③溝切り用カミソリ刃（片刃のカミソリ2枚の間にスライドグラスを挟み，刃をそろえて固定する），④注射針（18G注射針の先を切り平坦に

する),⑤染色・脱色用バット,⑥濾紙,⑦湿潤箱,⑧写真撮影装置

c) 試薬

①ベロナール(バルビタール)緩衝液,pH 8.6,μ=0.05

5,5-ジエチルバルビツール酸	1.84 g
5,5-ジエチルバルビツール酸ナトリウム	10.3 g
アジ化ナトリウム	1.0 g

蒸留水を加えて1,000 mLとする.

②電気泳動用寒天またはアガロース

③0.5% ブロモフェノールブルー(BPB)

④抗ヒト全血清(anti-whole human serum;a-WHS),抗ヒトIgG,抗ヒトIgA,抗ヒトIgM,抗ヒトL鎖(κ),抗ヒトL鎖(λ)

⑤染色液(アミドブラック10B)

アミドブラック10B	5 g
メタノール	450 mL
氷酢酸	50 mL
蒸留水	500 mL

⑥脱色液:2〜5% 酢酸

d) 術式

①寒天の調製

アガロース(または寒天)	1 g
アジ化ナトリウム	0.1 g
ベロナール緩衝液(2倍希釈)	100 mL

湯せんで溶解後60〜70℃に保つ.

②アガロース平板の作製:エタノールに浸け脱脂したガラス板を水平台に並べ,①で調製したアガロースをガラス板に厚さ1〜2 mmに分注する.

③グラフ用紙に資料添加用の穴の位置と溝を書き,その上にアガロース平板を載せ,穴あけ器で穴をあけて,溝切りカミソリで溝を切る(図3).溝のアガロースは泳動後に取り

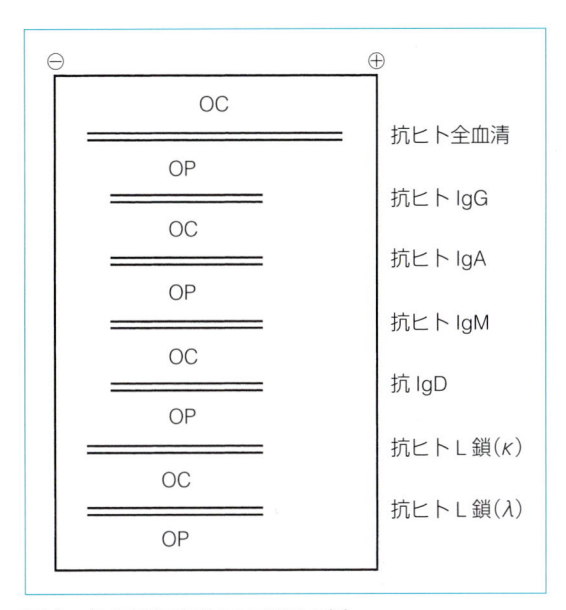

図3 免疫電気泳動用配置図の例
穴直径1 mm,溝幅1.5 mm(切っておくだけで,アガロースはあとで除く).
C:正常対照 P:検体

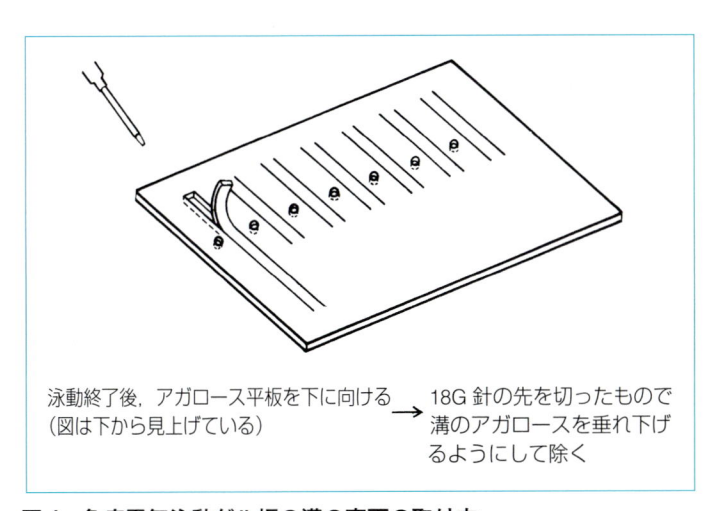

図4 免疫電気泳動ゲル板の溝の寒天の取り方
泳動終了後,アガロース平板を下に向ける(図は下から見上げている) → 18G 針の先を切ったもので溝のアガロースを垂れ下げるようにして除く

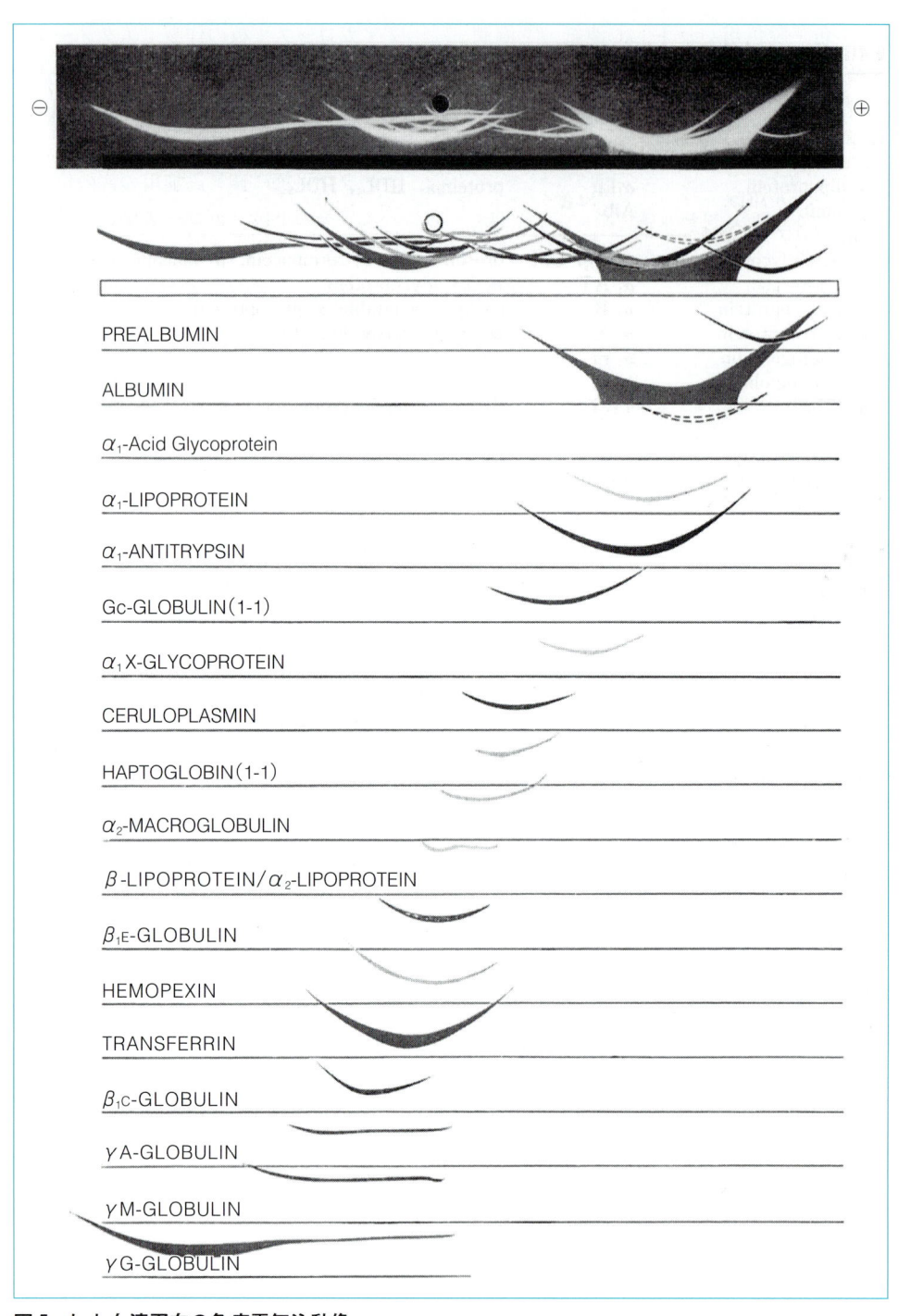

図5 ヒト血清蛋白の免疫電気泳動像
(Schultze, H.E., Schwieck, G より)

　　除く．
④資料の添加：被検血清と対照血清それぞれを穴に添加する．対照血清にはBPBをアルブミンマーカーとして加えておく．
⑤泳動：電流2～3mA/cm（電圧3～6V/cm）で泳動する．アルブミンが陽極端に近づいた

表1 主な血清蛋白成分とその正常値

血清蛋白分画	略号	別名	正常値 (mg/dL)
1. アルブミンより陽性寄り			
prealbumin	Prealb	proteinρ_1, ρ分画, thyroxine-binding prealb	25
α_1-lipoprotein	α_1 LP	proteinρ_2, HDL$_2$, HDL$_3$	
albumin	Alb		4,400
2. α_1-グロブリン領域			
α_1-acid glycoprotein	α_1 AG, OM	orosomucoid, α_1-seromucoid, α_1-mucoprotein	
α_1-antitrypsin	α_1 AT	α_1-3,5,-glycoprotein	290
α_1B-glycoprotein	α_1 B	easily-precipitable-α_1-glycoprotein	
α_1X-glycoprotein	α_1 X	α_1-chymotrypsin inhibitor	45
α_1-microglobulin	α_1 m		1
α_1-macroglobulin	α_1 M		
α_1-TBG transcortin	TBG	thyroxine-binding globulin	1〜2
α-fetoprotein	AFP		0
serum amyloid protein A	SAA		0
3. α_2-グロブリン領域			
Gc-glycoprotein	Gc	group specific component	40
anti-thrombin III	AT III		23
α_2-macroglobulin	α_2 M	α_2-protease inhibitor, α_2-antiplasmin	男 240 女 290
haptoglobin	Hp	α_2-seromucoid HP 1-1	170
		HP 1-2	235
		HP 2-2	190
ceruloplasmin	Cp		35
α_2-HS-glycoprotein	α_2 HS	α_2-HS-mucoid, α_2-Z-globulin	60
Zn-α_2-glycoprotein	α_2 Zn	Zn-binding α_2 Gp	
α_2-plasmin inhibitor	α_2 PI		
transcobalamin	TCB	R-protein	
C1 esterase inhibitor	C1s-I	α_2-neuraminoglycoprotein	
4. β-グロブリン領域			
transferrin	Tf		295
hemopexin	Hx	β_{1B}-globulin, β_1-seromucoid	75
$\beta_{1C/1A}$-globulin	$\beta_{1C/1A}$	C3	82
β_{1E}-globulin	β_{1E}	C4	30
β_{1F}-globulin	β_{1F}	C5	
C3 activator	C3A		25
fibrinogen	Fl, ϕ		300
β_2-glycoprotein I	β_2 I		20
β_2-glycoprotein II	β_2 II		
β_2-glycoprotein III	β_2 III		
β_2-microglobulin	β_2 m, β_2 MG		
fibronectin	FN		
β-lipoprotein	β-Lp	（α_2-Lpと同じ）	男 440 女 400
plasminogen	Pmg		20
C-reactive protein	CRP	β型とγ型がある	
5. γ領域			
immunoglobulin A	IgA		210
immunoglobulin M	IgM		男 125 女 160
immunoglobulin G	IgG		1,250
immunoglobulin D	IgD		3
immunoglobulin E	IgE	reagin	<150 IU/mL
C1q	C1q		
（C-reactive protein	CRP）		

表2 血清蛋白の変化と病態との関係

1. 炎症
    1) 急性炎症
        ↑ α_1AG, α_1AT, α_1X, Cp, Hp, ϕ, CRP
        ↓ Prealb, Alb, Tf
    2) 慢性炎症
        ↑ IgM, IgA, IgG
        ↓ Prealb, Alb, Tf
2. 肝疾患
    1) 肝細胞性疾患
        ↑↑ IgA
        ↑ (α_1AG), α_1AT, IgG, (IgM)
        ↓ Prealb, Alb, Hp, Tf, (C3, C4)
    2) 胆道閉塞症
        ↑ Hp, C3, β-Lp
3. 蛋白漏出性疾患
    ↑ (IgM), β-Lp, HP1-1, α_2M
    ↓ Prealb, Alb, α_1AG, α_1AT, Hp, Tf, (C3, C4, IgG)
4. 貧血性
    1) 鉄欠乏性貧血
        ↑ Tf
        ↓ ferritin
    2) 溶血性貧血
        ↓ Hp
5. 形質細胞障害
    1) 骨髄腫，H鎖病
        a) IgG 骨髄腫
            ↑ IgG
            ↓ IgA, IgM
        b) IgA 骨髄腫
            ↑ IgA
            ↓ IgG, IgM
    2) 原発性マクログロブリン血症
        ↑ IgM
    3) L鎖病
        ↓ IgG, IgA, IgM
    4) 免疫不全
        a) IgA 欠損症
            Ⓧ IgA
        b) Wiskott-Aldrich（ヴィスコット・オールドリッチ）症候群
            ↑ IgG
            ↓ IgM
        c) 運動失調性毛細血管拡張症
            Ⓧ IgA, IgE
    5) 自己免疫疾患
        ↑ IgE, (IgA, IgM)
        ↓ Hp, C3, C4
    6) 先天性蛋白欠損症
        a) α_1AT 欠損症
        b) 補体欠損症
        c) Ig 欠損症
        d) Cp 欠損症
        e) その他(Alb, Hp, Tf, Ch, E, ϕ, ATⅢ, α_1X, α_1Lp 欠損症)
    7) エストロゲン分泌過多症
        ↑↑ Cp
        ↑ α_1AT, α_2M, Tf
        ↓ Prealb, Alb, α_1AG, Hp
    8) 副腎皮質ホルモン療法
        ↑ Prealb, Hp
    9) 新生児および小児
        ↑↑ α_2M
        ↑ α_1AG, Gc/Cp, Hp, C3, C4
        ↓↓ IgA, IgM

略号：表1参照
↑↑著増，↑増加，↓減少，↓↓著減，Ⓧ欠損
（　）内は正常のこともある．

ら電流を止める．
⑥先を平坦にした注射針で溝の寒天を取り除く（図4）．
⑦湿潤箱に入れ，溝に抗血清を添加する．
⑧室温または4℃で1晩反応させ，イムノビュアで沈降線を観察する．
　　写真撮影する場合は穴と溝にPBSまたはベロナール緩衝液をかけて満たし，イムノビュアの照明により行う．
⑨標本の保存：生理食塩液中に1～3日浸漬し，未反応の蛋白を取り除いた後，蒸留水に12時間浸漬して塩分を除去する．次いで蒸留水で濡らしたアガロース平板と同じサイズの濾紙で気泡が入らないようにアガロース平板中心部からゲル表面を覆う．孵卵器内で1晩乾燥させる．
⑩染色：アミドブラックで10～15分間染色し，2～5％酢酸の入ったバットで脱色する．

e) 結果の解釈
①泳動される血清蛋白は各領域に分けて示されている．陽極よりアルブミン，α_1領域のα_1-アンチトリプシン，α_2領域のα_2-マクログロブリン，β領域のトランスフェリン，γ領域のIgGを同定する（図5）．
②各バンドの形状や量を正常血清と比較する．免疫グロブリン異常症でのM-bow，免疫グ

ロブリン欠損症などに注目する．
③表1に血清蛋白の各領域に泳動される成分を示す．また，表2には疾患時の血清蛋白の変化と病態との関係を示す．

第27章 凝集反応および凝集抑制反応

学習のポイント

❶ マイコプラズマ感染などで上昇する寒冷凝集素(CA)は，0~4℃でヒト赤血球を凝集する．
❷ グラム陰性桿菌のO，H，Vi抗原の血清型別に直接凝集反応が利用される．
❸ Widal(ウィダール)反応はサルモネラのO，H，Vi抗原を用いた直接凝集反応であり，腸チフスの血清診断に用いる．
❹ Weil-Felix(ワイル・フェリックス)反応はプロテウス菌を抗原とした直接凝集反応であり，リケッチアがプロテウス菌と共通抗原をもつことからリケッチア感染の血清診断に用いられる．
❺ 間接凝集反応は担体に抗原(または抗体)を結合させ，抗原抗体反応を担体の凝集により間接的に判定する方法である．
❻ 関節リウマチ(RA)テストは，ヒト変性IgG感作ラテックス粒子を用いてリウマトイド因子(RF)を検出する試験である．
❼ 抗カルジオリピン(CL)抗体検出方法には，ガラス板法とRPR(サークル)カードテストがある．
❽ 受身赤血球凝集反応(PHA)は固定赤血球を担体として抗原を結合させ，抗体を検出する間接凝集反応である．
❾ ゼラチン粒子凝集(PA)法はゼラチン粒子を担体として抗原を結合させ，抗体を検出する間接凝集反応である．
❿ 赤血球凝集抑制(HI)試験は，ウイルスと赤血球の凝集を阻止する抗体(HI抗体)を検出する方法である．

本章を理解するためのキーワード

❶ STS
CLを抗原として行う梅毒血清反応．

❷ Nichols(ニコルス)株
病原性のある梅毒トレポネーマ(TP)菌株で，抗TP抗体検出の抗原とする．

❸ Reiter(ライター)株
非病原性TP株で，培養液加熱上清はPHAやFTA-ABSテスト(梅毒トレポネーマ蛍光抗体吸収試験)の際に血清の非特異的抗体の吸収に用いる．

A 赤血球凝集反応

　赤血球のもつ膜表面抗原と凝集性抗体とを反応させ，その抗体価を測定する．赤血球凝集反応には血液型判定試験，EBウイルス感染により出現するポール・バンネル抗体(異好抗体)とヒツジ赤血球との反応，マイコプラズマ感染などに伴い産生される寒冷凝集素(cold agglutinin；CA)と赤血球との反応などがある．赤血球の由来(動物の種類)，抗原決定基の密度，抗体の強さなどによって凝集像が異なる．また，試験管の大きさ，形，トレイの種類などによっても凝集像が異なってくる．ここでは寒冷凝集反応に関して記載する．

1. 寒冷凝集反応

a) 原理・意義

ヒト血清は0～4℃の低温でABO血液型に関係なく，自己赤血球のほか同型またはO型の赤血球を凝集するCAを含む．健常者のCA価は低いが，マイコプラズマ肺炎，伝染性単核症，サイトメガロウイルス感染症などで高値となる．CAはIgMが主体で，生理食塩液中で赤血球を凝集させる．また，抗体は多クローン性であることが多く，その特異性は特定の血液型抗原に対応することが知られている(表1)．CAが検出される疾患を特に寒冷凝集素症(cold agglutinin disease)という．

b) 器具

①小試験管，②スピッツグラス，③三角フラスコ，④ピペット(1，10mL)，⑤生理食塩液用噴射びん，⑥バット(試験管立てと氷水を入れる)，⑦恒温槽，⑧冷蔵庫

c) 試薬

①生理食塩液，②ヒトO型赤血球(または自己赤血球)

d) 術式

①採血後の血液は37℃恒温槽におき，血清分離まで冷蔵庫に入れない．

②ヒトO型赤血球をあらかじめ37℃に温めた生理食塩液で3回遠心洗浄し，最終的に2,500 rpm，10分間遠心した沈渣より，生理食塩液で0.25%浮遊液を作る．

③表2に従って被検血清を希釈する．

④赤血球浮遊液を加えて冷蔵庫内で1晩反応させる．

e) 判定

氷水入りのバット内に試験管立てを入れたまま試験管を取り出し，温度が上昇しないうちに凝集を観察する．

f) ポイント

①血清分離前に血液を冷やすとCAが自己赤血球に結合し，真の値より低く出るので，血液を37℃に保つ．CAの力価が高いと反応温度幅が広がり，室温でも反応する．

②自己赤血球と反応させた場合，凝集素価が低

表1 寒冷凝集素(CA)の特徴

Igのクラス	IgM，ほとんどκ型(稀にIgA，IgG)
反応する赤血球	ヒト赤血球，動物赤血球
血液型特異性 　同種抗体 　自己抗体	抗-A₁, -H, -Leᵃ, -Leᵇ, -P₁, -M, -N 抗-I, -AI, -BI, -HI, -i, -Pr, -Gd, -Sdˣ, -P(Donath-Landsteiner)
反応温度	0～5℃(→30℃)
産生細胞	正常なもの：多クローン性 悪性リンパ腫：単クローン性
高力価を示す疾患	原発性非定型肺炎，トリパノソーマ症，マラリア，ブドウ球菌性敗血症，ウイルス性呼吸疾患，伝染性単核症[1]，ムンプス精巣炎，自己免疫性溶血性貧血，発作性寒冷血色素尿症，レイノー症候群，下腿潰瘍，悪性リンパ腫，悪性貧血，鎌形赤血球貧血，肝疾患，妊娠，アレルギー，サルファ剤長期服用，ベンゼン中毒

1) 抗i特異性を示す．

表2 寒冷凝集反応の術式

試験管 No.	1	2	3	4	5	6	7	8	9	10	11
血清希釈倍数	1：4	1：8	1：16	1：32	1：64	1：128	1：256	1：512	1：1,024	1：2,048	対照
生理食塩液(mL) 被検血清(mL)	0.75 0.25	0.5 0.5	0.5 0.5	0.5 0.5	0.5 0.5	0.5 0.5	0.5 0.5	0.5 0.5	0.5 0.5	0.5 0.5	0.5 捨てる
0.25% O型赤血球浮遊液(mL)	0.1	0.1	0.1	0.1	0.1	0.1	0.1	0.1	0.1	0.1	0.1
混和し，冷蔵庫に1晩放置，氷水に浸けた状態で観察											
判定例	3	3	3	2	2	1	0	0	0	0	0

寒冷凝集素価1：128

めに出ることがある．患者が低温にさらされるたびに体内でCAが赤血球に結合し，さらに補体が結合する．赤血球に結合した補体が試験管内での新たなCAの結合を妨げるためと考えられる．

③赤血球浮遊液は1％浮遊液を作製して1：4に希釈すると調製しやすい．また，浮遊液は作製当日しか使用できない．

④ほとんどのCAはI血液型のI抗原に特異性があるが，そのほかの不規則性低温性正常同種抗体を含むことがある（表1）．したがって，用いる赤血球がもつ型抗原次第で反応する．また，臍帯血赤血球と反応するCAはi型抗原に特異性があり，特に伝染性単核症に多くみられる．

⑤CAによる凝集は37℃に温めると消失するので，37℃恒温槽に入れて凝集の消失を確認する．もし凝集が消失しなければ，他の抗体によるものと考えられる．

⑥抗I型特異性を確認するために，ABO血液型の同型またはO型の臍帯血赤血球（i型）と反応させ，陰性であることを確認する．

⑦あまりに高い凝集素価（$1：10^6$以上）が得られたら，キャリーオーバー（carry over）の可能性がある．

g）結果の解釈（表1）

①凝集素価の正常値は1：64～128といわれるが，方法，条件により異なる．CAは健常者の40～90％にみられる．

②マイコプラズマ肺炎では約60％に高い凝集素価がみられる．しかし，病期には低く2週間ごとの検査で4倍以上の上昇を証明できれば，疑いが濃くなる．1回だけの検査で1：512以上ならば疑いが濃い．通常，発病後3～4週間で最高値を示す．悪性リンパ腫に高い凝集素価がみられることがある．また，ワルデンシュトレームマクログロブリン血症のM蛋白が高い凝集素価を示すこともある．

③原因不明の特発性寒冷凝集素病では，高い凝集素価がみられる．この場合，患者赤血球を37℃の生理食塩液で洗っても直接グロブリン試験は通常陽性を呈する．また，寒冷凝集素病も溶血性貧血をきたすことがある．

④CAのためにABO血液型抗原の判定を誤ることがあるので，注意を要する．

B 細菌凝集反応

細菌の膜表面を構成する物質に対する抗体は細菌を凝集させる．グラム陰性桿菌のもつリポ多糖体〔LPS（O抗原）📖〕，鞭毛（H抗原），莢膜（Vi抗原）と特異抗体との直接凝集反応は同一菌種間での抗原性の差異による分類〔血清型別（serological typing）〕に利用される．また，古典的方法として，チフス性サルモネラ（*Salmonella enterica* subspecies *enterica* serovar Typhi, *Salmonella enterica* subspecies serovar Paratyphi A）感染の血清診断に用いるWidal（ウィダール）反応と，リケッチアとProteus（プロテウス）菌との共通抗原を利用してリケッチア感染症の血清診断を行うWeil-Felix（ワイル・フェリックス）反応などがある．凝集抗体のクラスはIgM，IgG，IgAであるが，凝集能力はIgMが最も強い．

ここではWeil-Felix反応に関して記載する．

1. Weil-Felix反応

a）原理・意義

Weil-Felix（ワイル・フェリックス）反応はリケッチアの外層の可溶性抗原がプロテウス菌と共通抗原をもつことを利用した試験であり，プロテウス菌体を抗原とした凝集反応により，発疹チフス，発疹熱，ツツガムシ病などのリケッチア感染症の血清診断に利用されている．発疹チフスの病原体である*R. prowazekii*および発疹熱の病原体である*R. typhi*の多糖体抗原と*Proteus vulgaris*（OX19株，OX2株）のO抗原との間に共通抗原がある．ツツガムシ病の病原体である*Orientia tsutsugamushi*はペプチドグリカン📖やLPSをもたないが，OXK株菌体と反応する．共通抗原物質は現在も同定されていない．主なリケッチア感染症にみられる抗体とプロテウス菌体との交差反応を表3に示す．

表3 Weil-Felix 反応の抗原特異性

病名	リケッチア	OX19	OX2	OXK
発疹チフス	R. prowazekii	++	+	−
発疹熱	R. typhi	++	+	−
ツツガムシ病	O. tsutsugamushi	−	−	+
ロッキー山紅斑熱	R. rickettsii	+ / ++	++ / +	− / −
リケッチア感染症痘疹		−	−	−
日本紅斑熱	R. japonica	−	++	−
Q熱	Coxiella burnetii	−	−	−

表4 Weil-Felix 反応の術式

試験管 No.	1	2	3	4	5	6	7	8
血清希釈倍数	1:10	1:20	1:40	1:80	1:160	1:320	1:640	対照
第1列 生理食塩液 (mL)	2.7	1.5	1.5	1.5	1.5	1.5	1.5	0.5
被検血清 (mL)	0.3	1.5	1.5	1.5	1.5	1.5	1.5	1.5 捨てる
第2列 (mL)	0.5	0.5	0.5	0.5	0.5	0.5	0.5	0.5
第3列 (mL)	0.5	0.5	0.5	0.5	0.5	0.5	0.5	0.5
	第1列　OX19 抗原液　0.5 mL ずつ 第2列　OX2 抗原液　0.5 mL ずつ 第3列　OXK 抗原液　0.5 mL ずつ							
最終希釈倍数	1:20	1:40	1:80	1:160	1:320	1:640	1:1,280	
よく混和後, 37℃, 2時間, 4℃ 1晩おき, 判定							

明確な凝集(+以上)がみられた試験管の最高希釈倍数を凝集素価とする.

b) 器具

①小試験管, ②ピペット(2, 10 mL), ③恒温槽

c) 試薬

①生理食塩液, ② Weil-Felix 反応用抗原(市販品：5 mg/mL)：OX19 抗原, OX2 抗原, OXK 抗原

d) 術式

①被検血清を非動化して, 表4に従い希釈系列を同時に3系列作る.

②3種類の抗原液を生理食塩液でそれぞれ1：5に希釈(1 mg/mL)し, おのおのの系列に加え, 反応させる.

e) 判定

＋＋(2＋)以上の凝集が認められた試験管の最終希釈倍数を凝集素価とする.

f) ポイント

各系列の対照に自然凝集がないことを確認する.

g) 結果の解釈

① OX19 に対する凝集素価が1：160以上のとき発疹チフス, 発疹熱が疑われる.

② OX19 または OX2 に対する凝集素価の上昇はロッキー山紅斑熱が疑われる.

③ OXK に対する凝集素価が1：40以上でツツガムシ病が疑われる.

④ 1回のみでの意味づけは困難である. 1週おきに検査し, 4倍以上の上昇を陽性とする.

⑤ツツガムシ病についてはリケッチア抗原を用いた蛍光抗体法が実用化されている. (第12章 F, 11. リケッチア感染症参照→ p. 175)

C 間接凝集反応

　間接凝集反応は担体に抗原または抗体を結合させ，抗原抗体反応を間接的に担体の凝集として観察する方法である．担体には動物の新鮮赤血球または固定赤血球，ポリスチレンラテックス粒子，ゼラチン粒子などが用いられる．

1. RA テスト

a）原理・意義

　リウマトイド因子（rheumatoid factor；RF）はIgG の Fc 部分に対する自己抗体であり，ヒト変性 IgG の Fc に強く反応する．この性質を利用して，ヒト変性 IgG 感作ラテックス粒子を抗原として RF を間接的凝集反応により検出する方法を RA テスト（RA test：RAT）という（第 14 章 D, 3, b．関節リウマチ参照→ p.194）．

　市販キットとして「リウマチ因子キット　RA 試薬（ND）」（シスメックス）（2012 年 12 月現在）がある．

b）器具

　①判定用スライド，②血清採取用スポイト

c）試薬

　①変性ヒト γ-グロブリン吸着ポリスチレンラテックス粒子，③撹拌棒（ガラス，プラスチック）

d）術式

　①検体は血清または血漿を用いる．
　②スライドグラス上に希釈被検血清を 1 滴（0.05 mL）載せる．
　③ラテックス・グロブリン試薬 1 滴（0.05 mL）を滴下する．
　④棒で混和しながら広げる．
　⑤スライドグラスの 4 隅を指で押さえ，1 分間揺り動かす．

e）判定（図 1）

　　（－）：均一なラテックス粒子の乳濁液で凝集が認められない．
　　（±）：ラテックス粒子は粗くみえるが，明らかに凝集が認められない．
　　（＋）：小さい凝集塊または部分的凝集がみられる．
　　（＋＋）：はっきり凝集がみられる．

f）ポイント

　試薬の添付文書を参照して操作法を説明する．
　①ラテックス・グロブリン試薬は凍結させないこと．使用前に室温に戻し，ゆっくり撹拌し，均一な浮遊液とする．
　②試薬と血清とを混和してから判定まで時間をかけすぎないこと（乾燥すると凝集像にみえる）．
　③スライドグラスは専用の黒いものを用いるか，黒い紙をバックにして蛍光灯スタンド下で観察する．

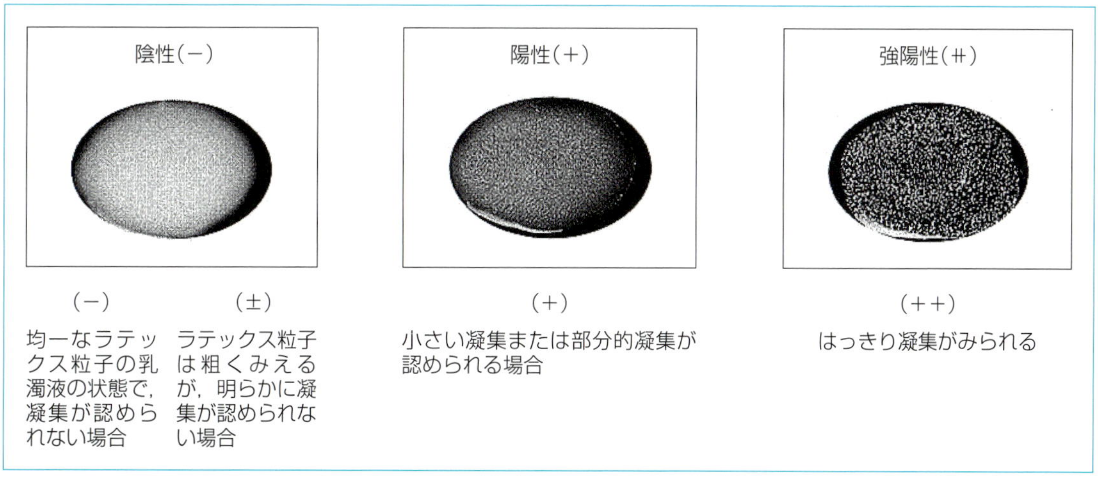

（－）	（±）	（＋）	（＋＋）
均一なラテックス粒子の乳濁液の状態で，凝集が認められない場合	ラテックス粒子は粗くみえるが，明らかに凝集が認められない場合	小さい凝集または部分的凝集が認められる場合	はっきり凝集がみられる

図1　RA テスト判定像

g) 結果の解釈

関節リウマチ(RA)では約70～80%,全身性エリテマトーデス(SLE)では約20～30%の陽性率である.慢性肝炎,肝硬変,他の自己免疫疾患で陽性率が比較的高い.健常者でも,特に高齢者で陽性になることがある.

[付記] RFの検出にはRAテストのほか,ヒツジ赤血球(SRBC)に抗SRBC抗体を感作した抗原抗体複合物を抗原とするWaaler-Rose(ワーラー・ローズ)反応やゼラチン粒子にウサギγ-グロブリンを結合させた抗原を用いるRAPA(rheumatoid arthritis particle)などがある.RAテスト,Waaler-Rose反応,RAPAで検出するRFの抗体クラスはIgMである.RAテストは簡便でありRAやSLEの診断価値は高いものの,組織傷害に重要なRFはIgG型RFであり,その検査にはRIA,EIAが用いられる.

2. 抗CL抗体検出間接凝集反応

梅毒血清反応に抗カルジオリピン(CL)抗体を検出する方法として,ガラス板法,RPR(サークル)カードテストがある.ガラス板法はコレステロール(Chol)結晶にCLとレシチン(Lec)を加えた抗原を用い,RPR(サークル)カードは炭素粒子にCL,Chol,Lecを結合させた抗原を用いて抗CL抗体を検出する.

1) ガラス板法(VDRL法準拠)
a) 原理・意義

ガラス板法はCL,Lecで感作したChol粒子が抗体によって凝集するのを顕微鏡下で観察する試験である.ガラス板法は沈降反応として分類されるが,一種の間接凝集反応である.顕微綿状(microflocculation)反応ともよばれる.

b) 器具

①広口共栓ガラスびん(30 mL),②ピペット(0.5,1,5 mL),③ガラス板(市販のもの,またはスライドグラスにワセリンで円を作る.十分脱脂しておく),④ガラス板用マッペ(専用マッペ),⑤注射器(1または2 mL),注射針(1 mLが60滴になるもの,1滴は約17 μL),⑥顕微鏡(100倍),⑦恒温槽(56℃),⑧平回転機(回転直径5 cm,120回転/分)

c) 試薬

①ガラス板法抗原(室温に保存.冷蔵庫保存はコレステリン結晶析出のため不可),②生理食塩液

d) 術式

①被検血清を非動化する.

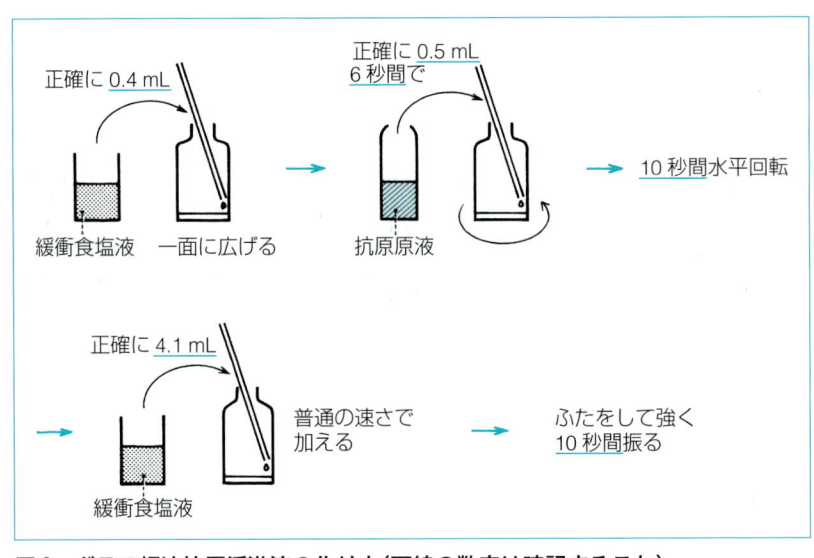

図2 ガラス板法抗原浮遊液の作り方(下線の数字は暗記すること)

```
定性法    15℃以上のところで
```

(1) 被検血清をピペットで吸い上げ,先端をガラス板の円の中に浸けて 0.05 mL を流出させ,ガラス板の円輪内に広げる.　被検血清(0.05 mL)

(2) 注射針の切り口を水平に保ち抗原液 1 滴を注射針から滴下する.　抗原浮遊液 1 滴(1/60 mL)

(3) 直径 5 cm の円周上を 120 回転/分　5 分間　水平回転

→ 顕微鏡(×100)ただちに観察

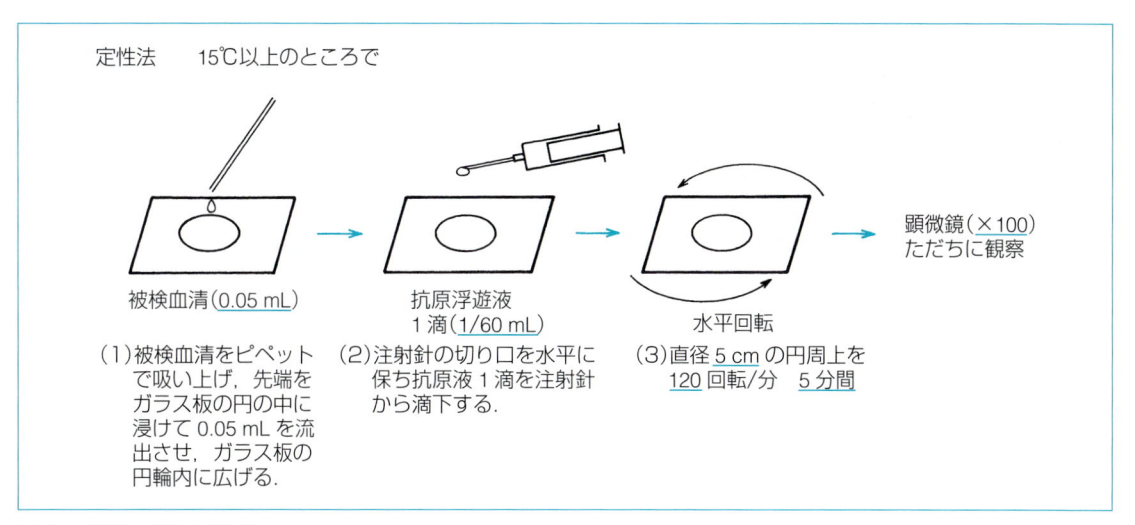

図3　ガラス板法の術式

表5　ガラス板法定量法

試験管 No.	1	2	3	4	5	6	…
被検血清(mL)	0.2	0.2	0.2	0.2	0.2	0.2	
生理食塩液(mL)	0.2	0.2	0.2	0.2	0.2	0.2	
血清希釈倍数	1:2	1:4	1:8	1:16	1:32	1:64	

表6　ガラス板法の判定と報告

定型的な反応	判定	報告
大きな凝集塊	4+	陽性+
中くらいの大きさの凝集魂	3+	
小さな凝集魂	2+	
きわめて小さな凝集魂	1+	
1+とも?とも決めにくい場合	±	判定保留(±)
ほんの少し粗い感じ	?	陰性(−)
コレステリンの結晶が平等に分布していて凝集魂がまったくみられない	0	

②抗原浮遊液の作製(図2).
③定性法(図3).

e) 定量法
　表5のごとく行う.

f) 判定表(表6,図4)
　陽性を示した終価で表す.たとえば陽性を示した最高希釈倍数が 1:16 ならば,終価は 1:16 であり,16 dils と表すこともある.

g) 髄液の検査
　髄液は総蛋白量(30±9 mg/dL)も γ-グロブリン含量(7.7±1.9 mg/dL)も少なく,ガラス板法では抗原過剰で反応が起こらない.また,髄液に梅毒抗体が出現するのは第4期の神経梅毒に進展してからである.したがって,ガラス板法は髄液の検査に適さない.

h) 抗 CL 抗体の力価
　梅毒の診断および治療効果の判定には定量法が用いられる.しかし,得られた抗体価は検査法により異なるので,それぞれのおおよその対応する力価を知っておく必要がある.

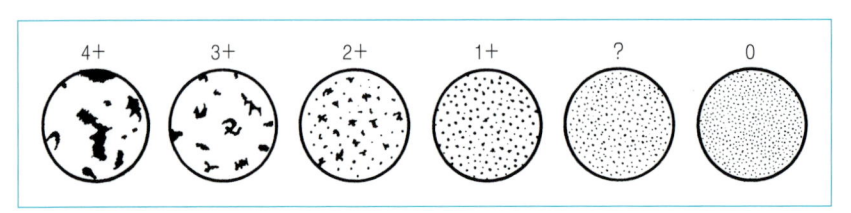

図4 ガラス板法の凝集像

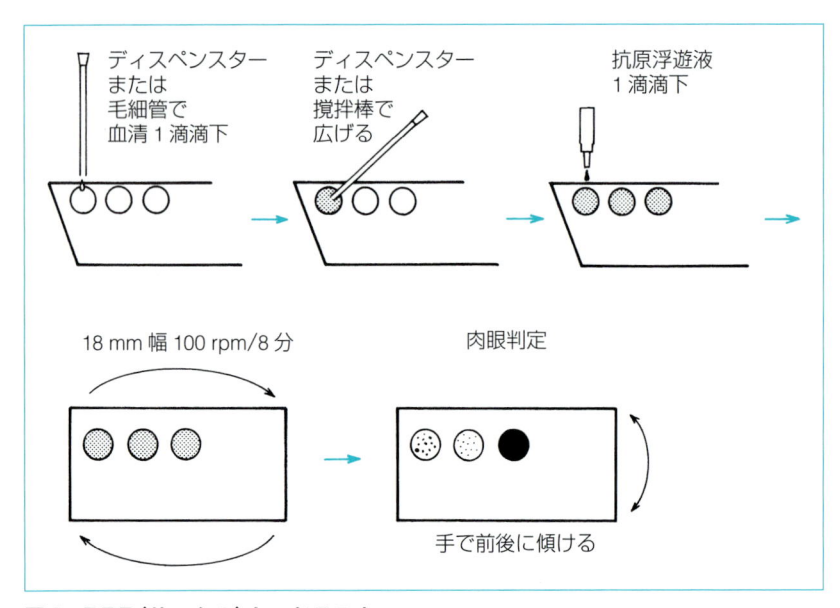

図5 RPR(サークル)カードテスト

ガラス板法1:4希釈以下は低力価であり，TPHAおよびFTA-ABSテストでは1:320希釈以下に相当する．ガラス板法1:32希釈ではTPHAおよびFTA-ABSテストの5,120倍以上に相当し，高力価とみなされる．

2) RPR(サークル)カードテスト
a) 原理・意義

RPR(サークル)カードテスト〔rapid plasma reagin (circle) card test〕はCL, Lec, Cholを炭素粒子に結合させた抗原により抗CL抗体を検出する方法である．操作が簡便であることから，緊急検査に適している．

b) 試薬・キット

①RPR(サークル)カードテスト抗原液(EDTA，塩化コリン，リン酸緩衝液，蒸留水を含む)：アンプルに入ったままなら2〜8℃，1年間有効，開封後プラスチックの点滴びんに移すと，2〜8℃で3か月使用可能，②針(垂直滴下で1滴=1/60 mL)，③プラスチック製点滴びん，④18 mmサークルカード(10個の円)，⑤ディスペンスター：ビニール製で検体の滴下と撹拌用(または毛細管，ゴムバルブ，撹拌棒)

c) 術式

①検体：血清または血漿．非動化不要．室温に戻す．
②抗原液：室温に戻し軽く振り，均等にする．
③操作法：図5参照．

d) ポイント

①反応は室温で行う．
②陰性および陽性の対照血清を必ずおく．
③被検血清中に血球およびフィブリンが混入していると反応に影響が出る．
④被検血清の溶血にあまり影響されないが，乳

表7　TPHA法術式

Well No.	1	2	3	4	5	6	12	
血清希釈用液　（μL）	100	25	25	25	25	25	25	25 μL 捨てる
検体または 対照用陽性血清（μL）	25	25	25	25	25	25	25	
検体希釈倍数	1:5	1:10	1:20	1:40	1:80	1:160	1:10,240	
未感作血球　（μL）		75						
感作血球　（μL）			75	75	75	75	75	
最終希釈倍数		1:40	1:80	1:160	1:320	1:640	1:40,960	
プレートミキサーにかけた後，プレートにふたをして反応静置2時間								
判　定								

びが強い血清は判定できないので遠心してから行う．

⑤定量法も行える．

3. 受身赤血球凝集反応および逆受身赤血球凝集反応

受身赤血球凝集反応（passive hemagglutination；PHA）は固定赤血球（担体）に抗原を結合させ，間接凝集反応により抗体の検出を行う方法である．固定赤血球に抗体を結合させ，抗原を検出する方法を逆受身赤血球凝集反応（reversed passive hemagglutination；RPHA）という．どちらも鋭敏で簡単な方法であることから，広く利用されている．ここでは梅毒血清反応での抗TP抗体検出に関して記す．

a）原理・意義

TPHAはグルタルアルデヒドで固定したヒツジまたはニワトリ赤血球にTP（Nichols株）菌体成分を結合させた感作赤血球が抗原として用いられる．非特異的凝集物質の吸収のため，希釈液や溶解液に可溶化赤血球膜，健康ウサギ睾丸アセトン粉末，非病原性TP（Reiter株）菌体成分などが添加されている．また，反応時間の短縮や凝集像の鮮明化のための工夫もされており，メーカーによりそれぞれ特性がある．

b）器具

①マイクロプレート（U型），②ダイリュータ（25μL），③ドロッパー（25, 50μL），④マイクロピペットおよびメスピペット（0.3, 1, 10mL），⑤（トレイミキサー）⑥血球滴下用スポイト等

c）試薬「セロディア-TP」（富士レビオ製造）

①感作ニワトリ赤血球（乾燥），②未感作血球，③溶解液，④対照陽性血清，⑤血清希釈用液

d）術式（表7）

（1）凍結乾燥された感作赤血球と非感作赤血球は30分前に添付の溶解液で復元する（液状試薬はそのまま使用または緩衝液で洗浄後使用）．

（2）プレートの表面を湿らせたガーゼで拭き，静電気を除く（または湿らせたガーゼの上にプレートをおく）．

（3）マイクロピペットを用いて血清希釈液をマイクロプレート第1穴に100μL第2穴から最終穴まで25μL適下する．

（4）ダイリュータで被検血清を25μLとり，第1穴に立て，最終穴まで2倍連続希釈系列を作る．

（5）ドロッパーを用いて，未感作赤血球を第2穴に75μL，感作赤血球を第3～最終穴にそれぞれ75μL適下する．

（6）マイクロミキサーで30秒間振盪撹拌する．

（7）室温で2時間反応させる．

f）判定

トレイを白紙または判定用ビュアーの上に置き，血球の管底像を観察する．希釈液に対する感作赤血球の対照が陰性であることを確認し，それを陰性像の基準とする．判定は陰性（−）から保留（±），弱陽性（1+），陽性（2+），強陽性（3+）の

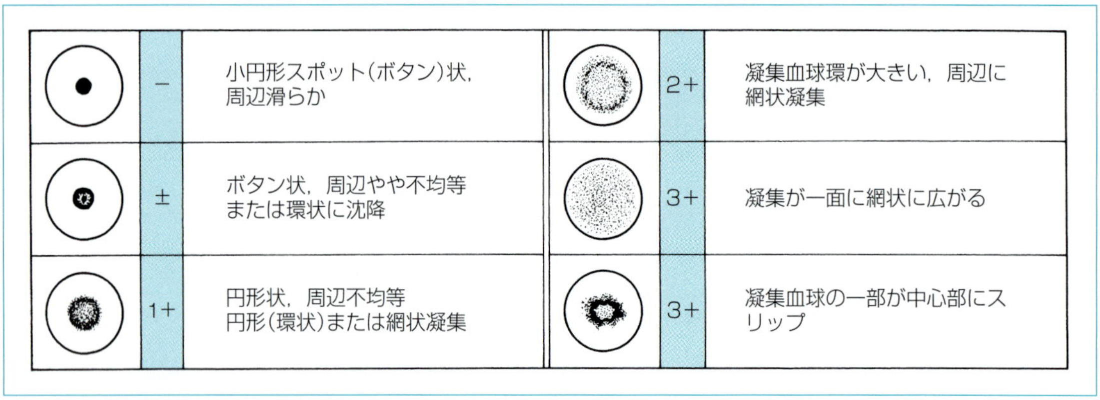

⊙	−	小円形スポット(ボタン)状，周辺滑らか	◯	2+	凝集血球環が大きい，周辺に網状凝集
⊙	±	ボタン状，周辺やや不均等または環状に沈降	●	3+	凝集が一面に網状に広がる
●	1+	円形状，周辺不均等円形(環状)または網状凝集	◉	3+	凝集血球の一部が中心部にスリップ

図6 感作血球凝集反応管底像(マイクロプレートU)の判定

五段階に分けて行う(図6).

g) 結果の解釈

(1) 1：80希釈で(1+)以上の凝集を陽性とし，陽性を示す最高希釈倍数を抗体価とする．

(2) 特異性，再現性ともに優れているが，感染初期にはSTSより遅れて陽性化することが多い．また治療後陰性化しにくい．1：80希釈が(±)の場合，FTA-ABSテストによる確認が勧められる．

4. ゼラチン粒子凝集法による抗体検査

ゼラチン粒子凝集(particle agglutination；PA)法はゼラチン粒子を担体としてウイルスやマイコプラズマ抗原を結合させ，間接凝集反応により抗体を検出する方法である．ゼラチン粒子は親水性で生物活性がないことから，血清成分の物理的吸着が少なく，また，異好抗体などとの反応もない利点がある．PAは抗HIV抗体，抗HTLV(human T-cell leukemia virus)抗体，抗マイコプラズマ抗体，抗トレポネーマ(TP)抗体，抗HCV抗体などの検出などに利用されている．ここでは定性法として血清中の抗HIV抗体検査のスクリーニングについて記載する．

1) 抗HIV抗体検査のスクリーニング

a) 原理・意義

HIV(human immunodeficiency virus)はAIDSの原因ウイルスであり，世界的に流行している．現在，ウイルスはHIV-1型とHIV-2型が分離同定されているが，世界に多く蔓延しているのはHIV-1型である．しかしながら，HIV-2型も徐々に増加の傾向にある．遺伝子工学で作製したHIVエンベロープ蛋白(gp41：HIV-1，gp36：HIV-2)およびコア蛋白(p24)をゼラチン粒子に結合させ，PAにより抗HIV-1抗体および抗HIV-2抗体を検出する．

b) 器具

①マイクロトレイ(Uプレート)，②ダイリュータ(25μL)，③ドロッパー(25μL)，④マイクロピペット(25，50μL)，チップ，⑤ピペット(1，5，10 mL)，⑥トレイミキサー，⑦判定用ビュア

c) 試薬・器材

「ヒト免疫不全症ウイルス抗体キット　ジェネディア®HIV-1/2ミックス　PA」(富士レビオ)

①感作粒子📖(gp41，gp36，p24感作ゼラチン粒子)，②対照粒子(タンニン酸処理ゼラチン粒子)，③対照用陽性血清(マウスモノクローナル抗体)，④溶解用液，⑤血清希釈用液，⑥付属スポイト(25μL)

d) 術式

感作粒子および対照粒子は凍結乾燥されている

ので，使用30分前に室温で所定量の溶解液で復元する（1％浮遊液になる）．

定性法（表8）

①被検血清に赤血球または有形成分のないことを確認する．血清の非動化📖は不要（非動化した血清も可）である．

②血清希釈用液をドロッパーまたはマイクロピペットを用いてマイクロプレートの第1ウェルに3滴（75 μL），第2ウェル，第3ウェルに1滴（25 μL）ずつ加える．

③マイクロピペットを用いて検体を25 μL採り，第1ウェルに入れる．

④ダイリュータを用いて，第1ウェルから第3ウェルまで2倍希釈系列を作る．

⑤付属スポイトまたはドロッパーを用いて対照粒子を第2ウェルに，感作粒子を第3ウェルに，それぞれ1滴（25 μL）滴下する．

⑥トレイミキサーを用いて30秒間撹拌する．

⑦マイクロプレートにふたをして，室温で2時間静置し，判定用ビュアで観察する．

定量法

定性法で陽性または保留と判定された検体について，確認の意味も合わせて，定量法を実施する．

①血清の希釈を2倍連続希釈系列で第2ウェルから最終ウェルまで行う．

②第2ウェルに対照粒子1滴（25 μL），第3ウェルから最終ウェルまで感作粒子を1滴ずつ付属スポイトまたはドロッパーを用いて加える．

③以下，定性法と同じ．

吸収試験

対照粒子および感作粒子がともに±以上の凝集を示した検体について，吸収操作を実施したうえで再試験を行う．

①スピッツグラスに対照粒子を0.35 mL入れ，被検血清を50 μL加え，よく混合する（1：8希釈）．

②室温で20分間放置する．

③2,000 rpm，5分間遠心して，上清を被検血清とする（粒子が混ざらないように注意して行う）．

④第2ウェルに被検血清を25 μLおよび第3ウェル以降最終ウェルに血清希釈用液を入れ，ダイリュータを用いて，第2ウェルから最終ウェルまで2倍連続希釈系列を作る．

⑤以下，定量法に同じ．

e）判定（カラー図譜口絵5参照）

①検体ごとに対照粒子のウェル（最終希釈1：16）が陰性であることを確認する．

②表9に従い，＋以上を陽性とする．

③陽性を示したら，再検，定量法および吸収試験を実施する．

f）結果の解釈

抗体陽性と判定されても，ただちにHIV感染であると診断できない．臨床症状やほかの検査成績から総合的に判定する．

g）注意

①検査ごとに血清希釈用液と感作粒子および対照粒子の反応が陰性であることを確認する（メ

表8 HIV抗体検出定性法

トレイウェル No.	1	2	3
血清希釈用液（μL）	75	25	25
被検血清（μL）	25	25	25
血清希釈倍数	1：4	1：8	1：16
対照粒子（μL）		25	
感作粒子（μL）			25
最終血清希釈倍数		1：16	1：32

ミキサーで混和→ふたをして反応静置2時間→判定

表9 ビュア上の反応像

反応像	読み	判定
粒子がボタン状に集まり，外周縁が均等で滑らかな円形を示すもの	－	陰性
粒子が小さなリングを形成し，外周縁が均等で滑らかなもの	±	陰性
粒子リングが明らかに大きく，その外周縁は不均等で荒く周辺に凝集がみられるもの	＋	陽性
凝集が均一に起こり，凝集粒子が底全体に膜状に広がっているもの	＃	陽性

ディウム対照).

②キットごとに対照用陽性血清のウェルが陽性であることを確認する(通常, 抗体価は 1 : 128 に調整されている).

③感作粒子および対照用陽性血清などは感染性がないが, 検体の取り扱いは感染物として, 慎重に取り扱う.

h) 確認試験

ゼラチン凝集法で陽性と判定された検体に関しては, ウエスタン・ブロッティング(WB)および HIV-1 核酸増幅検査(RT-PCR 法)などで確認する. WB では HIV 固有のエンベロープ蛋白(gp120, gp41：HIV-1, gp36：HIV-2)およびコア蛋白(p24)などに対する抗体を確認できる. また, HIV-1 型と HIV-2 型の鑑別も可能である.

[付記] 梅毒トレポネーマ TP 粒子凝集反応(*Treponema pallidum* particle agglutination；TPPA)

T. pallidum(Nichols 株)抗原をゼラチン粒子に感作させ, PA により抗 TP 抗体の抗体価を測定する. 基本的な術式は HIV 抗体検出 PA と同様である. 感度・特異性に優れる. TPHA に代わり, 抗 TP 抗体検出に汎用されている.

D 凝集抑制反応

1. 赤血球凝集抑制反応によるウイルス抗体価の測定

ある種のウイルスは特定の動物赤血球を凝集する性質がある. 赤血球を凝集させる物質を hemagglutinin(HA)といい, HA に対する抗体はウイルスと赤血球の凝集を阻止することができる. この抗体は赤血球凝集阻止抗体(hemagglutination inhibiting antibody；HIA)といわれる. 赤血球凝集抑制(hemagglutination inhibition；HI)試験はウイルスと被検血清を反応させたあと, 赤血球を加えてその凝集抑制の価(HI 抗体価)を測定する試験である. 特異性が高く, かつ感度のよい試験である. ここではインフルエンザウイルス HI 試験に関して記載する.

1) インフルエンザウイルスの HI 試験

a) 原理・意義

インフルエンザウイルスに対する血清 HI 抗体価を測定する. インフルエンザウイルスの HI 試験にはニワトリまたはモルモット赤血球が用いられる. ヒト血清中には赤血球凝集抑制物質(ムコ蛋白)と正常異種赤血球凝集素が存在することから, あらかじめ被検血清よりそれらを除去する必要がある. HI 試験の前にウイルスの HA 価を測定して 16 HA 価の抗原を作製する.

b) 器具

①小試験管, ②ビーカー, ③ピペット(0.5, 1.0 mL), ④マイクロトレイ(U プレート), ⑤ダイリュータ(25 μL), ⑥ドロッパー(25, 50 μL), ⑦プレートミキサー, ⑧低速遠心機

c) 試薬

① 0.005 mol/L リン酸緩衝生理食塩液(phosphate buffered saline；PBS), pH 7.2〜7.4

NaCl	8.5 g
$Na_2HPO_4 \cdot 12H_2O$	1.4 g
KH_2PO_4	0.14 g

蒸留水または精製水で 1,000 mL とする.

② 0.5% ニワトリ赤血球浮遊液, ③ 50% ニワトリ赤血球浮遊液, ④ RDE(receptor destroying enzyme)液, ⑤不活化インフルエンザウイルス浮遊液, ⑥陽性および陰性対照血清

d) 術式

被検血清の RDE 処理

①凍結乾燥された RDE を滅菌蒸留水で溶解する(市販試薬の説明書の指示に従う).

②被検血清 0.1 mL に RDE 液を 0.3 mL 加える.

③撹拌後, 37℃に 1 晩放置する.

④ 56℃, 30 分間加温する(RDE の不活化).

⑤ 50% ニワトリ赤血球浮遊液 50 μL を加えて混和後, 室温で 1 時間おく(この間数回撹拌する).

⑥ 2,000 rpm, 10 分間遠心し, 上清を採り 1：4 希釈血清とする.

表10 インフルエンザウイルス HA 試験

トレイウェル No.	1	2	3	4	5	6	7	8	9	10
ウイルス希釈倍数	1:4	1:8	1:16	1:32	1:64	1:128	1:256	1:512	1:1,024	血球対照
PBS(μL) ウイルス浮遊液(μL)	− 50	25 25	25 25	25 25	25 25	25 25	25 25	25 25	25 25	25 捨てる
PBS(μL)	25	25	25	25	25	25	25	25	25	25
0.5% 赤血球浮遊液(μL)	すべてのウェルに50									
最終希釈倍数	1:16	1:32	1:64	1:128	1:256	1:512	1:1,024	1:2,048	1:4,096	
判定例(凝集)	3+	3+	3+	3+	3+	3+	2+	+	−	−
		↑ 16HA[1]				↑ 1HA				

1) この判定例ではウイルス原液の8倍希釈が16HA価となる.

表11 インフルエンザウイルス HI 試験

トレイウェル No.	1	2	3	4	5	6	7	8	9
血清希釈倍数	1:4	1:8	1:16	1:32	1:64	1:128	1:256	HA対照	血球対照
PBS(μL) 被検血清[1](μL)	− 50	25 25	25 25	25 25	25 25	25 25	25 25	25 捨てる	50
ウイルス浮遊液[2](16HA価)(μL)	25	25	25	25	25	25	25		
0.5%赤血球浮遊液(μL)	すべてのウェルに50								
最終希釈倍数	1:16	1:32	1:64	1:128	1:256	1:512	1:1,024		
判定例(凝集) (抑制)	− 3+	− 3+	− 3+	− 3+	1+ 2+	2+ 1+	3+ −	3+ −	− −
				↑ 凝集抑制[3]					

1) 血清希釈は2系列作成する.
2) 血清希釈2系列のうち,一方にはウイルス浮遊液の代わりにPBSを加える.
3) この判定例ではHI抗体価1:128とする.

HA 試験

① 赤血球をPBSで3回洗浄後,沈渣より0.5%PBS浮遊液を作製する.

② マイクロトレイを用いて**表10**に従い,ウイルスの2倍連続希釈系列を作る.

③ PBS 25 μLおよび0.5%赤血球浮遊液を50 μL加え,トレイミキサーで撹拌後,室温で1時間静置する.

④ 凝集の強さを3+〜0の4段階で判定し,3+を示すウイルスの最終希釈倍数を1HA価とする.

⑤ 16HA価のウイルス浮遊液を調製する.

HI 試験(本試験)

① **表11**に従い,RDE処理被検血清の2倍連続希釈系列を作る.

② 16HA価のウイルス浮遊液を25 μL加える.

③ 室温で30分間または4℃で1晩反応させる.

④ 0.5%ニワトリ赤血球浮遊液を50 μL加え,トレイミキサーで撹拌後,室温で1時間静置する.

e) 判定

① 血球対照での非凝集を確認する(凝集を示した場合,血清中の正常異種赤血球凝集素の吸収が不完全であることが疑われる).

② HA対照での赤血球が凝集することを確認

する．
　③完全に凝集を阻止した最終希釈倍数を HI 価とする．

f) ポイント
　① HA 価の測定を正確に行う．生理食塩液は希釈液に不適である．
　② HI 価既知の陽性血清で正しく力価が出ることを確認する．
　③ニワトリ赤血球の代わりにモルモット赤血球を用いた場合，HA 価が高く出る．

g) 結果の解釈
　ペア血清で検査して抗体価の上昇が 8 倍以上で陽性とする．また，4 倍の上昇は感染の疑い，2 倍以下は感染なしと判定する．

第28章 溶解反応による検査法

学習のポイント

❶ 血清補体価測定には EA の溶血を指標とした CH50 法が用いられる．
❷ 1 CH50 は一定数の EA を 50% 溶血させる補体量である．
❸ EA はヒツジ赤血球（SRBC）に溶血素を感作して作製する．
❹ CH50 法には Ca^{2+} と Mg^{2+} を含むゼラチン・ベロナール緩衝生理食塩液（gelatin VBS）が用いられる．
❺ 補体結合試験（CF 試験）には CH50 法に使用する EA を用いる．
❻ CF 試験にはモルモット血清を補体源として用い，5 CH50 を反応系に使用する．
❼ CF 試験に用いる抗原は対照陽性血清とのボックス力価測定法（box titration）で力価を決定する．
❽ CF 試験には正常抗原対照をおく．

本章を理解するためのキーワード

❶ **溶血素（ヘモリジン）**
赤血球膜抗原に対する抗体であり，補体が結合することで赤血球を溶血させる．CH50 法に用いる溶血素はヒツジ赤血球（SRBC）をウサギに免疫して作製する．

❷ **モルモット血清補体**
CH50 法の対照血清補体として用いる．また，CF 試験の補体源としても用いる．通常，モルモット血清の CH50 価は 180〜200 CH50 である．

❸ **Ham（ハム）試験**
発作性夜間血色素尿症の赤血球補体を吸着しやすく，酸性下で正常ヒト血清を加えると溶血する．補体の別経路活性化による反応である．また，トロンビン試験は Ham 試験にウシトロンビンを添加することで反応を強めた試験であり，Crosby（クロスビー）試験ともいう．

❹ **Donath-Landsteiner（ドナト・ランドシュタイナー，D-L）抗体**
発作性寒冷血色素尿症の血清中にみられる自己抗体で，寒冷時に体表血管内の赤血球に D-L 抗体と補体が結合し，体温の上昇で補体が活性化して赤血球が溶血する．2 つの相の温度で反応が進むことから，この抗体を二相性抗体ともいう．

A CH50 法による血清補体価の測定

a）原理・意義

CH50（50% hemolytic unit of complement）法は，溶血素で感作したヒツジ赤血球（EA）の一定数を 50% 溶血させるのに必要な補体量を 1 CH50 として血清中の補体量を測定する方法である．この方法は血清中の各補体成分や種々の不活化因子の活性化を総括的に測定するものであり，各成分の著しい低下や欠如では，その価が消失することがある．補体価の測定は免疫疾患をはじめとする各種疾患の診断や病因の解明に役立つ．

b）器具

① メスフラスコ（100，1,000，2,000 mL），② ビーカー（500，1,000 mL），③ メスシリンダー（100，200 mL），④ ピペット（1，5，10 mL），⑤ 漏斗，グラスウール（または脱脂綿），⑥ 中試験管（約 25×100 mm），⑦ 三角フラスコ，⑧ pH メーター，⑨ 低速遠心機，⑩ 恒温槽（振盪機付き），⑪ 分光光度計，⑫ バット（氷入れ）

c）試薬

① ゼラチン・ベロナール緩衝生理食塩液〔gelatin veronal buffered saline (VBS) ; GVB²⁺]：5倍濃度液のベロナール緩衝生理食塩水(VBS)にCa²⁺, Mg²⁺原液とゼラチンを加えて作製する．

(A) 5倍濃度液のベロナール緩衝生理食塩水，pH 7.3～7.5

塩化ナトリウム	83.0 g
バルビタールナトリウム	10.19 g
1N 塩酸	35.0 mL

蒸留水を加えて 2,000 mL とする．

(B) 0.15 mol Ca²⁺, 1.0 mol Mg²⁺ 原液

CaCl₂（無水）	1.67 g
MgCl₂・6H₂O	20.33 g

蒸留水を加えて 100 mL とする．
（白濁したら作り直す）

(C) gelatin VBS (GVB²⁺)

ゼラチン	1.0 g
VBS×5(A)液	200 mL
Ca²⁺, Mg²⁺ 原液(B)液	1.0 mL

蒸留水（または精製水）を加えて 1,000 mL とする．

ゼラチンは蒸留水を加えて加温溶解する（煮沸しない）．この緩衝液は毎週作り直す．

② ヒツジ赤血球 (SRBC)
③ 補体（モルモット血清）

d) 術式

感作赤血球の作製

(1) 1×10⁹ 個/mL 濃度の SRBC 浮遊液の調製（図1）

① Alseve（アルゼーバ）液等量混合 SRBC をグラスウールで濾過後，GVB²⁺ で3回洗浄する．

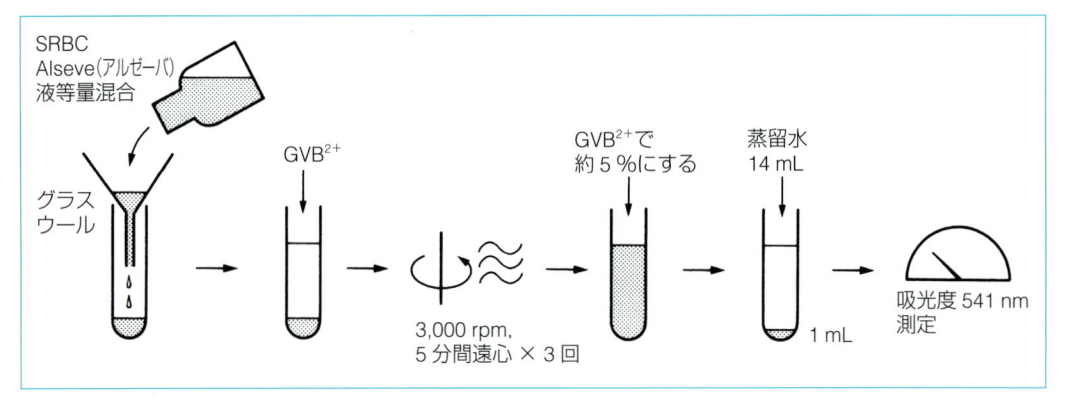

図1 ヒツジ赤血球浮遊液の作り方

表1 ヘモリジン量決定の術式

試験管 No.	1	2	3	4	5	6	7[1)]	8
ヘモリジン希釈倍数(1:n)	200	400	800	1,600	3,200	6,400	CB[1)]	100%[2)]
ヒツジ赤血球[3)]	0.2	0.2	0.2	0.2	0.2	0.2	0.2	0.2
各希釈ヘモリジン液[4)]	0.2	0.2	0.2	0.2	0.2	0.2	—	—
GVB²⁺	—	—	—	—	—	—	0.2	—
蒸留水	—	—	—	—	—	—	—	0.2
37℃，10分間→0℃，15分間以上放置							
GVB²⁺	1.6	1.6	1.6	1.6	1.6	1.6	1.6	—
希釈モルモット血清[5)]	1.0	1.0	1.0	1.0	1.0	1.0	1.0	—
蒸留水	—	—	—	—	—	—	—	2.6
37℃，60分間→0℃，3～5分間（反応停止）→遠心→吸光度（541 nm）							

(単位 mL)

1) cell and buffer（対照）
2) 100% 溶血（対照）
3) 1×10⁹/mL GVB²⁺ 浮遊
4) "ヘモリジン希釈倍数" に示した希釈
5) 補体血清(1:500 希釈)

② 沈渣より GVB^{2+} で 5% 浮遊液を作る．

③ 5% 浮遊液 1 mL に蒸留水 14 mL を加え溶血させ，10 mm のキュベットを用いて 541 nm の吸光度を計測する．

④ 濃度の調整：$1×10^9$ 個/mL の SRBC 浮遊液 1 mL に蒸留水 14 mL を加え溶血させたときの吸光度（Ds）を 0.68 として，次の式から必要量の浮遊液（Vf）を作る．

$Vf = Vi × Di/Ds = Vi・Di/0.68$

Vi：はじめの SRBC 浮遊液
Di：測定値

$Di > Ds$ のとき：Vi に GVB^{2+} を加えて Vf にする．

$Di < Ds$ のとき：再遠心して浮遊させる．

（2）溶血素〔ヘモリジン（hemolysin）〕の定量（表1）

① 1：200～1：6,400 まで，GVB^{2+} を用いてヘモリジンの 2 倍連続希釈系列を作製する．

② $1×10^9$ 個/mL SRBC 浮遊液 0.2 mL に希釈した各ヘモリジン 0.2 mL を加える．

③ 37℃，10 分間反応させ，氷水中に 15 分間おく．

④ GVB^{2+} を 1.6 mL ずつ加えた後，500 倍に希釈したモルモット血清（補体）を 1 mL ずつ加え，37℃ で 60 分間反応させる（途中 20 分おきに撹拌する）．

⑤ ただちに氷水中で冷却し，2,000 rpm，10 分間遠心して上清をとる．

⑥ 上清の吸光度を 541 nm で測定する．

⑦ 補体対照，ヘモリジン対照をおき，不溶血であることを確認する．

⑧ 100% 溶血を対照にして各希釈での溶血度（%）を縦軸に，ヘモリジンの希釈倍数を横軸にプロットする．最大溶血を示した（飽和に達した）点の 2 倍量が至適感作ヘモリジン量である（図2）．

（3）感作法（図3）

① GVB^{2+} で浮遊した $1×10^9$ 個/mL の SRBC と飽和点の 2 倍量のヘモリジンを等量混合する（赤血球の入っているほうにヘモリジン溶液を入れる）．

② 37℃，30 分間反応させる（この間 10 分ごとに振る）．

③ 使用まで氷水中におく．

補体価（CH50 値）の測定〔Mayer（マイヤー）の変法〕（図4）

Mayer 法では，$5×10^8$ 個/mL の EA を 7.5 mL

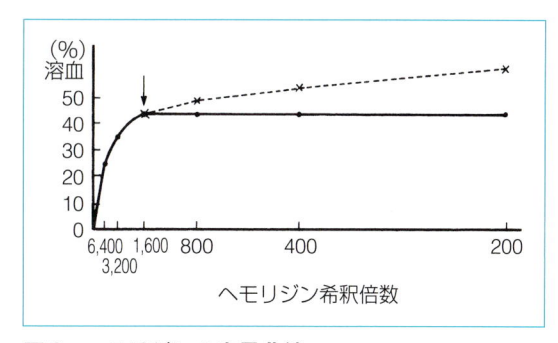

図2 ヘモリジンの定量曲線
至適感作に必要なヘモリジン量は飽和点（図では 1：1,600）の 2 倍量（1：800）である（××…のようになったら，そのヘモリジンは使えない）．

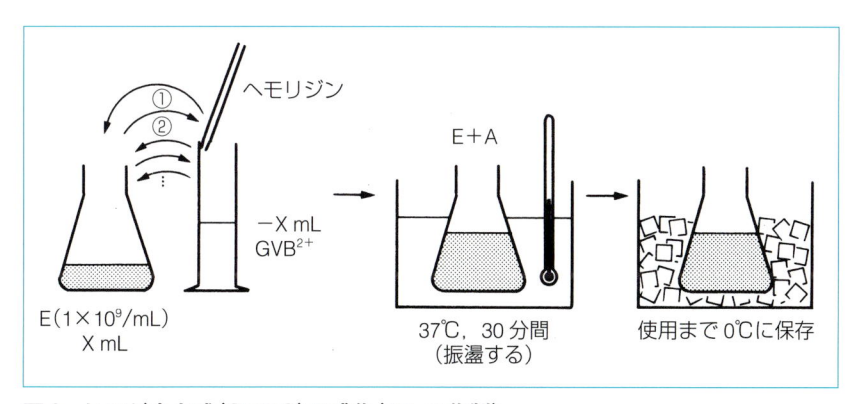

図3 ヒツジ赤血球（SRBC）の感作（EA の作製）

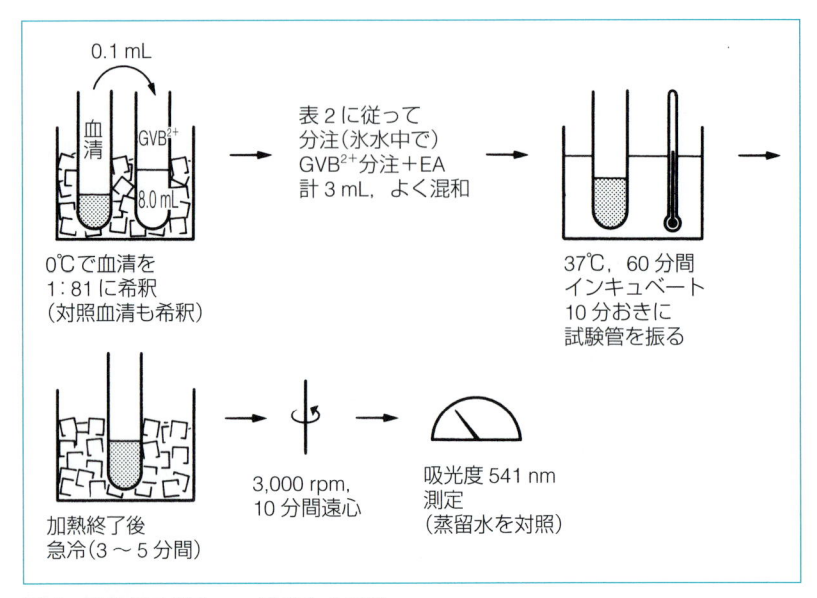

図4 補体価の測定——準備と本試験

表2 補体価の測定法本試験

試験管 No.	1	2	3	4	5	6	CB	100%
GVB^{2+}(mL)	1.1	1.6	1.8	1.9	2.0	2.1	2.6	—
希釈血清[1]	1.5	1.0	0.8	0.7	0.6	0.5	—	—
蒸留水	—	—	—	—	—	—	—	2.6
EA(5×10^8/mL)	0.4	0.4	0.4	0.4	0.4	0.4	0.4	0.4

37℃, 60分間加温(10分おきに試験管を振る)→0℃に急冷→遠心→上清の吸光度測定

1) 81倍希釈, No.1が溶血していなかったり, No.5がほとんど溶血していたら, 血清量を増減した試験管を追加. その血清量の試験管の示す $y/(1-y)$ を図5のようにプロット.

表3 モルモットの補体価測定, 血清の希釈系列の作製例

試験管 No.	1	2	3	4	5	6[1]	7[2]	8[3]
GVB^{2+}(mL)	2.0	1.8	1.6	1.4	1.2	0.6	2.6	2.6
EA(5×10^8/mL)	0.4	0.4	0.4	0.4	0.4	0.4	0.4	—
モルモット血清 1/600	0.6	0.8	1.0	1.2	1.4	—	—	—
モルモット血清 1/60	—	—	—	—	—	2.0	—	0.4

37℃, 60分間インキュベート(10分おきに試験管を振る)→急冷→遠心→上清の吸光度541 nm測定

1) 100%溶血 2) CB(cell and buffer)
3) この吸光度が0.010ならば, モルモット血清1/600希釈0.4 mLの吸光度は0.001となり, それぞれの使用量に応じて補正する. 例:0.8 mL使用→0.002.

の緩衝液(GVB^{2+})中で50%溶血させるのに必要な補体量を1 CH50と定義する. ここでは1/2.5量にした変法を記載する.

(1) 反応系(本試験)

① 被検血清を1:81倍に希釈する(たとえばGVB^{2+} 8 mLに血清0.1 mLを加える).

② 表2に従い, 血清の希釈系列を作る. 対照として, 機械的溶血〔cell and buffer ; CB : EA+GVB^{2+})〕および100%溶血(EA+蒸留水)をおく.

③ 37℃, 60分間反応させる(この間10分ごとに振る. また, 15分および30分後にNo.1がほとんど溶血しない場合やNo.5が完全溶血に近い状態の場合, 血清量を増減した試験管を追加する).

④氷水中に入れて，急速に冷却する．
⑤3,000 rpm，10分間遠心して上清を採る．
⑥541 nmの吸光度で蒸留水を対照として測定する．

[付記] モルモット血清のCH50値の測定

モルモット血清を氷水中で冷やし，GVB^{2+}で1/60，1/600に希釈し，表3に従い行う．

(2) CH50値の算出

①各希釈血清および100%溶血の吸光度からCBの吸光度を引く．
②溶血度を次式より求める．

> 溶血度(y) = (血清のOD − CBのOD) /
> 　　　　　　(100%溶血のOD − CBのOD)

③y/(1−y)値を表4より求める．
④両対数方眼紙の縦軸に希釈血清の採取量(mL)を，横軸にy/(1−y)をプロットし，各点を結ぶと直線が得られる(図5)．
⑤得られた直線より，y/(1−y)=1(y=0.5，すなわち50%溶血)のときの希釈血清量を読み取る．
⑥希釈倍数から原血清1 mLあたりのCH50値に換算する．なお，Mayer法の1/2.5法であるから，計算値を1/2.5倍する．

> 血清希釈倍数÷(50%溶血時の希釈血清量)
> 　　　×1/2.5 = CH50値

⑦得られた直線の勾配(1/n)を両対数方眼紙上で求める．通常，0.2±0.02である．

e) ポイント

①SRBCは採血後1週間以上経たもので，かつあまり古くないものを用いる．採血直後の赤血球を用いるとCH50が低めに出る．
②赤血球洗浄の際，沈渣表面のバッフィー・コート(buffy coat)を除く．
③モルモット補体は凍結乾燥された市販のものが便利である．
④赤血球濃度の調整にシアンメトヘモグロビン発色試薬を用いて行う方法がある．ヘモグロビンをより安定度の高いシアンメトヘモグロビンにして，吸光度を測定することにより，濃度の調整がより正確になる利点がある．
⑤検体(血清)およびモルモット補体は使用まで氷水中におく．

f) 結果の解釈

正常人のCH50値は35〜50CH50である．CH50値の低下する疾患は免疫複合体疾患が多い．急性糸球体腎炎，膜性増殖性糸球体腎炎，全身性エリテマトーデス(SLE)，などが属する．また，慢性肝炎でも低下する．

B　CH50法を用いた補体結合反応(試験)

補体結合反応(complement fixation reaction；CF reaction)は抗原，抗体，補体の結合にEAの溶血を介して行う反応である．従来，EAの作製には100%溶血法を指標とした方法が用いられたが，現在ではCH50法に基づく方法が一般化されている．補体結合反応を用いた検査法は補体結合試験(complement fixation test)またはCF試験ともいう．

ここでは血清マイコプラズマ抗体検出を例にとり，CH50法による補体結合反応を記載する．

a) 原理・意義

補体結合反応により，*M. pneumoniae*に対する血清抗体価を測定する．

b) 器具

①小試験管，②ビーカー，③ピペット(0.5，1.0 mL)，④マイクロトレイ(Uプレート)，⑤ダイリュータ($25\mu L$)，⑥ドロッパー(25，$50\mu L$)，⑦プレートミキサー，⑧低速遠心機，⑨恒温槽，⑩プレート用遠心バケット，⑪プレートシール

c) 試薬

① GVB^{2+}，②SRBC，③溶血素，④モルモット補体，⑤不活化マイコプラズマ抗原(FH株)，⑥正常抗原(希釈PPLO培地)，⑦対照陽性血清，⑧対照陰性血清

d) 術式

EAの作製および補体価の測定

①溶血素感作SRBCの調製：A.d)の感作赤血球の作製に準じて，$5×10^8$個/mLのEA浮遊液を作製する．
②モルモット補体の調製：CH50法によりモル

表4 $\dfrac{y}{(1-y)}$ 表

* \ **	0	1	2	3	4	5	6	7	8	9
.10	.111	.112	.114	.115	.116	.117	.119	.120	.121	.122
.11	.124	.125	.126	.127	.129	.130	.131	.133	.134	.135
.12	.136	.138	.139	.140	.142	.143	.144	.145	.147	.148
.13	.149	.151	.152	.153	.155	.156	.157	.159	.160	.161
.14	.163	.164	.166	.167	.168	.170	.171	.172	.174	.175
.15	.176	.178	.179	.181	.182	.183	.185	.186	.188	.189
.16	.190	.192	.193	.195	.196	.198	.199	.200	.202	.203
.17	.205	.206	.208	.209	.211	.212	.214	.215	.217	.218
.18	.220	.221	.222	.224	.225	.227	.229	.230	.232	.233
.19	.235	.236	.238	.239	.241	.242	.244	.245	.247	.248
.20	.250	.252	.253	.255	.256	.258	.259	.261	.263	.264
.21	.266	.267	.269	.271	.272	.274	.276	.277	.279	.280
.22	.282	.284	.285	.287	.289	.290	.292	.294	.295	.297
.23	.299	.300	.302	.304	.305	.307	.309	.311	.312	.314
.24	.316	.318	.319	.321	.323	.325	.326	.328	.330	.332
.25	.333	.335	.337	.339	.340	.342	.344	.346	.348	.350
.26	.351	.353	.355	.357	.359	.361	.362	.364	.366	.368
.27	.370	.372	.374	.376	.377	.379	.381	.383	.385	.387
.28	.389	.391	.393	.395	.397	.399	.401	.403	.404	.406
.29	.408	.410	.412	.414	.416	.418	.420	.422	.425	.427
.30	.429	.431	.433	.435	.437	.439	.441	.433	.445	.447
.31	.449	.451	.453	.456	.458	.460	.462	.464	.466	.468
.32	.471	.473	.475	.477	.479	.481	.484	.486	.488	.490
.33	.493	.495	.497	.499	.502	.504	.506	.508	.511	.513
.34	.515	.517	.52.	.522	.524	.527	.529	.531	.534	.536
.35	.538	.541	.543	.546	.548	.550	.553	.555	.558	.560
.36	.563	.565	.567	.570	.572	.575	.577	.580	.582	.585
.37	.587	.590	.592	.595	.597	.600	.603	.605	.608	.610
.38	.613	.616	.618	.621	.623	.626	.629	.631	.634	.637
.39	.639	.642	.645	.647	.650	.653	.656	.658	.661	.664
.40	.667	.669	.672	.675	.678	.681	.684	.686	.689	.692
.41	.695	.698	.701	.704	.706	.709	.712	.715	.718	.721
.42	.724	.727	.730	.733	.736	.739	.742	.745	.748	.751
.43	.754	.757	.761	.764	.767	.770	.773	.776	.779	.783
.44	.786	.789	.792	.795	.799	.802	.805	.808	.812	.815
.45	.818	.822	.825	.828	.832	.835	.838	.842	.845	.848
.46	.852	.855	.859	.862	.866	.869	.873	.876	.880	.883
.47	.887	.890	.894	.898	.901	.905	.908	.912	.916	.919
.48	.923	.927	.931	.934	.938	.942	.946	.949	.953	.957
.49	.961	.965	.969	.972	.976	.980	.984	.988	.992	.996
.50	1.000	1.004	1.008	1.012	1.016	1.020	1.024	1.028	1.033	1.037
.51	1.041	1.045	1.049	1.053	1.058	1.062	1.066	1.070	1.075	1.079
.52	1.083	1.088	1.092	1.096	1.101	1.105	1.110	1.114	1.119	1.123
.53	1.128	1.132	1.137	1.141	1.146	1.151	1.155	1.160	1.165	1.169
.54	1.174	1.179	1.183	1.188	1.193	1.198	1.203	1.208	1.212	1.217

＊yの小数点以下2ケタ　＊＊yの小数点以下3ケタ目の数字

表4 つづき

*	0	1	2	3	4	5	6	7	8	9
.55	1.222	1.227	1.232	1.237	1.242	1.247	1.252	1.257	1.262	1.268
.56	1.273	1.278	1.283	1.288	1.294	1.299	1.304	1.309	1.315	1.320
.57	1.326	1.331	1.336	1.342	1.348	1.353	1.358	1.364	1.370	1.375
.58	1.381	1.387	1.392	1.398	1.404	1.410	1.415	1.421	1.427	1.433
.59	1.439	1.445	1.451	1.457	1.463	1.469	1.475	1.481	1.488	1.494
.60	1.500	1.506	1.513	1.519	1.525	1.532	1.538	1.545	1.551	1.558
.61	1.564	1.571	1.577	1.584	1.591	1.597	1.604	1.611	1.618	1.625
.62	1.632	1.639	1.646	1.653	1.660	1.667	1.674	1.681	1.688	1.695
.63	1.703	1.710	1.717	1.725	1.732	1.740	1.747	1.755	1.762	1.770
.64	1.778	1.786	1.793	1.801	1.809	1.817	1.825	1.833	1.841	1.849
.65	1.857	1.865	1.874	1.882	1.890	1.899	1.907	1.915	1.924	1.933
.66	1.941	1.950	1.959	1.967	1.976	1.985	2.994	2.003	2.012	2.021
.67	2.030	2.040	2.049	2.058	2.067	2.077	2.086	2.096	2.106	2.115
.68	2.125	2.135	2.145	2.155	2.165	2.175	2.185	2.195	2.205	2.215
.69	2.226	2.236	2.247	2.257	2.268	2.279	2.289	2.300	2.311	2.322
.70	2.333	2.344	2.346	2.367	2.378	2.390	2.401	2.413	2.425	2.436
.71	2.448	2.460	2.472	2.484	2.497	2.509	2.521	2.534	2.546	2.559
.72	2.571	2.584	2.597	2.610	2.623	2.636	2.650	2.663	2.676	2.690
.73	2.704	2.717	2.731	2.745	2.759	2.774	2.788	2.802	2.817	2.831
.74	2.846	2.861	2.876	2.891	2.906	2.922	2.937	2.953	2.968	2.984
.75	3.000	3.016	3.032	3.049	3.065	3.082	3.098	3.115	3.132	3.149
.76	3.167	3.184	3.202	3.219	3.237	3.255	3.274	3.292	3.310	3.329
.77	3.348	3.367	3.386	3.405	3.425	3.444	3.464	3.484	3.505	3.525
.78	3.545	3.566	3.587	3.608	3.630	3.651	3.673	3.695	3.717	3.739
.79	3.762	3.785	3.808	3.831	3.854	3.878	3.902	3.926	3.950	3.975
.80	4.000	4.025	4.050	4.076	4.102	4.128	4.155	4.181	4.208	4.236
.81	4.263	4.291	4.319	4.348	4.376	4.405	4.435	4.464	4.495	4.525
.82	4.556	4.587	4.618	4.650	4.682	4.714	4.747	4.780	4.614	4.848
.83	4.882	4.917	4.952	4.988	5.024	5.061	5.098	5.135	5.173	5.211
.84	5.250	5.289	5.329	5.359	5.410	5.452	5.494	5.536	5.579	5.623
.85	5.667	5.711	5.757	5.803	5.849	5.897	5.944	5.993	6.042	6.092
.86	6.143	6.194	6.246	6.299	6.353	6.407	6.463	6.519	6.576	6.634
.87	6.692	6.852	6.863	6.874	6.937	7.000	7.065	7.130	7.197	7.264
.88	7.333	7.403	7.475	7.547	7.621	7.696	7.772	7.850	7.929	8.009
.89	8.091	8.174	8.259	8.346	8.434	8.524	8.615	8.709	8.804	8.901
.90	9.000	9.101	9.204	9.310	9.417	9.526	9.638	9.753	9.870	9.989

*yの小数点以下2ケタ　**yの小数点以下3ケタ目の数字

モット補体をGVB^{2+}で5および2.5 CH50/1.5 mLに希釈する．

抗原の力価測定(box titration) (表5)

①対照陽性血清を非動化する．

②抗原および対照陽性血清の2倍連続希釈系列をGVB^{2+}を用いて試験管内で作製し，抗原をマイクロプレートのA～F列に，血清を1～7列にそれぞれ25 μLずつ加える．

③正常抗原(N)をGVB^{2+}で1：4に希釈し，25 μLずつドロッパーでG列に加える．

④GVB^{2+}を25 μLずつドロッパーでH列に加える．

⑤ 5 CH50/1.5 mL に希釈した補体を 1～7 列に 50 μL ずつ加える．

⑥ 8～11 列（補体対照）に表 6 に従い，5 および 2.5 CH50/1.5 mL に希釈した補体と GVB^{2+} をそれぞれのウェルに加える．

⑦ プレートミキサーで撹拌後，ふたをして 4℃，1 晩反応させる．

⑧ 室温で 15 分間静置する．

⑨ EA（5×10^8 個/mL）をすべてのウェルに 50 μL ずつ加え，プレートシールを表面に張る．

⑩ プレートミキサーで撹拌後，37℃ の恒温槽で，60 分間反応させる（この間 15～20 分おきにプレートを撹拌する）．

⑪ プレートをプレート用遠心バケットにセットし，1,000 rpm，1 分間遠心後，表 7 により作製した溶血度標準に従い，溶血度を観察する．

抗補体性および非特異反応の検定

① N の補体対照列が表 8 の許容範囲にあれば，この抗原には抗補体性がないことが確認される．

② 抗血清希釈の G 列（N 対照）が完全溶血を示せば，この抗血清には正常抗原に対する抗体がないことが確認される．

③ 抗血清希釈の H 列（GVB^{2+} 対照）が完全溶血を示せば，この抗血清には抗補体性がないことが確認される．

至適抗原希釈度の求め方

抗補体性を示さない抗原希釈で 4 および 3（0 および 25% 溶血）を示すものを陽性とし，血清抗体価が最大に出た抗原希釈倍数を至適抗原希釈度とする（表 5 の例では 1：8 および 1：16 が至適抗原希釈度である）．

被検血清の抗体価の測定（line titration）（表 9）

① GVB^{2+} を用いて抗原を至適希釈度に希釈する．

② 被検血清を非動化し，GVB^{2+} で 1：4 に希釈する．

③ ウェル No.1，7，10 に 1：4 希釈血清を 25

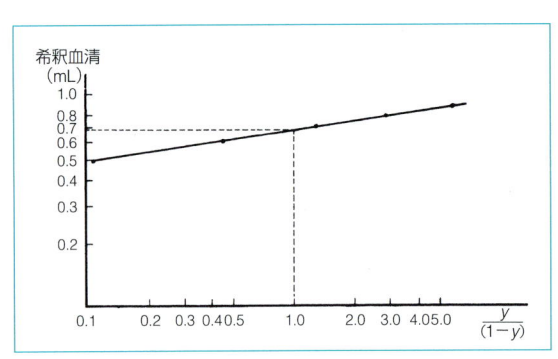

図 5 測定結果のプロット

表 6 補体対照ウェルへの希釈補体の加え方

(CH50)	5	3.75	2.5	1.25
希釈液（μL）	25	—	25	50
5 CH50（μL）	50	—	—	—
2.5 CH50（μL）	—	75	50	25

表 5　CF 試験・抗原の力価検定（box titration）（判定例）

		抗血清希釈							補体対照（CH50）			
ウェル No. （希釈倍数）		1 (1：4)	2 (1：8)	3 (1：16)	4 (1：32)	5 (1：64)	6 (1：128)	7 (1：256)	8 5	9 3.75	10 2.5	11 1.25
抗原希釈	A (1：4)	4	4	4	2	2	0	0	0	0	Tr	4
	B (1：8)[1]	4	4	4	3	0	0	0	0	0	Tr	4
	C (1：16)[1]	4	4	4	3	1	Tr	0	0	0	Tr	3
	D (1：32)	4	4	4	2	1	Tr	0	0	0	0	2
	E (1：64)	0	0	0	0	0	0	0	0	0	0	2
	F (1：128)	0	0	0	0	0	0	0	0	0	0	2
G (N, 1：4)		0	0	0	0	0	0	0	0	0	0	2
H (GVB^{2+})		0	0	0	0	0	0	0	0	0	1	3

溶血の程度
4：不溶血，3：25% 溶血，2：50% 溶血，1：75% 溶血，0：100% 溶血
Tr（trace）：痕跡程度に赤血球残渣が存在．
[1] この判例での至適抗原希釈濃度は 1：8 および 1：16．

表7　溶血度標準液の作り方

溶血度(%) (表示)	100 (0)	75 (1)	50 (2)	25 (3)	0 (4)
溶血：1：2希釈EA(μL)[1]	100	75	50	25	
不溶血：1：2希釈EA(μL)		25	50	75	100
GVB^{2+}(μL)	50	50	50	50	50

1) 凍結融解により溶血させる．

表8　補体対照群での溶血度の許容範囲

	(CH50)	5	3.75	2.5	1.25
抗原		0	0	0	Tr	2〜4
正常抗原(N)		0	0	0	Tr	1〜4
希釈液		0	0	0	Tr	2〜3

Tr：trace

表9　CF試験・抗体価の測定(line titration)

	ウェル No.(希釈倍数)											
	被検血清希釈						正常抗原対照			抗補体性検査被検血清希釈		
被検血清No.1 (希釈倍数) 〜 陽性血清(希釈)	1 (1：8) (1：8)	2 (1：16) (1：16)	3 (1：32) (1：32)	4 (1：64) (1：64)	5 (1：128) (1：128)	6 (1：256) (1：256)	7 (1：8) (1：8)	8 (1：16) (1：16)	9 (1：32) (1：32)	10 (1：8) (1：8)	11 (1：16) (1：16)	12 (1：32) (1：32)
補体対照例	抗原補体対照				正常抗原補体対照				希釈液(GVB^{2+})補体対照			
	(CH50) 5　3.75　2.5　1.25				5　3.75　2.5　1.25				5　3.75　2.5　1.25			

μL ずつ加える．

④ No.7，10および補体対照列を除くウェルに GVB^{2+} を 25 μL ずつ加える．

⑤ 25 μL ダイリュータを用いて No.12 ウェルまで2倍連続希釈系列を作る．

⑥ 抗原 25 μl を No.1〜No.6 のウェルおよび抗原補体対照ウェルに加える．

⑦ 1：4希釈正常抗原 25 μL を No.7〜9 のウェルおよび正常抗原補体対照ウェルに加える．

⑧ GVB^{2+} をウェル No.10〜12 および希釈液(GVB^{2+})対照ウェルに 25 μL ずつ加える．

⑨ 陽性対照血清についても②〜⑧に準じた操作を行う．

⑩ 5 CH50/1.5 mL に希釈した補体を，補体対照列を除くすべてのウェルに 50 μL ずつ加える．

⑪ 補体対照は表6に従い作製する．

⑫ プレートミキサーで撹拌後，4℃，1晩反応させる．

⑬ 室温で 15 分間静置する．

⑭ EA($5×10^8$ 個/mL)をすべてのウェルに 50 μL ずつ加え，プレートシールを表面に張る．

⑮ プレートミキサーで撹拌後，37℃の恒温槽で，60分間反応させる(この間15〜20分おきにプレートをミキサーで撹拌する)．

⑯ 遠心バケットでプレートを 1,000 rpm，1分間遠心し，表7により作製した溶血度標準に従い，判定する．

⑰ 判定：抗補体性を示さない4および3(0および25%溶血)を示す最大血清希釈倍数を抗体価とする．

e) ポイント

① EAおよび補体の定量を正確に行う．

② 抗補体性が認められる抗原または抗体は使用できない．

③ ダイリュータの使い方に慣れる．

④ CF試験は細菌やウイルスなどの感染因子に対する抗体検査に利用されているが，操作が煩雑であることや，検出感度が赤血球凝集抑制(HI)

試験や受身赤血球凝集反応(PHA)に比較して低い難点がある．

⑤正常抗原対照を必ずおく．

f) 結果の解釈

①肺炎の急性期と回復期のペア血清について検査し，4倍以上の上昇が認められたら，陽性とする．

②2倍の上昇でも第一検体が発病後1週間以上経過して採血され，その抗体価が1：32以上であれば陽性とする．また，抗体価が低下しても，第一検体が1：64以上であれば陽性とする．

③単一検体の検査の場合，発病後10日以上経過して1：64以上ならば陽性，1：32であれば偽陽性，1：16以下であれば陰性とする．

[付記] 正常抗原と陽性対照血清

細菌およびウイルスのCF抗原を作製する際，培養に用いた培地が正常抗原である．たとえばマイコプラズマであれば血清加PPLO培地であり，ウイルスの場合は培養に用いた細胞と同じ細胞(非感染)の培養上清を用いる．また，対照陽性血清作製のための免疫抗原はCF抗原の作製とは異なる血清を添加した培地を使用する．これは血清成分に対する抗体の混入を避けるためである．たとえばマイコプラズマの場合，免疫抗原作製にはブタ血清加PPLO培地が，CF抗原作製にはウマ血清加PPLO培地を用いる．

C Ham試験

a) 原理・意義

発作性夜間血色素尿症(paroxysmal nocturnal hemoglobinuria；PNH)の患者赤血球は溶血素がなくても補体の吸着だけで溶血し，血色素尿をきたす後天性疾患である．Ham(ハム)試験は患者赤血球に酸性(pH 6.5)にした正常ヒト血清を加えて溶血をみる試験である．これは酸性下ではPNH患者赤血球が補体を吸着しやすく，また補体の別経路の活性化が起こりやすいことによる(acidified serum testともいう)．PNH患者赤血球には正常赤血球膜にみられるC3転換酵素の形成を阻害する因子(decay accelerating factor；DAF：CD55)またはC8/C9と競合する反応性溶解阻害膜因子(membrane inhibitor of reactive lysis；MIRL, HRF20：CD59)が欠損していることが原因と考えられている．ウシトロンビンを加えると溶血がより顕著となる〔Crosby(クロスビー)試験またはトロンビン試験〕．

b) 器具・試薬

①小試験管，②ピペット(0.5，1 mL)，③恒温槽，④低速遠心機，⑤滅菌注射筒および注射針，⑥正常新鮮血清および赤血球(患者とABO血液型の同型)，⑦生理食塩液，⑧抗凝固剤(EDTA-2K)，⑨0.2NHCl

c) 術式

図6のような組み合わせで行う．

①患者およびABO血液型の同型の健常者から，約3 mL抗凝固剤を用いて採血し，血球を2回洗浄後，生理食塩液で50％浮遊液とする．

②同時に健常者から抗凝固剤を加えずに採血して，新鮮血清を分離し，補体源として0.5 mLずつ各試験管に入れる．No.3と6は非動化血清を加えて対照とする．

③No.2, 3, 5, 6に0.2 NHClを加えて酸性にする．

④37℃，1時間放置する(この間10分ごとに混和する)．

⑤2,000 rpm 5分間遠心して上清をとる．

⑥別に0.55 mLの蒸留水(または精製水)を入れたNo.7, 8の試験管を用意し，No.7には患者赤血球，No.8には健常者赤血球をそれぞれ0.05 mL加えて溶血させ，100％溶血の基準とする．また，No.9の試験管に健常者の血清0.5 mLを採り0％の基準とする．

d) 判定

肉眼で見て溶血を判定する．また，溶血度(％)を算出し確認する．

e) ポイント

①患者血液および健常者血液とも採血後速やかに検査する．特に患者赤血球は溶血しやすいので取り扱いに注意する．

②健常者の血清は2〜3人分を採取するほうが

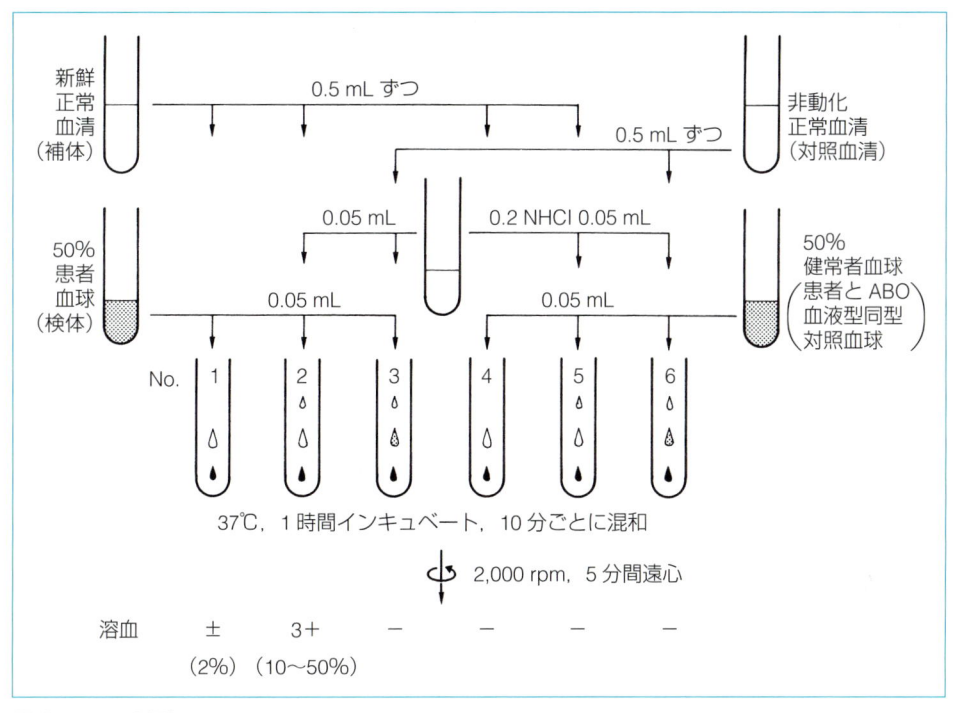

図6 Ham試験

よい．

③遺伝性球状赤血球症や自己免疫性溶血性疾患の赤血球も弱く溶血が起こりやすいことから，弱陽性と誤って判定することがある．

f) 結果の解釈

PNH患者ではNo.2が強く溶血する（10〜50%，時には50〜80%）．

D Donath-Landsteiner抗体の検査

a) 原理・意義

寒冷に曝露されたあと，溶血発作を起こして血色素尿を呈する疾患を発作性寒冷血色素尿症（paroxysmal cold hemoglobinuria；PCH）という．PCHには先天性と後天性のものがある．後天性のものはかつては梅毒の合併症として知られていたが，近年ではウイルス感染症（風疹，麻疹，流行性耳下腺炎など）に稀に合併するにすぎない．患者血清中にはDonath-Landsteiner（ドナト・ランドシュタイナー，D-L）抗体という自己抗体が

表10 高力価の寒冷凝集素とDonath-Landsteiner抗体の比較

	高力価の寒冷凝集素	D-L抗体
凝集力価	高い（〜512,000）	中等度（〜64）
反応温度幅	30〜32℃	15〜20℃
pHの影響	やや酸性で溶血 （pH 6.5〜7.0）	非酸性化でも溶血 （pH 7.5〜8.0）
通常の特異性	抗I	抗P
Igクラス	IgM	IgG

見いだされる．寒冷に曝露された体表血管内の赤血球にD-L抗体と補体が結合する．体内での温度上昇は補体の活性化を起こし，赤血球を溶血させる．これが溶血に至る機序であり，2つの相の温度で反応が進むことから，この抗体を二相性抗体ともいう．補体成分のC1とC4は低温でも抗体と結合するが，C4bとC2複合体の生成とC4b2aがC3転換酵素として機能するためには25〜37℃でなければならない．

D-L抗体は低濃度でも正常赤血球を溶血させる．また，D-L抗体は凝集素としても作用するが，Ii血液型のI物質を抗原とする寒冷凝集素に比較して凝集力価が同じでも溶血活性はD-L抗

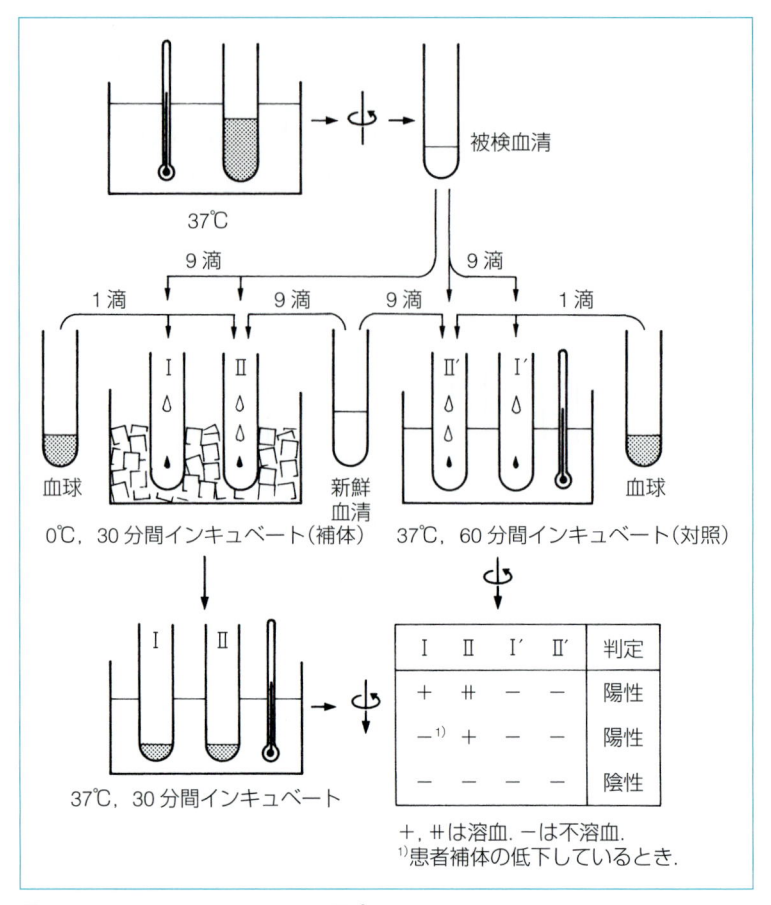

図7 Donath-Landsteiner 反応

体のほうが強い．抗 IgG 抗体を用いた4℃での間接抗グロブリン試験により低濃度の D-L 抗体が検出される．高力価の寒冷凝集素と D-L 抗体の比較を**表10**に示す．

D-L 抗体は P 血液型の P_1, P_2 抗原に特異性をもつことが多いが，すべてに見いだされるとは限らない．

b) 器具

①小試験管，②ピペット (0.5，1 mL)，③ガラス棒，④恒温槽

c) 試薬

①生理食塩液，②ヒト O 型赤血球，③新鮮正常ヒト血清またはモルモット血清

d) 術式 (図7)

①採血後ただちに 37℃ に保ち，凝固後に血清を分離する．

②小試験管 I に被検血清 9 滴と洗浄した O 型赤血球沈渣 1 滴を滴下する．

③小試験管 II に被検血清 9 滴と洗浄した O 型赤血球沈渣 1 滴および新鮮正常ヒト血清 (または正常ヒト赤血球で寒冷飽和し，1：10 に希釈したモルモット血清) を 9 滴滴下する．

④試験管 I および II とも 0℃ (氷水中) に 30 分間おいた後，37℃ に 30 分間置く．

⑤対照として，同じ内容の試験管 I′ および II′ を作製し，終始 37℃ に置く．

⑥試験管 I′ および II′ が非溶血であることを確認し，試験管 I，II の溶血の有無を観察する．

⑦試験管 I と II (患者が補体欠乏のときは II のみ) が溶血を示すとき，陽性とする．

第29章 中和反応

> **学習のポイント**
>
> 中和反応は毒素やウイルスに抗体が結合することにより，それらの生物活性を抑制する反応である．抗ストレプトリジンO抗体は溶血性レンサ球菌が産生するストレプトリジンの溶血活性を中和する抗体であり，溶血性レンサ球菌感染の血清検査として用いる．

本章を理解するためのキーワード

ストレプトリジンO
溶血性レンサ球菌が産生する溶血毒素であり，血清抗体は感染後1週で出現し，3～6週で上昇して高値を維持したあと，次第に低下する．

抗ストレプトリジン（anti streptolysin O）抗体（ASLO）価の測定法として半定量法の毒素中和反応であるRantz-Randall（ランツ・ランダル）法，定性法のラテックス凝集法によるスクリーニング法が用いられてきた．近年は，マイクロタイター法による間接凝集反応，自動分析装置による免疫比濁法，専用機種によるラテックス比濁法などの定量法が普及している．

A 抗ストレプトリジンO（ASLO）価

1. Rantz-Randall法（試験管法）

a）原理

臨床的に重要な毒素中和反応である．A，C，G群レンサ球菌の産生する菌体外毒素ストレプトリジンO（streptolysin O*；SLO）は易熱性の蛋白で，抗原性の強い溶血毒であるが，ASLOはこの毒素を中和するので，溶血が阻止される．多くのヒトは多少の抗体をもっているため，抗体価によって溶血性レンサ球菌感染の有無を判定する．血清学的には毒素中和反応であって，溶解反応とはいわない（A群レンサ球菌感染については第12章F, 3. A群レンサ球菌感染症参照→ p.163）．

＊Oは，oxygen-labile，酸素に不安定であることを意味する．

b）器具
①小試験管，②ピペット，③恒温槽，④遠心機

c）試薬
①等張緩衝食塩液（pH 6.5）
NaCl　　　　　　　　　7.40 g
$Na_2HPO_4・2H_2O$　　1.79 g
KH_2PO_4　　　　　　3.17 g
蒸留水または精製水で1,000 mLとする．
② SLO：活性化のために還元剤として塩酸システインが加えられている．
③ ウサギ赤血球またはヒトO型赤血球

d）術式
① 血清の非動化．
② 赤血球を緩衝食塩液で3回洗浄後，5%浮遊液を作る．
③ SLO（市販，凍結乾燥，冷蔵）を，使用直前に指定量の蒸留水で溶解し，10分間以上静置して活性化する．2時間以内に使用する．
④ 血清希釈：表1のように1：10，1：100，1：500の希釈系列血清を作る．
⑤ 表2のように反応させる．

⑥対照(重要)
- SLO 対照:完全溶血
- 赤血球対照:溶血まったくなし(完全不溶血)
- 力価既知血清対照:通常,市販の参考血清 (166 Todd 単位)使用(表3)

e) 判定
①反応終了後,1,000〜1,500 rpm,2 分間遠心する.
②上清に溶血のみられない最高希釈倍数を抗体価とする.
③Todd 単位で表記する.

f) ポイント
①SLO の取り扱いに注意.酸化により失活し,還元により活性が回復する.
②使用赤血球の種類に注意(ヒツジ赤血球ではない).
③3 種の対照の意義を理解する.
④採血は無菌的に行う.凍結保存しないときは,1 週間以内に検査する.

⑤汚染血清,溶血血清,乳び血清は避ける.

g) 結果の解釈
①健常者は 166 Todd 単位以下のことが多い.
②1 回だけの検査で判断しなければならないとき,500 Todd 単位以上を陽性,250〜333 Todd 単位を "?" とする.
③2 回以上の検査で 2 管以上の上昇を有意とする.
④ASLO 価の上昇を示す疾患:扁桃炎,溶血

表1 ASLO 価測定のための血清希釈

血清希釈倍数	1:10	1:100	1:500
緩衝食塩液	1.8	4.5	4.0
血清	0.2	0.5	1.0

表3 力価既知参考血清対照の測定法

試験管 No.[1]	1	2	3	4	5
Todd 単位[2]	100	125	166	250	333
参考血清	0.5	0.4	0.3	0.2	0.15
緩衝食塩液	0	0.1	0.2	0.3	0.35
軽く振盪混和					
SLO	0.25	0.25	0.25	0.25	0.25
軽く振盪混和,37℃,15 分間加温					
5% 赤血球	0.25	0.25	0.25	0.25	0.25
軽く振盪混和,37℃,45 分間加温 →1,000〜1,500 rpm,2 分間遠心→溶血度観察					
判定例	0	0	0	3′	3

↳166 Todd 単位 →正しい

1) 市販の参考血清は 166 Todd 単位.
2) 試験管 No.1,5 を省略してもよい.

表2 抗ストレプトリジン O(ASLO)価測定術式[1]

血清希釈倍数	1:10		1:100					1:500					赤血球対照	SLO 対照
試験管 No.[2]	1	2	3	4	5	6	7	8	9	10	11	12	13	14
希釈血清(mL)	0.4	0.1	0.5	0.4	0.3	0.2	0.15	0.5	0.4	0.3	0.2	0.1	0	0
緩衝食塩液(mL)	0.1	0.4	0	0.1	0.2	0.3	0.35	0	0.1	0.2	0.3	0.4	0.75	0.5
静かに振って混和														
SLO 溶液(mL)	各試験管に 0.25												0	0.25
静かに振って混和→37℃恒温槽,15 分間加温														
5% 赤血球(mL)	各試験管に 0.25													
静かに振って混和→37℃恒温槽,45 分間加温(15 分ごとに振盪)														
判定	1,000〜1,500 rpm,2 分間遠心→溶血度観察 溶血を完全に阻止している試験管の中の最高血清希釈倍数で単位を表す													
各試験管の Todd 単位	12	50	100	125	166	250	333	500	625	833	1,250	2,500		
判定例	0	0	0	0	0	0	0	1	2	3	3	3	0	3

↳333 Todd 単位

1) Rantz-Randall 法の 1/2 量.
2) 試験管 No.1,2,11,12 を省略してもよい.この範囲からはずれた場合には,これらの試験管 No.のところを検査し直すか,"100 Todd 単位未満" または "833 Todd 単位以上" と報告する.

性レンサ球菌咽頭保菌者，その他のA群溶血性レンサ球菌感染者および一次的に起こる猩紅熱，急性糸球体腎炎，リウマチ熱．感染後約1週で上昇し始め，3〜6週でピークとなり，2〜3か月でもとの価に戻る．

⑤ ASLOの非特異的上昇
- ある種の細菌（*B. subtilis*, *P. fluorescens*, *P. aeruginosa* など）に汚染された血清
- 肝炎，ネフローゼ，高コレステロール血症，大葉性肺炎，ジフテリア，白血病，骨髄腫患者の血清
- 酸，アルカリで処理したあと，中和した血清．細菌に汚染された血清
- 扁桃摘出

⑥ ASLOの上昇すべき疾患で上昇しない場合
- SLO非産生連鎖球菌：抗ヒアルロニダーゼ価（AHD），抗ストレプトキナーゼ価（ASK）を測定してみる．
- 抗菌薬治療およびステロイド治療：感染症のごく初期に抗菌薬療法を強力に行った場合やステロイド治療の場合は，抗体の産生が抑制される．
- 無 γ-グロブリン血症

B　ASLO, AHD, ASKおよびその他の抗体と溶血性レンサ球菌感染

リウマチ熱，急性糸球体腎炎にはA群レンサ球菌の先行感染があるので，ASLOの他にAHDやASKなどの各種抗体の検査が臨床診断に役立つ．ASLOが低い場合，感染を必ずしも否定できないため，他のレンサ球菌の菌体外産物に対する抗体の検査を併用することが望ましい．溶血性レンサ球菌感染初期に抗菌薬を投与すると，抗体の産生が抑制されることがある．

第30章 標識抗体法

学習のポイント

❶ 標識抗体により組織切片上の抗原を検出する方法を免疫組織化学(免疫染色)という.
❷ 標識抗体(または標識抗原)により抗原(または抗体)を定量的に測定する方法を標識免疫測定法という.
❸ 蛍光抗体法(IF)は抗核抗体検出と梅毒TP抗体検出に用いられる.
❹ IFでは多重染色が可能である.
❺ フローサイトメトリでは細胞の分類およびその算定が行われる.
❻ FTA-ABSテストはIFによる抗TP抗体検出法であり,被検血清中の非特異的抗TP抗体を吸収して行う試験である.
❼ FTA-ABSテストでは抗TP抗体のクラスの同定が可能である.
❽ 酵素免疫測定法(EIA)により抗原または抗体を定量する.
❾ HCVコア蛋白抗原をEIAで測定する.

本章を理解するためのキーワード

❶ **標識二次抗体**
抗原と反応した抗体(一次抗体)を検出する標識抗体.

❷ **抗核抗体基本染色パターン**
間接蛍光抗体法(IIF)による核の染色像には周辺型,均質型,斑紋型,核小体型,セントロメア型の基本染色像がある.

❸ **B/F分離**
免疫測定法で反応後に抗原と結合した抗体(bound:B)と非結合抗体(free:F)を分離する操作.

❹ **サンドイッチ法**
固相化抗体に反応させた抗原を標識抗体と反応させ,サンドイッチ状にして抗原を検出する免疫測定法である.

抗体(または抗原)に蛍光色素,酵素,発光物質,放射性同位元素などを標識し,それを指標として抗原抗体反応の結果を判定する方法を標識抗体法という.標識抗体を用いて組織切片上や細胞膜の抗原を顕微鏡下で検出する方法を免疫組織化学(免疫染色)という.代表的な免疫組織化学の方法に蛍光抗体法(IF),酵素抗体法がある.標識抗体(または標識抗原)を用いて抗原抗体反応を標識物の量を指標に定量する方法を免疫測定法という.代表的な免疫測定法に酵素免疫測定法(EIA),発光免疫測定法,放射免疫測定法などがあり,微量物質の測定に汎用されている.ここではIFとEIAに関して記載する.

A 蛍光抗体法

蛍光抗体法(immunofluorescence;IF, fluorescent antibody technique;IF)は抗核抗体の検出をはじめとして,細胞内の感染因子検出,腎炎での起炎物質の同定,細胞膜表面抗原の検出などに広く利用されている.また,FTA-ABSテストのように標準化された方法もある.一般に用いられ

る方法は間接法であるが，Avidin-biotin 法を用いて検出感度を高めた方法も考案されている．ここでは抗核抗体検査法，膜蛍光抗体法，二重染色法を中心として述べ，さらに梅毒 TP 抗体検出 FTA-ABS テストの手技を記載する．

1. 抗核抗体検査法

有核細胞を基質とした間接蛍光抗体法（indirect immunofluorescence；IIF）により，抗核抗体（antinuclear antibody；ANA）を検出する．基質は基本的には真核動物細胞の核であれば利用できることから，従来マウスやラットの肝細胞スタンプ標本，ニワトリ赤血球の塗抹標本などが用いられていた．現在はそれらに比べて非特異的反応が少ないこと，種特異性のある抗核抗体が存在すること，抗細胞質抗体に対する自己抗体なども検出できる利点などから，培養株細胞である HEp-2 細胞が基質として標準化されている．

1) HEp-2 細胞での検査

a) 器具

①ビーカー（500 mL），②噴射びん，③スターラー用マグネット，④スターラー，⑤湿潤箱（水平なもので，湿した濾紙を入れておく），⑥金属ラック（洗浄用），⑦マイクロピペット，⑧蒸留水または精製水，⑨蛍光顕微鏡，⑩37℃インキュベータ

b) 試薬

① HEp-2 細胞基質スライドまたはフルオロ HEPANA テストキット（医学生物学研究所）

②二次抗体（FITC 標識抗ヒト免疫グロブリン）

③抗核抗体陽性・陰性血清

④リン酸緩衝生理食塩液 phosphate buffered saline（PBS），pH 7.3〜7.65

10 倍濃度液（使用時 10 倍希釈）

NaCl	80.0 g
KCl	2.0 g
Na₂HPO	11.6 g
（または Na₂HPO₄・12H₂O	29.0 g）
KH₂PO₄	2.0 g

蒸留水または精製水で 1,000 mL とする．

⑤封入剤

c) 術式

①被検血清を PBS で用いて 1：20 または 40 に希釈する（定性試験）．

② HEp-2 細胞基質スライド（基質スライド）を常温（20〜30℃）に戻した後開封し，各区画ウェルの細胞固定面に希釈した検体，対照陰性血清，対照陽性血清を 30〜40 μL のせる．

③湿潤箱で 37℃，30 分間反応させる．

④金属ラックにスライドグラスを立て，PBS を入れたビーカーで 15 分間スターラーを用いて洗浄する．

⑤基質スライドを取り出し，ウェル以外の水分を濾紙などの吸収紙を用いて除く（このときウェルには触れない）．

⑥基質スライドを湿潤箱に戻し，FITC 標識抗ヒト免疫グロブリンを一滴ずつ加える．

⑦ 37℃，30 分間反応させる．

⑧④と同様に洗浄する．

⑨基質スライドを取り出し，余分な水分を濾紙などの吸収紙を用いて除き封入する．

d) 判定

蛍光顕微鏡による観察：BV フィルタ 200 倍で染色パターンを判定する．陰性対照血清に非特異的反応がないことを確認する．

e) 術式のポイント

① PBS 中の不純物，スライドグラスおよびカバーグラスのゴミは非特異的蛍光の原因となる．

②市販 FITC 標識抗ヒト免疫グロブリンはあらかじめ至適の希釈を求めておく．

③インキュベート中に標本を乾燥させない．

④蛍光色素は退色しやすいので観察は手短に行う．特に，落射型蛍光顕微鏡では退色が速い．

f) 結果の解釈

①健常人でも陽性を呈することがあるため，目的に応じてカットオフ値を設定する．

②基本染色パターンと疾患の関連については，**カラー図譜口絵 1 および表 2 参照**．

③細胞周期により依存した抗原に対する抗体により染色パターンが異なることがある．また，周

期によっては検出されない抗原もあり，陽性と陰性の細胞が混在することもある(**カラー図譜口絵2参照**)．

④抗ミトコンドリア抗体(**カラー図譜口絵3参照**)，抗リボソーム抗体，抗Jo-1抗体，抗サイトケラチン抗体などの抗細胞質抗体がみられることがある．

⑤細胞骨格に対する自己抗体(抗アクチン抗体，抗ビメンチン抗体)も検出できる．

2. 膜蛍光抗体法

a) 原理・意義

膜蛍光抗体法(membrane immunofluorescence)は生細胞の膜表面抗原を蛍光抗体法で検出する方法である．生細胞は膜に結合した抗体を細胞質内に取り込む(endocytosis)．また，B細胞ではpatchingからcappingの過程を経て標識抗体を取り込む．したがって，通常の方法では染色パターンが時間とともに変化し，細胞膜での正確な反応が観察できない．緩衝液に細胞の代謝阻害薬であるアジ化ナトリウム(NaN₃)を加えて低温で反応させることにより，膜表面の抗原を特異的に検出する方法が膜蛍光抗体法である．主にリンパ球表面抗原の検出に利用される．

b) 器具

①無蛍光スライドグラス，②カバーグラス，③パップペン，④ピペット(0.5，1，10 mL)，⑤小試験管，⑥ヘアドライヤー，⑦37℃インキュベータ，⑧低速遠心機，⑨蛍光顕微鏡

c) 試薬

① 0.01 mol NaN₃-PBS, pH 7.3～7.65：PBSは「1. 抗核抗体検査法」1)，b)の④に同じ．

② 0.01 mol NaN₃-balanced salt solution (BSS)

NaCl	8.0 g
KCl	0.4 g
Na₂HPO₄・2H₂O	0.06 g
KH₂PO₄	0.06 g
Glucose	1.0 g
NaHCO₃	0.35 g
NaN₃	0.065 g

蒸留水または精製水で1,000 mLとする．

③蛍光色素標識抗細胞膜抗体，④対照蛍光色素標識免疫グロブリン(③と同種で非免疫動物の免疫グロブリンに標識)，⑤ 0.01 mol NaN₃-50%グリセリン-PBS封入液(無蛍光グリセリンをPBSで2倍に希釈してNaN₃を0.01 molの割合で加える)．

d) 術式(図1)

① NaN₃-BSSを用いて細胞を$1×10^7$個/mL濃度に浮遊する．

②標識抗細胞膜抗体および対照標識免疫グロブリンをNaN₃-PBSで適当な濃度に希釈する．

③試験管ⅠおよびⅡにそれぞれ細胞浮遊液0.1 mLを入れ，Ⅰに標識抗細胞膜抗体，Ⅱに対照標識免疫グロブリンを加えて，4℃，30分間反応させる．

④ NaN₃-PBSを加えて，1,500 rpm，4～5分間

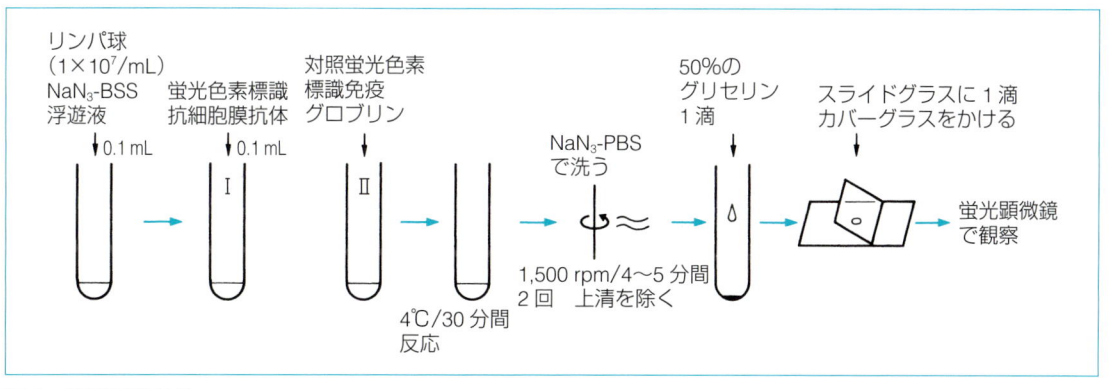

図1　膜蛍光抗体法

遠心する．
　⑤アスピレーターで上清を注意深く吸い取る．
　⑥④〜⑤と同様の操作で2回洗浄する．
　⑦最終遠心沈渣に NaN₃-50% グリセリン-PBS を1滴加えて混合し，マイクロピペットでスライドグラス上に滴下する．
　⑧カバーグラスをかけて封入する．
　⑨蛍光顕微鏡で観察する．試験管Ⅱの対照が陰性であることを確認し，細胞内への取り込みの有無も確認する．

e) 判定

　膜表面に蛍光がみられるものを陽性とする．また同時蛍光パターンも観察する．

f) ポイント

　①NaN₃ の代謝阻害は主にミトコンドリアのシトクロム c オキシダーゼへの阻害作用による．
　②アスピレーターで細胞を吸引する際，管底の細胞ペレットが見にくいので細胞を吸引しないよう注意する．

3. 蛍光抗体法二重染色法

a) 原理・意義

　蛍光抗体二重染色法(immunofluorescence double staining)は同一切片上の2種類の抗原を同時に検出する方法である．二重染色法では直接法と直接法の組み合わせを除けば，少なくとも3つ以上の抗体が反応に関与することから，抗体の交差反応をはじめとする非特異的反応が生じやすい．ここでは同一動物種の一次抗体で直接法と間接法の組み合わせによる方法について記載する．

b) 器具

　前項「2. 膜蛍光抗体法」b)に同じ．

c) 試薬

　①PBS，1%BSA-PBS，②一次抗体：未標識一次抗体(抗-抗原 A 抗体：マウスモノクローナル IgM 抗体)，FITC 標識抗体(抗-抗原 B 抗体：マウスモノクローナル IgG₁ 抗体)，③二次抗体：TRITC 標識ウサギ抗マウス IgM 抗体，④正常ウサギ血清

d) 術式

　①スライドグラス上の切片の区画をする．
　②10% ウサギ血清を切片に載せ，湿潤箱に入れ，37℃，20〜30分間ブロッキングする．
　③PBS と蒸留水で軽くすすぎ，冷風で乾燥させる．
　④抗-抗原 A 抗体を切片に載せ，37℃，30分間反応させる．
　⑤PBS で3回洗浄し，蒸留水で軽くすすぐ．
　⑥冷風で乾燥させる．
　⑦1%BSA-PBS で希釈した TRITC 標識ウサギ抗マウス IgM 抗体を切片に載せ，37℃，30分間反応させる．
　⑧PBS で3回洗浄し，蒸留水で軽くすすぎ，冷風で乾燥させる．
　⑨1%BSA-PBS で希釈した FITC 標識抗-抗原 B 抗体を切片に載せ，37℃，30分間反応させる．
　⑩PBS で3回洗浄し，蒸留水で軽くすすぎ，冷風で乾燥させ封入する．

e) 判定

　それぞれ標識色素に適合した励起フィルタを用いて蛍光顕微鏡で観察する．写真をとる場合には，それぞれの蛍光の単露光と二重露光を撮影する．
　通常，退色しやすい蛍光を先に露光する．

f) ポイント

　①一次抗体のクラスが異なれば間接法と間接法の組み合わせも可能である．ただし，標識二次抗体にはそれぞれのクラスの Fc に特異的な抗体を用いる．
　②一次抗体の動物種を別にして，間接法を組み合わせることができるが，二次抗体の交差反応に注意する．
　③Avidin-Biotin 法と間接法の組み合わせなども可能である．
　④FITC は TRITC より退色が速い．

4. フローサイトメトリ

　モノクローナル抗体を用いたリンパ球表面マーカーの解析は，フローサイトメトリ(flow cytometry)の発達により，従来の方法に比べて簡単でしかも正確にできるようになった．検査室でも広く行われている．

a) 原理・意義

フローサイトメトリは細胞の浮遊液から1列の細胞の流れを作り，細く絞られたレーザー光を照射する．個々の細胞は散乱光を発するとともに，細胞が蛍光抗体法により標識されていれば蛍光を発する．これらを測定して細胞の分類および算定がなされる．データの解析はすべてコンピュータにより行われる．

b) 器具

①小試験管，②自動ピペッター(0.1 mL用)，③ピペット(10 mL)，④低速遠心機，⑤フローサイトメータ

c) 試薬

①赤血球溶解液(pH 7.4)
　NH_4Cl　　　　826 mg
　EDTA-4Na　　3.7 mg
　$KHCO_3$　　　100 mL

②0.1%NaN_3-PBS，蛍光色素(FITC, phycoerythrin：PE)標識マウスモノクローナル抗体

d) 術式

単染色直接法

末梢血CD3陽性細胞の算定(図2)

①各試験管に全血100 μL，NaN_3-PBS 100 μL，FITC標識抗CD3抗体10 μLを加え，よく混和する．各検体に陰性コントロールとして，標識抗体を加えない試料を作る．

②4℃，30分間インキュベートする．

③赤血球溶解液を2 mL加え，ただちに激しく撹拌後，室温で10分間静置し溶血させる．

④NaN_3-PBSを加えて赤血球溶解液を希釈し，4℃で1,500 rpm，10分間遠心する．

⑤1 mLのNaN_3-PBSで再浮遊する．

⑥フローサイトメータで測定する．

二重染色法

末梢血CD3およびCD20陽性細胞の算定

①全血に約50倍量のNaN_3-PBSを加え，1,500 rpm，10分間遠心し，上清を除去する．

②各試験管に洗浄した全血100 μL，NaN_3-PBS 100 μL，FITC標識抗CD3抗体10 μL，PE標識CD20抗体10 μLを加え，よく混和する．各検体に陰性対照を作る．また，単染色の対照を各1本作製する．

③4℃，30分間反応させる．

④以下「単染色直接法」の③～⑥に同じ．

e) 結果の解釈

①散乱光による解析(図3)：前方散乱は細胞の大きさを表し，側方(90°)散乱は細胞表面の性状によって決まる．図の1つの点は1個の細胞であり，リンパ球，単球，顆粒球の特有な分布がみられる．この画面で細胞表面抗原を解析したい細胞集団(たとえばリンパ球)を線で囲んで指定することもできる．

②蛍光強度による解析(図4)：縦軸は細胞数，横軸は蛍光強度を表し，右に位置するほど抗原が多く発現していることを示す．この図では健常者末梢リンパ球中のCD3陽性細胞(T細胞)の割合が60～80%であることを示している．

③二重染色の蛍光強度による解析(図5)：図は

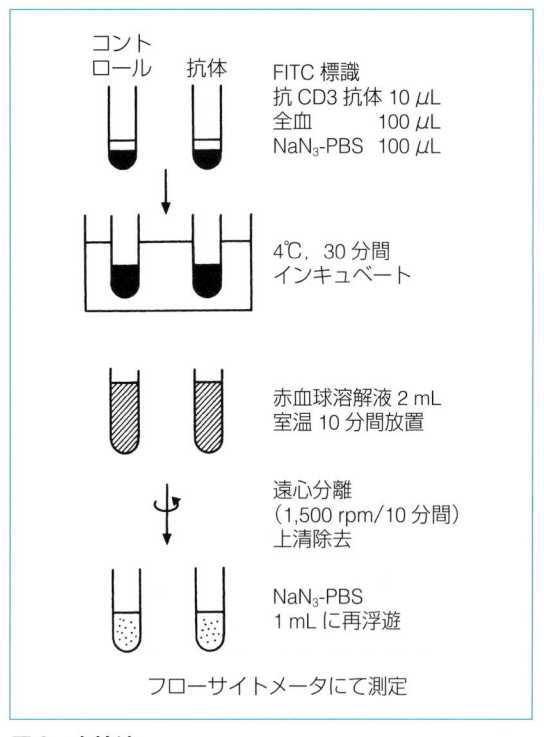

図2　直接法

健常者末梢リンパ球の T 細胞と B 細胞を解析したものである．縦軸と横軸はそれぞれ CD20$^+$ 細胞と CD3$^+$ 細胞の蛍光強度を示している．CD3$^+$ CD20$^-$ の T 細胞，CD3$^-$ CD20$^+$ の B 細胞，NK 細胞を含む CD3$^-$ CD20$^-$ に大別できる．

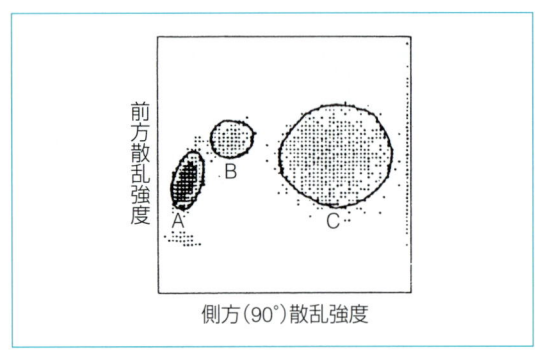

図3 ヒト末梢血の散乱光サイトグラム
A：リンパ球　B：単球　C：顆粒球

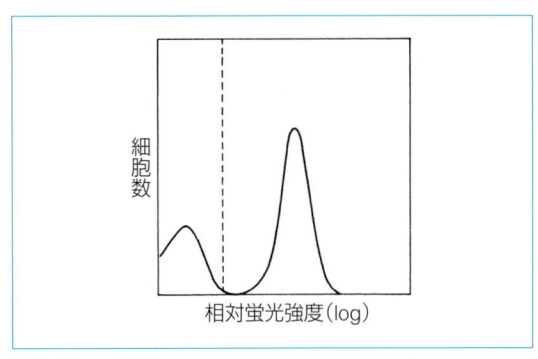

図4 ヒト末梢リンパ球の CD3 陽性細胞

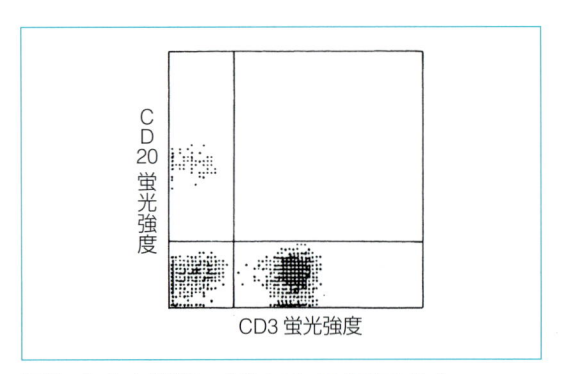

図5 ヒト末梢リンパ球の T，B 細胞の分布

5. FTA-ABS テスト（梅毒トレポネーマ蛍光抗体吸収試験）

a) 原理・意義

FTA-ABS テストは梅毒菌体（Treponema pallidum；TP）〔Nichols（ニコルス）株〕を基質に用いた間接蛍光抗体法であり，非病原性 TP〔Reiter（ライター）株〕培養液加熱上清で非特異抗体を吸収して行う．特異性が高いことや標識二次抗体の選択により，被検血清中の TP 抗体のクラスの同定が可能であり，先天梅毒や経過の把握に有用である．定性法と定量法がある．

b) 器具・試薬

①トレポネーマ抗原：TP（Nichols 株）菌体塗布スライドグラス，溶解液，吸収液：TP（Reiter）株培養液加熱上清，②FITC 標識抗ヒト γ-グロブリン，③PBS：「1．抗核抗体検査法」1），b），④に同じ．④毛細管，⑤封入液，⑥ピペット（1，5，10 mL），⑦マイクロピペット（50～100 μL），カバーグラス．

c) 術式

①冷蔵保存した TP 抗原塗布スライドグラスを室温に戻し，湿潤箱に並べる．

②被検血清の希釈：吸収液で表1に従い希釈する．

③一次反応：被検血清，参考強陽性血清，参考弱陽性血清それぞれを約 20 μL スライドウェルに載せ，湿潤箱のふたをして 37℃，45～60 分間静置する．

④スライドグラスをバットに入れ，3 分間，5 分間，7 分間 PBS を交換して洗浄する．

⑤蒸留水または精製水で軽くすすぎ，塩分を

表1 FTA-ABS 被検血清の希釈
(a) 定性法

試験管 No.	1	2
被検血清(mL)	0.05	0.05
吸収液(mL)	0.20	0.15
希釈倍数	1：5	1：20

5，20 倍の 2 管．

採る.
⑥冷風で乾燥させる.
⑦二次反応:標識抗体を指示どおり溶解し,20 μL(3)と同様にスライドウェルに載せ,37℃,45〜60分間静置させる.
⑧④〜⑥の操作で洗浄・乾燥を行う.
⑨封入液をカバーグラスにつけ,スライドグラスに静かに載せる(スライドグラスに封入剤を載せてもよい.カバーグラスが浮いて動くと標本に傷がつくので,あふれた液は濾紙で吸い取る).
⑩鏡検:蛍光顕微鏡(400倍)BV励起およびUV励起で観察する.

d) 判定

参考強陽性血清,参考弱陽性血清の蛍光強度を参考にして表2,3,4に従って蛍光度を読み判定する.

e) 結果の解釈

FTA-ABSテストはTPHAとともに代表的な抗TP抗体検出反応であり,TPHAの結果が判定保留のとき,およびSTSと一致しないときは,FTA-ABSテストの利用価値は高い.感染後,FTA-ABSテストが陽性になる時期はSTSとほとんど同じころであり,TPHAより早い.この時期に治療を開始すれば,TPHAが陽性にならないうちに治癒することもある.また,二次抗体にFITC標識抗ヒトIgMとIgG抗体をそれぞれ用いることで,感染時期の推察が可能である.

表4 参考血清の蛍光輝度

	参考強陽性血清	参考弱陽性血清
BV励起方式	4+〜3+	2+
UV励起方式	4+〜3+	1+

表2 FTA-ABS法の成績の読みと判定
〔厚生省(当時)監修:梅毒血清反応検査指針より〕

BV励起方式による読みと蛍光度	UV励起方式による読みと蛍光度	判定
4+ きわめて強い蛍光像が認められるもの 3+ 強い蛍光像が認められるもの 2+ 明らかに特異蛍光が認められるもの	4+ きわめて強い蛍光像が認められるもの 3+ 強い蛍光像が認められるもの 2+ 明らかに特異蛍光が認められるもの 1+ 弱いが特異蛍光が認められるもの	陽性
1+ 特異蛍光が弱いながら認められるもの ± 特異蛍光が認められないがトレポネーマの存在はわかるもの − 特異蛍光もトレポネーマの存在もわからないが,普通の暗視野法でトレポネーマの確認できるもの	± 特異蛍光が認められないがトレポネーマの存在はわかるもの − 特異蛍光も,トレポネーマの存在もわからないが,普通の暗視野法でトレポネーマが確認できるもの	陰性

註:BV励起方式による観察の読みは,UV励起方式による読みよりだいたい1段高く表現される.
BV励起方式は2+以上,UV励起方式では1+以上が陽性で,BV励起方式での1+以下とUV励起方式での±以下は陰性と判定する.

表3 FTA-ABS法の成績の判定
〔厚生省(当時)監修:梅毒血清反応検査指針より〕

BV励起方式による読み		UV励起方式による読み		判定
1:5	1:20	1:5	1:20	
4+〜3+ 3+〜2+	4+〜3+ 3+〜2+	4+〜2+ 2+〜1+	4+〜2+ 2+〜1+	陽性
2+	1+〜±	1+	±〜−	±[1]
1+ ±	1+〜± ±〜−	± −	±〜− −	陰性

[1] 再検査すること.

B 酵素免疫測定法

酵素免疫測定法（enzyme immunoassay；EIA）は抗体（または抗原）に酵素を標識して，抗原抗体反応後，酵素標識抗体-抗原（または酵素標識抗原-抗体）の酵素と基質の反応量を測定することで抗原（または抗体）を定量する方法である．標識酵素にはペルオキシダーゼやアルカリホスファターゼなどが用いられる．EIA にはプラスチックプレートやガラスビーズに抗体（または抗原）を固相化して B/F 分離する不均一法と B/F 分離の必要がない均一法がある．また，固相化して行う方法を特に enzyme-linked immunosorbent assay（ELISA）という．

1. サンドイッチ酵素免疫測定法による HCV コア蛋白の測定

a）意義

輸血後肝炎の主要な病因であった C 型肝炎も輸血用血液の抗 HCV 抗体スクリーニングの導入により，著しく減少した．抗 HCV 抗体スクリーニングの第一世代の試薬キットは HCV-RNA の非構造蛋白（NS3/4）領域の遺伝子産物である c100-3 抗原を EIA 法で検出した．第一世代の測定法のキットでは陽性率が 70% 程度であり，RT-PCR 法による HCV-RNA の検出結果と一致しないなどの指摘があった．その後，第二世代と第三世代の試薬キットではメーカーの差が多少あるものの，構造蛋白領域のコア抗原と NS 領域の産物を抗原としており，HCV-RNA の成績との一致率が改善された．しかしながら，抗体検査では完全に既往感染を排除できない欠点もある．最近，HCV コア抗原の免疫学的測定が可能になり，RT-PCR 法と相関することが報告された．

以下に「オーソ HCV 抗原 ELISA テスト」（オーソ・クリニカル・ダイアグノスティックス）のキットによる HCV コア抗原の検出の概要を記載する．

b）原理

検体をあらかじめドデシル硫酸ナトリウム（SDS）で前処理し，HCV コア蛋白の遊離と検体中の HCV コア抗体を失活させる．抗 HCV コア抗原マウスモノクローナル抗体を固相化したマイクロプレートに検体を加え，反応後 B/F 分離する．次いでペルオキシダーゼ（HRP）標識抗 HCV コア抗原マウスモノクローナル抗体を加え，B/F 分離後，基質液を加え，発色させる．

c）器具

①マルチチャネル・マイクロピペットおよびチップ（50〜200 μL，100〜1,000 μL），②連続分注器またはプレート洗浄機，③ 0.2〜2 mL 容量のマイクロチューブまたはプラスチックチューブ，④メスシリンダー（2,000 mL），⑤プレートミキサー，⑥ヒートブロックまたは温浴槽（56〜60℃），⑦マイクロプレート用吸光度計（マイクロプレート用オートリーダー）

d）試薬

①精製水，②キット（オーソ HCV 抗原 ELISA テスト）

試薬の希釈

①検査の 30 分前に試薬を室温に戻す．

②測定を実施する 15 分以上前に，標識抗体希釈液 100 容量に対し標識抗体（濃縮）1 容量を加え十分に混和し，標識抗体液とする．

③基質剤 2 錠を基質溶解液 12 mL で溶解し，基質液とする．

④濃縮洗浄液を精製水で 10 倍に希釈し，洗浄液とする．

⑤標準液（3,600 fmol/L）を標準希釈液で 3 倍ずつ希釈し，希釈系列（3,600，1,200，400，133，44.4 fmol/L）を作製する．

希釈系列の作製は，1.5〜2 mL のマイクロチューブあるいは，プラスチックチューブを 4 本用意し，それを用いて標準液（3,600 fmol/L）を標準希釈液で 3 倍に希釈し，1,200 fmol/L の標準を作製する．次に調製した 1,200 fmol/L の標準を，さらに標準希釈液で 3 倍に希釈して 400 fmol/L の標準を作製する．同様の操作を繰り返し，133 および 44.4 fmol/L の標準を調整する．なお，

0 fmol/L は，標準希釈液をそのまま用いる．

e）術式

検体の前処理

①0.2～2.0 ml 容量のプラスチックチューブに検体 100 μL と前処理液 50 μL を添加し，ただちにピペットまたはミキサーにて撹拌混合する．

②撹拌混合した後，ただちに 56～60℃の温浴槽に移し，30 分間静置する．

③温浴槽から取り出し，室温(20～30℃)で 5 分間静置し，測定試料とする．

(注)前処理後，チューブの内壁などに蒸発した成分が乾燥して塊を生じることがあるので，測定試料を採取する際は，その塊が混入しないように注意すること．

測定

HCV 抗体固相ウェルを，標準用に 12 ウェル(各濃度 2 ウェルずつ)および検体測定用に検体数分のウェルを用意し，表 5 の手順で行う．

測定系のチェック

正しく測定操作が行われ，本キットの性能が十分に発揮されていることを確認するために，以下の確認を行うこと．

①標準曲線の確認：標準 3,600 fmol/L の吸光度が 1.2 以上で 3.0 以下であること．

②標準 3,600 fmol/L と 44.4 fmol/L の吸光度比が 30 以上であること．

③標準 44.4 fmol/L のブランク補正前吸光度と 0 fmol/L の吸光度の比が 1.8 以上であること．

④同時に測定した正常ヒト検体(血清または血漿)または陰性コントロールによる確認：正常ヒト検体または陰性コントロールの吸光度が，標準 44.4 fmol/L の吸光度未満であること．

f）判定

標準の吸光度をもとに標準曲線(検量線)を作製し，検体中の HCV コア蛋白濃度を求める．測定値が 100 fmol/L 未満を示した検体については，測定値の確認のために再測定を行うこと．実施例をカラー図譜口絵 6 に示す．

表 5 HCV コア抗原検出(ELISA)の手順

〔一次反応〕
1. 各ウェルに反応液を 100 μL ずつ加える．
2. 標準試料と測定試料を各ウェルに加え，ピペッティングにより軽く撹拌する．
3. プレートシールを貼り，プレートミキサーで撹拌しながら 20～30℃で 60 分間反応させる．
4. プレートシールをはがし，ウェル内の液を除去する．
5. 各ウェルに洗浄液を 200 μL 加え，20 秒以上静置させたあと，洗浄液を除去する．
   この操作を 6 回繰り返す．

〔二次反応〕
6. 各ウェルに標識抗体液(酵素標識二次抗体)を加える．
7. プレートシールを貼り，20～30℃で 30 分間反応させる．
8. プレートシールをはがし，ウェル内の液を除去する．
9. 各ウェルに洗浄液を 200 μL 加え，20 秒以上静置させたあと，洗浄液を除去する．
   この操作を 6 回繰り返す．

〔酵素-基質反応〕
10. 各ウェルに基質液を 200 μL 加え，遮光して 20～30℃で 30 分間反応させる．
11. 各ウェルに基質液を入れた順序で反応停止液を 50 μL ずつ加え，撹拌する．
12. マイクロプレート用分光光度計を用いて波長 492 nm で各ウェルの吸光度を計測する．測定のブランクは 0 fmol/L の標準液とする．

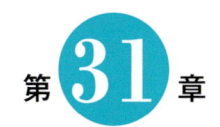

第31章 免疫担当細胞の機能検査

学習のポイント

❶ 抗体産生細胞が特異抗体を産生している様子を補体とヒツジ赤血球(SRBC)による溶血斑(プラーク)の形成によって観察する.
❷ リンパ球がマイトジェンに応答して多クローン性に増殖する様子を顕微鏡で観察する.

本章を理解するためのキーワード

❶ 溶血斑(プラーク)
チェンバーに封入されたSRBCと補体の不透明な一層の混合液中で抗体が局所的に産生されることにより溶血が起こり,透明な溶血斑として観察される.

❷ マイトジェン
コンカナバリンA(Con A)とリポポリサッカライドはそれぞれT細胞とB細胞の代表的なマイトジェンである.

A 抗体産生細胞の検出

a) 原理

抗体産生細胞が産生する抗ヒツジ赤血球(SRBC)抗体が周囲のSRBCに結合し,補体の作用で溶血することによって溶血斑(プラーク)が形成される.プラーク形成細胞(plaque-forming cell;PFC)によって抗体産生細胞を検出する.本検査法では抗SRBC抗体産生細胞を検出するが,抗原を感作させたSRBCを用いることにより多様な抗原に対する応答を検出できる.

b) 動物・試薬・器具

動物・試薬

①Balb/cマウス(6週齢,4匹),②SRBC,③生理食塩液,④MEM,⑤トリパンブルー液,⑥血清補体,⑦パラフィン

器具

①注射器(1 mL),②遠心管(15 mL),③エッペンドルフチューブ(1 mL),④ピペット(10 mL),⑤マイクロピペッター(20 μL,100 μL,1 mL),⑥シャーレ(10 cm),⑦ステンレスメッシュ(#200),⑧ゴム栓,⑨96ウェル丸底プレート,⑩スライドグラス,⑪カバーグラス,⑫両面テープ,⑬眼科用はさみ,⑭綿棒,⑮卓上遠心機,⑯ホットプレート,⑰37℃インキュベータ,⑱ビュア(PFC観察用),⑲血球計算盤,⑳顕微鏡,㉑マウス飼育用の装置

c) 術式

マウスの免疫

① SRBC浮遊液の調製:2 mLのSRBC溶液を1,500 rpm,5分間遠心し,上清を捨てる.沈渣に生理食塩液を加えSRBCを再浮遊させてから,同様に遠心して沈渣を得る洗浄操作を行ったあと,10% SRBC浮遊液を調製する.

② 免疫操作:0.2 mLの10% SRBC浮遊液(約2~4×10^{8}個)を2匹のBalb/cマウスの腹腔に投与(ip)する.免疫マウスの耳にはさみで印をつける.

脾細胞浮遊液の調製

① 2匹の正常コントロールマウスと4日前にSRBCを免疫したマウスからそれぞれ脾臓を取り出し,5 mLのMEMを加えたシャーレに入れる.眼科用はさみで断片化したあと,ゴム栓で軽

く押しつけて細胞を浮遊させ，ステンレスメッシュに通す．

②細胞浮遊液を1,000 rpm，5分間遠心して上清を捨て，5 mLのMEMに再浮遊させる．再度遠心した細胞に1 mLのMEMを加え，高濃度の脾細胞浮遊液とする．さらに，10倍（中濃度）と100倍（低濃度）に希釈した脾細胞浮遊液を各1 mL作製する．

③生細胞数の計測：10倍希釈脾細胞浮遊液を用いて，脾臓あたりの生細胞数を数える．15 μLの細胞浮遊液と等量のトリパンブルー液を混和し，血球計算盤を用いて顕微鏡で生きた白血球をカウントする．この際，青く染まった死細胞と黄色みをおびた赤血球を数えないように注意する．100個以上の生細胞をカウントし，計測に要した領域の体積から全生細胞数を計算する．血球計算盤の大区画は縦横1 mm，高さ0.1 mmで体積は10^{-4} cm^{3}である．

PFCの検出

①カニンガムチェンバーの作製：スライドグラスとカバーグラスの汚れをガーゼでよく磨き取る．チェンバー内のガラス面が汚れていると，細胞浮遊液の注入の際に気泡が混入して失敗する．図1に示すようにスライドグラスに両面テープを張り，その上にカバーグラスをそっと置く．カバーグラスが水平に接着するように別のスライドグラスの側面で全体を押しつけて固定し，カニンガムチェンバーを作製する．

② 15 μLの寒冷飽和済み血清補体，15 μLの50% SRBC浮遊液および100 μLの各濃度の脾細胞浮遊液を96ウェルプレート上で混和し，カニンガムチェンバーに入れる（開口部に添加すればチェンバー内に約30 μLの試料が流入する）．補体活性に必要なMg^{2+}はMEMに含まれている．

③チェンバーを流動パラフィン（パラフィンをホットプレートで溶かして綿棒につける）で密封する．密封が不完全であると乾燥し，失敗するので注意する．チェンバーを37℃のインキュベータで45分間保温する．

④出現するPFCを，肉眼（ビュアを用いる）および顕微鏡で観察する．PFCが崩れないように

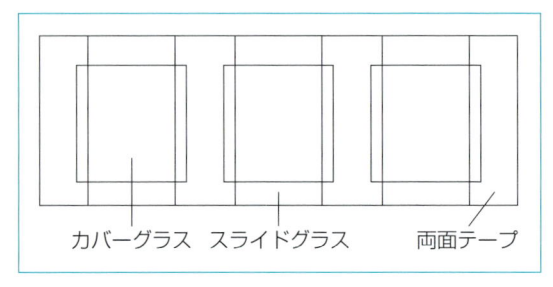

図1　カニンガムチェンバー

チェンバーは常に水平に保って操作する．脾細胞の濃度とそれが補体とSRBC浮遊液で希釈される割合およびチェンバーの容積を考慮して，脾臓あたりと10^{6}脾細胞あたりのPFCの数を算出する．

d) 結果の解釈

①プラークは，肉眼では多くが直径1 mm以下の透明な円形の斑点として観察される．プラークの輪郭はソフトであり，シャープな輪郭の気泡と区別する．顕微鏡では赤血球が溶血した像（中心に抗体産生細胞が存在）として観察される．中濃度の脾細胞浮遊液がPFCの観察に最適であり，高濃度の脾細胞浮遊液を用いた場合はPFCどうしが融合してしまいPFCは観察できない．正常マウスの脾細胞でPFCはほとんど出現しない．

②この方法はIgM-抗SRBC抗体の産生細胞を検出する測定法である．少量の抗マウスIgGウサギ抗体を添加することにより，IgG抗体産生細胞を検出できる．

③原法では，リンパ球とSRBCを含むアガロースゲルを作製して実施する．

B リンパ球の培養（マイトジェンに対する増殖応答）

a) 原理

マイトジェン📖が誘導する増殖応答は多クローン性であるため，抗原特異的な増殖応答に比べ容易に観察できる．

b) 動物・試薬・器具

動物・試薬

① Balb/cマウス（6週齢，1匹），② 70%エタ

ノール，③ MEM，④ RPMI1640 培養液，⑤ウシ胎児血清（FCS），⑥ Con A，⑦ LPS

器具

①注射器（1 mL），②ピンセット，③眼科用はさみ，④シャーレ（10 mL），⑤ゴム栓，⑥ステンレスメッシュ（#200），⑦遠心管（15 mL），⑧ピペット（10 mL），⑨マイクロピペッター（20 µL，100 µL，1 mL），⑩エッペンドルフチューブ（1 mL），⑪ 96 ウェル平底プレート，⑫オートクレーブ，⑬乾熱滅菌器，⑭クリーンベンチ，⑮卓上遠心機，⑯ CO_2 インキュベータ，⑰血球計算盤，⑱顕微鏡，⑲倒立顕微鏡

c) 操作

無菌操作

細胞培養に直接かかわる操作はすべて無菌的にしなければならない．使用する試料や器具は無菌的な市販品を使用するか，あらかじめ滅菌しておく．無菌操作はすべてクリーンベンチの中で行う．

細胞培養

①脾細胞浮遊液を無菌操作により調製する．最初に 70% アルコールに浸して全身を消毒したマウスから脾臓を取り出す．ピンセットとはさみは時々 70% アルコールで消毒する．

②細胞を MEM で洗浄した後，10% の非動化済み FCS-RPMI1640 培養液（10%FCS-RPMI1640）で（表1），$1×10^7$ 個/mL の細胞浮遊液を調製する．

③ $1×10^6$ 個/ウェルの脾臓細胞を 96 ウェル平底プレート上で T 細胞マイトジェンの Con A（0，1，3，10，30 µg/mL）か B 細胞マイトジェンの LPS（0，1，3，10，30 µg/mL）で刺激する．最初

表1　10%FCS-RPMI1640

以下の成分を含む RPMI1640 培養液
10% 非動化 FCS
2 mmol/L　L-グルタミン
50 µmol/L　2-メルカプトエタノール（2ME）
100 単位/mL　ペニシリン
100 µg/mL　硫酸ストレプトマイシン

に 10%FCS-RPMI1640 を用いて，0，2，6，20，60 µg/mL の Con A と LPS の溶液を 300 µL ずつ作製し，100 µL ずつ 3 穴に分注する．各培養穴に $1×10^7$ 個/mL の細胞浮遊液を 0.1 mL ずつ加え，計 0.2 mL の培養液とする．

④培養プレートを CO_2 インキュベータ（37℃，5% CO_2）中に置き，4 日間培養する．毎日，マイトジェン濃度に依存性の細胞増殖を倒立顕微鏡で観察し，経時的な変化を記録する．

注：細胞増殖は一般的に ^3H-チミジンの取り込みによる DNA 合成を指標として測定されるが，場所と時間の制約から本実習では細胞の形態変化を観察する．

d) 結果の解釈

①増殖するリンパ球は幼若化（ブラスト）細胞とよばれる大型の細胞になる．赤血球，休止状態のリンパ球，ブラスト細胞のサイズの違いを観察する．分裂・増殖するリンパ球が密集してコロニー様の形態が観察される．細胞が激しく増殖すると培養液が酸性側に傾き黄変する．

② 3 µg/mL の Con A と 10 µg/mL の LPS による 2 日間の刺激で強い増殖が誘導される．30 µg/mL Con A は強い刺激によってアポトーシスを誘導する．

第32章
輸血・免疫血液学的検査

学習のポイント

❶ 輸血の免疫学的検査には，赤血球型抗原の検査と血漿(血清)中の抗赤血球抗体の検査がある．

❷ 不適合輸血を防ぐための検査である適合試験は，凝集反応を用いた ABO 血液型検査，Rh 血液型 D 抗原検査，不規則性抗体検査(抗体スクリーニングと抗体同定検査)，交差適合試験からなる一連の検査である．

❸ ABO 血液型の検査には，赤血球膜上の A，B 抗原を調べるオモテ検査と血漿(血清)中の抗 A，抗 B 抗体(規則性抗体)を調べるウラ検査がある．

❹ Rh 血液型の検査では，抗 D 抗体を用いて赤血球膜上の D 抗原の有無を調べる．

❺ 抗グロブリン試験は，赤血球を凝集できない IgG クラスの不規則性抗体の検出に用いられる方法であり，抗ヒト IgG により IgG 抗体の結合した赤血球を架橋して凝集させる試験である．

❻ 抗グロブリン試験には体内で IgG 抗体や補体成分 C3d により感作された赤血球を検体として行う直接抗グロブリン試験と，血漿(血清)を検体として赤血球と反応させたあとに行う間接抗グロブリン試験がある．

❼ 不規則性抗体スクリーニングには，生理食塩液法，ブロメリン法(酵素処理法)，間接抗グロブリン試験がある．スクリーニングで陽性と判定されたら，同定用パネル血球を用いて血液型抗原に対応する特異性を決める．

❽ 生理食塩液法では，抗 M，抗 N，抗 P1，抗 Le^a，抗 Le^b 抗体などの IgM クラスの冷式抗体が検出される．

❾ ブロメリン法(酵素処理法)はブロメリンにより赤血球を取り囲むイオン雲のゼータ電位を低下させ，IgG クラスの不規則性抗体の検出に用いられる．主に抗 Rh 抗体の検出に用いられる．MNS，Duffy，Xg^a 型抗原を失活させるので，それらに対する抗体は検出できない．

❿ 間接抗グロブリン法は，臨床的意義のある不規則性抗体を検出するためには不可欠な試験である．通常，PEG などの反応増強剤を併用する．

⓫ 不規則性抗体の同定検査には同定用パネル血球を用い，必ず自己対照を置く．

⓬ 交差適合試験とは，供血者との適合性を確認する検査である．受血者血清と供血者赤血球を反応させる主試験と，受血者赤血球と供血者血漿を反応させる副試験がある．

⓭ 新生児溶血性疾患は，母児血液型不適合により母親から胎児へ移行した胎盤通過性の IgG 抗体により起こる．

⓮ 新生児溶血性疾患の検査は，妊娠中の母親の血液の検査と出生後の児の臍帯血液の検査の 2 段階に分けられる．

⓯ 新生児溶血性疾患の不規則性抗体検査では，母親の血漿(血清)が間接抗グロブリン試験により検査され，児の臍帯血液は直接抗グロブリン試験で検査される．

⓰ 新生児溶血性疾患の母親のもつ抗体のグロブリンクラスは，DTT や 2-ME などのチオール試薬の処理により鑑別される．IgM はチオール試薬に感受性があり，IgG は抵抗性がある．

⓱ 解離試験は赤血球に結合した抗体を熱や酸により解離させ，対応抗原をもつ赤血球浮遊液を加え，凝集反応により結合抗体の有無を判定する試験である．新生児溶血性疾患の児の赤血球に結合した抗体検査などに用いる．

本章を理解するためのキーワード

❶ 適合試験
輸血予定患者について実施される，不適合輸血を防ぐための検査．ABO血液型検査，Rh血液型D抗原検査，不規則性抗体検査，交差適合試験よりなる一連の検査で，緊急時を除いて必ず実施される．輸血検査ともいう．

はじめに

輸血療法が安全かつ有効に行われるためには，血液センターでの輸血用血液の採血から始まり，患者に血液成分が輸血されるまでの間，さまざまな過程を経る必要がある．この過程のなかで，医療施設で実施される適合試験（不適合輸血を防ぐための検査）の果たす役割は重要である．広義にとらえると，適合試験には2つのステップがある．1つは，患者の検査用検体が間違いなく当該患者から採血された検体であることの確認である．もう1つは，いわゆる適合試験とよばれているもので，ABO血液型検査，Rh血液型D抗原検査，不規則性抗体検査（抗体スクリーニングと抗体同定検査），交差適合試験からなる一連の検査である．最初のステップでは，別の患者からの採血やラベルの貼り間違いを発見するため，同じ患者から異なる時点で採血した検体を用いてABO血液型検査を行う．1回目に採血された検体でABO型を検査し，2回目のABO血液型検査は，たとえば交差適合試験の実施用に採血された検体を用いる．

現在，臨床検査技師による24時間体制の検査を実施する医療施設が一般化しつつある．夜間業務では，輸血検査は緊急検査のなかでも重要な位置を占めている．輸血担当業務に携わっていなくても輸血検査を実施しなければならない状況が，今後ますます増えると思われる．ここでは，実際の輸血検査の現場で実施されている標準的な手順について記載する．赤血球凝集反応の基本を学び，適合試験の手技に少しでも慣れておくことが望まれる．

A ABO血液型の検査

a) 原理・意義

輸血を実施するにあたり，最も重要な検査である．ABO血液型は赤血球のA抗原，B抗原の有無と，血漿（血清）の抗A，抗Bの有無により判定する．前者を「オモテ検査」，後者を「ウラ検査」という．

成人では，赤血球のA抗原，B抗原と血漿（血清）の抗A抗体（抗A），抗B抗体（抗B）には相互関係がある（第19章表2参照→ p.239）．たとえば，赤血球にA抗原がなければ，血漿（血清）には抗Aが存在することを予測できる．したがって，ウラ検査を行うことでオモテ検査の結果を確認できる．

生後4か月以下の乳児では，規則的な抗A，抗Bの産生が不十分であること，さらに母親由来の抗A，抗Bが存在する可能性があるため，「オモテ検査」のみ実施する．

オモテ検査にはスライド法および試験管法がある．オモテ検査のスライド法については，スライドガラスを用いて行う方法を記載する．スライド法は，凝集の経過観察ができる点と部分凝集を検出しやすい点が特徴である．試験管法によるオモテ検査は，スライド法に比べて操作が簡単であり，鋭敏度も高いため，一般には試験管法がすすめられる．

ウラ検査は試験管法で行う．また，自動機器によるカラム凝集法も普及しつつあるため，概略を紹介する．

b) 検体の準備

EDTA採血管，または分離剤なしプレイン採血管に採血した血液（採血後，ただちに検査できること，血球浮遊液をつくりやすい，ウラ検査で溶血による誤判定を防止できる点などから考えると，EDTA採血管で採取した血液が望ましい）．

プレイン管で採血した血液でウラ検査を行う場合，溶血反応を陰性であると誤判定しないよう注意する．市販のウラ検査用A型赤血球試薬，B型赤血球試薬には溶血反応を防止するために

EDTA が添加してある.

c) 試薬・器具

①生理食塩液(またはリン酸緩衝食塩液 pH 7.0),②オモテ検査(抗 A 血液型判定用試薬:ブリリアントブルーで青色に着色,抗 B 血液型判定用試薬:タートラジンで黄色に着色),③3〜5% A 型赤血球浮遊液,④3〜5% B 型赤血球浮遊液,⑤凝集反応板(ここではスライドガラス),⑥試験管:10〜12 mm(内径)×75 mm(長さ),⑦毛細管ピペット,⑧生理食塩液を入れるポリエチレン洗浄ビン(250〜500 mL 用),⑨試験管台,⑩木棒(竹ひご,プラスチック製アプリケーターなど),⑪反応観察箱(ビューボックス),⑫マジックインキ,⑬多本架遠心機(血液の分離用),⑭赤血球凝集反応用遠心機(判定用遠心機)

d) 術式

[オモテ検査(cell typing, forward typing)]

スライド法(のせガラス法) (図1)

①生理食塩液で被検血球の 10% 赤血球浮遊液を調製する.

②スライドガラスの 2 か所に,5 mm 以上離して細書きのマジックインキで直径 20 mm 程度の円を描くか,スライドガラスの中央に仕切り線を入れる.検体名と抗体の識別記号を記入する.

③左側に抗 A 試薬,右側に抗 B 試薬を 1 滴ずつ滴下する.

④それぞれの試薬に,毛細管ピペットを使って,10% 被検赤血球浮遊液を 1 滴ずつ滴下する(ピペットの先端が試薬にふれないよう注意).

⑤木棒を使って,試薬と赤血球浮遊液とを混合しながら,囲いの範囲内に円または楕円形となるように混合物をすばやく広げる(かき混ぜるのは 3〜4 回まわすだけで広げ終わるようにする).

⑥スライドガラスを前後,左右に傾けながら凝集の状態を肉眼で観察する.凝集は数秒間で起こり始め,2 分程度で最高に達する.

⑦スライド法は乾燥しやすいため,2 分以内に凝集の読みを記録する.陰性反応は 0 と記録したほうが,書き違えを少なくできる.陽性反応についてもあとで疑問が生じた場合に備え,凝集の強さ(4+ から 1+)を記録する(表1).

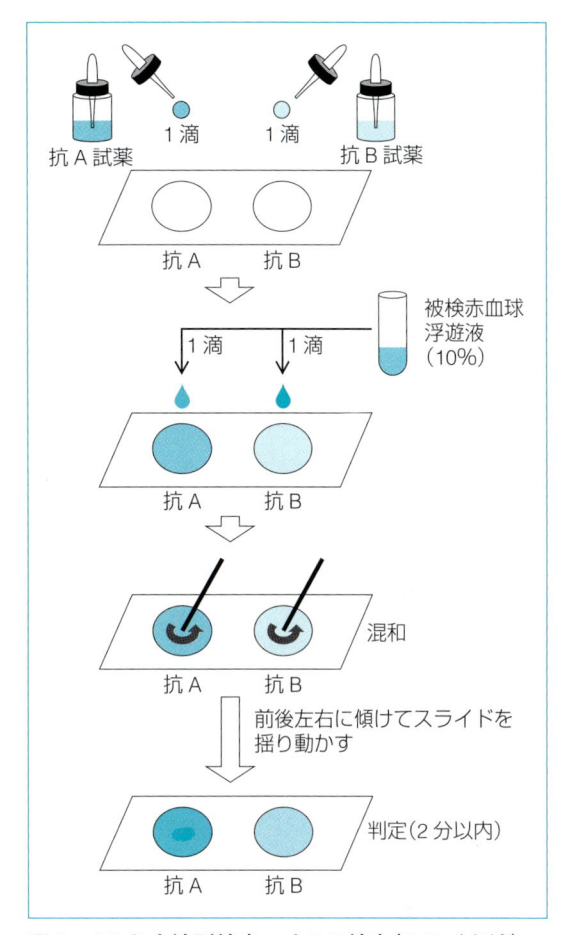

図1 ABO 血液型検査:オモテ検査(スライド法)

試験管法 (図2)

①生理食塩液で被検血球の 3〜5% 赤血球浮遊液を調製する.

②試験管を 2 本用意し,それぞれの試験管に検体名と試薬名(抗 A,抗 B)を記入する.

③試薬名を記入した試験管に,抗 A 試薬,抗 B 試薬を 1 滴ずつ入れる(試薬が試験管壁に触れないように入れる).

④それぞれの試験管に,毛細管ピペットを使って,3〜5% 被検赤血球浮遊液を 1 滴ずつ加える(赤血球浮遊液が試験管壁に触れないように入れる).

⑤試験管を手で軽く振るか,あるいは試験管台を振盪して,抗体試薬と赤血球浮遊液を混和する.

⑥ただちに(混和後 5 分以内)遠心する(3,400 rpm で 15 秒間または 1,000 rpm で 1 分間).

表1 凝集反応の分類

反応強度	スコア値	特徴と外観	背景の色調
4+	12	1個の大きな凝集塊 非凝集赤血球はない	透明
3+	10	数個の大きな凝集塊 非凝集赤血球はない	透明
2+	8	やや大きな凝集塊と多数の小さな凝集塊 非凝集赤血球は少ない	やや赤く濁る
1+	5	小さな凝集塊と多数の非凝集赤血球	赤く濁る
w+	2	ごくわずかな微小凝集塊と多数の非凝集赤血球	赤く濁る
0	0	凝集も溶血もみられない	赤く濁る
mf		部分凝集：非凝集赤血球と凝集塊の混在 (1個の大きな凝集塊から複数の比較的小さな凝集塊までさまざま)	赤く濁る
H		溶血	赤く透明

mf：部分凝集 mixed field agglutination，H：溶血 hemolysis
スコア値：それぞれの反応強度に数値を割り当てたもの
(☞カラー図譜口絵10)

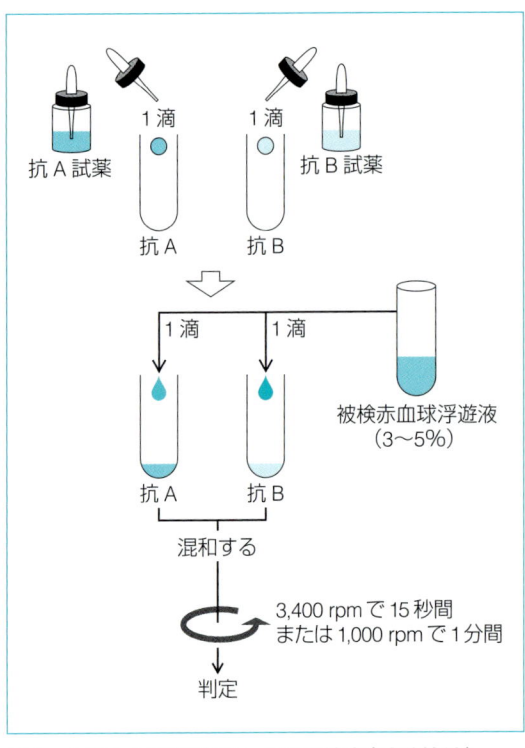

図2 ABO血液型検査：オモテ検査（試験管法）

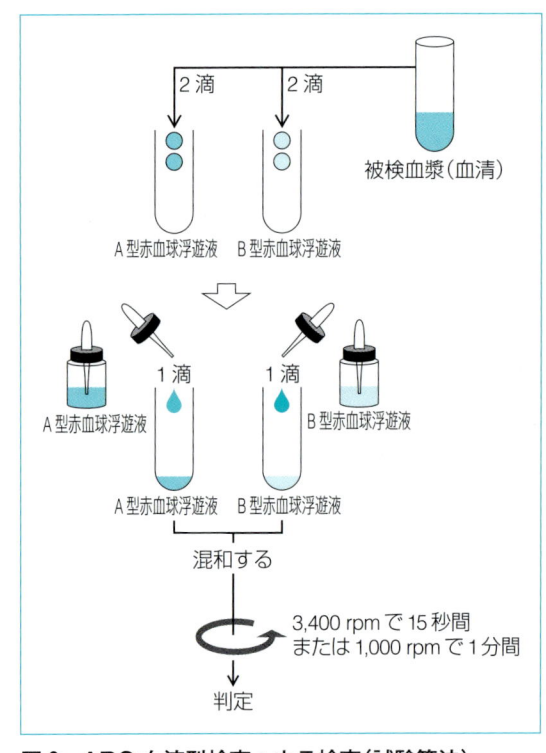

図3 ABO血液型検査：ウラ検査（試験管法）

⑦試験管を静かに振って，管底に沈んだ赤血球を上清中に再浮遊させながら，凝集の有無ならびに凝集の強さを観察し，読みの結果を記録する（**表1，カラー図譜口絵10参照**）．

［ウラ検査（serum typing, reverse typing, back typing）（試験管法）］（図3）

①試験管を2本用意し，それぞれの試験管に検体名と判定用標準血球名（A型赤血球，B型赤血球）を記入する．

②それぞれの試験管に，毛細管ピペットを使って，被検血漿(血清)を2滴ずつ入れる(被検血漿が試験管壁に触れないように入れる).

③Aと記入した試験管にA型赤血球浮遊液，Bと記入した試験管にB型赤血球浮遊液を1滴ずつ加える(赤血球浮遊液が試験管壁に触れないように入れる).

④試験管を手で軽く振るか，あるいは試験管台を振盪して，被検血漿と赤血球浮遊液を混和する.

⑤ただちに(混和後5分以内)遠心する(3,400 rpmで15秒間または1,000 rpmで1分間).

⑥試験管を静かに振って，管底に沈んだ赤血球を上清中に再浮遊させながら，凝集の有無ならびに凝集の強さを観察し，読みの結果を記録する(表1).

[カラム凝集法]

凝集反応に不慣れな検査技師にも実施しやすく，判定にも客観性がある．その他の方法と比べて，結果が得られるまでにかなりの時間を要するのが難点である．ここでは概略のみ記載する.

血液型検査用カラム(カード)は，抗A，抗B，抗D抗体(抗D)，コントロール(赤血球検査に対する陰性対照)の試薬が組み込まれた4本のマイクロチューブと，ウラ検査用として2本のマイクロチューブの合計6本のマイクロチューブで構成されている．赤血球検査用のチューブには被検赤血球浮遊液を分注し，ウラ検査用には被検血漿とA型赤血球浮遊液，B型赤血球浮遊液をそれぞれ分注する．分注後，カードを専用の遠心機を用いて遠心したあと，判定する.

凝集した赤血球は，ゲル上部あるいは途中でトラップされる．一方，凝集していない赤血球はゲルを通過し，底部に集まる(カラー図譜口絵8参照).

e) 判定(カラー図譜口絵9参照)

| オモテ検査 || ウラ検査 || 判定 |
抗A	抗B	A_1血球	B血球	
+	0	0	+	A型
0	+	+	0	B型
0	0	+	+	O型
+	+	0	0	AB型

「+」：凝集あり，「0」：凝集なし

オモテ検査・ウラ検査が不一致の場合，「判定保留」とし，精査する.

凝集反応の強さが2+以下の場合は，ABO血液型を確定する前に再検査する．なお，オモテ検査の場合には，被検赤血球を洗浄してから赤血球浮遊液を調製し，再検査を行う．同様の結果が得られた場合には，精査する必要がある.

f) 精度管理

血液型判定用抗A試薬：A型赤血球と4+に凝集し，B型赤血球と凝集しない.

血液型判定用抗B試薬：B型赤血球と4+に凝集し，A型赤血球と凝集しない.

検査バッチごとに確認する.

[ABO血液型検査にみられる異常反応(オモテ検査・ウラ検査の不一致)]

赤血球側が原因である場合と，血漿側が原因である場合に大きく分けられる(表2，カラー図譜口絵11，12参照).

B Rh血液型D抗原の検査

a) 原理・意義

Rh血液型のD抗原は，ABO血液型に次ぐ重要な血液型抗原である．D抗原が陰性の人には，D陰性の血液を輸血しなければならない．また，妊婦がD陰性の場合は，新生児溶血性疾患の発症を防ぐため，予防的に抗D免疫グロブリンの投与を受ける必要がある.

D抗原検査は，ABO血液型のように，オモテ検査とウラ検査による2重の確認ができるわけではない．患者が抗Dを保有していなければ，不規則性抗体スクリーニングや交差適合試験を行っ

表2 オモテ検査・ウラ検査が不一致の原因

赤血球側の原因

オモテ検査で強陽性となるべき反応がない (または弱陽性および部分凝集)	オモテ検査で陰性となるべき反応が陽性
・亜型 ・MDS, 白血病など血液疾患 ・血液型キメラ ・一過性のキメラ状態 　特にABO血液型不適合輸血の直後 ・ABO血液型不適合の骨髄移植後 　たとえば, B型患者にO型ドナーの骨髄が生着したあとは, オモテ検査O型, ウラ検査B型となる.	・敗血症によるT抗原の露出やacquired B〔多凝集反応(polyagglutination)〕 　ヒト血漿(血清)や動物由来血漿(血清)を含む抗体試薬が原因となる. 現在市販されているモノクローナル抗体由来のABO血液型判定用試薬では, これが原因で陽性とならない. ・抗体で感作されている場合 　寒冷凝集素病や温式自己免疫溶血性疾患でみられる. 特に強いIgMの自己抗体をもつ患者では, 検査する前から凝集している場合がある. ・B(A)現象 　市販モノクローナル抗A試薬とのみ微弱な凝集を認める. 輸血にあたっては, B型として扱われる.

血漿側の原因

ウラ検査で強陽性となるべき反応がない(または弱陽性)	ウラ検査で陰性となるべき反応が陽性
・抗A, 抗B抗体価の減少 　年齢(乳児, 高齢者), 健常人の一部, 低(無)ガンマグロブリン血症, 免疫抑制 ・赤血球試薬の溶血	・不規則性抗体(同種抗体)の存在 　抗M, 抗P1, 抗Le^{a}などの冷式抗体 ・自己抗体の存在 　抗I, 抗Hなど室温で反応する冷式自己抗体, 寒冷凝集素病 ・連銭形成 　骨髄腫, 肝硬変などの疾病, 高分子血漿増量剤, 静注用造影剤などの輸注 ・ABO亜型にみられる抗A$_1$や抗Bの存在 　新生児であれば, 母親由来の抗A, 抗Bの存在 ・市販の赤血球試薬の保存液に含まれている抗生物質やEDTAに対する抗体をもつ人がいる. ・免疫グロブリン製剤の投与(ロットにより抗体価の高い抗A, 抗Bを含むことがある) 　ABO血液型不適合の血漿輸血

(☞カラー図譜口絵11, 12)

たとしても, D抗原検査の誤りは発見できない. このことを十分に理解しておく.

　市販されている抗D試薬の多くは, モノクローナル抗体を原料としている. IgM抗DとIgG抗Dのモノクローナル抗体同士のブレンド, IgM抗D(モノクローナル抗体)とIgG抗D(ポリクローナル抗体)のブレンド, IgM抗D(モノクローナル抗体)単独, がある. 知っておく必要があるのは, メーカーにより使用しているクローンが異なるため, それぞれが反応するエピトープ(抗原決定基)は同じでないということである. 頻度こそ少ないが, 使用したメーカーにより判定結果が一致しない場合がある.

　D抗原の検査法には試験管法とスライド法(のせガラス法)がある. スライド法は操作が煩雑で, 判定も誤りやすく, 日常のD抗原検査法としてはすすめられない. ここでは試験管法のみを示す.

b) 検体の準備

　①EDTA採血管, または分離剤なしプレイン採血管に採血した血液(採血後, ただちに検査できること, 血球浮遊液をつくりやすい点などから考えると, EDTA採血管で採取した血液が望ましい).

c) 試薬

　①抗D判定用試薬, ②Rhコントロール, ③

抗ヒトグロブリン試薬(抗IgGまたは多特異的抗体．前者が望ましい)，④IgG抗体(IgG)感作赤血球浮遊液

d) 器材

①試験管10〜12mm(内径)×75mm(長さ)，②毛細管ピペット，③生理食塩液(またはリン酸緩衝食塩液pH7.0)，④生理食塩液を入れるポリエチレン洗浄ビン(250〜500mL用)，⑤試験管台，⑥反応観察箱(ビューボックス)，⑦多本架遠心機(赤血球の分離用)，⑧赤血球凝集反応用遠心機(傘型遠心機)，⑨恒温水槽(37℃)

e) 術式

試験管法(図4)

①生理食塩液で，被検赤血球の3〜5%赤血球浮遊液を調製する．

②試験管を2本用意し，1本に抗D判定用試薬を1滴，もう1本にRhコントロールを1滴入れる．

③それぞれの試験管に，3〜5%被検赤血球浮遊液を1滴ずつ加える．

④試験管を手で軽く振るか，あるいは試験管台を振盪して，抗Dと赤血球浮遊液を混和する．

⑤混和後，ただちに(混和後5分以内)遠心する(3,400rpmで15秒間または1,000rpmで1分間)．

⑥試験管を静かに振って，管底に沈んだ赤血球を上清中に再浮遊させながら，凝集の有無ならびに凝集の強さを観察し，読みの結果を記録する(表1)．

⑦反応が陰性，または弱陽性と判定されたら，本当に陰性なのか，あるいは弱いD抗原をもつバリアント(weak D)なのかを確かめる(D陰性確認試験)．

〈結果の判定〉(カラー図譜口絵9参照)

抗D	Rhコントロール	判定
+	0	D陽性
0[*1]	0	判定保留[*2]
+	+	判定保留[*3]

「+」：凝集あり，「0」：凝集なし
*1：念のため弱陽性の場合も含める．
*2：D陰性確認試験を行う．
*3：偽陽性の可能性があるため要精査．

D陰性確認試験(間接抗グロブリン試験)(図5)

①生理食塩液で被検赤血球の3〜5%赤血球浮遊液を調製する．

②試験管を2本用意し，1本に抗D判定用試薬を1滴，もう1本にRhコントロールを1滴入れる．

③それぞれの試験管に3〜5%被検赤血球浮遊液を1滴ずつ加える．

④試験管を手で軽く振るか，あるいは試験管台を振盪して，抗D判定用試薬と赤血球浮遊液を混和する．

⑤抗D判定用試薬とRhコントロールの2本の試験管を37℃に加温する(加温する時間は使用した抗D判定用試薬の添付文書に従う．15〜60分の間)．

⑥それぞれの試験管を生理食塩液で3〜4回洗浄する(不十分な洗浄や省略はフリーの抗D判定用試薬が残り，抗ヒトグロブリン試薬を中和する「C．抗グロブリン試験，2．間接抗グロブリン試験」h，①参照➡ p.373)．

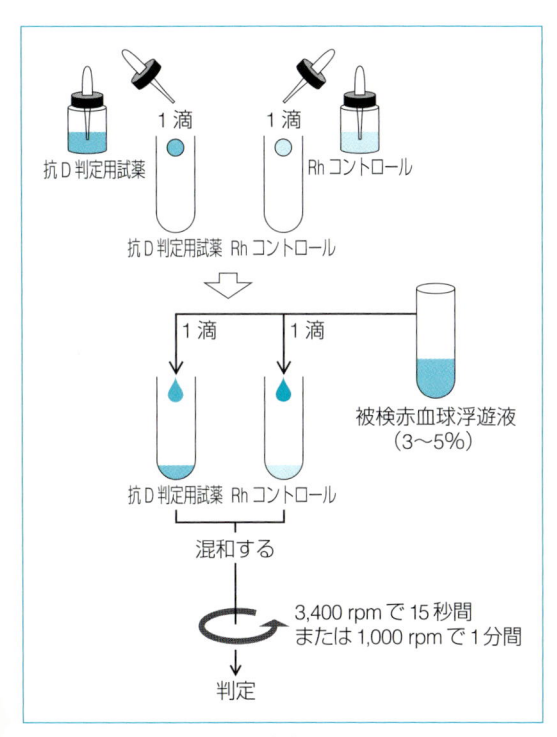

図4 Rh血液型D抗原検査

⑦それぞれの試験管の最終洗浄液を捨て，抗ヒトグロブリン試薬を2滴ずつ加える．

⑧試験管を手で軽く振るか，あるいは試験管台を振盪して，内容物を混和する．

⑨混和後，すばやく遠心する（3,400 rpm で 5 秒間または 1,000 rpm で 1 分間）．

⑩試験管を静かに振って，管底に沈んだ赤血球を上清中に再浮遊させながら，凝集の有無ならびに凝集の強さを観察し，読みの結果を記録する（表1）．

⑪陰性であった試験管に，IgG 感作赤血球浮遊液を1滴加える（使用した抗ヒトグロブリン試薬が適切な抗IgG活性をもち，洗浄も十分になされていることを確認する「C．抗グロブリン試験，2．間接抗グロブリン試験」h，②参照 → p.374）．

⑫混和後，すばやく遠心し（3,400 rpm で 15 秒間または 1,000 rpm で 1 分間），凝集することを確認する．

〈結果の判定〉

抗 D	Rh コントロール	判定
＋	0	weak D
0	0	D 陰性
＋	＋	判定保留[*1]

「＋」：凝集あり，「0」：凝集なし
*1：直接抗グロブリン法陽性による偽陽性の疑いがある．

f) 精度管理

血液型判定用抗 D 試薬：D 陽性赤血球と 4＋の凝集，D 陰性赤血球と凝集しない．

検査バッチごとに確認する．

g) 輸血の対応（表3）

C 抗グロブリン試験

抗体による赤血球の凝集は，2 段階で起こる．第 1 段階は赤血球抗原と抗体との結合（感作）で，第 2 段階は抗体が結合した赤血球の凝集である．赤血球抗原と抗体との反応では，この 2 段階がほぼ同時に起こる種類のものがある一方で，第 1 段階にとどまり，第 2 段階，つまり凝集が起こらな

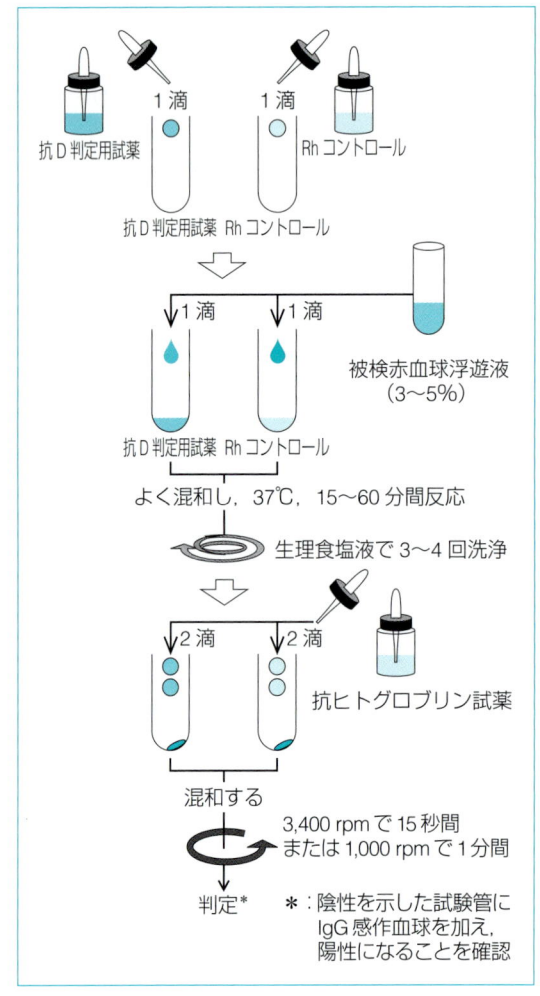

図5 D 陰性確認試験

表3 D 陰性および weak D 患者への輸血

分類	直後判定	D 陰性確認試験	選択する血液型
D 陽性	＋	不要	D 陽性（D 陰性も可）
D 陰性	0	0	D 陰性
weak D	0*	＋	D 陰性

0*：弱陽性を示すことがある．

い種類のものもある．血液型抗体は普通，IgM か IgG のいずれかである．IgM は 10 個の抗原結合部位をもち，2 つの抗原結合部位間の距離も大きく，2 つ以上の赤血球と結合し凝集を起こしやすい．一方，IgG では抗原結合部位が 2 個しかなく，さらに抗原結合部位間の距離も小さいため，うまく赤血球同士を架橋できない．IgG 抗体でも凝集が起こるようにするための感度のよい方法が，抗グロブリン試験である．輸血で溶血性副作用の原因となる「臨床的意義のある抗体」の多くは IgG 抗体であり，これを検出できる抗グロブリン試験は，輸血にかかわる検査法のなかでもとりわけ重要である．抗グロブリン試験は，獣医師である Coombs（クームス）らが 1945 年にこの方法を開発したことから，クームス試験ともよばれている．

抗グロブリン試験に用いられる抗ヒトグロブリン試薬には，ヒト IgG に対する抗 IgG 抗体（抗 IgG）と，補体成分 C3 のフラグメント C3d に対する抗 C3d 抗体（抗 C3d）が含まれている．この

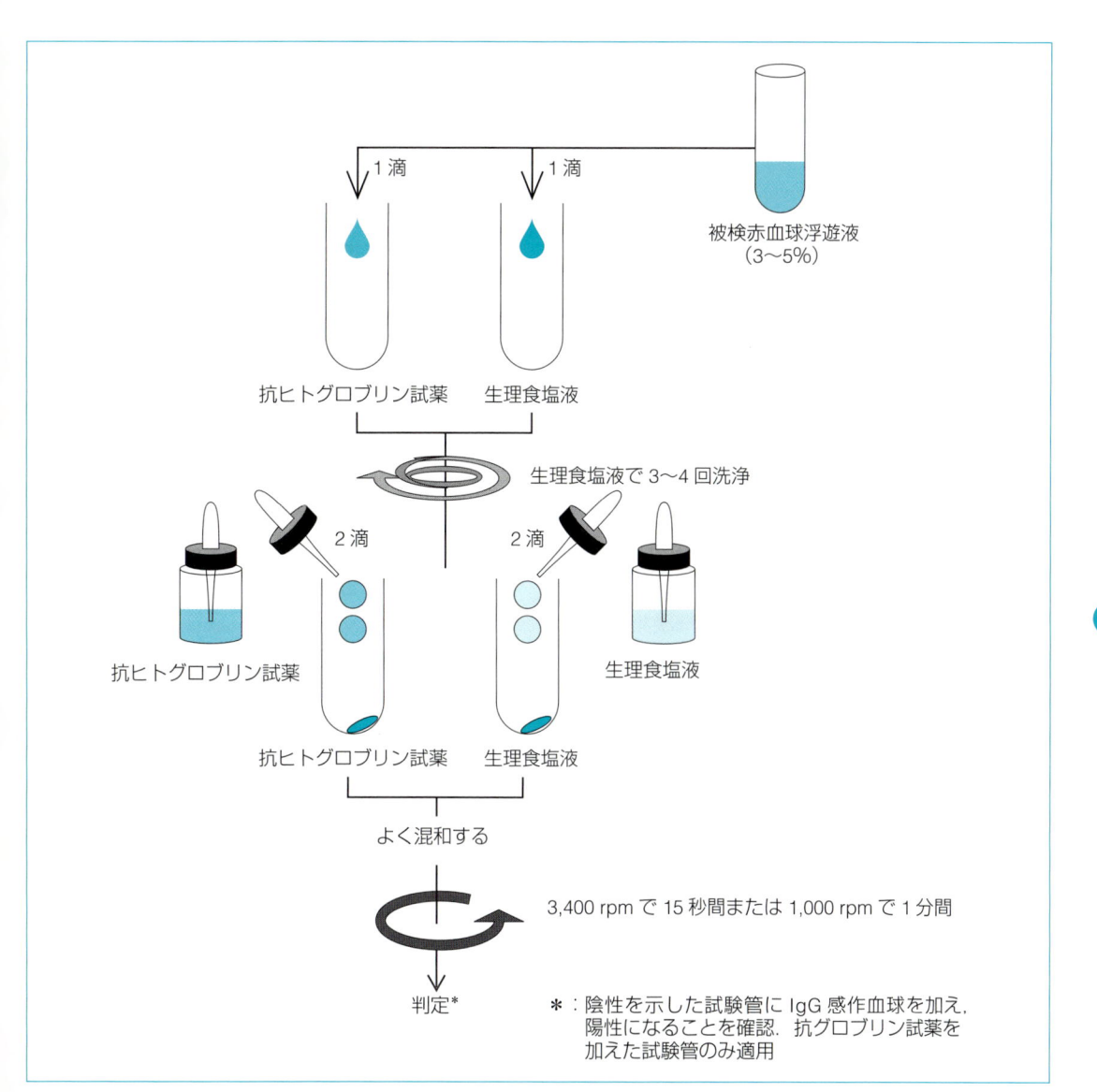

図 6　直接抗グロブリン試験

両抗体を含む抗グロブリン試薬は，多特異性抗ヒトグロブリン試薬(polyspecific antihuman globulin reagent)とよばれている．このほか，抗IgG，抗C3dなど単一特異性の抗ヒトグロブリン試薬がある．

1. 直接抗グロブリン試験(図6)

a) 原理

IgG抗体(C3d)が結合した赤血球(感作赤血球)の周辺から，赤血球に結合していない遊離のIgG(補体成分)を取り除き，抗ヒトグロブリン試薬(抗IgG，抗C3d)を加える．抗IgG分子(抗C3d)のFab(抗原結合部位)が感作赤血球IgG抗体のFc(C3d)に結合することで，感作赤血球同士が架橋され，凝集が起こる．

b) 検体の準備

①EDTA採血管に採血した血液

c) 試薬

①抗ヒトグロブリン試薬(抗IgGまたは多特異的抗体)，②3〜5% IgG感作赤血球浮遊液

d) 器具

①試験管 12 mm(内径)×75 mm(長さ)，②毛細管ピペット，③生理食塩液(またはリン酸緩衝食塩液 pH 7.0)，④生理食塩液を入れるポリエチレン噴射ビン(洗浄ビン)(250〜500 mL用)，⑤試験管台，⑥反応観察箱(ビューボックス)，⑦多本架遠心機(赤血球の分離用)，⑧赤血球凝集反応用遠心機(傘型遠心機)

e) 術式

①生理食塩液で被検赤血球の3〜5%浮遊液を調製する．

②試験管を2本用意し，1本の試験管に試薬名(AHG)，もう1本の試験管に対照(C)と記入する．

③それぞれの試験管に，毛細管ピペットを使って，被検血球の3〜5%赤血球浮遊液を1滴ずつ入れる(赤血球浮遊液が試験管壁に触れないように入れる)．

④噴射ビンを用いて，それぞれの試験管に生理食塩液を7〜8分目まで少し勢いをつけて注入する．3,400 rpmで2〜3分間遠心したあと，試験管を逆さにして上清を捨てる．管壁，管口の水滴はスナップを利かせ振り切るようにして，できるだけ取り除く．

⑤試験管を強く振って，わずかに残った生理食塩液中に赤血球を再浮遊させる．再び生理食塩液を7〜8分目まで少し勢いをつけて注入し，3,400 rpmで2〜3分間遠心する．

⑥この洗浄操作を合計3〜4回繰り返す．

⑦最後の洗浄後，試薬名を記入した試験管(AHG)に抗ヒトグロブリン試薬を2滴加え，対照(C)の試験管には生理食塩液を2滴加える．試験管を振って，混和する(試薬が試験管壁に触れないように入れる)．

⑧混和後，すばやく遠心する(3,400 rpmで15秒間または1,000 rpmで1分間)．

⑨試験管を静かに振って，管底に沈んだ赤血球を上清中に再浮遊させながら，凝集の有無ならびに凝集の強さを観察し，読みの結果を記録する(表1)．

⑩試薬名(AHG)を記入した試験管が陰性であれば，IgG感作血球を1滴加える．混和後，すばやく遠心し(3,400 rpmで5秒間または1,000 rpmで1分間)，陽性となることを確認する．

f) 判定

抗ヒトグロブリン試薬の試験管が陽性，対照の試験管が陰性：陽性と判定

抗ヒトグロブリン試薬の試験管が陰性，対照の試験管が陰性：陰性と判定

抗ヒトグロブリン試薬の試験管が陽性，対照の試験管が陽性：判定保留*

＊：一部の寒冷凝集素病患者では，洗浄前から凝集がみられることがある．この場合は，37℃の加温した生理食塩液での洗浄を試みる．

2. 間接抗グロブリン試験(図7)

Duffy，Kidd，Diego血液型などに対するIgGの不規則抗体を含む抗血清による血液型判定を例にとる．抗血清量，反応時間は使用する抗血清に

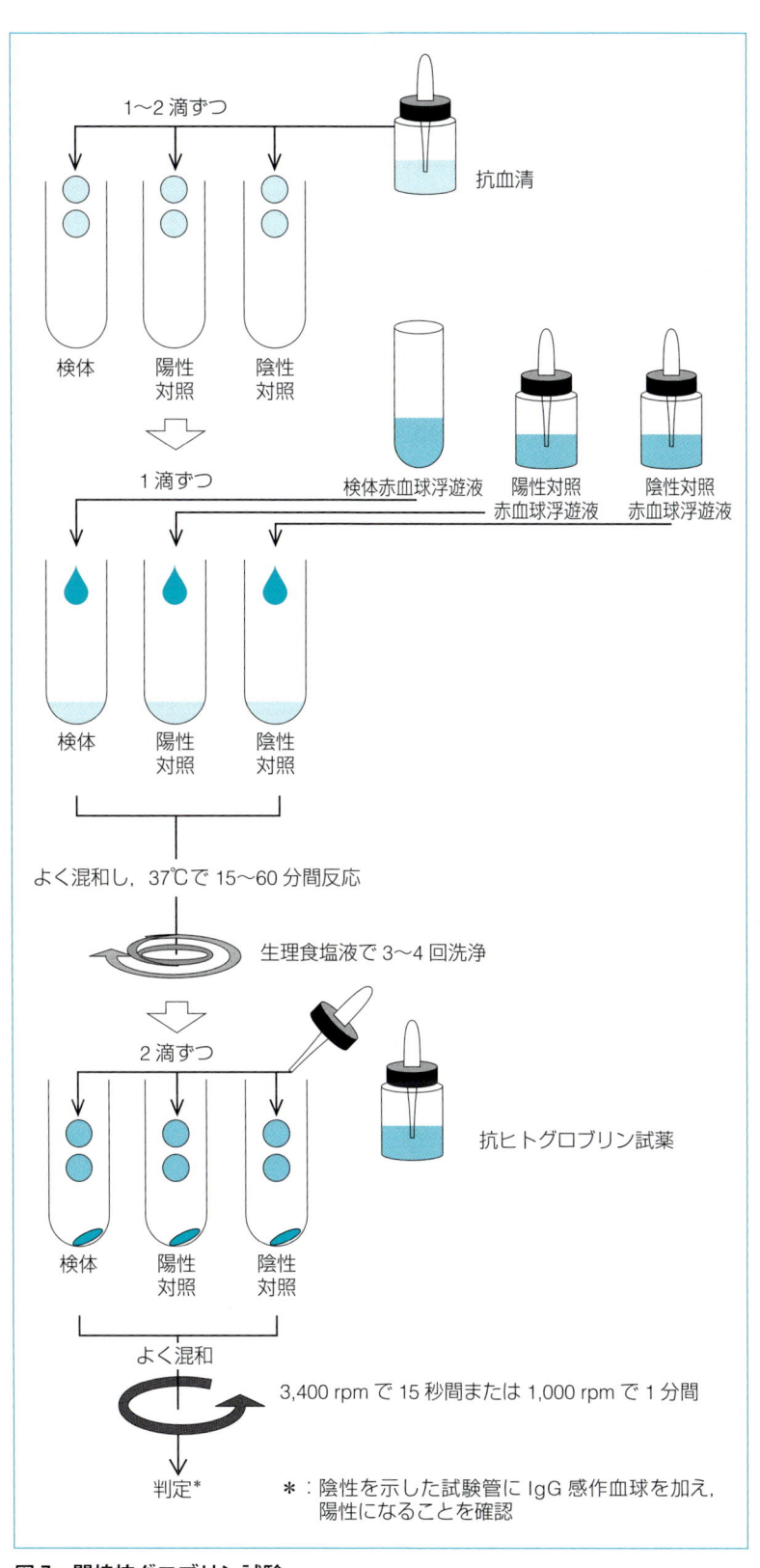

図7　間接抗グロブリン試験

より異なる．ここでは一般的な方法を記載した．

a) 原理

血漿中に存在する同種抗体は，血漿と赤血球試薬を反応させた後に抗グロブリン法で検査すれば，試験管内で抗体を検出することができる．この間接的なやり方で抗体を検出する方法を**間接抗グロブリン試験**とよんでいる．間接抗グロブリン試験は不規則性抗体スクリーニング・同定検査，交差適合試験に応用される．また，既知の抗体を使えば，未知の血液型抗原の有無を判定する場合にも使える（D陰性確認試験，血液型検査など）．

b) 検体の準備

EDTA採血管，または分離剤なしプレイン採血管に採血した血液．

c) 試薬

①抗血清（抗Duffy，Kidd，Diego抗体など），②陽性対照血球（対応抗原がヘテロ接合の血球），③陰性対照血球（対応抗原が陰性の血球），④抗ヒトグロブリン試薬（抗IgGまたは多特異的抗体），⑤3〜5% IgG感作赤血球浮遊液．

d) 器具

①試験管 12 mm（内径）×75 mm（長さ），②毛細管ピペット，③生理食塩液（またはリン酸緩衝食塩液 pH 7.0），④生理食塩液を入れるポリエチレン噴射ビン（洗浄ビン）（250〜500 mL 用），⑤試験管台，⑥反応観察箱（ビューボックス），⑦多本架遠心機（血液の分離用），⑧赤血球凝集反応用遠心機（輸血検査用型遠心機），⑨恒温水槽（37℃）．

e) 術式

①生理食塩液で被検赤血球（検体）の3〜5%浮遊液を調製する．

②試験管を3本用意し，3本の試験管に抗血清名，そのうち1本の試験管に検体名，残りの2本の試験管にそれぞれ陽性対照，陰性対照と記入する．3本の試験管に抗血清を1〜2滴ずつ加える．

③検体の試験管に，毛細管ピペットを使って，検体の3〜5%赤血球浮遊液を1滴入れる．同様にして，陽性対照の試験管には陽性対照用の赤血球浮遊液，陰性対照の試験管には陰性対照用の赤血球浮遊液を1滴ずつ加える（赤血球浮遊液が試験管壁に触れないように入れる）．

④試験管を手で軽く振るか，あるいは試験管台を振盪して，抗血清と赤血球浮遊液を混和する．

⑤37℃の恒温水槽で，15〜60分間加温する（感作）．

⑥噴射ビンを用いて，それぞれの試験管に生理食塩液を7〜8分目まで少し勢いをつけて注入する．3,400回転で2〜3分間遠心したあと，試験管を逆さにして上清を捨てる．管壁，管口の水滴はスナップを利かせ振り切るようにして，できるだけ取り除く．

⑦試験管を強く振って，わずかに残った生理食塩液中に赤血球を再浮遊させる．再び生理食塩液を7〜8分目まで少し勢いをつけて注入し，3,400回転で2〜3分間遠心する．

⑧この洗浄操作を合計3〜4回繰り返す．

⑨最後の洗浄後，それぞれの試験管に抗ヒトグロブリン試薬を2滴ずつ加え，試験管を振って，混和する（試薬が試験管壁に触れないように入れる）．

⑩混和後，すばやく遠心する（3,400 rpm で15秒間または 1,000 rpm で1分間）．

⑪試験管を静かに振って，管底に沈んだ赤血球を上清中に再浮遊させながら，凝集の有無ならびに凝集の強さを観察し，読みの結果を記録する（**表1**）．なお，陽性対照に凝集がみられ，陰性対照に凝集がみられないことを確認したあと，抗血清について凝集の有無を観察する．

⑫陰性であった試験管に，IgG感作赤血球浮遊液を1滴加える．

⑬混和後，速やかに遠心し（3,400 rpm で15秒間または 1,000 rpm で1分間），凝集することを確認する．

f) 判定

陽性対照が陽性で，陰性対照が陰性の場合のみ，検査が成立する．

抗血清の試験管が陽性：対応抗原が陽性と判定
抗血清の試験管が陰性：対応抗原が陰性と判定

g) 精度管理

陽性対照：対応抗原がヘテロ接合の赤血球
陰性対照：対応抗原が陰性の赤血球

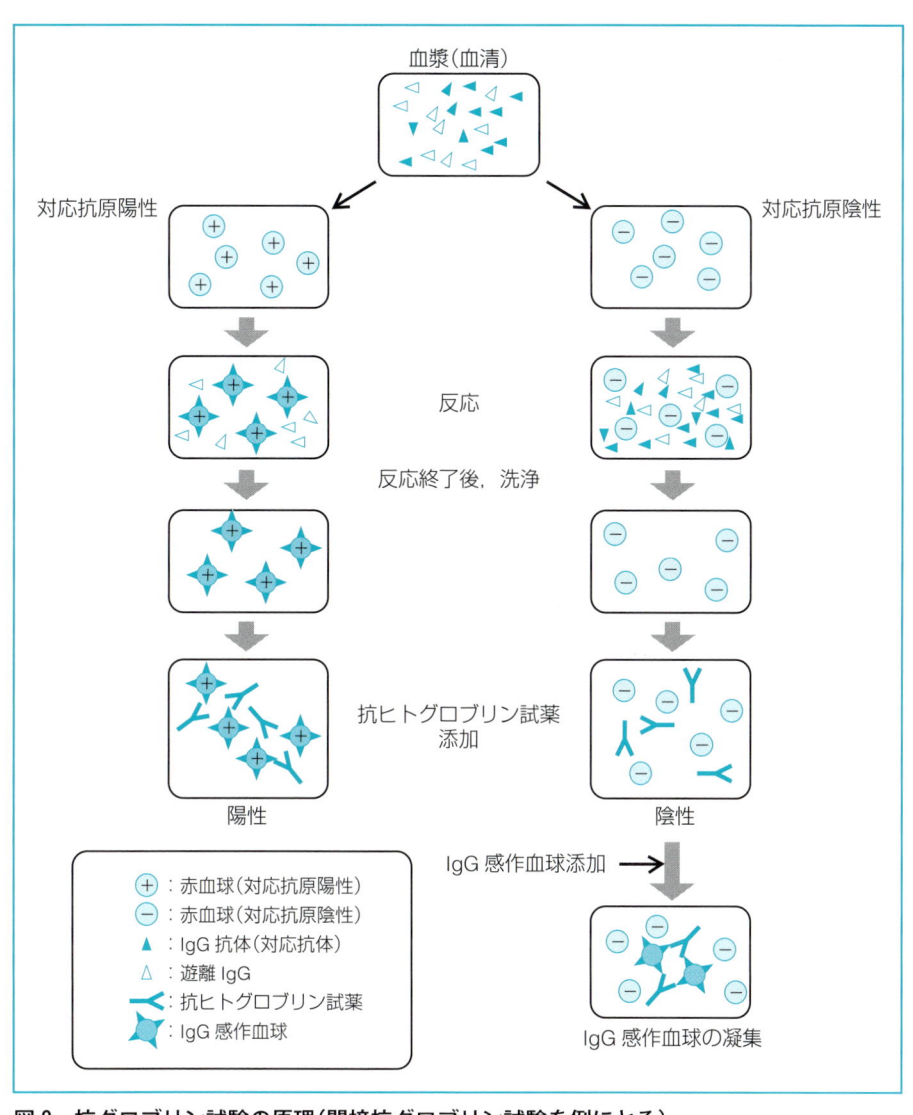

図8 抗グロブリン試験の原理(間接抗グロブリン試験を例にとる)

h) ポイント

①上記のe),⑧の操作で,遊離しているIgGが取り除かれず残っていると,遊離IgGが抗IgGと反応して抗IgG活性を中和してしまい,偽陰性の結果となる.標準的な抗ヒトグロブリン試薬の1滴に含まれる抗IgG活性は,約1,000倍に希釈したヒト血清の1滴(IgG濃度2〜10μg/mL)で中和されてしまう.したがって,抗グロブリン試験では,感作赤血球の洗浄という操作により,赤血球に結合していない遊離のIgGを十分に取り除くことが,一番大切なポイントとなる.

感作赤血球の洗浄過程で,血漿は最低でも1,000倍,安全のためには5,000倍程度に希釈される必要がある.たとえば,血漿80μLと血球浮遊液40μLの反応物について,1回4mLの生理食塩液で洗浄し,洗浄液を捨てたあと,試験管内に残る洗浄液を0.1mLとして洗浄効果を考えてみる.1回洗浄で血漿は18倍に希釈されるだけだが,3回洗浄で約6,000倍に希釈されることになる.一般に3回の洗浄で問題は生じないが,実際に使用する抗ヒトグロブリン試薬に含まれる抗IgG活性は,標準的な抗IgG活性より低いかもしれな

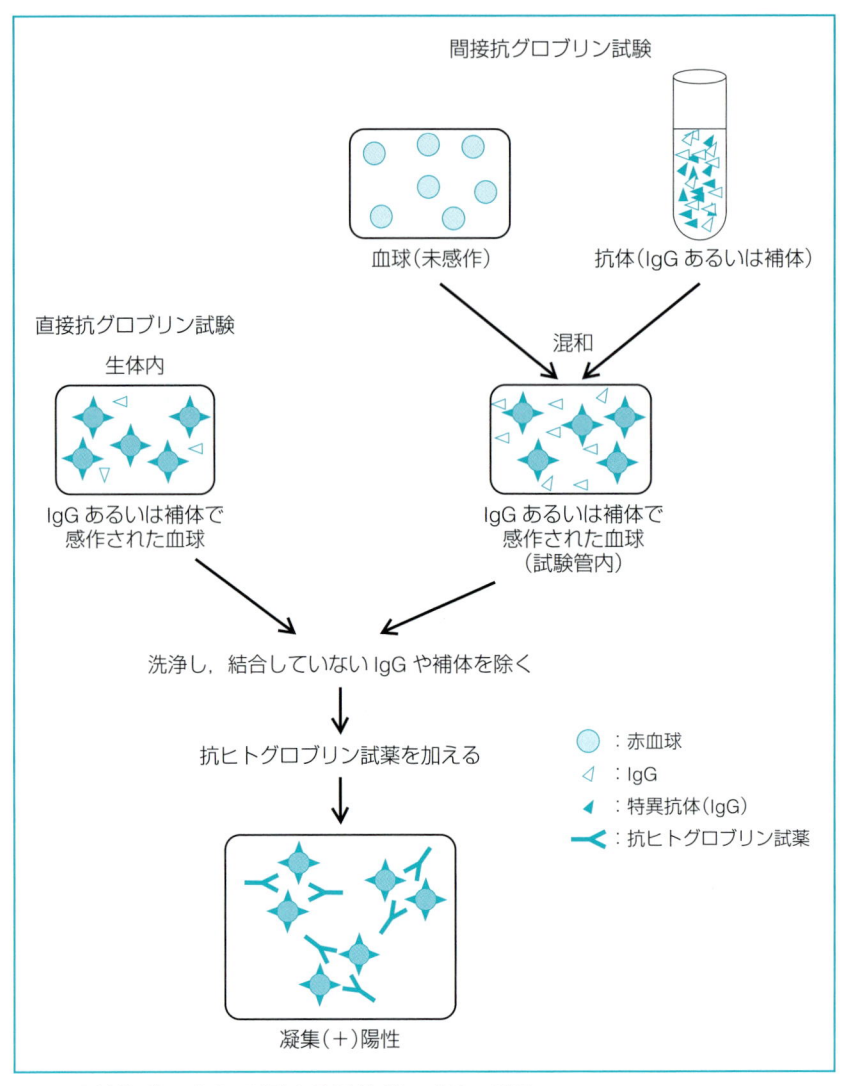

図9 直接抗グロブリン試験と間接抗グロブリン試験

い．安全を見越して洗浄回数を4回とすれば，不十分な洗浄による偽陰性をかなり防ぐことができる．

②抗ヒトグロブリン試験の結果が陰性であった場合，適度にIgG抗体を感作した赤血球（IgG感作血球）を加え，陽性になることを確認する．このことで，使用した抗ヒトグロブリン試薬が適切な抗IgG活性をもち，洗浄も十分になされていることが保証できる（図8）．ただし，被検血漿（血清）が適切に試験管に入れられていたかについてまでは，保証されているわけではない．検査すべてに共通していえることだが，血漿（血清）や抗血清類を分注したあと，必ず適切に分注されているかを確認する癖をつける．間接抗グロブリン試験では洗浄操作が入るため，他の方法と比べ血漿（血清）や抗血清類を入れ忘れても気づく機会が少ない．

③抗ヒトグロブリン試薬を用いる検査はどれも，抗グロブリン試験とよばれる．ここで，直接抗グロブリン試験と間接抗グロブリン試験の違いを理解しておくことは大切である（図9）．正常な状態では，生体内で抗体が赤血球に結合することはない（ここでの結合は抗原・抗体反応による結合を意味する）．生体内で抗体が結合するのは，

溶血性副作用，新生児溶血性疾患，自己免疫性溶血性疾患の場合である．生体内での感作赤血球を検出する方法が**直接抗グロブリン試験**である．

D 不規則性抗体スクリーニング・同定

輸血を必要とする患者の1～2％が，臨床的に重要な不規則性抗体を保有するとされている．不規則性抗体スクリーニング（抗体スクリーニング）とそれに引き続いて実施される不規則性抗体同定検査は，こうした患者に適合した血液を選択するための重要な検査である．抗体スクリーニングは，どの輸血予定患者についても，輸血前検査の一環として実施する必要がある．さらに，新生児溶血性疾患に対処するための出生前検査としても実施される．

抗体スクリーニング用血球は，2種類以上の血球が組み合わされたものを使用する．複数の血球を組み合わせることで，臨床的に重要な血液型抗原すべてを網羅し，量的効果を示す抗原のなかでも特にRh（C，c，E，e），Jk^a，Jk^b血液型抗原のホモ接合血球を含めることができる（**サイドメモ**）．市販の抗体スクリーニング用血球（すべて欧米からの輸入品）は，この条件を満たしている（ただし，日本向けに調製されているDi^a抗原を含む血球が別に必要となる）．

サイドメモ：量的効果

血液型系列のなかには，アリルがホモ接合の人はヘテロ接合の人と比べて赤血球抗原量が多いものがある．例えば，Jk^aJk^a型の赤血球は，$Jk^a$$Jk^b$型に比べて抗原量（抗原数）はおよそ2倍ある．このホモ接合とヘテロ接合との赤血球抗原量の違いを量的効果という．ホモ接合の赤血球と弱い凝集反応しか示さない抗体は，ヘテロ接合とは凝集反応がみられない可能性がある．Rh血液型の（C，c，E，e抗原），Kidd血液型のJk^a，Jk^a抗原，Duffy血液型のFy^a，Fy^b抗原，MNS血液型のM，N，S，s抗原が代表的である．特に，Rh血液型とKidd血液型には注意する．

臨床的意義のある不規則抗体を感度よく，有効に検出するためには，間接抗グロブリン試験の実施が不可欠である（**サイドメモ**）．抗体スクリーニングには，間接抗グロブリン法のほかに，生理食塩液法，酵素処理法（ブロメリン法など）がある．

サイドメモ：抗体検出を目的とした検査の血漿（血清）と赤血球の比率

試薬が入った滴瓶のスポイト，ガラス製毛細管ピペット，プラスチック製毛細管ピペットは，正確な量が滴下されるようには調整されていない．試薬の滴下量はゴムキャップに加わる力，滴下するスポイト（ピペット）の角度や先端の口径によって大きく変化する．検査によっては血清（血漿）と血球の比率は一定の範囲内であることが必要とされる．試薬が不正確な手段で滴下された場合，血清：血球の比率は担保されないことになる．

ABO血液型ウラ検査，不規則性抗体スクリーニング，交差適合試験など血漿中の抗体の有無を検査する場合には，血漿（血清）に対する血球の比率は少なくとも40：1（血漿：血球）とする．血漿：血球の比率は以下の計算式によって求めることができる．

［（血清の容量）×100］÷［（血球の容量）×（赤血球浮遊液の％濃度）］

標準的な検査（試験管法）である，血漿（血清）2滴と3～5％赤血球浮遊液1滴で反応させた場合の血漿：血球の比率は以下のとおりである．

3％赤血球浮遊液：（2×100）÷（1×3）＝66.7（血清：血球は66.7：1）
5％赤血球浮遊液：（2×100）÷（1×5）＝40.0（血清：血球は40.0：1）

カラム法による抗グロブリン法では，血清1容量と0.8％血球浮遊液2容量が標準として用いられており，血清：血球の比率は約63：1となる．
（1×100）÷（2×0.8）＝62.5（血清：血球は62.5：1）

血漿（血清）2滴に加える1滴の赤血球浮遊液濃度を3％より低くすれば，そのぶん感度は上昇する．しかし，限られた日常検査の条件下では，肉眼で見ることができる凝集を特異的に起こさせるためには，2％以下の赤血球浮遊液1滴では赤血球が少なすぎて，逆に誤判定を招いてしまう．感度を上げたければ，赤血球浮遊液の濃度と容量を変えずに，血漿（血清）容量を増やすとよい（3～4滴）．

表4 不規則性抗体検査で遭遇する抗体

室温	37℃
生理食塩液法	抗グロブリン法
抗-M, -N; -Le[a], -Le[b]; -P1, -I, -H, HI	抗-D, -C, -c, -E, -e; -Jk[a], -Jk[b]; -Fy[a], -Fy[b]; -Di[a], -Di[b]; -S, -s
主に自然抗体	主に免疫抗体
大抵は問題なし	臨床的意義があることが多い

これらの方法を併用してもよいが，生理食塩液法，酵素処理法は省略することもできる．抗体スクリーニングで陽性と判定されたら，同定用パネル血球（これも市販されているが，欧米からの輸入品）を用いて特異性を決める．不規則性抗体に臨床的意義があると予測される場合には，対応する抗原が陰性の血液を準備し，間接抗グロブリン法による交差適合試験を実施する．

不規則抗体の臨床的意義を判断するうえで，特異性を知ることが最も有用であるといえる．これに不規則抗体の至適反応温度を組み合わせることで，臨床的意義が予測されている．37℃の温度で反応しない抗体は，重大な溶血性副作用の原因にならないとする考えが，広く受け入れられている．ただし，ABO血液型は例外である．たとえ血漿（血清）中の抗A，抗Bの反応性が弱い場合でも，臨床的意義があると考えなければならない．不規則性抗体検査で遭遇しやすい抗体を表4に示した．

抗体スクリーニングにより，抗体の特異性を推定できる場合もあるが，同定用のパネル血球を用いて特異性を決める必要がある．あくまで不規則性抗体の有無をみる検査であることを理解する．

1. 不規則性抗体スクリーニング

a. 生理食塩液法（図10）

a) 原理

抗M，抗N，抗P1，抗Le[a]，抗Le[b]抗体など，低温で至適に反応する抗体が検出される．多くはIgMクラスの抗体で，この方法のみ反応する場合は溶血性副作用の原因になることはない．

b) 検体の準備

①EDTA採血管，または分離剤なしプレイン採血管に採血した血液（輸血が必要な場合は，採血後3日以内の血液を検査に用いる）．

c) 試薬

①抗体スクリーニング血球（ここでは3種類の血球）．

d) 器具

①試験管 10〜12 mm（内径）×75 mm（長さ），②毛細管ピペット，③生理食塩液（またはリン酸緩衝食塩液 pH 7.0），生理食塩液を入れるポリエチレン洗浄ビン（250〜500 mL 用），④試験管台，⑤反応観察箱（ビューボックス），⑥多本架遠心機（血液の分離用），⑦赤血球凝集反応用遠心機（判定用遠心機）

e) 術式

①生理食塩液で，検体自己赤血球の3〜5%赤血球浮遊液を調製する．

②試験管を4本用意し，3本に患者名，スクリーニング血球の番号（Ⅰ，Ⅱ，Ⅲ）を記入する．残りの試験管には患者名と自己対照であることがわかる記号を記入する．

③それぞれの試験管に，毛細管ピペットで，患者血漿（血清）を2滴ずつ加える．

④よく混和した抗体スクリーニング血球をⅠ，Ⅱ，Ⅲの試験管に1滴ずつ加える．自己対照の試験管には自己赤血球浮遊液を1滴加える．

⑤試験管を手で軽く振るか，あるいは試験管台を振盪して，内容物を混和する．

⑥混和後，ただちに（混和後5分以内）遠心する（3,400 rpm で 15 秒間または 1,000 rpm で 1 分間）．

⑦試験管を静かに振って，管底に沈んだ赤血球を上清中に再浮遊させながら，凝集の有無ならびに凝集の強さを観察し，読みの結果を記録する（表1）．

⑧陽性と判定されたら，不規則性抗体同定検査へと進む．

f) 判定

表5を参照．

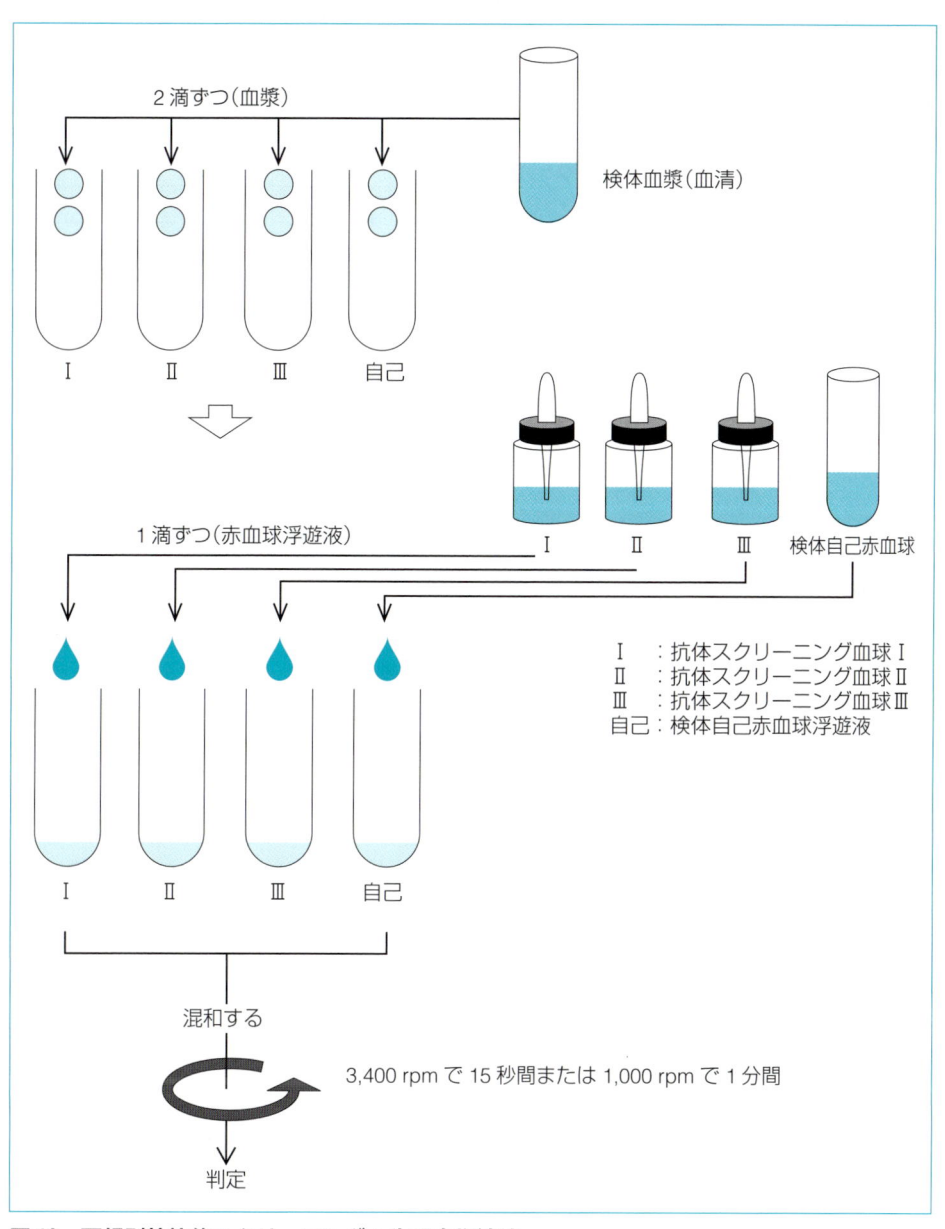

図10 不規則性抗体スクリーニング：生理食塩液法

g) 精度管理

陽性対照：抗体価4～8倍の抗体を含む血漿(血清)を使用し，陽性となることを確認する．検査バッチごとに行う．

b. ブロメリン法(図11)

a) 原理

ブロメリン(パイナップルの茎から抽出)のような蛋白分解酵素で赤血球を穏やかに処理すると，シアル酸(N-アセチルノイラミン酸)を含む糖ペプチドが遊離して，赤血球を取り囲むイオン雲のζ(ゼータ)電位が低下する．それと同時に，抗体が結合する際の立体障害物が取り除かれ，赤血球膜の血液型抗原が露出する．これらが相まってIgG抗体でも凝集が起こるようになるものもある．その典型例がRh血液型抗原に対する抗体

表5　特異性の推定

Cell		Rh-hr								MNS				P	Lewis		Duffy		Diego		Kidd		Others	Cell	Results		
		D	C	E	c	e	f	C^w	V	M	N	S	s	P_1	Le^a	Le^b	Fy^a	Fy^b	Di^a	Di^b	Jk^a	Jk^b			AGT	Br	Sa
I	R_1R_1	✗	✗	0	0	✗	0	0	0	✗	✗	✗	0	✗	0	0	✗	✗	✗	0	✗	0		1	0	0	0
II	R_2R_2	+	0	+	+	0	0	0	0	+	+	0	+	+	0	0	+	0	+	0	+	+	0		2	3+	2+	0
III	rr	0	0	0	✗	✗	0	0	0	✗	0	✗	0	✗	✗	0	✗	0	0	✗	✗	✗		3	0	0	0
Patient cells																											

Sa：生理食塩液法(室温)，AGT：間接抗グロブリン試験，Br：ブロメリン法

最も一般的な方法は，陰性を示したスクリーニング血球（または同定用パネル血球）に存在する抗原を順次消去する方法である（消去法）．

消去していくことで，考えられる特異性の候補を絞り込んでいく．

消去していく際に，量的効果のある抗原（C, c, E, e, Jk^a, Jk^b, Fy^a, Fy^b, M, N）がホモ接合であれば「✗」で否定し，ヘテロ接合であれば「/」で，暫定的に保留としておく．

この例では，Iの血球が陰性であることから，否定してよい抗体の特異性は，D, C, e, N, S, s, Le^a, Fy^b, Di^a, Di^b, Jk^b である．

IIIの血球が陰性であることから，否定してよいのは，c, e, f, M, S, P_1, Le^b, Fy^a, Di^b, 保留は Jk^a, Jk^b である．

このことから，最も可能性のある抗体は抗E抗体と推定できる．抗Jk^a抗体は保留とする．

引き続き，同定用パネル血球を用い，消去法により抗体の特異性を確認する．

（抗Rh）である．かつてわが国では，抗Rhを感度よく検出でき，操作も簡便であることから，好んで用いられていた．しかし，①Rh血液型以外の重要な不規則性抗体を検出できない，②非特異反応が多い，③臨床的に無害な冷式抗体の反応を強めてしまう，④MNS, Duffy, Xg^a 抗原を失活してしまう，などにより抗体スクリーニングに必須の検査ではなくなった．ただし，不規則性抗体同定検査には，今もって有用な検査法である．

ブロメリン溶液であらかじめ赤血球を処理する方法（2段法）と，被検血漿（血清）および赤血球の混合物にブロメリン溶液を加える方法（1段法）がある．ここでは，簡便な1段法について示す．

b）検体の準備

EDTA採血管，または分離剤なしプレイン採血管に採血した血液（輸血が必要な場合は，採血後3日以内の血液を検査に用いる）．

c）試薬

①抗体スクリーニング血球（ここでは3種類の血球），②0.5%ブロメリン溶液（ブロメリン溶液の濃度は，調製するブロメリン粉末の酵素活性により異なる．添加量も調製のしかたで異なる．ここでは標準的な添加量を示した）

d）器具

①試験管 10〜12 mm（内径）×75 mm（長さ），②毛細管ピペット，③生理食塩液（またはリン酸緩衝食塩液 pH 7.0），④生理食塩液を入れるポリエチレン洗浄ビン（250〜500 mL 用），⑤試験管台，⑥反応観察箱（ビューボックス），⑦多本架遠心機（血液の分離用），⑧赤血球凝集反応用遠心機（輸血検査用型遠心機），⑨恒温水槽（37℃）

e）術式

①生理食塩液で検体自己赤血球の 3〜5% 赤血球浮遊液を調製する．

②試験管を4本用意し，3本に患者名，スクリーニング血球の番号（I, II, III）を記入する．残りの試験管には患者名と自己対照であることがわかる記号を記入する．

③それぞれの試験管に，毛細管ピペットで，患者血漿（血清）を2滴ずつ加える．

④よく混和したスクリーニング血球をI, II, IIIの試験管に1滴ずつ加える．自己対照の試験管には自己赤血球浮遊液を1滴加える．

⑤それぞれの試験管に，ブロメリン溶液を2滴ずつ加える．

⑥試験管を手で軽く振るか，あるいは試験管台を振盪して，内容物を混和する．

⑦37℃恒温水槽で15分間加温する．

⑧試験管を遠心する（3,400 rpm で15秒間または1,000 rpm で1分間）．

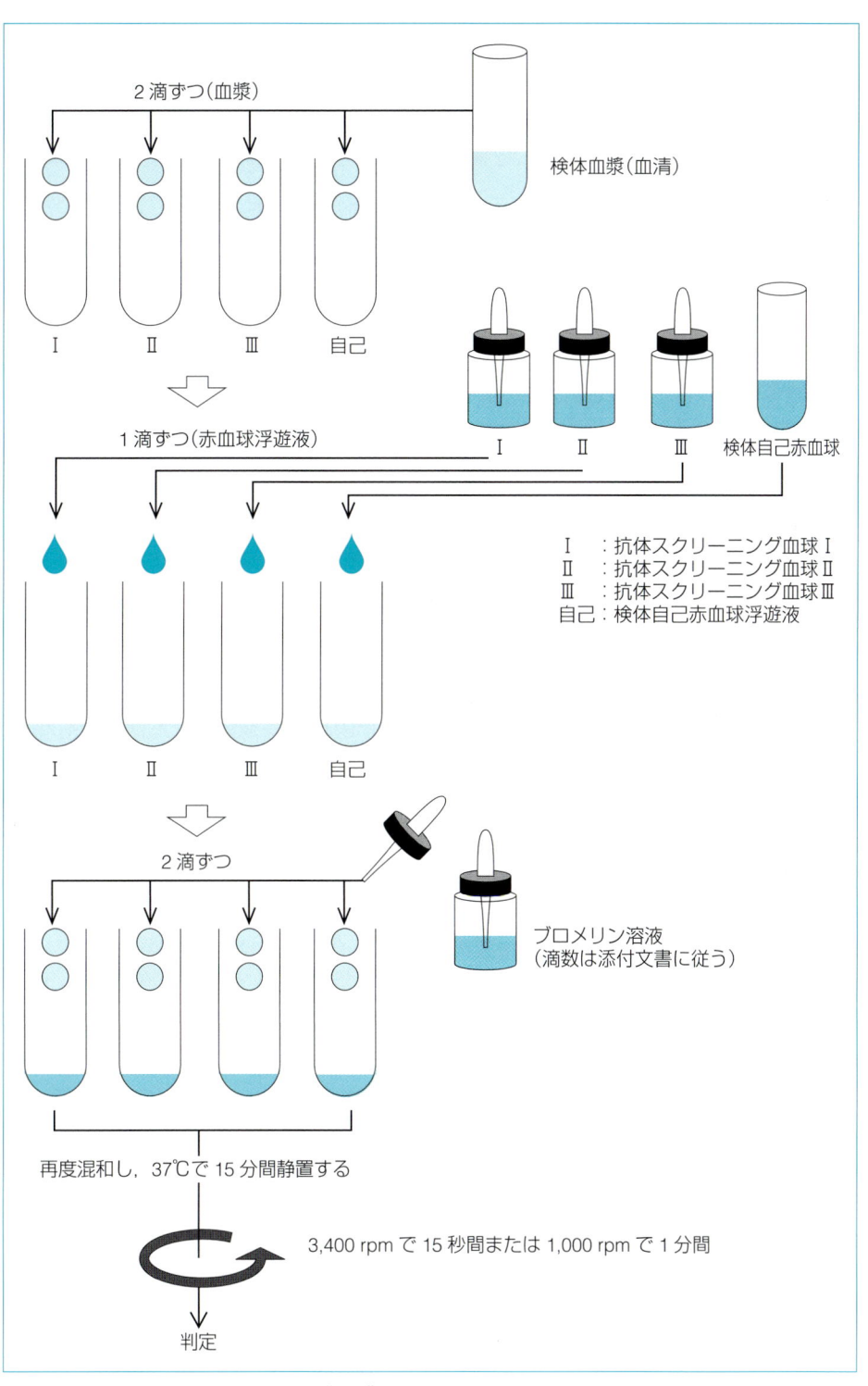

図11 **不規則性抗体スクリーニング：ブロメリン法**

表6　間接抗グロブリン試験による不規則性抗体検査の方法

方法	血漿(血清)量	反応増強剤	反応時間(分)	抗グロブリン試薬
生理食塩液	2滴		45〜60	IgG/多特異
22〜30% アルブミン	2滴	2滴	15〜30	IgG/多特異
LISS(添加法) (low ionic strength solutions)	2滴	2滴	10〜15 (40分まで)	IgG/多特異
PEG (polyethylene glycol)	2滴	2滴	10〜15	IgG
ゲルカラム	25 μL		15〜40	IgG

⑨試験管を静かに振って，管底に沈んだ赤血球を上清中に再浮遊させながら，凝集の有無ならびに凝集の強さを観察し，読みの結果を記録する(表1)．

⑩陽性と判定されたら，不規則性抗体同定検査へと進む．

f) 判定

表5を参照．

g) 精度管理

陽性対照：抗体価4〜8倍の抗体を含む血漿(血清)を使用し，陽性となることを確認する．検査バッチごとに行う．

c. 間接抗グロブリン試験

臨床的意義のある不規則性抗体を検出するために，最も有効かつ必須の検査法である．通常，抗体スクリーニングや交差適合試験では反応増強剤(反応促進剤)を使用する．反応増強剤には，ウシアルブミン溶液(22%または30%)，低イオン強度溶液(low ionic strength solutions；LISS)，ポリエチレングリコール(polyethylene glycol；PEG)溶液などがある．反応増強剤を使用することで，何も使用しない方法に比べ反応時間を大幅に短縮できる(表6)．反応増強剤を使用しない方法を生理食塩液抗グロブリン法ともいう．

試験管を用いた方法以外にも，ゲルカラム法やマイクロプレート法(固相法)を利用した自動機器もある．抗グロブリン試験に使用するカラムは，抗ヒトグロブリン試薬がカラム内に充填されており，遠心している間に血漿(血清)と赤血球は密度勾配により，赤血球が先にカラム内に入るため，洗浄操作を必要としない点が特徴である．

ここでは，反応増強剤としてPEGを用いたPEG抗グロブリン法を示す．自己対照をおく方法を示すが，抗体スクリーニングでは自己対照を省略してもよい．

d. PEG抗グロブリン法(図12)

a) 原理

不規則性抗体検出にPEGを用い，反応の増強と時間短縮を行う．

b) 検体の準備

①EDTA採血管，または分離剤なしプレイン採血管に採血した血液(輸血が必要な場合は，採血後3日以内の血液を検査に用いる)．

c) 試薬

①抗体スクリーニング血球(ここでは3種類の血球)，②PEG溶液，③抗ヒトグロブリン試薬(抗IgG：PEGは非特異的に補体成分を結合させやすいため，抗IgGを用いる)，④3〜5% IgG感作赤血球浮遊液．

d) 器具

①試験管 10〜12 mm(内径)×75 mm(長さ)，②毛細管ピペット，③生理食塩液(またはリン酸緩衝食塩液 pH 7.0)，④生理食塩液を入れるポリエチレン洗浄ビン(250〜500 mL用)，⑤試験管台，⑥反応観察箱(ビューボックス)，⑦多本架遠心機(血液の分離用)，⑧赤血球凝集反応用遠心機(判定用遠心機)．

e) 術式

①生理食塩液で検体自己赤血球の3〜5%赤血球浮遊液を調製する．

②試験管を4本用意し，3本に患者名，スクリーニング血球の番号(Ⅰ，Ⅱ，Ⅲ)を記入する．

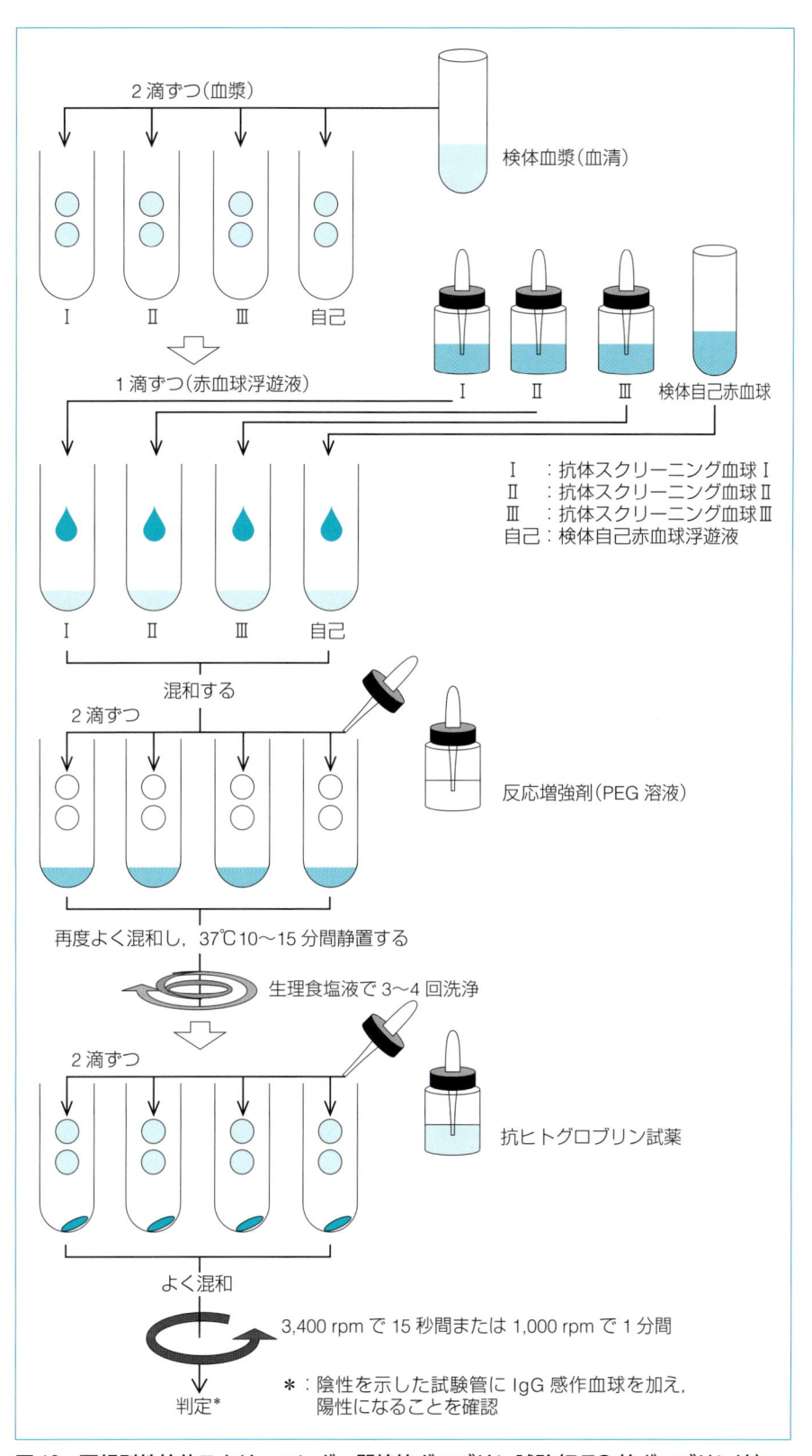

図12 不規則性抗体スクリーニング：間接抗グロブリン試験（PEG抗グロブリン法）

残りの試験管には患者名と自己対照であることがわかる記号を記入する.

③それぞれの試験管に，毛細管ピペットで，患者血漿(血清)を2滴ずつ加える.

④よく混和したスクリーニング血球をⅠ，Ⅱ，Ⅲの試験管に1滴ずつ加える．自己対照の試験管には自己赤血球浮遊液を1滴加え，混和する.

⑤それぞれの試験管に，PEG溶液を2滴ずつ加える.

⑥内容物をよく混和する.

⑦37℃恒温水槽で15分間加温する(感作).

⑧噴射ビンを用いて，それぞれの試験管に生理食塩液を7~8分目まで少し勢いをつけて注入する．3,400 rpm で2~3分間遠心したあと，試験管を逆さにして上清を捨てる．管壁，管口の水滴はスナップを利かせ振り切るようにして，できるだけ取り除く.

⑨試験管を強く振って，わずかに残った生理食塩液中に赤血球を再浮遊させる．再び生理食塩液を7~8分目まで少し勢いをつけて注入し，3,400 rpm で2~3分間遠心する.

⑩この洗浄操作を合計3~4回繰り返す.

⑪最後の洗浄後，それぞれの試験管に抗ヒトグロブリン試薬を2滴ずつ加え，混和する(試薬が試験管壁に触れないように入れる).

⑫混和後，すばやく遠心する(3,400 rpm で15秒間または1,000 rpm で1分間).

⑬試験管を静かに振って，管底に沈んだ赤血球を上清中に再浮遊させながら，凝集の有無ならびに凝集の強さを観察し，読みの結果を記録する(表1).

⑭陰性であった試験管に，IgG感作赤血球浮遊液を1滴加える.

⑮混和後，すばやく遠心し(3,400 rpm で15秒間または1,000 rpm で1分間)，凝集することを確認する.

f) 判定

表5を参照.

g) 精度管理

陽性対照：抗体価4~8倍の抗体を含む血漿(血清)を使用し，陽性となることを確認する．検査バッチごとに行う.

2. 不規則性抗体の同定検査

同定検査は普通，次に示す手順で行われる.

a. 同定用パネル血球を用いる検査

基本的には抗体スクリーニングで陽性となった方法で検査する．このとき，自己対照をおき，同じ条件下で同時に検査することが大切である．同定された抗体が同種抗体か自己抗体か，あるいはその両者なのかを知るために必要となる．パネル血球の反応パターンから特異性を絞り込むことが難しい場合には，生理食塩液法，酵素処理法を追加してみる．市販されている抗体同定用パネル血球は，日常検査でよく遭遇する抗体に対応する抗原について調べてある11例(血球の例数は代表的なもの)のO型血球からなる．このパネル血球には，それぞれの血球について，どれとどれの抗原が陽性であるか陰性であるかを示した抗原表と，検査成績を記入できるワークシートが添付されている(表7)．特異性の絞り込みは抗体スクリーニングで示した消去法で行う.

b. 得られた結果の確認検査

a) パネル血球で絞り込んだ特異性の統計的な検定

Fisher(フィッシャー)の直接確率計算法がよく用いられている．これは，得られた結果が偶然に起こったかどうかを検定する方法である．たとえば，11例の赤血球を用い**表8**に示す結果が得られたとする．偶然に起こりうる確率 P は，以下に示すように計算され，1.8% となる(表8を参照).

$$P = \frac{2! \times 9! \times 2! \times 9!}{11! \times 2! \times 0! \times 0! \times 9!} = 1/55$$

$$\fallingdotseq 0.018 (1.8\%)$$

この数値は有意水準とされる 0.05(5%)に達しているため，E抗原陽性の血球だけが被検血漿(血清)と反応したのは，偶然でないと判断される．1/55 の意味するところは，55回検査すると，

表7 パネル血球の抗原表

Cell	Rh-Hr	Rh-hr									Kell							Duffy		Kidd		Sex Linked	Lewis		MNS						P	Luheran		Special Antigen typing	Cell	Results AGT
		D	C	E	c	e	f	C^w	V	K	k	Kp^a	Kp^b	Js^a	Js^b	Fy^a	Fy^b	Jk^a	Jk^b	Xg^a	Le^a	Le^b	S	s	M	N	P_1	Lu^a	Lu^b			
1	R1wR1	+	+	0	0	+	0	+	0	0	+	0	+	0	+	+	0	+	+	+	0	+	0	+	+	+	+	0	+		1	0
2	R1R1	+	+	0	0	+	0	0	0	0	+	0	+	0	+	+	0	+	+	+	+	0	0	+	+	0	0	0	+		2	0
3	R2R2	+	0	+	+	0	0	0	0	0	+	0	+	0	+	0	+	+	0	+	0	0	+	0	+	0	+	0	+		3	3+
4	R0r	+	0	0	+	+	+	0	0	0	+	0	+	0	+	0	+	+	0	+	0	0	0	+	0	+	+	0	+		4	0
5	r'r	0	+	0	+	+	+	0	0	0	+	0	+	0	+	+	+	+	+	+	0	+	+	+	+	+	+^s	0	+		5	0
6	r''r	0	0	+	+	+	+	0	0	+	+	0	+	0	+	+	0	+	+	0	0	+	0	+	0	+	0	+	+	Co(b+)	6	3+
7	rr	0	0	0	+	+	+	0	0	0	+	0	+	0	+	+	+	+	+	+	+	0	+	+	+	+	+	0	+		7	0
8	rr	0	0	0	+	+	+	0	0	0	+	0	+	0	+	+	0	+	0	+	0	+	+	+	0	+	+^s	0	+		8	0
9	rr	0	0	0	+	+	+	0	0	+	+	0	+	0	+	+	0	0	0	+	0	+	0	+	+	+	+^s	0	+		9	0
10	rr	0	0	0	+	+	+	0	0	0	+	0	+	0	+	+	0	0	+	+	+	+	+	+	+	+	+	0	+	Co(b+) Bg(a+)	10	0
11	R1R1	+	+	0	0	+	0	0	0	0	+	0	+	0	+	+	0	+	+	+	0	+	+	+	+	+	+	0	+		11	0
	Patient Cells																															AC	0

AGT：抗グロブリン試験 (antiglobulin test)

表8 得られた結果の確率計算法
抗体特異性の確認（Fisherの直接確率計算）

パネル血球の E抗原	検体血清との反応 +	検体血清との反応 −	計
E+	2	0	2
E−	0	9	9
計	2	9	11

Fisherの直接確率計算法

	+	−	計
A(+)	a	b	a+b
B(−)	c	d	c+d
計	a+c	b+d	a+b+c+d

$$P=\frac{(a+c)!(b+d)!(a+b)!(c+d)!}{(a+b+c+d)!a!b!c!d!}$$

で求めることができる

そのうち1回は偶然に抗Eと判定されることもありうるということである．安全を見越せば，確率Pは0.01（1％）が望ましい．

b) **同定された抗体に対応する抗原が陰性であるかどうかの検査**

保有する抗体に対応する抗原が陰性であれば，同定した抗体に間違いがないことを確認する助けとなる．たとえば，抗Eが同定された場合，抗体保有者の赤血球のE抗原は陰性でなければならない（同種抗体）．

サイドメモ：患者が複数の不規則性抗体を保有する場合に適合する供血者血液の頻度

患者が保有する不規則性抗体それぞれの特異性に対応する血液型抗原について，各抗原が陰性の頻度をすべて掛け合わせる．
例）患者の保有する不規則性抗体：抗E，抗c，抗Jk[a]，抗Di[a]
 E−c−の頻度＝43％＝0.43
 Jk(a−)の頻度＝27％＝0.27
 Di(a−)の頻度＝91％＝0.91
 0.43×0.27×0.91＝0.106≒1/11，すなわち約11人に1人
 2単位の赤血球濃厚液6バッグのE−c−Jk(a−)Di(a−)型血液がオーダーされた場合，少なくとも任意の血液66人分が抗原陰性血検査のために必要となる．

---

c) **精度管理**

自己対照を必ずおき，同じ条件下で同時に検査する（検体ごと）．

E 交差適合試験

交差適合試験は，患者（受血者）と輸血する輸血用血液製剤（供血者）とが適合しているかどうかを確認する検査である．交差適合試験には主試験と副試験がある．前者は患者血漿（血清）と供血者赤血球との反応をみるもので，後者は，供血者血漿と患者赤血球との反応をみる．ABO血液型不適合を検出するための生理食塩液法と，不規則性抗体による不適合を検出するための間接抗グロブリン試験がある．

ここでは，生理食塩液法による主試験および副試験，間接抗グロブリン試験（PEG抗グロブリン法）による主試験について示した．

a. 生理食塩液法による主試験および副試験
（図13）

a) **検体の準備**

①患者：EDTA採血管，または分離剤なしプレイン採血管に採血した血液（輸血が必要な場合は，採血後3日以内の血液を検査に用いる）．②供血者血液．

b) **器具**

①試験管10～12mm（内径）×75mm（長さ），②毛細管ピペット，③生理食塩液（またはリン酸緩衝食塩液pH 7.0），④生理食塩液を入れるポリエチレン洗浄ビン（250～500mL用），⑤試験管台，⑥反応観察箱（ビューボックス），⑦多本架遠心機（血液の分離用），赤血球凝集反応用遠心機（判定用遠心機）．

c) **術式**

①生理食塩液で，供血者赤血球の3～5％赤血球浮遊液を調製する．

②生理食塩液で，受血者赤血球の3～5％赤血球浮遊液を調製する．

③試験管を2本用意し，1本は主試験，もう1

d) 判定

主試験	副試験	判定
−	−	適合[*1]
＋	−	不適合[*2]
−	＋	不適合[*3]
＋	＋	不適合[*4]

＋：凝集あり，−：凝集なし
*1：輸血してもよい．
*2：輸血を行ってはならない．
　・ABO 不適合が疑われる．受血者と供血者の ABO 血液型を確認する．
　・受血者血清中に不規則抗体の存在が疑われる．
*3：以下のことが確認できれば，輸血は行ってもよい．
　・ABO 血液型不適合の疑い．受血者と供血者の ABO 型を確認する．
　・供血者血漿中に不規則性抗体(冷式抗体)の存在
　・受血者血球に多凝集反応(polyagglutination)を認める．
*4：不適合[*2] を参照

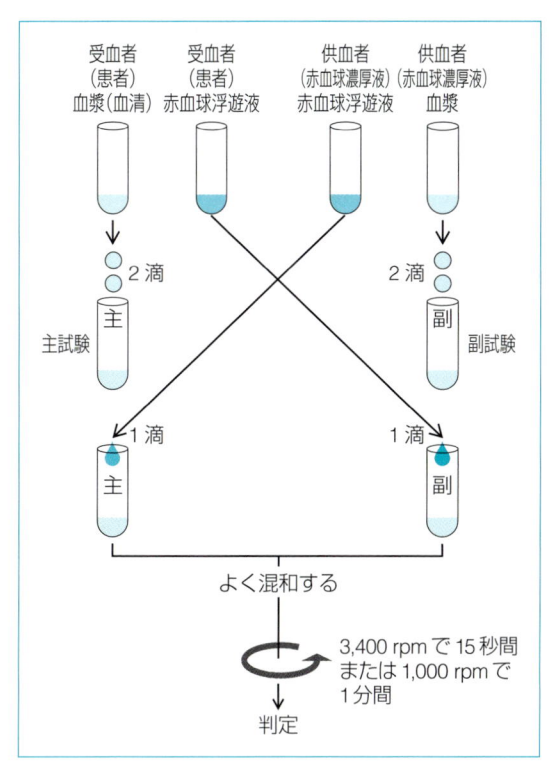

図 13 交差適合試験：生理食塩液法による主試験と副試験

b. PEG 抗グロブリン法による主試験(図 14)

a) 検体の準備

①患者(受血者)血液：EDTA 採血管，または分離剤なしプレイン採血管に採血した血液(輸血が必要な場合は，採血後 3 日以内の血液を検査に用いる)，②供血者血液．

b) 試薬

① PEG 溶液，②抗ヒトグロブリン試薬(抗 IgG)，③ IgG 感作赤血球浮遊液．

c) 器具

①試験管 10〜12 mm(内径)×75 mm(長さ)，②毛細管ピペット，③生理食塩液(またはリン酸緩衝食塩液 pH 7.0)，④生理食塩液を入れるポリエチレン洗浄ビン(250〜500 mL 用)⑤試験管台，⑥反応観察箱(ビューボックス)，⑦多本架遠心機(血液の分離用)，⑧赤血球凝集反応用遠心機(判定用遠心機)，⑨恒温水槽(37℃)

d) 術式

①生理食塩液で，供血者赤血球の 3〜5％赤血球浮遊液を調製する．

②試験管を 1 本用意し，主試験と記入する．

③主試験用の試験管に，毛細管ピペットで，受血者血漿(血清)を 2 滴入れる．

④主試験用試験管に供血者赤血球浮遊液を 1 滴加える．

⑤試験管を振って，混和する．

本は副試験と記入する．

④主試験用の試験管に，毛細管ピペットで，受血者血漿(血清)を 2 滴入れる．

⑤主試験用の試験管に供血者赤血球浮遊液を 1 滴加える．

⑥副試験用の試験管に，毛細管ピペットで，供血者血漿(血清)を 2 滴入れる．

⑦副試験用の試験管に受血者赤血球浮遊液を 1 滴加える．

⑧試験管を手で軽く振るか，あるいは試験管台を振盪して，内容物を混和する．

⑨混和後，ただちに(混和後 5 分以内)遠心する(3,400 rpm で 15 秒間または 1,000 rpm で 1 分間)．

⑩試験管を静かに振って，管底に沈んだ赤血球を上清中に再浮遊させながら，凝集の有無ならびに凝集の強さを観察し，読みの結果を記録する(表 1)．

に凝集の強さを観察し、読みの結果を記録する（表1）。

⑫陰性を示したら、IgG感作赤血球を1滴加え、遠心後（3,400 rpmで15秒間または1,000 rpmで1分間）、陽性反応を示すことを確認する。

e）判定
　　主試験が陰性：輸血できる。
　　主試験が陽性：ABO血液型を確認（受血者および供血者血液）
　　　　　　　　　不規則性抗体の存在
　　　　　　　　　輸血用血液の直接抗グロブリン試験が陽性

c. セグメントによる供血者検体の準備と交差適合試験（図15）

（食塩液法による主試験と副試験、引き続いてPEG抗グロブリン法による主試験）

①交差適合試験のために、本体からつながっているセグメントを端から1つ切り離す。

②血液本体に貼付されている赤血球製剤のロット番号を使用する（なお、セグメントチューブに記入されている番号は血液バッグの製造番号である）。

③血漿と血球が十分に分離していない場合は、試験管にセグメントを入れて900〜1,000 G（3,400 rpm）、30〜60秒間遠心しておく。

④赤血球製剤（供血者）の3〜5%血球浮遊液調製用の試験管を準備し、ロット番号を記入し、生理食塩液を約1 mL入れる。

⑤主試験用試験管に、毛細管ピペットで、受血者血漿（血清）を2滴入れる。

⑥セグメントの血漿と血球が分離している部分から少し血漿に近い部分をハサミで切り、セグメントから直接、副試験用試験管に血漿を2滴入れる。

⑦供血者赤血球浮遊液用に生理食塩液を約1 mL入れておいた試験管に、セグメントから直接、赤血球を1滴入れる。これで3〜5%の供血者赤血球浮遊液が作製できる。念のため濃度を肉眼で確認する。

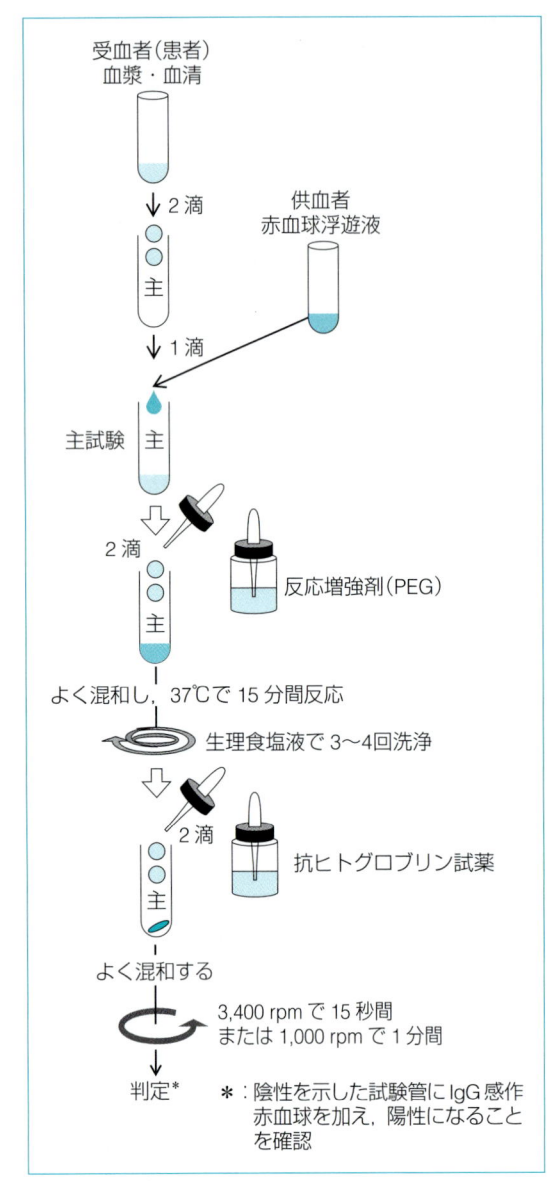

図14　交差適合試験：PEG抗グロブリン法による主試験

⑥PEG溶液を2滴加え、よく混和する。
⑦37℃恒温水槽で15分加温する。
⑧生理食塩液で3〜4回洗浄する。
⑨抗ヒトグロブリン試薬を2滴ずつ加える。
⑩すばやく混和し、遠心する（3,400 rpmで15秒間または1,000 rpmで1分間）。
⑪試験管を静かに振って、管底に沈んだ赤血球を上清中に再浮遊させながら、凝集の有無ならび

を上清中に再浮遊させながら，凝集の有無ならびに凝集の強さを観察し，読みの結果を記録する（表1）．

⑬主試験の試験管のみにPEG溶液を2滴加え，よく混和する．

⑭37℃恒温水槽で15分加温する．

⑮生理食塩液で3～4回洗浄する．

⑯抗ヒトグロブリン試薬を2滴ずつ加える．

⑰すばやく混和し，遠心する（3,400 rpmで15秒間または1,000 rpmで1分間）．

⑱試験管を静かに振って，管底に沈んだ赤血球を上清中に再浮遊させながら，凝集の有無ならびに凝集の強さを観察し，読みの結果を記録する．

⑲陰性を示したら，IgG感作赤血球を1滴加え，遠心後（3,400 rpmで15秒間または1,000 rpmで1分間），陽性反応を示すことを確認する．

F 母児血液型不適合（新生児溶血性疾患）の検査

新生児溶血性疾患は，母親が産生した同種抗体により胎児の赤血球が壊されることで生じる．子宮内では，母親の抗体で壊れた胎児赤血球の老廃物（非抱合ビリルビン）は胎盤を通過して母親の循環内に運搬され，母親の肝臓で処理される（抱合ビリルビン）．しかし，出生後の児の肝臓は，壊れた赤血球による大量のビリルビンを抱合型に変換できない．この急激な非抱合ビリルビンの増加は，重篤な核黄疸を発症させる危険性があり，臨床的に重要である．ビリルビン濃度や上昇速度によっては，ビリルビン除去と貧血改善のため交換輸血が行われる．

妊婦では，妊娠中に胎児赤血球の少量（0.1 mL以下）が母親循環に入ることがあり，これを胎児母体間出血（fetomaternal hemorrhage）とよび，母親が免疫され血液型抗原に対する抗体を産生することがある．分娩時には，多量（30 mL）の胎児血赤血球が母親循環に入ることもあり，免疫される機会が一番多い．このため，Rh血液型不適合妊娠の分娩時には，抗D産生の予防を目的に分

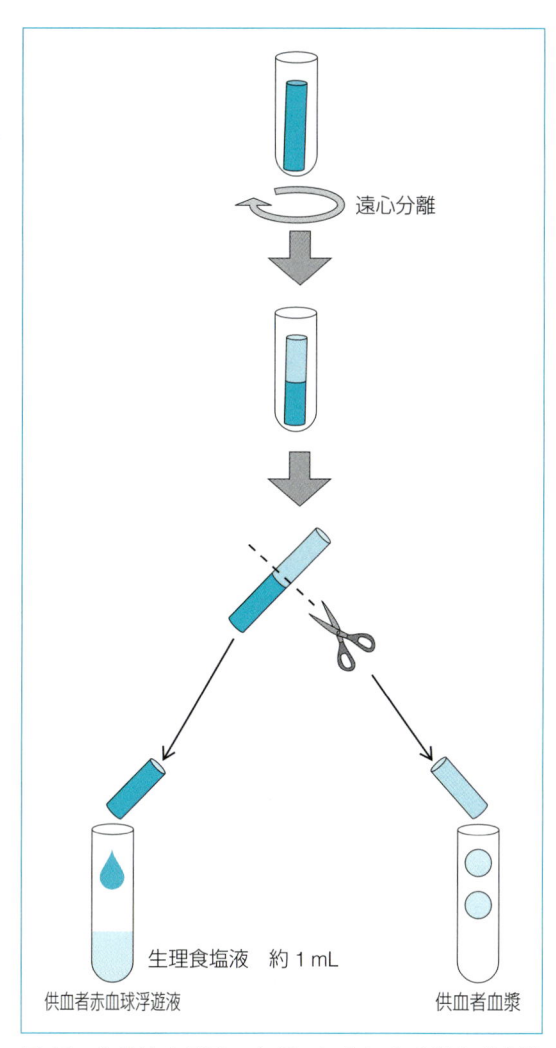

図15 交差適合試験：セグメントによる供血者血液の準備

⑧受血者血漿（血清）2滴を入れておいた主試験用試験管に，3～5%供血者赤血球浮遊液を1滴入れる．

⑨供血者血漿2滴を入れておいた副試験用試験管には，生理食塩液で調製した3～5%の受血者赤血球浮遊液を1滴入れる．

⑩試験管を手で軽く振るか，あるいは試験管台を振盪して，内容物を混和する．

⑪混和後，ただちに（混和後5分以内）遠心する（3,400 rpmで15秒間または1,000 rpmで1分間）．

⑫試験管を静かに振って，管底に沈んだ赤血球

娩後 72 時間以内の Rh 免疫グロブリン投与が行われる．また，妊娠中でも同じ目的で約 28 週目の投与も推奨されている．

母親が産生した抗体のうち新生児溶血性疾の原因となる抗体は，胎盤通過性の IgG 抗体であり，IgM 抗体は胎盤を通過できず，この疾患には関与しない．抗 D によるものが，最も重症度が高い．ABO 血液型不適合妊娠で重症化することは稀であり，母親が O 型である場合にほぼ限られる．

新生児溶血性疾患にかかわる検査は，2 段階に分けられる．1 つは，胎児の危険性を判断するために行われる妊娠中の検査，もう 1 つは，新生児溶血性疾患を診断するための出生後の検査である．

a. 妊娠中の検査

初期検診時に ABO 血液型検査，Rh 血液型 D 抗原検査，不規則性抗体検査を実施する．D 抗原検査は D 陰性確認検査まで行う．不規則性抗体スクリーニングは，間接抗グロブリン試験を実施する．不規則性抗体スクリーニングが陽性であれば，必ず抗体の同定検査を行う．抗体の臨床的意義については，だいたい輸血の場合とほぼ同様に考えてよいが，必ずしも完全に一致するわけではない．血漿（血清）をジチオトレイトール（dithiothreitol：DTT）または 2-メルカプトエタノール（2-mercaptoethanol：2-ME）で処理すれば，IgM 抗体と IgG 抗体を鑑別できる．臨床医には，抗体の臨床的意義を判断できるように十分な情報を提供する必要がある．

妊婦が D＋で不規則抗体をもたない場合，約 28 週目にもう一度，抗体スクリーニングを実施する．妊婦が D－で不規則性抗体をもたない場合には，約 28 週目と 34～36 週目にも抗体スクリーニングを実施する．

妊婦が抗 D あるいは他の臨床的意義のある抗体をもっていれば，妊娠中は定期的に抗体価を測定する．抗体価の測定は，児の溶血の危険度を評価するために行われる．抗 D の抗体価（間接抗グロブリン試験による）が 16～32 倍以上であれば，血清学的検査以外の検査方法，たとえば羊水吸光度分析（ΔOD450）などによって，胎児の状態をより正確に評価する必要がある．

b. 出生後の検査

新生児溶血性疾患が疑われる症例については，臍帯血液と母親血液について表 9 にあげた検査を行う．

抗 D や他の血液型抗原に対する抗体による新生児溶血性疾患では，直接抗グロブリン試験は強

サイドメモ：DNA による血液型判定

主要な血液型については，遺伝子レベルで詳細が明らかにされている．DNA による血液型判定の応用例として，胎児血液型判定がある．妊婦血漿中には，胎盤由来（つまり胎児）の遊離 DNA が混在する．この胎児由来 DNA について *RHD* 遺伝子を解析することで，D 陽性か D 陰性を予測できる．抗 D をすでに保有している D 陰性の妊婦について，胎児が D 陽性であれば，羊水検査など侵襲的な手段を用いる特別な妊娠管理が必要となる．一方，D 陰性であれば，侵襲的手段を避けることができる．抗 D を保有していない D 陰性の妊婦の場合，胎児が D 陰性であれば，28 週目と分娩後に抗 D 免疫グロブリンを投与しなくてよいことになる．

他の応用例としては，輸血を受けたあとの患者の血液型判定，直接抗グロブリン試験が強陽性の患者の血液型判定，希少な血液型判定用抗体が入手できない場合の血液型判定，血清学的検査では判定困難な症例，ABO 亜型や D バリアントの解析など，その応用範囲は広い．

表 9　新生児溶血性疾患が疑われた際に行う検査

母親血液
ABO 血液型
Rh 血液型 D 抗原
不規則性抗体検査（抗体スクリーニングと同定検査）
臍帯血液
ABO 血液型検査（オモテ検査のみ実施）
Rh 血液型 D 抗原
直接抗グロブリン試験
抗体の解離試験（直接抗グロブリン試験が陽性の場合）
解離液の抗体同定

陽性となる．ABO 血液型不適合の症例では，直接抗グロブリン試験は弱陽性で，陰性のこともある．直接抗グロブリン試験陽性の所見は，児の赤血球が母親の IgG 抗体により感作されていることを示す．抗体の特異性を解離試験により確認する．母親の不規則性抗体検査が陰性で，直接抗グロブリン試験のみが強陽性の場合は，父親の赤血球と母親血漿(血清)との反応を調べる．陽性であれば父親がもつ低頻度抗原に対する抗体の可能性が高い．そうであれば，児赤血球からの解離液も父親の赤血球とだけ陽性となる．

新生児に輸血が必要とされる場合に，注意しなければならないことがある．児と母親が同じ ABO 型であれば，輸血用血液は児の ABO 型と同型の輸血で構わない．しかし，児と母親の ABO 型が異なる場合は O 型の赤血球製剤を輸血する(母親が AB 型の場合を除く)．母親からの IgG クラスの抗 A，抗 B が児の血液中に存在するかもしれないからである．特に母親が O 型の場合にこのことが当てはまる．もし，ABO 同型の輸血をする場合には，児血漿(血清)と間接抗グロブリン試験による交差適合試験を行う必要がある．輸血に用いる赤血球製剤は，新生児溶血性疾患の原因となった抗体に対応する血液型抗原は陰性である必要がある．

c. 抗体価の測定 (図16)

抗体価の測定は，血漿(血清)中の抗体濃度を調べる半定量法である．血漿(血清)を 2 倍連続希釈し，1+ の凝集を示す最大希釈倍数を抗体価とする．抗体価測定に使用する赤血球の対応抗原については普通，ホモ接合を用いるが，ヘテロ接合でも構わない．施設内ではどちらかに決めておく．抗体価を測定する際には，直近(前回)の検体と並行して行う．このことで，技術的な差などによる抗体価の相違を最小限にすることができる．ここでは，希釈系列を 2 系列準備する場合を示した．測定方法は，生理食塩液抗グロブリン試験とした．

a) 検体の準備

EDTA 採血管，または分離剤なしプレイン採血管に採血した血液を遠心分離した血漿(血清)．

b) 試薬

①抗ヒトグロブリン試薬(抗 IgG)，②生理食塩液，③IgG 感作赤血球浮遊液，④2% 赤血球浮遊液(対応抗原がホモ接合またはヘテロ接合)．

c) 器具

①試験管 10〜12 mm (内径) ×75 mm (長さ)，②マイクロピペット (0.1〜0.5 mL)，③生理食塩液(またはリン酸緩衝食塩液 pH 7.0)，④生理食塩液を入れるポリエチレン洗浄ビン (250〜500 mL 用)，⑤試験管台，⑥反応観察箱(ビューボックス)，⑦多本架遠心機(血液の分離用)，⑧赤血球凝集反応用遠心機(判定用遠心機)，⑨恒温水槽 (37℃)．

d) 術式

①生理食塩液を用いて，任意の血漿(血清)量(たとえば 0.5 mL)を 2 倍連続希釈する．試験管を 12 本準備し，最初の試験管には未希釈の血清を入れ，1:2 から 1:2,048 まで 2 倍連続希釈する(試験管，12 本)．

②別に用意しておいた 1:2 から 1:2,048 の数字を記入した試験管 2 系列に，マイクロピペットを使用して，それぞれ対応する希釈血漿を 0.1 mL ずつ分注する．このとき，希釈倍数の高い希釈血漿(血清)から分注していく(マイクロピペットのチップを交換しなくてすむ)．

③各希釈血漿(血清)に 2% 赤血球浮遊液 0.1 mL ずつ加える．

④各試験管の内容物を混和し，37℃ の恒温水槽で 1 時間加温する．

⑤生理食塩液で 3〜4 回赤血球を洗浄し，最終洗浄液を完全に捨てる．

⑥それぞれの試験管に，抗ヒトグロブリン試薬を 2 滴ずつ加える．

⑦すばやく混和し，遠心する (3,400 rpm で 15 秒間，または 1,000 rpm で 1 分間)．

⑧試験管を静かに振って，管底に沈んだ赤血球を上清中に再浮遊させながら，凝集の有無ならびに凝集の強さを観察し，読みの結果を記録する(表 1)．

⑨陰性を示した試験管に，IgG 感作赤血球を 1

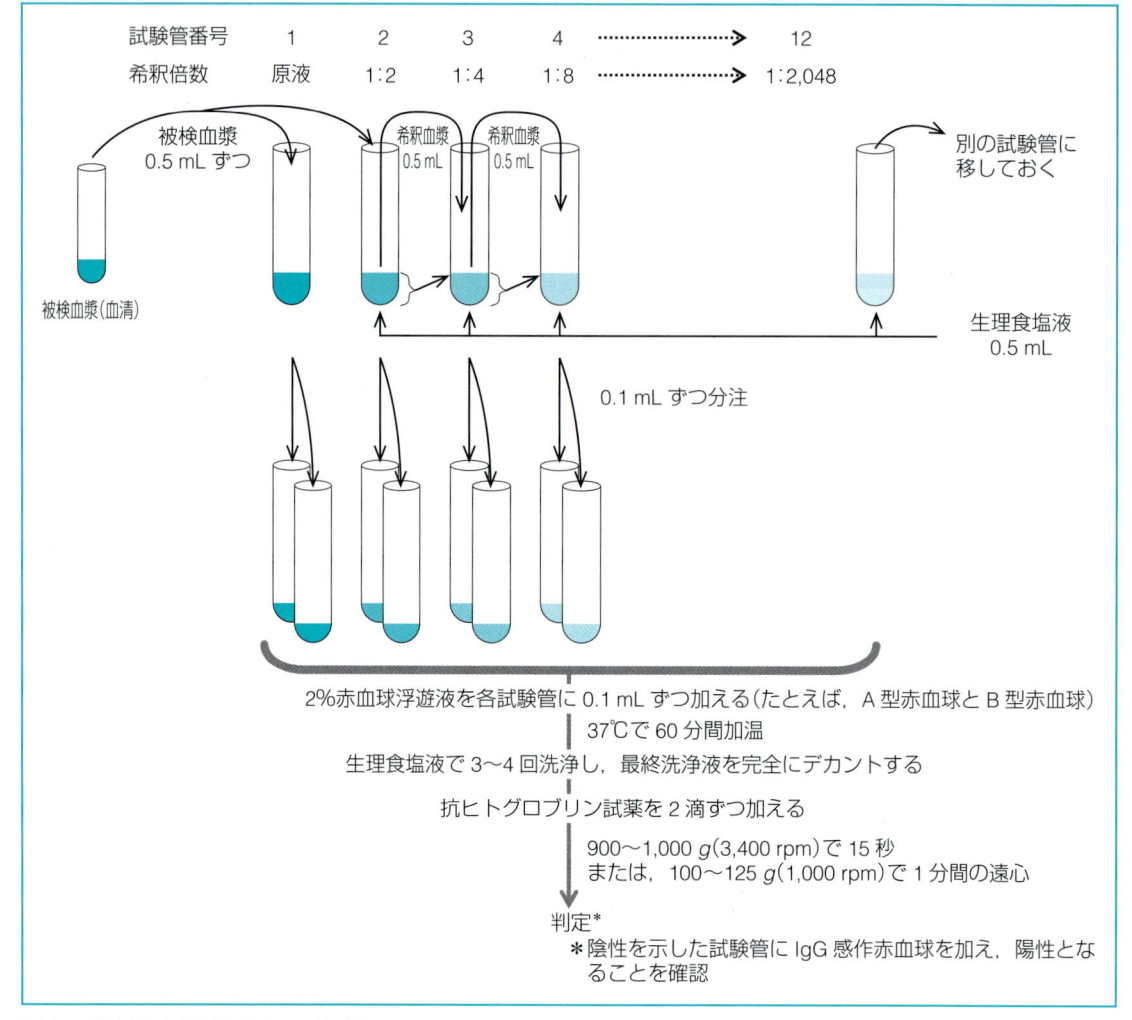

図 16　抗体価の測定（2 倍連続希釈）

滴加え，遠心後（3,400 rpm で 15 秒間，または 1,000 rpm で 1 分間），陽性反応を示すことを確認する．

e）判定

1+ の凝集を示す血清の最大希釈倍数を抗体価とする．

f）精度管理

最新の検体と並行して，前回の検体も検査する．前回検体との比較により，2 管差以上の抗体価上昇がみられたら，有意とみなす．

d. IgG 抗体と IgM 抗体の鑑別
a）原理・意義

IgM 分子は 5 つのサブユニットからなる 5 量体を形成し，個々のサブユニット間は S-S 結合で連結している．また，それぞれのサブユニット内には H 鎖と L 鎖があり，H 鎖間は S-S 結合で結び付いている．チオール試薬によりサブユニット間 S-S 結合は影響されやすい（個々のサブユニットに分かれてしまう）．一方，サブユニット内の S-S 結合はこの試薬に抵抗性をもつため，IgG 分子内の S-S 結合は，DTT（ジチオトレイトール）や 2-ME（2-メルカプトエタノール）などのチオール試薬に影響を受けにくい．

表10 DTT処理による抗体のIgGとIgMの鑑別

血漿(血清)	血漿(血清)希釈					抗体の免疫
	1/2	1/4	1/8	1/16	1/32	グロブリンクラス
DTT処理	4+	3+	3+	2+	1+	IgG
PBS対照	4+	3+	3+	2+	1+	
DTT処理	0	0	0	0	0	IgM
PBS対照	4+	3+	3+	2+	1+	
DTT処理	3+	2+	1+	0	0	IgG+IgM
PBS対照	4+	3+	3+	2+	1+	

母親の抗体がIgGかIgMかを鑑別できる．ABO血液型不適合妊娠では，母親血漿(血清)のIgG抗A，抗Bの抗体価測定に用いられる．

b) 検体の準備

対象となる血漿(血清)．

c) 試薬

①リン酸緩衝食塩液(PBS)pH 7.3，②0.01 mol/L DTT：DTT粉末0.154 gをPBS(pH 7.3)に溶解する．

d) 器具

①試験管10〜12 mm(内径)×75 mm(長さ)，②マイクロピペット，③試験管台，④恒温水槽(37℃)．

e) 術式

①試験管を2本準備し，血漿(血清)を0.5 mLずつ分注する．

②一方の試験管にDTTと記入し，0.01 mol DTTを0.5 mL加える．

③もう一方の試験管には対照(PBS)と記入し，PBSを0.5 mL加える．

④両試験管の内容物をよく混和し，37℃で30〜60分間加温する．

⑤DTT処理血漿(血清)および対照血漿(血清)について，対応抗原陽性の赤血球浮遊液を用い抗体価の測定を行う．IgG抗A，抗Bの抗体価を測定する場合には，生理食塩液抗グロブリン試験を実施する．

f) 判定(表10)

DTT処理血漿(血清)と対照血漿の抗体価が同じであれば，抗体はIgGである．

DTT処理血漿(血清)に凝集がみられず，対照血漿(血清)に凝集がみられたら，抗体はIgMである．

DTT処理血漿(血清)の抗体価が対照血漿(血清)に比べて低ければ，抗体はIgGとIgMの混合である．

g) 精度管理

A型またはB型の人がもつ抗A，抗Bは，ほとんどがIgM抗体で，IgG抗体は存在したとしてもわずかである．DTT処理血漿(血清)で陰性となることを確認する．

検査ごとに行う．

e. 解離試験

解離とは，血液型抗原と抗体との結び付きを阻害し，赤血球膜から抗体を回収することである．抗原と抗体を結び付ける働きをしている分子間力は，pH，イオン強度，温度など，さまざまな要因により影響される．よく用いられている解離法として，熱解離法と酸解離法がある．

[熱解離法]

a) 原理・意義

熱解離法は，温度を低くしたほうが強く結び付く抗体を解離するのに向いている．特に糖鎖構造をもつ抗原(AやB抗原など)と抗体との結び付きは，主に水素結合による発熱反応に依存していると考えられており，熱を加えることで，抗原から抗体が解離されてくる．ここでは，ABO血液型不適合による新生児溶血性疾患が疑われた際，児赤血球にIgG抗A，抗Bが結合しているかどうかを証明するための熱解離法を示す．

b) 検体の準備

対象となる臍帯赤血球．

c) 試薬

①6％ウシアルブミン溶液(22％または30％ウシアルブミン液を生理食塩液で希釈), ②生理食塩液, ③3～5％赤血球浮遊液(A型, B型, O型), ④抗ヒトグロブリン試薬.

d) 器具

①試験管12 mm(内径)×75 mm(長さ), ②マイクロピペット, ③毛細管ピペット, ④試験管台, ⑤生理食塩液(またはリン酸緩衝食塩液pH 7.0), ⑥生理食塩液を入れるポリエチレン洗浄ビン(250～500 mL用), ⑦試験管台, ⑧反応観察箱(ビューボックス), ⑨多本架遠心機(血液の分離用), ⑩赤血球凝集反応用遠心機(判定用遠心機), ⑪恒温水槽(37℃)⑫恒温水槽(56℃).

e) 術式

①被検赤血球沈渣1 mLを試験管にとり, 生理食塩液で6回洗浄する.

②最終洗浄液(6回目の洗浄)から1 mLを分取し, 最終洗浄液と記入した別の試験管に移す.

③6回洗浄した赤血球沈渣に6％ウシアルブミン液を1 mL加える.

④内容物をよく混和し, 恒温水槽(56℃)で10分間静置する. この間, 定期的(3～4回)に試験管を振って内容物を混和する.

⑤血液分離用遠心機を用い, 約3,000 rpmで2～3分間遠心する.

⑥遠心後, すばやく上清(解離液)を解離液と記入した別の試験管に移す.

⑦解離液と最終洗浄液を並行して検査する.

⑧解離液検査用に試験管を6本(3本にAまたはB, 残りの3本にOと記入), 最終洗浄液検査用に試験管を6本(3本にAまたはB, 残りの3本にOと記入)用意する.

⑨解離液検査用の試験管に解離液を2滴ずつ入れる. 最終洗浄液検査用の試験管に, 最終洗浄液を2滴ずつ入れる.

⑩AまたはBと記入した試験管に, A型またはB型赤血球浮遊液を1滴ずつ加える. Oと記入した試験管にはO型赤血球浮遊液を1滴ずつ加える.

⑪試験管を振って内容物を混和する.

⑫引き続き抗グロブリン試験を行う.

f) 判定

AまたはBの試験管すべてに凝集を認め, Oの試験管すべてに凝集を認めなければ, 抗Aまたは抗Bが児赤血球に結合していたことが証明できる. 最終洗浄液は, どの試験管も凝集を認めてはならない. 赤血球の例数は少なくとも, AまたはB型赤血球浮遊液とO型赤血球浮遊液は, それぞれ2例ずつとする.

g) 精度管理

最終洗浄液との反応は陰性である.

陽性対照として, O型赤血球沈渣1 mLに3～5％ A型またはB型赤血球浮遊液0.05 mLを加え, よく混和したものを使用する.

h) ポイント

Rh血液型抗原など蛋白抗原の場合には, 熱解離法では抗体の回収率が悪いため, 酸解離法を用いる. pHを低く(pH 3.0以下)することで, 主に抗原・抗体間のイオン結合が阻害され, さらに抗原の立体構造も影響を受け, 抗原から抗体が解離すると考えられている. 酸解離については, この解離法のために調製されたキットが市販されている.

第33章 移植の検査

学習のポイント

❶ HLAタイピングには，HLA抗原に対する特異抗体を用いたHLA血清学的タイピングと，DNAを用いたHLA-DNAタイピングがある．
❷ HLA血清学的タイピングにはリンパ球細胞傷害試験があり，特異抗体と補体を用いて生細胞と死細胞を分別しタイピングする．
❸ リンパ球細胞傷害試験に用いるT，B細胞の分離には，特異抗体を用いた免疫磁気ビーズと，B細胞のナイロンウールへの付着性を利用したナイロンウールカラム法がある．
❹ HLA-DNAタイピングは，ビオチン標識したプライマーを用いてHLA遺伝子をPCRで増幅させ，各HLAタイプに相補性があるプローブを固定したビーズとハイブリダイズさせたのち，蛍光標識ストレプトアビジンで検出する(PCR-SSO法)．

本章を理解するためのキーワード

❶ **免疫磁気ビーズ法 immunomagnetic separation**
可磁化物質を一様にもつ高分子ポリマー(ビーズ)に特異抗体を結合させ，対応抗原をもつ細胞を分離する方法．HLAタイピングでは，抗CD8抗体を結合したビーズでT細胞を分離し，抗HLA-DRβ鎖抗体を結合したビーズでB細胞を分離する．

❷ **ナイロンウールカラム法**
B細胞がナイロンウールに付着しやすいことを利用して，T，B細胞を分離する方法．抗凝固剤で採血した全血から，比重遠心法によりリンパ球浮遊液を得る．リンパ球浮遊液をナイロンウールカラムに通してT細胞を流出させたのち，ナイロンウールに付着したB細胞を回収する．

A HLA血清学的タイピング

1. 蛍光二重染色によるリンパ球細胞傷害試験

a) 原理

各HLA抗原に対応した特異抗体と補体を用いて，リンパ球細胞傷害試験(lymphocyte cytotoxicity test；LCT)を行う．傷害の判定は，生細胞と死細胞を識別する蛍光色素を用いて行う．生細胞はCFDA📖による蛍光緑色発色を，死細胞はPIによる蛍光赤色発色を示す(**カラー図譜口絵13参照**)．HLA-A，B，Cのタイピングに使用するT細胞は，抗CD8抗体をコートした免疫磁気ビーズを用いて分離する．HLA-DRのタイピングに使用するB細胞は，抗HLA-DRβ鎖抗体をコートした免疫磁気ビーズを用いて分離する．

b) 機器・器具

①遠心機，②マグネット装置，③自動蛍光測定装置，④恒温水槽，⑤顕微鏡，⑥アイスバス，⑦ACD-A液またはヘパリン入り真空採血管，⑧パ

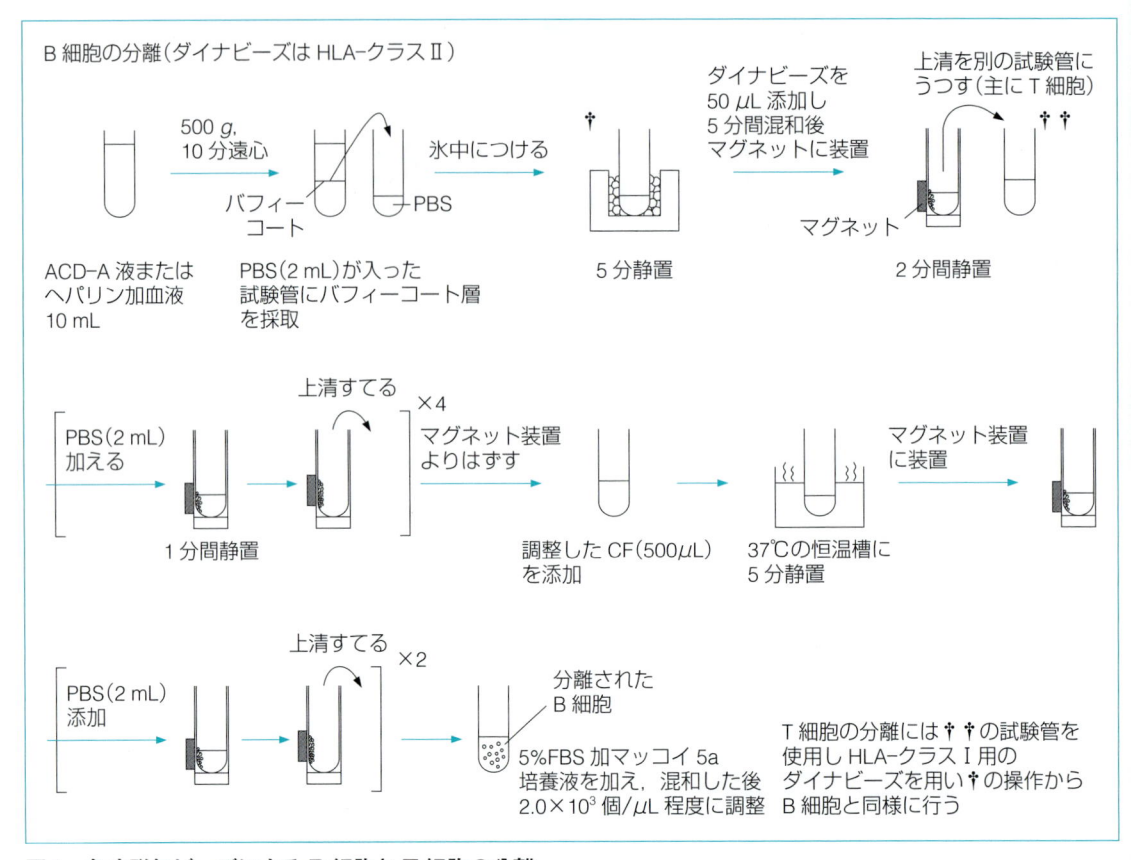

図1 免疫磁気ビーズによるB細胞とT細胞の分離

スツールピペット，⑨試験管立て，⑩ガラス試験管，⑪リピーティングディスペンサー付きマイクロシリンジ，⑫可変式ピペット，⑬血球計算盤，⑭チップ

c) 検査に必要な試薬

① pH 7.2 リン酸緩衝生理食塩液 (phosphate buffered saline；PBS)，pH 7.2，② 0.6% クエン酸 PBS，③ 免疫磁気ビーズ (ダイナビーズ HLA クラス I，ダイナビーズ HLA クラス II)*，④ マッコイ 5a 培養液，⑤ 5% ウシ胎児血清 (FBS) 加マッコイ 5a 培養液，⑥ CFDA**(生細胞染色蛍光色素)，⑦ クエンチング PI***(死細胞染色蛍光色素)，⑧ ウサギ血清補体，⑨ HLA 検査用トレイ (HLA クラス I：HLA-ABC 用，HLA クラス II：HLA-DR 用)

* ダイナビーズ HLA クラス I (T 細胞分離：磁気ビーズに抗 CD8 抗体をコート)，ダイナビーズ HLA クラス II (B 細胞分離：磁気ビーズに抗 HLA-DRβ 鎖抗体をコート)

** カルボキシフルオレセインジアセテート [5 (6)-Carboxy fluorescein diacetate；CFDA] 溶液 (アセトンで 1% に溶解後，100 μL ずつ分注し −70℃ で保存)．PBS で 300 倍に希釈して使用する．

*** プロピディウムアイオダイド (propidium iodide；PI) 溶液 (100 mg を 5%EDTA 溶液 (pH 7.0) 100 mL に溶解後，小分けして −70℃ で保存．pH 7.0 に調整した 4.9% EDTA 溶液 970 mL に PI 溶液 20 mL とライツインク 10 mL を加える)

d) 術式

B細胞とT細胞の分離 (免疫磁気ビーズ法)

ACD-A 液またはヘパリン加末梢血液から図1 に従って，免疫磁気ビーズ法 (immunomagnetic

separation)でB細胞とT細胞を分離する．

タイピング

①HLA検査用トレイを冷凍庫から取り出し，室温で解凍したのち，検体番号や検体名を記入する．

②分離・調整されたリンパ球浮遊液を軽く混和し，HLA-A，B，C用にはT細胞浮遊液を，HLA-DR用にはB細胞浮遊液をそれぞれ1μLずつ，リピーティングディスペンサー付きマイクロシリンジでトレイの各ウェルに分注する．

③HLA-A，B，Cは室温で30分間，HLA-DRは37℃で60分間反応させる．

④ウサギ血清(補体)をリピーティングディスペンサー付きマイクロシリンジで，各ウェルに5μLずつ分注する．

⑤HLA-A，B，Cは室温で60分間，HLA-DRは室温で120分間反応させる．

⑥クエンチングPIを各ウェルに，リピーティングディスペンサー付きマイクロシリンジで5μLずつ分注し，反応を停止する(試薬中のEDTAがCa^{2+}とキレートを形成し，補体活性が阻害されることによって反応は停止する)．

⑦室温で20〜30分間静置する．

e) 判定

自動蛍光測定装置を使用し，タイピングトレイの各ウェルの蛍光強度を読み取る．自動判定プログラムでグラフ解析をし，スコアを判定する．判定したスコアに従い，HLA型を自動判定プログラムで判定する．

2. エオジン染色によるリンパ球細胞傷害試験

a) 原理

エオジン(eosin)染色によるLCTは，末梢血液から比重遠心法でリンパ球を採取し，ナイロンウールカラムでB細胞とT細胞を分離後，各抗HLA抗体(HLA抗体)およびウサギ補体を反応させる．生細胞と死細胞の判定を，エオジン染色して顕微鏡下で行う．リンパ球の表面上のHLA抗原が，対応したHLA抗体と反応した場合，リンパ球膜に傷害を起こす．リンパ球膜が傷害され染色された細胞が死細胞，染色されない細胞が生細胞である．全体の細胞数に対する死細胞の比率をスコア化し，陽性と陰性の判定を行い，HLAのタイピングを行う．

b) 機器・器具

①37℃インキュベーター，②恒温水槽，③遠心機，④倒立位相差顕微鏡，顕微鏡，⑤ACD-A液またはヘパリン入り真空採血管，⑥ポリプロピレンチューブ，マイクロチューブ，⑦メスピペット，パスツールピペット，⑧試験管立て，⑨リピーティングディスペンサー付きマイクロシリンジ，⑩血球計算盤，⑪ナイロンウール，⑫注射筒，22G注射針，⑬プラスチックシャーレ，⑭ピンセット

c) 試薬

①リン酸緩衝生理食塩液(PBS)，pH 7.2，②マッコイ5a培養液，③5% ウシ胎児血清(FBS)加マッコイ5a培養液，④ウサギ血清補体，⑤5% エオジン(5 gのエオジンYを100 mLの蒸留水に溶かし，0.45 μmのフィルターで濾過する)，⑥10% 中性ホルマリン，⑦フィコール・コンレイ比重液，⑧100単位/mLトロンビン溶液，⑨市販HLA検査用トレイ(HLA-A，B，Cタイピング用，HLA-DRタイピング用)

d) 術式

B細胞とT細胞の分離(ナイロンウールカラム法)

①カラムの準備：ナイロンウールをマッコイ5a培養液の入ったプラスチックシャーレに入れ，なじませてからシャーレ内で均一にほぐす．

②22Gの注射針をつけた1 mLの注射筒をマッコイ5a培養液で満たし，注射筒にナイロンウールを詰め，37℃で30分間放置する．

③末梢血からのリンパ球分離

ACD-A液またはヘパリン加末梢血液から，図2に従ってフィコール・コンレイ比重遠心法でリンパ球を分離する．

④①で準備しておいたカラムに③のリンパ球浮遊液を入れ，5%FBS加マッコイ5a培養液を0.5 mL程度加えて横にし，37℃で30分間放置する．

⑤カラムを立て，あらかじめ37℃で保温した

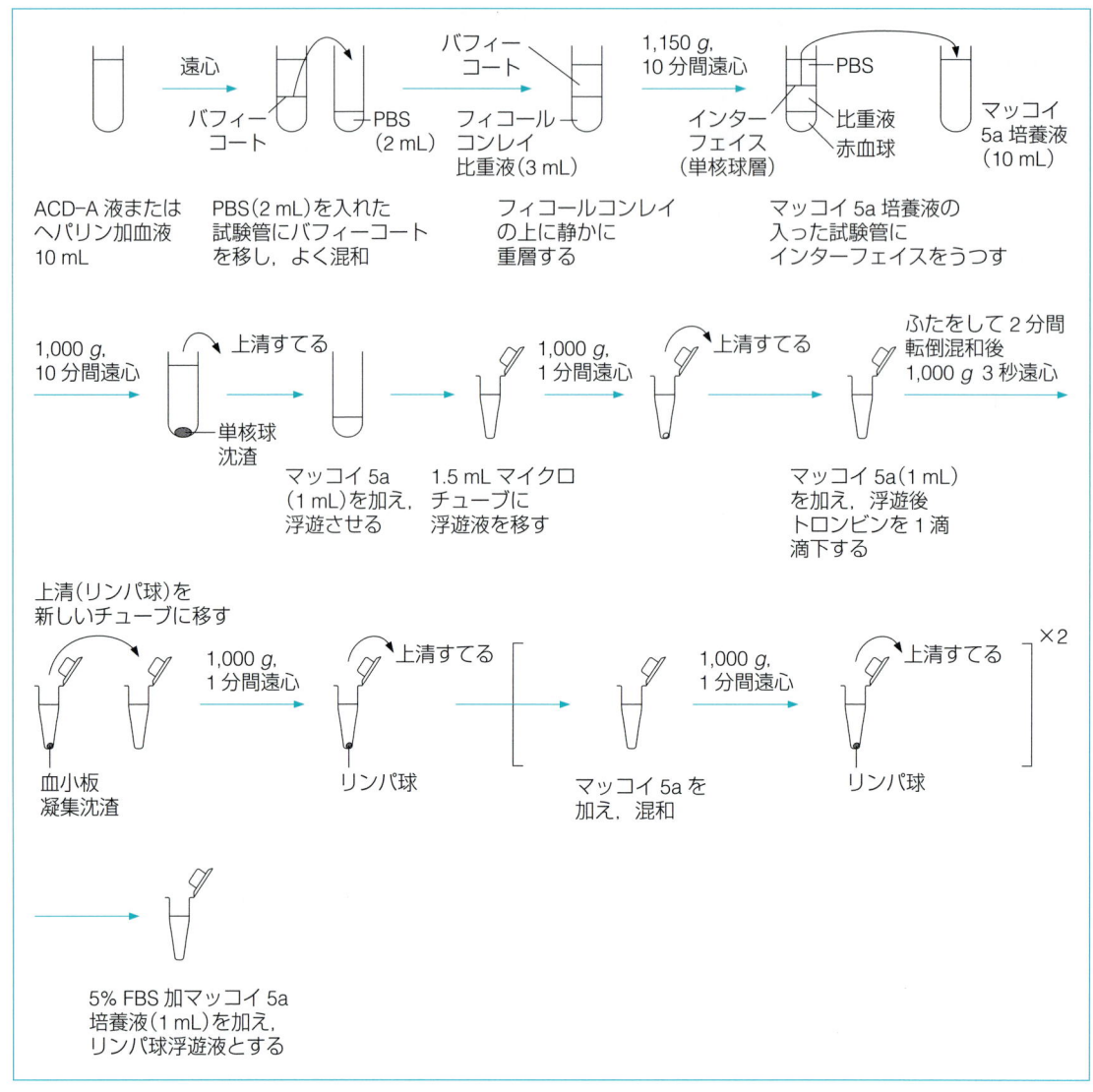

図2 フィコール・コンレイ比重遠心法によるリンパ球の分離

5% FBS 加マッコイ 5a 培養液を 10 mL 流し，T 細胞を試験管に回収する．

⑥ 37℃で保温した 5%FBS 加マッコイ 5a 培養液で，カラムを洗浄する．

⑦室温の 5%FBS 加マッコイ 5a 培養液を流したのち，ピストンで B 細胞を押し出し，試験管に回収する．

⑧ $500 \times g$ で 5 分間遠心後，上清を捨て，5%FBS 加マッコイ 5a 培養液を加える．

⑨細胞数を $2 \times 10^3/\mu L$ 程度に調整する．

タイピング

① HLA 検査用トレイを冷凍庫から取り出し，室温で解凍したのち，検体番号や検体名を記入する．

②分離・調整されたリンパ球浮遊液を軽く混和したのち，HLA-A，B，C タイピング用トレイには T 細胞浮遊液を，HLA-DR 用トレイには B 細胞浮遊液をそれぞれ 1 μL ずつ，リピーティングディスペンサー付きマイクロシリンジでトレイの各ウェルに分注する．それぞれ，陽性および陰性コントロールを置く．

③HLA-A，B，C用は室温で30分間，HLA-DR用は37℃で60分間反応させる．

④補体（ウサギ血清）を5μLずつ，各ウェルにリピーティングディスペンサー付きマイクロシリンジで分注する．

⑤HLA-A，B，C用は室温で60分間，HLA-DR用は室温で120分間反応させる．

⑥5%エオジン溶液を各ウェルに，リピーティングディスペンサー付きマイクロシリンジで2μLずつ分注する．

⑦2分間静置後，10%中性ホルマリン溶液を5μLずつ分注する．

e）判定

倒立位相差顕微鏡を用いて，各ウェルを観察し，エオジンに赤く染まった死細胞の割合を表（第20章表5参照→p.266）に従いスコア化して記入したのち，抗血清の特異性に基づき，HLAタイプを判定する．

B HLA-DNAタイピング

1. 蛍光ビーズ法によるHLAタイピング

a）原理

PCR-SSO法により，HLAのDNAタイピングを行う．5'末端をビオチン標識したプライマーを用いて，HLA遺伝子をPCRで増幅し，アルカリ処理により一本鎖DNAとする．増幅DNAと，各HLAタイプに相補性があるプローブを固定したビーズをハイブリダイズさせたのち，蛍光標識ストレプトアビジンで検出する．

b）機器・器具

①サーマルサイクラー，②可変式マイクロピペット，③滅菌済みチップ，④滅菌済みPCR用チューブ，⑤96ウェルPCR反応トレイ，⑥マルチチャンネルピペット，⑦連続分注器，⑧ボルテックスミキサー，⑨マイクロプレート遠心分離装置，⑩Luminexシステム

c）試薬

①HLAタイピング試薬（湧永製薬株式会社），②細胞溶解液［0.32 mol/L スクロース，5 mmol/L 塩化マグネシウム，12 mmol/L トリス塩酸（pH7.6），1% Triton-X100］，グアニジン溶液［4 mol/L グアニジンチオシアン酸塩，375 mmol/L 塩化ナトリウム，12 mmol/L EDTA・2Na（pH 8.0），12 mmol/L トリス塩酸（pH 7.6），0.5% N-ラウロイルサルコシン］，③99.5% エタノール，④70% エタノール，⑤滅菌蒸留水

d）術式

DNA抽出

①プラスチックチューブに細胞溶解液10 mLを入れ，さらに抗凝固剤の入った血液5 mLを入れ，キャップをして転倒混和する．

②1,000×gで3分間遠心後，上清を捨てる．

③細胞溶解液5 mLを加え，軽く混和する．

④1,000×gで1分間遠心後，上清を捨てる．

⑤グアニジン溶液（4 mL）を加え，沈渣が完全に溶解するまでボルテックスで撹拌する．

⑥99.5% エタノール10 mLを加え，キャップをしたのち，DNAが析出するまで転倒混和する．

⑦析出したDNAをマイクロチューブに移し，10,000×gで1分間遠心後，上清を捨てる．

⑧70% エタノール1 mLを加え，転倒混和し，10,000×gで1分間遠心後，上清を捨てる．

⑨滅菌蒸留水1 mLを加え，DNAを溶解させる*．

  *DNA濃度が5〜40μg/mL（20μg/mLを推奨）となるように調整する．

PCR

①増幅試薬24.5μLとDNAポリメラーゼ0.5μLを氷上で混合し，PCRミックスとする．

②PCRミックス25μLを添加したPCR用チューブに，検体を2μL加える．

③サーマルサイクラーにセットし，PCRを行う**．

  **PCR条件 93℃ 3分→［93℃ 30秒→60℃ 30秒→72℃ 30秒→］×40サイクル→4℃

ハイブリダイゼーションと検出

①変性液 5 μL を分注した 96 ウェル PCR プレートの各ウェルに，PCR 終了後の増幅 DNA 5 μL を加え，よく混合し，室温で 5～10 分間放置する．

②ハイブリダイゼーション溶液 20 μL，ビーズミックス 3 μL，PE 標識ストレプトアビジン 2 μL を混合し，ハイブリミックスとする．

③①で変性した増幅 DNA に，ハイブリミックス 25 μL を加え，シールをしたのち，ボルテックスでよく撹拌する．

④55℃に設定したサーマルサイクラーに③のプレートをセットし，30 分間ハイブリダイゼーションを行う．

⑤洗浄液 75 μL を各ウェルに加え，1 分間遠心分離を行う．遠心分離後，上清をスナッピングで除く．

e）判定

洗浄液 75 μL を各ウェルに加え，37℃に設定した Luminex で測定する．

用語解説

欧文

B-1細胞/B-2細胞（B-1 cell/B-2 cell）：B細胞のサブセットにCD5$^+$のB-1細胞とCD5$^-$のB-2細胞がある．単一の特異性をもつ抗体を産生するのはB-2細胞であり，B-1細胞は複数の特異性をもつ低親和性抗体を産生すると考えられている．B-1細胞の表面免疫グロブリン（sIg）の発現はIgMの発現が多く，IgDが少ない．一方，B-2細胞はIgMの発現が少なく，IgDが多い．B-2細胞が全身に分布するのに対し，B-1細胞は腹腔と腸管に分布する．

$β_2$-グリコプロテインI（$β_2$-glycoprotein I；$β_2$-GPI）：別名アポ蛋白Hと称される50kDの蛋白である．5つの繰り返しドメインから形成され，陰性荷電したカルジオリピン（CL）が第1と第2ドメインに結合する．抗リン脂質症候群で検出される抗CL抗体は$β_2$-GPIにCLが結合して新たにできた抗原決定基に反応する抗体である．梅毒により上昇する抗CL抗体とは区別される．

CLIP（class II-associated invariant chain peptide）：抗原提示細胞内の抗原ペプチドがTh細胞に提示される過程で介在する分子．クラスII分子に会合しているインバリアント鎖（Ii鎖）がクラスII分子とともにM II C（MHC class II-enriched compartment）とよばれる空胞に移り，カテプシンなどの酵素で分解されCLIP分子が残る．CLIPはHLA-DMの介在で抗原ペプチドと置き換わり，クラスII分子-抗原ペプチド複合体がTh細胞のTCRに提示される．☞**インバリアント鎖**

colony forming unit（コロニーフォーミングユニット，CFU）：コロニー形成単位．血液細胞を軟寒天培地で増殖因子とともに培養すると，同一の細胞から構成されるコロニーが形成される．コロニーは理論上1個の細胞より増殖したと考えられ，その最初の細胞がコロニー形成単位である．放射線照射したマウスに同系マウスの血液細胞を移入しても，脾臓でコロニーが形成される．形成されるコロニーは細胞の分化度および増殖因子により異なる．

CD28：抗原提示細胞に発現する補助刺激分子のCD80/CD86に対するT細胞上のレセプター．T細胞のCD28にCD80/CD86が結合すると細胞内部の構造変化が起こりLckによりリン酸化されPI3キナーゼが会合して活性化される．☞**CD80/CD86**

CD80/CD86：CD80（B7-1），CD86（B7-2）はともに抗原提示細胞上に発現してT細胞のCD28に結合して補助刺激シグナルを送る分子．☞**CD28**

CTLA-4（cytotoxic T lymphocyte antigen-4；CD152）：T細胞レセプター（TCR）に強い刺激が加わると発現する分子であり，CD80/CD86と同様CD28に親和性がある．CTLA-4はCD80/CD86とCD28に対して競合的に結合することでCD28の反応を遮断する．☞**CD28，CD80/CD86**

C反応性蛋白（C-reactive protein；CRP）：肺炎レンサ球菌莢膜のC多糖体のホスホコリン基と反応する急性期蛋白．CRPは5つのサブユニットから構成されるペントラキシン（pentraxin）ファミリーに属する．サブユニット内にはCa結合部位があり，CRPはCa依存的にホスホコリンをもつ細菌と結合する．CRPと細菌の複合体は補体の古典的経路を活性化することができ，このとき生じるC3bは細菌をオプソニン化する．CRPはIL-6により肝で生成される．☞**急性期蛋白**

DEAEセルロース（diethylaminoethyl cellulose）：弱塩基性イオン交換セルロース．イオン交換クロマトグラフィーで溶質（主に蛋白）を静電的結合により吸着させ，pHおよびイオン強度を変えることで，目的の蛋白を分離・溶出する．IgGなどの精製に用いる．

ERK（extracellular signal-regulated kinase）：細胞外シグナル制御性キナーゼの略語．多くの転写調節因子をリン酸化して，細胞分裂，分化細胞の機能発現に関与する．EKR 1, 2, 4, 5, 6, 7/8がある．

Fas（CD95）：ヒト線維芽細胞を抗原として得られたモノクローナル抗体により認識される分子であり，TNFレセプターファミリーに分類される．細胞表面上に発現したFas分子にFasリガンド（FasL；CD95 ligand）が結合するとアポトーシスが誘導される．☞**アポトーシス**

FcRn（Fc receptor neonatal）：母親と胎児間のIgGの受動免疫機構に関連する分子．母親の胎盤の細胞はIgGをエンドサイトーシスで取り込む．IgGはpH 6.0の酸性下でFcRnに結合して細胞内

を移動する．FcRnは胎児側でpH 7.4のアルカリ条件でIgGを遊離する．

Foxp3遺伝子(fork head box 3, scurfin)：CD4$^+$CD25$^+$T細胞(Treg細胞)の機能発現に関与する転写因子．

IRF-3(interferon regulatory factor 3：IRF3)：IRFはⅠ型インターフェロン(IFN)α/β遺伝子の転写因子であり，IRF 1〜10まで同定されている．IRF 3はTLR 3やTLR 4からのシグナルによりIFN-β遺伝子発現を調整している．

ITAM(immunoreceptor tyrosine-based activation motif)：T, B, NK細胞の抗原レセプターにみられるモチーフを有する膜貫通型のシグナル伝達分子．チロシンキナーゼによるリン酸化の標的部位で細胞の活性化を誘導する．ITAMはT細胞ではTCRに会合したCD3分子とζ(ゼータ)鎖に結合しており，B細胞ではBCRに会合したIgαおよびIgβに結合している．また，NK細胞はNKレセプターに会合したDAP-12にみられる．☞モチーフ

ITIM(immunoreceptor tyrosine inhibitory motif)：ITIMはB細胞のFcγⅡbレセプターや NK細胞のNKレセプターの細胞質ドメインにみられるモチーフであり，リガンドがレセプターに結合するとITIMのチロシン残基がリン酸化され，その後チロシンホスファターゼ(SHP-1)に結合して脱リン酸化により細胞の活性化を抑制する．☞モチーフ

JNK(c-jun N-terminal kinase)：MAPキナーゼファミリー分子のセリン/スレオニンキナーゼの1つであり，細胞内シグナル伝達を担う．JNK 1, 2, 3がある．c-JunN末端の転写活性化ドメインのセリン残基をリン酸化し，c-Junの転写活性を増強する．☞ERK, シグナル伝達

J鎖(joining chain)：IgM 5量体およびIgA 2量体の会合体にみられる連結分子であり，IgMでは5量体の2分子間にIgAでは2量体の2分子間のFc部分にS-S結合により連結していると考えられている．J鎖自体はシステインを多く含むポリペプチドにより構成される．

LPS(lipopolysaccharide)：グラム陰性桿菌のもつ物質でコアオリゴ糖，多糖体側鎖とリピドAより構成される．生物活性を示すのはリピドAであり，食細胞のTLR 4に結合してサイトカインの産生を促す．また，マウスのB細胞に対してはマイトジェンとして働くなど多彩な作用がある．多糖体側鎖はO抗原とよばれ，補体の結合から逃れる．

M細胞(microfold cell)：小腸パイエル板の上皮細胞間に存在する細胞であり，腸管免疫応答に関与する．M細胞は突起により空洞を形成してT, B細胞, 抗原提示細胞(APC)が入り込める構造を呈する．M細胞は抗原を捕獲し，APCへ輸送する．APCは抗原情報をT細胞に提示する．

M蛋白(M protein)：A群レンサ球菌の細胞壁を構成する蛋白であり，αヘリックス構造の線状蛋白2分子がラセン構造を形成する．食細胞に対する抵抗物質であり，菌の宿主細胞への付着機能を担う．M蛋白の血清型は100以上あり，A群レンサ球菌の分類に利用される．糸球体腎炎と関連する*S. pyogenes*の感染では12型が多い．また，M蛋白には心筋と共通抗原が存在すると考えられている．血清中にみられる単クローン性のM蛋白(免疫グロブリン異常症でみられるM蛋白とは異なる物質)．

N-アセチルノイラミン酸(N-acetylneuraminic acid ; NeuAc)：シアル酸の一種であり，糖蛋白，糖脂質，オリゴ糖上にαケトシド結合して細胞の陰性荷電に寄与する．赤血球膜の陰性荷電はNeuAcによるものであり，生理食塩液中でNa$^+$とζ(ゼータ)電位を形成する．インフルエンザウイルスはNeuAcとガラクトースの結合部位をレセプターとしている．☞シアル酸

NF-κB(nuclear factor-κB)：免疫グロブリンκL鎖遺伝子のイントロンエンハンサーに結合する転写因子であるが，TLR結合刺激などで発現誘導される遺伝子に関与する転写因子と考えられている．

NK細胞レセプター(NK cell receptor)：NK細胞のレセプターにはCタイプレクチンレセプターと免疫グロブリン様レセプター(killer immunoglobulin like receptor ; KIR)がある．また，どちらも活性化と抑制レセプターがある．活性化レセプターはDAP-12などの修飾蛋白と結合しており，その蛋白の細胞内のITAMを介してNK細胞を活性化する．一方，抑制レセプターは脱リン酸化酵素をITIMに動員してシグナル伝達経路を抑制する．抑制レセプターがクラスⅠ分子と結合するとNK細胞活性化シグナルを抑制する．☞ITAM, ITIM

snRNP(small nuclear ribonucleoprotein)：核内低分子RNAに蛋白が結合してできる分子．スプライシングに関与するU1, U2, U4/6, U5snRNPやヒストンRNAの形成に関与するU7snRNPがある．☞リボ核蛋白

S-S結合(disulfide bond)：蛋白，ポリペプチド内のシステイン残基のSH基が酸化されることにより形成される結合構造であり，分子間および分子内を連結させる．蛋白の立体構造維持に重要な結合である．

TAP-1, TAP-2（transporter associated with antigen processing-1, 2）：細胞質内の内在性抗原がプロテアソームによりペプチドに分解され，粗面小胞体へ移送される際の輸送担体蛋白．これらの担体を介して抗原ペプチドはクラスⅠ分子と結合する．その後，抗原ペプチド－クラスⅠ分子－複合体は細胞表面からTc細胞のTCRに提示される．☞**ユビキチン**

TLR（Toll like receptor）：微生物のもつ共通構造（PAMPs）をパターン認識する細胞のレセプター（PRRs）の一種であり，ヒトで11種類あるが，リガンドが同定されたものはTLR 1～10である．主としてマクロファージ，樹状細胞などの抗原提示細胞（APC）に発現し，微生物との結合後，TRIFやMyD88などのアダプター蛋白を介して転写因子（NF-κB）を活性化し，炎症性サイトカインの産生を誘導する．また，APCのMHCクラスⅡ分子，CD80/86の発現を増強する．TLR 1, 2, 4, 5, 6, 11は細胞膜に存在し，TLR 3, 7, 8, 9はエンドソーム内にある．☞**パターン認識レセプター（PRRs）**

Treg細胞（regulatory T cell）：CD4$^+$T細胞のサブセットであり，免疫抑制に作用する．胸腺で分化しFoxp3$^+$とCD4$^+$CD25$^+$を発現する内在性Treg細胞と，末梢でFoxp3を獲得する獲得性Treg細胞がある．

あ

アクリジニウムエステル（acridinium ester；AE）：化学発光免疫測定法で抗体の標識に用いられる発光物質．AEはアルカリ性の条件下でH_2O_2と反応して発光する．

アジ化ナトリウム（sodium azide）：N_3をもつアジ化物で化学式はNaN_3．無色の結晶で水に易溶性であり，水溶液は弱アルカリ性である．ミトコンドリアのチトクローム c オキシダーゼに対し阻害作用があり，抗血清などに防腐剤として用いる．通常使用される濃度は0.1％である．毒物に指定されているので取り扱いと廃棄に注意が必要である．

アジュバント（adjuvant）：動物に抗原を免疫する際に，抗原とともに接種することで免疫原性を高める補助物質．アジュバントの作用機序はいくつか考えられており，フロインドの完全アジュバントは肉芽腫形成することで炎症を持続化させ，破傷風やジフテリアトキソイドワクチンに加えられるアルミニウム塩などの疎水性物質は免疫応答を増強させる．また，菌体成分やウイルスの核酸などは抗原提示細胞（APC）上のTLRに結合して免疫応答を増強すると考えられている．結核菌hsp70はCD40に結合することにより，TNFやIL-12などの炎症性サイトカインの産生を増加させる．☞**TLR**

アダプター蛋白（adaptor protein）：レセプターなどの上流からの情報を下流に伝える蛋白．☞**TLR**

アダマンタノン（admantanone）：発光酵素免疫測定法で抗体に標識したアルカリホスファターゼが化学発光基質であるAMPPDを触媒して発光物質とアダマンタノンを形成する．

アナフィラトキシン（anaphylatoxin）：肥満細胞や好中球に作用してヒスタミンやセロトニンなどの化学伝達物質の産生を促す物質．狭義には補体のC3aとC5aをさす．

アナジー，アネルギー（anergy）：免疫不応答の状態．抗原提示細胞からT細胞への抗原提示ではTCRによる応答と補助刺激シグナルが必要であるが，TCRのみでの刺激ではT細胞はアナジーとなる．

アビジン（avidin）：卵白より得られる分子量約7kDの塩基性蛋白．ビオチンと特異的に強く結合する．アビジン1分子に4分子のビオチンが結合する．☞**ビオチン**

アフィニティ（affinity）：抗原と抗体の親和性．単一抗原決定基のハプテンとモノクローナル抗体の系で定量され，結合定数（K）として表現される．複数の抗原決定基がある抗原と免疫血清との結合力は各々のアフィニティの総和として得られ，アフィニティに対してアビディティ（avidity）とよぶ．

アフィニティクロマトグラフィー（affinity chromatography）：精製法の1つで，目的の物質に親和性のある物質を担体に結合させ，それらを混合後，未反応物質を洗浄により除き，目的の物質を分離する．免疫学の分野ではカラムに充填したセファローズなどの担体に抗体を結合させ，抗原を含む液を流したあと，未反応物を洗浄により除き，酸性緩衝液やカオトロピック塩で抗原を解離する方法が用いられる．担体にIgGのFcに相補性のあるプロテインAを結合させIgGを分離する方法もある．☞**アフィニティ，プロテインA**

アポトーシス（apoptosis）：Kerr，Wyllieらにより提唱された壊死（necrosis）と形態学的に区別される細胞死．プログラム細胞死（programmed cell death）の1つと解釈され，壊死が受動的細胞死であるのに対して，アポトーシスは個体が生体維持のために行う能動的細胞死であると考えられている．その制御にはFas遺伝子とbcl-2遺伝子が関与して

表的生体アミンであり，第1級アミンである．
結合価(valence)：抗体が抗原に結合できる数．
血清病(serum sickness)：動物由来の抗毒素の注射により引き起こされる免疫反応で，接種後1〜2週間後に発疹，発熱，関節痛などがみられる．

こ

抗原抗体複合体(物)(antigen antibody complex)：抗原抗体反応により生ずる反応物．可溶性抗原と抗体との反応物には免疫複合体(immune complex ; IC)が用いられる．☞**免疫複合体**

抗原提示(antigen processing)：蛋白抗原が細胞内でプロテアーゼやエンドソーム酵素によりペプチドに分解され，MHC分子とともにT細胞に提示される過程．外来性抗原は抗原提示細胞(APC)内のエンドソーム酵素などでペプチドに分解されMHCクラスⅡ分子とともにTh細胞へ提示される．ウイルス抗原などの細胞内内因性抗原はプロテアソームにより分解され，MHCクラスⅠ分子とともにTc細胞に提示される．☞**インバリアント鎖(Ii鎖)，CLIP，TAP-1，TAP-2，プロテアソーム**

抗原レセプター(antigen receptor)：T細胞とB細胞が膜表面に発現する抗原と結合する部位でそれぞれT cell receptor(TCR)，B cell receptor(BCR)という．各クローンは単一の抗原特異性をもつ．

抗好中球細胞質抗体(antineutrophil cytoplasmic antibody ; ANCA)：好中球の細胞質成分に対する自己抗体であり，細胞質のプロテイナーゼ3(PR3)に対するc-ANCAと，核周辺のミエロペルオキシダーゼに対するp-ANCAがある．c-ANCAは多発血管炎性肉芽腫症(Wegener肉芽腫症)に多くみられ，p-ANCAは壊死性半月体形成性糸球体腎炎にみられる．

好酸球陽イオン蛋白(eosinophil cationic protein ; ECP)：好酸球が産生するリボヌクレアーゼであり，強い正荷電をもち，負に帯電した寄生虫などに結合して傷害する．神経毒とも考えられている．

コリシン(colicin)：常在菌として存在する大腸菌などが産生する分子量50〜80 kDの抗菌ペプチドで病原菌の侵入を防ぐ．プラスミド遺伝子にコードされている．

さ

細胞内シグナル伝達(intracellular signal transduction)：☞**シグナル伝達**

酢酸リンゲル液(acetate Ringer's solution)：リンゲル液にアルカリ剤として酢酸塩を加えた生理的塩類溶液．☞**リンゲル液，乳酸リンゲル液**

し

シアル酸(sialic acid)：ノイラミン酸誘導体の総称であり，自然界に広く存在し，グラム陰性桿菌や脊椎動物に多くみられるが，植物には見つかっていない．糖蛋白，糖脂質，オリゴ糖上にαケトシド結合して細胞の陰性荷電に寄与している．ヒトの代表的シアル酸にN-アセチルノイラミン酸(NeuAc)があり，赤血球を陰性に荷電させて赤血球同士の反発に作用している．また，インフルエンザウイルスは呼吸器細胞表面のNeuAc-ガラクトースをレセプターとしている．セレクチンファミリーのリガンドでもある．☞**N-アセチルノイラミン酸**

シグナル伝達(signal transduction)：細胞間または細胞内でシグナル(情報)が伝達される機構．細胞間のシグナルを伝達する物質にはサイトカイン，神経伝達物質，ホルモンなどがある．これらは細胞の受容体(receptor)を介して伝達される．細胞内でシグナルが伝達される機構にはG蛋白，GTP結合蛋白，cAMP，Ca^{2+}，ジアセルグリセロール，イノシトール3-リン酸(IP_3)などが介在して，変換や増幅を経て細胞が応答する．細胞内のシグナル伝達を特に細胞内シグナル伝達(intracellular signal transduction)という．

自然抗体(natural antibody)：感染による免疫応答がみられないが，いくつかの微生物に対して反応する抗体．常在細菌叢などの微生物が抗原として作用していると考えられている．また，赤血球表面の血液型抗原に対する不規則抗体にも用いられる．

自然免疫(natural immunity)：微生物などの侵入に際して，早期に非特異的に作用する免疫機構．デフェンシンや補体などの液性因子と食細胞が働く．食細胞はパターン認識レセプターで微生物の共通構造を認識する．また，NK細胞も自然免疫に分類される．自然免疫では免疫学的記憶は成立しない．

ジチオスレイトール(dithiothreitol ; DDT)：S-S結合の還元剤．IgMをDDTで処理すると失活する．SH基の保護剤としても用いる．☞**S-S結合，2-メルカプトエタノール**

シャペロン(chaperone)：蛋白の高次構造や複合体形成を助けるが最終的な構造体には組み込まれない蛋白．☞**オートファジー，カルネキシン，カルレチクリン**

食細胞(phagocyte)：異物(抗原)を細胞内に取り

込むことを食作用（ファゴサイトーシス phagocytosis）といい，食作用を行う細胞を食細胞という．代表的食細胞に好中球とマクロファージがある．また，マクロファージは特に食作用が強いことから，大食細胞または貪食細胞ともよばれる．☞**ファゴサイトーシス**

シアリル Lewis^x（sialyl Lewis^x）：ルイス血液型の Lewis^x 型抗原がシアル化したもので，内皮細胞に発現する E-セレクチンと結合する．腫瘍マーカーの SLX でもある．

主要塩基性蛋白（major basic protein；MBP）：好酸球の大型顆粒に含まれる蛋白であり，アルギニンを多く含む．寄生虫に対して細胞毒性をもつ．

新生児溶血性疾患（hemolytic disease of newborn；HDN）：Rh 血液型や ABO 血液型の不適合により，胎児の赤血球の抗原に対して母親が産生した抗体が胎児に移行し，赤血球が壊される．胎児の肝で溶血により生じたビリルビンは母体の肝で処理されるが，出生後は児の肝で大量のビリルビンが処理しきれず黄疸となる．

親和性（affinity）：☞**アフィニティ**

す

スカベンジャーレセプター（scavenger receptor；SR）：マクロファージの細胞膜上に発現するレセプターで表面にリポテイコ酸をもつ微生物と結合する．また，このレセプターで動脈壁内膜の酸化低比重リポ蛋白（LDL）を取り込むと動脈硬化の原因となる．分子構造の相違により，SR-A，B，C，D，E，F などに分類される．マクロファージに発現するのは主に SR-A のサブユニットの MSR-A とされる．☞**マンノースレセプター**

スーパー抗原（super antigen）：T 細胞による抗原認識は TCR（T cell receptor）の可変部（variable region：V）の構成により決定されるが，スーパー抗原は αβ 鎖により構成される TCR の Vβ 鎖のすべてに反応する．通常，抗原は抗原提示細胞によりプロセッシングを受けて分断されたペプチドが MHC クラスII分子に結合することで，T 細胞の TCRαβ 鎖に認識されるが，スーパー抗原はプロセッシングを受けずに β 鎖で認識される．また，MHC の拘束も受けない．マウスレトロウイルスの Mls やブドウ球菌外毒素などが代表例としてあげられる．外来性と内因性（自己）や細菌性とウイルス性などに分類される．

せ

先天性風疹症候群（congenital rubella syndrome；CRS）：妊婦が妊娠前半 3～4 か月の間に風疹ウイルスに罹患すると，胎児にも経胎盤感染する．胎児は免疫力が弱いことから感染が持続し，細胞増殖を抑制して奇形を起こす．主な奇形は眼障害（白内障など），難聴（内耳性難聴），心奇形（心室中隔欠損など）である．出生後も新生児に長期に渡り（数か月～数年）持続感染することから低体重などの一過性の障害が現れることが多い．

潜伏期（incubation period）：生体に微生物が侵入してから症状が現れるまでの期間．ウイルスが免疫機構により完全に排除できず，臓器に潜伏する潜伏感染とは区別する．

そ

相補性（complementarity）：本来，ボーアが量子力学で提唱した理論であり，2 つの物質が補い合う事象に用いられる．免疫学では抗原と抗体の結合や抗原と TCR や BCR との結合に用いる．抗原が抗体と結合する部位を相補性決定領域（CDR）という．遺伝子の分野では塩基のアデニンとチミン，シトシンとグアニンの水素結合に用いる．

た

タパシン（tapasin）：MHC クラス I 分子と TAP を会合させる蛋白．☞ **TAP-1，TAP-2**

タミフル（tamiflu）：☞**リン酸オセルタミビル**

担体（carrier）：☞**キャリア**

ち

中心芽細胞（centroblast）：リンパ濾胞胚中心暗帯に存在し増殖する B 細胞であり，表面免疫グロブリンの発現が少なく，大型の核をもつ．☞**中心細胞**

中心細胞（centrocyte）：リンパ濾胞の胚中心で明帯に移動し，再び表面免疫グロブリンを発現した B 細胞．中心細胞は濾胞樹状細胞や T 細胞と反応する．☞**中心芽細胞**

中枢神経ループス（central nervous system lupus；CNS）：全身性エリテマトーデス（SLE）で痙攣などの神経症状を伴う状態をいう．III型アレルギーによる血管炎や抗アシアロ GM$_1$ 抗体などの脳の抗原に対する自己抗体が関与すると考えられて

いる.

蝶番部(hinge region)：ヒンジ領域ともいう．抗体の2つのFabと1つのFcを連結する要のアミノ酸配列であり，プロリン残基に富み，抗体の立体構造に柔軟性をもたせている．IgG，IgA，IgDにみられるが，IgMとIgEにはない．IgMとIgEはH鎖ドメインが他のクラスより1つ多く，蝶番部の代わりにそこで対を形成する．

て

テタノスパスミン(tetanospasmin)：破傷風菌が産生する神経毒であり，抑制性シナプスでのアセチルコリン遊離を抑制する．トキソイドとしてワクチンに用いる．

テトラメチル・ローダミン・イソチオサイアネート(tetramethyl rodamine isothiocyanate；TRITC)：蛍光色素の一種で，抗体に標識して蛍光抗体法に利用される．橙赤色に蛍光発色する．☞フルオレセイン・イソチオサイアネート

デフェンシン(defensin)：好中球，小腸のパネート細胞，唾液腺などから分泌される正電荷をもつオリゴペプチドで抗菌作用とウイルスの不活化作用がある．αとβ型があり，α型は主に好中球から分泌され，β型はパネート細胞から分泌される．

と

ドメイン(domain)：分子内でペプチドが作るまとまった立体構造の領域．免疫グロブリン，MHC分子など免疫グロブリンスーパーファミリーにみられる．

トランスジェニックマウス(transgenic mouse)：外来遺伝子を受精卵や初期胚に移入して得られたマウス．形質転換マウスともいう．

な

ナイーブT細胞(naive T cell)：抗原にさらされたことのないT細胞であり，CD45RAを細胞表面に発現している．ナイーブT細胞が抗原と接触するとエフェクター(effector)T細胞になり，CD45ROを発現することで区別される．☞メモリーT細胞

ナース細胞(nurse cell)：リンパ球を包み込んだ胸腺上皮細胞につけられた名称．生体内で観察できることは少ないが，in vitroでの胸腺のトリプシン処理により，100～200個の胸腺細胞が薄い被膜様の上皮様細胞に被覆された状態がみられる．当初，未熟な胸腺細胞を包み込んで保護しているようにみえることから，Weckerleによりthymic nurse cellと名付けられた．

に

乳酸リンゲル液(lactate Ringer's solution)：リンゲル液にアルカリ化剤として乳酸塩を加えた生理的塩類溶液．☞リンゲル液，酢酸リンゲル液

ぬ

ヌードマウス(nude mouse/mice)：突然変異により生じたマウスで無毛，胸腺欠如を特徴とする．T細胞は欠損しているが，T細胞非依存性のB細胞は正常に機能している．また，マクロファージ，NK細胞の機能が亢進していることが多い．nu遺伝子は11番染色体上にあり，nu/nuのホモ接合体である．妊娠能が欠如していることから，繁殖はnu/+のヘテロ接合体同士で行う．

の

ノイラミニダーゼ(neuraminidase；NA)：A型とB型インフルエンザウイルスのエンベロープにみられるスパイク状の蛋白．ウイルスが細胞外へ放出されるときに重要な役割を果たす．リン酸オセルタミビル(商品名タミフル®)はNAの阻害剤である．☞リン酸オセルタミビル

は

バイオフィルム(biofilm)：細菌などが形成する膜構造体．細菌などが固相面に菌体外多糖(グリコカリックス)を分泌して血清蛋白などを結合させることで形成される．バイオフィルムは宿主への付着と菌同士の結合を強固にする．また，バイオフィルムにより細菌は乾燥や食細胞からの攻撃を回避できる．医療で問題となるのはミュータンスレンサ球菌によるう蝕，カテーテル内などの医療器具で黄色ブドウ球菌により形成されるバイオフィルムなどがある．また，バイオフィルムの形成は自然界の微生物にも多くみられる．

バクテリオシン(bacteriocin)：細菌が産生する抗菌ペプチド．代表的なものに大腸菌が産生するコリシン colicin がある．☞コリシン

破骨細胞(osteoclast)：骨組織にみられる多核巨細胞．在住マクロファージ(resident macrophage)

に分類されることがあるが，骨吸収機能が主体でマクロファージとしての機能はほとんどない．マクロファージおよびその前駆細胞が融合してできるとされる．☞**クッパー細胞，ミクログリア**

播種性感染(disseminated infection)：感染因子が散布されたように広がる状態．例えば，単球に取り込まれた結核菌が血行性に広がり，多くの臓器に病巣が形成されていく状態などに使用する．

播種(広汎)性血管内凝固(disseminated intravascular coagulation；DIC)：全身の細小血管に血栓が形成され，組織壊死・虚血性機能不全が起こる．また，凝固因子，血小板の消費減少，線維素溶解反応により出血をきたす．

パターン認識レセプター(pattern recognition receptors；PRRs)：微生物がもつ共通の構造を認識する食細胞のレセプター．マクロファージの細胞膜には TLR 1, 2, 4, 5, 6, 11, スカベンジャーレセプター，マンノースレセプターなどがあり，細胞質には TLR 3, 7, 8, 9, 体液中にはマンノース結合レクチン(MBL)，コレクチン，CRP などがある．☞**TLR, スカベンジャーレセプター, マンノースレセプター**

バッフィー・コート(buffy coat)：赤血球を遠心洗浄する際，遠心後赤血球層と血清(血漿)の境界部にみられる白血球層．

パパイン(papain)：パパイア(papaya)の果実から得られる蛋白分解酵素．反応の至適 pH は中性であるが，pH および熱には比較的安定である．IgG 分子のパパイン処理による Fab フラグメントの精製のほか，血清中の抗赤血球 IgG 抗体検出に赤血球をパパイン処理することが行われる．

ハプロタイプ(haplotype)：2倍体の染色体構成での対立遺伝子の一方をいう．個体は両親から1個ずつのハプロタイプをもらう．免疫学では HLA 抗原の遺伝子構成に用いる．また，対立遺伝子の組み合わせに対しても用いることがある．

パーホリン(perforin)：Tc 細胞や NK 細胞の細胞質顆粒にある 70kD の糖蛋白であり標的細胞の表面に孔を開ける．また，Tc 細胞から産生されるグランザイムはこの孔を通り標的細胞にアポトーシスを起こす．☞**グランザイム**

パラクリン(paracrine)：オートクリンに対応する用語で，液性因子が産生細胞とは異なる近傍の細胞に作用すること．一部のホルモンやサイトカインがこの機構により作用する．また，多くのホルモンがそうであるように，血流により運ばれ，遠隔地で作用する場合，対比的にエンドクリン(endocrine)という．☞**オートクリン**

伴性遺伝(sex-linked inheritance)：性染色体上の遺伝子による遺伝形式．通常 X 染色体上の遺伝子発現による遺伝形式をいう．

ひ

ビオチン(biotin)：ビタミン H($C_{10}H_{16}N_2O_3S$)の別名．卵黄から分離される補酵素でアビジン(avidin)と強く結合する．反応は特異的であり，アビジン1分子に4分子のビオチンが結合する．☞**アビジン**

ヒスタミン(histamine)：Ⅰ型アレルギーで肥満細胞から放出される化学伝達物質．また，ECL 細胞(腸クロム親和性細胞様細胞)からガストリンの刺激でも分泌される．ヒスタミンレセプターには H1, H2, H3, H4 の4種類があり，H1 レセプターとヒスタミンが結合すると平滑筋の収縮，血管透過性の亢進が起こり，H2 と結合すると胃酸の分泌が亢進する．H1 レセプターに対する拮抗薬を狭義の抗ヒスタミン薬といい，Ⅰ型アレルギーの抑制に用いる．H2 レセプターの拮抗剤は H2 ブロッカーとして胃酸分泌過多に抑制剤として用いる．

非動化(decomplementation)：血清中の補体の易熱性成分を 56℃，30 分間の加温で不活化する操作．ザイモザンによる別経路の活性化により，C3 以降の活性を除去する方法もある．血清補体の不活化の表現も使用される．

ヒートショックプロテイン(heat shock protein)：生育温度より数度高い温度が細胞に加わると発現する蛋白質の総称．また，熱のみならず，化学物質による刺激などでも産生されることから，ストレス蛋白(stress protein)ともいう．蛋白質の成熟や輸送，変性蛋白質の再生などに重要な物質とされる．HSP70 や HSP90 などいくつかのファミリーがある．

日和見感染(opportunistic infection)：免疫能低下に際し，通常では病原性を示さない微生物による感染が成立すること．真菌感染が代表的であるが，インフルエンザ菌，クレブシエラ，緑膿菌などの細菌感染，サイトメガロウイルス，ヘルペスウイルスなどのウイルス感染なども起こる．

ふ

ファゴサイトーシス(phagocytosis)：細胞膜の一部が膜小胞形成して外部の物質を細胞内に取り込む現象をエンドサイトーシス(endocytosis)という．エンドサイトーシスにはファゴサイトーシス(食作用)とピノサイトーシス(pinocytosis)(飲作用)の2

つの概念があり，食細胞による細菌などの大きな粒子の取り込みをファゴサイトーシスといい，可溶性の小さな物質の取り込む現象をピノサイトーシスという．ピノサイトーシスは多くの細胞にみられ，0.5～1μmの粒子が取り込まれるマクロピノサイトーシス（macropinocytosis），より小さな物質が液相性やレセプター介在性により取り込まれるミクロピノサイトーシス（micropinocytosis）に分けられる．☞**食細胞**

不顕性感染（inapparent infection）：感染が成立しても症状が顕著に出ない状態であり，通常免疫が成立して終息する．

プライマー（primer）：DNA合成のはじめに必要なオリゴヌクレオチドで3'末端にOH基をもつ．OH基にヌクレオチドが次々と結合してDNAが合成されていく．

プリオン（prion）：本来正常細胞膜上に存在する蛋白（PrP^c）であるが，立体構造が変化して感染性プリオン（PrP^{sc}）としてプリオン病を起こす．PrP^{sc}がPrP^cの構造を変化させ，これが連続してアミロイド変性が起こる．PrP^{sc}とPrP^cは酵素感受性が異なる．ヒツジのスクレイピー，ウシのBSE，ヒトのクールー，変異型クロイツフェルト・ヤコブ病がある．核酸をもたない唯一の感染因子である．

プロセッシング（processing）：蛋白やペプチドの前駆体が細胞内酵素の作用により，生理機能をもつ構造に変化すること．抗原提示細胞による抗原処理も一種のプロセッシングとみなされる．☞**抗原提示**

フルオレセイン・イソチオサイアネート（fluorescein isothiocyanate；FITC）：蛍光色素の一種で，抗体に標識して蛍光抗体法に利用される．黄緑色に蛍光発色する．☞**テトラメチル・ローダミン・イソチオサイアネート**

プロウイルス（provirus）：HIVなどのレトロウイルスは*pol*遺伝子にコードされた逆転写酵素を産生する．逆転写酵素は一本鎖のRNA遺伝情報を二本鎖DNAに変える．変換されたDNAが宿主の染色体に組み込まれた状態をプロウイルスという．プロウイルスのDNAからmRNAが作られ，ウイルス蛋白ができる．プロウイルスの状態で長期間転写されず留まることもできる．☞**逆転写酵素**

プロテアソーム（proteasome）：核および細胞質に存在する蛋白分解酵素群．細胞質に取り込まれた蛋白抗原はプロテアソームによりペプチドに分解されMHCクラスI分子とともにTc細胞に提示される．☞**抗原提示**

プロテインA（protein A）：*Staphylococcus aureus* (Cowan I株)の細胞壁より単離される分子でIgG1，2，4のFcと結合する．IgG3のFcには結合せず，またIgA，IgMのFcとの結合は弱い．アフィニティクロマトグラフィーによる抗体の精製に利用される．

プロテインキナーゼ（protein kinase）：蛋白のリン酸化酵素．セリン，スレオニン，チロシン残基のヒドロキシ残基にATPのγ位のリン酸基を導入する．リン酸化するアミノ酸の種類により，セリン/スレオニンキナーゼ，チロシンキナーゼ，セリン/スレオニン/チロシンキナーゼなどの種類がある．☞**リン酸化**

プロピディウムアイオダイド（propidium iodide；PI）：細胞膜の損傷部分から細胞内に浸透して赤色の蛍光を発する蛍光色素である．死細胞の計測に利用される．☞**カルボキシフルオレッセインジアセテート（CFDA）**

プローブ（probe）：塩基配列が確定しているDNAの断片またはRNAにアイソトープや酵素を標識したもの．相補的DNAのクローニングに利用される．また，標識抗体もプローブということがある．

分泌成分（secretory component）：分泌型のIgAの2量体に結合した分子でポリIgレセプターが酵素により分解された分子．消化管の酵素からIgA分子を守る働きがある．☞**ポリIgレセプター**

へ

ベクターワクチン（vector vaccine）：病原性のないウイルスに他のウイルスの抗原遺伝子を組み込んだワクチン．

ペプチド（peptide）：アミノ酸がペプチド結合（アミド結合）したもの．数種のアミノ酸が結合したものはオリゴペプチドといい，多数のアミノ酸が結合したものはポリペプチドという．また，100以上のアミノ酸からなるポリペプチドを蛋白という．通常，抗原決定基は10～20のアミノ酸で構成されるペプチドである．

ペプチドグリカン（peptidoglycan）：細菌の細胞壁を構成する糖ペプチド．グラム陽性菌では多重のペプチドグリカンから構成され，補体の作用を阻止する．βラクタム系抗生物質は細菌のペプチドグリカン合成を阻害して殺菌的に作用する．

ヘムアグルチニン（hemagglutinin；HA）：エンベロープをもついくつかのウイルスの表面にみられる蛋白で細胞のレセプターに結合する．赤血球膜に同様の構造がみられる場合，ウイルスは赤血球を凝集する．A，B型インフルエンザウイルスはニワト

リ，モルモット，ヒトの赤血球を凝集する．HA に対する抗体(HI 抗体)は感染防御抗体と考えられており，免疫検査では定量的に HI 抗体を測定する．

ベロ毒素(Vero toxin)：腸管出血性大腸菌 O-157，26，111 の産生する毒素．アフリカミドリザルの腎由来の細胞株である Vero 細胞に対して強い毒性があることから名付けられた．毒性をもつ A サブユニット 1 分子と細胞の受容体に結合する 5 分子のサブユニット B の複合体で構成される．A サブユニットの RNA N-グロシダーゼ活性が 60S リボゾームを失活させ，蛋白合成を阻害する．赤痢菌の毒素 Stx と同一または類似する．

ほ

補助刺激シグナル(costimulatory signal)：抗原提示細胞(APC)からナイーブ T 細胞へ抗原提示される際に，T 細胞レセプター(TCR)を介したシグナルとは異なるシグナルが必要であり，それを補助刺激シグナルまたは共刺激シグナルという．このシグナルは APC 上に発現する CD80/86 が T 細胞の CD28 に結合することで開始し，CD28 分子の構造変化により細胞内のリン酸化が起こる．補助刺激シグナルがないと T 細胞はアナジーとなる．☞シグナル伝達，CD80/86，CD28，CTLA-4，アナジー

補体系(complement system)：補体成分(C1〜C9)とその制御因子の反応系を指す．また，補体成分を含めてそれらに関与する因子を補体系成分という．☞補体成分

補体成分(complement components)：補体を構成する第 1 成分 C1 から第 9 成分 C9 を特に補体成分という．また，C1 は C1q，C1r，C1s の複合体から構成される．☞補体系

ホタルルシフェラーゼ，ホタルルシフェリン☞ルシフェラーゼ

ホーミングレセプター(homing receptor)：リンパ球が再循環して特定のリンパ節に戻ることをホーミングといい，この現象がリンパ球の膜上に発現したレセプターに依存していることから付けられた名称．レセプターとして VLA-4，CD44，LFA-1 などの複数の接着分子が考えられている．また，特定のリンパ球が炎症巣へ特異的に集合する現象もホーミングとよぶことがある．☞血管アドレッシン

ポリ Ig レセプター(polymeric Ig receptor; pIgR)：粘膜固有層に存在する形質細胞から分泌された IgA と J 鎖が S-S 結合し 2 量体を形成する．pIgR は粘膜上皮細胞の固有層側に膜貫通蛋白として存在する．IgA2 量体は pIgR と結合することでエンドサイトーシスにより粘膜上皮細胞に取り込まれる．IgA が分泌されるときに結合している分泌成分(SC)は pIgR が酵素により分解された分子である．☞分泌成分，ファゴサイトーシス

ポリクローナル抗体(polyclonal antibody)：多クローンの B 細胞より産生された抗体で，一般には免疫血清のことを指す．☞モノクローナル抗体，クローン

ま

マイトジェン(mitogen)：リンパ球に作用して，分裂・増殖を促す物質．PHA や ConA などの植物レクチンが代表例である．また，細胞に対して分裂・増殖作用をもつ物質の総称としても用いられる．

マンノース結合レクチン(mannose binding lectin; MBL)：コレクチンファミリーに属する分子であり，細菌表面のマンノースに結合し，オプソニン化する．また，補体のレクチン経路を活性化する．このファミリーには肺上皮細胞に存在するサーファクタント蛋白 surfactant protein A, D がある．マンナン結合レクチン mannan-binding lectin と同意．☞パターン認識レセプター(PRRs)

マンノースレセプター(macrophage mannose receptor)：マクロファージの細胞膜上に発現し，表面にマンノース，フコース，リポアラビアマンナンをもつ微生物と結合して取り込む．☞スカベンジャーレセプター，パターン認識レセプター(PRRs)

み

ミクログリア(microglia)：中枢神経系にみられる常在マクロファージ(resident macrophage)と考えられている．旺盛な貪食能をもち，MHC クラス II 分子を発現する．発生学的に中胚葉系の細胞であり，同じ中枢神経系にみられる外胚葉系のオリゴデンドログリア(oligodendroglia)やアストログリア(astroglia)と区別される．☞クッパー細胞

ミスセンス変異(missense)：蛋白をコードする遺伝子のアミノ酸のコドンが他のアミノ酸のコドンに置き換わる突然変異．蛋白の立体構造や機能に変化をおよぼす．

む

ムチン(mucin)：上皮細胞から分泌される粘性のある糖蛋白で粘膜の保護など自然免疫に寄与する．

め

メモリーT細胞(memory T cell)：CD45RA⁺T細胞(ナイーブT細胞)が抗原と反応してCD45RO⁺T細胞に変化した細胞であり，CD8⁺T細胞では抗原と反応してCD44とIL-2Rβ鎖を発現するのがメモリー細胞である． ☞ナイーブT細胞

2-メルカプトエタノール(2-mercaptoethanol；2-ME)：ジスルフィド結合(S-S結合)の還元剤であり，IgMを2MEで還元処理すると失活するがIgGは抵抗性で失活しない．IgMとIgGの鑑別に用いる．通常，0.1 mol/L濃度で37℃，2時間反応させる．水に易溶性で刺激臭がある． ☞S-S結合，ジチオスレイトール

免疫シナプス(immunological synapse)：抗原提示細胞からT細胞に抗原提示される際に接着面に形成される同心円状の構造．KupperらがSMAC(supramolecular adhesion complex)と名付けT細胞の活性化に重要な働きをすることを報告した．同心円には外側からd-SMAC，p-SMAC，c-SMACの構造があり，TCRとMHC，共同刺激や接着分子の相互作用が効率よく行われる．

免疫複合体(immune complex；IC)：抗原抗体反応により生ずる反応物であり，可溶性抗原と抗体との複合体．自己抗原やHBV，HCVの抗原と抗体のICが腎基底膜に沈着してⅢ型アレルギーの機序で腎の組織傷害がおこる． ☞抗原抗体複合体(物)

も

モチーフ(motif)：蛋白のアミノ酸配列に特徴的にみられるパターン構造．蛋白に共通の機能発現に関与する． ☞ITAM，ITIM

モノクローナル抗体(monoclonal antibody)：単一クローンのB細胞から産生される抗体．単一の抗原決定基と反応する．通常，マウスのミエローマ細胞(myeloma cell)とB細胞の細胞融合によりハイブリドーマ(hybridoma)を作製して得る． ☞ポリクローナル抗体，クローン

ら

ラクトフェリン(lactoferrin)：血漿，母乳，牛乳中に存在する糖蛋白であり，細菌から鉄イオンを奪うことで，殺菌作用を示す．同様の物質に血漿中のトランスフェリン(transferrin)がある．どちらも非特異的に作用する自然免疫の化学的効果因子である．

ラジオレセプターアッセイ(radioreceptor assay；RRA)：ホルモンのレセプターに対する抗体などの測定に用いる標識抗体法の1つ．レセプターを固相化し検体中のリガンドと¹²⁵Iで標識したリガンドとを競合反応させる．バセドウ病でみられる抗TSHレセプター抗体の測定に応用されている．TSHレセプターを固相化し，抗TSHレセプター抗体を¹²⁵I標識TSHと競合させ測定する．

ラフト(raft)：脂質ラフト(lipid raft)ともいう．細胞膜上に形成されるスフィンゴ脂質，コレステロールを豊富に含むドメイン．水素結合を利用して安定ないかだ構造をとる．B細胞のBCRは抗原の結合がない場合，ラフトから排除されているが，BCRに抗原が結合し，BCR同士が架橋されるとラフトに移動し，Igα，IgβのITAMのリン酸化が起こり，シグナル伝達が行われる． ☞ITAM，リン酸化，シグナル伝達

ラングハンス巨細胞(Langhans giant cell)：結核の乾酪壊死巣の周辺にみられる多核の巨細胞．ラングハンス巨細胞はマクロファージ(類上皮細胞)が融合してできた細胞である．主な機能は結核死菌などを処理するスカベンジャーと考えられている． ☞乾酪壊死，類上皮細胞

ランゲルハンス細胞(Langerhans' cell)：表皮の基底層にみられる樹状細胞．表皮に散在するものは貪食能をもつが未熟である．抗原を取り込むと成熟して貪食能を失い抗原提示能を得る．細胞質に特有のランゲルハンス顆粒(バーベック顆粒Birbeck granule)がみられる．

り

リガンド(ligand)：機能分子に特異的に結合する物質の総称．酵素に対する基質，レセプターに対するホルモンや神経伝達物質などに使用する．また，リガンドと同様な作用をもつ分子はアゴニスト(agonist)，レセプターに結合してリガンドの作用を遮断する分子をアンタゴニスト(antagonist)という．

力価(titer)：抗血清(抗体)または抗原液を希釈系列で希釈して行う抗原抗体反応で，陽性を示した最終希釈の価をいう．例えば，血清を2倍連続希釈系列で行った試験で陽性を示した最終血清希釈倍数が1：128であれば，力価1：128と表記する．また，

試験法により血清希釈倍数で表さず，試験に加えた抗原液，補体血清，赤血球浮遊液などによる希釈倍数を加えた最終希釈倍数を力価として表すこともある．

リソソーム酵素(lysosome)：リソソーム内に存在する酸性域で作用する加水分解酵素の総称．

リボ核蛋白(ribonucleoprotein；RNP)：RNAと蛋白の複合体の総称．スプライシングに働く核内低分子RNAと分子量1万〜4万の複合体のsnRNPやmRNAと分子量4万〜9万の複合体であるmRNPなどがある．☞ **snRNP**

リポテイコ酸(lipoteichoic acid)：グラム陽性菌の細胞壁の構成成分であり，陰性電荷を帯びている．マクロファージはスカベンジャーレセプターで細菌のリポテイコ酸と結合し補食する．☞ **スカベンジャーレセプター**

リンゲル液(Ringer's solution)：細胞を比較的短時間生存させる目的で調整された生理的塩類溶液(physiological salt solution)．NaClで浸透圧を調整し，Na^+，Cl^-，K^+，Ca^{2+}でイオンの平衡を保つように調整されている．アルカリ剤として乳酸塩や酢酸塩を加えたものもある．☞ **酢酸リンゲル液，乳酸リンゲル液**

リン酸オセルタミビル(oseltamivir phosphate)：商品名タミフル®の名でA型とB型インフルエンザの特効薬として用いる．オセルタミビルはノイラミン酸誘導体であり，香辛料に用いる八角から得られるシキミ酸を原料としていくつかの化学反応を経て作製される．また，化学合成も可能である．薬理作用はウイルスのもつノイラミダーゼ(NA)の阻害であり，増殖した新生ウイルスが細胞外に出ることを阻止する．同様の薬理作用をもつ抗インフルエンザ薬にザナミビル(商品名：リレンザ®)，ラニナミビルオクタン酸エステル(商品名：イナビル®)がある．

リン酸化(phosphorylation)：化合物にリン酸基がエステル結合すること．セリン，スレオニン，チロシンのヒドロキシ基がプロテインキナーゼにより触媒され，リン酸エステル結合している蛋白をリン酸化蛋白という．リン酸基の導入により蛋白の立体構造と機能に変化が生じる．☞ **プロテインキナーゼ**

る

類上皮細胞(epithelioid cell)：結核病巣に集積したマクロファージであり上皮細胞に類似する．ラングハンス巨細胞とともに肉芽腫を形成する．☞ **ラングハンス巨細胞**

ルシフェラーゼ(luciferase)：ルシフェラーゼは生物発光を触媒するオキシゲナーゼの総称である．ルシフェラーゼは基質であるルシフェリンを酸化して発光させる．ルシフェラーゼを標識物として生物発光免疫測定法が行われる．

ルシフェリン(luciferin)：ルシフェラーゼにより酸化されて発光する基質．ルシフェリンはルシフェラーゼ，ATP，マグネシウムによりアデニル化ルシフェリンに変換後，酸素と反応してジオキセタノン中間体を経て発光する．ルシフェラーゼ標識抗体を用いた生物発光免疫測定法に用いられる．☞ **ルシフェラーゼ**

ループス腎炎(lupus nephritis)：全身性エリテマトーデスでみられる腎炎であり，免疫複合体(IC)の糸球体への沈着による組織傷害が観察される．

れ

レギュラトリー(制御性)T細胞(regulatory T cell)：$CD4^+$T細胞のサブセットであり，免疫機能に抑制的に作用する．狭義には転写因子であるFoxp3$^+$と$CD4^+CD25^+$を発現するT細胞をレギュラトリーT(Treg)細胞というが，広義にはFoxp3$^-$CD25$^-$で免疫抑制性サイトカインであるTGF-βを産生するTh3細胞とIL-10を産生して細胞性免疫を抑制するTr1細胞もレギュラトリーT細胞に含める．☞ **Treg細胞**

ゆ

ユビキチン(Ubiquitin)：アミノ酸76個から形成される蛋白であり，プロテアソームは抗原蛋白に結合したユビキチンを介して細胞内の抗原を分解する．☞ **プロテアソーム**

主な略語一覧

Ab	antibody	抗体
ADA	adenosine deaminase	アデノシン・デアミナーゼ
ADCC	antibody dependent cell mediated cytotoxicity	抗体依存性細胞仲介性細胞傷害
AE	acridinium ester	アクリジニウムエステル
AFC	antibody forming cell	抗体産生細胞
AFP	alpha-fetoprotein	α-フェトプロテイン
Ag	antigen	抗原
AHG-LCT	anti-human globulin-lymphocyte cytotoxicity test	抗ヒトグロブリン細胞傷害試験
AID	activation-induced cytidine deaminase	活性化誘導型シチジンデアミナーゼ
AIDS	acquired immunodeficiency syndrome	後天性免疫不全症候群
AIH	autoimmune hepatitis	自己免疫性肝炎
AIHA	autoimmune hemolytic anemia	自己免疫性溶血性貧血
Aire	autoimmune regulator	自己免疫レギュレータとよばれる遺伝子
AMA	anti-mitochondrial antibody	抗ミトコンドリア抗体
ANA	anti-nuclear antibody	抗核抗体
ANCA	anti-neutrophil cytoplasmic antibody	抗好中球細胞質抗体
AP-1	activation protein-1	アクチベータ蛋白質-1(転写因子)
APC	antigen presenting cell	抗原提示細胞
APS	antiphospholipid syndrome	抗リン脂質抗体症候群
ASLO	anti-streptolysin O	抗ストレプトリジン O
ASMA	anti-smooth muscle antibody	抗平滑筋抗体
ATL	adult T cell leukemia	成人 T 細胞白血病
β_2-GPI	β_2 glycoprotein I	β_2 グリコプロテイン
BCR	B cell receptor	B 細胞レセプター
BFP	biological false positive reaction	生物学的偽陽性
BGG	bovine gamma-globulin	ウシ γ-グロブリン
BJP	Bence Jones protein	ベンス・ジョーンズ蛋白
BLIA	bioluminescent enzyme immunoassay	生物発光酵素免疫測定法
BLNK	B cell linker protein	B 細胞リンカー蛋白
BMG	benign monoclonal gammopathy	良性単クローン性 γ-グロブリン血症
BSA	bovine serum albumin	ウシ血清アルブミン
BSE	bovine spongiform encephalopathy	ウシ海綿状脳症
CA	cold agglutinin	寒冷凝集素
cAMP	cyclic adenosine monophosphate	サイクリック AMP
CB	carbonate buffer	炭酸緩衝液
cccDNA	covalently closed circular DNA	完全環状 2 本鎖 DNA
CCI	corrected count increment	補正血小板増加数
CCP	cyclic citrullinated peptide	環状シトルリン化ペプチド
CD	cluster of differentiation	白血球分化抗原
cDNA	complementary DNA	相補性 DNA
CDR	complementarity determining region	抗原相補性決定領域
CEA	carcinoembryonic antigen	癌胎児性抗原
CF	complement fixation	補体結合反応
CFDA	carboxyfluorescein diacetate	カルボキシフルオレッセインジアセテート
CFU	colony forming unit	コロニー形成単位
CGD	chronic granulomatous disease	慢性肉芽腫症
Chol	cholesterol	コレステロール
CL	cardiolipin	カルジオリピン
CLEIA	chemiluminescence enzyme immunoassay	化学発光酵素免疫測定法
CLIA	chemiluminescent immunoassay	化学発光免疫測定法
CLIP	class Ⅱ associated invariant peptide	クラスⅡ結合インバリアント鎖ペプチド

CNS	central nervous system lupus	中枢神経ループス
ConA	concanavalin A	コンカナバリンA
CPE	cytopathic effect	細胞変性効果
CR	complement receptor	補体レセプター
CRP	C-reactive protein	C反応性蛋白
CRS	congenital rubella syndrome	先天性風疹症候群
CTL	cytotoxic lymphocyte	細胞傷害性リンパ球
CTLA-4	cytotoxic T lymphocyte antigen-4	細胞傷害性T細胞抗原-4
CVID	common variable immunodeficiency	分類不能型免疫不全症
CWS	cell wall skeleton	細胞壁成分
DAB	diaminobenzidine	ジアミノベンチジン
DAF	decay accelerating factor	崩壊促進因子
DAG	diacylglycerol	ジアシルグリセロール
DDT	dithiothreitol	ジチオスレイトール
DEAE	diethylaminoethyl	ジエチルアミノエチル
DH(DTH)	delayed(type)hypersensitivity	遅延型過敏症
DIC	disseminated intravascular coagulation	広汎性血管内凝固
D-L	Donath-Landsteiner(reaction)	ドナト・ランドスタイナー(反応)
DM	dermatomyositis	皮膚筋炎
DNCB	dinitrochlorobenzene	ジニトロクロロベンゼン
DNP	dinitrophenyl	ジニトロフェニル
dsDNA	double stranded DNA	2本鎖DNA
EA	erythrocyte amboceptor	赤血球・アムボセプター
EA	early antigen	初期抗原
EAC	erythrocyte amboceptor and complement	赤血球・アムボセプター・補体複合体
EB	elementary body	基本小体
EBNA	EBV nuclear antigen	EBV核抗原
EBV	Epstein-Barr virus	エプスタイン・バー・ウイルス
EBVMA	EBV determined cell membrane antigen	EBV膜抗原
ECLIA	electro chemiluminescent immunoassay	電気化学発光免疫測定法
ECP	eosinophil cationic protein	主要塩基性蛋白
ECM	extracellular matrix	細胞外マトリックス
EDTA	ethylenediaminetetraacetic acid	エチレンジアミン四酢酸
EIA	enzyme immunoassay	エンザイムイムノアッセイ(酵素免疫測定法)
ELISA	enzyme-linked immunosorbent-assay	酵素結合免疫吸着試験(エライザ,エリサ)
ENA	extractable nuclear antigen	核抽出抗原
ERK	extracellular signal-regulated kinase	細胞外シグナル制御性キナーゼ
FANA	fluorescence anti-nuclear antibody	蛍光抗核抗体
FCS	fetal calf serum	ウシ胎児血清
FIA	fluoroimmunoassay	蛍光免疫測定法
FITC	fluorescein isothiocyanate	フルオレセイン・イソチオサイアネート
FEIA	fluorescent enzyme immunoassay	蛍光酵素免疫測定法
FPIA	fluorescence polarization immunoassay	蛍光偏光イムノアッセイ
FTA-ABS	fluorescent treponemal antibody test-absorption	蛍光抗体吸収法
GAD	glutamic acid decarboxylase	グルタミン酸脱炭酸酵素
GALT	gut-associated lymphatic tissue	消化管リンパ組織
GBM	glomerular basement membrane	糸球体基底膜
G-CSF	granulocyte colony stimulating factor	顆粒球刺激因子
gld	generalized lymphoproliferative disease	全身性リンパ増殖性疾患(遺伝子)
GM-CSF	granulocyte macrophage colony stimulating factor	顆粒球・マクロファージコロニー刺激因子
GPA	granulomatosis with polyangiitis	多発血管炎性肉芽腫症
Grb2	growth factor receptor-bound protein 2	増殖因子レセプター結合蛋白2
GTP	guanine nucleotide triphosphate	グアニン・ヌクレオチド・三リン酸
GVB^{2+}	gelatin veronal buffer	ゼラチン・ベロナール緩衝液
GVH(D)	graft-versus-host disease	移植片対宿主病
HA	hemagglutinin	赤血球凝集素
HANE	hereditary angioneurotic edema	遺伝性血管神経性浮腫

HAT	hypoxanthine, aminopterin, thymidine	ヒポキサンチン，アミノプテリン，チミジン(培地)，ハット培地
HAV	hepatitis type A virus	A型肝炎ウイルス
HBcrAg	HBV core related antigen	HBV コア関連抗原
HBV	hepatitis type B virus	B型肝炎ウイルス
HCD	heavy chain disease	H鎖病
hCG	human chorionic gonadotropin	ヒト絨毛性ゴナドトロピン
HCV	hepatitis type C virus	C型肝炎ウイルス
HDN	hemolytic disease of the newborn	新生児溶血性疾患
HEV	high endothelial venule	高内皮細静脈
HGPRT	hypoxanthine guanine phosphoribosyl transferase	ヒポキサンチン・グアニン・ホスホリボシルトランスフェラーゼ
HI	hemagglutination inhibition(test)	赤血球凝集抑制(試験)
HIV	human immunodeficiency virus	ヒト免疫不全ウイルス
HLA	human leukocyte antigen	ヒト白血球抗原
HNA	human neutrophil antigen	好中球抗原
Hp	hapten または haptoglobin	ハプテンまたはハプトグロビン
HPA	human platelet antigen	血小板特異抗原
HRF	homologous restriction factor	同種制限因子
HSP	heat shock protein	ヒートショック蛋白
HTC	homozygous typing cell	ホモ接合体タイピング細胞
HTLV-1	human T lymphotropic virus type 1	成人T細胞白血病ウイルスタイプ1
IAA	insulin autoantibody	抗インスリン抗体
IAP	immunosuppressive acidic protein	免疫抑制性蛋白
IC	immune complex	免疫複合体
IC	immunochromatographic assay	イムノクロマト法
ICA	islet cell antibody	抗膵島抗体
ICAM	intercellular adhesion molecule	細胞間接着分子
Id	idiotype	イディオタイプ
IDDM	insulin-dependent diabetes mellitus	インスリン依存性糖尿病
IEL	intestinal intraepithelial lymphocyte	腸管上皮間リンパ球
IEP	immunoelectrophoresis	免疫電気泳動
IF	immunofluorescence	蛍光抗体法
IFN	interferon	インターフェロン
Ig	immunoglobulin	免疫グロブリン
IL	interleukin	インターロイキン
IP$_3$	inositol triphosphate	イノシトール-3リン酸
IPC	interferon producing cell	インターフェロン産生細胞
IRF-3	interferon regulatory factor-3	インターフェロン制御因子
IRD	insulin-resistant diabetes	インスリン抵抗性糖尿病
ITAM	immunoreceptor tyrosine-based activation motif	免疫レセプターチロシン含有活性化モチーフ
ITIM	immunoreceptor tyrosine inhibitory motif	免疫グロブリンレセプターチロシン含有抑制モチーフ
ITP	idiopathic thrombocytopenic purpura	特発性血小板減少性紫斑病
JNK	C-jun N-terminal kinase	C-jun N末端キナーゼ
kD	kilo dalton	キロダルトン
KIR	killer immunoglobulin-like receptor	キラー免疫グロブリン様レセプター
LA	lupus anticoagulant	ループス抗凝固物質
LA	latex agglutination	ラテックス凝集反応
LAD	leukocyte-adhesion deficiency syndrome	白血球粘着不全症
LAIA	latex agglutination immunoassay	ラテックス凝集免疫比濁法
LAK	lymphokine-activated killer cell	リンホカイン活性化キラー細胞
LAT	linker for activation of T cell	T細胞活性化に関するリンカー
LCT	lymphocyte cytotoxicity test	リンパ球細胞傷害試験
Lec	lecithin	レシチン
LFA	lymphocyte function-associated antigen	リンパ球機能関連抗原
LFA-1	leukocyte functional antigen-1	白血球機能抗原-1

LISS	low ionic strength salt solution	低イオン強度食塩液
LKM	liver-kidney microsome	肝腎ミクロソーム
LMP	large multifunctional protease	プロテアーゼサブユニット
LPIA	latex photometric immunoassay	ラテックス凝集比濁法
lpr	lymphoproliferation	リンパ増殖性(遺伝子)
LPS	lipopolysaccharide	リポポリサッカリド
LT	lymphotoxin	リンホトキシン
mAb	monoclonal antibody	モノクローナル抗体
MAC	membrane attack complex	膜破壊複合体
MAP	mannitol adenine phosphate	マップ液
MAP	mitogen activated protein	マイトジェン活性化プロテイン
MBL	mannan-binding lectin	マンノース結合レクチン，マンナン結合レクチン
MCP	membrane cofactor protein	膜補因子蛋白
MCP-1	monocyte chemoattractant protein	単球走化性蛋白
M-CSF	macrophage colony stimulating factor	マクロファージコロニー刺激因子
MCTD	mixed connective tissue disease	混合結合織病
2-ME	2-mercaptoethanol	2-メルカプトエタノール
MEKK	MEK kinase	MEK リン酸化酵素
MG	myasthenia gravis	重症筋無力症
MHC	major histocompatibility complex	主要組織適合遺伝子複合体
Micro-IF	micro-immunofluorescence	マイクロ蛍光抗体法
MIP-1	macrophage inflammatory protein	マクロファージ炎症性蛋白
MIRL	membrane inhibitor of reactive lysis	反応性溶解阻害膜因子
MLR	mixed lymphocyte reaction	混合リンパ球(培養)反応
Mls	minor lymphocyte stimulation antigen	副白血球刺激抗原
MMG	malignant monoclonal gammopathy	悪性単クローン性 γ-グロブリン血症
MPO	myeloperoxidase	ミエロペルオキシダーゼ
MPHA	mixed passive hemagglutination	混合受身凝集法
MPS	mononuclear phagocyte system	単球食細胞系
MRA	malignant rheumatoid arthritis	悪性関節リウマチ
mRNA	messenger ribonucleic acid	メッセンジャー RNA
MSBOS	maximal surgical blood order schedule	最大手術血液準備量
NA	neuraminidase	ノイラミニダーゼ
NADPH	nicotinamide adenine dinucleotide phosphate hydroxide	ニコチンアミドアデニンジヌクレオチドリン酸(還元型)
NAIT	neonatal alloimmune thrombocytopenia	新生児血小板減少症
NAITP	neonatal alloimmune thrombocytopenia purpura	新生児血小板減少性紫斑病
NAPA	nuclear acidic protein antigen	酸性核蛋白抗原
NBT	nitroblue tetrazolium	ニトロブルー・テトラゾリウム
NF-AT	nuclear factor of activated T cell	活性化 T 細胞の核内因子(転写因子)
NF-κB	nuclear factor κB	核内因子-κB
NK	natural killer(cell)	ナチュラル・キラー(細胞)
NKT	natural killer T	ナチュラル・キラー T 細胞
PA	particle agglutination test	(ゼラチン)粒子凝集試験
PAGE	polyacrylamide gel electrophoresis	ポリアクリルアミドゲル電気泳動
P-B	Paul-Bunnell(reaction)	ポール・バンネル(反応)
PBC	primary biliary cirrhosis	原発性胆汁性肝硬変
PBS	phosphate-buffered saline	リン酸緩衝生理食塩液
PCA	passive cutaneous anaphylaxis	受身皮膚アナフィラキシー
PCH	paroxysmal cold hemoglobinuria	発作性寒冷血色素尿症
PCNA	proliferating cell nuclear antigen	増殖細胞核抗原
PCR	polymerase chain reaction	ポリメラーゼ・チェイン反応
PCV	postcapillary venule	毛細管後細静脈
PEG	polyethylene glycol	ポリエチレングリコール
PFC	plaque forming cell	溶血斑形成細胞
PHA	passive hemagglutination	受身赤血球凝集反応

PHA	phytohemagglutinin	フィトヘムアグルチニン
PKC	protein kinase C	プロテインキナーゼC
PLC	phospholipase C	ホスホリパーゼC
PLT	primed lymphocyte typing	第2次混合リンパ球(培養)試験
PM	polymyositis	多発性筋炎
PNH	paroxysmal nocturnal hemoglobinuria	発作性夜間血色素尿症
PNP	purine nucleoside phosphorylase	プリンヌクレオシド・ホスホリラーゼ
PPD	purified protein derivative of tuberculin	精製ツベルクリン蛋白
PRRs	pattern recognition receptors	パターン認識レセプター
PSS	progressive systemic sclerosis	進行性全身性硬化症
PTP	post-transfusion purpura	輸血後紫斑病
PTR	platelet transfusion refractoriness	血小板輸血不応
RA	rheumatoid arthritis	関節リウマチ
RAPA	rheumatoid arthritis particle agglutination	RA粒子凝集法
RAST	radioallergosolvent test	放射性アレルゲン吸着試験
RB	reticulate body	網様体
RES	reticuloendothelial system	細網内皮系(網内系)
RF	rheumatoid factor	リウマトイド因子
RFLP	restriction fragment length polymorphism	制限酵素切断片長多型
RIA	radioimmunoassay	ラジオイムノアッセイ(放射免疫測定法)
RIST	radio immunosorbent test	放射性免疫吸着法
RNP	ribonucleoprotein	リボ核蛋白
RPHA	reversed passive hemagglutination	逆受身赤血球凝集反応
SBOE	surgical blood order equation	手術血液準備計算法
SC	secretory component	分泌成分
SCF	stem cell factor	幹細胞因子
SCID	severe combined immunodeficiency	重症複合免疫不全症
SDS	sodium dodecyl sulfate	ドデシル硫酸ナトリウム
SH2	src homology2	SH2ドメイン
SHIP	SH-2 domain-containing inositol 5′-phosphatase	SH-2 ドメイン含有イノシトール5′ホスファターゼ
SHP-2	SH-2 containing tyrosine phosphatase	SH-2 含有チロシンホスファターゼ
sIg	surface immunoglobulin	表面免疫グロブリン
SLE	systemic lupus erythematosus	全身性エリテマトーデス
sLewis X	sialyl Lewis X	シアリルルイス X
SLO	streptolysin O	ストレプトリジンO
SLP-76	SH2-domain-containing leukocyte protein of 76 kD	SHドメイン含有76kD白血球蛋白
snRNP	small nuclear RNP	核内低分子リボ核蛋白
SRBC	sheep red blood cell	ヒツジ赤血球
SRID	single radial immunodiffusion	平板内単純免疫拡散法
SRS-A	slow reacting substance of anaphylaxis	アナフィラキシー遅延反応物質
SS	Sjögren's syndrome	シェーグレン症候群
SSc	systemic sclerosis	全身性強皮症
SSCP	single strand conformation polymorphism	1本鎖コンフォーメーション多型
ssDNA	single stranded DNA	1本鎖DNA
SSO	sequence specific oligonucleotide	シークエンス特異的オリゴヌクレオチド
SSP	sequence specific primer	シークエンス特異的プライマー
STD	sexually transmitted disease	性感染症
STS	serological tests for syphilis	梅毒血清反応
Tc 細胞	cytotoxic T cell	細胞傷害性T細胞
Th 細胞	helper T cell	ヘルパーT細胞
TAA	tumor associated antigen	腫瘍関連抗原
TAP	transport associated with antigen processing	抗原処理関連輸送
TAPA-1	target of an antigen proliferative antibody	抗増殖性抗体の標的
TCGF	T cell growth factor	T細胞増殖因子
TCR	T cell receptor	T細胞抗原レセプター

TdT	terminal deoxynucleotidyl transferase	ターミナル・デオキシヌクレオチジル・トランスフェラーゼ
TGF	transforming growth factor	変異増殖因子
TIA	turbidimetric immunoassay	免疫比濁法
TLR	toll like receptor	Toll 様レセプター
TNF	tumor necrosis factor	腫瘍壊死因子
TNP	trinitrophenyl	トリニトロフェニル
TP	*Treponema pallidum*	トレポネーマ・パリダム
TPHA	*Treponema pallidum* hemagglutination test	梅毒トレポネーマ感作赤血球凝集反応
TPPA	*Treponema pallidum* particle agglutination	トレポネーマ粒子凝集法
TRALI	transfusion-related acute lung injury	輸血関連急性肺障害
TRIF	Toll/IL-1 receptor domain-containing adaptor inducing IFN-β	Toll/IL-1 受容体ドメイン含有アダプター誘導 IFN-β
TRITC	tetramethyl rhodamine isothiocyanate	テトラメチル・ローダミン・イソチオサイアネート
TSA	tumor specific antigen	腫瘍特異抗原
TSH	thyroid stimulating hormone	甲状腺刺激ホルモン
TSTA	tumor specific transplantation antigen	腫瘍特異移植抗原
VBS	veronal buffered saline	ベロナール緩衝食塩液
VCA	viral capsid antigen	ウイルスカプシド抗原
VCAM-1	vascular cell adhesion molecule-1	血管細胞接着因子-1
VLA-4	very late activation antigen-4	最晩期活性化抗原-4
WG	Wegener's granulomatosis	ウェゲナー肉芽腫症
WM	Waldenström's macroglobulinemia	ワルデンシュトレーム・マクログロブリン血症
XLA	X-linked agammaglobulinemia	X 染色体連鎖無 γ-グロブリン血症
ZAP-70	ζ-associated protein of 70 kD	ζ 関連蛋白

参考図書

1) 金井興美, 他(著)：ウイルス・クラミジア・リケッチア検査 3版. 日本公衆衛生協会, 1987
2) 多田富雄, 他(編)：免疫学用語辞典 改訂増補3版. 最新医学社, 1993
3) 八杉龍一, 他(編)：生物学辞典 4版. 岩波書店, 1996
4) 戸田剛太郎(編)：肝臓病学 Clinical Science. 医学書院, 1998
5) 戸田剛太郎(編)：肝臓病学 Basic Science. 医学書院, 1998
6) 長倉三郎, 他(編)：理化学辞典 5版. 岩波書店, 1998
7) 大沢利昭, 他(著)：免疫学辞典 2版. 東京化学同人, 2001
8) 永田和宏, 他(編)：分子生物学・免疫学キーワード辞典 2版. 医学書院, 2003
9) 尾家重治(編著)：ここが知りたい！ 消毒・滅菌・感染防止のQ&A. 照林社, 2006
10) 今堀和友, 他(監)：生化学辞典 4版. 東京化学同人, 2007
11) 笹川千尋, 他(編)：医科細菌学 改訂4版. 南江堂, 2008
12) 菊地浩吉, 他(編)：医科免疫学 改訂6版. 南江堂, 2008
13) 「新輸血検査の実際」編集部会(編)：新輸血検査の実際. 日本臨床衛生検査技師会, 2008
14) 土肥義胤, 他(編)：スタンダード微生物学 2版. 文光堂, 2008
15) 村松正實, 他(著)：分子細胞生物学辞典 2版. 東京化学同人, 2008
16) 松島綱治, 他(監訳)：分子細胞免疫学 原著5版. エルゼビア・ジャパン, 2008
17) 濱崎直孝, 他(編)：臨床検査の正しい仕方. 克誠堂, 2008
18) 高田賢蔵(編)：医科ウイルス学 改訂3版. 南江堂, 2009
19) 高津聖志, 他(監訳)：免疫学イラストレイテッド 原著7版. 南江堂, 2009
20) 満田年宏(著)：消毒と滅菌のためのCDCガイドライン. ヴァンメディカル, 2010
21) 笹月健彦(監訳)：免疫生物学 原著7版. 南江堂, 2010
22) 金井正光(監)：臨床検査法提要 33版. 金原出版, 2010
23) 日本輸血・細胞治療学会(編)：輸血のための検査マニュアル Ver.1.2, 2011 (http://www.jstmct.or.jp/jstmct/Document/Guideline/Ref20-1.pdf)
24) 矢田純一(著)：医系免疫学 改訂12版. 中外医学社. 2012
25) 高久史麿(監)：臨床検査データブック 2013-2014. 医学書院, 2013

和文索引

あ

アイソタイプ　22
アジュバント　11,157,301
アダプター蛋白　151
アダマンタノン　55
アトピー性湿疹　139,142
アナジー　115,131,135
アナフィラキシー　275
アナフィラトキシン活性　35
アビジン　52
アポトーシス　91,108,122,134,152,
　154,155,189,359
アリル　262
アルセバー液　290
アレルギー　139
アレルギー性鼻炎　139,142
アレルギー反応　275
アレルゲン　139,140,141
アロ抗原　11
アロタイプ　22

い

イディオタイプ　22
イディオタイプネットワーク　190
イムノクロマト法　40,57
インスリン依存性糖尿病　192
インスリン抵抗性糖尿病　193
インターフェロン　105
インターロイキン　102
インテグリンファミリー　115
インテグリンリガンド　103
インフルエンザ　166
医薬品 GMP　231
異型肺炎　149
異好抗原　11
異種抗原　11
異常蛋白　30
異常プリオン　276
異常プリオン蛋白　155
移植　279
　──の検査　393
移植医療　279
移植片　279
移植片対宿主反応　128
移植片対宿主病　279,281,287
移植片対白血病効果　287
移植免疫　219,280
遺伝型　239

遺伝性血管神経性浮腫　183

う

ウィダール反応　45,148
ウイルス肝炎　167
ウイルス感染症　154,276
ウイルス抗体価　328
ウインドウ期間　273,276
ウーダン法　309
ウエスタン・ブロット法　58
ウラ試験　244
受身赤血球凝集反応　46,325

え

エイズ　149,178
エピトープ　12
エフェクター活性，マクロファージの
　　125,126
エンドソーム　68
エンベロープ　155
液準備量計算法　230
液性因子　150
液性免疫　3,204
　──と細胞性免疫　1

お

オートクリン　102
オートファジー　69
オクテルロニー法　310
オプソニン　6,96
オプソニン化　32,124,150,154,178
オプソニン活性　35
オモテ検査　363
オモテ試験　244
オリゴヌクレオチドプローブ　75
温式抗体　236

か

カルジオリピン　148,160
カルネキシン　69
カルレチクリン　69
ガラス器具の洗浄　291
ガラス板法　322
化学発光酵素免疫測定法　40,223
化学発光免疫測定法　40
加齢　203

顆粒球抗原　268
顆粒球コロニー刺激因子　105
顆粒球・マクロファージコロニー刺激
　因子　105
核酸合成回路　26
獲得性(後天性)B　237
獲得免疫　1,2,95,97,106,156
獲得免疫応答　152
活性化マクロファージ　163
活性化誘導型シチジンデアミナーゼ
　　25
活性酸素　97
完全抗原　10
完全抗体　236
肝臓移植　284
乾熱滅菌　289,292
乾酪壊死　163,195
間接(受身)凝集反応　39,46,321
間接抗グロブリン試験　370,374,380
寒冷凝集素　317
寒冷凝集反応　46,318
感作　47,120,140,163,213,274,322
感作 T 細胞　191
感作血球凝集反応　326
感染症における抗体検査　159
感染免疫　147
感染予防対策　306
幹細胞因子　80
寛容原　131
関節リウマチ　140,145,194
緩衝液　289
還元剤 2-メルカプトエタノール　17
癌胎児性抗原　215

き

キメラ　245
キメラ分子　135
気管支喘息　139,141
希釈法　289
記憶 T 細胞　205
寄生虫感染(症)　155,276
規則抗体　236
逆受身赤血球凝集反応　325
逆転写酵素　168
急性期蛋白　103
急性拒絶反応　279
急性溶血性副作用　273,274
拒絶反応　280
胸腺　79,81,203

和文索引

——の萎縮 203
凝集反応 43,317
凝集抑制反応 317,328
菌交代現象 154

く

クッパー細胞 95
クラススイッチ 16,24
クラミジア感染(症) 175
クリオグロブリン 199,200
クリオグロブリン血症 199
クローニング 306
クローン 3,92,134
——の消滅 131,134
クローンアネルギー 189
クローン性増殖 122
クロスプレゼンテーション 127,153
グッドパスチャー症候群 140,144,192
グランザイム 93,127,135,152,183
グレーブス病 193

け

ケモカイン 106,108
ゲル内沈降反応 39
形質細胞 3,92
蛍光酵素免疫測定法 39,54
蛍光抗体法 39,50,347
蛍光抗体法二重染色法 350
蛍光偏光イムノアッセイ 40,55
血液安全監視体制 273
血液型キメラ 237
血液型系列 238
血液型抗原 237
血液型不規則性抗体スクリーニング 230
血液スクリーニング 222
血液製剤の安全対策 221
血管アドレッシン 112
血管作用性アミン 20
血小板抗原 269
血小板特異抗原 278
血小板濃厚液 227
血漿(血清)と赤血球の比率 375
血漿分画製剤 228
血清学 4
血清・血漿の分離 296
血清転換 170
血清の希釈 299
血清病 7,49,140,145
結核 163
結合価 21
結合分子 115
原発性胆汁性肝硬変 192
原発性免疫不全症 179

こ

コリシン 150
コロニー形成単位 80
コロニー刺激因子 104
コンカナバリンA 357
古典経路 29,30,31
好塩基球 99
好酸球 99
好中球 98
好中球特異抗原 268
交差性抗原提示 69
交差適合試験 259,267,384
交差反応 10,14
抗HBe抗体 149
抗HBs抗体 149
抗HPA抗体 269
抗カルジオリピン抗体 322
抗核抗体 188
抗核抗体基本染色パターン 347
抗核抗体検査法 348
抗グロブリン試験 368
抗血清の作製 300
抗原 141,239
——のプロセッシング 64
抗原決定基 12
抗原提示機能 2
抗原提示細胞 64,111,112,189
抗原レセプター 2,80,86,113
抗好中球細胞質抗体 195
抗体 15,239
——の遺伝子の再編成 23
——のクラス 15
——の結合活性 13
——の特異性 18
抗体遺伝子 24
——の再編成 16
抗体産生応答 112
抗体親和性の成熟 122
抗ヒト全血清 309
抗補体性 37
抗リン脂質抗体 188
後天性B 237
後天性免疫不全症候群 172,178,184
高圧蒸気滅菌(器) 289,292
高カリウム血症 278
高速遠心機 289
高頻度抗原 257
酵素抗体法 39,52
酵素免疫測定法 39,52,354
骨髄 79
骨髄移植 286
骨髄系細胞 79
混合受身凝集法 262
混合性結合組織病 195
混合法 41

さ

サイトカイン 101
サイトカインネットワーク 103
サイトカインレセプター 107
サザン・ブロット法 61
サプレッサー(制御性)T細胞 86
サルモネラ感染症 165
サンドイッチ法 347
細菌感染症,輸血による 276
細菌凝集反応 319
細胞外ドメイン 107
細胞間相互作用 111
細胞傷害性T細胞 64,85
細胞傷害性T細胞反応 126
細胞傷害性反応 112
細胞性免疫 3,127,204
——と液性免疫 1
細胞接着 113
細胞内シグナル伝達 151
細胞変性効果 49
細胞膜上制御因子 30
細胞老化 206
最大手術血液準備量 220,230
臍帯血移植 286
酢酸リンゲル液 230

し

シアリル Lewis^x 216
シアル酸 154
シェーグレン症候群 195
シグナル伝達 112,116,206
シグナル伝達分子 95
ジチオトレイトール 390
糸球体腎炎 164
自然抗体 21
自然抵抗因子 150
自然免疫 1,2,103,106,149,153,154
試験管内単純拡散法 309
自家移植 285,286
自己 2
自己抗原 10
自己反応性B細胞 190
自己免疫疾患 187
——の傷害機序 190
自己免疫性肝炎 192
自己免疫性溶血性貧血 139,143,191
次亜塩素酸ナトリウム 290
主要塩基性蛋白 141
主要組織適合遺伝子複合体 63,64,262
腫瘍壊死因子 106
腫瘍関連抗原 209
腫瘍抗原 210
腫瘍特異移植抗原 209,210
腫瘍特異免疫療法 209

和文索引　423

腫瘍の免疫回避　209
腫瘍マーカー　209, 214
腫瘍免疫　209
腫瘍免疫療法　213
受動免疫　157
樹状細胞　67, 98, 113
重症筋無力症　193
重症複合免疫不全症　177, 180
重層法　41
術中輸血　230
初流血除去　223
消毒法　292
消毒薬　289, 292
消毒用エタノール　289
食細胞の殺菌能　97
心臓移植　284
真菌感染症　154
進行性全身性硬化症　195
新生児溶血性疾患　227, 236, 240, 365
──の検査　387
新鮮凍結血漿　227
親和性　13
腎炎, Ⅲ型アレルギーによる　140
腎臓移植　283

す

スーパー抗原　70, 90
スカベンジャーレセプター　96, 151, 155
ストレプトリジンO　39, 148, 343
スワーリング　276

せ

セレクション　90
ゼラチン粒子凝集法　326
生物学的偽陽性　148
生物学的製剤基準　231
生物発光酵素免疫測定法　40
生理食塩液法　376
制御性T細胞　86, 112
赤脾髄　85
赤血球凝集ウイルス　46
赤血球凝集反応　317
赤血球凝集抑制試験　46
赤血球凝集抑制反応　328
赤血球血液型　235
赤血球濃厚液　225
赤血球の遠心洗浄　289
赤血球の保存　299
赤血球浮遊液　297
接触過敏症　140, 145
先天性風疹症候群　165
潜伏期　155, 161, 164
全身性アナフィラキシー　141
全身性エリテマトーデス　193

そ

組織適合抗原　280
走化性インアクチベーター　35
相補性決定領域　18
造血幹細胞　80
造血幹細胞移植　281, 285, 286
臓器移植　283
即時型アレルギー　140
即時型過敏症反応　3
側鎖説　6
続発性(二次性)免疫不全症　179

た

タイプアンドスクリーン　220
タパシン　69
ダイリュータ　294
多価抗原　10
多発血管炎性肉芽腫症　195
多発性筋炎　195
多発性骨髄腫　199, 200
大量出血　231
体細胞突然変異　122
第一次リンパ器官　81
第二次リンパ器官　80, 82
単核食細胞系　95
単球・マクロファージ　102
単クローン性γ-グロブリン血症(M蛋白血症)　199

ち

チトクロム c　135
遅延型アレルギー　140
遅延型過敏症　3
遅延型過敏反応　112, 124
遅発性溶血性副作用　273, 274
中心芽細胞　122
中心細胞　122
中枢神経ループス　194
中和試験　39, 48
中和反応　48, 343
超可変部　15, 18
超急性拒絶反応　279
超酸化物ジスムターゼ　97
腸管関連リンパ組織　85
腸管上皮内リンパ球　85
直接凝集反応　39, 45
直接蛍光抗体法　50
直接抗グロブリン試験　370, 374
沈降反応　40, 309

つ

ツツガムシ病　175
ツベルクリン反応　127, 140, 145

て

テトラメチルローダミンイソチオサイアネート　50
テロメア　206
ディエゴ血液型　255
デフェンシン　98, 150
低速遠心機　289
低頻度抗原　257
低力価　11
定性的ゲル内沈降反応　41
定性的沈降反応　309
定量的ゲル内沈降反応　42
適合試験　362
転換酵素　32
電気化学発光免疫測定法　40

と

トキソイド　39, 49, 148
トキソプラズマ症　176
トランスジェニックマウス　90
トランスフォーミング増殖因子β　106
トレランス　131
トレロゲン　131
ドナー　280
ドナート・ランドシュタイナー抗体　191, 331, 341
ドメイン　18, 64, 117
ドメイン構造　15
ドロッパー　294
痘瘡ワクチン(種痘)　4
糖鎖　112
糖転移酵素　241
同種移植　285, 286
同種抗原　10
同種免疫　279
特異抗体　158
特異性　12
特発性血小板減少性紫斑病　140, 143, 191
貪食　95, 113, 150
貪食機能異常症　182

な

ナイーブT細胞　98, 112, 113, 119, 132, 205
ナイロンウールカラム法　393, 395
ナチュラルキラー細胞　93
生ワクチン　148

に

二次性免疫不全症　179
乳酸リンゲル液　230

ぬ・ね

ヌードマウス　212
ネフェロメトリー　59

の

ノイラミニダーゼ　155
ノーザン・ブロット法　61
能動免疫　156

は

ハイブリドーマ　306
ハプテン　9,10,13
ハプロタイプ　69,265
バイオフィルム　154
バクテリオシン　150
パーフォリン　93,152,183
パーフォリン依存性傷害　126
パイエル板　85
パイログロブリン　199,200
パターン認識レセプター　80,96,148
パッチテスト　146
パネル血球の抗原表　383
パパイン　17
パラクリン　102
破骨細胞　103,195
破傷風毒素　49
播種性血管内凝固症候群　37,274
胚中心　80
配列特異的プローブ　266
梅毒　158
梅毒トレポネーマ感作赤血球凝集試験　325
梅毒トレポネーマ蛍光抗体吸収試験　352
白脾髄　85
橋本病　192
白血球粘着不全症　183
発光免疫測定法　55
発熱性非溶血性輸血副作用　275
伴性遺伝　180

ひ

ヒートショックプロテイン　190
ヒスタミン　35,105,139,141,144,156
ヒスタミン遊離試験　146
ヒツジ赤血球浮遊液　332
ヒト白血球抗原　262
ビオチン　52,55,76
ビオチン化抗体　57
ビオチン標識　397
ピペット　293
日和見感染　154,173,176,178
皮膚筋炎　195

比ろう法　40,59
非自己　2
非定型肺炎(異型肺炎)　149
非動化　290
非特異免疫療法　214
肥満細胞　99,141,143
標識抗体法　347
標識二次抗体　347

ふ

ファブリキウス嚢　82
フラグメント　17
フルオレセインイソチオサイアネート　50
フロインドのアジュバント　9
フローサイトメトリ　40,59,350
ブロメリン法　377
プラーク　357
プライマー　397
プラズマ細胞　92
プリオン　221
プリオン蛋白　148
プレT細胞　86
プロウイルス　172
プロセッシング　68
プロテアソーム　69,153
プロテインA　31
プロテインキナーゼC　116
プロパージン　33
プロパージン経路　32
プロピディウムアイオダイド　394
不応答状態　131
不活化ワクチン　148
不完全抗原　10
不完全抗体　236
不規則(性)抗体　236
不規則性抗体スクリーニング　258,375,376
不規則性抗体の同定検査　382
不顕性感染　167,168
不変鎖　68
風疹　165
複合抗原　10,12
分子免疫学　7
分泌型と非分泌型　236
分泌成分　20
分類不能型免疫不全症　182

へ

ヘマグルチニン　155
ヘモビジランス　273
ヘモリジン　331
ヘルパーT細胞　64,85,**112**
ベクターワクチン　156
ベロ毒素　49

ペプチドグリカン　98,154,319
ペルオキシダーゼ　52
平板内二重拡散法　310
別経路　29,30,**32**

ほ

ボックス力価測定法　41
ポリIgレセプター　20
ポリクローナル抗体　302,366
ポリメラーゼチェイン反応　61
保存前白血球除去　220
補助刺激シグナル　113,115,132
補助刺激分子　111
補正血小板増加数　268
補体　29,274
　──のオプソニン活性　29
　──の制御　29
補体異常　37
補体活性化経路　34
補体結合反応　335
補体結合部位　15
補体欠損症　183
補体制御因子　30
補体成分　30
補体フラグメント　35
　──と補体レセプター　36
補体レセプター　29,31
母児血液型不適合検査　387
母児(血液型)不適合妊娠　270
放射線照射製剤　227
放射免疫測定法　57
発作性寒冷血色素尿症　341
発作性夜間血色素尿症　340

ま

マイクロタイター　289
マイコプラズマ肺炎　174
マイトジェン　357,358
マイヤーの変法　333
マクロファージ　95,125,150,211
マクロファージコロニー刺激因子　105
マスト細胞　99,141
マンノース結合レクチン　34
マンノースレセプター　96,151,154,155
馬杉腎炎　144
膜貫通ドメイン　254
膜蛍光抗体法　349
膜侵襲複合体成分　30
末梢血幹細胞移植　286
慢性拒絶反応　279
慢性甲状腺炎(橋本病)　192
慢性肉芽腫症　178,182

み・む

ミクログリア細胞　95
ムチン　150

め

メスピペット　293
滅菌　292
免疫応答　111, 154
免疫応答遺伝子　64
免疫化学　4
免疫回避機構，腫瘍の　212
免疫学の歩み　5
免疫監視機構，腫瘍に対する　209
免疫寛容　131
免疫グロブリン　15, 16
　──の性状　20
免疫グロブリン異常症　199
免疫グロブリン遺伝子スーパーファミリー　25
免疫血液学的検査　361
免疫原性　10
免疫効果因子　3
免疫磁気ビーズ法　393
免疫シナプス　115
免疫生物学　6
免疫担当細胞　1
　──の機能検査　357
免疫調節サイトカイン　102
免疫電気泳動法　42, 309
免疫比濁法　40, 59
免疫不全症　177
免疫抑制剤　282

も

モチーフ　116
モノカイン　102
モノクローナル抗体　289
　──の作製法　302
モルモット血清補体　331
毛細管ピペット　294
毛細血管拡張性運動失調症　177, 181

ゆ

ユビキチン　68
輸血　219
　──の副作用　273
　──の免疫学的検査　361
輸血関連急性肺障害　273, 275
輸血関連循環過負荷　273, 275
輸血関連ヘモジデローシス　278
輸血後移植片対宿主病(GVHD)　273, 276, 279, 281
輸血後紫斑病　278
輸血後鉄過剰症　278
輸血用血液製剤　224, 225, 226
輸血量　231

よ

溶解反応　**47**, 331
溶血性副作用　274
溶血素　47, 331
溶血斑　357

ら

ライター株　317
ラクトフェリン　98, 150
ラフト　117
ラングハンス巨細胞　163
ランゲルハンス細胞　98, 113, 145
ランヅ・ラングル法　165, 343
ランベルト・ベールの法則原理　59

り

リウマチ熱　148, 164
リウマトイド因子　188
リガンド　25, 95, 115, 120, 127, 151
リケッチア感染症　175
リソソーム　68
リソソーム酵素　98, 143, 154
リソソーム酵素放出　36
リポ多糖体　11
リポテイコ酸　151
リポポリサッカライド　357
リン酸オセルタミビル　166
リン酸化　95, 117, 122, 135
リン酸緩衝生理食塩液　290
リンパ球クローン　1
リンパ球混合培養試験　74
リンパ球細胞傷害試験　47, 73, 261, 393
リンパ系免疫細胞　79
リンパ節　82
リンホカイン　102
力価　318, 323
粒子凝集法　46
両受体　47
良性単クローン性γ-グロブリン血症　199, 200
量的効果　375
臨床的意義　237

る

ループス腎炎　144, 190
ルシフェリン　55

れ・ろ

レイリーの法則原理　59
レギュラトリー(制御性)T細胞　112, 118, 131, 135
レクチン経路　29, 30, **34**
レシピエント　280
冷式抗体　236
連鎖不平衡　64
ロイコトリエン C_4, D_4, E_4(SRS-A)　139

わ

ワーラー・ローズ反応　198
ワイル・フェリックス反応　45, 319
ワクチン　156
ワクチン開発　4
ワルデンシュトレーム・マクログロブリン血症　199, 201

欧文索引

数字・ギリシャ文字

2-mercaptoethanol；2-ME　388,390
Ⅰ型アレルギー　140
Ⅱ型アレルギー　143
Ⅲ型アレルギー　144
Ⅳ型アレルギー　145
α-fetoprotein　215
α1ドメイン　266
γ-グロブリン欠損症,IgM増加を伴う　177

A

A型肝炎ウイルス　167
A群レンサ球菌感染後糸球体腎炎　148
A群レンサ球菌感染症　163
ABO遺伝子　241
ABO血液型　238,283,287,362
ABO血液型検査：ウラ検査　364
ABO血液型検査：オモテ検査　363
ABO糖鎖抗原　241
ACD液　290
acquired B　237
acquired immunity　2
acquired immunodeficiency syndrome；AIDS　172,178,184
ADA欠損症　177
adjuvant　11
adult i　237
affinity　13
agglutination reaction　43
allele　262
alloantigen　10
Alsever液　290
alternative pathway　32
amboceptor　47
anti-nuclear antibody；ANA　188
anticomplementary　37
antigen presentation　2
antigen presenting cell；APC　64,112
antigen receptor　2
antigen；Ag　10
antigenic determinant　12
antineutrophil cytoplasmic antibody；C-ANCA　196
apoptosis　108
Arthus現象　144
ataxia telangiectasis　181

autoimmune hemolytic anemia；AIHA　143,191
autophagy　69
avidin　52
Avidin-Biotin法　39

B

B型肝炎ウイルス　167
B細胞（Bリンパ球）　2,91,137,212
——とT細胞の分離,免疫磁気ビーズによる　394
——の増殖,胚中心での　122
B細胞抗原レセプター　120
B-1細胞　95,123
B-2細胞　123
back typing　364
Basedow病　193
Bence Jones蛋白（BJP）　199,200
benign monoclonal gammopathy；BMG　199,200
B/F分離　347
BFP　148
biotin　52
Bombay型（O$_h$）　243
Bombay型（Oh）　236
box titration　41
buffy coat　298

C

C-ANCA　196
C反応性蛋白　31,150
C3/C5転換酵素　32
C8結合蛋白　35
CA19-9　216
CCL2,CCL3　102
CD分類　86,87
CD4$^+$ T細胞クローン　117
CD28　115,117,120,135,153
CD80　115
CD80/CD86　153
CD86　115
CEA　215
cell senescence　206
cell typing　363
central nervous system（CNS）lupus　194
CFU-GM（granulocyte/macrophage）　104

CFU-M　104
Chédiak-Higashi症候群　178,183
chemiluminescent enzyme immunoassay；CLEIA　223
chronic granulomatous disease；CGD　182
CHドメイン　21
cisAB型　236
citrate phosphate dextrose（CPD）液　290
CL　148,160
CL抗体　322
class Ⅱ associated invariant chain peptide　68
classical pathway　31
CLIP　68
cluster of differentiation　86
cold agglutinin；CA　317
colony-forming unit；CFU　80,104
colony stimulating factor；CSF　104
complement fixation reaction；CF reaction　335
complementary determining region；CDR　18
complex antigen　12
con A　357
corrected count increment；CCI　268
CR　29,31
C-reactive protein（CRP）　31,150
cross reaction　14
cryoglobulin　200
cytotoxic T；Tc　64
cytotoxic T lymphocyte；CTL　64
cytotoxicic lymphocyte antigen-4（CTLA-4）　116,117,136,214

D

D陰性確認試験　368
D抗原　249
Dバリアント　250
Davidsohnの吸収試験　10
DEAEセルロース　50,300
delayed-type hypersensitivity；DTH　3,124,140
dendritic cell；DC　67,**98**,113
dermatomyositis；DM　195
Diego血液型　255
DiGeorge症候群　177,**181**
direct immunofluorescence　50

disseminated intravascular coagulation；DIC　37，274
DNA による血液型判定　388
domain　18
Donath-Landsteiner(D-L)抗体　191，331，341
Duffy 血液型　253

E

E 型肝炎ウイルス　172
ECP 測定法　146
ELISPOT 法　58
enzyme antibody technique　52
enzyme immunoassay；EIA　52，354
enzyme-linked immunosorbent assay；ELISA　52
enzyme-linked immunospot assay　58
epitope　12
Epstein-Barr virus(EBV)感染症　166
ERK　117，135，206
extracellular matrix；ECM　106
extractable nuclear antigen；ENA　188

F

Fab　17
Fas　108，127，135
Fas 分子　190
FcεR I　139
Fc レセプター　19
Fc レセプター結合部位　15
flow cytometry；FCM　59，350
fluorescein isothiocyanate；FITC　50
fluorescence polarization immunoassay；FPIA　55
fluorescent antibody technique；IF　347
fluorescent enzyme immunoassay；FEIA　54
Forssman 抗原　9
forward typing　363
fragment antigen-binding　17
Freund のアジュバント　9
FTA-ABS テスト　148，352，353

G

Goodpasture 症候群　140，144，192
gp36　149
gp41　149
graft　280
graft versus host disease；GVHD　279，281，287

graft versus host reaction；GVH　128
granulocyte colony stimulating factor；G-CSF　101，105
granulocyte/macrophage colony stimulating factor；GM-CSF　101，105
Granulomatosis with polyangliitis；GPA　195
Graves 病　193
gut-associated lymphoid tissue；GALT　85
GVH 方向不適合　287
GVHD　279，281，287

H

H 抗原　242
H 鎖　15，18
H 鎖病　199，201
H-2 抗原　65
Ham 試験　331，340
Hanganutziu-Deicher 抗体　10
HBe 抗原　149
HBs 抗原　149
HBV キャリア　168
heavy chain　15，18
hemagglutination inhibiting antibody；HIA　328
hemagglutination inhibition test，HI 試験　39，46，328
hemagglutinin；HA　328
hematopoietic stem cell　80
HEp-2 細胞　188
hepatitis A virus；HAV　167
hepatitis B virus；HBV　167
hepatitis E virus；HEV　172
HIV 抗体検出定性法　327
HLA-DNA タイピング　75，393，397
HLA 一方向適合　273，276
HLA 遺伝子　261，262
HLA 遺伝子領域　66
HLA 型　283
HLA 血清学的タイピング　393
HLA 抗原　65，66，69
HLA タイピング　393
HLA ハプロタイプ　69，73，262，276
HPA　278
HRF　35
HRF20　35
human immunodeficiency virus；HIV　172
human leukocyte antigen；HLA　262
human neutrophil antigen；HNA　268，269
human platelet antigen；HPA　269
HVG 方向不適合　287

I

I 血液型　247
idiopathic thrombocytopenic purpura；ITP　143，191
IFN-α，β　101，105
IFN-γ　102，106
Ig のサブクラス　22
Ig の立体構造　18
IgG-抗 HAV 抗体　149
IgG-抗 HBc 抗体　149
IgM-抗 HAV 抗体　148
IgM-抗 HBc 抗体　149
IL-1　101，102
IL-2　101，103
IL-2 レセプター γ 鎖欠損症　180
IL-3　101，103
IL-4　101，103
IL-5　101，104
IL-6　101，104，190
IL-8　102
IL-10　101，104
IL-12　101，104
IL-17　101，104
IL-18　101，104
immediate-type hypersensitivity　3，140
immune effectors　3
immunochromatographic assay；IC　57
immunoelectrophoresis　42
immunofluorescence double staining　350
immunofluorescence；IF　347
immunogenicity　10
immunoglobulin；Ig　16
immunomagnetic separation　393
immunoreceptor tyrosine-based activation motifs；ITAM　95，116
immunoreceptor tyrosine-based inhibitory motifs；ITIM　95，117
innate immunity　149
interferon；IFN　105
interferon regulatory factor 3；IRF-3　151
intestinal intraepithelial lymphocyte；IEL　85
ITAM　95，116
ITIM　95，117

J・K

J chain(J 鎖)　18，20，21
Kell 血液型　257
Kidd 血液型　254

L

Lambert-Beer の法則原理　59
Landsteiner の法則　239
Langerhans 細胞　98, 113, 145
LE テスト　198
leucocyte-adhesion deficiency syndrome; LAD　183
Lewis 血液型　245
light chain　15, 18
lipopolysaccharide; LPS
　　　11, 152, 176, 204, 359
luminescence immunoassay　55
lupus erythematosus(LE)因子　188
Lutheran 血液型　257
lymphocyte cytotoxicity test; LCT
　　　47, 261, 266

M

M 細胞　85
M 蛋白　199
macrophage colony stimulating factor; M-CSF　101, 105
major histocompatibility complex; MHC　64, 262
mannitol adenine phosphate(MAP)液　290
mannose-binding lectin complement pathway　34
mast cell　141
maximal surgical blood order schedule; MSBOS　220, **230**
Mayer の変法　333
membrane attack complex(MAC)抑制因子　35
membrane immunofluorescence　349
MHC 遺伝子　64, 70
MHC クラス I 分子　63
MHC クラス II 分子　63, 190
MHC 拘束　64, 67, 111
mixed connective tissue disease; MCTD　195
mixed passive hemagglutination; MPHA　262, 270
MNS 血液型　255
monoclonal protein　199
monokine　102
multiple myeloma; MM　200
Mycoplasma pneumoniae　174

N

N-アセチルノイラミン酸　43, 216
NADPH オキシダーゼ　97
nephelometry　59
neutralization　48

neutralization test; NT　48
NF-κB　117
Nichols(ニコルス)株　317
nitroblue tetrazolium; NBT　97
NK 細胞　212
non-self　2
northern blotting　61
nosocomial diseases　306

O

Omenn 病　180
opportunistic infection　178
opsonin　6
Ouchterlony 法　310
Oudin 法　309

P

P 関連血液型　247
para-Bombay 型　236
paroxysmal cold hemoglobinuria; PCH　341
paroxysmal nocturnal hemoglobinuria; PNH　340
particle agglutination; PA　46, 326
passive hemagglutination; PHA
　　　46, 325
pattern recognition receptors; PRRs
　　　151
Paul-Bunnell(P-B)抗原　9
Paul-Bunnell 反応　9, 45
PBS　290
PCR プライマー　266
peripheral blood stem cell transplantation; PBSCT　286
phagocytosis　95, 113
PIVKA-II　216
plasma cell　92
polymerase chain reaction; PCR　61
polymethylene glycol(PEG)抗グロブリン法　380
polymyositis; PM　195
post-transfusion graft-versus-host disease　276
processing　68
progressive systemic sclerosis; PSS
　　　195
propidium iodide; PI　394
protein kinase C; PKC　116
pyroglobulin　200

R

radioimmunoassay; RIA　57
radioreceptor assay; RRA　193
Rantz-Randall 法　343

Rayleigh の法則原理　59
RA テスト　198, 321
Reiter 株　317
reversed passive hemagglutination; RPHA　325
RF　188
Rh 血液型　248
Rh 血液型 D 抗原　365
ribonucleoprotein; RNP　196
RPR(サークル)カードテスト　324

S

SCF レセプター　80
secretory component; SC　20
self　2
sequence specific oligonucleotide (SSO) probe　75
seroconversion　170
serum sickness　145
serum typing　364
severe combined immunodeficiency; SCID　177, 180
short consensus repeats; SCR　35
Shwartzman 反応　145
Sjögren 症候群　195
snRNP; small nuclear RNP　196
Southern blotting　61
specificity　12
S-S 結合　17, 18, 390
stem cell factor; SCF　80
superoxide dismutase; SOD　97
surgical blood order equation; SBOE
　　　230

T

T 細胞　2, 80, **85**
T 細胞依存性抗原　11
T 細胞抗原レセプター　25, 64
T 細胞抗原レセプター複合体　206
T 細胞非依存性抗原　11
T 細胞マイトジェン　129, 185
T 細胞レセプター　3, 63
T リンパ球　85
T cell receptor; TCR　64, 211
TAA　209
Tc 細胞クローン　90
tetramethyl rhodamine isothiocyanate; TRITC　50
Toll-like receptor; TLR
　　　9, 96, 105, 151, 154, 155, 163, 175, 190
transforming growth factor; TGF-β
　　　102, 106
transfusion associated circulatory overload; TACO　275
transfusion related acute lung injury;

TRALI　275
transporter associated with antigen processing 1；TAP1　68
Treponema pallidum hemagglutination(TPHA)test　148,325
Treponema pallidum subsp. *pallidum* (TP)　158
tumor necrosis factor；TNF　102,106
tumor specific antigen；TSA　210
tumor-specific transplantation antigen；TSTA　209,210
turbidimetric immunoassay；TIA　59
type & screen；T & S　220,230

V

Vドメイン　23

vasoactive amines　20
von Kroghの曲線　47

W

Waaler-Rose反応　198
Waldenström's macroglobulinemia；WM　199,201
Weil-Felix反応　45,319
western blotting　58
Widal反応　45,148
Wiskott-Aldrich症候群(WAS)　177,181
WSXWS構造　107

X

X連鎖無γ-グロブリン血症　177,182
X連鎖リンパ増殖症候群　181
X-linked agammaglobulinemia；XLA　182
X-linked lymphoproliferative syndrome；XLP　181
Xg血液型　256

Y

$y/(1-y)$表　336

臨床検査技師国家試験出題基準対照表

章	カリキュラム名	国試出題基準※ 大項目	『標準臨床検査学』シリーズ タイトル
I章 臨床検査総論	検査総合管理学	1 臨床検査の意義	臨床検査医学総論
		2 検査管理の概念	検査機器総論・検査管理総論
		3 検査部門の組織と業務	
		4 検査部門の管理と運営	
		5 検体の採取と保存	
		6 検査の受付と報告	
		7 精度管理	
		8 検査情報	
		9 検査情報の活用	
	生物化学分析検査学	1 尿検査	臨床検査総論
		2 脳脊髄液検査	
		3 糞便検査	
		4 喀痰検査	
		5 その他の一般的検査	
	形態検査学	1 寄生虫学	微生物学・臨床微生物学・医動物学
		2 寄生虫検査法	
II章 臨床検査医学総論	臨床病態学	1 総論	臨床医学総論　臨床検査医学総論
		2 循環器疾患	臨床医学総論
		3 呼吸器疾患	
		4 消化器疾患	
		5 肝・胆・膵疾患	
		6 感染症	
		7 血液・造血器疾患	
		8 内分泌疾患	
		9 腎・尿路、男性生殖器疾患	
		10 女性生殖器疾患	
		11 神経・運動器疾患	
		12 アレルギー性疾患・膠原病・免疫病	
		13 代謝・栄養障害	
		14 感覚器疾患	
		15 中毒	
		16 染色体・遺伝子異常症	
		17 皮膚及び胸壁の疾患	
		18 検査診断学総論	臨床検査医学総論
		19 循環器疾患の検査	
		20 呼吸器疾患の検査	
		21 消化器疾患の検査	
		22 肝・胆・膵疾患の検査	
		23 感染症の検査	
		24 血液・造血器疾患の検査	
		25 内分泌疾患の検査	
		26 腎・尿路疾患の検査	
		27 体液・電解質・酸-塩基平衡の検査	
		28 神経・運動器疾患の検査	
		29 アレルギー性疾患・膠原病・免疫病の検査	
		30 代謝・栄養異常の検査	
		31 感覚器疾患の検査	
		32 有毒中毒の検査	
		33 染色体・遺伝子異常症の検査	遺伝子検査学
		34 悪性腫瘍の検査	臨床検査医学総論　遺伝子検査学
III章 臨床生理学	人体の構造と機能／生理機能検査学	1 臨床生理検査の特色	生理検査学・画像検査学
		2 循環検査の基礎	
		3 心電図検査	
		4 心音図検査	
		5 脈管疾患検査	
		6 呼吸器系検査の基礎	
		7 呼吸機能検査	
		8 神経系検査の基礎	
		9 脳波検査	
		10 筋電図検査	
		11 超音波検査の基礎	
		12 心臓超音波	
		13 腹部超音波	
		14 その他の超音波検査	
		15 磁気共鳴画像検査〈MRI〉	
		16 その他の臨床生理検査	
IV章 臨床化学	人体の構造と機能／生物化学分析検査学	1 生命のメカニズム	基礎医学　臨床化学
		2 生物化学分析の基礎	臨床化学
		3 生物化学分析の原理と方法	
		4 無機質	基礎医学　臨床化学
		5 糖質	
		6 脂質	
		7 蛋白質	
		8 生体エネルギー	
		9 非蛋白質性窒素	
		10 生体色素	
		11 酵素	
		12 薬物・毒物	
		13 微量金属（元素）	
		14 ホルモン	
		15 ビタミン	
		16 機能検査	
		17 遺伝子	遺伝子検査学
		18 放射性同位元素	臨床検査医学総論

章	カリキュラム名	国試出題基準※ 大項目	『標準臨床検査学』シリーズ タイトル
V章 病理組織細胞学	人体の構造と機能／医学検査の基礎と疾病との関連	1 解剖学総論	基礎医学
		2 病理学総論	病理学・病理検査学
		3 解剖学・病理学各論	基礎医学　病理学・病理検査学
	形態検査学	1 病理組織標本作製法	病理学・病理検査学
		2 病理組織染色法	
		3 電子顕微鏡標本作製法	
		4 細胞学的検査法	
		5 病理解剖〈剖検〉	
		6 病理業務の管理	
VI章 臨床血液学	人体の構造と機能／形態検査学／病因・生体防御検査学	1 血液の基礎	基礎医学　血液検査学
		2 血球	
		3 止血機構	
		4 凝固・線溶系	
		5 血球に関する検査	血液検査学
		6 形態に関する検査	
		7 血小板、凝固・線溶系検査	
		8 赤血球系疾患の検査結果の評価	
		9 白血球系疾患の検査結果の評価	
		10 造血器腫瘍系の検査結果の評価	
		11 血栓止血検査結果の評価	
		12 染色体の基礎	遺伝子検査学　血液検査学
		13 染色体の検査法	
		14 染色体異常	
VII章 臨床微生物学	医学検査の基礎と疾病との関連	1 分類	微生物学・臨床微生物学・医動物学
		2 形態、構造及び性状	
		3 染色法	
		4 発育と培養	
		5 遺伝と変異	
		6 滅菌と消毒	
		7 化学療法	
		8 感染と発症	
	病因・生体防御検査学	1 細菌	
		2 真菌	
		3 ウイルス	
		4 プリオン	
		5 検査法	
		6 微生物検査結果の評価	
VIII章 臨床免疫学	病因・生体防御検査学	1 生体防御の仕組み	免疫検査学
		2 抗原抗体反応による分析法	
		3 免疫と疾患の関わり	
		4 免疫検査の基礎知識と技術	
		5 免疫機能検査	
		6 輸血と免疫血清検査	
		7 輸血の安全管理	
		8 移植の免疫検査	
		9 妊娠、分娩の免疫検査	
IX章 公衆衛生学	保健医療福祉と医学検査	1 医学概論	臨床医学総論
		2 公衆衛生の意義	
		3 人口統計と健康水準	
		4 疫学	
		5 環境と健康	
		6 健康の保持増進	
		7 衛生行政	
		8 国際保健	
		9 関係法規	
X章 医用工学概論	医療工学及び情報科学	1 臨床検査と生体物性	
		2 電気・電子工学の基礎	
		3 医用電子回路	
		4 生体情報の収集	
		5 電気的安全対策	
		6 情報科学の基礎	
		7 ハードウェア	
		8 ソフトウェア	
		9 コンピュータネットワーク	
		10 情報処理システム	
		11 医療情報システム	
	検査総合管理学	1 検査機器学総説	検査機器総論・検査管理総論
		2 共通機械器具の原理・構造	

※平成23年版

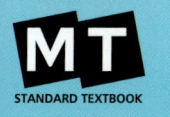

標準臨床検査学

MT STANDARD TEXTBOOK

ラインナップ全12巻

シリーズ監修　矢冨　裕・横田浩充

臨床医学総論
臨床医学総論　放射性同位元素検査技術学　医用工学概論
情報科学・医療情報学　公衆衛生学
編集　小山高俊・戸塚　実

臨床検査医学総論
編集　矢冨　裕

基礎医学—人体の構造と機能
編集　岩屋良則

臨床検査総論
編集　伊藤機一・松尾収二

検査機器総論・検査管理総論
編集　横田浩充・大久保滋夫

臨床化学
編集　前川真人

免疫検査学
編集　折笠道昭

血液検査学
編集　矢冨　裕・通山　薫

遺伝子検査学
編集　宮地勇人・横田浩充

微生物学・臨床微生物学・医動物学
編集　一山　智・田中美智男

病理学・病理検査学
編集　仁木利郎・福嶋敬宜

生理検査学・画像検査学
編集　谷口信行